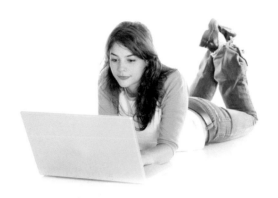
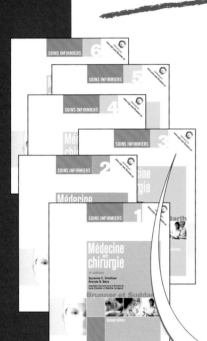
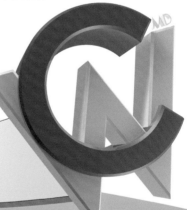
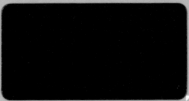
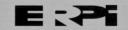

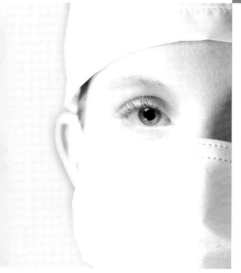

Médecine et chirurgie

Fonctions rénale et reproductrice

NOTE DE L'ÉDITEUR

Pour faire suite à la récente publication de l'OIIQ (www.oiiq.org) sur le plan thérapeutique infirmier, nous vous avisons, d'un commun accord avec l'Ordre, qu'il convient dorénavant de remplacer l'expression « plan thérapeutique infirmier » utilisée dans le présent ouvrage par l'expression « plan de soins et de traitements infirmiers ». Veuillez noter que les interventions qui y sont décrites demeurent garantes d'une pratique consciencieuse et sécuritaire.

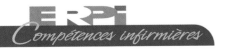
ERPI
Compétences infirmières

OUVRAGES PARUS DANS CETTE COLLECTION :

Notes au dossier – Guide de rédaction pour l'infirmière, Diane St-Germain avec
la collaboration de Sylvie Buisson, Francine Ménard et Kim Ostiguy, 2001.

Diagnostics infirmiers, interventions et bases rationnelles – Guide pratique,
4ᵉ édition, Marilynn E. Doenges, Monique Lefebvre et Mary Frances Moorhouse, 2001.

L'infirmière et la famille – Guide d'évaluation et d'intervention, 2ᵉ édition, Lorraine M. Wright et
Maureen Leahey, adaptation française de Lyne Campagna, 2001.

L'examen clinique dans la pratique infirmière, sous la direction de Mario Brûlé et Lyne Cloutier
avec la collaboration de Odette Doyon, 2002.

Soins infirmiers en pédiatrie, Jane Ball et Ruth Bindler, adaptation française de Kim Ostiguy et
Isabelle Taillefer, 2003.

Manuel de diagnostics infirmiers, traduction de la 9ᵉ édition, Lynda Juall Carpenito,
adaptation française de Lina Rahal, 2003.

Guide des médicaments, 2ᵉ édition, Judith Hopfer Deglin et April Hazard Vallerand,
adaptation française sous la direction de Nathalie Archambault et Sylvie Delorme, 2003.

Soins infirmiers en périnatalité, 3ᵉ édition, Patricia Wieland Ladewig, Marcia L. London,
Susan M. Moberly et Sally B. Olds, adaptation française de Francine Benoit, Manon Bernard,
Pauline Roy et France Tanguay, 2003.

Soins infirmiers – Psychiatrie et santé mentale, Mary C. Townsend, adaptation française
de Pauline Audet avec la collaboration de Sylvie Buisson, Roger Desbiens, Édithe Gaudet,
Jean-Pierre Ménard, Irène Robitaille et Denise St-Cyr-Tribble, 2004.

La dose exacte – De la lecture de l'ordonnance à l'administration des médicaments,
Lorrie N. Hegstad et Wilma Hayek, adaptation française de Monique Guimond avec
la collaboration de Julie Bibeau, 2004.

Soins infirmiers – Théorie et pratique, Barbara Kozier, Glenora Erb, Audrey Berman
et Shirlee Snyder, adaptation française sous la direction de Sophie Longpré
et Lyne Cloutier, 2005.

Soins infirmiers aux aînés en perte d'autonomie – Une approche adaptée aux CHSLD,
sous la direction de Philippe Voyer, 2006.

Soins infirmiers – Théorie et pratique : La profession d'infirmière auxiliaire,
France Cameron, 2006.

Pour plus de renseignements sur ces ouvrages, consultez notre site Internet :
www.competences-infirmieres.ca

Médecine et chirurgie

4e édition

Fonctions rénale
et reproductrice

Brunner et Suddarth

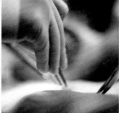
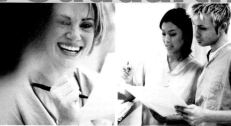

Suzanne C. Smeltzer
Brenda G. Bare

Adaptation française sous la direction de
Lyne Cloutier *et* **Sophie Longpré**

Avec la collaboration de
Hugo Laplante

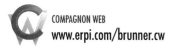

COMPAGNON WEB
www.erpi.com/brunner.cw

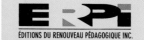

ÉDITIONS DU RENOUVEAU PÉDAGOGIQUE INC.

5757, RUE CYPIHOT, SAINT-LAURENT (QUÉBEC) H4S 1R3
TÉLÉPHONE : (514) 334-2690   TÉLÉCOPIEUR : (514) 334-4720
erpidlm@erpi.com   www.erpi.com

Directeur, développement de produits : Sylvain Giroux

Supervision éditoriale : Jacqueline Leroux
Traduction : Marie-Hélène Courchesne, Mireille Daoust, Louise Durocher, Suzanne Marquis,
  Raymonde Paradis, Véra Pollak
Révision linguistique : Michel Boyer, Emmanuel Dalmenesche et Louise Garneau
Correction d'épreuves : Michel Boyer et Louise Garneau
Recherche iconographique : Chantal Bordeleau

Direction artistique : Hélène Cousineau
Coordination de la production : Muriel Normand
Conception graphique : Marie-Hélène Martel
Couverture : Benoit Pitre
Édition électronique : Infoscan Collette
Photographie d'ouverture de la partie 4 et de ses chapitres (au centre) : Université du Québec à Trois-Rivières,
  Service du soutien pédagogique et technologique, Claude Demers

AVANT-PROPOS

À l'aube du XXIᵉ siècle, les infirmières ont devant elles un avenir qui sera fait de changements incomparables à ceux des siècles précédents :

- La science et la technologie ont presque aboli les frontières de notre monde et rendu la communication entre ses différentes parties plus aisée.

- La communication de masse s'est répandue et l'information est maintenant rapidement accessible tant pour les professionnels de la santé que pour la population.

- Les économies se situent davantage à l'échelle mondiale qu'à l'échelle régionale.

- Les changements industriels et sociaux ont conduit à une augmentation des voyages à travers le monde et des échanges culturels.

Aujourd'hui se présente aux infirmières une multitude d'occasions et de défis pour offrir dans des milieux de soins traditionnels ou non des soins de qualité supérieure fondés sur des résultats probants. Les soins de santé connaissant une évolution rapide, les infirmières doivent être en mesure d'élaborer des plans thérapeutiques* pour tous les milieux, que ce soit l'hôpital, la clinique, le domicile, les organismes communautaires ou les centres pour personnes âgées, et ce à toutes les étapes de la maladie et pour tous les âges de la vie. Une étude récente a démontré que les infirmières contribuaient grandement aux progrès des personnes hospitalisées. Par conséquent, elles doivent apprendre à déterminer rapidement les besoins des personnes à court ou à long terme et à collaborer efficacement avec ces dernières et la famille, ainsi qu'avec les membres de l'équipe de soins et les organismes communautaires, afin de créer un système de soins intégré. Pour s'assurer que les gens restent en bonne santé et pour promouvoir le bien-être de ceux qui sont atteints d'affections aiguës ou chroniques, les infirmières doivent encourager et favoriser l'adoption d'un mode de vie sain et des stratégies adéquates. La cartographie du génome humain et d'autres progrès ayant vulgarisé le sujet de la génétique, elles doivent se tenir au courant des questions qui y sont rattachées.

Pour bien se préparer à ces nombreuses perspectives et aux responsabilités qui seront les leurs, les infirmières doivent se tenir informées non seulement des nouvelles connaissances et compétences dans leur profession, mais également des résultats de recherches, des progrès scientifiques et des problèmes éthiques relatifs aux nombreux domaines de la pratique clinique. Plus que jamais, elles doivent développer leur esprit critique et faire preuve de créativité et de compassion.

Caractéristiques de la nouvelle édition

La nouvelle édition de *Soins infirmiers – Médecine et chirurgie* de Brunner et Suddarth est axée sur le XXIᵉ siècle et sur la nécessité, pour les infirmières, d'être informées, hautement qualifiées, perspicaces, attentionnées et sensibles. Nous traitons des questions relatives aux soins infirmiers d'un point de vue physiologique, physiopathologique et psychosocial, et voulons aider l'étudiante à déterminer les priorités de soins dans ce contexte. L'information présentée est à la fine pointe de l'actualité et fournit à l'étudiante et aux autres utilisateurs du manuel les moyens de prodiguer des soins de qualité aux personnes et à leurs familles dans divers milieux et à domicile. Nous avons rédigé et adapté cette nouvelle édition de manière à aider les étudiantes à comprendre le rôle de l'infirmière dans une pratique en constante évolution et relativement aux divers aspects de la santé et de la maladie.

Outils d'enseignement

Chaque chapitre commence par l'énumération des objectifs d'apprentissage et par la rubrique *Vocabulaire*. Tout au long du manuel, l'étudiante trouvera des *Alertes cliniques* et des *Particularités reliées à la personne âgée* ainsi que des encadrés spécialisés traitant des sujets suivants :

- Enseignement
- Éthique et considérations particulières
- Examen clinique
- Facteurs de risque
- Gérontologie
- Grille de suivi des soins à domicile
- Pharmacologie
- Physiologie/physiopathologie
- Plan thérapeutique infirmier*
- Promotion de la santé
- Recherche en sciences infirmières
- Recommandations

---

* Afin de refléter les changements législatifs de janvier 2003, nous avons retenu l'expression « plan thérapeutique infirmier ». La description et les modalités d'implantation de celui-ci n'étant toutefois pas établies officiellement au moment de la mise sous presse de l'ouvrage, il est possible que le choix qui seront arrêtés par l'Ordre des infirmières et infirmiers du Québec (OIIQ) diffèrent de la présentation qui a été retenue ici. Cependant, les adaptatrices sont convaincues que les interventions infirmières qu'elles proposent sont garantes d'une pratique consciencieuse et sécuritaire. L'OIIQ prévoit une campagne d'information qui permettra à tous et à toutes de mieux saisir les tenants et les aboutissants de la question. Nous vous invitons à consulter le site de l'Ordre (www.oiiq.org) afin de vous tenir au courant.

Les illustrations, les photographies, les encadrés et les tableaux complètent la matière et visent à faciliter sa compréhension. Chaque chapitre se conclut par des exercices d'intégration et des références bibliographiques en anglais et en français. Le guide visuel (p. IX) vous permettra de vous familiariser avec les principales composantes du manuel.

Adaptation française

La version française a été réalisée par une équipe dynamique et chevronnée de professeures et cliniciennes issues de divers milieux de pratique et d'enseignement. La direction de l'adaptation a été réalisée par Lyne Cloutier et Sophie Longpré, toutes deux professeures au département des sciences infirmières de l'Université du Québec à Trois-Rivières. Ces deux professeures ont également assuré en 2005 la direction de l'ouvrage *Soins infirmiers – Théorie et pratique* de Kozier, Erb, Berman et Snyder. Fortes de cette expérience, elles ont pu établir la complémentarité des deux ouvrages et ainsi limiter les redondances.

L'équipe d'adaptation a eu le souci constant d'actualiser les connaissances présentées dans l'édition américaine en adaptant le contenu à la réalité québécoise et en l'étoffant lorsque c'était pertinent. L'ouvrage à été mis à jour de manière à ce qu'il reflète la pratique courante et aborde les progrès des soins de santé et de la technologie. D'une part, la terminologie respecte le contexte québécois, et, d'autre part, les informations statistiques, contextuelles, sociales ou environnementales sont fondées sur le contexte québécois ou canadien. L'équipe a été particulièrement soucieuse

d'intégrer les résultats probants liés à la pratique au Québec et au Canada. On trouve ainsi dans le manuel les toutes dernières recommandations canadiennes pour le contrôle de l'hypertension artérielle, du diabète et de la dyslipidémie, pour n'en nommer que quelques-unes. De plus, chaque fois que cela était possible, les adaptatrices ont ajouté des résultats de recherches menées au Québec ou au Canada. Plusieurs outils, tels que des feuilles d'évaluation, des formulaires de triage, des formulaires de suivi ou des programmes d'enseignement provenant de milieux de pratique québécois, sont présentés tout au long de l'ouvrage.

Un pharmacien, M. Hugo Laplante, a révisé l'ensemble de l'ouvrage dans le but de fournir à l'étudiante une information scientifique à jour et adaptée à la pratique d'ici. L'étudiante est ainsi assurée de trouver des données et des informations conformes aux normes de l'Association des pharmaciens du Canada.

Ressources complémentaires

Des outils d'apprentissage complémentaires accompagnent cette nouvelle édition. Ainsi, le Compagnon Web (**www.erpi.com/brunner.cw**) comprend, par chapitre, une bibliographie exhaustive et une liste de ressources et de sites Web spécialisés, ainsi que la rubrique « La génétique dans la pratique infirmière », lorsque le cas s'y prête. Dans la partie du Compagnon Web qui leur est réservée, les enseignants trouveront également un diaporama (fichiers PowerPoint) portant sur plusieurs chapitres et des cas cliniques rattachés à des problèmes de santé prioritaires.

Remerciements

Cet ouvrage est le fruit d'un long travail auquel de nombreuses personnes ont participé de près ou de loin. Nous souhaitons tout d'abord remercier les adaptatrices qui ont su, par leur travail consciencieux, refléter la réalité québécoise et canadienne. Leurs efforts n'auront pas été vains puisque nous sommes maintenant en mesure de mettre à la disposition des étudiantes infirmières de toute la province un ouvrage en français d'actualité et d'une grande qualité. Plusieurs personnes ont également accepté d'agir à titre de consultantes à différentes étapes du travail afin de relire ou de commenter des passages. Leurs commentaires, leurs propositions et leurs critiques nous auront permis de nous assurer de la pertinence du contenu.

Nous tenons à souligner le soutien indéfectible de toute l'équipe des Éditions du Renouveau Pédagogique. Tout d'abord Jean-Pierre Albert et Sylvain Giroux, qui ont suffisamment cru en nous pour nous confier la direction de l'adaptation. Un merci tout particulière-

ment chaleureux à Jacqueline Leroux, éditrice de l'ouvrage, qui a su jongler de façon magistrale avec cet immense casse-tête en gardant la tête froide et un mot d'humour ! Merci aussi à toute l'équipe de traduction et de révision, notamment à Michel Boyer, à Louise Garneau et à Emmanuel Dalmenesche.

Ce travail de longue haleine a représenté un défi tout particulièrement rude à certains moments, et il nous a fallu à l'occasion puiser dans nos réserves la détermination et la persévérance nécessaires pour mener à terme ce projet. Ces qualités, nous les devons en grande partie à des gens pour qui nous éprouvons une grande admiration, nos parents. Nous voudrions donc ici remercier ceux qui, par leur exemple, nous ont communiqué leur vision de la vie : Paul-André Cloutier, Raymonde Labelle, Micheline Gagnon et Serge Longpré.

Lyne Cloutier et Sophie Longpré

ADAPTATION

Cet ouvrage a été adapté sous la direction de

Lyne Cloutier, inf., M.Sc.
Professeure, Département des sciences infirmières
– Université du Québec à Trois-Rivières

Sophie Longpré, inf., M.Sc.
Professeure, Département des sciences infirmières
– Université du Québec à Trois-Rivières

Avec la participation de

Nicole Allard, inf., Ph.D.
Professeure, Département des sciences infirmières – Université du Québec à Rimouski

Jacqueline Bergeron, inf., B.Sc., MAP
Chargée de cours, Département des sciences infirmières – Université du Québec à Trois-Rivières ; Infirmière bachelière, CLSC Sainte-Geneviève – Centre de santé et services de la Vallée-de-la-Batiscan

Nancy Chénard, inf., B.Sc., DESS sciences infirmières
Coordonnatrice en clinique de transplantation cardiaque – Institut de cardiologie de Montréal

Maud-Christine Chouinard, inf., Ph.D.
Professeure, Module des sciences infirmières et de la santé – Université du Québec à Chicoutimi

Francine de Montigny, inf., Ph.D.
Professeure, Département des sciences infirmières – Université du Québec en Outaouais

Michel Dorval, Ph.D.
Professeur agrégé, Faculté de pharmacie – Université Laval ; Chercheur, Unité de recherche en santé des populations – Centre hospitalier universitaire affilié de Québec

Lisette Gagnon, inf., M.Sc. administration des services de santé, M.Sc.inf.
Chargée de cours, Faculté des sciences infirmières – Université de Montréal

Christian Godbout, inf., M.Sc.
Responsable de la formation en soins critiques/soins intensifs, chirurgie cardiaque – Hôpital Laval ; Chargé de cours, Département des sciences infirmières – Université du Québec à Rimouski

Josée Grégoire, inf., M.Sc., CSIC(C), CSU(C)
Enseignante de soins infirmiers – Cégep régional de Lanaudière à Joliette

Julie Houle, inf., M.Sc.
Professeure, Département des sciences infirmières – Université du Québec à Trois-Rivières

Marie-Chantal Loiselle, inf., M.Sc.
Conseillère en soins spécialisés (néphrologie) – Hôpital Charles-Lemoyne

Caroline Longpré, inf., M.Sc.
Enseignante de soins infirmiers – Cégep régional de Lanaudière à Joliette

Cécile Michaud, inf., Ph.D. (Sc.inf.)
Professeure adjointe, École des sciences infirmières, Faculté de médecine et des sciences de la santé – Université de Sherbrooke

Diane Morin, inf., Ph.D.
Professeure agrégée, Faculté des sciences infirmières – Université Laval

Nicole Ouellet, inf., Ph.D.
Professeure, Département des sciences infirmières – Université du Québec à Rimouski

Bruno Pilote, inf., M.Sc.
Enseignant de soins infirmiers – Cégep de Sainte-Foy

Céline Plante, inf., M.Sc.Clinique (sciences infirmières)
Professeure, Module des sciences de la santé – Université du Québec à Rimouski

Ginette Provost, inf., B.Sc.inf., M.A.
Conseillère clinicienne en soins spécialisés, Regroupement clientèle « Soins critiques-Traumatologie » – Centre hospitalier universitaire de Sherbrooke

Isabelle Reeves, inf., Ph.D.
Professeure agrégée, École des sciences infirmières, Faculté de médecine et des sciences de la santé – Université de Sherbrooke

Isabelle Rouleau, M.Sc.
Agent de recherche, Unité de recherche en santé des populations – Centre hospitalier universitaire affilié de Québec

Liette St-Pierre, inf., Ph.D.
Professeure, Département des sciences infirmières – Université du Québec à Trois-Rivières

Lise Talbot, inf., Ph.D.
Professeure agrégée, École des sciences infirmières, vice-doyenne, Faculté de médecine et des sciences de la santé – Université de Sherbrooke

Andréanne Tanguay, inf., M.Sc.
Chargée de cours, École des sciences infirmières, Faculté de médecine et des sciences de la santé – Université de Sherbrooke

Marie-Claude Thériault, B.Sc.inf., M.Sc.inf.
Professeure, École de science infirmière – Université de Moncton

Alain Vanasse, M.D., Ph.D
Professeur adjoint, Département de médecine familiale, Faculté de médecine et des sciences de la santé – Université de Sherbrooke

Bilkis Vissandjée, inf., Ph.D.
Professeure titulaire, Faculté des sciences infirmières – Université de Montréal

Et la collaboration de

Hugo Laplante, B.Pharm., M.Sc.
Pharmacien – Hôpital Saint-François d'Assise – CHUQ

 COMPAGNON WEB
Le modèle des cas cliniques a été élaboré par:
Martin Decoste, inf., B.Sc.
Enseignant de soins infirmiers – Cégep de Lévis-Lauzon

et le diaporama (fichiers PowerPoint) par:
Janine Roy, inf., B.Sc.
Chargée de cours, Université du Québec à Trois-Rivières

L'équipe d'adaptation et l'éditeur tiennent à remercier les personnes suivantes, qui ont apporté des commentaires précieux à diverses étapes de l'élaboration de l'ouvrage et de son matériel complémentaire :

Line Beaudet
Centre hospitalier universitaire de Montréal

Monique Bernard
Hôpital Maisonneuve-Rosemont

Monique Bernier
Cégep de Sainte-Foy

Johanne Bérubé
Cégep de Lévis-Lauzon

Suzanne Blair
Cégep André-Laurendeau

Raymonde Bourassa
Collège Montmorency

Sylvie Cantin
Cégep de Jonquière

Andrée Carbonneau
Cégep de Lévis-Lauzon

Julie Charette
CSSSTR, Centre de services Les Forges

Gilles Cossette
CSSS du Nord de Lanaudière

Jean-Guy Daniels
CSSS de la MRC d'Asbestos

Diane Demers
Collège Édouard-Montpetit

France Desrosiers
Cégep Saint-Jean-sur-Richelieu

Odette Doyon
Université du Québec à Trois-Rivières

Louise Gélinas
Collège de Bois-de-Boulogne

Denis Gervais
Cégep du Vieux Montréal

Monique Guillotte
Cégep André-Laurendeau

Isabelle Hemlin
Agence de développement de réseaux locaux de services de santé et de services sociaux de Montréal

Louise Hudon
Cégep de Sainte-Foy

Chantal Laperrière
Cégep de Saint-Laurent

Céline Laramée
Collège de Maisonneuve

Gaétane Lavoie
Cégep de Saint-Laurent

Marie-Noëlle Lemay
Collège de Bois-de-Boulogne

Sylvie Le May
Université de Montréal

Céline Longpré
Cégep de Saint-Jérôme

Renée Martin
Collège de Sherbrooke

Jocelyne Provost
Collège Montmorency

Pilar Ramirez Garcia
Faculté des sciences infirmières, Université de Montréal

Isabelle Sankus
Cégep de Saint-Laurent

Lise Schetagne
Collège Montmorency

Marie-Claude Soucy
Cégep de Limoilou

André St-Julien
Cégep du Vieux Montréal

Sylvie Théorêt
Institut de cardiologie de Montréal

Bach Vuong
Collège de Bois-de-Boulogne

GUIDE VISUEL

Les rubriques

Oncologie

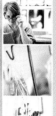

Objectifs d'apprentissage

Après avoir étudié ce chapitre, vous pourrez:

1. Comparer la structure et le fonctionnement d'une cellule normale et d'une cellule cancéreuse.
2. Faire la distinction entre une tumeur bénigne et une tumeur maligne.
3. Nommer les agents et les facteurs cancérogènes reconnus.
4. Expliquer comment l'enseignement et la prévention en matière de santé contribuent à réduire l'incidence du cancer.
5. Comprendre ce qui différencie les divers types d'interventions chirurgicales effectuées dans les cas de cancer: curatives, diagnostiques, prophylactiques, palliatives et reconstructives.
6. Décrire les rôles respectifs de la chirurgie, de la radiothérapie, de la chimiothérapie, de la greffe de moelle osseuse et d'autres formes de traitement du cancer.
7. Décrire les caractéristiques des soins et traitements infirmiers destinés aux personnes sous chimiothérapie.
8. Décrire les diagnostics infirmiers et les problèmes connexes les plus fréquemment rencontrés chez les personnes atteintes de cancer.
9. Appliquer la démarche systématique aux personnes atteintes de cancer.
10. Comprendre l'approche utilisée dans les centres de soins palliatifs pour personnes atteintes de cancer à un stade avancé.
11. Expliquer le rôle de l'infirmière dans l'évaluation et le traitement des urgences oncologiques les plus fréquentes.

■ Objectifs d'apprentissage

Énumère les facettes des apprentissages que l'étudiante sera en mesure d'acquérir en lisant le chapitre. Ces objectifs incitent aussi l'étudiante à faire des liens entre les notions.

■ Vocabulaire

Définit les termes relatifs aux notions clés et apparaissant en caractères gras à leur première occurrence dans le chapitre. Ces termes cernent clairement l'ensemble des concepts clés du chapitre.

VOCABULAIRE

ABCD: abréviation anglaise de *Airways* (voies respiratoires), *Breathing* (respiration), *Circulation* (circulation) *neurological Deficit* (déficit neurologique).

Aponévrose: membrane fibreuse conjonctive, blanchâtre et résistante, liée au muscle squelettique.

Aponévrotomie: incision chirurgicale de l'aponévrose d'une extrémité, visant à alléger la pression et à restaurer la fonction neurovasculaire.

Attelle de traction de Hare: attelle de traction portative, installée sur un membre inférieur afin de l'immobiliser et de réduire une fracture de la tête du fémur.

AVPU: abréviation anglaise de *Alert* (alerte), *Verbal* (réponse aux stimuli verbaux), *Pain* (réponse aux stimuli douloureux), *Unresponsive* (aucune réaction).

Carboxyhémoglobine (COHb): hémoglobine qui, étant liée au monoxyde de carbone, ne peut se lier à l'oxygène; il en résulte une hypoxémie.

Indice préhospitalier de traumatologie (IPT): outil servant à juger et à évaluer la gravité d'un traumatisme grâce à divers signes cliniques tels que la pression artérielle systolique, les fréquences cardiaque et respiratoire, les changements dans l'état de conscience et la présence de blessures pénétrantes. Selon le score obtenu et la présence ou l'absence d'un impact à haute vélocité, un algorithme oriente les ambulanciers vers le centre le plus approprié pour recevoir la personne.

Inotrope: ayant trait à la contractilité de la fibre musculaire.

Lavage péritonéal diagnostique: instillation de lactate de Ringer ou d'un sérum physiologique dans la cavité abdominale afin d'y détecter la présence de globules rouges, de globules blancs, de bile, de bactéries, d'amylase ou de contenu gastro-intestinal indiquant la présence d'une lésion abdominale.

Sphygmooxymétrie (saturométrie): mesure de la saturation en oxygène de l'hémoglobine.

Triage: processus d'évaluation des besoins en matière de santé des personnes qui se présentent au service des urgences afin de déterminer l'ordre de priorité dans les soins qui leur seront prodigués et de les orienter vers les ressources appropriées.

■ Alerte clinique

Fournit des conseils judicieux pour la pratique clinique et des avertissements pour éviter les erreurs courantes.

● ALERTE CLINIQUE *De nombreuses personnes prennent des produits naturels et des suppléments nutritionnels, sans toutefois les considérer comme des «médicaments», de sorte qu'elles négligent parfois de signaler ce fait aux professionnels de la santé. Or, on doit mettre en garde les personnes qui reçoivent des anticoagulants, à la suite d'un AVC, d'un AIT ou d'un diagnostic de fibrillation auriculaire, contre deux plantes, le ginkgo biloba et les suppléments d'ail, dont les effets sur la warfarine (Coumadin) ont été démontrés. Le ginkgo est associé à une augmentation des temps de saignement, ainsi qu'à une plus grande fréquence d'hémorragies spontanées et d'héma[...]. Par ailleurs, prendre à la fois des suppl[...] warfarine peut hausser de façon [...] international normalisé (RIN), accrois[...] de saignement (Evans, 2000). De nomb[...] naturels sont susceptibles d'accentuer [...] anticoagulant de la warfarine.*

♀ Particularités reliées à la personne âgée

De nombreuses personnes âgées vivent des épisodes d'incontinence qui apparaissent de façon soudaine. Lorsque cela se produit, l'infirmière doit interroger la personne, et sa famille dans la mesure du possible, à propos de l'apparition des symptômes et des signes de l'incontinence urinaire ou d'autres symptômes ou signes pouvant indiquer une autre affection sous-jacente.

L'incontinence urinaire peut être provoquée par une infection urinaire aiguë ou une autre infection, la constipation, une diminution de l'apport liquidien, un changement dans l'évolution d'une affection chronique, comme l'augmentation du taux de glycémie chez une personne diabétique ou la

■ Particularités reliées à la personne âgée

Met en évidence les manifestations cliniques de l'affection chez la personne âgée.

❓ 👤 EXERCICES D'INTÉGRATION

1. Un homme âgé de 55 ans déclare qu'il ne veut pas participer à une recherche clinique portant sur un médicament. Il déclare: «Il se peut qu'on ne me donne pas le médicament, mais plutôt un placebo. J'aimerais avoir recours aux médecines douces, puisque la médecine traditionnelle ne peut pas m'aider.» Comment l'infirmière devrait-elle réagir? Quelles données devrait-elle recueillir ou transmettre aux autres membres de l'équipe soignante?

2. Une infirmière travaille auprès d'une famille dont l'un des membres est alcoolique et cocaïnomane; elle met au point un plan thérapeutique infirmier. Cependant, un membre de la famille dit à l'infirmière qu'il n'est pas d'accord avec le plan auquel ont souscrit les autres proches. Que diriez-vous à cette personne? Quelles sont les stratégies qui pourraient s'avérer utiles auprès de cette personne et des autres membres de sa famille?

3. Vous soignez un homme qui est en phase terminale à la suite d'un cancer du poumon. Ses enfants vous confient qu'ils se sentent accablés en raison de la situation désespérée de leur père. Que pouvez-vous faire pour les conseiller et les aider à trouver de l'espoir au seuil de la mort? Comment pouvez-vous les soutenir et répondre à leurs besoins affectifs, sociaux et spirituels?

■ Exercices d'intégration

Ces exercices qui viennent clore chaque chapitre sont tirés de brèves études de cas. Les questions posées encouragent l'étudiante à faire preuve d'esprit critique, c'est-à-dire à analyser, à comparer, à examiner, à interpréter et à évaluer l'information.

RÉFÉRENCES BIBLIOGRAPHIQUES
en anglais • en français

Allard, N. (2000). Cancer et fatigue. *Infirmière du Québec*, 7(4), 12-13, 45-19.

Association canadienne des infirmières en oncologie (2001). *Conseils pratiques sur la façon dont les personnes atteintes de cancer peuvent gérer la fatigue*. Toronto: Ortho Biothec.

Association canadienne des infirmières en oncologie (2001). *Normes de soins, rôles infirmiers en oncologie et compétences relatives aux rôles infirmiers*. Toronto: Astra Zeneca.

Bremerkamp, M. (2000). Mechanisms of action of 5-HT3 receptor antagonists: Clinical overview and nursing implications. *Clinical Journal of Oncology Nursing*, 4(5), 201–207.

Comité consultatif fédéral-provincial-territorial sur la santé de la population (1999). *Pour un avenir en santé: Deuxième rapport sur la santé de la population canadienne*. Ottawa.

Fattorusso, V., et Ritter, O. (1998). *Vademecum clinique: du diagnostic au traitement* (15 éd.). Paris: Masson.

Fibison, W.J. (2000). Gene therapy. *Nursing Clinics of North America*, 35(3), 757–773.

Fisher, B., et al. (1998). Tamoxifen for prevention of breast cancer: Report of the National Surgical Adjuvant Breast and Bowel Project P-1 study. *Journal of National Cancer Institute*, 9...

Frankel, M.S...
inheritable...
scientific, ...
American ...
of Science, ...

Garnier et De...
termes de ...

Gouvernement...
canadienne ...

Greco, K.E. (...
Impact of t...
Forum, 270...

Green, E. (20...
control: go...
workshop...
infirmiers ...

Références bibliographiques

Rassemble les notices bibliographiques, en anglais et en français, des auteurs cités dans le chapitre.

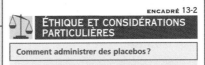

INDEX des six volumes

Index

Pour faciliter le repérage de l'information, on trouve en fin d'ouvrage un index détaillé qui couvre l'ensemble des six volumes.

Les encadrés

Enseignement

Fournit des consignes explicites pour les autosoins ou pour aider la personne à surmonter diverses difficultés. Le recours au besoin à des schémas ou à des photographies facilite la compréhension de la technique à enseigner.

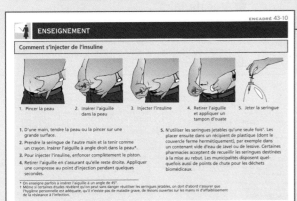

ENCADRÉ 43-10

ENSEIGNEMENT

Comment s'injecter de l'insuline

1. Pincer la peau
2. Insérer l'aiguille dans la peau
3. Injecter l'insuline
4. Retirer l'aiguille et appliquer un tampon d'ouate
5. Jeter la seringue

1. D'une main, tendre la peau ou la pincer sur une grande surface.
2. Prendre la seringue de l'autre main et la tenir comme un crayon. Insérer l'aiguille à angle droit dans la peau*.
3. Pour injecter l'insuline, enfoncer complètement le piston.
4. Retirer l'aiguille en s'assurant qu'elle reste droite. Appliquer une compresse au point d'injection pendant quelques secondes.

5. N'utiliser les seringues jetables qu'une seule fois†. Les placer ensuite dans un récipient de plastique (dont le couvercle ferme hermétiquement), par exemple dans un contenant vide d'eau de Javel ou de bière. Certaines pharmacies acceptent de recueillir les seringues destinées à la mise au rebut. Les municipalités disposent quelquefois aussi de points de chute pour les déchets biomédicaux.

* On enseigne parfois à insérer l'aiguille à un angle de 45°.
† Même si certaines études révèlent qu'on peut sans danger réutiliser les seringues jetables, on doit d'abord s'assurer que l'hygiène personnelle est adéquate, qu'il n'existe pas de maladie grave, de lésions ouvertes sur les mains ni d'affaiblissement de la résistance à l'infection.

Éthique et considérations particulières

Propose de brèves études de cas soulevant des dilemmes éthiques.

ENCADRÉ 13-2

ÉTHIQUE ET CONSIDÉRATIONS PARTICULIÈRES

Comment administrer des placebos?

À cause des perceptions erronées sur les placebos et l'effet placebo, on doit se rappeler les principes suivants:

- L'effet placebo n'indique pas une absence de douleur; il est plutôt l'effet d'une réaction physiologique réelle.
- On ne doit jamais recourir à des placebos (comprimés ou injection sans ingrédients actifs) pour tester la sincérité d'une personne qui dit souffrir ou comme traitement de première ligne.
- On ne doit jamais interpréter une réponse positive à un placebo (par exemple diminution de la douleur) comme une indication ... pas réelle.
- Un placebo ne ... cament analgé... un effet analgé... qu'elles se sent... décevoir l'infir...

ENCADRÉ 28-1

FACTEURS DE RISQUE

MCV

FACTEURS NON MODIFIABLES

- Antécédents familiaux de coronaropathie prématurée
- Vieillissement
- Sexe (hommes, femmes ménopausées)
- Ethnie (risque plus élevé chez les autochtones que chez les sujets de race blanche)

FACTEURS MODIFIABLES

- Hyperlipidémie
- Hypertension
- Tabagisme
- Hyperglycémie (diabète)
- Obésité
- Sédentarité
- Caractéristiques de la personnalité de type A, particulièrement l'hostilité
- Usage de contraceptifs oraux

ENC...

EXAMEN CLINIQUE

Bronchopneumopathie chronique obstructive: exemples de questions à poser

ANAMNÈSE

- Depuis combien de temps la personne a-t-elle des problèmes respiratoires?
- L'effort augmente-t-il la dyspnée? Si oui, quel type d'effort?
- Quelles sont les limites de tolérance à l'effort chez cette personne?
- À quels moments de la journée la personne se plaint-elle le plus de fatigue et d'essoufflement?
- Quelles habitudes d'alimentation et de sommeil ont été touchées?
- Que sait la personne au sujet de son affection et de son état?
- Quels sont ses antécédents de tabagisme (primaire et secondaire)?
- Est-elle exposée à la fumée ou à d'autres polluants dans son milieu de travail?
- Quels facteurs ont déclenché la BPCO (effort, odeurs fortes, poussière, exposition à des animaux, etc.)?

EXAMEN PHYSIQUE

- Quelle position la personne adopte-t-elle pendant la consultation?
- Quel est son pouls et quelle est sa fréquence respiratoire?
- Quelles sont les caractéristiques de sa respiration? À l'effort et sans effort? Autres?

- Peut-elle finir une phrase sans chercher son souffl...
- Contracte-t-elle les muscles abdominaux au cours... l'inspiration?
- Utilise-t-elle les muscles accessoires des épaules et... lorsqu'elle respire?
- Prend-elle beaucoup de temps pour expirer (expiration prolongée)?
- Y a-t-il des signes de cyanose centrale?
- Les veines de son cou sont-elles gonflées?
- Y a-t-il un œdème périphérique?
- La personne tousse-t-elle?
- Quelles sont les caractéristiques de ses expectorations: couleur, quantité et consistance?
- Présente-t-elle un hippocratisme digital?
- Quels types de bruits pulmonaires (bruits clairs, faibles ou distants, crépitants, sibilants) perçoit-on? Décrire et consigner les observations à cet égard, ainsi que les régions où les bruits sont perçus.
- Quel est l'état de conscience de la personne?
- Note-t-on une altération de la mémoire à court terme ou à long terme?
- L'état de stupeur s'aggrave-t-il?
- La personne a-t-elle des appréhensions?

Examen clinique

Distingue clairement l'anamnèse, qui comprend d'une part des questions à poser pour établir l'histoire de santé et d'autre part les signes et symptômes qui permettent de détecter ou de prévenir les affections.

Facteurs de risque

Donne un aperçu des facteurs qui peuvent nuire à la santé (substances cancérogènes, environnement, consommation de certains produits, etc.).

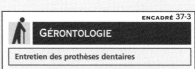

ENCADRÉ 37-3

GÉRONTOLOGIE

Entretien des prothèses dentaires

Comme un grand nombre de personnes âgées portent des prothèses dentaires, les mesures d'hygiène buccodentaire et les examens périodiques contribuent au maintien de la santé.

- Brosser les prothèses dentaires deux fois par jour.
- Retirer les prothèses au coucher et les faire tremper dans l'eau ou dans un produit de nettoyage (ne pas les mettre dans de l'eau chaude, car elles pourraient se déformer).
- Se rincer la bouche avec de l'eau tiède et salée, au lever, après chaque repas et au coucher.
- Nettoyer soigneusement la zone qui se trouve sous les prothèses partielles, car les particules alimentaires tendent à s'y loger.
- Consommer des aliments non adhérents et découpés en petits morceaux; mastiquer lentement.
- Rendre visite au denturologiste régulièrement pour qu'il évalue l'ajustement des prothèses et qu'il effectue les corrections nécessaires.

Gérontologie

Rassemble de l'information concernant les personnes âgées.

Grille de suivi des soins à domicile

Présente des recommandations explicites – destinées à la personne elle-même ou à son proche aidant, ou aux deux – afin d'assurer l'atteinte des objectifs de soins lorsque la personne a regagné son domicile.

ENCADRÉ 46-11

GRILLE DE SUIVI DES SOINS À DOMICILE

Personne sous dialyse péritonéale (DPCA ou DPA)

Après avoir reçu l'enseignement sur les soins à domicile, la personne ou le proche aidant peut:	Personne	Proche aidant
▪ Expliquer ce qu'est l'insuffisance rénale et quels sont ses effets sur l'organisme.	✔	✔
▪ Donner des informations générales sur la fonction rénale.	✔	✔
▪ Expliquer les différentes phases de l'affection.	✔	✔
▪ Expliquer les principes de base de la dialyse péritonéale.	✔	✔
▪ Entretenir le cathéter et effectuer les soins du point d'insertion.	✔	✔
▪ Évaluer les signes vitaux et le poids.	✔	✔
▪ Expliquer en quoi consistent la surveillance et le maintien de l'équilibre hydrique.	✔	✔
▪ Énumérer les principales techniques d'asepsie.	✔	✔
▪ Effectuer les échanges de la DPCA en utilisant les techniques d'asepsie recommandées (les personnes qui reçoivent une DPA devraient également être en mesure d'expliquer la défaillance ou de non-disponibilité du cycleur).	✔	✔
▪ ... tenir, le cas échéant.	✔	✔
▪ ... possibles de la dialyse péritonéale, les mesures utilisées pour les traiter.	✔	✔

Pharmacologie

Résume les traitements pharmacologiques courants et récents ainsi que les progrès dans le domaine.

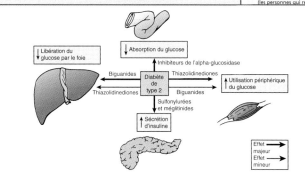

Promotion de la santé

Rappelle des consignes de sécurité susceptibles d'éviter des blessures ou des accidents.

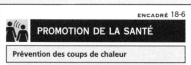

ENCADRÉ 18-6

PROMOTION DE LA SANTÉ

Prévention des coups de chaleur

- Recommander à la personne d'éviter toute nouvelle exposition à des températures élevées; pendant une période assez longue, elle peut en effet présenter une hypersensibilité à la chaleur.
- Insister sur la nécessité de s'hydrater suffisamment et régulièrement, de porter des vêtements légers, amples et de couleur claire, et de réduire son activité par temps chaud.
- Conseiller aux athlètes de surveiller leurs pertes liquidiennes et pondérales durant leur entraînement, et de les compenser en buvant suffisamment.
- Conseiller à la personne d'augmenter graduellement l'intensité de l'effort physique, en prenant le temps qu'il faut pour s'acclimater à la chaleur.
- Recommander aux personnes âgées et vulnérables, qui vivent en milieu urbain où la chaleur est parfois intense, de fréquenter des lieux où elles auront de l'air frais (centres commerciaux, bibliothèques, par exemple).

Recherche en sciences infirmières

Résume des exemples de recherche en précisant l'objectif, le dispositif, les résultats et les implications pour la pratique infirmière. Cette rubrique sensibilise l'étudiante à l'importance de maintenir ses connaissances à jour en plus d'intégrer les résultats probants issus d'études réalisées par des infirmières.

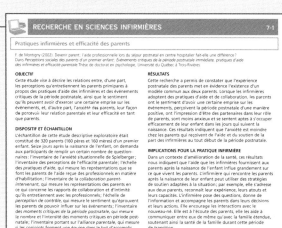

RECHERCHE EN SCIENCES INFIRMIÈRES

7-1

Pratiques infirmières et efficacité des parents

F. de Montigny (2002). Devenir parent. l'aide professionnelle lors du séjour postnatal en centre hospitalier fait-elle une différence ? Dans Perceptions sociales des parents d'un premier enfant. Évènements critiques de la période postnatale immédiate, pratiques d'aide des infirmières et efficacité parentale. Thèse de doctorat en psychologie. Université du Québec à Trois-Rivières.

OBJECTIF

Cette étude vise à décrire les relations entre, d'une part, les perceptions qu'entretiennent les parents primipares à propos des pratiques d'aide des infirmières et des évènements critiques de la période postnatale, ainsi que le sentiment qu'ils peuvent avoir d'exercer une certaine emprise sur les évènements, et, d'autre part, l'anxiété des parents, leur façon de percevoir leur relation parentale et leur efficacité en tant que parents.

DISPOSITIF ET ÉCHANTILLON

L'échantillon de cette étude descriptive exploratoire était constitué de 320 parents (160 pères et 160 mères) d'un premier enfant. Seize jours après la naissance de l'enfant, on demanda aux participants de remplir un certain nombre de question-naires: l'inventaire de l'anxiété situationnelle de Spielberger; l'inventaire des perceptions de l'efficacité parentale; l'échelle des pratiques d'aide, qui mesure les représentations que se font les parents de l'aide reçue des professionnels en matière d'habilitation; l'inventaire de la collaboration parent-intervenant, qui mesure les représentations des parents en ce qui concerne les rapports de collaboration et d'intimité qu'ils entretiennent avec les professionnels; l'échelle de perception de contrôle, qui mesure le sentiment qu'éprouvent les parents de pouvoir influer sur les évènements; l'inventaire des moments critiques de la période postnatale, qui mesure le nombre et l'intensité des moments critiques en période post-natale; l'inventaire portant sur l'alliance parentale, qui mesure si les conjoints forment une équipe dans le but d'accomplir les diverses fonctions parentales.

RÉSULTATS

Cette recherche a permis de constater que l'expérience postnatale des parents met en évidence l'existence d'un modèle commun aux deux parents. Lorsque les infirmières adoptent des pratiques d'aide et de collaboration, les parents ont le sentiment d'avoir une certaine emprise sur les évènements, perçoivent la période postnatale d'une manière positive, ont l'impression d'être des partenaires dans leur rôle de parents, sont moins anxieux et se sentent aptes à s'occuper efficacement de leur enfant dans les jours qui suivent la naissance. Ces résultats indiquent que l'anxiété est moindre chez les parents qui reçoivent de l'aide et du soutien de la part des infirmières au tout début de la période postnatale.

IMPLICATIONS POUR LA PRATIQUE INFIRMIÈRE

Dans un contexte d'amélioration de la santé, ces résultats nous indiquent que l'aide que les infirmières fournissent aux parents après la naissance de l'enfant influe grandement sur ce que vivent les parents. L'infirmière qui rencontre les parents après la naissance de leur enfant peut utiliser des stratégies de soutien adaptées à la situation; par exemple, elle s'adresse aux deux parents, reconnaît leur expérience, leurs atouts et leurs capacités. L'infirmière pose des questions, donne de l'information et accompagne les parents dans leurs décisions et leurs actions. Elle encourage les interactions avec le nouveau-né. Elle est à l'écoute des parents, elle les aide à communiquer entre eux de même qu'avec la famille étendue, soutenant ainsi la santé de la famille durant cette période de transition.

■ Recommandations

Décrit des interventions infirmières et leurs justifications scientifiques les plus récentes en vue de favoriser l'acquisition d'habiletés importantes. Chaque fois que des lignes directrices ont été énoncées par des comités d'experts, elles sont présentées dans la rubrique.

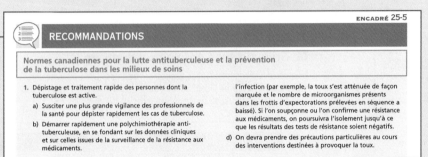

Les figures et tableaux

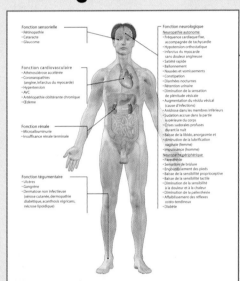

■ Effets multisystémiques

Schématise les conséquences multisystémiques d'une affection et permet d'en visualiser les principales manifestations cliniques.

■ Physiologie/physiopathologie

Démontre la séquence des événements physiopathologiques par des figures et des schémas clairs ainsi que par des algorithmes qui mettent en évidence les informations les plus utiles permettant de comprendre les manifestations cliniques et les options thérapeutiques.

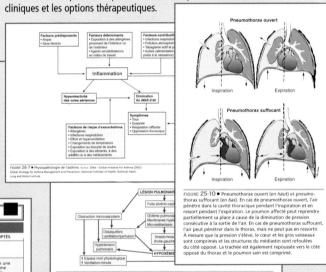

■ Plan thérapeutique infirmier*

Illustre les soins et les traitements sous l'angle de la démarche systématique dans la pratique infirmière. La numérotation et l'utilisation des puces font ressortir les liens entre chacune des interventions infirmières, leurs justifications scientifiques et les résultats escomptés.

* Voir la note de la page V.

TABLE DES MATIÈRES

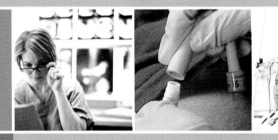

Adaptation française
Sophie Longpré, inf., M.Sc.
Professeure, Département des
sciences infirmières – Université
du Québec à Trois-Rivières

Évaluation de la fonction rénale

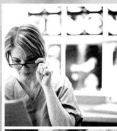

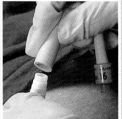

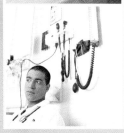

Objectifs d'apprentissage

Après avoir étudié ce chapitre, vous pourrez :

1. Décrire l'anatomie et la physiologie de l'appareil urinaire.

2. Utiliser les paramètres d'évaluation pour déterminer l'état de la fonction rénale.

3. Décrire les examens paracliniques servant à l'exploration de la fonction rénale.

4. Élaborer un plan d'enseignement et de préparation pour les personnes soumises à un examen de la fonction rénale.

5. Décrire le rôle du rein dans le maintien de l'équilibre hydroélectrolytique et acidobasique et dans la régulation de la pression artérielle.

Le bon fonctionnement de l'appareil urinaire est essentiel à la vie. Le dysfonctionnement des reins ou de l'appareil urinaire est fréquent. Il peut survenir à n'importe quel âge et avoir différents degrés de gravité. L'évaluation des fonctions rénale et urinaire fait partie de l'examen clinique. Pour mener cette évaluation, il faut bien connaître l'anatomie et la physiologie de l'appareil urinaire, ainsi que les effets que les changements touchant ce système peuvent avoir sur les autres fonctions.

Anatomie et physiologie

L'appareil urinaire comprend les reins, les uretères, la vessie et l'urètre. Il est essentiel d'avoir une connaissance approfondie de l'appareil urinaire lorsqu'on doit examiner une personne atteinte d'une dysfonction urinaire aiguë ou chronique.

ANATOMIE DE L'APPAREIL URINAIRE

L'appareil urinaire est composé de structures qui assurent le bon fonctionnement de la chimie interne de l'organisme. Il joue divers rôles d'excrétion, de régulation et de sécrétion.

Reins

Les reins sont des organes jumelés de couleur rougeâtre en forme de haricot situés juste au-dessus de la taille entre le péritoine et la paroi postérieure de l'abdomen: on dit qu'ils sont rétropéritonéaux. Ils se trouvent entre la douzième vertèbre thoracique et la troisième vertèbre lombaire chez l'adulte (figure 45-1 ■). Un rein adulte pèse entre 135 et 150 g et mesure 10 à 12 cm de long, 5 à 7 cm de large et 3 cm d'épaisseur. Les reins sont bien protégés par les côtes et les muscles, et par le fascia rénal, la capsule adipeuse et la capsule fibreuse qui servent de protection contre les traumatismes et contribuent à en maintenir la forme.

Les reins sont constitués de deux parties, le parenchyme rénal et le bassinet du rein. Le parenchyme se compose du cortex rénal et de la médullaire rénale. Le cortex est composé de corpuscules rénaux, de tubules contournés proximaux et distaux, de tubules collecteurs et de capillaires péritubulaires. La médullaire rénale a la forme de pyramides – la base faisant face au cortex du rein et la pointe, au hile du rein. Chaque rein contient de 8 à 18 pyramides rénales. Celles-ci se déversent dans 8 à 18 petits calices (calices mineurs) qui à leur tour se vident dans 2 ou 3 calices principaux (calices majeurs), lesquels s'ouvrent directement dans le bassinet.

Le hile est la partie concave du rein dans laquelle entre l'artère rénale et d'où sortent la veine rénale et l'uretère. L'artère rénale provenant de l'aorte abdominale se divise en vaisseaux de plus en plus petits pour finir en artérioles afférentes. Ces dernières se ramifient pour former le **glomérule**, le lit capillaire qui assure la filtration glomérulaire. Le sang

VOCABULAIRE

Aldostérone: hormone synthétisée et libérée par la glande surrénale, qui permet aux reins de réabsorber le sodium.

Anurie: volume total des urines inférieur à 50 mL par 24 heures.

Bactériurie: présence de bactéries dans l'urine; numération bactérienne supérieure à 100 000 colonies/mL.

Clairance: volume de plasma que les reins peuvent filtrer à partir d'une certaine substance (par exemple de la créatinine); exprimée en mL/min.

Créatinine: déchet endogène issu des muscles squelettiques.

Débit de filtration glomérulaire (DFG): volume de plasma qui est filtré par le corpuscule rénal et qui s'écoule dans les tubules; le taux normal est de 120 mL/min environ.

Densité: poids, par unité de volume, des matières solides dissoutes dans les urines; exprime le degré de concentration de l'urine.

Dysurie: miction difficile ou douloureuse.

Glomérule: touffe de capillaires qui forment, avec la capsule de Bowman, la partie du néphron où se produit la filtration.

Hématurie: présence de sang dans l'urine.

Hormone antidiurétique (ADH): hormone sécrétée par le lobe postérieur de l'hypophyse, qui permet la réabsorption de l'eau par les reins.

Incontinence urinaire: émission involontaire d'urine.

Miction: action d'uriner, écoulement d'urine.

Mictions fréquentes: mictions survenant plus fréquemment qu'à des intervalles de 3 heures.

Néphron: unité fonctionnelle et structurale du rein, responsable de la formation de l'urine.

Nycturie: mictions obligeant à se lever la nuit pour uriner.

Oligurie: volume total des urines inférieur à 500 mL par 24 heures ou de moins de 30 mL par heure.

Osmolalité: nombre de particules dissoutes par kilogramme d'urine; exprime le degré de concentration de l'urine.

Pression de fuite mesurée à l'aide de la manœuvre de Valsalva: pression abdominale sur la vessie qui provoque une ouverture de l'urètre et une émission d'urine.

Protéinurie: présence de protéines dans les urines.

Pyurie: présence de pus dans les urines.

Réabsorption tubulaire: passage d'une substance du tubule rénal vers le sang, au niveau des capillaires péritubulaires ou des vasa recta.

Reflux vésico-urétéral: reflux anormal d'urine vésicale vers les uretères.

Sécrétion tubulaire: passage d'une substance du sang vers le tubule rénal, au niveau des capillaires péritubulaires ou des vasa recta.

Urée: déchet azoté du métabolisme des protéines.

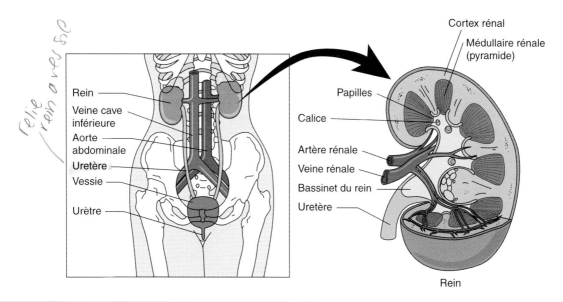

FIGURE **45-1** ■ L'appareil urinaire comprend les reins (*agrandissement de droite*), les uretères, la vessie et l'urètre.

quitte le glomérule par les artérioles efférentes et traverse un réseau de capillaires et de veines avant d'atteindre la veine cave inférieure.

Chaque rein contient environ 1 million d'unités fonctionnelles appelées **néphrons**. Les reins sont indépendants l'un de l'autre : si l'un est lésé ou ne fonctionne plus, l'autre peut tout de même fonctionner normalement. Le néphron est constitué d'un glomérule, d'artérioles afférentes et efférentes, de la capsule glomérulaire (de Bowman), du tubule contourné proximal, de l'anse du néphron (de Henlé), du tubule contourné distal et de tubules collecteurs (figure 45-2 ■). Le glomérule et la capsule de Bowman forment ensemble le corpuscule rénal. Les tubules collecteurs convergent vers le sommet des pyramides, appelé papille rénale, et se déversent dans les petits calices, lesquels à leur tour débouchent dans les calices majeurs qui s'ouvrent directement dans le bassinet du rein.

Il existe deux catégories distinctes de néphrons : les néphrons corticaux, situés haut dans le cortex rénal, et les néphrons juxtamédullaires, contigus à la médullaire rénale. Ces derniers se caractérisent par leur longue anse de Henlé et le vasa recta, longue boucle capillaire, qui plongent dans la médullaire rénale.

Le corpuscule rénal est constitué de trois membranes filtrantes : l'endothélium, la membrane basale et l'épithélium. La membrane de filtration permet normalement le passage des liquides et des petites molécules, tout en limitant celui des cellules sanguines et des molécules plus grosses, telles que l'albumine. À partir de l'âge de 30 ans environ, l'efficacité des fonctions rénales décroît à raison de 1 % approximativement par année.

Uretère, vessie, urètre

L'urine se forme à l'intérieur des néphrons et coule dans l'uretère. Chaque rein est relié à la vessie par un uretère, un tube fibromusculaire long et étroit, mesurant entre 25 et 30 cm, et dont le diamètre varie entre 1 et 10 mm. L'uretère

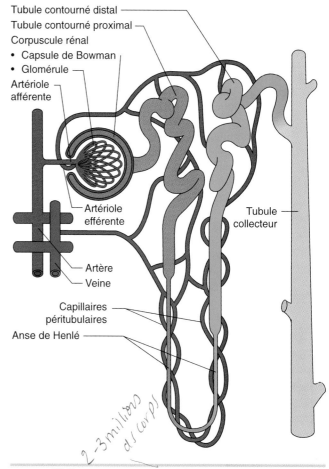

FIGURE **45-2** ■ Schéma du **néphron**. Chaque rein contient environ 1 million de néphrons répartis en deux catégories : les néphrons corticaux et les néphrons juxtamédullaires. Les néphrons corticaux sont situés dans la partie externe du cortex ; les néphrons juxtamédullaires sont contigus à la médullaire rénale.

prend naissance dans la partie inférieure du bassinet du rein et se termine dans le trigone vésical. Chaque uretère présente trois zones de rétrécissement : la jonction pyélo-urétérale, la partie de l'uretère située près de l'articulation sacro-iliaque et la jonction urétérovésicale.

L'angle de la jonction urétérovésicale permet le mouvement antérograde, ou descendant, de l'urine, aussi appelé écoulement urinaire, et empêche le **reflux vésico-urétéral**, c'est-à-dire un mouvement rétrograde ou inverse de l'urine contenue dans la vessie, vers les uretères, en direction des reins. Pendant la **miction**, la jonction urétérovésicale reste fermée sous l'effet d'une pression intravésicale accrue, ce qui force l'urine à rester dans les uretères. Dès que la miction est terminée, la pression intravésicale revient à la normale et l'écoulement urinaire reprend. La vessie n'est donc complètement vide que pendant les dernières secondes de la miction.

Les trois zones de rétrécissement de l'uretère ont tendance à être obstruées par des calculs rénaux (pierres) ou par une sténose. L'obstruction de la jonction pyélo-urétérale est la plus grave parce que cette jonction est située près des reins et que son obstruction pourrait causer un dysfonctionnement de cet organe. L'uretère gauche est légèrement plus court que l'uretère droit. La paroi des uretères est constituée d'épithélium transitionnel, appelé urothélium. Comme celui de la vessie, l'urothélium empêche la réabsorption d'urine. Les ondes péristaltiques (qui surviennent une à cinq fois par minute) entraînent une contraction des muscles lisses de la paroi des uretères, ce qui facilite l'écoulement de l'urine des bassinets vers la vessie (Walsh *et al.*, 1998).

La vessie est une cavité musculaire située derrière l'os pubien. Chez l'adulte, elle peut contenir en moyenne de 700 à 800 mL d'urine. Chez l'enfant, la vessie se situe dans l'abdomen. Au cours de l'adolescence et de l'âge adulte, elle prend sa place dans le bassin. La vessie se caractérise par sa cavité centrale, appelée trigone vésical, à laquelle sont rattachés deux orifices d'arrivée (ostiums des uretères) et un orifice de sortie (ostium interne de l'urètre), entouré du col vésical. La paroi de la vessie se divise en trois couches. La couche externe, constituée de tissu conjonctif, se nomme l'adventice. Immédiatement sous l'adventice, on trouve un muscle lisse appelé le détrusor. Vient ensuite la muqueuse, formée d'une couche de tissu conjonctif sur laquelle repose l'urothélium. Ce dernier, qui tapisse l'intérieur de la vessie, est constitué d'épithélium transitionnel et a la particularité d'être imperméable à l'eau, c'est-à-dire qu'il empêche la réabsorption de l'urine vésicale. Le col vésical est constitué d'un ensemble de muscles lisses qui forment le sphincter interne. Le sphincter externe de l'urètre, quant à lui, est le muscle volontaire le plus éloigné de la vessie (Walsh *et al.*, 1998).

L'urètre part de la base de la vessie. Chez l'homme, l'urètre traverse la prostate, située juste au-dessous du col de la vessie, puis le pénis. Chez la femme, l'urètre aboutit en avant du vagin.

PHYSIOLOGIE DE LA FONCTION RÉNALE

La fonction rénale joue plusieurs rôles essentiels au maintien de l'homéostasie (encadré 45-1 ■), notamment : formation de l'urine ; excrétion des déchets métaboliques ; régulation des électrolytes et excrétion de l'acide et de l'eau ; autorégulation de la pression artérielle.

Formation de l'urine

L'urine se forme dans les néphrons par un processus complexe comportant trois étapes : la filtration glomérulaire, la **réabsorption tubulaire** et la **sécrétion tubulaire**. La figure 45-3 ■ illustre ce processus ; on y indique également les quantités d'eau et d'électrolytes échangées entre le sang et les diverses parties du néphron et celles qui sont finalement excrétées. Le sodium, le chlorure, le bicarbonate, le potassium, le glucose, l'**urée**, la **créatinine** et l'acide urique font partie des substances qui sont normalement filtrées par les glomérules. Dans les tubules, certaines de ces substances sont réabsorbées de façon sélective par le sang. Elles peuvent être sécrétées de nouveau par le sang alors qu'elles circulent dans les tubules. Certaines substances, comme le glucose, sont complètement réabsorbées et sont normalement absentes de l'urine. Les acides aminés et le glucose sont généralement filtrés dans le glomérule et réabsorbés. Cependant, il peut arriver que du glucose soit présent dans l'urine (glycosurie) si le taux de glucose dans le sang, et dans l'urine primitive, excède la capacité de réabsorption des tubules. Normalement, le glucose est complètement réabsorbé lorsque sa concentration sanguine est inférieure à 11 mmol/L. Dans l'hyperglycémie, le taux de glucose sanguin dépasse cette valeur et l'urine contient donc du glucose. La glycosurie, observée chez les diabétiques dont le diabète est mal maîtrisé, est également fréquente chez les femmes enceintes.

En général, les molécules protéiques ne se retrouvent pas non plus dans les urines. Cependant, des protéines de faible poids moléculaire (les globulines et l'albumine) peuvent périodiquement être excrétées en petites quantités. Une **protéinurie** passagère inférieure à 150 mg par 24 heures est considérée comme normale et n'exige pas d'examen supplémentaire. En revanche, une protéinurie persistante indique habituellement des lésions des glomérules.

Les étapes de la formation de l'urine sont les suivantes :

- *Filtration glomérulaire* La circulation sanguine normale dans les reins est d'environ 1 200 mL/min. La filtration se produit lorsque le sang provenant d'une artériole afférente atteint le glomérule. Ensuite, le liquide filtré, aussi appelé filtrat ou ultrafiltrat, pénètre dans les tubules. Dans des conditions normales, environ 20 % du sang qui entre dans les glomérules passe par filtration dans les néphrons, ce qui représente environ 180 L de filtrat par jour. Le filtrat est normalement composé d'eau, d'électrolytes

ENCADRÉ 45-1

Fonctions du rein

- Formation de l'urine
- Excrétion des déchets métaboliques
- Régulation des électrolytes
- Régulation de l'équilibre acidobasique
- Régulation de l'équilibre hydrique
- Régulation de la pression artérielle
- Clairance rénale
- Régulation de la production de globules rouges
- Synthèse de la vitamine D vers sa forme active
- Sécrétion de prostaglandine

PHYSIOLOGIE/PHYSIOPATHOLOGIE

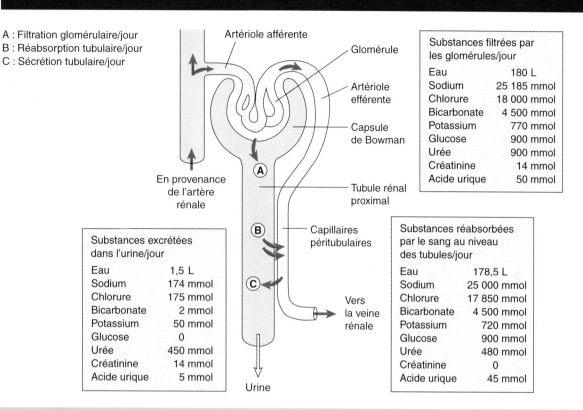

A : Filtration glomérulaire/jour
B : Réabsorption tubulaire/jour
C : Sécrétion tubulaire/jour

Substances filtrées par les glomérules/jour	
Eau	180 L
Sodium	25 185 mmol
Chlorure	18 000 mmol
Bicarbonate	4 500 mmol
Potassium	770 mmol
Glucose	900 mmol
Urée	900 mmol
Créatinine	14 mmol
Acide urique	50 mmol

Substances excrétées dans l'urine/jour	
Eau	1,5 L
Sodium	174 mmol
Chlorure	175 mmol
Bicarbonate	2 mmol
Potassium	50 mmol
Glucose	0
Urée	450 mmol
Créatinine	14 mmol
Acide urique	5 mmol

Substances réabsorbées par le sang au niveau des tubules/jour	
Eau	178,5 L
Sodium	25 000 mmol
Chlorure	17 850 mmol
Bicarbonate	4 500 mmol
Potassium	720 mmol
Glucose	900 mmol
Urée	480 mmol
Créatinine	0
Acide urique	45 mmol

FIGURE 45-3 ■ L'urine se forme dans les néphrons en trois étapes : la filtration, la réabsorption et la sécrétion. L'eau, les électrolytes et d'autres substances, telles que le glucose et la créatinine, sont filtrés par les glomérules ; différentes proportions de ces substances sont réabsorbées par le sang ou excrétées dans l'urine. La quantité normale de ces substances, à divers moments de la formation de l'urine, est indiquée ci-dessus. Ces données peuvent varier grandement selon le régime alimentaire.

et de molécules de petite taille : en effet, seules l'eau et les molécules de petite taille peuvent franchir la membrane de filtration, alors que les molécules plus grosses restent dans la circulation sanguine. La filtration est efficace si la circulation sanguine maintient une pression adéquate et constante dans le glomérule. De nombreux facteurs peuvent modifier la pression et la circulation sanguines, notamment l'hypotension artérielle, la diminution de la pression oncotique dans le sang et l'augmentation de la pression dans les tubules due à une obstruction.

■ *Réabsorption tubulaire* et *sécrétion tubulaire* La deuxième et la troisième étape de la formation de l'urine ont lieu dans les tubules rénaux. Au cours de la réabsorption tubulaire, une substance se dégage du filtrat pour retourner dans les capillaires péritubulaires ou les vasa recta. Au cours de la sécrétion tubulaire, une substance quitte les capillaires péritubulaires ou les vasa recta pour entrer dans le filtrat tubulaire. Sur les 180 L de filtrat produits chaque jour par les reins, 99 % sont réabsorbés et retournent dans la circulation sanguine, ce qui donne entre 1 000 et 1 500 mL d'urine par jour. Même si la plus grande partie de la réabsorption se fait dans le tubule contourné proximal, elle se produit dans le tubule en entier. La réabsorption et la sécrétion dans le tubule peuvent se faire par transport passif, mais elles supposent souvent un transport actif et peuvent dès lors exiger une certaine quantité d'énergie. La concentration du filtrat se fait dans le tubule contourné distal et les tubes collecteurs sous l'influence de l'**hormone antidiurétique** (ADH), ce qui produit de l'urine qui se dirige ensuite dans le bassinet du rein.

Excrétion des déchets métaboliques

Le rein est le principal organe excréteur de l'organisme et il élimine les déchets d'origine métabolique. Le plus important déchet du métabolisme des protéines est l'urée. L'organisme rejette environ 450 mmol d'urée par jour. La créatinine, les phosphates et les sulfates sont d'autres déchets métaboliques qui doivent être excrétés. L'acide urique, déchet métabolique de la purine, est aussi éliminé dans l'urine. Les reins sont le premier mécanisme d'excrétion des métabolites des médicaments.

Régulation de l'excrétion des électrolytes

Lorsque les reins fonctionnent normalement, la quantité d'électrolytes excrétée par jour est parfaitement égale à la quantité d'électrolytes ingérée. Par exemple, le Nord-Américain moyen consomme quotidiennement environ 6 à 8 g de chlorure de sodium (sel) et la même quantité de chlorure de potassium, et ces électrolytes sont presque intégralement excrétés dans les urines.

Sodium

Au moment de l'élimination urinaire, plus de 99 % de l'eau et du sodium filtrés dans les glomérules ont déjà été réabsorbés dans le sang. Le sodium est réabsorbé avec l'eau du filtrat, ce qui maintient l'équilibre osmotique. En régulant la réabsorption du sodium (et, par conséquent, de l'eau), le rein assure le maintien de l'équilibre du volume hydrique. Une excrétion de sodium supérieure à la quantité de sodium ingérée provoque la déshydratation, alors qu'une excrétion de sodium inférieure à la quantité ingérée provoque une rétention hydrique.

La régulation de l'élimination sodée est assurée par l'**aldostérone**, une hormone synthétisée et sécrétée par la glande surrénale. Cette hormone favorise la réabsorption du sodium par les reins. Une hypersécrétion de l'aldostérone dans le sang réduit donc la quantité de sodium excrétée dans les urines. La sécrétion de l'aldostérone par la glande surrénale dépend en grande partie de l'angiotensine II. Les taux d'angiotensine II dépendent eux-mêmes de la rénine, une enzyme élaborée par des cellules rénales spécialisées (figure 45-4 ■). Ce mécanisme complexe est amorcé lorsque la pression dans les artérioles rénales descend sous la valeur normale, ce qui se produit en cas de choc, de déshydratation ou de diminution de l'apport en chlorure de sodium aux tubules. Ce mécanisme entraîne une augmentation de la rétention hydrique et un accroissement du volume du liquide intravasculaire.

Potassium

Le potassium est l'ion intracellulaire qu'on trouve dans les quantités les plus importantes, 98 % du potassium présent dans le corps humain étant concentré dans les cellules. Les reins excrètent plus de 90 % de l'apport quotidien en potassium, ce qui permet de maintenir l'équilibre du taux de potassium dans le corps. Plusieurs facteurs peuvent influer sur la déperdition potassique par les reins. L'aldostérone permet aux reins d'excréter le potassium, alors qu'elle favorise la réabsorption du sodium. La quantité de potassium sécrétée dans les urines est également influencée par l'équilibre acidobasique, la valeur de l'apport alimentaire en potassium et le taux d'écoulement du filtrat dans le tubule contourné distal. La rétention de potassium constitue la complication la plus grave de l'insuffisance rénale.

Régulation de l'excrétion des acides

Le catabolisme, ou dégradation, des lipides et des protéines donne naissance à des composés acides, notamment l'acide phosphorique et l'acide sulfurique. De plus, une certaine quantité de substances acides est ingérée chaque jour. Contrairement au gaz carbonique (CO_2), ces acides ne sont pas volatils et ne peuvent donc pas être éliminés par les poumons. Ils doivent être excrétés dans les urines parce que leur accumulation dans le sang abaisserait le pH de ce dernier (augmentant son acidité) et inhiberait le fonctionnement cellulaire. Des reins en bonne santé sont en mesure d'excréter une partie de ces acides directement dans l'urine, jusqu'à ce que le pH de celle-ci atteigne 4,5, soit un taux d'acidité 1 000 fois supérieur à celui du plasma.

L'organisme doit généralement éliminer plus d'acides que ce que les reins peuvent excréter directement dans les urines sous forme d'acides libres. Les acides excédentaires sont liés à des tampons chimiques, ce qui permet de les excréter dans les urines. Les phosphates et l'ammoniaque (NH_3) sont deux tampons chimiques importants. Lorsqu'elle est tamponnée à l'acide, l'ammoniaque se transforme en ammonium (NH_4^+). Le phosphate est présent dans le filtrat glomérulaire, et l'ammoniaque est élaborée par les cellules tubulaires et sécrétée dans le filtrat. Le tamponnage permet aux reins d'excréter d'importantes quantités d'acides non dissociés sans réduire davantage le pH des urines.

Régulation de l'élimination hydrique

La régulation de l'élimination hydrique est une autre fonction importante du rein. Lorsque l'apport liquidien augmente, une grande quantité d'urine diluée est excrétée. Inversement,

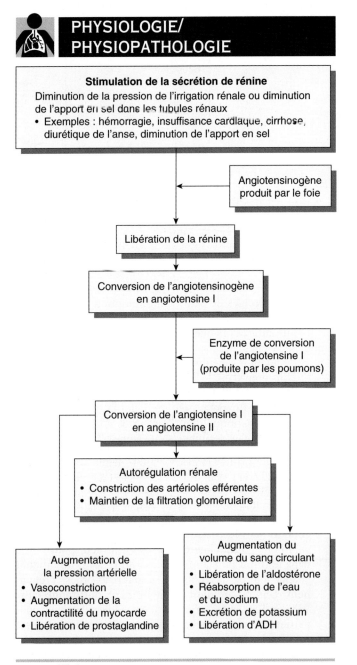

PHYSIOLOGIE/ PHYSIOPATHOLOGIE

Stimulation de la sécrétion de rénine
Diminution de la pression de l'irrigation rénale ou diminution de l'apport en sel dans les tubules rénaux
• Exemples : hémorragie, insuffisance cardiaque, cirrhose, diurétique de l'anse, diminution de l'apport en sel

Angiotensinogène produit par le foie

Libération de la rénine

Conversion de l'angiotensinogène en angiotensine I

Enzyme de conversion de l'angiotensine I (produite par les poumons)

Conversion de l'angiotensine I en angiotensine II

Autorégulation rénale
• Constriction des artérioles efférentes
• Maintien de la filtration glomérulaire

Augmentation de la pression artérielle
• Vasoconstriction
• Augmentation de la contractilité du myocarde
• Libération de prostaglandine

Augmentation du volume du sang circulant
• Libération de l'aldostérone
• Réabsorption de l'eau et du sodium
• Excrétion de potassium
• Libération d'ADH

FIGURE **45-4** ■ Système rénine-angiotensine.

lorsque l'apport liquidien diminue, une petite quantité d'urine concentrée est excrétée. Une personne ingère normalement entre 1 et 2 L d'eau par jour, et environ 1 L supplémentaire provenant des aliments. Une grande partie de ces liquides est excrétée dans les urines, soit de 1 400 à 1 500 mL. Pour estimer la déperdition hydrique quotidienne moyenne chez l'adulte, il faut ajouter 900 à 1 200 mL, éliminés par la sueur, par les poumons pendant la respiration (perspiration insensible) et dans les matières fécales.

Osmolalité

L'**osmolalité** permet d'exprimer les fluctuations de concentration des urines. L'osmolalité correspond à la quantité de particules (électrolytes et autres molécules) dissoutes par kilogramme d'urine. Le filtrat des capillaires glomérulaires possède normalement la même osmolalité que le sang, soit environ 300 mmol/kg. Quand le filtrat traverse les tubules, son osmolalité monte et descend selon sa position dans l'anse de Heulé, le tubule contourné distal et le tubule collecteur. Elle peut varier de 100 à 1 200 mmol/kg, ces valeurs correspondant à la capacité maximale de dilution et de concentration du rein. En cas de déshydratation ou de rétention d'eau, une quantité d'eau moins importante est excrétée, et les urines contiennent donc proportionnellement plus de particules. L'urine apparaît alors plus concentrée, et son osmolalité est élevée. Inversement, si une grande quantité d'eau est excrétée, les particules sont dispersées dans le liquide. L'urine apparaît donc diluée, et son osmolalité est faible. Certaines substances (par exemple le glucose et les protéines) peuvent modifier le volume d'eau excrété ; elles sont osmotiquement actives. Lorsqu'elles sont filtrées, ces substances entraînent l'eau à travers le glomérule et les tubules, augmentant ainsi le volume des urines. À la suite d'une restriction liquidienne de 12 heures, l'osmolalité de l'urine est comprise entre 500 et 850 mmol/kg. L'éventail des valeurs normales étant large, il n'est intéressant de mesurer l'osmolalité de l'urine que si on a des doutes sur la capacité de dilution et de concentration du rein.

Densité

La **densité** permet de mesurer la capacité du rein de concentrer l'urine. Le poids des urines (poids des particules et de l'eau) est comparé au poids de l'eau distillée, dont la densité est de 1,000. La densité normale de l'urine oscille entre 1,010 et 1,025 lorsque l'apport liquidien est normal. Certains facteurs tels que les substances de contraste, le glucose et les protéines peuvent fausser la lecture de la densité de l'urine. En outre, les résultats peuvent être faussement élevés lorsqu'on utilise un échantillon d'urine froid. Il existe plusieurs moyens de mesurer la densité :

- une bandelette réactive (méthode la plus courante) pourvue d'une zone réactive à la densité ;
- un uromètre (méthode la moins précise) – les urines sont versées dans un cylindre et l'uromètre flotte dans le liquide, la densité étant déterminée par le ménisque qui se forme ;
- un réfractomètre – cet instrument utilisé en laboratoire mesure la différence de vitesse entre un faisceau de lumière dans l'air et un faisceau de lumière qui traverse un échantillon d'urine.

Le degré d'hydratation modifie considérablement la densité de l'urine. Quand l'apport liquidien diminue, la densité augmente ; quand l'apport liquidien augmente, la densité diminue. En revanche, la densité de l'urine ne varie pas en fonction de l'apport liquidien chez les personnes atteintes d'une néphropathie. Dans ce cas, elle est dite fixe. Certaines affections, comme le diabète insipide, la glomérulonéphrite ou une lésion grave du rein, peuvent être la cause d'une faible densité de l'urine. D'autres affections, comme le diabète (DID ou DNID), une néphropathie ou une perte liquidienne excessive, peuvent causer une augmentation de la densité de l'urine.

Hormone antidiurétique

L'hormone antidiurétique (ADH, ou vasopressine) assure la régulation de l'excrétion hydrique et de la concentration de l'urine dans le tubule en faisant varier la quantité d'eau réabsorbée. L'ADH est une hormone sécrétée par le lobe antérieur de l'hypophyse en réponse aux fluctuations de l'osmolalité sanguine. Lorsque l'apport liquidien diminue, l'osmolalité sanguine augmente, ce qui stimule la libération de l'ADH. Le rein réagit alors en suscitant une réabsorption accrue d'eau, ce qui rétablit l'osmolalité sanguine normale. Lorsque l'apport liquidien augmente, la libération de l'ADH par l'hypophyse est inhibée, ce qui réduit la réabsorption d'eau par le tubule rénal et entraîne une augmentation du volume urinaire (diurèse).

Lorsque l'urine diluée a une densité constante voisine de 1,010 ou une osmolalité constante voisine de 300 mmol/kg, c'est le signe d'une perte de capacité de concentration et de dilution des urines, souvent une des premières manifestations de néphropathie.

Autorégulation de la pression artérielle

La régulation de la pression artérielle constitue une autre fonction du rein. Des vaisseaux spécialisés du rein, appelés *vasa recta*, surveillent continuellement la pression artérielle quand le sang arrive dans le rein. Lorsque les vasa recta décèlent une diminution de la pression artérielle, les cellules de l'appareil juxta-glomérulaire, situées près des artérioles afférentes, du tubule contourné distal et des artérioles efférentes, sécrètent une hormone, la rénine, qui transforme l'angiotensinogène en angiotensine I, laquelle est convertie à son tour en angiotensine II, l'agent vasoconstricteur le plus puissant qu'on connaisse. La vasoconstriction entraîne une augmentation de la pression artérielle. Le cortex surrénal sécrète l'aldostérone en réponse à une stimulation de l'hypophyse, qui réagit elle-même à une mauvaise irrigation sanguine ou à une augmentation de l'osmolalité sérique. Il en résulte une augmentation de la pression artérielle, ce qui met fin à la sécrétion de rénine. La défaillance de ce mécanisme de rétroaction est l'une des principales causes de l'hypertension artérielle.

Clairance rénale

La **clairance** rénale permet de déterminer le coefficient d'épuration plasmatique rénale. On commence par effectuer un prélèvement d'urine de 24 heures afin d'évaluer la capacité d'excrétion du rein. La clairance dépend de plusieurs facteurs : la vitesse de la filtration glomérulaire, la capacité de réabsorption des tubules et la quantité de substances sécrétées dans les tubules. Il est possible de déterminer la clairance rénale pour n'importe quel composé, mais la méthode s'est révélée particulièrement utile avec la créatinine.

La créatinine est un déchet endogène issu des muscles squelettiques. Elle est filtrée dans le glomérule, traverse les tubules où elle n'est à peu près pas réabsorbée et est excrétée dans les urines. Ainsi, la clairance de la créatinine permet d'évaluer le **débit de filtration glomérulaire (DFG)**. Pour obtenir la clairance de la créatinine, on recueille les urines de 24 heures. On mesure le taux de créatinine sérique à la moitié du prélèvement. La clairance de la créatinine est donnée par la formule suivante :

$$\frac{\text{(volume urinaire [mL/min]} \times \text{créatinine urinaire [mg/mL])}}{\text{créatinine sérique (mg/mL)}}$$

Chez un adulte en bonne santé, le DFG est compris entre 1,17 et 2,17 mL/s (ou entre 70 et 126 mL/min). La clairance de la créatinine permet donc d'évaluer de façon efficace la fonction rénale ; si la fonction rénale décroît, la clairance de la créatinine diminue.

Régulation de la production de globules rouges

L'érythropoïétine est sécrétée lorsqu'il y a une diminution de la tension en oxygène dans le sang qui passe par les reins. L'érythropoïétine stimule la production de globules rouges par la moelle osseuse, augmentant du même coup la quantité d'hémoglobine disponible pour transporter de l'oxygène.

Synthèse de la vitamine D

Les reins assurent la transformation de la vitamine D, de sa forme inactive à sa forme active, le 1,25-dihydroxycholécalciférol. La vitamine D est nécessaire au maintien de l'équilibre calcique de l'organisme.

Sécrétion des prostaglandines

Les reins produisent aussi des prostaglandines E (PGE) et des prostacyclines (PGI). Ces substances ont un effet vasodilatateur et contribuent au maintien du débit sanguin dans les reins.

Stockage de l'urine dans la vessie

La vessie est le réservoir des urines. Le remplissage et l'évacuation de la vessie sont assurés par la coordination de mécanismes de régulation des systèmes nerveux sympathique et parasympathique, dans lesquels interviennent le détrusor et l'orifice de sortie de la vessie. Chez le nourrisson, le remplissage et l'évacuation de la vessie relèvent du centre de la miction situé dans le pont de Varole du tronc cérébral. Vers l'âge de 3 ou 4 ans, le cortex cérébral est assez mature pour que l'enfant prenne conscience que sa vessie est pleine. Cette prise de conscience est possible grâce aux voies nerveuses sympathiques qui traversent la moelle épinière à la hauteur des vertèbres thoraciques T10 à T12, où l'innervation périphérique par les nerfs hypogastriques permet un remplissage vésical constant. À mesure que la vessie se remplit, les mécanorécepteurs de la paroi vésicale sont activés, et le besoin

d'évacuer se fait sentir. Le signal provient du détrusor et est acheminé au cortex cérébral par les nerfs pelviens parasympathiques à la hauteur des vertèbres sacrées S2 à S4. Normalement, malgré l'accumulation d'urine, la pression dans la vessie reste faible en raison de l'élasticité, ou capacité de dilatation, de la vessie, qui lui permet de s'adapter au volume d'urine qu'elle contient (Appell, 1999).

L'élasticité de la vessie est assurée par le muscle lisse et les dépôts de collagène de sa paroi, ainsi que par les mécanismes neuronaux qui empêchent le détrusor de se contracter (plus particulièrement les adrénorécepteurs qui assurent la relaxation). Pour que la filtration rénale soit suffisante, la pression vésicale ne doit pas dépasser 40 cm H_2O pendant le remplissage. En règle générale, les premières sensations de remplissage surviennent après l'accumulation de 100 à 150 mL d'urine dans la vessie. Dans la plupart des cas, chez l'adulte, le besoin d'uriner se fait sentir lorsque la vessie est approximativement remplie à la moitié de sa capacité, soit quand elle contient de 200 à 300 mL d'urine. Lorsque la quantité d'urine atteint 350 mL et plus, un besoin pressant se fait habituellement sentir (capacité fonctionnelle). La vessie d'un adulte en bonne santé sous anesthésie peut, sous une pression de 60 cm H_2O, contenir de 1 500 à 2 000 mL d'urine (capacité anatomique). En temps normal, lorsque la paroi de la vessie est innervée, la vessie ne pourrait atteindre ce niveau de remplissage en raison de la douleur et de la pression considérables que cela entraînerait. Une lésion neurologique au niveau supraspinal ou spinal, ou au niveau de la paroi vésicale, peut provoquer une diminution ou l'absence du besoin d'uriner, et donc une accumulation anormale d'urine dans la vessie. Dans des conditions normales, avec un apport liquidien d'environ 1 500 à 2 000 mL par jour, la vessie devrait avoir une capacité de retenue allant de 2 à 4 heures. La nuit, l'hormone antidiurétique est libérée en réaction à la diminution de l'apport liquidien, ce qui réduit la production d'urine, cette dernière étant plus concentrée. Cela permet habituellement à la vessie de se remplir pendant des périodes de 6 à 8 heures chez les adolescents et les adultes. Chez les personnes âgées, en raison de la perte d'élasticité de la vessie et de la diminution du taux d'hormone antidiurétique, la vessie se remplit en 3 à 6 heures (Appell, 1999).

Évacuation de la vessie

La miction (évacuation) se produit environ 8 fois par période de 24 heures. Elle est provoquée par l'arc réflexe de la miction et relève des systèmes nerveux sympathique et parasympathique, ce qui entraîne une série d'actions coordonnées. La miction débute lorsque le nerf pelvien, qui prend naissance au niveau des vertèbres sacrées S2 à S4, stimule la contraction de la vessie, ce qui entraîne un relâchement complet du sphincter externe de l'urètre, suivie d'une chute de la pression de l'urètre, d'une contraction du détrusor, de l'ouverture du col vésical et de l'urètre proximal et, finalement, de l'écoulement de l'urine. Les récepteurs muscariniques et, dans une moindre mesure, les récepteurs cholinergiques du détrusor coordonnent l'effort du système parasympathique. La pression que la miction produit dans la vessie se situe autour de 20 à 40 cm H_2O chez les femmes. Chez les hommes âgés de 45 ans et plus, la pression vésicale est plus élevée et plus variable en raison d'une hyperplasie des cellules du lobe moyen de la prostate qui entoure l'urètre proximal. Une obstruction de l'orifice de sortie de la vessie, comme en cas d'hyperplasie bénigne avancée de la prostate, provoque une pression mictionnelle anormalement élevée accompagnée d'un écoulement de l'urine lent et prolongé. Chez les femmes, l'urine résiduelle s'écoule par gravité et, chez les hommes, elle est expulsée par des contractions musculaires volontaires (Wein, 2001). Quand les influx spinaux issus de l'encéphale ne se rendent plus jusqu'à la vessie (par exemple après une section de la moelle épinière), le réflexe de contraction de la vessie subsiste, mais le contrôle volontaire disparaît.

Le muscle vésical expulse l'urine par ses contractions, mais celles-ci sont généralement insuffisantes pour permettre à l'organe de se vider entièrement, et il reste donc de l'urine dans la vessie après la miction (urine résiduelle). Normalement, la quantité d'urine résiduelle ne dépasse pas 50 mL chez un adulte d'âge moyen, et de 50 à 100 mL chez une personne âgée. La rétention urinaire chronique est plus courante chez les personnes âgées (Gray, 2000b).

Examen clinique

L'examen de la personne atteinte d'un dysfonctionnement de l'appareil urinaire commence par une anamnèse complète, incluant une évaluation des facteurs de risque. Diverses affections ou situations cliniques peuvent augmenter le risque de dysfonctionnement. Les données recueillies sur les antécédents médicaux permettent au personnel soignant de mieux évaluer les fonctions urinaires de la personne. Les facteurs de risque entraînant certaines dysfonctions rénales ou urinaires sont présentés dans l'encadré 45-2 ■, ainsi que dans les chapitres 46 et 47 ⊕.

ANAMNÈSE

L'infirmière doit posséder d'excellentes aptitudes de communication pour obtenir les antécédents urologiques d'une personne, car les questions sur les fonctions génito-urinaires peuvent mettre la personne mal à l'aise. Il est important

ENCADRÉ 45-2

 FACTEURS DE RISQUE

Affections rénales ou urologiques

FACTEURS DE RISQUE	AFFECTIONS RÉNALES OU UROLOGIQUES POSSIBLES
Affections infantiles: impétigo causé par une angine à streptocoques, syndrome néphrotique	Insuffisance rénale chronique
Âge avancé	Évacuation incomplète de la vessie, pouvant occasionner une infection urinaire
Exploration instrumentale des voies urinaires, cystoscopie, cathétérisation	Infection urinaire, incontinence
Immobilisation	Formation de calculs rénaux
Exposition professionnelle, récréative ou environnementale à des produits chimiques (plastiques, poix, goudron, caoutchouc)	Insuffisance rénale aiguë
Diabète	Insuffisance rénale chronique, vessie neurogène
Hypertension artérielle	Insuffisance rénale, insuffisance rénale chronique
Lupus érythémateux disséminé	Néphrite, insuffisance rénale chronique
Goutte, hyperparathyroïdie, maladie de Crohn	Formation de calculs rénaux
Drépanocytose, myélome multiple	Insuffisance rénale chronique
Hypertrophie bénigne de la prostate	Obstacle à l'écoulement urinaire, oliguries et **anuries** fréquentes
Radiothérapie du bassin	Cystite, fibrose de l'uretère ou fistule dans les voies urinaires
Chirurgie du bassin récente	Lésion involontaire aux uretères ou à la vessie
Lésion obstétricale, tumeur	Incontinence
Lésion de la moelle épinière	Vessie neurogène, infection urinaire, incontinence

d'utiliser des termes simples et faciles à comprendre, d'éviter le jargon médical et de passer en revue tous les facteurs prédisposants, en particulier avec les personnes à risque. Par exemple, l'infirmière doit savoir que les femmes qui ont accouché de plusieurs enfants par voie naturelle peuvent être affectées d'**incontinence urinaire** à l'effort, ce qui peut entraîner, dans les cas graves, une incontinence par besoin impérieux. Chez les femmes âgées et les personnes atteintes d'affections neurologiques, notamment la neuropathie diabétique, la sclérose en plaques ou la maladie de Parkinson, il est fréquent que la vessie ne se vide pas complètement, ce qui provoque une stase urinaire. Il peut en résulter une infection de l'appareil urinaire ou une augmentation de la pression vésicale entraînant une incontinence par regorgement, une hydronéphrose, une pyélonéphrite ou une insuffisance rénale.

Les personnes ayant des antécédents familiaux de problèmes urinaires sont exposées à des risques accrus d'affection rénale. Les personnes diabétiques atteintes d'hypertension artérielle sont prédisposées aux dysfonctions rénales (Bakris *et al.*, 2000). Les hommes âgés sont exposés au risque d'hypertrophie de la prostate, affection qui entraîne une constriction urétrale qui peut se transformer en infection urinaire ou en insuffisance rénale (Degler, 2000). De plus, de nombreuses personnes ayant des antécédents de lupus érythémateux disséminé peuvent contracter une néphropathie lupique (Smith *et al.,* 2000). Au cours de l'anamnèse, l'infirmière devrait se renseigner sur les points suivants :

- Quel est le motif principal de la consultation ? Quand les premiers symptômes sont-ils apparus et quels sont leurs effets sur la qualité de vie de la personne ?
- La personne ressent-elle une douleur ? Si oui, quel en est le siège ? Quelles en sont les caractéristiques et la durée ? Est-elle reliée à la miction ? Qu'est-ce qui la déclenche ? Qu'est-ce qui la soulage ?
- La personne a-t-elle des antécédents d'infection urinaire ? A-t-elle déjà été soignée ou hospitalisée pour ce type d'infection ?
- A-t-elle de la fièvre ou des frissons ?
- A-t-elle déjà subi un examen des reins ou des voies urinaires ? A-t-elle déjà eu une sonde à demeure ?
- Est-elle atteinte de **dysurie** ? Depuis quand ? La dysurie se produit-elle au début ou à la fin de la miction ?
- Y a-t-il retard de la miction avec effort pour uriner ? Y a-t-il douleur pendant ou après la miction ?
- La personne est-elle atteinte d'incontinence à l'effort, d'incontinence par besoin impérieux, d'incontinence par regorgement ou d'incontinence fonctionnelle ?
- Y a-t-il présence de sang dans les urines ? La personne a-t-elle noté des changements dans la couleur des urines ?
- Urine-t-elle très souvent la nuit (**nycturie**) ? Depuis quand ?
- A-t-elle des calculs rénaux (pierres) ? Y a-t-il passage de pierres ou de gravier dans les urines ?
- Si la personne est une femme, a-t-elle déjà accouché ? Si oui, combien de fois ? Était-ce par voie naturelle ou par césarienne ? A-t-on eu recours à des forceps au cours de l'accouchement ? A-t-elle déjà eu une infection vaginale ? A-t-elle des pertes ou des irritations vaginales ? Quel moyen de contraception utilise-t-elle ?

- La personne a-t-elle déjà présenté des lésions génitales ou contracté des infections transmissibles sexuellement ?
- Fume-t-elle ou a-t-elle déjà fumé ?
- Consomme-t-elle de l'alcool ou des drogues ?
- La personne prend-elle des médicaments sur ordonnance ou en vente libre susceptibles d'agir sur la fonction urinaire ou rénale ? Lui a-t-on déjà prescrit des médicaments pour le traitement d'affections rénales et urinaires ?

Particularités reliées à la personne âgée

Il est particulièrement important de bien connaître les antécédents médicaux des personnes âgées, car elles sont atteintes plus fréquemment d'affections chroniques, ce qui exige bien souvent une polythérapie (prescription d'un nombre élevé de médicaments). Le vieillissement modifie la façon dont l'organisme absorbe, métabolise et excrète les médicaments. Le risque de réaction indésirable (incluant une altération des fonctions rénales) à un médicament est donc plus élevé chez les personnes âgées.

L'infirmière doit s'informer non seulement des symptômes physiques de la personne, mais aussi de son état psychologique et de ses besoins en matière d'enseignement. Elle évalue son degré d'anxiété, la perturbation de son image corporelle, son réseau de soutien et ses habitudes socioculturelles. Les renseignements recueillis au cours de la collecte de données initiale et des collectes de données suivantes permettent à l'infirmière de déterminer les besoins particuliers de la personne, les éléments que celle-ci comprend mal ou ne connaît pas, ainsi que ses besoins en matière d'enseignement. La douleur, les changements de la miction et les symptômes gastro-intestinaux indiquent dans bien des cas un trouble des voies urinaires. Les dysfonctionnements rénaux entraînent un éventail de symptômes qui peuvent toucher différentes parties de l'organisme.

Anémie inexpliquée

La dysfonction rénale graduelle apparaît de façon insidieuse, mais la fatigue est un symptôme fréquent. La fatigue, la dyspnée et le manque d'endurance à l'effort sont le résultat de l'anémie liée à une affection chronique. Bien que la mesure de l'hématocrite ait été l'analyse sanguine de référence pour déterminer si une personne était anémique, une nouvelle directive recommande qu'on mesure plutôt le taux d'hémoglobine dans ce cas, puisque ce dernier permet de mieux évaluer la quantité d'oxygène dans la circulation (Eschbach, 2001).

Douleur

La douleur génito-urinaire est habituellement causée par une distension de certaines parties de l'appareil urinaire due à un obstacle à l'écoulement urinaire ou à une inflammation et à une tuméfaction des tissus. L'intensité de la douleur est liée à la rapidité avec laquelle la distension se produit, bien plus qu'à son ampleur.

La liste des différents types de douleur génito-urinaire, de leurs caractéristiques, de leurs signes et symptômes et de leurs causes possibles est présentée dans le tableau 45-1 ∎. Toutefois, une néphropathie n'entraîne pas toujours de douleur.

Caractéristiques des douleurs génito-urinaires

TABLEAU
45-1

Types	Emplacements	Caractéristiques	Signes et symptômes associés	Causes possibles
Douleur rénale	Angle costovertébral; la douleur peut s'étendre jusqu'au nombril	Douleur sourde et continue; s'il y a distension soudaine de la capsule, la douleur devient aiguë, vive, comme un coup de poignard, douleur de type colique	Nausée et vomissements, diaphorèse, pâleur, signe de choc	Obstruction brutale, calculs rénaux, coagulum, pyélonéphrite aiguë, lésion
Douleur vésicale	Région suspubienne	Douleur sourde et continue, qui peut s'intensifier à la miction et devenir aiguë si la vessie est pleine	Miction impérieuse, douleur à la fin de la miction, douleur à l'effort	Surdistension de la vessie, infection, cystite interstitielle; tumeur
Douleur urétérale	Angle costovertébral, flanc, bas-ventre, testicules ou lèvres	Douleur aiguë, vive, douleur en coup de poignard, douleur de type colique	Nausée et vomissements, iléus paralytique	Calculs urétéraux, œdème ou rétrécissement, coagulum
Douleur prostatique	Périnée et rectum	Léger malaise, sensation de plénitude du périnée, légère douleur dorsale	Sensibilité suspubienne, obstacle à l'écoulement urinaire, pollakiurie, miction impérieuse, dysurie, nycturie	Cancer prostatique, prostatite aiguë ou chronique
Douleur urétrale	Chez l'homme: tout le long du pénis jusqu'au méat; chez la femme: de l'urètre au méat	Douleur d'intensité variable, plus aiguë pendant et après la miction	Pollakiurie, miction impérieuse, dysurie, nycturie, urétrorrhée	Irritation du col vésical, infection de l'urètre, lésion, corps étranger dans les voies urinaires

L'affection rénale est bien souvent diagnostiquée grâce aux autres symptômes qui incitent la personne à consulter un médecin, tels qu'un œdème pédieux, la dyspnée et les troubles mictionnels (Kuebler, 2001).

Problèmes mictionnels

La miction normale est indolore. Une personne urine en moyenne 8 fois par jour et élimine de 1 200 à 1 500 mL d'urine par 24 heures. Cette quantité peut varier en fonction de l'apport liquidien, de la transpiration, de la température ambiante, des vomissements ou de la diarrhée. Les problèmes mictionnels comprennent les **mictions fréquentes** (pollakiurie), la miction impérieuse, la dysurie, le retard à la miction, l'incontinence, l'énurésie, la polyurie, l'**oligurie** et l'hématurie. Ces problèmes, et quelques autres, sont décrits dans le tableau 45-2 ■. La rétention urinaire se caractérise souvent par des mictions fréquentes et impérieuses jumelées à une diminution de la quantité d'urine. Selon la gravité des symptômes à leur apparition, la vessie doit être vidée immédiatement à l'aide d'un cathéter, et une évaluation doit être effectuée afin d'empêcher un dysfonctionnement des reins (Gray, 2000a).

Troubles gastro-intestinaux

Des problèmes gastro-intestinaux peuvent accompagner une affection urologique, car les voies digestives et urinaires possèdent une innervation autonome et sensorielle commune et sont soumises à des arcs réflexes communs. La relation anatomique qui existe entre le rein droit, le côlon, le duodénum, la tête du pancréas, le conduit cholédoque, le foie et la vésicule biliaire peut aussi être à l'origine de troubles gastro-intestinaux. Le rein gauche est en relation avec l'angle gauche du côlon, l'estomac, le pancréas et la rate, et cette proximité peut entraîner des symptômes intestinaux dont les plus fréquents sont les nausées, les vomissements, la diarrhée, une douleur abdominale et un iléus paralytique. Certains symptômes urinaires peuvent ressembler à ceux de l'appendicite, de l'ulcère gastroduodénal ou de la cholécystite, ce qui rend leur diagnostic difficile, surtout chez les personnes âgées, en raison de la diminution de l'innervation de cette région (Kuebler, 2001 ; Wade-Elliot, 1999).

EXAMEN PHYSIQUE

Différents systèmes de l'organisme peuvent affecter les fonctions rénale et urinaire, et les dysfonctionnements qui en découlent peuvent toucher différents organes. Il est donc recommandé d'effectuer un examen général et d'examiner, entre autres, l'abdomen, la région suspubienne, les organes génitaux, le bas du dos et les membres inférieurs.

La palpation directe permet souvent de déterminer la taille et la mobilité des reins. La position recommandée pour la palpation est présentée à la figure 45-5 ■. Il est possible de palper l'arrondi lisse du pôle inférieur du rein entre les mains : le rein droit n'est pas facile à palper et le rein gauche, situé plus haut, est encore plus difficile à palper. La palpation des reins est généralement très difficile chez les personnes obèses.

	TABLEAU
Problèmes mictionnels	**45-2**

Problèmes	Définitions	Causes possibles
Pollakiurie	Mictions dont la fréquence est supérieure à la norme établie (toutes les 3 heures)	Infection, obstruction des voies urinaires basses entraînant une présence d'urine résiduelle et un débordement, anxiété, prise de diurétiques, hyperplasie bénigne de la prostate, constriction urétrale, neuropathie diabétique
Miction impérieuse	Besoin impérieux d'uriner	Infection, prostatite chronique, urétrite, obstruction des voies urinaires basses entraînant une présence d'urine résiduelle et un débordement, anxiété, prise de diurétiques, hyperplasie bénigne de la prostate, constriction urétrale, neuropathie diabétique
Dysurie	Miction douloureuse ou difficile	Infection des voies urinaires basses, inflammation de la vessie ou de l'urètre, prostatite aiguë, calculs, corps étranger, tumeurs dans la vessie
Retard à la miction	Difficulté à amorcer la miction	Hyperplasie bénigne de la prostate, compression de l'urètre, obstruction en aval de la vessie, vessie neurogène
Nycturie	Émission importante d'urine la nuit (2 fois ou plus)	Diminution de la capacité de concentration rénale, insuffisance cardiaque, diabète, évacuation incomplète de la vessie, consommation liquidienne excessive au coucher, syndrome néphrotique, cirrhose accompagnée d'une ascite
Incontinence	Émission involontaire d'urine	Traumatisme du sphincter urinaire externe, traumatisme obstétrique, lésion du col vésical, dysfonctionnement du détrusor, infection, vessie neurogène, prise de médicaments, anomalies neurologiques
Énurésie	Incontinence nocturne	Retard de la maturation fonctionnelle du système nerveux central (le contrôle de la vessie est généralement complet vers l'âge de 5 ans), obstruction des voies urinaires basses, facteur génétique, défaillance de la concentration des urines, infection des voies urinaires, stress psychologique
Polyurie	Émission abondante d'urine	Diabète, diabète insipide, prise de diurétiques, apport liquidien trop abondant, intoxication au lithium, certaines formes de néphropathies (hypercalcémique et hypokaliémique)
Oligurie	Diurèse inférieure à 500 mL/24 h	Insuffisance rénale aiguë ou chronique (chapitre 47 ⬚⬚), apport liquidien insuffisant
Anurie	Diurèse inférieure à 50 mL/24 h	Insuffisance rénale aiguë ou chronique (chapitre 47 ⬚⬚), obstruction complète des voies urinaires
Hématurie	Présence de sang dans les urines	Cancer de l'appareil génito-urinaire, glomérulonéphrite aiguë, calculs rénaux, tuberculose rénale, dyscrasie sanguine, traumatisme, effort exagéré, rhumatisme articulaire aigu, hémophilie, leucémie, trait ou affection drépanocytaire
Protéinurie	Quantité anormale de protéines dans les urines	Néphropathie chronique ou aiguë, syndrome néphrotique, effort exagéré, coup de chaleur, insuffisance cardiaque aiguë, néphropathie diabétique, myélome multiple

Une néphropathie peut causer une sensibilité localisée dans la région de l'angle costovertébral (jonction entre la dernière côte et la colonne vertébrale). On ausculte les quadrants supérieurs de l'abdomen pour évaluer les bruits (sons d'origine vasculaire susceptibles d'indiquer une sténose des artères rénales ou un anévrisme de l'aorte). On examine aussi l'abdomen afin de déceler la présence de liquide péritonéal qui accompagne parfois la dysfonction rénale.

Une fois la miction terminée, on percute la vessie de la personne pour déterminer la présence d'urine résiduelle. On commence la percussion légèrement au-dessus du nombril et on la poursuit vers le bas. Lorsqu'on percute au-dessus de la vessie remplie d'urine, le son devient plus sourd. La vessie est une masse lisse, ferme et arrondie qui ne peut être palpée que lorsqu'elle est moyennement distendue (figure 45-6 ■). Si la percussion produit un son sourd après la miction, c'est que la vessie n'est pas complètement vide.

Chez les hommes âgés, l'hyperplasie bénigne de la prostate est une cause fréquente de dysfonction urinaire. La Société canadienne du cancer (2005) recommande que le toucher rectal fasse partie de tout examen physique annuel chez les hommes âgés de 50 ans et plus (et dès 45 ans s'il y a déjà eu des cas de cancer de la prostate dans leur famille, ou chez les hommes d'ascendance africaine). En effet, les signes et symptômes du cancer de la prostate peuvent être confondus avec ceux de l'hyperplasie bénigne du même organe, et le cancer de la prostate est la deuxième cause de décès par cancer en importance chez l'homme au Canada (Krahn, 2002). De plus, il est également recommandé d'effectuer, sinon annuellement du moins chez tous les hommes dont le toucher rectal suppose une augmentation de la prostate, un prélèvement sanguin afin de connaître le taux d'antigènes prostatiques spécifiques (PSA). Les résultats du toucher rectal et du taux d'antigènes prostatiques spécifiques sont ensuite comparés.

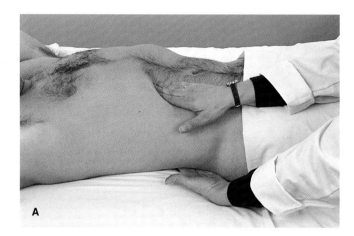

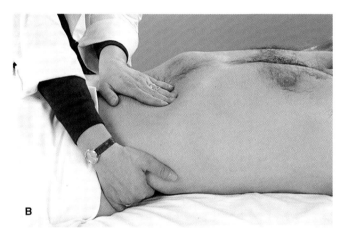

FIGURE 45-5 ■ Méthode de palpation du rein droit **(A)**. Placer la main gauche sous le dos de la personne, les doigts à la base des dernières côtes. Placer ensuite la main droite dans le quadrant supérieur droit, le long du bord externe du muscle droit. Demander à la personne d'inspirer profondément et pousser la main du dessus vers le haut. On effectue la palpation du rein gauche **(B)** de manière similaire en se penchant au-dessus de la personne pour atteindre son côté gauche et en plaçant la main droite sous le dos de la personne, à la base des dernières côtes.
SOURCE: J.W. Weber et J. Kelley (2003). *Health assessment in nursing.* Philadelphie: Lippincott Williams & Wilkins.

On doit effectuer l'analyse sanguine avant l'examen rectal digital, car une manipulation de la prostate peut faire augmenter le taux d'antigènes prostatiques spécifiques de façon temporaire. On doit examiner la région de l'aine afin de déceler la présence d'une tuméfaction ganglionnaire, d'une hernie inguinale ou fémorale ou d'une varicocèle (dilatation variqueuse des veines du cordon spermatique).

Chez la femme, on examine la vulve, l'urètre et le vagin. On doit palper l'urètre afin de déceler la présence de diverticules et examiner le vagin afin d'évaluer l'effet des œstrogènes et de déterminer si l'une des cinq formes de hernies est présente (Goolsby, 2001). L'urétrocèle est une hernie de l'urètre faisant saillie sur la paroi antérieure du vagin. La cystocèle est une hernie de la vessie qui fait saillie dans le dôme vaginal. Lorsque le col fait saillie dans ce dernier, on parle de prolapsus pelvien. L'entérocèle est une hernie intestinale qui fait saillie

sur la paroi vaginale postérieure, et la rectocèle, une hernie du rectum qui fait saillie sur la paroi vaginale. Ces prolapsus sont classés selon leur degré de gravité (chapitre 49 ⊕).

On demande à la femme de tousser et de faire la manœuvre de Valsalva afin d'examiner les ligaments et les muscles qui entourent l'urètre. Si une perte urinaire se produit, l'examinateur doit placer l'index et le majeur de sa main gantée de chaque côté de l'urètre et appuyer en demandant à la femme de répéter la manœuvre. Il s'agit de la manœuvre de Marshall-Boney.

Si aucune perte urinaire ne se produit avec un soutien externe de l'urètre, le mauvais soutien périnéal, ou hypermobilité urétrale, est la cause de l'incontinence urinaire. Les cas d'incontinence urinaire à l'effort sont classés selon leur gravité. Une incontinence urinaire à l'effort de classe 1 ou de classe 2 correspond au degré d'hypermobilité urétrale. La classe 3, la forme la plus grave de ce genre d'incontinence, correspond à l'incapacité des parois urétrales à rester comprimées lors d'une contraction abdominale comme celle qui est produite par la personne qui tousse ou effectue la manœuvre de Valsalva: on parle alors d'une insuffisance intrinsèque du sphincter (Albaugh, 1999).

Si une perte urinaire se produit malgré le soutien, on doit penser à une insuffisance intrinsèque du sphincter. On procède alors au test de l'écouvillon: on introduit délicatement un écouvillon bien lubrifié dans l'urètre jusqu'à ce qu'il n'y ait plus de résistance, puis on le retire doucement jusqu'au retour d'une certaine résistance. On demande à la femme de tousser et d'effectuer la manœuvre de Valsalva. S'il se produit un mouvement ascendant (déflexion positive) de la partie visible de l'écouvillon, il pourrait s'agir d'une hypermobilité urétrale, l'une des causes de l'incontinence urinaire à l'effort, étudiée au chapitre 46 ⊕ (Albaugh, 1999).

On note les signes d'œdème ainsi que les variations de poids. La présence d'un œdème, en particulier sur le visage, les chevilles et la région sacrée, laisse présager une rétention liquidienne. Une prise de poids accompagne généralement l'œdème. Un gain de poids de 1 kg équivaut à environ 1 000 mL de fluide retenu.

On doit également évaluer la qualité et la symétrie des réflexes ostéotendineux. Cet examen est un élément important des analyses visant à déterminer si la dysfonction vésicale est d'origine neurologique: en effet, la région sacrée, qui assure l'innervation des membres inférieurs, est responsable aussi de la continence urinaire. On examine également la démarche de la personne et sa capacité d'exécuter la marche talon-orteil afin d'évaluer si l'incontinence urinaire ne serait pas d'origine supraspinale (Appell, 1999).

⚕ Particularités reliées à la personne âgée

Les fonctions urinaires changent selon l'âge. Le débit de filtration glomérulaire commence à diminuer entre 35 et 40 ans. Il diminue ensuite de 1 mL/min environ par année. Les fonctions tubulaires, y compris la capacité de réabsorption et de concentration, diminuent aussi avec l'âge. Bien que les fonctions rénales restent généralement en bon état malgré ces changements, la réserve rénale est moins grande, ce qui peut réduire la capacité du rein à répondre de façon efficace à

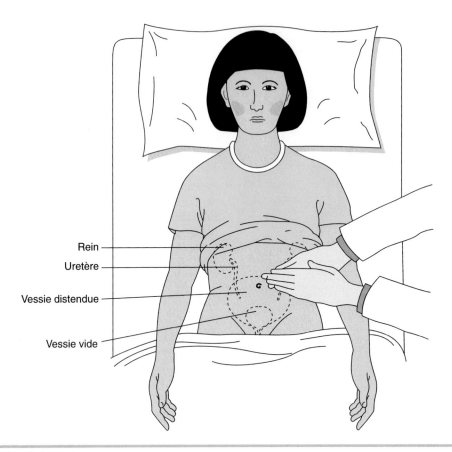

Rein

Uretère

Vessie distendue

Vessie vide

FIGURE **45-6** ■ Palpation de la vessie.

des changements physiologiques importants ou soudains. En raison du ralentissement de la filtration glomérulaire, combiné à la prise de nombreux médicaments, dont les métabolites sont filtrés par les reins, les personnes âgées sont exposées à un risque accru d'effets indésirables des médicaments ou d'interactions entre médicaments (Schafer, 2001).

Les anomalies structurelles ou fonctionnelles qui surviennent avec l'âge peuvent empêcher l'évacuation complète de la vessie. Cela peut résulter de la diminution de la capacité de contraction de la paroi vésicale, dont les causes peuvent être myogènes ou neurogènes, ou de l'obstruction en aval de la vessie, comme dans les cas d'hyperplasie bénigne de la prostate. Chez la femme âgée, l'atrophie, ou amincissement, des tissus du vagin et de l'urètre est causée par la diminution du taux d'œstrogènes. Il en résulte une diminution de la circulation sanguine dans les tissus génito-urinaires, une irritation vaginale et une incontinence urinaire.

L'incontinence urinaire est une raison courante d'hospitalisation. Bien des personnes âgées ainsi que leurs proches ignorent qu'elle peut avoir diverses causes. L'infirmière doit informer la personne et sa famille qu'il est souvent possible de la maîtriser au domicile de la personne, voire de l'éliminer dans de nombreux cas, pourvu qu'une évaluation appropriée ait été effectuée (Degler, 2000). Il existe plusieurs façons de traiter l'incontinence urinaire chez les personnes âgées, notamment des interventions non effractives de nature comportementale que peut effectuer la personne ou le proche aidant (Kincade *et al.*, 2001). Ces modalités de traitement sont expliquées plus en détail dans le chapitre 46 ⬚.

Il est important de bien préparer les personnes âgées aux examens paracliniques, de façon à éviter la déshydratation, qui peut provoquer une insuffisance rénale chez une personne dont la réserve rénale est limitée. Une personne à mobilité réduite peut avoir de la difficulté à uriner ou à consommer suffisamment de liquide. La personne peut restreindre son apport liquidien afin de diminuer la fréquence de ses mictions ou les risques d'incontinence. Il est important que l'infirmière sensibilise les personnes âgées et leurs proches aux risques reliés à une consommation insuffisante de liquides.

Examens paracliniques

ANALYSE ET CULTURE DES URINES

L'analyse des urines permet de recueillir des renseignements cliniques importants sur les fonctions rénales et facilite le diagnostic d'autres affections telles que le diabète. La culture des urines permet de déterminer la présence de bactéries, de même que leur souche et leur concentration. Grâce à la culture des urines et aux épreuves de sensibilité, on peut aussi choisir le traitement antimicrobien le plus approprié selon la souche de la bactérie, en tenant compte des antibiotiques qui présentent le meilleur taux de guérison dans la région visée. De façon générale, une évaluation adéquate des anomalies, quelles qu'elles soient, peut aider à détecter les affections sous-jacentes graves.

L'examen des urines porte notamment sur les points suivants:

- la couleur (tableau 45-3 ■);
- la limpidité et l'odeur;
- le pH et la densité;
- les examens permettant de déceler la présence de protéines (protéinurie), de glucose (glycosurie) et de corps cétoniques (cétonurie) dans les urines;
- la centrifugation et l'observation au microscope d'un sédiment urinaire, dans le but de déceler les globules rouges (hématurie), les globules blancs, les cylindres (cylindrurie), les cristaux ou hématoïdines (cristallurie), le pus (**pyurie**) et les bactéries (**bactériurie**).

Importance des résultats

De nombreuses anomalies, telles que l'hématurie et la protéinurie, sont asymptomatiques mais peuvent être décelées à l'aide d'une bandelette réactive au cours d'une analyse des urines. Normalement, environ 1 million de globules rouges par jour sont évacués dans les urines, soit 1 à 3 globules rouges au fort grossissement du microscope. L'hématurie (plus de 3 globules rouges visibles au fort grossissement du microscope) peut être le résultat d'une anomalie de l'appareil génito-urinaire. Les causes les plus fréquentes sont notamment les inflammations aiguës (cystite, urétrite et prostatite), les calculs rénaux, les tumeurs, les affections systémiques, comme les affections du sang, les lésions malignes et certains médicaments, comme la warfarine (Coumadin) et l'héparine. Bien que l'hématurie puisse être initialement décelée grâce à une bandelette réactive, il est nécessaire d'effectuer d'autres examens à l'aide d'un microscope (National Institute of Diabetes & Digestive & Kidney Diseases [NIDDKD], 1999).

La protéinurie peut être bénigne ou indiquer la présence d'une affection grave. On considère qu'une élimination occasionnelle de protéines dans les urines (moins de 30 mg par 24 heures), principalement l'albumine et la protéine de Tamm-Horsfall, est normale (protéinurie physiologique) et qu'elle n'exige pas d'examens supplémentaires. La protéinurie normale (physiologique) pour 24 heures est de 0 à 30 mg. La protéinurie (30 à 300 mg par 24 h) est un signe précurseur de néphropathie diabétique. On parle de protéinurie véritable lorsque le taux est compris entre 300 mg et 3 g par 24 heures. Un taux supérieur à 3 g par 24 heures se nomme protéinurie néphrotique et caractérise le syndrome néphrotique (Gougoux, 2005). Les causes de la protéinurie persistante sont notamment les suivantes: affections glomérulaires, tumeurs malignes, affections du collagène, diabète, toxémie prééclamptique, hypothyroïdie, insuffisance cardiaque, exposition aux métaux lourds et consommation de médicaments, tels que les anti-inflammatoires non stéroïdiens (AINS) et les inhibiteurs de l'enzyme de conversion de l'angiotensine (IECA).

Une épreuve rapide, sur bandelette réactive (Albustix, Combistix) permet de détecter les protéines (surtout l'albumine) sur un échantillon aléatoire d'urine. Normalement, la valeur est nulle ou négligeable sur l'échelle colorimétrique graduée de 0 à 4+. Par ailleurs, un résultat positif n'indique pas nécessairement une protéinurie importante. Les causes les plus fréquentes de la protéinurie occasionnelle (qui peuvent

Altération de la couleur des urines et causes possibles		TABLEAU 45-3

Couleurs	Causes possibles
Incolore à jaune pâle	Urine diluée par les diurétiques, l'alcool, le diabète insipide, la glycosurie, un apport liquidien excessif, une néphropathie
Jaune à blanc laiteux	Pyurie, infection, utilisation de crème pour traitement vaginal
Jaune vif	Utilisation de préparations de multivitamines
Rosé à rouge	Dégradation de l'hémoglobine, présence de globules rouges, hématurie macroscopique, menstruations, chirurgie vésicale ou prostatique, consommation de betteraves ou de mûres, prise de certains médicaments (phénytoïne [Dilantin], rifampicine [Rifadin], phénothiazines, cascara, produits à base de senné, anthracyclines)
Bleu, bleu-vert	Colorants, bleu de méthylène, *Pseudomonas*, prise de certains médicaments (amitriptyline [Elavil], triamtérène [en association avec l'hydrochlorothiazide dans le Dyazide], mitoxantrone [Novantrone])
Orange à ambré	Urine concentrée pour une des raisons suivantes: déshydratation, fièvre, bile, excédent de bilirubine ou de carotène, prise de certains médicaments (phénazopyridine [Pyridium, Phenazo], rifampicine [Rifadin], nitrofurantoïne [Macrodantin, MacroBID], sulfasalazine [Salazopyrin], thiamine, flutamide [Euflex])
Brun à noir	Présence de globules rouges, urobilinogènes, bilirubine, mélanine, porphyrines, urines excessivement concentrées pour une des raisons suivantes: déshydratation, prise de certains médicaments (cascara, métronidazole [Flagyl], préparations à base de fer, quinine, produits à base de senné, méthyldopa [Aldomet], nitrofurantoïne [Macrodantin, MacroBID], méthocarbamol [Robaxin])

entraîner une protéinurie faussement positive) sont certains médicaments, la fièvre, l'activité ardue et une station debout prolongée.

EXPLORATIONS RÉNALES

On utilise les épreuves d'exploration rénale pour évaluer la gravité d'une néphropathie et pour suivre les progrès cliniques d'une personne. Ces épreuves permettent également d'obtenir des renseignements sur l'activité uréoexcrétoire des reins. Tant que la fonction rénale n'est pas réduite de moitié, les résultats des épreuves d'exploration rénale sont généralement dans les limites de la normale. Pour évaluer la fonction rénale de façon plus précise, il faut analyser les résultats de différentes épreuves. Les tests les plus courants sont notamment l'évaluation du pouvoir de concentration urinaire, la clairance de la créatinine, le dosage de la créatinine sérique et le dosage de l'urée. Le but et les valeurs normales de chacune de ces épreuves sont indiqués dans le tableau 45-4 ■. Les mesures du taux des électrolytes sériques sont également utiles lorsqu'on évalue les fonctions rénales.

RECHERCHE EN SCIENCES INFIRMIÈRES

Utilisation d'un journal pour un traitement réussi de l'incontinence urinaire

J.E. Kincade, B.K. Peckous et J. Busby-Whitehead (2001). A pilot study to determine predictors of behavioral treatment completion for urinary incontinence. *Urologic Nursing, 21*(1), 39-44.

OBJECTIF

L'incontinence urinaire touche environ 13 millions d'Américains. Pour y remédier, les personnes peuvent renforcer leurs muscles pelviens. Bien que l'efficacité de ces exercices soit établie, de nombreuses personnes ne les pratiquent pas assidûment. Le but de cette étude était de déterminer les caractéristiques qui permettent de prédire avec plus de précision la réussite du traitement de l'incontinence urinaire dans un cadre ambulatoire.

DISPOSITIF ET ÉCHANTILLON

Les participants à l'étude descriptive provenaient d'une clinique universitaire qui offre des soins communautaires aux adultes affectés d'incontinence urinaire. Pour pouvoir participer à l'étude, les personnes devaient être âgées de 50 ans et plus. Elles devaient également avoir passé un premier examen médical et faire des exercices périnéaux accompagnés d'une rétroaction biologique prescrits par un médecin. Les données recueillies lors de l'évaluation des dossiers comprenaient des renseignements démographiques (âge, sexe, race et niveau d'instruction), des variables reliées à l'incontinence (but premier du traitement; fréquence, quantité et durée des pertes urinaires; type d'incontinence et présence de nycturie), des variables reliées au service (distance entre le domicile et la clinique, source de l'orientation vers la clinique, efforts antérieurs visant à obtenir de l'aide pour traiter l'incontinence urinaire et tenue d'un journal pendant 7 jours consécutifs sur l'élimination urinaire) et des variables reliées à l'état de santé de la personne (nombre de comorbidités et d'ordonnances médicales). L'étude visait à mesurer le taux de parachèvement du programme thérapeutique.

RÉSULTATS

Sur les 156 personnes fréquentant la clinique, 98 répondaient aux exigences de l'étude. La majorité des participants étaient des femmes d'âge mûr, de race blanche et instruites, affectées de mictions impérieuses et d'incontinence mixte depuis plusieurs années. Plus de la moitié (55,1 %) des participants ont suivi le programme thérapeutique jusqu'au bout. La seule distinction significative ($p \leq 0,000\ 1$) entre les participants qui ont suivi le programme jusqu'au bout et ceux qui ont abandonné était la tenue, pendant 7 jours, d'un journal sur l'élimination urinaire. Les personnes qui avaient tenu un journal pendant 7 jours avant le début de l'étude avaient plus de chances d'aller au bout du traitement que celles qui ne l'avaient pas fait.

IMPLICATIONS POUR LA PRATIQUE INFIRMIÈRE

Il est très important que la personne tienne un journal sur l'élimination urinaire durant les 7 jours qui précèdent le traitement de l'incontinence urinaire. Cela permet d'obtenir, au jour le jour, un bilan précis de l'état de la vessie de la personne, et les données ainsi recueillies jouent un rôle important dans l'évaluation de l'efficacité du traitement. Les médecins doivent établir pour quelles raisons les personnes sont réticentes à terminer leur journal ou en sont incapables. On devrait élaborer des protocoles ou des stratégies permettant aux personnes de profiter de ce traitement non effractif et efficace.

EXAMENS RADIOLOGIQUES ET AUTRES TECHNIQUES D'IMAGERIE

Radiographie des reins, des uretères et de la vessie

La radiographie complète de l'abdomen (reins, uretères et vessie) permet de délimiter la taille, la forme et la position des reins, et de mettre en évidence toute anomalie, par exemple des calculs (pierres) dans les reins ou dans les voies urinaires, l'hydronéphrose (distension du bassinet du rein), les kystes, les tumeurs ou un déplacement du rein causé par des altérations des tissus voisins.

Échographie ultrasonique

L'échographie ultrasonique est une technique non effractive consistant à utiliser les échos d'un faisceau d'ultrasons passant à travers l'organisme pour obtenir une image de la structure d'un organe, en l'occurrence celle de l'appareil urinaire. L'échographie ultrasonique permet de déceler les anomalies des tissus et des organes internes, telles qu'une accumulation de liquide, une masse, une malformation congénitale, une altération de la taille d'un organe ou une obstruction. Pour les besoins de l'épreuve, il est possible que l'abdomen et les organes génitaux doivent être découverts. On ne peut effectuer d'échographie ultrasonique que si la vessie est pleine; il est donc recommandé de boire beaucoup d'eau avant l'examen. En raison de sa grande sensibilité, l'échographie ultrasonique a supplanté de nombreuses autres méthodes diagnostiques et est maintenant utilisée d'emblée.

Échographie ultrasonique de la vessie

L'échographie ultrasonique de la vessie est une technique non effractive qui permet de mesurer la quantité d'urine dans la vessie. Elle est recommandée pour déceler des problèmes de la miction, tels que les mictions fréquentes, l'incapacité d'uriner après le retrait d'une sonde à demeure ou après une chirurgie, pour mesurer la quantité d'urine résiduelle ou pour évaluer les besoins de cathétérisation au début d'un programme d'entraînement au cathétérisme intermittent. Il existe des dispositifs de chevet portatifs et fonctionnant à l'aide de piles. Le lecteur est placé sur l'abdomen de la personne, en direction de la vessie. Le dispositif calcule et affiche automatiquement la quantité d'urine présente dans la vessie.

Épreuves d'exploration rénale		**TABLEAU** **45-4**

Épreuves	Justifications scientifiques	Valeurs normales
ÉVALUATION DU POUVOIR DE CONCENTRATION URINAIRE		
Densité	■ Évaluer la capacité du rein à concentrer des substances dissoutes dans l'urine.	■ 1,01-1,025
Osmolalité urinaire	■ Dépister les anomalies de la fonction rénale dès leur début, la capacité de concentration du rein diminuant au début d'une néphropathie.	■ 100-1200 mmol/kg échantillon aléatoire
PRÉLÈVEMENT DES URINES DE 24 HEURES		
Clairance de la créatinine	■ Dépister une néphropathie à ses débuts et suivre son évolution. ■ Mesurer le volume de sang épuré de créatinine en une minute, ce qui permet d'estimer le taux de filtration glomérulaire.	■ 1,17-2,17 mL/s
TESTS SÉROLOGIQUES		
Dosage de la créatinine sérique	■ Apprécier la fonction rénale. La créatinine est un déchet endogène issu du métabolisme des muscles. Normalement, la créatinine, qui est régulée et excrétée par les reins, se maintient à une concentration relativement constante.	■ H (>18 ans): 70-120 μmol/L ■ F (>18 ans): 50-90 μmol/L
Dosage de l'urée	■ Évaluer la fonction rénale. L'urée est le déchet azoté du métabolisme des protéines. Les résultats peuvent varier selon l'apport en protéines, la dégradation des tissus et les fluctuations du volume des liquides.	■ 2,0 à 8,0 mmol/L
Urée par rapport au taux de créatinine	■ Évaluer le taux d'hydratation. Un ratio élevé indique une hypovolémie; un ratio normal associé à un taux d'urée et de créatinine élevé indique une néphropathie.	■ Environ 10:1

Tomodensitométrie (TDM) et imagerie par résonance magnétique (IRM)

La TDM et l'IRM sont deux techniques non effractives qui permettent d'obtenir d'excellentes images en coupe des reins et des voies urinaires. On y recourt pour évaluer l'étendue des masses génito-urinaires et la présence d'une lithiase rénale, d'une infection rénale chronique, d'un traumatisme des voies urinaires ou rénales, d'une affection métastatique et d'anomalies tissulaires. L'infirmière doit expliquer à la personne qu'un sédatif peut lui être administré en cas de besoin. La claustrophobie peut constituer un problème dans certains cas, surtout en ce qui concerne l'IRM. Avant cet examen, la personne doit retirer tout bijou et tout vêtement comportant des pièces métalliques. En raison de leur bande magnétique, les cartes de crédit ou de débit devraient être tenues loin des salles d'IRM. L'imagerie par résonance magnétique est contre-indiquée chez les personnes ayant un stimulateur cardiaque, des agrafes chirurgicales ou une pièce métallique dans l'organisme. Afin d'améliorer la visualisation lors de la tomodensitométrie, on peut administrer une substance de contraste par voie orale ou par injection intraveineuse. Les directives concernant la préparation des personnes et les précautions à prendre lorsqu'on emploie des techniques d'imagerie nécessitant un produit de contraste (aussi appelé milieu de contraste) sont expliquées dans l'encadré 45-3 ■.

Scintigraphie

La scintigraphie nécessite l'injection d'un radio-isotope (un composé marqué au technétium 99^m ou de l'hippurate d'iode 131) dans l'appareil circulatoire; puis on suit l'isotope alors qu'il circule dans les vaisseaux des reins. Une caméra à scintillations est placée derrière le rein de la personne qui est couchée sur le dos ou sur le ventre, ou qui est assise. L'hypersensibilité aux radio-isotopes est rare. La scintigraphie au technétium permet d'évaluer l'irrigation sanguine du rein, alors que la scintigraphie à l'hippurate d'iode sert à apprécier la fonction rénale.

On utilise la scintigraphie pour évaluer l'insuffisance rénale aiguë ou chronique, la présence de masses, et le débit sanguin avant et après une transplantation rénale. Le radio-isotope doit être injecté à un moment bien précis avant l'épreuve pour que la concentration voulue soit atteinte au moment de l'examen. Une fois ce dernier terminé, il faut encourager la personne à boire afin de favoriser l'excrétion du radio-isotope par les reins.

Urographie intraveineuse

Le terme urographie intraveineuse (UGI) désigne plusieurs examens, tels que l'urographie excrétoire, la pyélographie descendante et l'urographie intraveineuse par perfusion, qui

Soins à prodiguer pendant les épreuves urologiques avec produits de contraste

Les produits de contraste peuvent être néphrotoxiques ou allergènes chez certaines personnes. Les directives suivantes peuvent aider l'infirmière ou tout autre membre du personnel soignant à intervenir en cas de problème.

INTERVENTIONS INFIRMIÈRES VISANT LA PRÉPARATION DE LA SALLE

- Avoir du matériel et des médicaments d'urgence à la portée de la main en cas de réaction anaphylactique de la personne au produit de contraste: entre autres, épinéphrine, corticostéroïdes et vasopresseurs; oxygène; et matériel nécessaire pour dégager les voies respiratoires et pour effectuer une aspiration.

INTERVENTIONS INFIRMIÈRES VISANT LA PRÉPARATION DE LA PERSONNE

- Se renseigner sur les antécédents d'allergie de la personne en portant une attention particulière aux allergies à l'iode, car plusieurs produits de contraste contiennent de l'iode.
- Si la personne est allergique à l'iode ou pourrait l'être, en informer le médecin et le radiologiste.
- Obtenir l'anamnèse. On doit faire preuve de prudence lorsqu'on utilise des produits de contraste chez les personnes âgées et chez les personnes atteintes de diabète, d'un myélome multiple, d'une insuffisance rénale ou d'une déplétion du volume des liquides.
- Informer la personne qu'il est possible qu'elle ressente, de façon temporaire, de la chaleur, des rougeurs au visage, ainsi qu'un goût inhabituel (poisson, fruits de mer) dans la bouche au moment de l'injection du produit de contraste.
- Surveiller toute réaction allergique et porter une attention particulière aux urines.

sont effectués après l'injection intraveineuse d'une substance de contraste radioopaque. La pyélographie descendante, aussi appelée urogramme intraveineux, permet d'explorer les reins, l'uretère et la vessie grâce à l'image radiologique que produit l'isotope en se déplaçant dans l'appareil urinaire. On peut également effectuer une néphrotomographie pour mettre en évidence les différentes couches du rein et les structures diffuses de chaque couche, ce qui permet de différencier les kystes des tumeurs solides ou des lésions présentes dans les reins ou l'appareil urinaire.

L'urographie intraveineuse est utilisée d'emblée chaque fois qu'on soupçonne un problème urologique, en particulier pour diagnostiquer des lésions aux reins et aux uretères. Elle fournit également une estimation sommaire de la fonction rénale. On injecte une substance de contraste (diatrizoate sodique et/ou diatrizoate de méglumine) par voie intraveineuse. On prend ensuite une série de radiographies pour apprécier la progression de la substance de contraste dans les voies urinaires.

L'urographie intraveineuse par perfusion nécessite l'injection intraveineuse d'une grande quantité de substance de contraste diluée qui opacifie le parenchyme rénal et qui remplit complètement les voies urinaires. Cet examen est utile lorsqu'on désire obtenir une opacification prolongée du système collecteur et évacuateur afin d'effectuer des tomographies (clichés d'un plan en coupe). On prend des radiographies à des intervalles précis après la perfusion de façon à pouvoir observer le remplissage et la distension du système collecteur. La personne est préparée comme pour une urographie intraveineuse, à cette différence près qu'on ne lui impose pas de restriction hydrique.

Pyélographie rétrograde

La pyélographie rétrograde consiste à faire passer une sonde dans chaque uretère jusqu'au bassinet au moyen d'un cystoscope. Une substance de contraste est ensuite injectée. On emploie cette technique lorsque l'urographie intraveineuse ne donne pas une image satisfaisante des voies urinaires. On peut aussi l'utiliser avant une lithotripsie extracorporelle par ondes de choc ou lorsqu'une personne atteinte d'un cancer de l'appareil urinaire a besoin d'un suivi et qu'elle est allergique aux opacifiants intraveineux. Les complications qui peuvent survenir au cours de l'examen sont notamment les suivantes: infection, hématurie et perforation d'un uretère. Cette technique est de moins en moins utilisée, car les méthodes d'urographie sont de plus en plus perfectionnées.

Cystographie

La cystographie permet d'évaluer le reflux vésico-urétéral (retour de l'urine dans l'un des uretères ou dans les deux) et de détecter une lésion vésicale. Une sonde est insérée dans la vessie et une substance de contraste y est injectée afin d'en délimiter les parois. Il est possible que la substance de contraste s'écoule par une petite ouverture provoquée par une lésion vésicale, mais ce genre de fuite est généralement sans danger. On peut également effectuer une cystographie en même temps qu'on mesure la pression intravésicale.

Urétrocystographie mictionnelle

L'urétrocystographie mictionnelle permet, grâce à la radioscopie, d'explorer les voies urinaires basses et d'évaluer la capacité de rétention de la vessie. Il est courant d'utiliser cette méthode pour déterminer la présence ou l'absence d'un reflux vésico-urétéral (entre la vessie et les uretères). Une sonde urétrale est insérée et une substance de contraste est injectée dans la vessie. Lorsque celle-ci est pleine et que la personne ressent le besoin d'uriner, la sonde est retirée, et la personne peut alors se soulager. Lorsqu'on soupçonne une lésion urétrale, on effectue toujours une urétrographie rétrograde, au cours de laquelle une substance de contraste est injectée de façon rétrograde dans l'urètre, avant d'installer la sonde.

Angiographie rénale

On utilise l'angiographie rénale, aussi appelée artériogramme rénal, pour observer la circulation artérielle des reins. À l'aide d'une aiguille, on perce l'artère fémorale (ou axillaire) et on y introduit une sonde qu'on fait glisser jusqu'à l'aorte ou jusqu'à l'artère rénale. On injecte ensuite une substance de contraste par la sonde pour opacifier la circulation artérielle du rein. L'angiographie permet d'évaluer le débit sanguin du rein si on soupçonne une lésion, de différencier un kyste rénal d'une tumeur et de déterminer la présence d'hypertension artérielle. On l'utilise de manière préopératoire avant une transplantation du rein. Pour que la radiographie soit aussi nette que possible, on peut prescrire un laxatif avant l'examen de façon à éliminer les matières fécales et les gaz du côlon. On peut raser le point d'injection (l'aine pour l'injection fémorale et l'aisselle pour l'injection axillaire). Ensuite, l'infirmière repère et marque les endroits où elle prendra le pouls périphérique après l'examen (pouls radial, fémoral, pédieux). Elle prévient la personne qu'elle pourrait avoir une sensation de chaleur le long du vaisseau au moment où la substance de contraste sera injectée.

Après l'examen, l'infirmière mesure les signes vitaux jusqu'à ce qu'ils soient stables. Lorsque le point d'injection choisi est l'artère axillaire, il faut prendre la pression dans le bras opposé. L'infirmière examine le point de ponction pour déceler la présence d'œdème ou la formation d'un hématome. Elle palpe les pouls périphériques, note la couleur et la température du membre qui a servi à l'examen et compare ces données avec celles de l'autre membre. Elle peut appliquer des compresses froides sur le point de ponction pour réduire l'œdème ou soulager la douleur. Les complications possibles sont notamment la formation d'un hématome, la thrombose artérielle ou la dissection aortique, la formation d'un faux anévrisme et l'altération de la fonction rénale.

EXAMENS UROLOGIQUES ENDOSCOPIQUES

Les examens urologiques endoscopiques (endo-urologie) peuvent être pratiqués de deux façons : à l'aide d'un cystoscope inséré dans la vessie par l'urètre ou par voie percutanée grâce à une petite incision.

La cystoscopie permet d'observer directement l'urètre et la vessie. Le cystoscope, qu'on insère dans la vessie par l'urètre, est un appareil muni d'un système de lentilles et d'une source lumineuse, qui permet d'obtenir une vue complète de la vessie (figure 45-7 ■). Une source lumineuse de forte intensité et des lentilles interchangeables permettent une excellente visualisation et rendent possible la réalisation de films ou la prise de photographies. Le cystoscope doit être manipulé de façon à obtenir une vue complète de l'urètre, de la vessie, des ostiums urétéraux et de l'urètre prostatique. Un dispositif de guidage peut être ajouté afin de permettre une évaluation de l'uretère et du bassinet.

Le cystoscope permet également à l'urologue de prélever un échantillon d'urine pour chaque rein. Pour effectuer une biopsie, on introduit dans l'appareil une pince coupante. On peut aussi prélever des calculs logés dans l'urètre, la vessie ou l'uretère. Lorsqu'on effectue une cystoscopie des voies urinaires basses, la personne est généralement éveillée, car l'intervention n'est en principe pas plus désagréable qu'un cathétérisme. Afin de réduire la gêne urétrale ressentie après l'examen, on injecte de la lidocaïne visqueuse quelques minutes avant la cystoscopie. On peut administrer au préalable un sédatif si les voies urinaires supérieures doivent être examinées. L'anesthésie générale est indiquée lorsqu'on veut s'assurer qu'il n'y aura pas de spasmes musculaires involontaires pendant que l'appareil pénètre dans l'uretère ou le rein.

Afin de rassurer la personne et ses proches, l'infirmière doit leur expliquer le déroulement des examens. S'il s'agit d'une cystoscopie des voies urinaires supérieures, la personne doit rester à jeun (NPO) pendant plusieurs heures avant l'examen, à moins que celui-ci n'ait pour objectif d'évaluer l'intégrité structurale à la suite d'une lésion.

Après l'examen, les interventions visent à soulager la douleur ou le malaise provoqués par les manipulations. La cystoscopie peut léser les muqueuses et provoquer des brûlures mictionnelles, des mictions fréquentes et une hématurie. L'application de chaleur humide sur l'hypogastre ou des bains de siège chauds contribuent à soulager la douleur et favorisent la relaxation musculaire.

Après une cystoscopie, les personnes qui présentent une pathologie obstructive peuvent être affectées de rétention urinaire si l'intervention a causé un œdème. Les personnes atteintes d'hyperplasie de la prostate doivent faire l'objet d'une surveillance particulière pour les mêmes raisons. On peut prescrire des bains de siège et des relaxants musculaires urinaires comme le flavoxate (Urispas) afin de combattre la rétention temporaire reliée à une relaxation insuffisante du sphincter ; en dépit de ces mesures, il est parfois nécessaire d'installer une sonde à demeure pendant quelques heures. On doit surveiller de près la personne pour déceler tout signe ou symptôme d'infection et d'obstruction : un œdème de l'urètre résultant d'une lésion peut en effet empêcher l'écoulement de l'urine (NIDDKD, 2001a).

BIOPSIE

Biopsie rénale et urétérale par brossage

Les techniques de biopsie par brossage permettent de déterminer si une anomalie préalablement révélée par les radiographies de l'uretère ou du bassinet est une tumeur, un

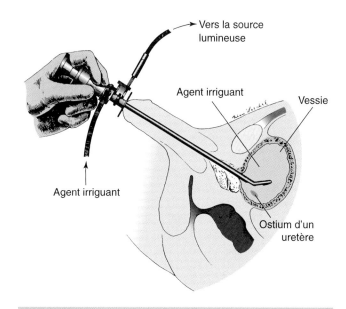

FIGURE 45-7 ■ Cystoscopie. Chez l'homme, le cystoscope est introduit dans la vessie par le pénis. Le fil supérieur est un fil électrique qui sert à alimenter la lumière située à l'extrémité distale de l'appareil. Le tube inférieur est relié à un réservoir de solution stérile qui sert à dilater la vessie.

calcul, un caillot ou un artefact. Après avoir procédé à un examen cystoscopique, on introduit une sonde urétérale, grâce à laquelle on effectue la biopsie par brossage. On gratte la lésion suspecte et on prélève des cellules et des portions d'épithélium qui seront soumises à un examen histologique.

Après la biopsie, on peut administrer des liquides par voie intraveineuse afin de nettoyer les reins et de prévenir la formation de caillots. Il arrive que les urines contiennent du sang, car la zone grattée peut suinter (le saignement s'arrête généralement de lui-même dans les 24 à 48 heures). Il arrive que des coliques néphrétiques surviennent après une biopsie; on peut les soulager à l'aide d'analgésiques.

Biopsie rénale

La biopsie rénale permet de diagnostiquer une néphropathie et d'en évaluer l'évolution. On y recourt notamment dans les cas d'insuffisance rénale aiguë inexpliquée, de protéinurie ou d'hématurie persistante, de rejet d'une greffe ou de glomérulopathie. On prélève un fragment du cortex rénal à l'aide d'une aiguille à biopsie introduite par voie percutanée ou par une petite incision pratiquée sur le côté. Avant de faire une biopsie rénale, on effectue des épreuves de coagulation afin de déterminer si cette intervention risque d'entraîner des saignements. La biopsie rénale est déconseillée aux personnes prédisposées aux saignements, atteintes d'hypertension artérielle non normalisée ou ayant un seul rein.

Déroulement de l'examen

La personne doit rester à jeun pendant 6 à 8 heures avant la biopsie. On met en place une perfusion intraveineuse et on prélève un échantillon d'urines, qu'on comparera avec les urines recueillies après l'intervention.

Durant l'insertion de l'aiguille, on demande à la personne de retenir sa respiration afin d'éviter le déplacement du rein. On lui administre un sédatif et on l'installe en décubitus ventral en plaçant un sac de sable sous son abdomen. On administre une anesthésie locale au siège de la biopsie, puis on introduit l'aiguille dans le quadrant externe du rein, juste sous la capsule rénale. On peut vérifier si l'aiguille est bien placée en effectuant une radioscopie ou une échographie. Dans ce dernier cas, on utilise une sonde vésicale spéciale.

Il est également possible d'effectuer une biopsie ouverte en pratiquant une petite incision sur le côté, ce qui permet une visualisation directe. On prépare la personne pour une biopsie ouverte de la même façon que pour une chirurgie abdominale (NIDDKD, 2001b).

Interventions infirmières

Une fois le prélèvement effectué, on applique une pression sur le siège de la biopsie. Afin de réduire les risques de saignement, la personne doit rester en décubitus ventral quelque temps et garder le lit pendant 6 à 8 heures.

Observation et prise en charge des complications L'hématurie, la formation de fistules ou d'anévrismes et la lacération d'organes ou de vaisseaux sanguins avoisinants sont des complications possibles de la biopsie. L'infirmière doit surveiller de près la personne, car une hématurie peut se manifester peu de temps après l'intervention. Le rein est un organe extrêmement vascularisé: environ le quart de la circulation sanguine totale le traverse en 1 minute. L'aiguille de la biopsie perce la capsule rénale, ce qui peut causer un saignement dans l'espace périrénal. Généralement, le saignement s'arrête de lui-même, mais s'il persiste, une grande quantité de sang peut s'accumuler dans cet espace en peu de temps sans signes perceptibles jusqu'à ce que survienne un collapsus cardiovasculaire.

Après la biopsie, les interventions infirmières sont notamment les suivantes:

- Prendre les signes vitaux toutes les 5 à 15 minutes durant l'heure qui suit l'intervention afin de déceler les premiers signes d'hémorragie, puis réduire progressivement la fréquence selon les indications.

- Surveiller les signes et symptômes d'hémorragie: hausse ou baisse de la pression artérielle, tachycardie, anorexie, vomissements et sensation de douleur sourde dans l'abdomen.

- Signaler sur-le-champ au médecin toute douleur au dos et aux épaules et tout signe de dysurie.

Une douleur lombaire peut se manifester, mais elle indique habituellement un saignement à l'intérieur d'un muscle plutôt qu'autour du rein. Une douleur de type colique peut survenir lorsqu'un caillot obstrue l'uretère; une douleur lombaire lancinante peut irradier dans l'aine.

On doit analyser minutieusement toutes les urines de la personne pour déceler la présence de sang et les comparer aux échantillons prélevés avant la biopsie. La formation d'un hématome indique que le saignement persiste. Il faut alors éviter de palper l'abdomen.

Dans les 8 heures qui suivent la biopsie, on mesure régulièrement le taux d'hémoglobine et l'hématocrite afin de vérifier s'il y a un changement; des taux décroissants peuvent indiquer une hémorragie. En règle générale, on maintient l'apport liquidien quotidien à 3 L si la personne n'est pas atteinte d'une insuffisance rénale. Si on note des saignements, il faut préparer la personne pour une transfusion et une intervention chirurgicale visant à arrêter l'hémorragie. Il est parfois nécessaire d'effectuer un drainage chirurgical ou, plus rarement, une néphrectomie (ablation du rein).

Enseignement Étant donné que l'hémorragie peut apparaître plusieurs jours après la biopsie, l'infirmière recommande à la personne d'éviter les activités ou les sports exténuants et de ne pas soulever de poids lourds pendant au moins 2 semaines. On demande à la personne et à ses proches d'avertir le médecin ou le service des consultations externes si un des problèmes suivants survient: douleur lombaire, hématurie, sensations ébrieuses, évanouissements, pouls rapide, ainsi que tout signe ou symptôme de saignement.

EXAMENS URODYNAMIQUES

Les examens urodynamiques permettent de diagnostiquer et d'évaluer de manière précise les problèmes mictionnels. Ils sont utiles pour évaluer les changements touchant le remplissage et l'évacuation de la vessie. Les grandes lignes de l'enseignement à leur sujet sont indiquées dans l'encadré 45-4 ■. Les examens urodynamiques décrits ci-dessous sont les plus fréquents et peuvent être effectués simultanément (Albaugh, 1999 ; Appell, 1999).

Urodébitmétrie

L'urodébitmétrie est la mesure du débit urinaire, soit le volume d'urine qui passe dans l'urètre en un temps donné, mesuré en millilitres par seconde. Le débit reflète l'activité combinée du détrusor et du col vésical et le degré de relaxation du sphincter urétral. Puisque cet examen dépend du volume d'urine évacué, la personne doit se présenter à l'examen avec une forte envie d'uriner, sans que la vessie soit toutefois remplie à pleine capacité. En même temps que l'urodébitmétrie, on peut effectuer l'électromyographie du sphincter externe pour évaluer son fonctionnement. Pour ce faire, on utilise des électrodes de surface, des fils-électrodes ou des électrodes-aiguilles que l'on place au niveau du sphincter, de chaque côté de l'urètre. L'urodébitmétrie peut aussi être jumelée à la cystométrographie ; dans ce cas, la vessie doit être remplie pendant qu'on enregistre le niveau de pression intravésicale avant la miction.

Cystométrographie

Le cystométrogramme est un graphique qui enregistre la pression à l'intérieur de la vessie à différents stades de remplissage et d'évacuation. Il s'agit de l'examen urodynamique le plus important en ce qui a trait au diagnostic. On enregistre la quantité de liquide introduite dans la vessie, le moment où la personne sent que sa vessie est pleine, ainsi que le premier besoin d'uriner. On compare ensuite ces valeurs aux pressions mesurées dans la vessie pendant l'évacuation de l'urine. On fait glisser une sonde à rétention dans l'urètre jusqu'à la vessie. Cette sonde urétrale est reliée à un manomètre à eau et à un réservoir de solution stérile, soit une solution salée, soit de l'eau, qu'on injecte dans la vessie généralement à un débit de 1 mL/s. La personne prévient l'examinateur dès qu'elle a envie d'uriner, puis quand l'envie devient légèrement pressante et, enfin, lorsqu'elle sent que sa vessie est pleine. À chaque fois, on note le niveau de remplissage. On enregistre les pressions positives au niveau de la symphyse pubienne, ainsi que les pressions et les volumes à l'intérieur de la vessie. Cette évaluation permet de mesurer la sensibilité de l'organe, sa capacité fonctionnelle et l'élasticité de la paroi vésicale pendant le remplissage. Elle permet aussi de mesurer les hausses de pression, normales ou démesurées, qui peuvent causer une perte involontaire des liquides injectés.

On mesure la pression abdominale sur la vessie pendant et après le remplissage, car ce genre de pression peut provoquer une émission d'urine (incontinence d'urine à l'effort). Il s'agit de la **pression de fuite mesurée à l'aide de la manœuvre de Valsalva.**

Alors que la personne est en position assise ou debout, on lui demande de tousser ou de faire la manœuvre de Valsalva afin de déterminer s'il y a émission involontaire d'urine. Avant

ENSEIGNEMENT

Avant et après les examens urodynamiques

En préparant la personne pour les examens urodynamiques, l'infirmière doit lui expliquer ce qu'elle va subir, ce qu'on attend d'elle, ainsi que les sensations auxquelles elle peut s'attendre. L'infirmière doit la rassurer en lui disant que son intimité et son bien-être seront préservés malgré la présence des membres du personnel soignant pendant les examens. L'infirmière donne à la personne les renseignements supplémentaires suivants :

- On procédera à une collecte de données détaillée, au cours de laquelle on lui posera des questions sur ses symptômes urologiques et ses habitudes urinaires.
- On lui demandera de décrire les sensations éprouvées pendant l'examen.
- Il est possible qu'on la fasse changer de position pendant l'examen (par exemple de la position couchée à assise).
- Il est possible qu'on lui demande de tousser ou d'effectuer la manœuvre de Valsalva (pousser) pendant l'examen.
- On devra probablement installer une ou deux sondes urétrales afin d'évaluer la pression vésicale et le remplissage de la vessie. Il se pourrait que l'on ait à placer une autre sonde dans le rectum ou le vagin afin de mesurer la pression abdominale.
- Pour les besoins de l'électromyographie, des électrodes (de surface ou cutanés, fil-électrode ou électrode-aiguille) pourraient être placées au niveau de la région périanale.

Une sensation désagréable pourrait accompagner la mise en place et les changements de position.

- La vessie sera remplie une ou plusieurs fois durant l'examen à l'aide de la sonde urétrale.
- Après l'examen, il est possible que la personne soit affectée de mictions fréquentes, d'une envie impérieuse d'uriner ou de dysurie en raison de la sonde urétrale. Elle devra éviter les boissons gazéifiées, alcoolisées ou contenant de la caféine, qui pourraient irriter la vessie davantage. La situation devrait revenir à la normale dès le lendemain de l'examen.
- Il est possible que la personne remarque une légère hématurie (présence de sang dans les urines) immédiatement après l'examen (en particulier pour les hommes ayant une hyperplasie bénigne de la prostate). La consommation de liquides devrait aider à éliminer l'hématurie.
- Si le méat urinaire est irrité, un bain de siège chaud peut procurer un soulagement.
- La personne doit surveiller l'apparition de signes d'infection des voies urinaires et avertir son médecin en cas de fièvre, de frissons, de douleurs au bas du dos, ou si la dysurie et l'hématurie perdurent.
- Si des antibiotiques sont prescrits avant l'examen, la personne devra continuer de les prendre, jusqu'au dernier, après l'examen, afin de prévenir les infections.

d'effectuer cet examen, il est important de déterminer si la personne est prédisposée aux réactions vasovagales et d'en avertir le spécialiste en urodynamie. Un sphincter dont les fonctions ne sont pas réduites ne laissera pas échapper d'urine, même si la vessie est pleine ou si la personne tousse, rit ou change de position. Lorsqu'un sphincter urétral légèrement faible est à l'origine d'une petite incontinence (émission involontaire généralement reliée à une pression vésicale égale ou supérieure à 100 cm H$_2$O), l'hypermobilité urétrale est en cause. Quand la fuite se produit lorsque la personne tousse ou pendant la manœuvre de Valsalva à une pression vésicale inférieure à 100 cm H$_2$O, on considère alors que l'incontinence est en partie causée par une déficience intrinsèque du sphincter. Si, au moment du cystométrogramme, il y a une émission involontaire d'urine pendant la manœuvre de Valsalva ou lorsque la personne tousse, on diagnostique «une incontinence urinaire à l'effort», sans tenir compte du degré de pression abdominale à l'origine de la perte urinaire. La pression de fuite mesurée à l'aide de la manœuvre de Valsalva permet de déterminer la gravité de cette incontinence.

Pression du débit urinaire

On évalue la pression du débit urinaire immédiatement après le cystométrogramme du remplissage de la vessie, en parallèle avec le cystométrogramme de la miction. On évalue simultanément la pression vésicale et le débit urinaire, et une électromyographie du sphincter est effectuée. Ces examens permettent de dresser un portrait détaillé du fonctionnement de la miction.

Électromyographie

L'électromyographie exige la pose d'électrodes sur le plancher pelvien et la musculature pelvienne ou le sphincter externe de l'anus. Elle permet d'évaluer l'activité neuromusculaire des voies urinaires basses. Elle est généralement effectuée en même temps que le cystométrogramme.

Examen urodynamique fluoroscopique

L'examen urodynamique fluoroscopique est considéré comme le meilleur examen urodynamique. Cet examen combine un cystométrogramme du remplissage et de l'évacuation de la vessie et une électromyographie, pendant laquelle on observe les voies urinaires basses à l'aide d'un agent de remplissage radioopaque qui remplace la solution stérile. L'examen permet l'évaluation complète et détaillée d'un trouble de la miction qui peut être causé en partie par un dysfonctionnement anatomique.

Courbe de pression urétrale

La courbe de pression urétrale mesure la résistance indispensable à la continence. Un gaz ou du liquide est introduit dans une sonde qui est retirée pendant qu'on mesure la pression le long de la paroi urétrale.

Rôle de l'infirmière

Les personnes qui doivent subir des examens urodynamiques ou des examens d'imagerie ressentent toujours une certaine appréhension, même lorsqu'elles en ont déjà eu l'expérience.

De plus, elles éprouvent souvent de la gêne et de l'embarras, car la miction est généralement considérée comme une fonction à caractère intime. Uriner en présence d'autres personnes entraîne souvent un réflexe de défense qui empêche la miction ; ce réflexe naturel est lié à l'angoisse de la situation. Comme les résultats de ces explorations déterminent le plan thérapeutique, l'infirmière doit aider la personne à se détendre, en respectant autant que possible son intimité et en lui donnant le plus de renseignements possible à propos de l'examen qu'elle devra subir.

DIAGNOSTICS INFIRMIERS

En se fondant sur les données recueillies lors de l'examen de la fonction rénale, l'infirmière peut poser les diagnostics infirmiers suivants :

- Connaissances insuffisantes sur les interventions et les examens paracliniques
- Douleur aiguë, reliée à une infection, à un œdème, à une obstruction ou à une hémorragie dans les voies urinaires, ou à des examens paracliniques effractifs
- Anxiété, reliée à la possibilité d'un diagnostic d'affection grave ou d'altération de la fonction rénale, ainsi qu'à l'embarras provoqué par l'exploration de fonctions jugées intimes et par l'exposition et l'invasion des parties génitales

PLANIFICATION, INTERVENTIONS ET ÉVALUATION

Les objectifs, les interventions infirmières et leur justification ainsi que les résultats escomptés sont exposés en détail dans le plan thérapeutique infirmier qui suit. L'enseignement donné est essentiel pour aider la personne à comprendre le but des interventions et ce à quoi elle peut s'attendre avant, pendant et après l'examen. La possibilité de lui fournir des soins à domicile est abordée à ce moment.

Favoriser les soins à domicile et dans la communauté

Enseigner les autosoins

De nombreux examens et évaluations des fonctions urinaires sont effectués en consultation externe ou lors d'un séjour de courte durée. Les membres de la famille ou les autres proches aidants peuvent donc être appelés à prodiguer des soins postopératoires à la personne. On doit donner à cette dernière des explications claires à propos des examens et des évaluations, de la préparation et, le cas échéant, des précautions qui doivent être prises par la suite. On remet à la personne et à ses proches aidants des instructions verbales et écrites au sujet des soins qui peuvent être nécessaires à la maison, et concernant la prise en charge des complications.

Assurer le suivi

En effectuant un suivi téléphonique, l'infirmière offre l'occasion à la personne et à sa famille de poser des questions et de faire un compte rendu de la situation. Elle en profite pour renforcer l'enseignement et rappeler à la personne qu'il est important d'aller à ses rendez-vous médicaux de suivi.

PLAN THÉRAPEUTIQUE INFIRMIER

Personne subissant des épreuves d'exploration de la fonction rénale

INTERVENTIONS INFIRMIÈRES	JUSTIFICATIONS SCIENTIFIQUES	RÉSULTATS ESCOMPTÉS
Diagnostic infirmier: connaissances insuffisantes sur les interventions et les examens paracliniques **Objectif:** acquérir des connaissances sur les examens paracliniques et sur l'adoption d'un comportement adéquat		
1. Évaluer le niveau de connaissance de la personne sur les examens qu'elle va subir. 2. Décrire les examens en s'en tenant aux faits, dans un langage facile à comprendre pour la personne. 3. Évaluer dans quelle mesure la personne comprend les résultats des examens. 4. Expliquer une nouvelle fois à la personne les résultats et les soins de suivi nécessaires.	1. Indique les aspects de l'enseignement qui doivent être davantage expliqués. Renseigne sur la façon dont la personne perçoit les examens. 2. Lorsqu'elle sait à quoi s'attendre, la personne est davantage portée à suivre les directives et à collaborer. 3. L'appréhension peut empêcher la personne de comprendre les explications et les résultats donnés par l'équipe de soins. 4. Permet à la personne d'éclaircir certains points et de connaître à l'avance les soins qu'elle devra recevoir après son congé.	■ La personne explique pourquoi elle doit subir les différents examens paracliniques, ainsi que ce qu'elle aura à faire pendant ces examens. ■ Elle suit les directives données pour le prélèvement des urines, la modification de son apport liquidien ou toute autre exigence liée aux examens paracliniques. ■ Elle est capable d'expliquer, dans ses propres mots, les résultats des examens paracliniques. ■ Elle demande qu'on lui explique certains termes et examens. ■ Elle explique le but des soins de suivi. ■ Elle participe aux soins de suivi.
Diagnostic infirmier: douleur aiguë, reliée à une infection, à un œdème, à une obstruction ou à une hémorragie dans les voies urinaires, ou à des examens paracliniques effractifs **Objectif:** soulager la douleur et prévenir tout malaise		
1. Évaluer l'intensité de la douleur: dysurie, sensation de brûlure à la miction, douleurs abdominales ou lombaires, spasme vésical. 2. Inciter la personne à accroître son apport liquidien (sauf contre-indication). 3. Inciter la personne à prendre des bains de siège tièdes. 4. Signaler au médecin toute aggravation de la douleur. 5. Administrer des analgésiques ou des antispasmodiques, selon l'ordonnance. 6. Évaluer les habitudes de miction et les pratiques d'hygiène de la personne. Lui indiquer comment les améliorer.	1. Fournit les données de base qui permettront d'évaluer les résultats des interventions et l'évolution du problème. 2. Dilue l'urine et nettoie les voies urinaires basses. 3. Soulage la douleur et favorise la relaxation. 4. Peut indiquer une affection récidivante ou des effets indésirables comme une hémorragie ou des calculs. 5. Soulage la douleur et les spasmes. 6. Le fait d'attendre pour évacuer la vessie et d'avoir de mauvaises pratiques d'hygiène peut accroître la douleur associée à un trouble urinaire.	■ La personne dit que la douleur a diminué. ■ Elle dit n'avoir aucun symptôme localisé. ■ Elle dit être capable d'amorcer et d'arrêter la miction sans ressentir de douleur. ■ Si cela est indiqué, elle accroît son apport liquidien. ■ Elle a recours à des bains de siège au besoin. ■ Elle énumère les signes et symptômes à signaler. ■ Elle prend les médicaments prescrits. ■ Elle vide sa vessie aussitôt qu'elle ressent le besoin d'uriner. ■ Elle applique les bonnes mesures d'hygiène: elle évite les bains moussants et applique les soins d'hygiène appropriés après être allée à la selle.
Diagnostic infirmier: anxiété, reliée à un risque d'altération de la fonction rénale et d'une autre partie de l'organisme, et à l'embarras provoqué par l'exploration de fonctions jugées intimes **Objectif:** favoriser la détente et réduire l'anxiété		
1. Évaluer le degré de peur et d'appréhension de la personne. 2. Expliquer à la personne chacun des examens et chacune des interventions. 3. Respecter la dignité et la pudeur de la personne en fermant les portes, en la couvrant. Garder l'urinoir ou le bassin hygiénique hors de sa vue. 4. Utiliser les termes corrects et s'en tenir aux faits lorsqu'on interroge la personne sur son problème urinaire. 5. Évaluer dans quelle mesure la personne a peur des séquelles des examens et des interventions. 6. Enseigner à la personne des exercices de relaxation.	1. Si elle a très peur et éprouve une vive appréhension, la personne aura de la difficulté à apprendre et à collaborer. 2. Réduit le degré de peur et d'appréhension de la personne. 3. Assure la personne que le personnel soignant respecte sa dignité et sa pudeur. 4. Met la personne à l'aise. 5. Peut révéler une peur injustifiée ou des idées fausses qu'on peut corriger en donnant la bonne information. 6. Aide la personne à se détendre et atténue l'anxiété entraînée par l'attente des résultats.	■ La personne semble détendue et rassurée. ■ Elle explique, de façon calme et détendue, pourquoi elle doit subir les examens. ■ Elle conserve sa dignité et sa pudeur. ■ Elle est capable de discuter avec aisance de son problème urinaire en employant les termes corrects. ■ Elle est capable d'exprimer sa peur et ses craintes. ■ Elle montre qu'elle comprend bien les interventions et leurs résultats possibles.

EXERCICES D'INTÉGRATION

1. Deux jours après avoir subi une hystérectomie abdominale totale, une personne se plaint de douleurs à l'abdomen à la suite du retrait de la sonde à demeure. Lors de l'examen abdominal, une simple observation indique une distension vésicale, qui est confirmée par une matité suspubienne à la percussion et par une douleur suscitée lors d'une légère palpation de la région. Vous soupçonnez une rétention urinaire aiguë, ce que confirme l'examen du rapport des mictions des 12 dernières heures qui n'indique aucune miction. La personne vous confirme alors qu'elle n'a pas uriné depuis le retrait de la sonde. Quelle devrait être la prochaine étape de votre plan d'action? Passez en revue toutes les causes possibles, décrivez les mesures à prendre et justifiez-les.

2. Un homme âgé de 65 ans, à qui on a récemment diagnostiqué un diabète de type 2, se présente en consultation externe pour son examen et ses analyses d'urine trimestriels. Il affirme suivre les recommandations du diététiste et le régime prescrit pour son diabète. Cependant, les résultats des analyses d'urine indiquent un taux de protéines supérieur à 2,5 g/L et un taux de glucose supérieur à 22 mmol/L.

À la lumière de ces résultats, quel enseignement donnerez-vous à cette personne, dans l'optique du traitement de son diabète?

3. Un homme âgé de 50 ans, chez qui on soupçonne une sténose de l'artère rénale, fait vérifier sa pression artérielle par son médecin de famille. Bien qu'ils aient récemment discuté de la possibilité de consulter un urologue, l'homme ne comprend pas du tout le lien existant entre ses reins et sa pression artérielle. En vous fondant sur vos connaissances de la physiologie rénale, qu'enseignerez-vous à cet homme à propos de l'action des reins sur la pression artérielle?

4. Vous rendez visite à une personne qui vient de quitter l'hôpital après avoir été traitée pour une insuffisance cardiaque. Cette personne vous explique qu'elle n'a pas uriné depuis environ 18 heures. Après avoir examiné son abdomen, vous constatez que sa vessie n'est pas dilatée. Quels sont les autres renseignements importants que vous devez recueillir pendant l'examen physique afin d'établir votre plan d'action? Justifiez vos réponses et expliquez comment ces nouveaux renseignements vous aideront à établir votre plan d'action.

RÉFÉRENCES BIBLIOGRAPHIQUES
en anglais • en français

L'astérisque indique un compte rendu de recherche en soins infirmiers.

Agence de santé publique du Canada (2002). Surveillance du cancer de la prostate en direct (page consultée le 21 juin 2005), http://dsol-smed.phac-aspc.gc.ca/ dsol-smed/cancer/sites/sit075 f.html.

Albaugh, J. (1999). Unlocking the mystery of urodynamics. *Urologic Nursing, 19*(3), 202–208.

Appell, R.A. (1999). Pathophysiology of urge incontinence. *Contemporary Urology,* Supplement: 1–6.

Bakris, G.L., Williams, M., Dworkin, L., et al. (2000). Preserving renal function in adults with hypertension and diabetes: A consensus approach. *American Journal of Kidney Disease, 36*(3), 646–661.

Degler, M. (2000). Urinary incontinence: Caring for the caregiver. Available at: http://www.MyBladder.com. Protocol Driven Healthcare Incorporated.

Eschbach, J.W. (2001). National Kidney Foundation–Dialysis outcomes quality initiative clinical practice guidelines: Treatment of anemia of chronic kidney disease. http://www.kidney.org/professionals/doqi/guidelines/doqi upex.html.

Goolsby, M.J. (2001). Clinical practice guidelines: Management of menopause. *Journal of the American Academy of Nurse Practitioners, 13*(4), 147–151.

Gougoux, A. (2005). L'analyse d'urine: un examen qui en dit long... *Le Clinicien, 20*(4), 69-74.

Gray, M. (2000a). Urinary retention: Management in the acute care setting,

Part 1. *American Journal of Nursing, 100*(7), 40–48.

Gray, M. (2000b). Urinary retention: Management in the acute care setting, Part 2. *American Journal of Nursing, 100*(8), 36–44.

*Kincade, J.E., Peckous, B.K., & Busby-Whitehead, J. (2001). A pilot study to determine predictors of behavioral treatment completion for urinary incontinence. *Urologic Nursing, 21*(1), 39–44.

Krahn, Murray. (2002). Le cancer de la prostate: analyse décisionnelle de la question de dépistage, Agence de santé publique du Canada (page consultée le 21 juin 2005), http://www.phac-aspc.gc.ca/ publicat/cdic-mcc/16-1sup/d f.html.

Kuebler, K.K. (2001). Palliative nursing care for the patient experiencing end-stage renal failure. *Urologic Nursing, 21*(3), 167–178.

Lebœuf, L. (2001). L'incontinence urinaire chez la femme. *Le Médecin du Québec, 36*(7), 51-58.

Levy, Isra. (2002). Le cancer de la prostate au Canada: incidence et taux de mortalité. Agence de santé publique du Canada (page consultée le 21 juin 2005), http://www.phac-aspc.gc.ca/publicat/cdic-mcc/16-1sup/c f.html.

Magnier, A.M., Perrigot, M., Vu, P., et Mazevet, D. (2003). Prise en charge de l'incontinence urinaire chez la femme. *La Revue de l'infirmière, 95* (nov.), 15-20.

NIDDKD – National Institute of Diabetes & Digestive & Kidney Diseases. (1999). Hematuria (blood in the urine). NIH Publication #99-4559, 1999, http://www.niddk.nih.gov/health/urolog/ summary/ hematuri/index.htm.

NIDDKD – National Institute of Diabetes & Digestive & Kidney Diseases. (2001a). Cystoscopy and ureteroscopy. NIH Publication #01-4800, April 2001,

http://www.niddk.nih.gov/health/kidney/ pubs/cystoscopy/cystoscopy.htm#info.

NIDDKD – National Institute of Diabetes & Digestive & Kidney Diseases. (2001b). Kidney biopsy. NIH Publication #01-4763. May, 2001, http://www.niddk.nih.gov/health/ kidney/pubs/kidney-biopsy/ biopsy.htm.

Schafer, S.L. (2001). Prescribing for seniors: It's a balancing act. *Journal of the American Academy of Nurse Practitioners, 13*(3), 108–112.

Smith, D.M., Fortune-Faulkner, E.M., & Spurbeck, B.L. (2000, April). Lupus nephritis: Pathophysiology, diagnosis, and collaborative management. *Nephrology Nursing Journal, 27*(2), 199–211.

Société canadienne du cancer (2005). Le cancer de la prostate: dépistage du cancer de la prostate (page consultée le 21 juin 2005), http://www.cancer.ca/ccs/internet/standard/ 0,3182,3172 10175 74569371 langId-fr,00.html.

Valiquette, L., et McCormack, M. (2003). L'incontinence urinaire chez la femme: parlons-en. *Le Clinicien, 18*(9), 85-95.

Wade-Elliott, R. (1999). Caring for the elderly with renal failure: Gastrointestinal changes. *ANNA Journal, 26*(6), 563–571.

Walsh, P., Retik, A., Vaughan, E., & Wein, A. (Eds.). (1998). *Campbell's urology* (7th ed.). Philadelphia: W.B. Saunders.

Wein, A.J. (2001). Putting overactive bladder into clinical perspective. *Patient Care for the Nurse Practitioner,* Spring Supplement, 1–5.

En complément de ce chapitre, vous trouverez sur le Compagnon Web:

- une bibliographie exhaustive;
- des ressources Internet;
- une rubrique «La génétique dans la pratique infirmière»: *Affections des voies urinaires.*

Adaptation française
Sophie Longpré, inf., M.Sc.
Professeure, Département des
sciences infirmières – Université
du Québec à Trois-Rivières

Troubles des voies urinaires, dialyse et chirurgie du rein

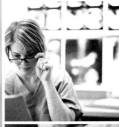

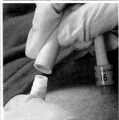

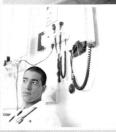

Objectifs d'apprentissage

Après avoir étudié ce chapitre, vous pourrez:

1. Expliquer ce qui distingue les différents types d'incontinence urinaire et en exposer les causes.

2. Comparer la rétention urinaire et l'incontinence urinaire en fonction de leurs manifestations cliniques, de leurs complications et des soins exigés.

3. Décrire la succession des phénomènes entraînant une infection des voies urinaires chez une personne qui porte une sonde vésicale à demeure.

4. Exposer, dans leurs grandes lignes, les soins et traitements prodigués aux personnes qui portent une sonde vésicale à demeure.

5. Comparer l'hémodialyse et la dialyse péritonéale en fonction des principes de base, des procédés, des complications et des interventions infirmières exigées.

6. Décrire les soins infirmiers prodigués à une personne dialysée en milieu hospitalier.

7. Appliquer la démarche systématique aux personnes ayant subi une opération aux reins.

Les personnes qui sont atteintes d'affections urinaires ou rénales – quelle qu'en soit la cause – présentent souvent les mêmes problèmes. Ce chapitre donne un aperçu des problèmes courants qui touchent ces personnes, notamment les déséquilibres hydroélectrolytiques et les troubles de la miction. Les méthodes interdisciplinaires, médicales et chirurgicales (par exemple le cathétérisme, la dialyse et la chirurgie) servant à traiter les affections urinaires sont aussi expliquées dans ce chapitre.

VOCABULAIRE

Cathétérisme: introduction d'une sonde dans la vessie afin de drainer l'urine.

Dialysat: liquide de dialyse circulant dans le dialyseur, dans le cas d'une hémodialyse, ou filtré par la membrane péritonéale, dans le cas d'une dialyse péritonéale.

Dialyse péritonéale: type de dialyse au cours de laquelle la membrane péritonéale de la personne sert de membrane semi-perméable pour permettre l'échange des liquides et des molécules en solution.

Dialyse péritonéale automatisée, ou par cycleur (DPA): méthode de dialyse péritonéale au cours de laquelle une machine de dialyse péritonéale (cycleur) effectue automatiquement les échanges durant la nuit.

Dialyse péritonéale continue ambulatoire (DPCA): dialyse péritonéale au cours de laquelle une personne procède aux échanges ou aux cycles de la dialyse quatre ou cinq fois par jour.

Dialyseur: «rein artificiel», ou appareil de dialyse constitué d'une membrane semi-perméable jouant le rôle d'un filtre pour les reins déficients.

Diffusion: passage des molécules en solution (déchets) du côté où la concentration est la plus forte vers le côté où la concentration est la plus faible.

Fistule: type d'accès vasculaire pour la dialyse; connexion chirurgicale d'une artère à une veine.

Greffe artérioveineuse: création chirurgicale d'une voie d'accès vasculaire pour la dialyse, à l'aide d'un matériau de greffe biologique, semi-biologique ou synthétique, et qu'on fixe à une artère ou à une veine.

Hémodialyse: filtration du sang par un dialyseur, destinée à en extraire les déchets et le surplus de liquide.

Hémodialyse artérioveineuse continue: forme de traitement de suppléance continue de la fonction rénale au cours duquel les produits toxiques et les liquides contenus dans le sang sont éliminés; le sang artériel passe à travers une membrane semi-perméable (entourée d'un bain de dialyse) et retourne dans l'organisme par un cathéter veineux.

Hémodialyse veineuse continue: forme de traitement de suppléance continue de la fonction rénale au cours duquel le sang est épuré de ses liquides et produits toxiques; le sang veineux est filtré par une membrane semi-perméable et retourne dans l'organisme.

Hémofiltration artérioveineuse continue: forme de traitement de suppléance continue de la fonction rénale au cours duquel les liquides sont retirés; le sang artériel passe à travers une membrane semi-perméable et retourne dans l'organisme par un cathéter veineux.

Hémofiltration veineuse continue: forme de traitement de suppléance de la fonction rénale consistant principalement à éliminer des liquides présents dans le sang; le sang veineux est filtré par une membrane semi-perméable et retourne dans l'organisme.

Incontinence à l'effort: perte involontaire d'urine, en l'absence de lésions urétrales, provoquée par l'augmentation soudaine de la pression abdominale.

Incontinence fonctionnelle: perte involontaire d'urine chez une personne dont le système urinaire est intact.

Incontinence impérieuse (ou par réduction du temps d'alerte): perte involontaire d'urine reliée à une envie pressante d'uriner provoquée par l'hypersensibilité de la vessie, par l'instabilité motrice, ou par les deux facteurs.

Incontinence par regorgement: perte involontaire d'urine accompagnée d'une surdistension de la vessie, provoquée par une obstruction organique ou mécanique de l'orifice de sortie de la vessie.

Incontinence réflexe: perte involontaire d'urine provoquée par l'hyperréflectivité ou le relâchement involontaire de l'urètre, due à l'absence de sensibilité; généralement reliée à la miction.

Incontinence urinaire: perte involontaire ou incontrôlable d'urine de la vessie; suffisante pour causer un problème d'hygiène ou un problème en société.

Miction: action d'uriner.

Néphrostomie: procédé percutané visant à introduire un tube, par les tissus sous-cutanés, jusque dans le bassinet du rein afin de permettre le drainage.

Osmose: passage de l'eau, à travers une membrane semi-perméable, d'une zone où la concentration de molécules en solution est faible à une autre où la concentration de molécules en solution est élevée.

Péritonite: inflammation du péritoine (muqueuse de la cavité péritonéale).

Sonde urinaire suspubienne: sonde urinaire introduite dans la vessie par une incision suspubienne.

Traitement de suppléance continue de la fonction rénale: méthode consistant à suppléer la fonction rénale normale en faisant circuler le sang à travers une membrane semi-perméable.

Ultrafiltration: procédé consistant à retirer l'eau du sang à l'aide d'un gradient de pression entre le sang et le dialysat.

Urine résiduelle: urine qui reste dans la vessie après la miction.

Vessie neurogène: anomalie vésicale due au mauvais fonctionnement du système nerveux; peut être la cause d'une rétention urinaire ou d'une suractivité vésicale, ce qui entraîne des mictions impérieuses ou l'incontinence par réduction du temps d'alerte.

Déséquilibres hydroélectrolytiques et troubles rénaux

Les déséquilibres hydroélectrolytiques sont une complication fréquente des troubles rénaux. Il est nécessaire d'effectuer un examen approfondi et de surveiller étroitement la personne afin de déceler rapidement tout signe indiquant un problème. On doit noter le volume de tous les liquides ingérés par voie orale ou parentérale sur une feuille d'ingesta et d'excreta, qui constitue un outil de surveillance clé des paramètres liquidiens, ainsi que le volume des urines excrétées et celui de toute autre perte liquidienne (diarrhée, vomissements, diaphorèse).

Il est essentiel de noter les changements de poids de la personne afin de déterminer la quantité quotidienne de liquide permise, car ces changements indiquent s'il y a un excès ou un déficit liquidien. Une personne dont l'apport liquidien excède la capacité d'excrétion du rein présente un excès liquidien. Quand l'apport liquidien est insuffisant, il y a déplétion du volume des liquides et la personne peut alors présenter les signes et symptômes d'un déficit du volume liquidien.

> **! ALERTE CLINIQUE** *Chez une personne gravement atteinte, le poids constitue le meilleur indicateur d'un déficit ou d'un excès liquidien. On doit peser la personne et noter son poids avec précision chaque jour. Un gain pondéral de 1 kg équivaut à une rétention liquidienne de 1 L.*

Manifestations cliniques

Le tableau 46-1 ■ donne la liste des principaux signes et symptômes de déséquilibre hydroélectrolytique chez une personne atteinte de troubles rénaux, ainsi que les différentes méthodes thérapeutiques. L'infirmière doit surveiller et examiner la personne régulièrement et aviser le médecin dès l'apparition d'un de ces signes. L'approche thérapeutique suivie en cas de déséquilibre hydroélectrolytique associé aux affections rénales est expliquée plus en détail ci-dessous (chapitre 14 ⬭).

Évolution caractéristique des troubles de la miction

Les troubles de la miction se présentent sous la forme de différents types d'incontinence ou de rétention urinaire. **L'incontinence urinaire** est une perte d'urine involontaire jugée suffisante pour constituer un problème. La continence vésicale dépend de l'intégrité de l'appareil urinaire, de l'appareil locomoteur et du système nerveux. Elle est assurée par un système de communication complexe formé de boucles d'information à médiation nerveuse sus-sacrée, sacrée et locale, qui doivent toutes fonctionner de manière efficace et synergétique. La rupture d'une de ces boucles (par exemple une lésion des neurones, une sténose rachidienne ou une obstruction de l'orifice de sortie de la vessie) peut entraîner des troubles de la miction. Selon l'emplacement des lésions, il peut se produire une incontinence ou une évacuation incomplète de la vessie, par exemple. Les voies urinaires inférieures et supérieures doivent être anatomiquement intactes, faute de quoi il peut en résulter une extravasation d'urine dans la cavité péritonéale ou périvésicale (comme en cas de trauma aigu) ou une incontinence extra-urétrale (comme dans certaines malformations congénitales). Ainsi, la formation de fistules génito-urinaires entre la paroi vésicale et d'autres organes, tels que le vagin, peut causer l'incontinence extra-urétrale. Les troubles de la miction peuvent être congénitaux ou acquis à l'âge adulte (voir ci-dessous).

TROUBLE MICTIONNEL CONGÉNITAL

En général, les troubles de la miction dus à des anomalies congénitales apparaissent en bas âge. La chirurgie permet habituellement de les corriger partiellement ou totalement. Lorsque les troubles apparaissent à l'âge adulte, seules les voies urinaires inférieures sont touchées (par exemple la vessie et l'urètre) ; lorsqu'ils apparaissent chez un enfant, les voies urinaires supérieures peuvent aussi être touchées (par exemple les uretères et les reins). À l'aide d'examens prénatals tels que l'échographie, il est possible de déceler une grande partie des anomalies congénitales alors que le fœtus est encore dans l'utérus de la mère. L'appareil urinaire se développe dans les jours qui suivent la conception, et les anomalies sont visibles à l'échographie après seulement 20 semaines. Selon la nature de l'anomalie, il est parfois possible d'effectuer une chirurgie intra-utérine. Comme il est rare que l'appareil urinaire soit le seul système présentant des anomalies dues à un trouble génétique, les problèmes qui ne sont pas décelés pendant la gestation le sont dès l'accouchement. Voici quelques exemples d'anomalies : l'agénésie rénale (absence complète d'un ou des deux reins), un uretère ectopique et le syndrome de Eagle-Barrett (aussi appelé aplasie congénitale de la paroi abdominale), accompagné d'une exstrophie vésicale. Par ailleurs, un trouble de la miction peut être découvert par hasard (par exemple pendant l'apprentissage de la propreté). Parfois, les anomalies congénitales comme les valvules urétrales, anomalie propre à l'homme, peuvent passer inaperçues jusqu'à l'adolescence ou l'âge adulte, moment où la personne doit voir un urologue pour un trouble mictionnel ou les conséquences qui en découlent. Même si ces troubles sont par définition de nature pédiatrique, ils peuvent affecter les fonctions urinaires à l'âge adulte.

TROUBLE MICTIONNEL CHEZ L'ADULTE

Des troubles neurogènes et non neurogènes peuvent entraîner des troubles de la miction chez l'adulte (tableau 46-2 ■). Le processus de la **miction** (action d'uriner) suppose la coordination de plusieurs réactions neurologiques qui assurent le fonctionnement de la vessie. Lorsque l'appareil urinaire est fonctionnel, la vessie peut se remplir de façon adéquate et se vider complètement (chapitre 45 ⬭). Si le dysfonctionnement urinaire n'est pas décelé et traité, les fonctions rénales peuvent être touchées. Une évacuation vésicale incomplète, chronique, provoquée par la faiblesse du détrusor entraîne des infections urinaires à répétition. Une évacuation incomplète,

	TABLEAU
Principaux signes et symptômes des déséquilibres hydroélectrolytiques reliés aux affections rénales	**46-1**

Déséquilibre	Manifestations	Traitements
Déficit du volume liquidien	Perte pondérale importante ≥ 5 %, diminution de l'élasticité de la peau, sécheresse des muqueuses, oligurie ou anurie, augmentation de l'hématocrite, taux d'urée anormalement élevé par rapport au taux de créatinine, hypothermie	Perfusion de liquides, recharge liquidienne par voie orale ou parentérale
Excès du volume liquidien	Gain pondéral important ≥ 5 %, œdème, crépitants audibles à l'auscultation, difficultés respiratoires, diminution du taux d'urée, diminution de l'hématocrite, distension des veines jugulaires	Restriction de l'apport liquidien et de l'apport en sodium, diurétiques, dialyse
Déficit en sodium	Nausées, malaises, léthargie, céphalées, crampes abdominales, appréhension, convulsions	Régime alimentaire, soluté physiologique ou hypertonique
Excès de sodium	Muqueuses sèches et épaisses, soif, langue sèche et rugueuse, fièvre, agitation, faiblesse, désorientation	Apport liquidien, diurétiques et restrictions alimentaires
Déficit en potassium	Anorexie, distension abdominale, iléus paralytique, faiblesse musculaire, variations de l'électrocardiogramme, arythmies	Régime alimentaire, restriction de la prise de diurétiques, thérapie de recharge potassique par voie orale ou parentérale
Excès de potassium	Diarrhée, coliques intestinales, nausées, irritabilité, faiblesse musculaire, variations de l'électrocardiogramme	Restrictions alimentaires, diurétiques, glucose par intraveineuse, insuline et bicarbonate de sodium, résine échangeuse de cations (par exemple sulfonate de polystyrène sodique [Kayexalate]), gluconate de calcium, dialyse
Déficit en calcium	Crampes abdominales et musculaires, stridor, spasme carpopédal, hyperréflexie, tétanie, signe de Chovstek ou de Trousseau positif, fourmillements dans le bout des doigts et autour de la bouche, variations de l'électrocardiogramme	Régime alimentaire, recharge en sel de calcium par voie orale ou parentérale
Excès de calcium	Douleur osseuse profonde, douleur lombaire, faiblesse musculaire, réflexes tendineux lents, constipation, nausées et vomissements, confusion, déficit mnésique, polyurie, polydipsie, variations de l'électrocardiogramme	Recharge liquidienne, étidronate (Didronel), pamidronate (Aredia), acide zolédronique (Zometa), calcitonine (Calcimar), corticostéroïdes, sels de phosphate
Déficit en bicarbonates	Céphalées, confusion, somnolence, respiration profonde et rapide (Kussmaul), nausées et vomissements, rougeur et augmentation de la température de la peau	Recharge en bicarbonates, dialyse
Excès de bicarbonates	Respiration lente, hypertonie musculaire, étourdissements, fourmillements dans le bout des doigts et des orteils	Recharge liquidienne en cas de déplétion du volume des liquides; assurer un niveau adéquat de chlorure
Carence en protéines	Perte pondérale constante, dépression, pâleur, fatigue, muscles flasques	Régime alimentaire, suppléments alimentaires, suralimentation, albumine
Déficit en magnésium	Dysphagie, crampes musculaires, hyperréflexie, tétanie, signe de Chovstek ou de Trousseau positif, fourmillements dans le bout des doigts, arythmies, vertiges	Régime alimentaire, thérapie de recharge en magnésium par voie orale ou parentérale
Excès de magnésium	Rougeur du visage, nausées et vomissements, sensation de chaleur, somnolence, réflexes tendineux lents, faiblesse musculaire, respiration lente, arrêt cardiaque	Gluconate de calcium, ventilation artificielle, dialyse
Déficit en phosphore	Douleur osseuse profonde, douleur lombaire, faiblesse et douleur musculaire, paresthésie, appréhension, confusion, convulsions	Régime alimentaire, thérapie de supplémentation en phosphore par voie orale ou parentérale
Excès de phosphore	Tétanie, fourmillements dans le bout des doigts et autour de la bouche, spasmes musculaires, calcification des tissus mous	Restrictions alimentaires, chélateurs de phosphore, soluté physiologique, solution de glucose par intraveineuse, insuline

provoquée par l'obstruction de l'orifice de sortie de la vessie (par exemple une hyperplasie bénigne de la prostate) et causant de violentes contractions du détrusor, peut entraîner une hydronéphrose s'étendant jusqu'aux uretères et aux bassinets du rein.

INCONTINENCE URINAIRE

La Société internationale de l'incontinence définit l'incontinence urinaire comme une perte involontaire d'urine qui,

Affections causant des troubles de la miction chez l'adulte		**TABLEAU 46-2**

Affections	Troubles de la miction	Traitements
TROUBLES NEUROLOGIQUES		
Ataxie cérébelleuse	Incontinence ou asynergie	▪ Miction à moments fixes; anticholinergiques
Accident vasculaire cérébral	Rétention ou incontinence	▪ Anticholinergiques; rééducation vésicale
Démence	Incontinence	▪ Miction sur commande; anticholinergiques
Diabète	Incontinence et évacuation incomplète de la vessie	▪ Miction à moments fixes; électro-myogramme/rétroaction biologique; stimulation du nerf périnéal; anticho-linergiques/antispasmodiques; taux de glucose dans le sang bien maîtrisé
Sclérose en plaques	Incontinence ou évacuation incomplète de la vessie	▪ Miction à moments fixes; électro-myogramme/rétroaction biologique servant à l'apprentissage d'exercices pour le muscle pelvien et à l'inhibition de l'envie d'uriner; stimulation du nerf périnéal; antispasmodiques
Maladie de Parkinson	Incontinence	▪ Anticholinergiques/antispasmodiques
DYSFONCTION DE LA MOELLE ÉPINIÈRE		
Lésion grave	Rétention urinaire	▪ Sonde à demeure
Affection dégénérative	Incontinence et évacuation incomplète de la vessie	▪ Électromyogramme/rétroaction biologique; stimulation du nerf périnéal; anticholinergiques
TROUBLES NON NEUROGÈNES		
«Vessie timide»	Incapacité d'uriner dans les toilettes publiques	▪ Thérapie de relaxation; électromyogramme/rétroaction biologique
Suractivité vésicale	Miction impérieuse, miction fréquente, incontinence par réduction du temps d'alerte	▪ Électromyogramme/rétroaction bio-logique; stimulation du nerf périnéal; rééducation vésicale (voir le texte); anticholinergiques
Chirurgie générale	Rétention urinaire aiguë	▪ Cathétérisme
Prostatectomie	Incontinence	▪ *Légère:* rétroaction biologique; rééducation vésicale (voir le texte); stimulation du nerf périnéal ▪ *Modérée ou grave:* chirurgie; sphincter artificiel
Incontinence à l'effort	Incontinence se produisant lorsque la personne tousse, rit, éternue ou change de position	▪ *Légère:* rétroaction biologique: rééducation vésicale (voir le texte); injection de collagène sous la muqueuse urétrale ▪ *Modérée ou grave:* chirurgie

tant sur le plan hygiénique que social, est inacceptable pour la personne affectée (Leboeuf, 2001). Au Canada, la Fondation d'aide aux personnes incontinentes estime que plus de 1,5 million de Canadiens sont atteints d'incontinence uri-naire : 10 % des enfants âgés de 6 ans et plus, une femme sur quatre parmi les femmes d'âge mûr ou plus âgées, et 15 % des hommes âgés de 60 ans et plus (Fondation d'aide aux per-sonnes incontinentes, 2005). Les personnes se sentent souvent trop embarrassées pour demander de l'aide ; elles préfèrent ne pas tenir compte des symptômes ou elles les dissimulent. Certaines personnes recourent aux culottes d'incontinence ou à d'autres dispositifs sans qu'un diagnostic ait été posé ou qu'un traitement approprié ait été prescrit. Les membres du personnel soignant doivent être à l'affût des signes les plus subtils de l'incontinence urinaire et se tenir au courant des différentes mesures de prise en charge.

Le prix à payer pour les personnes qui doivent composer avec ce problème ne se limite pas au coût des produits absorbants, des médicaments et des traitements, chirurgicaux ou non. Ce problème entraîne aussi d'importantes conséquences psychosociales : la honte, la perte de l'estime de soi et l'isolement social. Selon une étude, 84,3 % des personnes incontinentes disent éprouver un sentiment de gêne, 73,4 % un sentiment de découragement et 83,1 % un sentiment de frustration (Klag, 1999). Chez les personnes âgées, l'incontinence urinaire réduit la capacité à vivre de façon autonome, entraîne une dépendance à l'égard des proches aidants et mène souvent au placement en établissement.

L'incontinence urinaire touche tous les âges, mais elle est particulièrement fréquente chez les personnes âgées. Des études ont révélé que, dans les centres d'hébergement et de soins prolongés, plus de la moitié des personnes sont affectées d'incontinence urinaire. Bien que ce trouble ne soit pas une conséquence normale du processus de vieillissement, les altérations de la fonction urinaire reliées au vieillissement y prédisposent.

Même si l'incontinence urinaire est surtout fréquente chez les femmes d'âge mûr ayant accouché plusieurs fois, elle peut aussi toucher de jeunes femmes nullipares, surtout pendant des activités physiques exigeantes. L'âge, le sexe et le nombre d'accouchements sont des facteurs de risque, ce qui explique en partie que l'incontinence soit plus fréquente chez les femmes que chez les hommes (encadré 46-1 ■). L'incontinence urinaire peut avoir de nombreuses causes.

Manifestations cliniques : types d'incontinence

L'**incontinence à l'effort** est la perte involontaire d'urine en l'absence de lésions urétrales. Elle est causée par l'augmentation soudaine de la pression dans l'abdomen (éternuement, toux ou changement de position). Elle touche surtout les femmes qui ont accouché par voie naturelle ; on pense qu'elle est due au relâchement du ligament large et du plancher pelvien et à la diminution des œstrogènes ou à leur absence dans la paroi urétrale et à la base de la vessie. Chez l'homme, l'incontinence à l'effort survient souvent à la suite d'une prostatectomie totale effectuée pour traiter un cancer de la prostate, en raison de la perte de la compression urétrale que la prostate provoquait avant la chirurgie (Recherche en sciences infirmières 46-1 ■). Une irritation de la paroi vésicale peut aussi être une cause d'incontinence urinaire à l'effort (Reilly, 2001 ; Sueppel *et al.*, 2001).

L'**incontinence impérieuse** est la perte involontaire d'urine associée à une envie impérieuse d'uriner qui ne peut être soulagée. La personne est consciente de son besoin d'uriner, mais ne peut se rendre aux toilettes à temps. Le bruit de l'eau courante, les changements de température et l'orgasme peuvent provoquer ces périodes d'incontinence. Celle-ci peut aussi être causée par des spasmes du détrusor ou de la vessie, dus par exemple à une affection neurologique avérée (par exemple l'hyperréflectivité vésicale). Par ailleurs, on la retrouve aussi chez des personnes ne présentant aucun trouble neurologique patent (Chancellor, 1999). Incontinence par réduction du temps d'alerte, incontinence par hyperactivité vésicale ou incontinence urinaire d'urgence sont d'autres appellations courantes de ce type d'incontinence.

FACTEURS DE RISQUE

Incontinence urinaire

- Grossesse : accouchement par voie naturelle, épisiotomie
- Ménopause
- Interventions chirurgicales touchant l'appareil génito-urinaire
- Faiblesse du muscle pelvien
- Urètre incompétent en raison d'un traumatisme ou du relâchement du sphincter
- Immobilité
- Activités physiques exigeantes
- Tabagisme
- Diabète
- Accident vasculaire cérébral
- Constipation
- Altérations de la fonction urinaire reliées à l'âge
- Obésité morbide
- Troubles cognitifs : démence, maladie de Parkinson
- Certains médicaments : par exemple diurétiques, sédatifs, hypnotiques
- Absence d'un membre du personnel soignant ou absence de toilettes

L'**incontinence réflexe** est l'émission involontaire d'urine due à l'hyperréflexie en l'absence des sensations normalement associées à la miction. On la retrouve chez les personnes présentant une lésion de la moelle épinière puisqu'elles n'ont ni motricité à médiation nerveuse, ni conscience de leur besoin d'uriner.

L'**incontinence par regorgement** se caractérise par des pertes urinaires fréquentes, parfois presque continuelles, accompagnées d'une évacuation incomplète de la vessie se traduisant par une distension. La vessie distendue est généralement palpable. L'incontinence par regorgement peut être causée par des troubles neurologiques, telle une lésion de la moelle épinière, ou par un obstacle à l'écoulement, tels une tumeur, un rétrécissement de l'urètre ou une hyperplasie de la prostate (Reilly, 2001).

L'**incontinence fonctionnelle** survient lorsque les voies urinaires inférieures de la personne sont intactes, mais que d'autres troubles, par exemple un déficit cognitif grave tel que la maladie d'Alzheimer, empêchent la personne de sentir le besoin d'uriner ou bien qu'une incapacité physique ou des facteurs environnementaux l'empêchent de se rendre aux toilettes à temps.

L'incontinence iatrogène est l'émission involontaire d'urine due à des facteurs médicaux extrinsèques, principalement les médicaments, par exemple les bloquants alpha-adrénergiques utilisés pour réduire la pression artérielle. Chez certaines personnes dont les voies urinaires sont intactes, ces agents ont une incidence défavorable sur les récepteurs alpha qui régulent la pression permettant la fermeture du col vésical ; ce dernier se détend à un point tel qu'une légère augmentation de la pression dans l'abdomen entraîne une perte d'urine,

RECHERCHE EN SCIENCES INFIRMIÈRES 46-1

Incontinence urinaire à la suite d'une prostatectomie

T.J. McCallum, K.N. Moore et D. Griffiths (2001). « Urinary incontinence after radical prostatectomy : Implications and urodynamics ». *Urologic Nursing, 21*(2), 113-119.

OBJECTIF

L'incontinence urinaire est débilitante pour certains hommes qui ont subi une prostatectomie totale. Selon des recherches antérieures, les hommes qui présentent des symptômes préopératoires de miction impérieuse, de miction fréquente ou de nycturie sont prédisposés à une incontinence persistante, contrairement à ceux qui n'ont pas ces symptômes avant l'opération. L'objectif de cette étude était d'évaluer les pertes urinaires, la qualité de vie et les résultats des examens urodynamiques des hommes affectés d'une incontinence persistante, 12 mois après avoir subi une prostatectomie totale.

DISPOSITIF ET ÉCHANTILLON

On a invité à participer à l'étude 180 hommes qui avaient participé auparavant à une étude sur la qualité de vie (QV) et sur les traitements de l'incontinence à la suite d'une prostatectomie. Un total de 63 hommes, qui étaient encore incontinents, ont accepté. On leur a demandé de faire le test du coussinet au cours d'une période de 24 heures, de remplir un tableau de fréquence et de volume et de répondre à un questionnaire portant sur la qualité de vie 2, 3, 6 et 8 mois après leur prostatectomie. L'incontinence urinaire persistante a été définie comme une perte de plus de 10 g d'urine survenue lors d'un test du coussinet de 24 heures, 8 mois après la chirurgie. Sur les 63 hommes incontinents au début de l'étude, 21 l'étaient encore à la fin. Un deuxième chercheur est entré en contact avec ces hommes pour effectuer des examens urodynamiques ; 16 des 21 hommes ont accepté de subir ces examens.

RÉSULTATS

Sur les 16 hommes du dernier échantillon, 4 ont affirmé être atteints de miction impérieuse, de miction fréquente ou de nycturie avant l'opération. Les examens urodynamiques ont montré que ces 4 hommes, ainsi que 3 autres, présentaient des signes évidents d'hyperactivité vésicale (instabilité du détrusor). Sur ces 7 hommes, 4 étaient affectés aussi d'incontinence à l'effort (incontinence mixte). Un des participants présentait plutôt des signes d'incontinence à l'effort sans instabilité du détrusor. Bien que la nature rétrospective du questionnaire constitue une limite de l'étude, il a été possible de conclure que les symptômes préopératoires étaient des facteurs de risque de l'incontinence postopératoire.

IMPLICATIONS POUR LA PRATIQUE INFIRMIÈRE

Les hommes qui présentent des symptômes postopératoires d'incontinence à l'effort peuvent être affectés d'un dysfonctionnement du détrusor sans le savoir. Si ce problème est décelé, on peut le traiter sans que l'incontinence urinaire à l'effort soit pour autant éliminée. Afin d'établir un plan thérapeutique infirmier adéquat, qui augmenterait le taux de continence et qui améliorerait la qualité de vie, il est important de vérifier avant l'opération s'il n'y a pas de trouble fonctionnel du détrusor.

---

laissant ainsi croire à une incontinence à l'effort. Dès l'arrêt de la médication, la situation revient à la normale (Reilly, 2001).

Certaines personnes peuvent être affectées de différentes formes d'incontinence en même temps. Cette incontinence mixte est habituellement une combinaison de l'incontinence à l'effort et de l'incontinence impérieuse.

Toutes les personnes atteintes d'incontinence devraient être soumises à une évaluation et à un traitement.

Examen clinique et examens paracliniques

Une fois qu'on a décelé de l'incontinence chez une personne, on établit un profil complet, comprenant une description détaillée du problème et les antécédents médicamenteux. Afin de déterminer le type d'incontinence urinaire dont la personne est atteinte, il est utile d'établir ses habitudes antérieures d'élimination, de tenir un registre des apports liquidiens et des mictions et de procéder à divers examens (par exemple mesure du volume d'**urine résiduelle** ou examens à l'effort). On peut effectuer des examens urodynamiques plus poussés (chapitre 45 ⌕). Il peut également être utile d'effectuer une analyse et une culture d'urine afin de déterminer si la personne est atteinte d'hématurie (causée par une infection, un cancer ou un calcul rénal), de glycosurie (entraînant une polyurie), de pyurie ou de bactériurie (présence de bactéries dans les urines), qui constituent autant de facteurs transitoires de l'incontinence urinaire.

Le traitement dépend de la forme et des causes de l'incontinence urinaire. L'incontinence peut être passagère et réversible (encadré 46-2 ■), si elle est traitée comme il se doit et si la miction revient à la normale. Trois types de thérapies sont possibles lorsque l'incontinence urinaire n'est ni passagère ni réversible : comportementale, pharmacologique ou chirurgicale.

Particularités reliées à la personne âgée

De nombreuses personnes âgées vivent des épisodes d'incontinence qui apparaissent de façon soudaine. Lorsque cela se produit, l'infirmière doit interroger la personne, et sa famille dans la mesure du possible, à propos de l'apparition des symptômes et des signes de l'incontinence urinaire ou d'autres symptômes ou signes pouvant indiquer une autre affection sous-jacente.

L'incontinence urinaire peut être provoquée par une infection urinaire aiguë ou une autre infection, la constipation, une diminution de l'apport liquidien, un changement dans l'évolution d'une affection chronique, comme l'augmentation du taux de glycémie chez une personne diabétique ou la

ENCADRÉ 46-2

Causes de l'incontinence passagère

- Délire
- Infection des voies urinaires
- Vaginite atrophique, urétrite
- Agents pharmacologiques (anticholinergiques, sédatifs, alcool, analgésiques, diurétiques, relaxants musculaires, agents adrénergiques)
- Facteurs psychologiques (dépression, régression)
- Production excessive d'urine (augmentation de l'apport liquidien, diabète insipide, acidocétose diabétique)
- Immobilité
- Selles compactes

diminution du niveau d'œstrogène chez une femme ménopausée. Si la cause est cernée, traitée et éliminée rapidement, l'incontinence elle-même pourrait être enrayée. Même si la vessie des personnes âgées est plus vulnérable à une activité instable du détrusor, l'âge n'est pas en soi un facteur de risque de l'incontinence (Suchinski *et al.*, 1999).

Traitement médical

Le traitement de l'incontinence urinaire dépend des causes du problème. Afin d'élaborer un traitement adéquat, on doit donc au préalable déterminer la nature et l'origine du problème.

Thérapie comportementale

C'est toujours vers la thérapie comportementale (encadré 46-3 ■) qu'on se tourne en premier afin de réduire ou d'éliminer l'incontinence urinaire. Grâce à cette technique, la personne évite les effets indésirables des interventions pharmacologiques ou chirurgicales (AHCPR, 1996; Roberts, 2001).

Pharmacothérapie

La thérapie pharmacologique est plus efficace lorsqu'on l'utilise comme traitement d'appoint aux interventions comportementales. Les agents anticholinergiques (oxybutynine [Ditropan], toltérodine [Detrol, Unidet], dicyclomine [Bentylol, Formulex]) inhibent les contractions de la vessie et sont considérés comme des médicaments de choix pour traiter l'incontinence par retard du temps d'alerte. De nombreux antidépresseurs tricycliques (imipramine [Tofranil], doxépine [Sinequan], désipramine [Norpramin] et nortriptyline [Aventyl]) peuvent aussi contribuer à réduire les contractions vésicales et à augmenter la résistance du col vésical. On peut aussi traiter l'incontinence à l'effort à l'aide d'agonistes alpha-adrénergiques tels que la pseudoéphédrine (par exemple Sudafed). Ces agents agissent en augmentant le tonus du muscle lisse du col vésical et de l'urètre proximal, mais ils sont peu souvent prescrits à cause de leur courte durée d'action et de leurs effets secondaires. On a montré que les œstrogènes (pris par voie orale, transdermique ou topique) constituent un traitement efficace pour toutes les formes d'incontinence. Les œstrogènes permettent de réduire l'obstruction de l'écoulement d'urine en rétablissant l'intégrité muqueuse, vasculaire et musculaire de l'urètre.

Particularités reliées à la personne âgée

Les personnes âgées peuvent être atteintes de déficience cognitive lorsqu'elles prennent des anticholinergiques. Il faut donc utiliser de faibles doses lorsqu'ils sont nécessaires.

Traitement chirurgical

Lorsque les thérapies comportementale et pharmacologique ont échoué, il peut être indiqué de recourir à la chirurgie correctrice. Le choix du type de chirurgie dépend du problème anatomique et physiologique. Dans la plupart des interventions, il est nécessaire de remonter et de stabiliser la vessie ou l'urètre afin de restaurer l'angle urétro-vésical normal; parfois on doit même allonger l'urètre.

Chez les femmes affectées d'incontinence à l'effort, il peut être nécessaire de commencer par effectuer une réfection vaginale, une suspension rétropubienne ou une suspension à l'aiguille afin de repositionner l'urètre. On recourt à des interventions de fronde et à des agents de gonflement périurétral, comme le collagène artificiel, dans le but de comprimer l'urètre et d'augmenter sa résistance au débit urinaire.

L'injection d'un produit sous la muqueuse urétrale ou le gonflement périurétral est un procédé semi-permanent consistant à introduire de petites quantités de collagène artificiel dans les parois urétrales afin d'augmenter la pression de fermeture de l'urètre. L'intervention dure de 10 à 20 minutes et peut être effectuée sous anesthésie locale ou sédation modérée. On passe à travers un cystoscope, préalablement inséré dans l'uretère, un instrument servant à déposer dans la paroi urétrale une petite quantité de collagène aux endroits déterminés par l'urologue. Une fois l'intervention terminée, la personne est autorisée à rentrer chez elle dès qu'elle a uriné. Il n'y a aucune restriction postopératoire, même s'il est parfois nécessaire d'effectuer plus d'une séance lorsque l'incontinence à l'effort ne s'arrête pas après la première intervention. L'injection de collagène, où qu'elle ait lieu, est considérée comme une intervention semi-permanente, car le corps va absorber le collagène en 12 à 24 mois après l'intervention. De plus, le gonflement périurétral au collagène est une solution de rechange chez les personnes âgées dont la santé est trop fragile pour permettre une chirurgie ou chez celles qui, préférant éviter la chirurgie, ne peuvent toutefois pas bénéficier de séances de rétroaction biologique ou de stimulation électrique, car il leur est difficile de s'y rendre régulièrement.

On peut installer un sphincter artificiel modifié, composé d'un ballon en caoutchouc-silicone, qui fait office de mécanisme d'autorégulation de la pression de l'urètre. Afin de maîtriser l'incontinence à l'effort, on peut également effectuer une stimulation électronique du plancher pelvien à l'aide d'un générateur d'impulsions miniature, muni d'électrodes et monté sur une tige insérée dans l'anus.

Afin de soulager les symptômes de l'hypertrophie de la prostate, on peut effectuer une résection transurétrale chez les hommes qui sont affectés d'incontinence par regorgement ou d'incontinence à l'effort. À la suite d'une chirurgie de la prostate, on peut implanter un sphincter artificiel afin de suppléer une insuffisance du sphincter (figure 46-1 ■). Après la chirurgie, on peut également injecter des agents de gonflement dans la région périurétrale afin d'augmenter la compression de l'urètre.

Interventions comportementales en cas d'incontinence urinaire

Les stratégies d'intervention comportementale sont effectuées, coordonnées et supervisées par l'infirmière. Elles peuvent être accompagnées d'une médication.

GESTION DE L'APPORT LIQUIDIEN

La gestion de l'apport liquidien est une des méthodes le plus couramment employées. La consommation quotidienne d'environ 1 500 à 1 600 mL de liquide, en petites quantités entre le déjeuner et le souper, permet de réduire les envies pressantes provoquées par la production d'urine concentrée, de réduire les risques d'infection des voies urinaires et de maintenir le bon fonctionnement de l'intestin.

La constipation, qui résulte d'un apport liquidien insuffisant, peut augmenter les mictions impérieuses ou la rétention urinaire. Les personnes devraient éviter de boire des liquides contenant de la caféine, de l'alcool ou un édulcorant de synthèse, ainsi que des boissons gazéifiées, car ils irritent la paroi vésicale, ce qui entraîne un besoin urgent d'uriner. L'eau reste la meilleure solution. Les personnes présentant un problème médical, tel que l'insuffisance cardiaque ou l'insuffisance rénale chronique, doivent d'abord discuter de la limite de leur apport liquidien quotidien avec leur médecin.

RÉGULATION DE LA FRÉQUENCE MICTIONNELLE

Après avoir évalué les tendances naturelles de miction et d'incontinence urinaire de la personne, on peut mettre en place un horaire de miction. Ce moyen est efficace, que les personnes aient ou non une déficience cognitive. Cependant, les personnes ayant un trouble cognitif ont besoin d'être aidées par un membre du personnel infirmier ou par un proche. Le but de cette pratique est de vider la vessie avant que le volume critique soit atteint, ce qui entraînerait une envie pressante ou un épisode d'incontinence à l'effort. Cette méthode comprend les étapes suivantes:

- La **miction à moments fixes** consiste à établir un horaire de miction (par exemple toutes les 2 heures si les épisodes d'incontinence tendent à se produire 2 heures ou plus après la miction). La personne peut donc uriner à des heures fixes plutôt que d'attendre d'avoir une envie pressante d'uriner.

- La **miction sur commande** est un type de miction à moments fixes exigeant qu'au moment voulu un proche aidant ou un membre du personnel infirmier rappelle à la personne ayant une déficience cognitive qu'elle doit uriner, puisqu'elle peut éprouver des difficultés à s'en souvenir. Le soignant doit vérifier si la personne est restée au sec. Si tel est le cas, il doit l'encourager et l'aider à se rendre aux toilettes, tout en la félicitant d'être restée au sec.

- La **rééducation** consiste à établir un horaire de miction dont les intervalles sont plus courts que ceux que choisirait normalement la personne. Cette technique aide les personnes qui présentent une diminution de la sensation du remplissage vésical provoquée par des problèmes médicaux variés, comme un AVC, à ressentir à nouveau le besoin d'uriner.

- La **rééducation vésicale** comprend un horaire de miction à moments fixes et des exercices visant à maîtriser l'envie d'uriner, ou les pertes urinaires, dans le but de rester au sec pendant une période déterminée. Lorsque le premier objectif est atteint sans difficulté, sans envie pressante ou incontinence, un nouvel objectif est fixé: l'intervalle est allongé de 10 à 15 minutes. La personne doit continuer

de faire ses exercices pour maîtriser son envie et retarder la miction ou pour éviter l'incontinence jusqu'au prochain intervalle prédéterminé. Lorsqu'un intervalle de miction raisonnable est atteint, la personne doit s'y tenir le restant de la journée.

EXERCICE DES MUSCLES PELVIENS (RÉÉDUCATION PÉRINÉALE)

Les exercices des muscles pelviens, également appelés «exercices de Kegel», visent à renforcer les muscles volontaires qui assurent la continence urinaire et fécale chez l'homme comme chez la femme. Les recherches montrent qu'il ne suffit pas de donner à la personne des instructions verbales ou écrites pour qu'elle localise et renforce le plancher pelvien dans le but de maîtriser la vessie et l'intestin (Sueppel *et al*, 2001; Joseph et Chang, 2000). Lorsque l'exercice des muscles pelviens s'accompagne de la rétroaction biologique, on utilise l'électromyographie et la manométrie pour aider la personne à trouver son plancher pelvien et à apprendre quels muscles il faut employer pour effectuer les exercices. La rétroaction biologique permet aussi de mesurer la force du muscle à l'effort (AHCPR, 1996).

L'exercice des muscles pelviens consiste à contracter les muscles utilisés pour arrêter la flatuosité et l'écoulement urinaire pendant 5 à 10 secondes, puis à les relâcher pendant 10 secondes. Pour que les exercices soient efficaces, la personne doit en faire une série de 10, 4 ou 5 fois par jour pendant 6 semaines. Les personnes âgées doivent parfois faire les exercices pendant une période beaucoup plus longue avant d'obtenir les résultats escomptés. Ces exercices sont très utiles pour les femmes affectées d'incontinence à l'effort, d'incontinence par réduction du temps d'alerte ou d'incontinence mixte, ainsi que pour les hommes ayant subi une chirurgie de la prostate.

EXERCICES DE RÉTENTION DE POIDS VAGINAUX

Les exercices de rétention de poids vaginaux complètent les exercices de Kegel. Des cônes, de différents poids, sont insérés dans le vagin 2 fois par jour, pendant 4 à 6 semaines. La personne doit retenir le cône pendant 15 minutes en contractant les muscles pelviens.

STIMULATION ÉLECTRIQUE TRANSVAGINALE OU TRANSRECTALE

La stimulation électrique, fréquemment utilisée pour traiter l'incontinence urinaire, déclenche une contraction passive des muscles du plancher pelvien, ce qui permet de rééduquer ces muscles et d'accroître le niveau de continence de la personne. La stimulation électrique est souvent combinée à des exercices des muscles pelviens par rétroaction biologique assistée et à un horaire de miction. La stimulation électrique à haute fréquence permet de traiter efficacement l'incontinence à l'effort, tandis que la stimulation électrique à basse fréquence permet de soulager les symptômes de la miction impérieuse et fréquente et l'incontinence par réduction du temps d'alerte. Les niveaux de fréquence intermédiaires permettent de traiter l'incontinence mixte (AHCPR, 1996; Bernier et Davila, 2000).

NEUROMODULATION

La neuromodulation, par stimulation transvaginale ou transrectale des nerfs du plancher pelvien, inhibe l'hyperactivité du détrusor et les signaux d'une vessie hypersensible; en outre, elle renforce les muscles d'un sphincter faible.

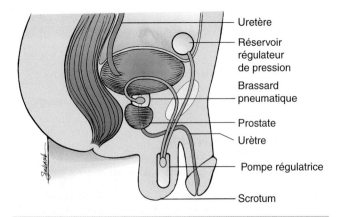

Urètre

Réservoir régulateur de pression

Brassard pneumatique

Prostate

Urètre

Pompe régulatrice

Scrotum

FIGURE 46-1 ■ Sphincter urinaire artificiel pour homme. On insère chirurgicalement un brassard pneumatique autour de l'urètre ou du col vésical. Pour vider sa vessie, la personne doit dégonfler le brassard en exerçant une pression sur la pompe régulatrice située dans le scrotum.

Soins et traitements infirmiers

Les soins et traitements infirmiers sont fondés sur la prémisse que l'affection ou le vieillissement n'entraînent pas inévitablement l'incontinence et qu'il est possible de la traiter et de l'enrayer. Le traitement choisi détermine en partie les interventions infirmières. Pour que la thérapie comportementale soit efficace, l'infirmière doit soutenir et encourager la personne, qui est susceptible de se décourager si son niveau de continence n'augmente pas rapidement grâce à la thérapie. Il est très important de donner, verbalement et par écrit, un enseignement à la personne sur le traitement de la vessie (encadré 46-4 ■). L'infirmière doit aider la personne à tenir un journal dans lequel elle note le moment où elle a effectué ses exercices de Kegel, tout changement de ses fonctions urinaires découlant du traitement, ainsi que les épisodes d'incontinence.

En cas de traitement pharmacologique, il faut en expliquer le but à la personne et à ses proches. Si la personne doit subir une chirurgie, on lui décrit l'intervention et les effets escomptés. Le suivi des soins permet à l'infirmière de répondre aux questions de la personne et de l'encourager. On doit faire comprendre aux personnes atteintes d'incontinence mixte (incontinence par réduction du temps d'alerte et à l'effort) que les anticholinergiques et les antispasmodiques peuvent aider à diminuer les mictions impérieuses et fréquentes et l'incontinence par réduction du temps d'alerte, mais pas l'incontinence à l'effort.

RÉTENTION URINAIRE

La rétention urinaire est l'incapacité de vider la vessie complètement malgré les tentatives de miction. La rétention chronique conduit souvent à l'incontinence par regorgement (provoquée par la pression de l'urine retenue dans la vessie). L'urine résiduelle est l'urine qui reste dans la vessie après la miction. Chez une personne en santé âgée de 60 ans ou moins, l'évacuation complète de la vessie devrait se produire chaque fois qu'elle urine. Chez les personnes âgées de plus de 60 ans, une quantité de 50 à 100 mL d'urine peut rester dans la vessie après la miction, puisque la capacité de contraction du muscle du détrusor est réduite.

ENSEIGNEMENT

Prise en charge de l'incontinence urinaire

Voici les recommandations qu'on doit passer en revue avec les personnes aux prises avec l'incontinence urinaire:

- Surveiller davantage les quantités et les moments où des liquides sont ingérés.
- Éviter de consommer des diurétiques après 16 heures.
- Éviter tout ce qui irrite la vessie, par exemple la caféine, l'alcool et l'aspartame (NutraSweet).
- Prendre les mesures nécessaires pour prévenir la constipation: boire la quantité appropriée de liquides, adopter un régime alimentaire équilibré et riche en fibres, faire de l'exercice régulièrement et utiliser un laxatif ramollissant les selles en cas de besoin.
- Uriner régulièrement, de 5 à 8 fois par jour (environ toutes les 2 ou 3 heures):
  - Au lever
  - Avant chaque repas
  - Au coucher
  - Une fois au cours de la nuit, si nécessaire
- Faire les exercices des muscles pelviens chaque jour, selon l'ordonnance.
- Arrêter de fumer (en général, les fumeurs toussent beaucoup, ce qui augmente les risques d'incontinence).

Si la rétention urinaire peut affecter toutes les personnes opérées, elle touche particulièrement les personnes qui ont subi une intervention au périnée ou à l'anus ayant déclenché un spasme réflexe des sphincters. L'anesthésie générale réduit l'innervation musculaire de la vessie et supprime l'envie d'uriner, ce qui empêche l'évacuation de la vessie (Gray, 2000a, 2000b).

Physiopathologie

La rétention urinaire peut être causée par le diabète, une hypertrophie de la prostate, une affection de l'urètre (infection, tumeur, calcul), un trauma (lésion pelvienne), une grossesse ou des troubles neurologiques comme un AVC, un traumatisme médullaire, la sclérose en plaques ou la maladie de Parkinson.

Certains médicaments provoquent une rétention urinaire: (1) soit en inhibant les contractions vésicales: anticholinergiques (atropine, dicyclomine [Bentylol, Formulex]), antispasmodiques (oxybutynine [Ditropan], toltérodine [Detrol]), opioïdes et antidépresseurs tricycliques; (2) soit en augmentant la résistance de l'orifice de sortie de la vessie: agents alpha-adrénergiques (éphédrine, pseudoéphédrine), bêtabloquants et œstrogènes.

Examen clinique et examens paracliniques

Puisque les signes et symptômes de rétention urinaire peuvent facilement passer inaperçus, l'examen clinique d'une personne atteinte de ce trouble présente de nombreux aspects. Voici quelques questions qui permettent d'orienter l'examen clinique:

■ À quelle heure la dernière miction a-t-elle eu lieu et quel en a été le volume ?

■ La personne émet-elle fréquemment de petites quantités d'urine ?

■ L'urine s'écoule-t-elle goutte à goutte ?

■ La personne se plaint-elle de douleur ou de malaise dans la partie inférieure de l'abdomen ? (Le malaise peut être relativement léger si la vessie se distend lentement.)

■ Y a-t-il un gonflement dans la région du bassin ? (Cela peut indiquer une rétention urinaire ou une distension de la vessie.)

■ Y a-t-il matité à la percussion de la région suspubienne ? (Cela peut indiquer une rétention urinaire ou une distension de la vessie.)

■ Y a-t-il d'autres signes de rétention urinaire, comme la nervosité ou l'agitation ?

■ Une échographie postmictionnelle de la vessie a-t-elle révélé la présence d'urine résiduelle ?

Il est possible que la personne exprime une sensation de plénitude vésicale ou d'évacuation incomplète de la vessie. L'infirmière doit aussi vérifier la présence de signes et symptômes d'infection des voies urinaires tels que l'hématurie et la dysurie. Afin de déterminer le type de dysfonction urinaire en cause et le traitement approprié, on peut effectuer des examens urodynamiques (chapitre 45 ⊂⊃). La personne peut tenir un journal de ses mictions afin de fournir des données écrites sur leur volume et leur fréquence.

Il est possible de mesurer la quantité d'urine résiduelle sans recourir à un **cathétérisme** postmictionnel simple. Pour ce faire, on utilise un échographe portatif pour la vessie (Recherche en sciences infirmières 46-2 ■) : à l'aide du lecteur optique manuel, on exerce une légère pression au niveau de la vessie afin de déceler la présence de liquides dans la vessie. S'il reste plus de 100 mL d'urine dans la vessie après la miction, on devrait installer une sonde afin de réduire les risques d'infection des voies urinaires et de surdistension vésicale (Phillips, 2000 ; Schott-Baer et Reaume, 2001).

Complications

La rétention urinaire peut provoquer une infection chronique. Une infection non traitée peut entraîner un calcul, une pyélonéphrite ou une septicémie. L'état du rein pourrait aussi se détériorer si une trop grande quantité d'urine est retenue, ce qui causerait une pression inverse sur les voies urinaires supérieures. De plus, les fuites d'urine peuvent provoquer la décomposition de la membrane périnéale, surtout si les mesures d'hygiène sont insuffisantes.

Soins et traitements infirmiers

Les stratégies de prise en charge visent à prévenir la surdistension de la vessie, à traiter les infections et à corriger l'obstruction. On peut toutefois éviter de nombreuses complications grâce à une évaluation minutieuse et à des interventions infirmières appropriées. L'infirmière devrait être en mesure d'expliquer les raisons pour lesquelles la miction est anormale, tout en surveillant de très près l'élimination urinaire

de la personne. L'infirmière doit rassurer celle-ci sur la nature temporaire de la rétention et sur l'efficacité des moyens utilisés pour la prise en charge.

Favoriser le retour au mode d'élimination normal

L'infirmière peut favoriser l'élimination urinaire de diverses manières, notamment en assurant à la personne une certaine intimité, ainsi qu'un environnement et une position propices à la miction, et en lui facilitant l'accès aux toilettes ou à la chaise d'aisances, plutôt que de lui faire utiliser le bassin hygiénique, afin de rendre le processus de miction plus naturel. Les hommes peuvent utiliser l'urinal en se tenant debout près du lit, la plupart d'entre eux étant plus à l'aise dans cette position.

Afin de favoriser l'élimination urinaire, l'infirmière peut également appliquer de la chaleur (bains de siège, compresses chaudes sur le périnée, douches) pour faciliter la détente des sphincters, donner à la personne du thé chaud, tout en l'encourageant et en la rassurant. Des méthodes de stimulation simples peuvent aussi être efficaces : par exemple faire couler l'eau pendant que la personne essaie d'uriner, frotter légèrement l'abdomen ou l'intérieur des cuisses, tapoter la région suspubienne ou tremper les mains de la personne dans de l'eau chaude. Il est parfois nécessaire de combiner plusieurs méthodes pour déclencher la miction.

Après une intervention chirurgicale, l'infirmière doit administrer l'analgésique prescrit, car la douleur ressentie dans la région de l'incision peut rendre la miction difficile.

Favoriser l'élimination

Lorsque la personne est incapable d'uriner, on recourt au cathétérisme afin de prévenir une surdistension de la vessie (voir, ci-dessous, vessie neurogène et cathétérisme). En cas d'obstruction prostatique, le cathétérisme (effectué par l'urologue) peut ne pas être efficace, puisqu'il peut nécessiter l'installation d'une **sonde urinaire suspubienne.** Une fois que le drainage urinaire est rétabli, la personne qui ne peut uriner doit commencer à rééduquer sa vessie.

Favoriser les soins à domicile et dans la communauté

Modifier le milieu de vie est une façon simple et efficace de traiter l'incontinence urinaire. Afin de pouvoir accéder facilement et en toute sécurité à la salle de bains, la personne devrait déplacer certains objets pouvant constituer des obstacles (par exemple une carpette). L'infirmière peut aussi lui recommander d'installer des barres de soutien dans la salle de bains ou de garder à portée de main un bassin hygiénique ou un urinal. D'autres précautions consistent par exemple à laisser une lumière allumée dans la chambre à coucher et dans la salle de bains et à porter des vêtements faciles à retirer lorsqu'on va aux toilettes (encadré 46-4).

⋀ Particularités reliées à la personne âgée

Pour que le traitement soit efficace, les infirmières et les autres membres du personnel soignant doivent considérer que l'incontinence est un trouble réversible, et non une conséquence

RECHERCHE EN SCIENCES INFIRMIÈRES 46-2

Échographie et détermination du volume d'urines résiduelles

F.D. Schott-Baer et L. Reaume (2001). « Accuracy of ultrasound estimates of urine volume ». *Urologic Nursing, 21*(3), 193-195.

OBJECTIF

Les infections des voies urinaires survenant à la suite d'un cathétérisme sont la principale cause d'infection chez les personnes hospitalisées et elles peuvent mener à la septicémie. Il est donc important d'éviter autant que possible d'utiliser les sondes vésicales, tout en assurant une évacuation adéquate de la vessie. Le but de cette étude était de comparer le volume d'urine obtenu à l'aide de l'échographie à la quantité d'urine obtenue grâce au cathétérisme intermittent.

DISPOSITIF ET ÉCHANTILLON

L'échantillon était composé de 48 personnes ayant subi une chirurgie générale et qui séjournaient dans une unité de réadaptation. Le scanneur utilisé pour l'étude, le Diagnostic Ultrasound Corporation BVI 2500, est un appareil portatif, fonctionnant avec des piles, qui permet de mesurer le volume vésical de manière non effractive. Toutes les personnes auxquelles un cathétérisme postmictionnel avait été prescrit par le médecin à la suite du retrait de la sonde vésicale à demeure faisaient partie de l'étude. Les données de comparaison provenaient du volume que le cathétérisme permettait

d'obtenir pour chaque personne. Le cathétérisme était effectué immédiatement après l'échographie de la vessie.

RÉSULTATS

La moyenne des volumes obtenus par échographie et celle des volumes obtenus par cathétérisme urinaire étaient pour l'essentiel les mêmes. Chez seulement 10 % des participants, le volume mesuré grâce à l'échographie variait de plus de 100 mL par rapport au volume réel.

IMPLICATIONS POUR LA PRATIQUE INFIRMIÈRE

Les résultats de cette étude montrent qu'on peut estimer de manière relativement précise le volume d'urine résiduelle réel en se fondant sur le volume vésical obtenu par échographie. Cette technique constitue une solution de rechange acceptable au cathétérisme postmictionnel et n'entraîne pas de risques d'infection. Elle est moins désagréable que le cathétérisme et permet de réduire le temps d'examen pour la personne comme pour l'infirmière, ainsi que les risques d'infection nosocomiale associée au cathétérisme.

---

inévitable et impossible à traiter, reliée à une affection ou au vieillissement. Il est également essentiel qu'ils unissent leurs efforts pour évaluer et traiter l'incontinence urinaire.

VESSIE NEUROGÈNE

La **vessie neurogène** est un trouble fonctionnel de la vessie qui provient d'une lésion du système nerveux. Ce trouble peut être associé à une tumeur ou à une lésion de la moelle épinière, à une hernie discale, à la sclérose en plaques, à des affections congénitales (spina bifida, myéloméningocèle), à une infection ou au diabète.

Physiopathologie

Il existe deux formes de vessie neurogène : la forme spasmodique (réflexe) et la forme flasque. La forme spasmodique, la plus fréquente, est causée par une lésion médullaire au-dessus de l'arc réflexe (lésion du neurone moteur supérieur). Cette lésion entraîne une perte de la sensibilité et de la motricité. Une vessie spasmodique se vidant par réflexe, l'évacuation échappe donc partiellement ou complètement à la volonté de la personne.

La forme flasque de la vessie neurogène est causée par une lésion du neurone moteur inférieur, le plus souvent due à un traumatisme. La vessie flasque est fréquente chez les personnes diabétiques. Elle entraîne dans la vessie une accumulation d'urine qui engendre une distension avant de provoquer de l'incontinence par regorgement. Elle est due à une perte de contractilité du muscle vésical. Lorsqu'une perte de sensibilité accompagne la vessie flasque, la personne ne ressent aucun malaise.

Examen clinique et examens paracliniques

En cas de vessie neurogène, on effectue les examens suivants : mesure des ingesta, des excreta et du volume d'urine résiduelle ; analyse des urines ; évaluation de la sensibilité vésicale et du degré de motricité. La personne doit également passer des examens urodynamiques complets.

Complications

La principale complication de la vessie neurogène est l'infection résultant de l'accumulation d'urine dans la vessie et du cathétérisme. Une urolithiase (formation de calculs dans les voies urinaires) peut résulter de l'accumulation d'urine, de l'infection ou de la déminéralisation osseuse provoquée par l'immobilité. Une insuffisance rénale peut résulter d'un reflux vésico-urétéral (reflux anormal vers les uretères de l'urine provenant de la vessie), d'une hydronéphrose (dilatation du bassinet du rein causée par un obstacle au débit urinaire) ou d'une atrophie du rein. L'insuffisance rénale est la principale cause de décès chez les personnes atteintes d'un trouble de la vessie d'origine nerveuse.

Traitement médical

Les soins à prodiguer varient d'une personne à l'autre et constituent un défi considérable pour l'équipe soignante. Dans tous les cas, on doit viser les objectifs à long terme suivants :

- Prévenir la distension de la vessie
- Vider régulièrement et complètement la vessie

- Prévenir les infections et l'urolithiase
- Maintenir une capacité vésicale adéquate, sans reflux vésico-urétéral

Selon les problèmes dont la personne est atteinte, d'autres soins peuvent également être effectués, notamment : le recours au cathétérisme continu ou intermittent ou à l'autocathétérisme (voir ci-dessous) ; l'utilisation d'un cathéter externe semblable à un condom ; la mise en place d'un régime pauvre en calcium (pour éviter la formation de calculs) ; et la préservation de la mobilité et de la marche. Il faut encourager la personne à boire de grandes quantités de liquides, ce qui permet de réduire le nombre de bactéries dans l'urine, de diminuer l'accumulation d'urine dans la vessie, de faire baisser la concentration de calcium dans l'urine et de réduire le plus possible la précipitation des cristaux urinaires et la formation de calculs qui s'ensuit.

Afin de favoriser plus encore l'évacuation d'une vessie flasque, la personne peut suivre la méthode de la « miction double ». Après chaque miction, la personne reste sur le siège des toilettes, se détend pendant 1 ou 2 minutes et essaie d'uriner à nouveau pour vider complètement la vessie. Cette méthode est efficace chez les personnes dont le trouble urinaire est d'origine neurologique, par exemple dans le cas de la sclérose en plaques (Halper, 1998).

On peut aussi envisager la miction à moments fixes ou selon un horaire. Par exemple, dans le but d'éviter la surdistension, on peut demander à la personne d'uriner toutes les deux heures. Un programme de rééducation vésicale peut constituer un traitement efficace de la vessie spasmodique ou de la rétention urinaire (Davies *et al.*, 2000 ; Joseph, 1999).

Pharmacothérapie

Les parasympathomimétiques, comme le béthanéchol (Duvoid, Urécholine), peuvent favoriser la contraction du muscle du détrusor.

Traitement chirurgical

Il peut être nécessaire d'effectuer une intervention chirurgicale pour remédier aux spasmes du col vésical, au reflux vésico-urétéral, ou encore pour procéder à certaines formes de dérivation urinaire.

Cathétérisme

Lorsqu'une personne est atteinte d'un trouble urologique ou rénal, on doit tout mettre en œuvre pour assurer une élimination urinaire adéquate et préserver le fonctionnement des reins. S'il est nécessaire de recourir à des moyens artificiels pour évacuer l'urine, on peut insérer une sonde directement dans la vessie, les uretères ou les bassinets. Il existe divers modèles de sonde, qui diffèrent par leur calibre, leur forme, leur longueur, le matériau de fabrication, ainsi que par l'usage qu'on en fait.

ALERTE CLINIQUE *On ne doit pas utiliser de sonde ni de système de drainage en latex chez les personnes qui ont une allergie connue ou possible à cette matière.*

Le recours au cathétérisme vise l'un des buts suivants :

- Court-circuiter une obstruction
- Assurer le drainage à la suite d'une intervention chirurgicale, notamment si elle touche la vessie
- Mesurer le débit urinaire horaire chez des personnes atteintes d'affections graves
- Favoriser l'évacuation d'urine chez les personnes affectées d'une vessie neurogène ou de rétention urinaire
- Prévenir les pertes d'urine chez les personnes présentant des plaies de pression de stade III ou IV

Le cathétérisme entraîne des risques d'infection des voies urinaires, et on ne devrait donc l'utiliser qu'en dernier recours. De plus, les sondes vésicales entraînent d'autres complications, telles que les spasmes vésicaux, le rétrécissement de l'urètre et les nécroses dues à une irrigation sanguine insuffisante.

Sonde vésicale à demeure et infection Si l'utilisation d'une sonde vésicale à demeure est inévitable, il est indispensable de recourir à un système de drainage en circuit fermé conçu pour réduire les risques de déconnexion de la sonde vésicale et les risques de contamination. Deux systèmes sont couramment utilisés. Le premier se compose d'une sonde vésicale à demeure, d'un raccord et d'un sac de prélèvement muni d'une chambre antireflux et d'un robinet de vidange. Le second se compose d'une sonde vésicale à demeure à trois lumières, reliée à un système de drainage stérile en circuit fermé : la première lumière permet l'écoulement de l'urine, la seconde le gonflement d'un ballonnet avec de l'air ou de l'eau, et la troisième l'irrigation continue de la vessie à l'aide d'une solution antibactérienne. On utilise souvent la sonde vésicale à demeure à trois lumières après avoir effectué une prostatectomie transurétrale.

La sonde vésicale à demeure peut provoquer une infection. En fait, la sonde vésicale est la principale cause de septicémie en milieu hospitalier (Pharand, 2001). On observe une multiplication bactérienne (bactériurie) après deux semaines chez la moitié des personnes porteuses d'une sonde vésicale à demeure et après quatre à six semaines chez la majorité des personnes ; la bactériurie peut survenir même si on a scrupuleusement respecté les mesures de prévention des infections lors de la mise en place du cathéter et au moment des soins.

Au Canada, on compte 110 infections nosocomiales par 1 000 personnes hospitalisées (ICIS, 2004) : 40 % de ces infections nosocomiales surviennent dans les voies urinaires et 80 % d'entre elles sont directement attribuables à la sonde vésicale (Pharand, 2001). Les agents pathogènes responsables des infections des voies urinaires liées à l'emploi d'une sonde vésicale sont notamment les suivants : *Escherichia coli*, *Klebsiella*, *Proteus*, *Pseudomonas*, *Enterobacter*, *Serratia* et *Candida*. Un grand nombre de ces microorganismes font partie de la flore intestinale normale ou sont transmis par une autre personne hospitalisée, par un membre du personnel ou en raison de l'exposition à du matériel non stérile.

Les sondes vésicales entravent la plupart des mécanismes naturels de défense des voies urinaires inférieures. En effet, elles obstruent les canaux périurétraux, irritent la muqueuse vésicale et constituent une voie d'entrée artificielle pour les bactéries. Elles favorisent l'introduction de microorganismes dans la vessie de trois façons : par l'urètre, au moment de leur introduction ; par le contact avec la fine pellicule de liquide urétral qui recouvre la muqueuse ; au contact de la surface externe de la sonde.

Le robinet de vidange du sac de prélèvement peut être contaminé au moment où on l'ouvre pour permettre le drainage. Les bactéries entrent dans le sac, se multiplient rapidement et se propagent dans le raccord, la sonde et la vessie. Grâce à la microscopie électronique à balayage, on a montré que des couches épaisses (biofilms) de bactéries tapissent fréquemment l'intérieur des sondes et des systèmes de drainage (Doyle *et al.*, 2001 ; Godfrey et Evans, 2000 ; Phillips, 2000).

Cathétérisme suspubien Pour pratiquer un drainage vésical suspubien, on insère une sonde dans la vessie par une incision ou une ponction pratiquée dans la région au-dessus du pubis (figure 46-2 ■). On peut utiliser la sonde suspubienne pour dévier temporairement le trajet de l'urine quand l'évacuation ne peut se faire par l'urètre (à cause de lésions, d'un rétrécissement ou d'une obstruction prostatique), à la suite de certaines interventions, gynécologiques ou autres, qui entravent le fonctionnement de la vessie et, parfois, à la suite de fractures du bassin. On peut également utiliser le cathétérisme suspubien pendant une longue période chez les femmes ayant subi une destruction urétrale consécutive au port à long terme d'une sonde vésicale à demeure (Addison, 1999a, 1999b).

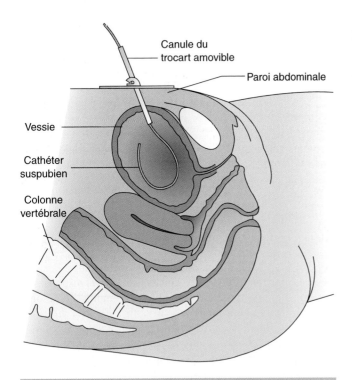

FIGURE 46-2 ■ Cathétérisme suspubien. On utilise une canule de trocart pour faire une incision dans la paroi de l'abdomen et de la vessie. On insère le cathéter en utilisant comme guide la canule du trocart qui est ensuite retirée. Le cathéter reste en place, et on le fixe avec des sutures pour éviter qu'il soit retiré par accident.

Pour faciliter l'insertion de la sonde suspubienne, la personne doit être en décubitus dorsal. On procède ensuite à la dilatation de la vessie en lui administrant des liquides par voie orale ou intraveineuse ou en instillant dans la vessie une solution physiologique stérile à l'aide d'une sonde vésicale. Cette mesure permet de repérer plus facilement la vessie. On prépare la région suspubienne comme s'il s'agissait d'une chirurgie, et le point d'incision est marqué à 5 cm environ au-dessus de la symphyse. On fait pénétrer la sonde dans la vessie par une incision ou une ponction réalisée avec un petit trocart (instrument pointu). On met en place la sonde ou le système de drainage, puis on le fixe à la peau à l'aide d'une suture ; on recouvre la région de l'incision abdominale d'un pansement stérile. La sonde est reliée à un système de drainage en circuit fermé, et on fixe la tubulure sur l'abdomen à l'aide d'un ruban adhésif afin d'éviter toute tension.

Le cathétérisme suspubien peut se prolonger pendant plusieurs semaines. Pour vérifier si la personne est capable d'uriner spontanément, on clampe la sonde pendant 4 heures, durant lesquelles la personne doit essayer d'uriner. Dès que la personne a uriné, on enlève le clamp et on mesure le volume d'urine résiduelle (urine restée dans la vessie après la miction). Généralement, on retire la sonde si le volume d'urine résiduelle est inférieur à 100 mL à deux reprises (le matin et le soir). Cependant, si la personne se plaint de douleur ou de malaise, on laisse la sonde en place jusqu'à ce qu'elle puisse uriner sans problème. Si on doit laisser la sonde suspubienne en place pendant une période indéterminée, il faut la changer à intervalles réguliers, allant de 6 à 12 semaines (Gujral *et al.*, 1999).

Le drainage suspubien présente certains avantages. Les personnes opérées porteuses d'une sonde suspubienne recouvrent généralement leur fonction urinaire plus rapidement que celles qui portent une sonde vésicale. La sonde suspubienne est également moins désagréable pour la personne. Elle assure une plus grande mobilité, permet la mesure du volume résiduel et présente moins de risques d'infection vésicale. On retire la sonde suspubienne dès qu'elle n'est plus nécessaire et on pose un pansement stérile sur la région de l'incision.

Afin d'éviter qu'un dépôt se forme autour de la sonde, la personne doit consommer une grande quantité de liquide. D'autres problèmes peuvent survenir, notamment : la formation de calculs vésicaux, des infections chroniques ou aiguës et des troubles reliés au prélèvement de l'urine. Un stomothérapeute peut aider la personne et ses proches aidants à choisir le système de drainage d'urine le plus approprié et leur enseigner les techniques d'utilisation et d'entretien.

Soins et traitements infirmiers pendant le cathétérisme

Examiner la personne et vérifier le système

L'infirmière doit vérifier périodiquement le fonctionnement du système de drainage. Elle surveille la couleur, l'odeur et le volume des urines. Elle doit également noter les volumes de liquide ingéré et d'urine excrétée, qui sont des données essentielles pour évaluer la fonction rénale et urinaire.

L'infirmière s'assure que la sonde est bien fixée afin de prévenir les pressions sur l'urètre au niveau de la jonction du pénis et du scrotum chez les hommes, et les tensions ou tractions sur la vessie chez les personnes des deux sexes.

De plus, elle doit établir si la personne présente des risques élevés d'infection des voies urinaires due au cathétérisme. C'est le cas des femmes, des personnes âgées, des personnes affaiblies, atteintes de dénutrition, d'une affection chronique, ainsi que des personnes immunodéprimées ou diabétiques. On doit observer de près ces personnes afin de déceler tout signe ou symptôme d'infection des voies urinaires: urine trouble et malodorante, hématurie, fièvre, frissons, anorexie ou malaises. On examine la région autour du méat urinaire pour déterminer s'il y a excoriation ou écoulement. Effectuer des cultures d'urine est le moyen le plus efficace pour dépister les infections.

L'échographie de la vessie est une technique non effractive qui permet de mesurer le volume vésical. On peut également effectuer une scintigraphie de la vessie pour déterminer le volume d'urine contenu dans la vessie, le degré d'évacuation vésicale, et pour savoir, le cas échéant, s'il est indiqué de recourir au cathétérisme (Phillips, 2000; Schott-Baer et Reaume, 2001).

Évaluer les complications reliées à l'âge

La personne âgée porteuse d'une sonde vésicale à demeure ne présente pas nécessairement de signes d'infection caractéristiques. Il faut donc considérer tout changement, aussi minime soit-il, de l'état physique ou mental de la personne comme un symptôme possible d'infection et effectuer des examens le plus rapidement possible: la septicémie peut en effet se manifester avant même que l'infection soit diagnostiquée. Les événements successifs qui mènent à l'infection et à la perte d'urine à la suite de l'utilisation prolongée d'une sonde vésicale à demeure chez une personne âgée sont présentés dans la figure 46-3 ■.

Prévenir l'infection

Il est nécessaire de prendre certaines précautions pour prévenir l'infection chez les personnes porteuses d'un système de drainage en circuit fermé (encadré 46-5 ■). La sonde étant un corps étranger, elle provoque une réaction de la muqueuse urétrale qui se traduit par un écoulement. Cependant, il est déconseillé de nettoyer la zone de contact entre la sonde et le méat, car toute manipulation de la sonde, y compris au cours du nettoyage, augmente les risques d'infection. On peut faire disparaître la majeure partie du dépôt qui se forme à la surface de la sonde en la nettoyant légèrement avec du savon au cours du bain quotidien. On doit fixer la sonde solidement de façon à empêcher tout va-et-vient dans l'urètre. Le dépôt qui se forme à partir des sels urinaires peut donner naissance à des calculs; le dépôt est beaucoup moins important lorsqu'on utilise des sondes en silicone.

Pour que la sonde soit irriguée mécaniquement et pour que les composantes urinaires qui forment un dépôt soient diluées, l'apport liquidien de la personne doit être abondant, tout en restant dans les limites de sa réserve cardiaque et rénale, et le débit urinaire doit être accru.

> **! ALERTE CLINIQUE** *Il est important que l'infirmière se lave les mains avant de passer d'une personne hospitalisée à l'autre, ainsi qu'avant et après la manipulation d'une partie quelconque de la sonde vésicale ou du système de drainage.*

Pour dépister les infections, on effectue des analyses d'urine selon l'ordonnance du médecin. Un grand nombre de sondes sont munies d'un orifice d'aspiration (ponction) qui permet de prélever des échantillons.

L'utilité des cultures d'urine et du traitement de la bactériurie chez les personnes porteuses d'une sonde vésicale à demeure qui sont asymptomatiques ne fait pas l'unanimité. En effet, la bactériurie est inévitable et l'usage excessif des antibiotiques peut entraîner une résistance des bactéries (Suchinski *et al.*, 1999).

Réduire les risques de lésions

On peut réduire les risques de lésions de l'urètre:

- En utilisant une sonde de calibre approprié
- En utilisant un lubrifiant hydrosoluble au moment de l'insertion de la sonde
- En insérant la sonde suffisamment profondément pour éviter de provoquer des lésions des tissus urétraux lors du gonflement du ballonnet

Les lésions à la muqueuse vésicale sont principalement causées par la manipulation de la sonde. Quand l'urine envahit la muqueuse endommagée, il en résulte inévitablement une infection.

On doit fixer la sonde convenablement afin d'éviter qu'elle se déplace, qu'elle exerce une traction sur l'urètre, qu'elle soit retirée accidentellement ou qu'elle empêche les jambes de bouger normalement. Chez l'homme, on fixe la tubulure à l'aide d'un ruban adhésif sur le haut de la cuisse de façon à éviter une pression sur l'urètre, à la jonction du pénis et du scrotum, qui pourrait provoquer la formation d'une fistule. Chez la femme, on fixe la tubulure reliée au cathéter sur la cuisse de façon à éviter les tensions ou les tractions sur la vessie.

On doit s'assurer que les personnes présentant un trouble cognitif ne retirent pas accidentellement la sonde vésicale pendant que le ballonnet est gonflé, ce qui pourrait provoquer un saignement et des lésions importantes à l'urètre (Phillips, 2000).

Rééduquer la vessie

Chez une personne porteuse d'une sonde vésicale à demeure, le muscle du détrusor ne contracte pas activement la paroi vésicale pour favoriser l'évacuation parce que l'urine est régulièrement évacuée de la vessie. Il se peut donc que le détrusor ne réponde pas au remplissage de la vessie immédiatement après le retrait de la sonde, ce qui peut entraîner une rétention urinaire ou une incontinence. On parle alors d'instabilité postcathétérisme du détrusor; la rééducation vésicale permet de remédier à ce problème (encadré 46-6 ■).

PHYSIOLOGIE/PHYSIOPATHOLOGIE

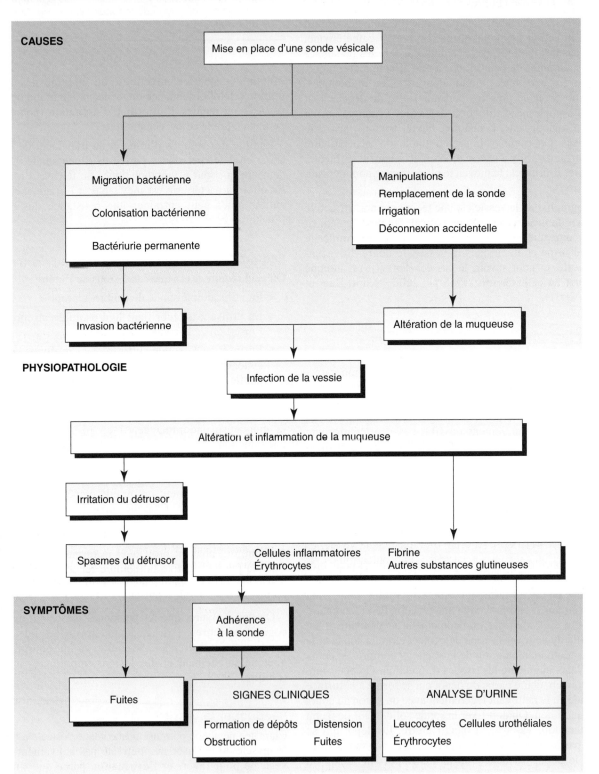

FIGURE **46-3** ■ Physiopathologie et symptômes d'infection vésicale chez une personne porteuse d'une sonde vésicale à demeure.

RECOMMANDATIONS

Prévention de l'infection chez les personnes porteuses d'une sonde vésicale

- Respecter strictement les règles de l'asepsie lors de l'insertion de la sonde vésicale. Utiliser un système de drainage en circuit fermé stérile et assemblé au préalable.

- Afin d'éviter la contamination, ne *jamais* détacher la tubulure. S'assurer que le sac de prélèvement ne touche *jamais* le sol. S'il y a contamination, si une obstruction empêche l'écoulement de l'urine ou si les raccords fuient, changer le sac et la tubulure.

- Si le sac de prélèvement doit être placé plus haut que la vessie, installer un clamp sur la tubulure afin d'éviter le reflux par gravité de l'urine contaminée dans la vessie.

- Assurer un écoulement continu pour prévenir l'infection. Un «coude» ou une boucle dans la tubulure peut causer une accumulation d'urine dans la tubulure et un mauvais écoulement.

- Afin de réduire les risques de prolifération bactérienne, vider le sac de prélèvement en utilisant le robinet de vidange toutes les 8 heures, ou plus souvent si le volume d'urine recueilli est plus important.

- Éviter la contamination du robinet de vidange. Réserver à l'usage exclusif de la personne un récipient destiné à recueillir l'urine.

- Ne pas irriguer systématiquement la sonde. Si la personne est sujette à la formation de caillots ou de dépôts importants causant une obstruction, utiliser un système de drainage à 3 voies avec irrigation continue.

- Ne jamais détacher la sonde, que ce soit pour l'irriguer, pour obtenir un échantillon d'urine ou pour transporter ou déplacer la personne.

- Ne jamais laisser la sonde en place plus longtemps que nécessaire.

- Ne pas changer la sonde systématiquement. Changer la sonde seulement pour corriger certains problèmes, comme une fuite, une obstruction ou un dépôt.

- Prendre les mesures nécessaires pour éviter que la personne qui porte la sonde ou les membres du personnel touchent la sonde par inadvertance.

- Toujours se laver les mains avant et après la manipulation de la sonde, de la tubulure ou du sac de prélèvement.

- Nettoyer la région périnéale avec de l'eau et du savon au moins 2 fois par jour; empêcher tout va-et-vient de la sonde dans l'urètre. Bien sécher la région, en évitant d'utiliser de la poudre, car celle-ci pourrait irriter le périnée.

- Surveiller les mictions de la personne une fois la sonde retirée. La personne doit uriner dans les 8 heures suivant le retrait; si la personne est incapable d'uriner, on peut utiliser un cathétérisme simple.

- Obtenir un échantillon d'urine dès les premiers signes d'infection.

Dès que la sonde vésicale à demeure est retirée, la personne reçoit un horaire de mictions, généralement toutes les 2 ou 3 heures. La personne doit uriner à chaque heure prédéterminée. On examine ensuite la vessie à l'aide d'un échographe portatif. S'il reste 100 mL d'urine ou plus dans la vessie, on peut effectuer un cathétérisme simple afin d'obtenir une évacuation complète de la vessie. Après quelques jours, lorsque les terminaisons nerveuses de la paroi vésicale redeviennent sensibles au remplissage et à l'évacuation de la vessie, la fonction vésicale redevient normale. La rééducation de la vessie peut prendre plus de temps chez les personnes qui ont porté une sonde vésicale à demeure pendant une longue période. Dans certains cas, les fonctions ne reviennent jamais à la normale. Un cathétérisme intermittent à long terme peut alors être nécessaire (Phillips, 2000).

Assistance en cas d'autocathétérisme intermittent

L'autocathétérisme intermittent permet d'évacuer périodiquement le contenu de la vessie. Parce qu'il favorise le drainage et empêche l'accumulation d'urine résiduelle, il protège les reins, réduit l'incidence des infections des voies urinaires et améliore la continence. C'est le traitement préconisé chez les personnes atteintes d'une lésion de la moelle épinière ou d'un autre trouble neurologique, comme la sclérose en plaques, qui entrave l'évacuation de la vessie. L'autocathétérisme accroît l'autonomie de la personne, entraîne peu de complications et augmente l'estime de soi et la qualité de vie de la personne.

Lorsqu'elle enseigne à la personne comment effectuer l'autocathétérisme, l'infirmière doit utiliser les techniques d'asepsie afin de réduire les risques de contamination croisée. Cependant, chez elle, la personne peut utiliser une technique «propre» (non stérile), puisque les risques de contamination croisée sont moins importants. On recommande à la personne d'utiliser un savon liquide antibactérien lorsqu'elle nettoie les sondes chez elle. On doit faire tremper la sonde dans la solution nettoyante, puis la rincer abondamment à l'eau claire. Il faut attendre que la sonde soit complètement sèche avant de la réutiliser. On la conserve dans un contenant qui lui est propre, par exemple un sac d'entreposage en plastique.

Dans l'enseignement donné à la personne, l'infirmière met l'accent sur le fait qu'il est important d'effectuer des cathétérismes fréquemment et régulièrement. La personne doit effectuer l'autocathétérisme toutes les 4 à 6 heures, ainsi qu'avant le coucher. Si la personne ressent une envie pressante d'uriner pendant la nuit, il vaut mieux qu'elle essaie d'uriner avant d'utiliser le cathétérisme (Reilly, 2001).

Afin de repérer le méat urinaire, la femme doit se placer en position de Fowler et utiliser un miroir. Elle insère la sonde sur une longueur de 7,5 cm dans l'urètre, vers le bas

ENSEIGNEMENT

Rééducation de la vessie après le retrait d'une sonde vésicale à demeure

- Demander à la personne de boire une certaine quantité de liquide entre 8 h et 22 h afin d'éviter la surdistension de la vessie, et de ne pas boire après 22 h (hormis quelques petites gorgées).

- À des moments précis, demander à la personne d'uriner en appliquant une pression sur sa vessie, en se tapotant l'abdomen ou en dilatant son sphincter anal à l'aide d'un doigt de façon à déclencher la miction.

- Immédiatement après la tentative de miction, insérer une sonde dans la vessie de la personne afin de déterminer la quantité d'urine résiduelle.

- Mesurer le volume d'urine évacuée et le volume obtenu par cathétérisme.

- Palper la vessie à intervalles réguliers afin de déceler une distension.

- Demander à la personne qui ne ressent pas l'envie d'uriner d'être à l'affût de tout signe pouvant indiquer que sa vessie est pleine, notamment la transpiration, la froideur des mains ou des pieds et un sentiment d'anxiété.

- Allonger les intervalles entre les cathétérismes lorsque le volume d'urine résiduelle diminue. Arrêter le cathétérisme lorsque le volume d'urine résiduelle atteint un niveau acceptable.

et l'arrière. L'homme peut se placer en position de Fowler ou en position assise. Il doit lubrifier la sonde, rétracter le prépuce d'une main et maintenir son pénis à angle droit (cette technique redresse l'urètre et facilite l'insertion de la sonde); il insère ensuite la sonde sur une longueur de 15 à 25 cm, jusqu'à ce que l'urine commence à s'écouler. Après avoir retiré la sonde, on la nettoie, on la rince et on l'enveloppe dans une serviette en papier, un sac en plastique ou un étui spécial. Toute personne qui recourt à l'autocathétérisme doit voir périodiquement un médecin afin de subir une évaluation complète de la fonction urinaire et un dépistage des complications.

Si la personne est incapable de pratiquer elle-même l'autocathétérisme intermittent, on peut enseigner la technique à un proche aidant.

L'appendico-cystostomie ombilicale de Mitronoff, un autre type d'autocathétérisme, permet d'accéder facilement à la vessie. Cette intervention suppose la fermeture du col vésical. Il est alors possible d'atteindre la vessie par l'intermédiaire de l'appendice, à travers la surface de la peau. On crée un tunnel sous-muqueux en utilisant l'appendice : on remonte une extrémité de l'appendice à la surface de la peau afin de former une stomie et on relie l'autre extrémité à la vessie. L'appendice peut être utilisé comme sphincter urinaire artificiel lorsqu'il faut utiliser un autre moyen pour vider la vessie. Cette pratique est courante chez les enfants atteint de spina bifida, par exemple. On doit aussi créer chirurgicalement un réservoir de continence urinaire, muni d'un mécanisme de sphincter, chez les adultes ayant un cancer de la vessie ou une cystite interstitielle aiguë, ainsi que chez les hommes affectés d'exstrophie vésicale épispadias complexe, lorsqu'une cystectomie (ablation chirurgicale de la vessie) est nécessaire. On ne peut effectuer cette intervention, qui consiste à créer chirurgicalement un sphincter relié à un réservoir interne pouvant être vidé par cathétérisme, que chez les personnes dont l'appendice est en bon état (Kajbafzadeh et Chubak, 2001 ; Uygur *et al.*, 2001).

Dialyse

On utilise la dialyse pour épurer le sang des substances toxiques et des déchets quand les reins sont incapables de le faire. On peut également y recourir pour traiter l'œdème rebelle (qui ne répond pas au traitement), le coma hépatique, l'hyperkaliémie, l'hypercalcémie, l'hypertension et l'urémie. Il existe différentes méthodes de dialyse : l'**hémodialyse**, le traitement de suppléance continue de la fonction rénale et différentes formes de **dialyse péritonéale**. La dialyse peut être ponctuelle ou permanente.

La dialyse ponctuelle est indiquée dans les cas d'hyperkaliémie, de surcharge liquidienne excessive ou de congestion pulmonaire, d'acidose, de péricardite et de détérioration cognitive. On peut également l'employer pour éliminer du sang certaines drogues ou toxines (intoxication médicamenteuse ou surdosage).

La dialyse permanente est indiquée dans les cas d'insuffisance rénale chronique, ou insuffisance rénale terminale (IRT), lorsque la personne présente des signes et symptômes d'urémie perturbant l'organisme en entier (nausée et vomissements, anorexie grave, léthargie croissante et confusion mentale), une hyperkaliémie, une surcharge liquidienne qui ne répond ni aux diurétiques ni à une restriction liquidienne et un malaise généralisé. De plus, on doit immédiatement recourir à la dialyse lorsqu'un frottement péricardique apparaît chez une personne atteinte d'insuffisance rénale chronique.

Bien que les hommes forment la majorité des personnes dialysées (59 %), les femmes et les personnes âgées sont les deux types de clientèle chez qui la demande d'un traitement de dialyse pour insuffisance rénale a le plus augmenté au cours de la dernière décennie. Par exemple, le taux de femmes traitées pour une insuffisance rénale a augmenté presque deux fois plus rapidement que celui des hommes. Pour les personnes âgées, les données de décembre 2003 indiquent que 27 % des 18 153 personnes traitées en dialyse pour insuffisance rénale, soit 4 889 personnes, avaient plus de 75 ans, contre seulement 14 % en 1994 (soit 1 229 personnes sur 8 908). Or, l'augmentation du nombre de personnes âgées commençant un traitement de dialyse dépasse le taux de croissance de cette population. La hausse des hospitalisations et des décès causés par l'insuffisance rénale chronique ainsi que le recours accru à la dialyse indiquent que cette tendance est le résultat d'une croissance de l'insuffisance rénale chez les personnes âgées (ICIS, 2005).

La dialyse permet de maintenir en vie les personnes atteintes d'une altération irréversible de la fonction rénale. Bien que les coûts reliés à la dialyse soient entièrement remboursés par la Régie de l'assurance-maladie, l'insuffisance rénale et l'hémodialyse restreignent l'activité professionnelle de la personne, ce qui peut entraîner de graves problèmes financiers pour elle et son entourage.

La décision de recourir à la dialyse doit être le fruit d'une discussion approfondie entre la personne, les membres sa famille, le médecin et toute autre personne concernée. La nécessité de recourir à la dialyse est liée à de nombreux éléments qui pourraient mettre en jeu la vie de la personne. L'infirmière peut aider la personne et sa famille en répondant à leurs questions, en leur apportant les précisions voulues et en soutenant leur décision. Les personnes soumises à une dialyse doivent souvent apporter des changements considérables à leur mode de vie.

On ne dispose pas d'un moyen «idéal» pour vérifier qu'une personne a bien observé son traitement de dialyse (Kaveh et Kimmel, 2001), et les méthodes utilisées varient beaucoup. Il est donc difficile de savoir combien de personnes sont décédées de causes naturelles et combien sont décédées des suites de la non-observance du traitement.

Il n'est pas nécessaire de recourir à la dialyse en cas de transplantation rénale réussie. Cette dernière permet d'améliorer non seulement la qualité de vie des personnes atteintes d'IRT, mais aussi leurs fonctions physiologiques, notamment les variations du rythme cardiaque (Hathaway, Wicks, Cashion, *et al.*, 2000). Les personnes qui subissent une transplantation rénale avant d'avoir entrepris les traitements de dialyse vivent généralement plus longtemps que les personnes qui subissent la transplantation après un traitement de dialyse (Mange, Joffe et Feldman, 2001).

HÉMODIALYSE

L'hémodialyse est la méthode de dialyse la plus courante (65 %). Selon l'ICIS (2004), la combinaison de l'hémodialyse et de la dialyse péritonéale est rare (moins de 1 %). On recourt à l'hémodialyse pendant une courte période (de quelques jours à quelques semaines) pour traiter certaines affections aiguës, et de façon permanente en cas d'IRT. Le **dialyseur** (auparavant appelé «rein artificiel») est une membrane synthétique, semi-perméable, qui remplace les glomérules et les tubules, jouant ainsi le rôle d'un filtre pour les reins déficients.

L'hémodialyse augmente la qualité et l'espérance de vie des personnes atteintes d'insuffisance rénale chronique. Cependant, elle ne permet ni de guérir l'insuffisance rénale, ni de compenser les fonctions endocriniennes et métaboliques des reins. L'hémodialyse est un traitement à vie, à moins qu'une transplantation soit possible. Le traitement comprend habituellement 3 séances de 3 à 4 heures par semaine, mais certaines personnes suivent un traitement quotidien un peu plus court (encadré 46-7 ■). On recourt à la dialyse permanente lorsque ce traitement est indispensable à la survie de la personne ou pour éliminer ses symptômes d'urémie. Dans les cas d'IRT, on doit entreprendre le traitement avant que les signes et symptômes d'urémie soient graves.

ENCADRÉ 46-7

Hémodialyse quotidienne de courte durée

De plus en plus de personnes sont traitées par hémodialyse, et la question des coûts inquiète autant les sociétés d'assurance que les personnes elles-mêmes. Certains croient que l'hémodialyse quotidienne pourrait améliorer les résultats cliniques et réduire le nombre de séjours en milieu hospitalier, ce qui légitimerait les coûts qui y sont rattachés. L'hémodialyse quotidienne peut être effectuée en toute sécurité à la clinique, par un membre du personnel soignant, ou à la maison, par la personne ou par un proche aidant ayant reçu une formation à cet effet.

L'hémodialyse quotidienne peut se faire selon la méthode courte et très efficace, ou selon la méthode lente et nocturne. Jusqu'à maintenant, aucune étude n'a permis de prouver qu'une méthode est plus efficace que l'autre. Des personnes appartenant aux deux groupes ont obtenu de meilleurs résultats que les personnes suivant un traitement d'hémodialyse traditionnel 3 jours par semaine et ont vu leur qualité de vie s'améliorer. Leur anémie a diminué, ce qui a réduit leurs besoins en érythropoïétine. L'hémodialyse quotidienne permet également de mieux traiter la pression artérielle et la volémie. Bien que l'incidence financière de cette méthode soit toujours inconnue, il semble que les coûts importants qu'elle entraîne soient compensés par un faible taux de morbidité, la diminution du nombre d'hospitalisations et la réduction des coûts des médicaments (Fagugli *et al.*, 2001; Lindsay et Kortas, 2001; Mohr *et al.*, 2001).

Principes de l'hémodialyse

Le but de l'hémodialyse est d'extraire du sang les substances azotées toxiques et d'éliminer l'excès d'eau. Le dialyseur filtre et épure le sang chargé de toxines et de déchets azotés, puis le remet en circulation dans l'organisme de la personne.

L'hémodialyse repose sur trois principes: la **diffusion**, l'**osmose** et l'**ultrafiltration.** La diffusion permet d'éliminer les toxines et les déchets, qui se déplacent du sang (où la concentration est forte) vers le **dialysat** (où la concentration est plus faible). Le dialysat contient les principaux électrolytes dans une concentration extracellulaire idéale. On peut régler ces concentrations en fonction du taux sérique qu'on veut obtenir. Les érythrocytes et les protéines ne traversent pas la membrane de dialyse.

L'excès d'eau est extrait par osmose: l'eau se déplace du sang (forte concentration) vers le bain de dialyse (concentration plus faible). L'ultrafiltration est le passage de l'eau d'une zone à forte pression vers une zone où la pression est plus faible; pour l'effectuer, on applique sur la membrane de filtration une pression négative ou une succion. Il est nécessaire d'exercer cette force pour maintenir l'équilibre hydrique, car les personnes atteintes d'une néphropathie ne peuvent pas excréter d'eau. Ce procédé permet d'extraire l'eau beaucoup plus efficacement que l'osmose.

Pour maintenir le système-tampon de l'organisme, on utilise un bain de dialyse de bicarbonates (option la plus commune) ou d'acétates, qui se métabolisent en bicarbonates. On administre de l'héparine pour éviter que le sang ne coagule dans le circuit de dialyse. Le sang purifié retourne dans l'organisme. À la fin de la séance de dialyse, une grande partie des déchets ont été éliminés, l'équilibre hydroélectrolytique est rétabli et le système-tampon est reconstitué.

Dialyseurs

La plupart des dialyseurs, ou reins artificiels, sont des appareils à plaques ou à fibres creuses qui contiennent des milliers de petits tubules de cellophane servant de membrane semi-perméable. Le sang est filtré par les tubules pendant qu'une solution (le dialysat) circule autour des tubules. Les déchets passent du sang au dialysat à travers la membrane des tubules (figure 46-4 ■).

Les dialyseurs font sans cesse l'objet d'avancées technologiques. L'efficacité et la biocompatibilité sont les deux critères qui permettent de différencier le dialyseur à plaques du dialyseur à fibres creuses. La biocompatibilité est la capacité du dialyseur à accomplir des tâches sans déclencher de réactions d'hypersensibilité, de réactions allergiques ou de réactions indésirables. Certains dialyseurs permettent d'extraire des molécules de taille moyenne très rapidement et d'effectuer une ultrafiltration supérieure ; on pense que cela aide à réduire les neuropathies des extrémités inférieures, une des complications à long terme de l'hémodialyse.

La dialyse à haut débit est une nouvelle technique de pointe, reposant sur l'utilisation de membranes très perméables, qui augmente la clairance des substances de poids moléculaire faible et moyen. Ces membranes permettent l'excrétion d'importants volumes de liquide grâce à un débit sanguin élevé (de 500 à 800 mL/min). La dialyse à haut débit nécessite l'utilisation d'un système de contrôle précis de l'ultrafiltration volumétrique. Ce type de dialyse accroît l'efficacité des traitements, exige moins de temps et réduit les besoins en matière d'héparine. Tous les appareils ne permettent pas d'effectuer ce genre de dialyse.

Accès vasculaire

Pour permettre la sortie, le nettoyage et le retour du sang dans l'organisme à un débit de 200 à 800 mL/min, il est indispensable d'accéder au système vasculaire de la personne. Différents types d'accès sont possibles.

Cathéters sous-clavier, interne, jugulaire et fémoral

Afin d'avoir un accès immédiat au système circulatoire de la personne, on insère un cathéter à 2 ou plusieurs lumières, dans la veine sous-clavière, jugulaire interne ou fémorale. On

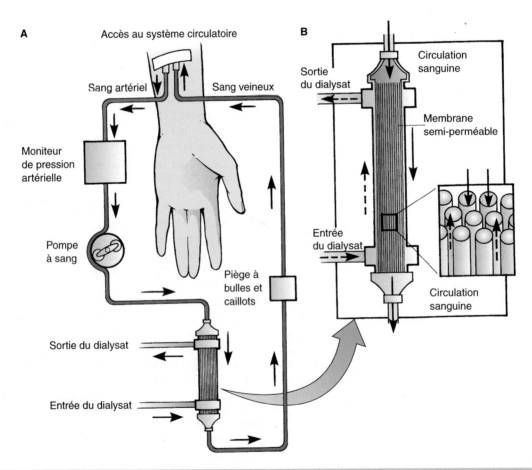

FIGURE 46-4 ■ **Système d'hémodialyse.** Le sang d'une artère est pompé (**A**) vers un dialyseur (**B**), dans lequel il est filtré par les tubules de cellophane servant de membrane semi-perméable (*en médaillon*). Le dialysat, qui possède la même composition chimique que le sang, à l'exception de l'urée et des déchets, circule autour des tubules. La membrane semi-perméable filtre par diffusion les déchets contenus dans le sang, et ceux-ci restent ensuite dans le dialysat.

peut utiliser cette voie d'accès vasculaire pendant plusieurs semaines, même si elle présente certains risques (par exemple hématome, pneumothorax, infection, thrombose de la veine sous-clavière et ralentissement du débit sanguin). On retire le cathéter lorsqu'il n'est plus nécessaire, lorsque l'état de la personne s'est amélioré ou lorsqu'un autre accès est installé. On peut insérer chirurgicalement un cathéter à manchon à 2 lumières dans la veine sous-clavière des personnes qui ont besoin d'un cathéter veineux central aux fins de la dialyse (figure 46-5 ■).

Fistule

[annotation manuscrite : combinaison de veine et artère à l'avant bras pdm.]

La fistule est un accès permanent. Au cours d'une chirurgie (généralement à l'avant-bras), on relie (anastomose) une artère et une veine de façon latérolatérale ou terminolatérale (figure 46-6 ■). On insère des aiguilles dans la fistule pour permettre le passage du sang dans le dialyseur. Le segment artériel de la fistule sert à l'écoulement du sang artériel, et le segment veineux au retour du sang dialysé dans la circulation. La fistule n'est généralement fonctionnelle qu'après 4 à 6 semaines, le temps nécessaire à la cicatrisation et à la dilatation du segment veineux qui devra recevoir 2 grosses aiguilles de calibre 14 ou 16 lors de l'hémodialyse. On recommande à la personne d'effectuer des exercices visant à augmenter la taille de ces vaisseaux (par exemple presser une balle de caoutchouc pour stimuler l'apport sanguin dans une fistule à l'avant-bras).

[annotation manuscrite : signe de bon fonctionnement : • d'un trill • Perception du pulls radial · SNV]

Greffon

On peut créer le greffon artérioveineux de manière sous-cutanée en installant un matériau de greffe biologique, semi-biologique ou synthétique, entre une veine et une artère (figure 46-6). Le matériau synthétique le plus fréquemment utilisé est le polytétrafluoroéthylène (PTFE). On emploie généralement la greffe lorsque les vaisseaux de la personne ne se prêtent pas à la création d'une fistule. Le recours à la greffe est fréquent chez les personnes dont le système vasculaire est atteint (par exemple chez les diabétiques). On construit la greffe dans l'avant-bras, le bras ou le haut de la cuisse. Les complications les plus fréquentes de la greffe artérioveineuse sont l'infection et la thrombose.

> ### ● ALERTE CLINIQUE
> *La défaillance de l'accès de dialyse permanent (fistule ou greffe) est l'une des causes d'hospitalisation les plus fréquentes chez les personnes sous hémodialyse permanente. Il est donc essentiel de protéger l'accès.*

Complications de l'hémodialyse

Même si elle peut prolonger la vie indéfiniment, l'hémodialyse ne peut pas arrêter la progression de l'affection rénale, ni remplacer entièrement la fonction rénale. Un grand nombre de complications peuvent donc survenir. L'artériosclérose est la principale cause de décès chez les personnes hémodialysées, car l'hémodialyse semble aggraver certaines perturbations du métabolisme des lipides (hypertriglycéridémie). L'insuffisance cardiaque, les coronaropathies, l'angine de poitrine, l'accident vasculaire cérébral et l'insuffisance vasculaire périphérique peuvent affecter la personne hémodialysée. L'anémie et la fatigue contribuent à diminuer son bien-être physique et émotionnel et à miner son énergie, ce qui se traduit par une perte d'intérêt. La prise d'érythropoïétine (Eprex) ou de

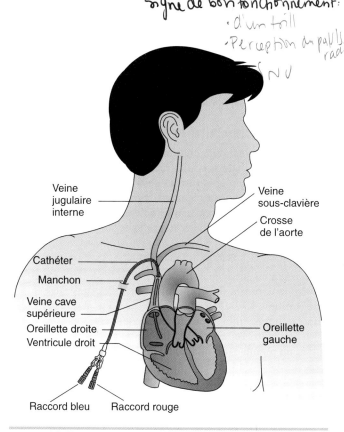

FIGURE 46-5 ■ Cathéter à manchon à deux lumières utilisé pour l'hémodialyse ponctuelle. Le raccord rouge est rattaché à un tube vasculaire, à travers lequel le sang circule entre l'organisme et le dialyseur. Une fois le sang filtré par le dialyseur (rein artificiel), il retourne dans l'organisme de la personne par le raccord bleu.

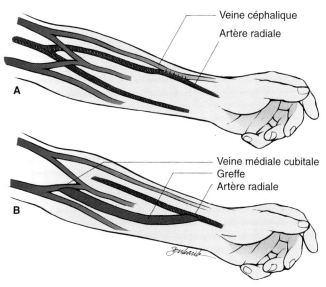

FIGURE 46-6 ■ La fistule **(A)** artérioveineuse interne est formée par anastomose latérolatérale de l'artère et de la veine. Le greffon **(B)** peut aussi servir à relier l'artère et la veine.

darbépoïétine (Aranesp) chez les personnes hémodialysées a un effet positif sur les taux d'hématocrite et d'hémoglobine. Il est possible que le dialyseur augmente la coagulation, ce qu'on peut prévenir en modifiant les doses d'héparine, et diminue légèrement la clairance des molécules en solution (Eschbach et Adamson, 1989).

Le stress physiologique causé par une affection chronique, les médicaments et d'autres problèmes connexes peuvent provoquer des ulcères gastriques et d'autres complications gastro-intestinales. L'altération du métabolisme du calcium peut entraîner une ostéodystrophie rénale se manifestant par des douleurs osseuses et des fractures. Parmi les autres complications, on retrouve la surcharge liquidienne associée à une insuffisance cardiaque, la malnutrition, les infections, les neuropathies et le prurit.

Jusqu'à 85 % des personnes hémodialysées éprouvent des troubles du sommeil importants et qui ont des répercussions sur leur état de santé général. Selon des études récentes, effectuer une séance d'hémodialyse très tôt le matin ou en fin d'après-midi peut entraîner des troubles du sommeil. Afin de réduire les problèmes de sommeil, les chercheurs recommandent notamment de réduire la température du bain de dialysat, de façon à éviter que la température corporelle augmente, et d'empêcher la personne de dormir pendant la dialyse (Parker *et al.*, 2000). La dialyse peut avoir d'autres complications :

- Pendant la dialyse, la personne peut présenter une hypotension artérielle lorsqu'on retire les liquides. Les signes de l'hypotension sont notamment les nausées et les vomissements, la diaphorèse, la tachycardie et les étourdissements.

- La personne peut avoir des crampes musculaires douloureuses, généralement en fin de dialyse, lorsque les liquides et les électrolytes quittent rapidement l'espace extracellulaire.

- Il peut se produire une exsanguination si les tubes vasculaires se séparent ou si les aiguilles de dialyse se déplacent accidentellement.

- La personne peut présenter une arythmie cardiaque causée par les variations du niveau des électrolytes et du pH, ainsi que par le retrait des médicaments anti-arythmiques pendant la dialyse.

- L'embolie gazeuse est une complication plutôt rare, mais elle peut résulter d'une entrée d'air dans le système circulatoire.

- Les personnes anémiques ou ayant une cardiopathie peuvent présenter des douleurs thoraciques.

- Un déséquilibre de la dialyse peut résulter d'un changement dans les liquides cérébraux. Les signes et symptômes sont notamment les suivants : maux de têtes, nausées et vomissements, nervosité, baisse du niveau de conscience et convulsions. Ce genre de problème se produit surtout en cas d'insuffisance rénale aiguë ou de taux d'urée très élevé (plus de 54,0 mmol/L).

Traitement à long terme

Pendant la dialyse, on doit observer de près la personne, le dialyseur et le bain de dialysat afin de dépister toute complication : par exemple embolie gazeuse, ultrafiltration insuffisante ou excessive (hypotension, crampes, vomissements), fuite sanguine, contamination et complications reliées à l'accès. L'infirmière joue un rôle important dans l'unité de dialyse : elle soutient et observe la personne, lui fournit un enseignement et évalue régulièrement son état. Les soins et traitements infirmiers prodigués à la personne et l'entretien de l'accès sont expliqués dans la section « Soins à la personne dialysée en milieu hospitalier ».

Pharmacothérapie

Les reins excrètent un grand nombre de médicaments, soit complètement, soit en partie. L'hémodialyse ayant des effets semblables, le médecin doit parfois modifier la posologie indiquée sur son ordonnance. Les médicaments qui sont fixés aux protéines plasmatiques ne sont pas retirés du sang pendant la dialyse. Le retrait des autres médicaments dépend du poids et de la taille de la molécule.

On doit surveiller de près les personnes hémodialysées qui prennent des médicaments (par exemple cardiotoniques, antibiotiques, anti-arythmiques ou antihypertenseurs) afin de s'assurer que les taux sanguins et tissulaires de ces médicaments restent constants sans devenir toxiques.

On doit évaluer avec soin les médicaments que prennent les personnes devant être soumises à la dialyse, ainsi que leur posologie. La communication, l'enseignement et l'évaluation peuvent être déterminants dans la réussite du traitement, notamment dans le cas des personnes qui suivent un traitement aux antihypertenseurs en plus de leur dialyse. La personne doit savoir à quels moments il lui faut prendre ou ne pas prendre ses médicaments. Par exemple, si une personne prend un antihypertenseur un jour de dialyse, elle pourrait ressentir des signes d'hypotension pendant sa dialyse. De nombreux médicaments qui ne doivent être pris qu'une fois par jour peuvent être pris après la dialyse.

Régime alimentaire et liquidien

Lorsque les reins sont endommagés, ils ne peuvent plus excréter les déchets produits par l'organisme. Ces déchets s'accumulent dans le sérum et se transforment en toxines. Les symptômes qui en résultent (symptômes urémiques ou syndrome urémique) touchent tout l'organisme. Plus il y a de toxines accumulées, plus les symptômes sont marqués.

Afin de prévenir les conséquences de l'urémie, il est important que la personne hémodialysée respecte un régime alimentaire spécialement adapté. Le but du régime alimentaire est de réduire au minimum les symptômes de l'urémie et les déséquilibres hydroélectrolytiques, tout en maintenant une alimentation équilibrée en protéines, en énergie, en vitamines et en minéraux, et en préservant le bon goût des aliments. Suivre un régime strict, faible en protéines, permet de réduire l'accumulation de déchets azotés et les symptômes urémiques, et cela peut même repousser le début de la dialyse de quelques mois. On doit aussi réduire l'apport liquidien, car une trop grande consommation de liquides pourrait provoquer de la rétention, ce qui entraînerait un gain pondéral, une insuffisance cardiaque ou un œdème pulmonaire.

Le régime alimentaire d'une personne sous hémodialyse comporte toujours une restriction de protéines, de sodium, de potassium et de liquides. L'apport quotidien en protéines doit être de 1 g par kilogramme du poids santé de la personne ; les protéines doivent donc être de bonne qualité et comprendre les acides aminés essentiels. Les aliments riches en protéines biologiques sont par exemple les œufs, la viande rouge, le lait, les volailles et le poisson. La consommation de sodium est réduite à 2 ou 3 g par jour, et les liquides à une quantité égale au volume d'urine excrétée, plus 500 mL par jour. La personne soumise à l'hémodialyse ne doit pas prendre plus de 1,5 kg entre ses traitements. Il faut également réduire la consommation de potassium à environ 1,5 à 2,5 g par jour ; la restriction dépend de la fonction résiduelle des reins et de la fréquence de la dialyse (National Kidney Foundation, 2000).

De nombreuses personnes atteintes d'insuffisance rénale chronique acceptent très mal le changement de mode de vie qu'imposent les restrictions alimentaires. Le choix d'aliments qui conviennent à leur régime étant limité, elles se sentent isolées quand elles participent à des activités sociales. Si elles ne respectent pas leur régime, des complications, telles que l'hyperkaliémie ou l'œdème pulmonaire, pourraient mettre leur vie en danger. Par ailleurs, elles se sentent parfois punies de ne pas pouvoir satisfaire les besoins naturels que sont manger et boire. Lorsqu'elle rencontre une personne présentant des symptômes ou des complications résultant du non-respect de son régime alimentaire, l'infirmière doit éviter de la juger ou de lui parler sur un ton moralisateur ou accusateur.

Soins et traitements infirmiers

Les personnes soumises à un traitement d'hémodialyse chronique sont préoccupées par le caractère imprévisible de leur affection et par le fait que leur vie est perturbée. Elles peuvent éprouver des difficultés financières et professionnelles, connaissent une baisse de libido ou une impuissance sexuelle, ainsi qu'une dépression causée par la nature chronique de l'affection dont elles sont atteintes et par la peur de la mort. Les personnes jeunes se demandent si elles pourront se marier et avoir des enfants ou si elles ne représentent pas un fardeau trop lourd pour leur famille. Les séances de dialyse et les restrictions alimentaires imposent à la vie de famille des contraintes difficiles à supporter pour la personne et son entourage.

Répondre aux besoins psychosociaux

La dialyse change la vie de la personne malade et de sa famille. Le temps qu'exige la dialyse, les rendez-vous chez le médecin et le fait d'avoir une affection chronique peuvent être une source de conflits, de frustration, de culpabilité et de dépression. Il peut être difficile pour la personne, ainsi que pour son conjoint et sa famille, d'exprimer sa colère et ses sentiments négatifs.

L'infirmière doit donner à la personne et aux membres de sa famille la possibilité d'exprimer la colère et les inquiétudes que font naître les restrictions imposées par l'affection et le traitement, ainsi que leurs difficultés professionnelles et financières. La personne risque la dépression si elle refoule sa colère, ce qui peut même mener à une tentative de suicide (la fréquence des suicides est élevée chez les personnes dialysées). Mais si elle retourne sa colère vers les autres, la situation à la maison, déjà précaire, peut devenir insupportable.

Si de tels sentiments sont normaux dans cette situation, ils n'en sont pas moins profonds et intenses. L'intervention d'un conseiller ou d'un psychothérapeute pourrait être nécessaire ; on peut également prescrire des antidépresseurs pour traiter la dépression. L'infirmière peut aider la personne et sa famille en les orientant vers un médecin spécialiste en santé mentale habilité à travailler auprès des personnes dialysées. Les infirmières cliniciennes spécialisées, les psychologues et les travailleurs sociaux peuvent aider la personne et sa famille à composer avec les changements liés à l'insuffisance rénale et au traitement.

On ne doit pas sous-estimer le sentiment de perte qu'éprouve la personne, car tous les aspects de sa vie sont dérangés. Certaines personnes recourent au déni pour composer avec tout le cortège de complications possibles (par exemple infections, hypertension, anémie, neuropathie). Dans de tels cas, les membres du personnel ne devraient pas considérer que la personne est négligente, mais devraient au contraire prendre la mesure du choc que l'insuffisance rénale et le traitement imposent à la personne et à son entourage, tout en envisageant les stratégies à adopter pour surmonter cette épreuve. L'infirmière peut être d'un grand secours lorsqu'elle aide la personne hémodialysée à adopter des stratégies sûres et efficaces et à composer avec ses inquiétudes et ses difficultés constantes (Tonelli *et al.*, 2001).

Favoriser les soins à domicile et dans la communauté

Préparer une personne à l'hémodialyse représente un défi. Bien souvent, la personne ne comprend pas les conséquences de la dialyse, et l'infirmière n'arrive pas à déterminer ses besoins en enseignement. Pour que les soins de suivi soient efficaces, il est essentiel qu'il y ait une bonne communication entre le personnel chargé de la dialyse (en établissement de soins ou en consultation externe), le personnel de l'unité de soins et les infirmières à domicile.

Enseignement des autosoins L'examen clinique permet de définir le niveau de connaissance de la personne et de ses proches. Souvent, la personne retourne chez elle sans qu'on ait pu déterminer ses besoins et évaluer en profondeur sa réceptivité à l'enseignement. Les infirmières en établissement de soins, le personnel de dialyse et les infirmières à domicile doivent donc travailler de concert pour donner un enseignement qui réponde aux besoins changeants et à la réceptivité de la personne et de sa famille.

Les personnes et les membres de leur entourage peuvent se sentir dépassés par le diagnostic de l'insuffisance rénale chronique et par la nécessité de recourir à la dialyse. De plus, une personne atteinte d'IRT peut se sentir déprimée, avoir une durée d'attention et un niveau de concentration réduits, et ses perceptions peuvent être modifiées. L'enseignement doit donc être bref (des séances de 10 à 15 minutes), et on doit également prendre le temps de donner à la personne les éclaircissements nécessaires, de répéter et de renforcer l'enseignement, et de répondre aux questions de la personne et de sa famille. L'infirmière doit adopter une attitude d'ouverture afin d'inciter la personne et sa famille à discuter des choix possibles et à exprimer les sentiments qu'ils leur inspirent. Les réunions d'équipe sont un bon moyen de partager l'information et de donner à chacun l'occasion de discuter des besoins de la personne et de sa famille.

Enseignement de l'hémodialyse Même si la plupart des personnes hémodialysées reçoivent leur traitement en consultation externe, certaines peuvent bénéficier d'une hémodialyse à domicile. Ce traitement exige une grande motivation de la part de la personne : elle doit en assumer la responsabilité et être capable d'adapter le traitement aux besoins changeants de l'organisme. Ce traitement suppose également l'engagement et la participation d'un proche qui aide la personne hémodialysée. Certaines personnes sont mal à l'aise en raison de cette situation et ne veulent pas que leur famille pense que leur foyer a été transformé en clinique.

Le personnel soignant ne doit jamais forcer la personne à suivre un traitement d'hémodialyse à domicile. En effet, plusieurs modifications doivent être apportées à la maison et elles peuvent perturber la vie de famille. Recourir à l'hémodialyse à domicile est une décision qui doit être prise d'un commun accord entre la personne hémodialysée et sa famille.

La personne hémodialysée et celle qui va l'aider dans son traitement doivent être formées pour préparer, faire fonctionner et démonter l'appareil. Elles doivent apprendre à entretenir et à nettoyer le matériel, à introduire certains médicaments (héparine) dans la tubulure et à faire face aux situations d'urgence (rupture de la membrane dialysante, problème électrique ou mécanique, hypotension, état de choc, convulsions). Ces deux personnes sont directement responsables du traitement. Elles doivent donc comprendre toutes les étapes de l'hémodialyse et être en mesure de les exécuter (encadré 46-8 ■).

Avant de commencer le traitement d'hémodialyse à domicile, on doit évaluer le milieu de vie et la maison de la personne, les ressources communautaires et familiales dont elle dispose, la capacité et la volonté de la personne hémodialysée et du proche aidant à mener à bien le traitement. Une personne compétente doit visiter la maison pour s'assurer que les installations électriques et les installations de plomberie, ainsi que l'aire d'entreposage, sont adéquates. Il peut être nécessaire d'apporter des modifications afin de rendre l'environnement sûr et de permettre aux personnes de faire face aux urgences.

Une fois le traitement amorcé, une infirmière doit visiter la personne régulièrement afin de s'assurer que les techniques enseignées sont respectées, de vérifier si la personne présente des complications, de renforcer l'enseignement donné antérieurement et de rassurer la personne.

Soins de suivi Lorsqu'on traite une personne atteinte d'insuffisance rénale chronique, l'objectif est d'augmenter au maximum les possibilités professionnelles, les capacités fonctionnelles et la qualité de vie de la personne. En assurant un bon suivi et une surveillance attentive, les membres du personnel soignant (médecin, infirmière spécialisée en dialyse, travailleur social, psychologue, infirmière à domicile ou autres) peuvent déceler et résoudre rapidement les problèmes, ce qui facilite le retour de la fonction rénale. De nombreuses personnes atteintes d'insuffisance rénale chronique peuvent retrouver un mode de vie quasi normal et accomplir ce qui

compte à leurs yeux : voyager, faire de l'exercice, travailler ou participer aux activités familiales. Si on adopte les mesures appropriées au début du traitement de dialyse, les chances que la santé de la personne s'améliore augmentent ; celle-ci peut donc poursuivre ses activités dans sa famille et sa communauté. Les éléments essentiels à la réadaptation des personnes hémodialysées, tels que les définit le Life Options Rehabilitation Advisory Council, sont présentés dans l'encadré 46-9 ■. La réadaptation comporte notamment les objectifs suivants : retourner au travail, pour les personnes qui ont un emploi ; améliorer l'état physique ; mieux comprendre les moyens permettant de s'adapter à la situation et les choix possibles pour améliorer sa qualité de vie ; mieux maîtriser les effets de l'affection rénale et de la dialyse ; et reprendre les activités effectuées avant le traitement.

TRAITEMENT DE SUPPLÉANCE CONTINUE DE LA FONCTION RÉNALE

On utilise différentes sortes de **traitement de suppléance de la fonction rénale** dans les unités de soins intensifs. La suppléance continue de la fonction rénale peut être indiquée dans les cas suivants : insuffisance rénale chronique ou aiguë, état trop instable pour permettre un traitement d'hémodialyse traditionnel, surcharge liquidienne causée par une insuffisance rénale oligurique (débit urinaire trop faible) et incapacité des reins de faire face à des besoins nutritionnels ou métaboliques soudainement accrus. La suppléance de la fonction rénale peut être mise en place rapidement dans les établissements de soins qui ne possèdent pas de centre de dialyse ; elle ne se traduit pas par des échanges hydriques rapides, elle n'exige pas l'emploi d'un dialyseur, et on peut l'effectuer sans personnel spécialisé.

La suppléance de la fonction rénale et l'hémodialyse ont un point en commun : on doit disposer d'un accès au système circulatoire afin de faire circuler le sang dans un filtre artificiel. Dans tous les traitements de suppléance continue de la fonction rénale, il est nécessaire d'utiliser un hémofiltre (filtre sanguin très poreux muni d'une membrane semi-perméable) (Astle, 2001).

Hémofiltration artérioveineuse continue

C'est en 1977 qu'on a pour la première fois utilisé l'**hémofiltration artérioveineuse continue** pour traiter la surcharge liquidienne. Elle consiste à faire circuler le sang de la personne à travers un filtre de petite dimension et de faible résistance, en utilisant la pression sanguine de la personne (et non une pompe, comme dans l'hémodialyse). Le sang va d'une artère (habituellement par un cathéter artériel situé dans l'artère fémorale) jusqu'à un hémofiltre. Pour obtenir une filtration optimale, un gradient de pression est nécessaire : l'écart désiré entre la pression artérielle et la pression veineuse est fourni par la canulation de l'artère fémorale et d'une veine. Le sang filtré revient dans le système circulatoire par un cathéter veineux. On peut administrer des liquides par voie intraveineuse afin de remplacer les liquides éliminés durant le traitement. On n'utilise aucun gradient de concentration dans l'hémofiltration artérioveineuse continue : seuls les liquides sont donc filtrés. Les électrolytes sont éliminés seulement lorsqu'ils sont extraits en même temps que les liquides. On

GRILLE DE SUIVI DES SOINS À DOMICILE

Personne hémodialysée		
Après avoir reçu l'enseinement sur les soins à domicile, la personne ou le proche aidant peut:	**Personne**	**Proche aidant**
■ Expliquer ce qu'est l'insuffisance rénale et quels sont ses effets sur l'organisme.	✔	✔
■ Décrire les causes de l'insuffisance rénale et expliquer pourquoi l'hémodialyse est nécessaire.	✔	✔
■ Décrire les principes de base de l'hémodialyse.	✔	✔
■ Expliquer les complications possibles pendant la dialyse, ainsi que les moyens de les prévenir et de les traiter.	✔	✔
■ Indiquer quels sont les médicaments prescrits, leur utilité et leurs effets secondaires possibles, à quel moment avertir le médecin et selon quel horaire les médicaments doivent être pris les jours de dialyse et les autres jours.	✔	✔
■ Indiquer quelles sont les restrictions en matière d'alimentation et d'apport liquidien, leurs justifications scientifiques, ainsi que les conséquences de la non-observance du régime.	✔	✔
■ Décrire les examens paracliniques courants, leurs résultats et ce qui en découle.	✔	✔
■ Énumérer les lignes directrices de la prévention et de la détection de la surcharge liquidienne, expliquer ce qu'est le poids et comment il faut se peser.	✔	✔
■ Entretenir l'accès vasculaire, vérifier sa perméabilité, déceler la présence de signes ou symptômes d'infection et prévenir les complications.	✔	✔
■ Expliquer les mesures visant à détecter, à soulager et à traiter le prurit, la neuropathie et les autres complications de l'insuffisance rénale.	✔	✔
■ Mettre en place des mesures visant à traiter et à réduire l'angoisse ainsi qu'à préserver l'autonomie.	✔	✔

recueille l'ultrafiltrat dans un sac de drainage, puis on le mesure et on le jette. L'hémofiltration artérioveineuse continue est habituellement mise en place et entreprise par du personnel spécialisé en dialyse. Le personnel de l'unité des soins intensifs assure la suite du traitement et la surveillance.

Hémodialyse artérioveineuse continue

L'**hémodialyse artérioveineuse continue** a beaucoup de caractéristiques communes avec l'hémofiltration artérioveineuse continue. Grâce à la présence d'un gradient de concentration, elle permet toutefois une clairance plus rapide de l'urée. Elle se fait au moyen d'un liquide de dialyse circulant à travers une membrane semi-perméable. Comme dans l'hémofiltration, le débit sanguin est régi par la pression artérielle de la personne (et non par une pompe, comme dans l'hémodialyse ordinaire). L'hémodialyse artérioveineuse continue est mise en place ct entreprise par du personnel spécialisé en dialyse. Le personnel de l'unité des soins intensifs assure la suite du traitement et la surveillance.

Hémofiltration veineuse continue

On utilise de plus en plus l'**hémofiltration veineuse continue** pour traiter l'insuffisance rénale aiguë. À l'aide d'une petite pompe, on aspire le sang par un cathéter veineux à double lumière; le sang circule ensuite à travers un hémofiltre, puis retourne dans l'organisme par le même cathéter (figure 46-7 ■). L'hémofiltration veineuse continue permet une excrétion lente des liquides (ultrafiltration); les effets hémodynamiques sont donc légers et mieux tolérés par les personnes dont l'état est instable. Comparée à l'hémofiltration artérioveineuse continue, l'hémofiltration veineuse continue possède d'autres avantages: aucun accès artériel au système circulatoire n'est nécessaire et une infirmière en soins intensifs peut prendre en charge la totalité du processus (installation, lancement, surveillance et arrêt).

Hémodialyse veineuse continue

L'**hémodialyse veineuse continue** ressemble à l'hémofiltration veineuse continue. On pompe le sang par un cathéter veineux à double lumière; le sang circule ensuite à travers un hémofiltre, puis retourne dans l'organisme par le même cathéter. L'hémodialyse veineuse continue présente les avantages de l'ultrafiltration. Grâce à un gradient de concentration, elle facilite également l'excrétion des toxines urémiques. Ainsi, aucun accès artériel au système circulatoire n'est nécessaire et une infirmière en soins intensifs peut prendre en charge la totalité du processus (installation, lancement, surveillance et arrêt).

ENCADRÉ 46-9

Les cinq E de la réadaptation rénale

- **Encouragement:** Pour aborder la réadaptation avec une attitude positive, les personnes malades, leur entourage et les membres du personnel soignant ont tous besoin d'encouragement.

- **Enseignement:** La personne doit connaître l'affection dont elle est atteinte. Elle doit notamment apprendre les différentes mesures permettant de bien s'adapter à la dialyse et savoir comment améliorer au mieux son état fonctionnel. Il faut enseigner à la famille, au personnel et aux employeurs les nombreuses possibilités offertes à la personne hémodialysée.

- **Exercice:** L'exercice est important dans la réadaptation rénale, comme dans le cas des affections cardiaques. Les exercices ont des degrés de difficulté qui varient selon la capacité de la personne; ils peuvent aller de l'entraînement intense aux exercices d'étirement.

- **Emploi:** Le principal objectif de la dialyse est de permettre à la personne dialysée de conserver son emploi. Si ce n'est pas possible, on doit lui offrir les services d'un conseiller en réadaptation professionnelle.

- **Évaluation:** On devrait évaluer systématiquement les résultats de la réadaptation afin de déterminer quelles ont été les interventions efficaces.

SOURCE: «Life Options Rehabilitation Advisory Council» (1994). *Renal rehabilitation: Bridging the barriers.* Madison (Wisconsin): Medical Education Institute.

DIALYSE PÉRITONÉALE

On recourt à la dialyse péritonéale dans le but d'éliminer les substances toxiques et les déchets du métabolisme et de rétablir l'équilibre hydroélectrolytique. On l'utilise surtout chez les personnes atteintes d'insuffisance rénale qui ne peuvent pas, ou ne veulent pas, se soumettre à l'hémodialyse ou à une transplantation rénale. Les personnes sensibles à la modification rapide du métabolisme hydroélectrolytique, qui caractérise l'hémodialyse, sont moins perturbées par la dialyse péritonéale, dont le rythme est plus lent. Sont par conséquent susceptibles d'être candidates à la dialyse péritonéale, les personnes âgées affectées d'insuffisance rénale, les personnes atteintes de diabète ou d'une affection vasculaire et les personnes chez qui la présence d'héparine dans la circulation risque de provoquer des effets secondaires. On peut aussi recourir à la dialyse péritonéale pour traiter l'hypertension grave, l'insuffisance cardiaque et l'œdème pulmonaire qui ne répondent pas aux traitements habituels.

Il existe différents types de dialyse péritonéale: la dialyse péritonéale aiguë ou intermittente, la **dialyse péritonéale continue ambulatoire (DPCA)** et la **dialyse péritonéale automatisée ou par cycleur (DPA)**, autrefois appelée dialyse péritonéale continue cyclique (DPCC). Ces trois méthodes sont décrites ci-dessous. Comme pour tout autre type de traitement, c'est la personne et sa famille qui, sur les recommandations du médecin, décident d'amorcer un traitement

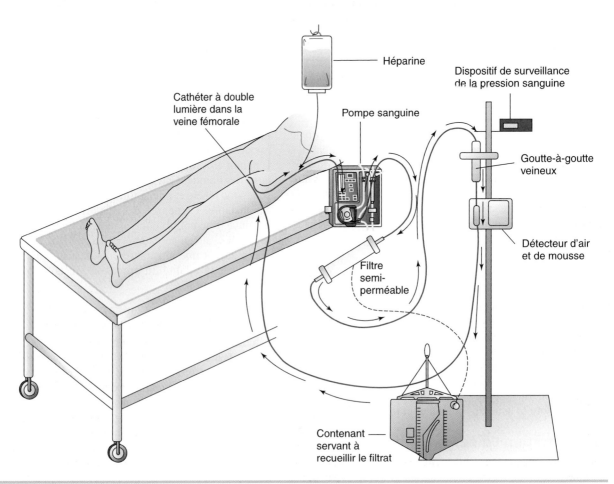

FIGURE **46-7** ■ L'hémofiltration veineuse continue permet d'extraire lentement les liquides (ultrafiltrat) du sang.

de dialyse péritonéale. Au Québec, on recourt à la DPCA et à la DPA, les deux formes de dialyse les plus courantes, dans 34 % des traitements d'insuffisance rénale (ICIS, 2004).

Même si elle est bénéfique pour certains types de personnes, la dialyse péritonéale n'est pas aussi efficace que l'hémodialyse (Lindsay et Kortas, 2001). On doit, en partie du moins, juger de l'efficacité de la dialyse en fonction de sa capacité à réduire les affections cardiovasculaires, car ces dernières constituent la principale cause de décès chez les personnes atteintes d'IRT. Chez les personnes subissant un traitement de dialyse péritonéale, les principales causes de morbidité et de mortalité sont la pression artérielle, le volume sanguin, l'hypertrophie du ventricule gauche et les dyslipidémies (Chatoth, Golper et Gokal, 1999).

Principes de traitement

Dans la dialyse péritonéale, c'est le péritoine, une membrane séreuse qui tapisse les organes de l'abdomen et la paroi abdominale, qui sert de membrane semi-perméable. La surface du péritoine est de 22 000 cm^2 environ. À intervalles réguliers, on introduit une solution de dialyse stérile dans la cavité péritonéale par un cathéter abdominal (figure 46-8 ■). L'urée et la créatinine, des déchets du métabolisme normalement excrétés par les reins, sont éliminés du sang par diffusion et par osmose, à mesure que les déchets passent d'une zone à concentration élevée (la réserve de sang péritonéale) à une zone à faible concentration (la cavité péritonéale), à travers une membrane semi-perméable (la membrane péritonéale). L'urée est extraite à un taux de 15 à 20 mL/min, mais l'extraction de la créatinine est plus lente. La dialyse péritonéale met de 36 à 48 heures à accomplir ce que l'hémodialyse fait en 6 à 8 heures. Un gradient osmotique créé par l'utilisation d'un dialysat ayant une forte concentration en glucose permet à l'ultrafiltration (élimination de l'eau) de s'effectuer au cours de la dialyse péritonéale.

Intervention

La personne appelée à subir une dialyse péritonéale peut être atteinte d'une affection aiguë, d'où, parfois, la nécessité d'un traitement de courte durée visant à corriger d'importantes perturbations de l'équilibre hydroélectrolytique. Elle peut également présenter une insuffisance rénale chronique exigeant un traitement prolongé.

Préparation de la personne

La préparation de la personne et de sa famille dépend de l'état physique et psychologique de la personne, de son niveau de conscience, de ses connaissances et de son expérience antérieure de la dialyse.

Avant d'effectuer la dialyse péritonéale, l'infirmière doit expliquer le traitement à la personne et obtenir son consentement éclairé par écrit. Elle prend ensuite ses signes vitaux, la pèse, obtient ses taux d'électrolytes sériques et inscrit ces informations dans son dossier. Il est préférable que la vessie et les intestins soient vides, ce qui réduit les risques de perforation des organes et des structures internes. L'infirmière doit également évaluer l'anxiété de la personne, lui donner les renseignements dont elle a besoin et lui apporter son soutien.

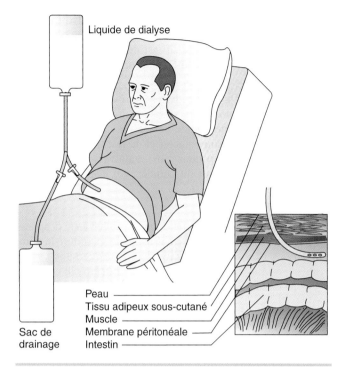

Liquide de dialyse

Sac de drainage

Peau
Tissu adipeux sous-cutané
Muscle
Membrane péritonéale
Intestin

FIGURE 46-8 ■ Dans la dialyse péritonéale et dans la dialyse péritonéale aiguë ou intermittente, on infuse le liquide dans la cavité péritonéale par gravité, puis on clampe le cathéter péritonéal. Après un temps de séjour du liquide de dialyse dans la cavité péritonéale, dont la durée dépend du type de dialyse péritonéale effectuée, on déclampe le tube de drainage et on draine la solution de la cavité péritonéale, de nouveau par gravité. On infuse un nouveau liquide de dialyse aussitôt que le drainage est achevé.

Afin de prévenir l'infection, on peut administrer des antibiotiques à large spectre. Si le cathéter péritonéal doit être inséré en salle d'opération, il faut expliquer l'intervention à la personne et à sa famille.

Préparation du matériel

L'infirmière rassemble tout le matériel nécessaire à la dialyse péritonéale, puis consulte le médecin pour déterminer la concentration de la solution de dialyse ainsi que les médicaments qui doivent y être ajoutés. Par exemple, on peut ajouter : de l'héparine, afin de prévenir la formation de caillots et l'occlusion du cathéter péritonéal ; du chlorure de potassium, afin de prévenir l'hypokaliémie ; et des antibiotiques, afin de prévenir ou de traiter une péritonite. On peut également ajouter de l'insuline pour les personnes diabétiques ; la dose devra cependant être plus forte que la dose normalement nécessaire, car environ 10 % de l'insuline va se fixer au bain de dialysat. On doit ajouter les médicaments juste avant que la solution soit instillée. Il est crucial de recourir aux techniques d'asepsie.

Avant d'ajouter les médicaments, on réchauffe la solution de dialyse pour l'amener à la température corporelle, ce qui évite de provoquer un malaise et des douleurs abdominales et permet de dilater les vaisseaux du péritoine afin d'améliorer la clairance de l'urée. Si la solution est trop froide, elle peut provoquer des douleurs, entraîner une vasoconstriction et réduire la clairance. À l'inverse, une solution trop chaude peut brûler le péritoine. Le chauffage à sec est recommandé (étuve, incubateur, bouillotte). Il est déconseillé d'utiliser le four à microondes, car cette méthode comporte des risques de brûlure du péritoine.

Juste avant le début de la dialyse péritonéale, l'infirmière relie la tubulure au dispositif d'administration. Elle laisse la tubulure se remplir de liquide de dialyse : il entre ainsi très peu d'air à l'intérieur du cathéter et de la cavité péritonéale, ce qui évite de provoquer des malaises et d'entraver l'instillation et le drainage du liquide.

Mise en place du cathéter

Idéalement, on installe le cathéter péritonéal en salle d'opération, ce qui assure l'asepsie chirurgicale et réduit le plus possible les risques de contamination. Dans certains cas, il arrive cependant que le médecin insère lui-même le cathéter, au chevet de la personne, sous asepsie stricte.

On insère un cathéter rigide à l'aide d'un trocart uniquement en cas de dialyse péritonéale aiguë. Avant de l'insérer, on désinfecte la peau avec un antiseptique afin de réduire la présence des bactéries sur la peau, ainsi que les risques de contamination et d'infection. Le médecin infiltre un anesthésique local au point d'insertion, puis effectue une petite incision dans la partie inférieure de l'abdomen, 3 à 5 cm sous l'ombilic. Comme cette région ne contient pas de gros vaisseaux sanguins, le saignement est peu important. Après avoir demandé à la personne de contracter les muscles abdominaux et de relever la tête, le médecin insère un trocart dans le péritoine, puis fait passer le cathéter dans le trocart et le place comme il se doit. On injecte alors dans la cavité péritonéale le liquide de dialyse auquel on a ajouté les médicaments, tout en éloignant l'épiploon (repli du péritoine qui s'étend entre deux organes de la cavité abdominale) du cathéter. Pour fixer le cathéter en place, le médecin peut utiliser une suture en bourse. Il peut appliquer un onguent antibactérien et un pansement stérile à l'endroit de l'incision.

On peut utiliser certains cathéters pendant une période prolongée (Tenckhoff, Swan, Cruz) : ils sont généralement faits de silicone et sont radio-opaques, ce qui permet la visualisation radiologique. Ces cathéters se composent de trois sections : (1) une section intrapéritonéale ayant plusieurs ouvertures et dont l'une des extrémités s'ouvre de façon à laisser passer le dialysat ; (2) une section sous-cutanée qui traverse la membrane péritonéale, le muscle et les tissus adipeux sous-cutanés jusqu'à la peau ; et (3) une section externe qui permet de relier le cathéter à l'appareil de dialyse. La plupart de ces cathéters sont munis de deux manchons de dacron. Les manchons permettent de stabiliser le cathéter, d'en limiter les mouvements, de prévenir les fuites et d'empêcher la pénétration de microorganismes. On place un des manchons juste en aval du péritoine, et l'autre sous la peau. Le tunnel sous-cutané (long de 5 à 10 cm) assure une protection contre les infections bactériennes (figure 46-9 ■).

Échanges

La dialyse péritonéale est constituée d'une série d'échanges (ou cycles). L'échange comprend les étapes suivantes : infusion, temps de séjour et drainage de la solution de dialyse.

Ce cycle se répète tout au long de la dialyse. La solution circule par gravité dans la cavité péritonéale. Il faut généralement de 5 à 10 minutes pour infuser 2 L de liquide. Le liquide de dialyse reste ensuite dans la cavité péritonéale le temps nécessaire à la diffusion et à l'osmose ; c'est ce qu'on appelle le temps de séjour. Les composés de faible poids moléculaire, comme l'urée et la créatinine, se diffusent au cours des 5 à 10 premières minutes du temps de séjour. À la fin du temps de séjour, on déclampe le tube de drainage et on draine la solution de la cavité péritonéale, par gravité, à l'aide d'un système fermé. Le drainage dure généralement entre 10 et 30 minutes. Le liquide obtenu est normalement limpide et incolore ou jaune paille. Il arrive que le liquide contienne du sang, ce qui ne devrait survenir qu'au cours des premiers échanges qui suivent l'insertion d'un nouveau cathéter. L'échange (infusion, temps de séjour, drainage) peut durer entre 1 heure et 4 heures, selon le temps de séjour recommandé. Le médecin détermine le nombre d'échanges (ou cycles) et leur fréquence en se fondant sur l'état physique de la personne et sur la gravité de son affection.

Au cours de la dialyse péritonéale, on élimine l'excès hydrique grâce à une solution de dialyse hypertonique. Cette solution a une concentration en glucose élevée, ce qui crée un gradient osmotique. Il existe différents formats de solutions de glucose, à 1,5 %, 2,5 % et 4,25 % (de 500 à 3 000 mL), ce qui permet de préparer la solution de dialyse conformément au degré de tolérance de la personne, à son poids et à ses besoins physiologiques. Plus la concentration en glucose est élevée, plus le gradient osmotique est efficace, et plus le gradient osmotique est efficace, plus la quantité d'eau éliminée est importante. On choisit la solution en fonction de l'état hydrique de la personne.

Complications de la dialyse péritonéale

La dialyse péritonéale n'est pas sans complications. La plupart d'entre elles sont bénignes, mais certaines peuvent avoir des conséquences graves.

Péritonite

La **péritonite** (inflammation du péritoine) est la complication la plus fréquente et la plus grave de la dialyse péritonéale. Le nombre de personnes atteintes de péritonite a toutefois considérablement diminué au cours de la dernière décennie. Dans les résultats cliniques comme dans les recommandations de base du traitement, on doit tenir compte de l'organisme qui a causé la péritonite reliée à la dialyse péritonéale. *Staphylococcus aureus* et *Staphylococcus epidermidis* restent les germes à Gram positif qui engendrent le plus souvent la péritonite, même si le nombre de cas leur étant attribué a diminué. Les bactéries *Pseudomonas aeruginosa*, *E. Coli* et *Klebsella* sont les causes les plus fréquentes de la péritonite à germes à Gram négatif. La résistance aux antibiotiques (par exemple ciprofloxacine et méthicilline) utilisés dans le traitement de ce genre de péritonite a par ailleurs considérablement augmenté entre 1991 et 1998 (Zelenitsky *et al.*, 2000).

La péritonite se caractérise par l'aspect trouble du dialysat, des douleurs abdominales diffuses et de la douleur à la décompression brusque. Une hypotension et d'autres signes de choc peuvent apparaître si la péritonite est causée par

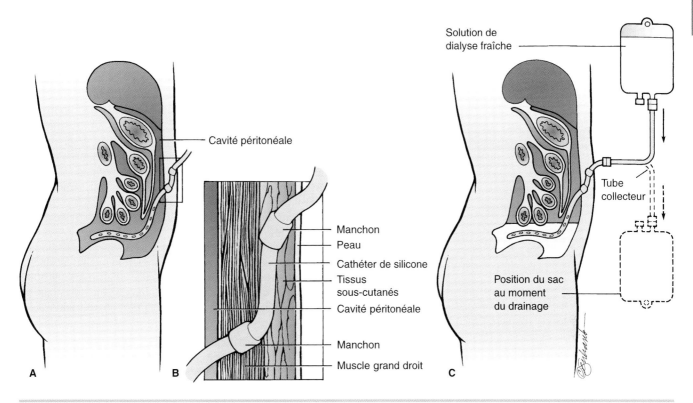

FIGURE 46-9 ■ Dialyse péritonéale continue ambulatoire.
(A) Le cathéter péritonéal est implanté dans la cavité
abdominale. **(B)** Des manchons en dacron et un tunnel sous-
cutané protègent des infections bactériennes. **(C)** Le liquide
de dialyse s'écoule par gravité dans le cathéter péritonéal et
pénètre dans la cavité péritonéale. Une fois le temps de séjour
écoulé, on draine le liquide, puis on le jette. Ensuite, on infuse
de nouveau du liquide de dialyse dans la cavité péritonéale
jusqu'au drainage suivant. La dialyse se poursuit ainsi pendant
24 heures, ce qui permet à la personne d'être libre de bouger
et de faire ses activités habituelles.

Staphylococcus aureus. Les personnes atteintes d'une péritonite peuvent être traitées en établissement de soins ou en
consultation externe, selon leur état et la gravité de l'infection.
On effectue d'abord trois échanges rapides avec une solution
de glucose à 1,5 %, sans ajout de médicaments, afin d'éliminer
les agents causant l'inflammation et de réduire la douleur
abdominale. Pour déterminer le germe responsable de la péritonite et orienter le traitement, on procède à une numération
globulaire sur le dialysat, ainsi qu'à une coloration de Gram
et à des cultures. Pour les échanges suivants, on ajoute généralement des antibiotiques (céphalosporines ou aminosides) à la
solution jusqu'à ce qu'on obtienne les résultats de la coloration de Gram ou des cultures, qui permettent de déterminer
les antibiotiques appropriés. Il est aussi efficace d'administrer
les antibiotiques par voie intrapéritonéale que par voie intraveineuse. On poursuit le traitement aux antibiotiques pendant
10 à 14 jours. Afin de préserver ce qu'il reste de la fonction
rénale de la personne, on doit s'assurer que les doses ne sont
pas néphrotoxiques.

On peut ajouter de l'héparine (500 à 1 000 U/L) au dialysat
afin d'empêcher la formation de caillots.

Si la péritonite persiste après 4 jours de traitement approprié, il faut retirer le cathéter. La personne doit ensuite être
hémodialysée pendant 1 mois environ avant qu'on puisse
installer un nouveau cathéter. Si la péritonite est d'origine
fongique, on doit retirer le cathéter si le traitement reste
inopérant après 4 à 7 jours. Le retrait du cathéter s'impose
également en cas d'infections du tunnel et de péritonite
fécale. On doit poursuivre le traitement aux antibiotiques
pendant 5 à 7 jours après le retrait du cathéter.

Quel que soit l'organisme responsable de la péritonite, la
personne atteinte de péritonite perd de grandes quantités de
protéines par le péritoine. Il peut en résulter d'importants
problèmes de nutrition et des retards dans la guérison. On
doit donc dépister et traiter les infections aussi rapidement
que possible.

Fuites

Juste après l'insertion du cathéter, on note parfois des fuites
de dialysat au point d'insertion. En général, ces fuites cessent
spontanément si on suspend la dialyse pendant plusieurs
jours, le temps de permettre à l'incision de cicatriser. Durant
cette période, il est important de réduire les facteurs qui
pourraient retarder la cicatrisation, notamment les contractions excessives des muscles abdominaux ou les efforts de
défécation. Quelques mois ou quelques années après la pose
du cathéter, on peut également observer des fuites au point de
sortie du cathéter ou à l'intérieur de la paroi abdominale.
Dans de nombreux cas, on peut éviter ces fuites en commençant par utiliser de petites quantités de dialysat (100 à 200 mL),
puis en les augmentant graduellement jusqu'à ce qu'elles
atteignent 2 000 mL.

Saignements

Il arrive qu'on observe du sang dans le dialysat, en particulier chez les jeunes femmes, au moment des menstruations. (À travers une ouverture dans les trompes de Fallope, le liquide hypertonique pompe le sang de l'utérus et le fait remonter dans la cavité péritonéale.) Il est fréquent que des saignements se produisent au cours des premiers échanges qui suivent l'insertion d'un nouveau cathéter, en raison de la présence de sang dans la cavité péritonéale due à l'intervention. La cause de ce saignement est inconnue dans la plupart des cas, même si le déplacement du cathéter a parfois été associé à des saignements. Chez certaines personnes, un saignement apparaît à la suite d'un lavement ou d'un léger trauma; ce saignement cesse toujours après 1 ou 2 jours et n'exige aucune intervention particulière. Au cours de cette période, il peut toutefois être nécessaire de rapprocher les séances de dialyse afin de prévenir l'obstruction du cathéter par des caillots sanguins.

Complications à long terme

L'hypertriglycéridémie est fréquente chez les personnes soumises à la dialyse péritonéale à long terme, ce qui laisse penser que celle-ci provoquerait une accélération de l'athérogénèse. Cependant, le recours aux médicaments cardioprotecteurs reste relativement peu fréquent, et la pression artérielle de nombreuses personnes est souvent sous-évaluée. En raison du fardeau que l'hypertriglycéridemie représente pour les personnes qui en sont atteintes, on devrait utiliser des bêtabloquants et des inhibiteurs de l'enzyme de conversion de l'angiotensine afin de maîtriser l'hypertension ou de protéger le cœur; on peut aussi envisager d'utiliser de l'aspirine et des statines. Il importe que le personnel soignant soit mieux formé sur cet aspect de la dialyse (Tonelli *et al.*, 2001).

Les hernies abdominales font partie des autres complications à long terme de la dialyse péritonéale. Les hernies abdominales (dues à une incision, inguinales, diaphragmatiques ou ombilicales) résultent probablement de la pression excessive continuellement exercée sur la paroi abdominale. Cet excès de pression dans l'abdomen aggrave également les hernies hiatales et les hémorroïdes. En raison de la présence de liquides dans l'abdomen, la dialyse péritonéale peut également entraîner des douleurs lombaires basses et de l'anorexie. La personne peut également avoir un goût sucré dans la bouche, dû à la présence de glucose dans le liquide de dialyse.

Des troubles d'ordre mécanique peuvent survenir et gêner l'instillation et le drainage du dialysat. Ils seraient causés par la formation de caillots dans le cathéter et par la constipation.

Dialyse péritonéale aiguë et intermittente

La dialyse péritonéale aiguë et intermittente est une variante de la dialyse péritonéale. Elle est indiquée en présence de signes et symptômes d'urémie (nausées, vomissements, fatigue, altération de l'état mental), en cas de surcharge liquidienne, d'acidose et d'hyperkaliémie. La dialyse péritonéale ne permet pas d'éliminer les molécules en solution et les liquides aussi efficacement que l'hémodialyse, mais elle permet d'obtenir un changement plus graduel en matière d'état hydrique et d'élimination des déchets. Ce traitement semble donc approprié pour les personnes instables sur le plan hémodynamique. La dialyse péritonéale intermittente peut être effectuée manuellement par une infirmière ou mécaniquement par une machine de type cycleur. Les échanges peuvent durer de 30 minutes à 2 heures. Habituellement, un échange dure 1 heure: 10 minutes d'infusion, 30 minutes de temps de séjour et 20 minutes de drainage.

Le cycle de la dialyse péritonéale relève de la responsabilité d'une infirmière. Elle doit respecter des techniques d'asepsie strictes lorsqu'elle change le contenant de solution de dialyse et le sac de drainage. Elle doit surveiller fréquemment les signes vitaux de la personne, son poids, ses ingesta et excreta, les résultats des examens paracliniques et son état. Pour chaque échange, elle consigne sur une fiche graphique les signes vitaux, la concentration du dialysat, les médicaments ajoutés, le volume d'échange, le temps de séjour, le bilan hydrique du dialysat (perte ou gain hydrique) et le bilan hydrique total. L'infirmière doit aussi observer attentivement l'élasticité de la peau et des muqueuses pour évaluer l'hydratation de la personne et surveiller l'apparition d'un œdème.

Si le liquide péritonéal ne s'écoule pas bien, l'infirmière peut faciliter le drainage en tournant la personne d'un côté à l'autre ou en relevant la tête du lit. Le cathéter ne doit jamais être poussé vers l'intérieur. Afin de s'assurer que le drainage se déroule bien, l'infirmière peut vérifier la perméabilité du cathéter de façon à déceler les traces de fuites, les clamps fermés ou une poche d'air. L'infirmière doit toujours surveiller l'apparition de signes ou de symptômes de complications (par exemple péritonite, saignement, difficulté respiratoire ou fuite). Elle mesure régulièrement le volume de l'abdomen afin de déterminer si la personne retient une grande quantité de solution de dialyse. De plus, elle doit s'assurer que le cathéter reste bien en place et que le pansement reste sec; elle doit aussi s'assurer du confort de la personne en la retournant souvent et lui prodiguer des soins de la peau. Elle donne à la personne et à sa famille un enseignement portant sur le procédé et les informe de l'évolution de la situation (perte liquidienne et pondérale, résultats des examens paracliniques). L'infirmière doit soutenir et encourager la personne et sa famille durant cette période difficile.

Dialyse péritonéale continue ambulatoire

On utilise la dialyse péritonéale continue ambulatoire (DPCA) pour traiter l'IRT. La DPCA est effectuée à domicile par la personne elle-même ou par un proche aidant spécialement formé. La DPCA ne contraint pas la personne à l'immobilité, et cette dernière peut donc poursuivre ses activités quotidiennes (encadré 46-10 ■).

Principes de traitement

La DPCA repose sur les mêmes principes que les autres types de dialyse péritonéale, soit la diffusion et l'osmose. Les fluctuations des résultats des examens paracliniques sont moins importantes si on emploie le DPCA que si on utilise la dialyse péritonéale intermittente ou l'hémodialyse, car la dialyse se fait de manière continue. Les taux d'électrolytes sériques restent généralement dans les limites de la normale.

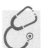

EXAMEN CLINIQUE

Établir la pertinence de la DPCA

Si elle ne convient pas à toutes les personnes atteintes d'IRT, la DPCA est indiquée pour les personnes qui peuvent effectuer elles-mêmes les échanges et les autosoins, et intégrer le traitement à leur mode de vie. Après avoir entrepris leur traitement de DPCA, les personnes disent souvent se sentir mieux et ressentir un regain d'énergie. Les infirmières peuvent aider les personnes atteintes d'IRT à choisir le traitement de dialyse qui s'adaptera le mieux à leur style de vie. Les personnes qui envisagent de suivre un traitement de DPCA doivent s'informer des avantages et des inconvénients, ainsi que des indications et contre-indications, de ce type de traitement.

AVANTAGES
- Aucun dialyseur.
- Les activités quotidiennes ne sont pas interrompues.
- La DPCA permet d'éviter les restrictions alimentaires, d'augmenter l'apport liquidien, de hausser l'hématocrite sérique, d'améliorer la pression artérielle, d'éviter la ponction veineuse; la personne se sent mieux.

INCONVÉNIENT
- La dialyse est continue, 24 heures sur 24, 7 jours sur 7.

LA DPCA EST INDIQUÉE DANS LES CAS SUIVANTS:
- La personne est motivée; elle a la volonté et la capacité d'effectuer la dialyse à domicile.
- La personne bénéficie de l'aide d'un proche (ce qui est essentiel au succès du traitement, surtout s'il s'agit d'une personne âgée).
- La personne présente des problèmes reliés à l'hémodialyse à long terme, comme un accès vasculaire défectueux, une soif excessive, une hypertension grave, des céphalées

consécutives à la dialyse et une anémie grave nécessitant de nombreuses transfusions.
- La personne suit un traitement intermédiaire en attendant une transplantation rénale.
- La personne est atteinte d'une IRT découlant du diabète; il est en effet plus facile de traiter l'hypertension, l'urémie et l'hyperglycémie avec la DPCA qu'avec l'hémodialyse.

LA DPCA EST CONTRE-INDIQUÉE DANS LES CAS SUIVANTS:
- Adhérences dans la paroi abdominale à la suite d'une chirurgie (les adhérences réduisent la clairance des molécules en solution) ou d'une affection inflammatoire généralisée.
- Douleurs dorsales chroniques, accompagnées d'une atteinte discale pouvant être aggravée par la pression continue du liquide de dialyse.
- Personne sous traitement immunosuppresseur susceptible d'entraîner une mauvaise cicatrisation du point d'insertion du cathéter ou ayant subi une colostomie, une iléostomie, une néphrostomie ou une autre stomie, ce qui peut augmenter les risques de péritonite. Cependant, le risque de complications n'est pas une contre-indication absolue de la DPCA.
- Diverticulites: la DPCA est associée à la rupture du diverticule.
- Personne arthritique ou n'ayant pas de force dans les mains: elle donc besoin d'aide pour effectuer les échanges; l'expérience a toutefois montré que des personnes atteintes de cécité, totale ou partielle, ou de certaines autres incapacités physiques peuvent apprendre à effectuer elles-mêmes la DPCA.

Interventions

En général, la personne effectue 4 ou 5 échanges par jour, 24 heures sur 24, 7 jours sur 7, à intervalles prédéterminés (avant les repas et au coucher). Après avoir infusé le liquide dans la cavité péritonéale à l'aide d'un cathéter (pendant environ 10 min), la personne peut plier le sac et le placer sous ses vêtements durant le temps de séjour, ce qui lui permet de poursuivre ses activités. Cela réduit également le nombre de raccords et de déconnexions qu'il est nécessaire d'effectuer entre le cathéter et la tubulure, de sorte que les risques de contamination et de péritonite diminuent.

Plus le temps de séjour du liquide de dialyse dans la cavité péritonéale est long, plus la clairance des composés de poids moléculaire moyen est élevée. On croit que ces composés sont d'importantes toxines. À la fin du temps de séjour, on draine le dialysat contenu dans la cavité péritonéale en dépliant le sac vide, en le plaçant à un niveau plus bas que l'abdomen et en ouvrant le clamp: le drainage se fait ainsi par gravité. Une fois le drainage terminé, on répète le processus en installant un nouveau sac et en infusant la solution de dialyse dans la cavité péritonéale. Il existe d'autres systèmes, dans lesquels le cathéter est clampé, déconnecté et fermé, qui permettent à

la personne d'effectuer sa dialyse sans avoir à porter de sac sous ses vêtements. Avant d'effectuer l'échange suivant, la personne doit attacher un sac vide afin de permettre le drainage de la solution.

La dialyse péritonéale continue ambulatoire assistée (DPCAA) est semblable à la DPCA, à cette différence près qu'on y ajoute un appareil permettant un échange de plus durant la nuit.

Complications

Afin de réduire les risques de péritonite, la personne doit éviter de contaminer le cathéter, la solution de dialyse ou la tubulure et veiller à ce que la tubulure ne se détache pas du cathéter accidentellement. On recommande d'éviter toute manipulation inutile du cathéter et de nettoyer méticuleusement la région où il est inséré, conformément au protocole en vigueur dans l'établissement.

Soins et traitements infirmiers

Les personnes qui choisissent la DPCA peuvent non seulement présenter des complications de la dialyse péritonéale évoquées plus haut, mais elles peuvent aussi voir leur image corporelle altérée par le cathéter abdominal, le sac et la tubulure. Le liquide présent dans l'abdomen fait augmenter le tour de taille de la personne de 3 à 6 cm, voire plus. La personne peut avoir des difficultés à choisir des vêtements et avoir l'impression d'être obèse. L'image corporelle est parfois si altérée que la personne répugne à regarder son cathéter ou à en prendre soin pendant des jours, voire des semaines. Il peut être bénéfique pour la personne d'en parler avec des personnes qui ont bien intégré les contraintes de la DPCA. Certaines personnes acceptent leur cathéter et le voient comme un instrument qui assure leur survie. D'autres ont l'impression de passer leurs journées à effectuer les échanges et de ne plus avoir de temps libre, surtout au début du traitement. Certaines personnes peuvent même se sentir dépassées par la responsabilité du traitement et devenir dépressives.

La sexualité de la personne peut être compromise, la présence du cathéter pouvant constituer un obstacle psychologique. La présence de 2 L de liquide de dialyse, d'un cathéter péritonéal et d'un sac peut également altérer la fonction sexuelle et l'image corporelle. Même si ces problèmes peuvent être résolus avec le temps, certains d'entre eux doivent faire l'objet d'une attention particulière. En posant à la personne des questions sur ses préoccupations en matière de sexualité, l'infirmière lui donne l'occasion de parler de ses problèmes et d'entrevoir des solutions.

Favoriser les soins à domicile et dans la communauté

Enseigner les autosoins On peut enseigner à la personne à effectuer la DPCA, en établissement de soins ou en consultation externe, lorsque son état est jugé stable. L'enseignement dure de 5 jours à 2 semaines. On doit l'adapter aux capacités d'apprentissage et aux connaissances de la personne, et la durée des séances ne doit excéder ni ses capacités physiques ni ce qu'elle peut assimiler sans se sentir dépassée. Les sujets abordés au cours de cet enseignement, donné à la personne et au proche aidant qui devra effectuer la dialyse péritonéale à domicile, sont décrits dans l'encadré 46-11 ■.

La DPCA entraîne une importante perte de protéines qui doit être compensée par un régime équilibré, à forte teneur en protéines. On doit encourager la personne à consommer suffisamment de fibres alimentaires afin de prévenir la constipation qui pourrait nuire à la circulation de la solution de dialyse lorsqu'elle entre ou sort de la cavité péritonéale. Les personnes sous DPCA prennent souvent de 1,5 à 3 kg au cours du premier mois de traitement. Elles doivent donc réduire leur consommation d'hydrates de carbone pour éviter les gains de poids excessifs. Il n'est généralement pas nécessaire de limiter l'apport en potassium, en sodium ou en liquides. La DPCA permet généralement d'éliminer 2 L de liquide en 24 heures, en plus des 8 L de liquide de dialyse infusés dans l'abdomen, ce qui assure un apport liquidien normal même chez une personne anéphrique (à qui on a enlevé les deux reins). Une meilleure clairance des petites molécules est associée à un bon régime alimentaire et à une bonne nutrition (Wang, Sea, Ip *et al.*, 2001).

Assurer le suivi Assurer un suivi téléphonique, des services de consultation externe et des soins à domicile facilite le retour de la personne à la maison et l'aide à prendre activement en charge son traitement. Il est important que la personne bénéficie des conseils de l'infirmière, qu'il s'agisse de préparer la solution de dialyse, de mesurer la pression artérielle ou simplement de discuter d'un problème.

La personne peut se présenter en consultation externe une fois par mois, ou plus souvent si nécessaire. On s'assure alors qu'elle effectue les échanges de façon adéquate et sous asepsie stricte. L'infirmière remplace la tubulure toutes les 4 à 8 semaines. Remplacer la tubulure plus fréquemment entraînerait davantage de risques de contamination. Il existe maintenant des tubulures qui peuvent être utilisées pendant 6 mois avant qu'il faille les changer. On doit également effectuer fréquemment des analyses biochimiques afin de s'assurer que le traitement de dialyse est adéquat.

Dans le cas où un traitement à domicile a été demandé, une infirmière spécialisée dans ce domaine inspecte les lieux et suggère les modifications à leur apporter pour permettre l'installation de l'équipement ou de tout autre matériel pouvant être nécessaire à la DPCA. L'infirmière évalue les connaissances de la personne et de sa famille sur la DPCA et vérifie si elles utilisent des techniques sûres. Elle examine également la personne afin de vérifier si l'affection rénale évolue, s'il y a des complications, comme la péritonite, ou tout autre problème relié au traitement (par exemple insuffisance cardiaque, mauvais drainage, perte ou gain de poids). L'infirmière renforce l'enseignement donné auparavant, clarifie les questions touchant la DPCA et la néphropathie, et évalue les progrès effectués par la personne et sa famille en ce qui concerne la dialyse. De plus, elle rappelle à la personne la nécessité de poursuivre les activités de promotion de la santé et de dépistage systématique.

Le nombre de personnes âgées atteintes d'IRT devrait s'accroître considérablement au cours des prochaines années. Les centres d'hébergement et de soins de longue durée seront donc appelés à jouer un rôle de plus en plus important dans la prise en charge à long terme et la réadaptation des personnes atteintes d'insuffisance rénale. Pour le moment, très peu de ces centres offrent des traitements de dialyse. Grâce à des programmes de formation structurés, destinés au personnel de ces centres et offerts par des spécialistes en néphrologie, ces établissements pourront prendre en charge de manière efficace les personnes dont l'état exige un traitement de dialyse péritonéale continue (Carey *et al.*, 2001).

Dialyse péritonéale automatisée ou par cycleur

La dialyse péritonéale automatisée ou par cycleur (DPA) allie une dialyse péritonéale intermittente nocturne à une dialyse diurne prolongée. La personne est branchée à un appareil automatique au coucher et subit de 3 à 5 échanges au cours de la nuit, à raison de 2 L de solution de dialyse par échange. Au lever, la personne bouche le cathéter après infusion de 1 à 2 L de liquide de dialyse, qu'elle conserve dans son abdomen toute la journée et évacue au coucher avant de se brancher sur

GRILLE DE SUIVI DES SOINS À DOMICILE

Personne sous dialyse péritonéale (DPCA ou DPA)

Après avoir reçu l'enseignement sur les soins à domicile, la personne ou le proche aidant peut:	Personne	Proche aidant
■ Expliquer ce qu'est l'insuffisance rénale et quels sont ses effets sur l'organisme.	✔	✔
■ Donner des informations générales sur la fonction rénale.	✔	✔
■ Expliquer les différentes phases de l'affection.	✔	✔
■ Expliquer les principes de base de la dialyse péritonéale.	✔	✔
■ Entretenir le cathéter et effectuer les soins du point d'insertion.	✔	✔
■ Évaluer les signes vitaux et le poids.	✔	✔
■ Expliquer en quoi consistent la surveillance et le maintien de l'équilibre hydrique.	✔	✔
■ Énumérer les principales techniques d'asepsie.	✔	✔
■ Effectuer les échanges de la DPCA en utilisant les techniques d'asepsie recommandées (les personnes qui reçoivent une DPA devraient également être en mesure d'expliquer la marche à suivre en cas de défaillance ou de non-disponibilité du cycleur).	✔	✔
■ Régler le cycleur et l'entretenir, le cas échéant.	✔	✔
■ Décrire les complications possibles de la dialyse péritonéale, les mesures utilisées pour les prévenir, les déceler et les traiter.	✔	✔
■ Ajouter les médicaments à la solution de dialyse.	✔	✔
■ Obtenir des échantillons stériles de la solution de dialyse.	✔	✔
■ Décrire les examens paracliniques, leurs résultats et ce qui en découle.	✔	✔
■ Énumérer les restrictions alimentaires.	✔	✔
■ Énumérer les médicaments prescrits: nom, mode d'action et effets secondaires possibles; dire quand il convient d'avertir le médecin.	✔	✔
■ Expliquer comment on commande, on entrepose et on inventorie le matériel nécessaire à la dialyse.	✔	✔
■ Décrire le plan thérapeutique de suivi.	✔	✔
■ Compiler les données reliées à la dialyse à domicile.	✔	✔
■ Indiquer les mesures à prendre en cas d'urgence.	✔	✔

l'appareil pour la nuit. L'appareil est silencieux et la tubulure est suffisamment longue pour permettre à la personne de se retourner normalement pendant son sommeil.

La DPA exige moins de manipulations du sac et de la tubulure et présente donc moins de risques de contamination que les autres types de dialyse péritonéale. Elle évite la servitude des échanges durant le jour, ce qui facilite la vie professionnelle et les activités de la vie quotidienne.

SOINS PRODIGUÉS EN MILIEU HOSPITALIER À LA PERSONNE DIALYSÉE

Il arrive qu'une personne dialysée (hémodialyse ou dialyse péritonéale) soit hospitalisée en raison de complications reliées à son insuffisance rénale ou à son traitement de dialyse, ou pour des troubles qui n'ont rien à voir avec l'affection rénale dont elle est atteinte ou avec son traitement.

Soins et traitements infirmiers

Protéger l'accès vasculaire

Quand une personne soumise à l'hémodialyse est hospitalisée, pour quelque raison que ce soit, l'infirmière doit protéger l'accès vasculaire et en vérifier régulièrement la perméabilité. Elle doit aussi s'assurer qu'on n'utilisera pas le bras où se trouve l'accès vasculaire pour la mesure de la pression artérielle ou pour les ponctions veineuses. La personne s'abstient de porter des vêtements serrés, des dispositifs de retenue ou des bijoux au niveau de l'accès vasculaire.

Le bruit ou «frémissement» de l'accès vasculaire doit être évalué toutes les 8 heures. L'absence de frémissement palpable ou de bruit audible indique que l'accès est obstrué. Des caillots peuvent se former si un autre organe est infecté (la viscosité sérique augmente) ou si la pression sanguine chute. En cas de ralentissement du débit sanguin dans l'accès, pour quelque raison que ce soit (hypotension, brassard de tensiomètre, garrot), des caillots peuvent se former dans l'accès ou l'accès peut s'infecter. L'infirmière doit surveiller l'apparition des signes et symptômes d'infection, tels que la rougeur, l'œdème, un écoulement provenant du point d'insertion ou la fièvre. Comme les personnes atteintes d'une affection rénale sont plus sujettes aux infections, on doit prendre des mesures préventives lors de toute intervention.

Prendre des précautions durant un traitement par intraveineuse

En cas de traitement par intraveineuse, le débit d'administration doit être aussi faible que possible et il doit être régulé par une pompe à perfusion volumétrique. Les personnes dialysées ne pouvant excréter d'eau, un œdème pulmonaire peut se former si on administre un liquide trop rapidement ou en trop grande quantité par intraveineuse. Il est donc essentiel de surveiller de près les ingesta et les excreta de la personne.

Surveiller les symptômes de l'urémie

Les symptômes de l'urémie s'aggravent à mesure que les déchets du métabolisme s'accumulent. Les personnes dont le métabolisme est accéléré accumulent plus rapidement les déchets et peuvent avoir besoin d'un traitement de dialyse plus fréquemment. Il peut s'agir de personnes prenant des corticostéroïdes, recevant une hyperalimentation parentérale, atteintes d'une infection ou d'un trouble de saignement ou ayant subi une chirurgie. De plus, ces personnes sont plus susceptibles de présenter des complications que les autres personnes dialysées.

Déceler les complications cardiaques et respiratoires

Il est important d'effectuer régulièrement un examen des fonctions cardiaque et respiratoire. En effet, la surcharge liquidienne, l'insuffisance cardiaque et l'œdème pulmonaire, dont un des signes est l'auscultation de crépitants à la base des poumons, se manifestent pendant que les liquides s'accumulent.

La péricardite est une des complications cardiaques les plus importantes; celle-ci peut être causée par l'accumulation des toxines urémiques. Si elle n'est pas décelée et traitée dans les plus brefs délais, elle peut évoluer et se transformer en épanchement péricardique ou en tamponnade cardiaque. On ne peut détecter la péricardite que si la personne signale une douleur rétrosternale (si la personne est en état de communiquer) ou un fébricule (symptôme qui passe souvent inaperçu), ou si on décèle un frottement péricardique. Ces symptômes s'accompagnent fréquemment d'un pouls paradoxal (diminution de la pression artérielle de plus de 10 mm Hg pendant l'inspiration). Lorsque la péricardite se transforme en épanchement, le frottement disparaît, les battements du cœur deviennent étouffés et semblent venir de loin, l'électrocardiogramme révèle des ondes de bas voltage et le pouls paradoxal s'intensifie.

L'épanchement péricardique peut à son tour se transformer en tamponnade cardiaque, ce qui met la vie de la personne en danger. Les signes et symptômes de la tamponnade sont les suivants: diminution de la pression différentielle combinée à des bruits cardiaques étouffés ou inaudibles, douleur thoracique constrictive, dyspnée et hypotension. Même si on peut déceler la péricardite, l'épanchement péricardique et la tamponnade cardiaque par radiographie, un examen poussé, effectué par l'infirmière, devrait aussi permettre de les déceler. En raison de l'importance clinique de ces complications cardiaques, l'examen visant à les déceler devrait être une priorité.

Maintenir l'équilibre électrolytique et le régime alimentaire

Les variations électrolytiques sont fréquentes, et les variations potassiques peuvent mettre la vie de la personne en danger. Il faut donc évaluer la concentration en électrolytes de toutes les solutions intraveineuses et de tous les médicaments qui doivent être administrés. On doit vérifier les taux sériques tous les jours. Si une transfusion sanguine est nécessaire, on peut l'effectuer pendant l'hémodialyse, si c'est possible, afin d'éliminer l'excédent de potassium. Il faut également surveiller de près l'apport alimentaire. Les frustrations que peuvent entraîner les restrictions alimentaires sont accentuées si la nourriture servie à l'hôpital n'est pas appétissante. L'infirmière doit être consciente que ce genre de problème peut mener au non-respect du régime et à l'hyperkaliémie.

L'hypoalbuminémie est un signe de dénutrition chez les personnes qui suivent un traitement de dialyse à long terme. Même s'il suffit d'un meilleur apport alimentaire pour traiter certaines personnes, d'autres continuent d'être atteintes d'hypoalbuminémie, et cela pour des raisons encore mal comprises.

Enrayer les malaises et la douleur

Les complications dues à une neuropathie, tels le prurit et la douleur, doivent être traitées à l'aide d'antihistaminiques, comme le diphénhydramine (Benadryl), et d'analgésiques. Comme les métabolites des médicaments sont éliminés par dialyse et non par excrétion rénale, on doit modifier en conséquence la posologie des médicaments. Afin de favoriser le bien-être de la personne et d'empêcher les démangeaisons, on s'assure que sa peau est propre et bien hydratée; on peut utiliser de l'huile pour le bain, un savon surgras, de la crème ou de la lotion avec laquelle on masse la peau pour éviter que la personne ne se gratte. On s'assure également que les ongles de la personne sont bien coupés afin de prévenir égratignures et excoriations.

Surveiller la pression artérielle

L'hypertension artérielle accompagne souvent l'insuffisance rénale. Elle est généralement provoquée par une surcharge liquidienne et elle est parfois en partie due à une sécrétion excessive de rénine. De nombreuses personnes dialysées suivent un traitement antihypertenseur. Il est nécessaire de leur donner un enseignement approfondi afin qu'elles comprennent bien l'objectif et les effets indésirables de ce traitement. De nombreux changements de médicaments sont souvent nécessaires pour déterminer l'antihypertenseur le plus efficace, ainsi que son dosage, ce qui peut dérouter ou inquiéter certaines personnes si aucune explication ne leur est fournie. Afin d'empêcher l'hypotension que provoque la combinaison de la dialyse et des médicaments, certaines personnes ne doivent pas prendre leurs antihypertenseurs les jours de dialyse.

En plus des médicaments que ces personnes doivent consommer régulièrement, il leur faut en règle générale prendre un ou plusieurs antihypertenseurs pour obtenir une pression artérielle normale. Des recherches ont montré que la plupart des gens peuvent conserver une pression artérielle normale sans recourir aux antihypertenseurs. Il faut pour cela maîtriser le volume liquidien en restreignant rigoureusement la consommation de sel et en augmentant l'ultrafiltration à l'aide d'une plus grande quantité de solution de dialyse péritonéale hypertonique. Il est important que l'infirmière explique clairement à la personne et à sa famille la nécessité de la restriction en sodium (Gunal *et al.*, 2001).

Prévenir les infections

Les personnes atteintes d'IRT ont généralement un faible taux de globules blancs (et une capacité phagocytaire réduite) et de globules rouges (anémie), ainsi qu'une fonction plaquettaire déficiente. Combinés, ces troubles augmentent les risques d'infection et de saignement à la suite d'un léger trauma. Il est essentiel de prévenir et d'enrayer les infections, car leur fréquence est élevée. La pneumonie et l'infection de l'accès vasculaire sont fréquentes.

Assurer les soins du point d'entrée du cathéter

La personne sous DPCA connaît habituellement les soins à donner au point d'entrée du cathéter. Cependant, on devrait profiter du séjour de la personne en établissement de soins pour vérifier si elle observe les recommandations et corriger les malentendus et les erreurs d'application des techniques. Les soins du point d'entrée du cathéter doivent être effectués tous les jours ou 3 ou 4 fois par semaine, au moment du bain ou de la douche. Le point de sortie ne devrait pas être plongé dans l'eau. On effectue le nettoyage avec l'eau et du savon; il est recommandé d'utiliser du savon liquide. Pendant les soins, l'infirmière et la personne doivent s'assurer que le cathéter est bien fixé afin d'éviter toute tension ou lésion. On peut appliquer une gaze ou un pansement transparent sur le point de sortie.

Administrer les médicaments

On doit surveiller tous les médicaments prescrits à une personne dialysée afin de s'assurer qu'ils ne contiennent pas d'éléments toxiques pour les reins ou pouvant affecter ce qui reste de la fonction rénale. De plus, il peut être nécessaire de modifier la posologie des médicaments de façon à prévenir les effets toxiques ou le surdosage résultant de la mauvaise excrétion rénale. On doit évaluer tous les problèmes et symptômes signalés par la personne, en se gardant de les attribuer automatiquement à l'insuffisance rénale ou à la dialyse.

Fournir un soutien psychologique

Les personnes qui subissent un traitement de dialyse depuis un certain temps se posent parfois des questions à propos des conséquences de l'affection dont elles sont atteintes et de son traitement sur leur qualité de vie et sur celle de leur famille. L'infirmière doit leur donner l'occasion d'exprimer leurs sentiments et leurs réactions et d'envisager les choix qui leur sont offerts.

Lorsqu'une personne décide de suivre un traitement de dialyse, elle n'est pas nécessairement consciente du fait que la dialyse peut se prolonger pendant une période indéterminée, et il n'est pas rare qu'elle songe à y mettre fin. Si une personne réagit de la sorte, il est important de la prendre au sérieux et de lui donner l'occasion de discuter de ses problèmes avec les membres de l'équipe de dialyse, ainsi qu'avec un psychologue, un psychiatre, une infirmière, une personne en qui elle a confiance ou un membre du clergé. La personne a le droit de revenir sur sa décision, et on doit respecter son choix s'il a été fait en toute connaissance de cause.

Chirurgie rénale

On recourt à la chirurgie rénale dans les buts suivants: éliminer des obstructions (tumeurs ou calculs); insérer un tube de drainage dans le rein (**néphrostomie** ou urétérostomie); procéder à l'ablation d'un rein, en cas d'atteinte unilatérale; traiter un cancer du rein; ou encore effectuer une greffe du rein.

SOINS PRÉOPÉRATOIRES

Toute chirurgie rénale est précédée d'une période d'évaluation et de préparation approfondies visant à obtenir une fonction rénale aussi satisfaisante que possible. Avant l'opération, on incite la personne à boire afin de favoriser l'excrétion des déchets, sauf en cas d'insuffisance rénale ou cardiaque. Si la personne présente une infection rénale, on lui administre un antibiotique à large spectre afin de réduire les risques de septicémie. Cependant, il est essentiel de s'assurer que l'antibiotique n'est pas toxique pour les reins. Si l'anamnèse de la personne révèle des prédispositions aux ecchymoses et aux saignements, on procède à des épreuves de coagulation (temps de prothrombine, temps de thromboplastine partielle et numération des plaquettes). La préparation générale pour l'opération est semblable à celle qui est décrite dans le chapitre 20 .

Les personnes qui doivent subir une intervention chirurgicale sont souvent très inquiètes. L'infirmière les aidera à reconnaître et à exprimer leurs craintes. La personne sera d'autant plus confiante qu'elle bénéficiera d'un climat de confiance et de soins de tout premier ordre. Une personne qui doit subir l'ablation d'un rein peut croire qu'elle deviendra dépendante de la dialyse. Il faut donc lui expliquer qu'un seul rein sain peut assurer une fonction rénale normale.

PARTICULARITÉS OPÉRATOIRES

Pour les besoins de la chirurgie rénale, la personne doit adopter différentes positions permettant de bien exposer le point d'incision. Il existe trois méthodes : l'incision au flanc, l'incision dorsolombaire et l'incision thoraco-abdominale (figure 46-10 ■). Pendant l'opération, on prend des mesures visant à pallier l'altération du drainage urinaire et l'altération du système de drainage, par exemple une néphrostomie, l'insertion d'un autre tube de drainage ou d'un drain tuteur urétéral.

SOINS POSTOPÉRATOIRES

Comme les reins sont très vascularisés, les principales complications de la chirurgie rénale sont l'hémorragie et le choc cardiovasculaire. Il est souvent nécessaire de remplacer immédiatement après l'intervention les pertes de sang et de liquide survenues au cours de l'opération.

La distension abdominale et l'iléus paralytique sont des complications assez fréquentes des opérations touchant les reins et les uretères. Elles seraient dues à la perte du péristaltisme intestinal et à la manipulation du côlon ou du duodénum durant l'opération. Il est possible de soulager rapidement la distension abdominale en insérant une sonde nasogastrique,

ce qui provoque une diminution de la compression (voir, au chapitre 40 ⬤⬤, le traitement de l'iléus paralytique). La personne peut prendre des liquides par voie orale quand le péristaltisme intestinal s'est rétabli.

Dans les cas d'infection, on administre des antibiotiques en se fondant sur le résultat de l'antibiogramme. On doit être à l'affût des effets toxiques de ces médicaments sur les reins (néphrotoxicité) lorsqu'on examine la personne et lorsqu'on évalue sa fonction rénale. Après l'intervention, on peut administrer de faibles doses d'héparine afin de prévenir la thrombose veineuse chez les personnes qui ont subi une chirurgie urologique.

Drains

Presque toutes les personnes ayant subi une opération des reins ou des voies urinaires, ainsi qu'un grand nombre de personnes atteintes de troubles rénaux ou urinaires, portent un drain, une sonde ou un cathéter. On doit s'assurer de la perméabilité des drains (par exemple des sondes de drainage) pour éviter que des caillots les obstruent, ce qui pourrait causer une infection, léser le rein ou provoquer de la douleur (analogue à celle de la colique néphrétique) au moment du passage du caillot dans l'uretère.

Néphrostomie

Pour assurer la dérivation temporaire ou permanente de l'urine, on insère une sonde de néphrostomie directement dans le rein par une incision chirurgicale ou par voie percutanée. On utilise une sonde simple, une sonde en U ou une sonde circulaire. La

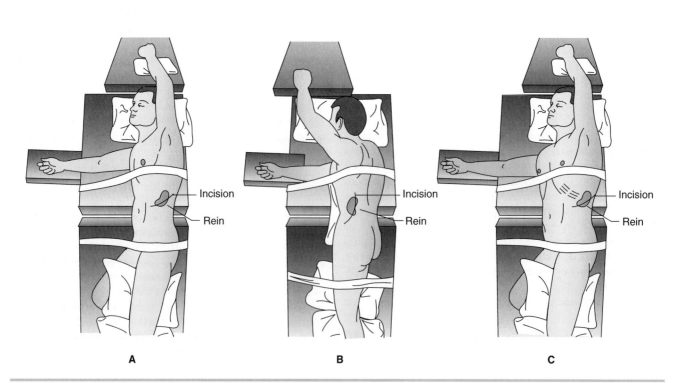

A **B** **C**

FIGURE 46-10 ■ Position de la personne et types d'incision : **A,** incision au flanc ; **B,** incision dorsolombaire ; **C,** incision thoraco-abdominale. Les chirurgies rénales peuvent être à l'origine d'importantes douleurs postopératoires.

sonde est reliée à un système de drainage en circuit fermé ou à un sac de stomie. Le but de la néphrostomie est d'assurer le drainage du rein après une opération, ainsi que l'évacuation de l'urine en cas d'obstruction urétérale ou d'obstruction de l'appareil urinaire. En cas de néphrostomie permanente, on change la sonde tous les trois mois.

La néphrostomie percutanée consiste à insérer une sonde dans le bassinet, ce qui permet d'évacuer l'urine dans les cas d'obstruction urétérale, d'ouvrir une voie en vue de la pose d'un drain tuteur urétéral (voir ci-dessous), de dilater un rétrécissement, de fermer une fistule, d'administrer des médicaments, d'insérer un instrument de biopsie ou un néphroscope, ainsi que d'effectuer certaines interventions chirurgicales.

Avant d'effectuer une néphrostomie percutanée, on nettoie la peau et on l'anesthésie, puis on demande à la personne de retenir sa respiration pendant qu'on introduit une aiguille à ponction lombaire dans le bassinet. On aspire ensuite l'urine à des fins de culture. On injecte parfois un produit de contraste dans le bassinet et les calices. Avec l'aiguille, on introduit un guide à cathéter angiographique, puis on retire l'aiguille et on distend le conduit à l'aide de sondes ou de guides. On met en place la sonde de néphrostomie, on la fixe à l'aide de sutures et on la raccorde à un système de drainage en circuit fermé.

Certaines précautions s'imposent avant l'insertion du tube de néphrostomie percutanée. On administre à la personne un antibiotique à large spectre afin de prévenir l'infection. On enraye les troubles de saignement et on stabilise l'hypertension artérielle. De plus, afin de réduire les risques d'hématome périrénal et d'hémorragie rénale, on interrompt l'administration d'anticoagulants et d'antiplaquettaires et on s'assure que les résultats des épreuves de coagulation (temps de prothrombine, temps de thromboplastine partielle et numération des plaquettes) sont normaux. Les soins post-opératoires à prodiguer à une personne portant une sonde de néphrostomie sont décrits dans l'encadré 46-12 ■ (voir également l'encadré 46-13 ■).

Drains tuteurs urétéraux

Un drain tuteur urétéral est un dispositif tubulaire qui contribue à maintenir la position et la perméabilité de l'uretère. On l'utilise dans les buts suivants : permettre l'écoulement de l'urine chez les personnes atteintes d'une obstruction due à un œdème, à un rétrécissement, à une fibrose, à un calcul ou à une tumeur ; dériver l'urine ; favoriser la cicatrisation ; et maintenir le calibre et la perméabilité de l'uretère après une opération (figure 46-11 ■). On retire généralement les drains tuteurs quatre à six semaines après l'opération chez les personnes n'ayant pas subi d'anesthésie générale ou ne présentant aucun risque de blessure urétérale.

Le drain est habituellement fait de silicone doux et souple. On l'insère à l'aide d'un cystoscope, d'une sonde de néphrostomie ou par une incision chirurgicale. Les complications reliées à l'installation d'un drain tuteur sont les suivantes :

ENCADRÉ 46-12

Soins prodigués à la suite d'une néphrostomie

- Déceler les complications : saignement au siège de la néphrostomie (la principale complication) ou hématurie, formation de fistule ou infection.
- Examiner la peau, au siège de la néphrostomie, pour déceler un saignement, des signes d'inflammation ou d'infection, une fuite d'urine ou une irritation de la peau.
- S'assurer que le cathéter ou le tube de drainage de la néphrostomie n'est pas obstrué. Une obstruction peut causer de la douleur, des lésions, de la pression, une tension sur les sutures et une infection.
- Si la sonde se déloge accidentellement, le chirurgien doit immédiatement la remplacer avant que l'ouverture se referme.
- Ne *jamais* fermer la sonde de néphrostomie avec une pince, ce qui cause une obstruction et peut précipiter l'apparition d'une pyélonéphrite.
- Ne *jamais* irriguer la sonde de néphrostomie, à moins que cette mesure soit prescrite.
- Encourager la personne à boire afin de purger naturellement les reins et la sonde de néphrostomie.
- Appliquer un pansement sur le point de sortie de la néphrostomie en respectant les règles de l'asepsie. Remplacer le pansement au besoin.
- Mesurer l'urine recueillie grâce à la sonde de néphrostomie. Si les deux reins sont reliés à deux sondes différentes, recueillir l'urine de ces deux sondes séparément.

infection, inflammation causée par la présence d'un corps étranger dans l'appareil génito-urinaire, formation de dépôts, saignements et obstructions par caillots. Le drain peut se déplacer (Lehmann et Dietz, 2002).

Il existe de nouveaux modèles de drains tuteurs qui permettent d'éviter certaines de ces complications. Le drain urétéral à double J présente une courbure en J à chacune de ses extrémités, ce qui l'empêche de se déplacer verticalement. On l'utilise pour les drainages vésicaux de courte ou de longue durée, plutôt que de recourir à la néphrostomie. Il existe aussi un drain dont les deux extrémités sont en spirale : l'une se place dans le bassinet, et l'autre à l'orifice de l'uretère. Les spirales retiennent le drain, ce qui permet à la personne de se déplacer librement.

Les interventions infirmières destinées aux personnes porteuses d'un drain tuteur sont les suivantes : dépister les saignements ; observer et mesurer le débit urinaire ; déceler toute infection des voies urinaires ou toute infection rétropéritonéale causée par une fuite d'urine ; et déceler les signes de déplacement du drain (colique et diminution du débit urinaire). L'implantation d'un drain tuteur à demeure entraîne souvent une réaction localisée au niveau de l'uretère (par exemple un œdème des muqueuses) pouvant causer une obstruction urétérale temporaire et une douleur intense.

ENSEIGNEMENT

Entretien du matériel de néphrostomie à domicile

L'infirmière passe en revue les recommandations suivantes avec la personne porteuse d'une sonde de néphrostomie retournant à domicile:

- Boire au moins 8 verres d'eau par jour (sauf indication contraire du médecin).
- Éviter d'enrouler, de pincer ou de tordre la sonde de néphrostomie.
- Toujours garder le sac de drainage plus bas que la taille.
- Pendant la journée, relier la sonde à un sac attaché à la jambe (*image de gauche*) sous les vêtements. Le soir, brancher la sonde à un grand sac de chevet.
- Lorsqu'on relie la sonde au sac de drainage (*image de droite*), sac attaché à la jambe ou sac de chevet, il est important de porter des gants et de bien nettoyer, avec un désinfectant comme la chlorexidine, les extrémités de la sonde de néphrostomie, ainsi que celles du tube collecteur.

- Changer le pansement qui entoure la sonde au moins 1 fois par semaine ou chaque jour, selon la préférence.
- Éviter de mouiller le pansement pendant la douche ou le bain.
- Après chaque utilisation, nettoyer le tube de drainage et le sac à l'eau tiède et savonneuse. Bien les rincer afin d'éliminer les traces de savon. On peut désinfecter et désodoriser le sac avec une solution composée de 1 cuillère à table de javellisant et de 2 tasses d'eau.
- Avertir immédiatement le médecin si la sonde de néphrostomie se déloge, si le tube laisse échapper de grandes quantités d'urine, si le volume d'urine diminue, s'il y a présence de fièvre, de douleurs dorsales ou formation d'urine malodorante et embrouillée.

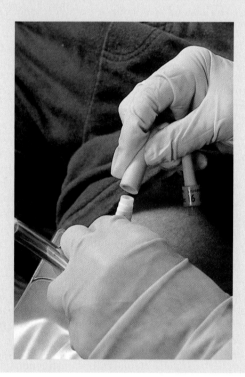

DÉMARCHE SYSTÉMATIQUE
dans la pratique infirmière

Personne ayant subi une chirurgie rénale

❖ COLLECTE DES DONNÉES

Immédiatement après une chirurgie rénale, l'infirmière doit évaluer la respiration et le système cardiovasculaire, l'intensité de la douleur,

l'élimination urinaire, les électrolytes, ainsi que la perméabilité et le fonctionnement du système de drainage.

Respiration

Comme dans le cas de toute chirurgie, l'anesthésie augmente les risques de complications respiratoires. Selon l'emplacement de l'incision, l'infirmière pourra anticiper les problèmes respiratoires et la douleur. Pour évaluer la respiration, on détermine la fréquence, le rythme, l'amplitude et la symétrie de la respiration. L'inspiration et la toux provoquent fréquemment une douleur dans la région de l'incision, ce qui peut entraîner une contraction de la cage thoracique

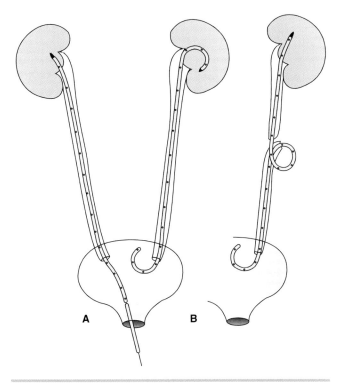

FIGURE 46-11 ■ Drains tuteurs urétéraux. **(A)** Passage rétro-grade du drain tuteur. Chaque extrémité du drain est en forme de J, ce qui empêche le drain de se déplacer. On fixe l'extrémité proximale dans la partie inférieure du calice ou du bassinet, et l'extrémité distale dans la vessie. **(B)** Mise en place d'un drain tuteur par incision chirurgicale avant une anastomose urétérale.
Source : Medical Engineering Corporation, Racine (Wisconsin).

et une respiration superficielle. On doit ausculter la personne pour déceler les murmures vésiculaires, les bruits anormaux et les bruits surajoutés.

Système cardiovasculaire et saignements

Pour évaluer la circulation, on mesure les signes vitaux, la pression artérielle et la pression veineuse centrale. La couleur et la température de la peau, ainsi que le débit urinaire, sont également révélateurs de l'état de la circulation. On observe l'incision et les tubes de drainage à intervalles réguliers afin de déceler les saignements ou les signes d'hémorragie.

Douleur

La douleur est un problème postopératoire important chez les personnes ayant subi une chirurgie rénale, en raison de l'emplacement de l'incision et de la position que la personne doit adopter sur la table d'opération pour permettre l'accès aux reins. Avant et après l'administration d'analgésiques, on doit établir le siège et l'intensité de la douleur. La distension abdominale peut aussi être une cause de douleur.

Élimination urinaire

On observe l'urine et les écoulements provenant des sondes et des tubes insérés pendant l'intervention afin de déterminer leur volume, leur couleur et leurs autres caractéristiques. Si le drainage se ralentit

ou s'arrête, on en informe le médecin, car cela pourrait traduire une obstruction susceptible d'engendrer de la douleur, une infection ou une désunion de sutures.

✠ Analyse et interprétation

Diagnostics infirmiers

En se fondant sur les données recueillies, l'infirmière peut poser les diagnostics infirmiers suivants (d'autres diagnostics et interventions sont présentés dans le plan thérapeutique infirmier):

- Dégagement inefficace des voies respiratoires, relié à l'emplacement de l'incision
- Mode de respiration inefficace, relié à l'emplacement de l'incision et à l'anesthésie générale
- Douleur aiguë, reliée à l'emplacement de l'incision, à la position sur la table d'opération et à la distension abdominale
- Rétention urinaire, reliée à la douleur, à l'immobilité et à l'anesthésie

Problèmes traités en collaboration et complications possibles

En se fondant sur les données recueillies, l'infirmière peut déterminer les complications susceptibles de survenir, notamment:

- Saignement
- Pneumonie
- Infection
- Déséquilibre liquidien (déficit ou excès)
- Thrombose veineuse profonde

✠ Planification

Les principaux objectifs sont les suivants: dégager efficacement les voies respiratoires et maintenir le mode de respiration; soulager la douleur et les malaises; maintenir l'élimination urinaire; et prévenir les complications.

✠ Interventions infirmières

Préserver le dégagement des voies respiratoires et le mode de respiration

La chirurgie rénale prédispose la personne à des complications respiratoires et à l'iléus paralytique. Si la plèvre a été transpercée pendant l'opération, un pneumothorax peut se constituer et rendre nécessaire l'installation d'un drain thoracique. L'incision est généralement voisine du diaphragme et, s'il s'agit d'une incision sous-sternale, les nerfs peuvent avoir été étirés et contusionnés. Ces facteurs peuvent provoquer une douleur et limiter les mouvements de la cage thoracique pendant l'inspiration. La respiration s'en trouve altérée et inefficace, la poitrine ne pouvant pas atteindre une bonne amplitude. Si la personne ne peut pas tousser de manière efficace, en raison de la douleur ressentie à l'emplacement de l'incision et du manque de mobilité, ou encore en raison de l'anesthésie, elle ne pourra pas dégager ses voies respiratoires.

✠ ✠ ✠

Il est donc nécessaire de soulager la douleur en administrant des analgésiques à intervalles réguliers. La personne peut ainsi effectuer plus efficacement ses exercices de respiration profonde et de toux. On peut utiliser un inspiromètre d'incitation (chapitre 27 🔗) pour favoriser la dilatation des poumons. On incite la personne à tousser après chaque inspiration profonde afin de dégager les sécrétions.

Soulager la douleur

La douleur et les malaises peuvent être causés par l'incision chirurgicale, mais aussi par une distension de la capsule rénale (tumeur, caillot sanguin), de l'ischémie (par occlusion des vaisseaux sanguins) ou un étirement des vaisseaux rénaux. Les douleurs peuvent aussi être d'origine musculaire, en raison des tensions anatomiques et physiologiques qu'entraîne la position que la personne doit adopter sur la table d'opération. Effectuer des massages, appliquer de la chaleur humide et administrer des analgésiques peut soulager suffisamment la personne pour lui permettre de respirer profondément, de tousser et de se déplacer (pour plus de détails sur l'analgésie, voir le chapitre 13 🔗).

Favoriser l'élimination urinaire

L'infirmière surveille de près le débit urinaire et les écoulements afin de déceler les complications et de préserver la fonction rénale (en prévenant les obstructions et l'infection). On mesure séparément le débit provenant de chaque sonde. Il est essentiel que ces mesures soient précises, car elles sont le reflet de la fonction rénale et de la perméabilité du système de drainage.

Chaque fois qu'on manipule les sondes et les tubulures, il faut le faire sous asepsie stricte. On doit toujours se laver les mains avant et après la manipulation de toute partie du système de drainage et porter des gants pendant la manipulation. Il est essentiel d'utiliser un système de drainage en circuit fermé pour éviter les contaminations et les infections. On observe de près les urines évacuées afin de dépister toute variation de leur volume, de leur couleur, de leur odeur et de leur composition. Il est indiqué d'effectuer des analyses et des cultures d'urine afin de suivre l'évolution de la personne. Le sac de drainage doit toujours être placé au-dessous du niveau de la vessie. Cette mesure prévient le reflux de l'urine dans les voies urinaires. Afin d'éviter les contaminations, on s'assure que le sac ne touche jamais le sol.

La plupart des systèmes de drainage urinaire n'ont pas besoin d'être irrigués de façon systématique. Quand une irrigation est nécessaire, on doit la faire avec précaution au moyen d'une solution stérile, en exerçant le moins de pression possible. De plus, on doit se conformer aux directives du médecin, respecter rigoureusement les règles de l'asepsie et éviter d'entraver l'écoulement.

Surveiller et traiter les complications

Les saignements sont une des complications les plus importantes de la chirurgie rénale. S'ils ne sont ni décelés ni traités, la personne peut présenter une hypovolémie et un choc hémorragique. L'infirmière doit donc observer la personne afin de prévenir les complications, d'en signaler les signes et symptômes et d'administrer, selon l'ordonnance, les solutions parentérales, le sang et les composants du sang quand des complications apparaissent. Il est essentiel de surveiller les signes vitaux, l'état de la peau, le système de drainage urinaire, la région de l'incision et le degré de conscience de la personne afin de déceler les signes de saignement, de ralentissement de la circulation sanguine et de diminution du volume liquidien et du débit cardiaque. Pour assurer un dépistage précoce de ces complications, il est important d'évaluer les signes vitaux et l'élimination urinaire à intervalles réguliers (au moins toutes les heures au départ).

Si on tarde à déceler les saignements ou si on ne les décèle pas, la personne risque de perdre beaucoup de sang et d'être affectée d'hypoxémie. Comme le choc hypovolémique provoqué par une hémorragie, ce genre de saignement peut entraîner un infarctus du myocarde ou une ischémie cérébrale transitoire. La fatigue et un débit urinaire inférieur à 30 mL par heure peuvent indiquer qu'il y a un saignement. Si le problème persiste, les signes tardifs de l'hypovolémie peuvent se manifester (par exemple froideur de la peau, dépression des veines du cou et changements du degré de conscience ou de réceptivité). Il peut alors être nécessaire d'effectuer une transfusion sanguine de même qu'une réparation chirurgicale du vaisseau.

Il est possible de prévenir la pneumonie en recourant à un inspiromètre d'incitation, en soulageant la douleur et en incitant la personne à marcher. Les premiers signes de la pneumonie sont la fièvre, l'augmentation de la fréquence cardiaque et respiratoire et les bruits surajoutés.

Afin de prévenir les infections, il est fondamental de respecter les règles d'asepsie lorsqu'on change les pansements ou lorsqu'on prépare les sondes, les tubes de drainage, les cathéters veineux centraux et les tubulures intraveineuses. On examine attentivement le point d'entrée de la sonde à la recherche des signes et symptômes d'inflammation : rougeur, écoulement, chaleur et douleur. Les infections de l'appareil urinaire, qui sont souvent associées à l'utilisation d'une sonde vésicale à demeure, doivent faire l'objet d'une attention particulière. Il faut retirer les sondes dès qu'elles ne sont plus nécessaires.

Après une opération, il est courant d'administrer des antibiotiques dans le but de prévenir l'infection. Si des antibiotiques sont prescrits, on doit surveiller les niveaux de créatinine et d'urée. En effet, de nombreux antibiotiques sont toxiques pour les reins ; ils peuvent aussi s'accumuler et atteindre un niveau dangereux en raison d'une diminution de la fonction rénale.

Il est essentiel de préserver l'équilibre hydrique chez les personnes ayant subi une chirurgie rénale, car cette dernière peut entraîner des effets indésirables tels que la déperdition ou la surcharge liquidienne. Pendant l'intervention, la déperdition liquidienne peut résulter d'un drainage urinaire excessif au moment de l'élimination de l'obstruction ou de l'utilisation de diurétiques. Elle peut aussi se produire par voie gastro-intestinale : drainage nasogastrique ou diarrhée provoquée par les antibiotiques. Un déficit liquidien survient lorsque le traitement par intraveineuse ne permet pas de compenser la déperdition liquidienne. Une surcharge liquidienne peut être causée par les effets de l'anesthésie sur le cœur, l'administration excessive de liquides et l'incapacité de la personne à excréter les liquides en raison d'une altération de sa fonction rénale. La diminution de l'excrétion d'urine peut être un signe de surcharge liquidienne.

L'infirmière doit posséder des compétences approfondies pour dépister les signes avant-coureurs de la surcharge liquidienne (par exemple gain pondéral, œdème pédieux, débit urinaire inférieur à 30 mL/h et pression capillaire bloquée légèrement élevée). Elle doit effectuer l'examen clinique avant que ces signes ne s'intensifient (bruits respiratoires surajoutés, dyspnée).

PLAN THÉRAPEUTIQUE INFIRMIER

Personne ayant subi une chirurgie rénale

INTERVENTIONS INFIRMIÈRES	JUSTIFICATIONS SCIENTIFIQUES	RÉSULTATS ESCOMPTÉS
Diagnostics infirmiers: dégagement inefficace des voies respiratoires, relié à la douleur causée par une incision dans la partie supérieure de l'abdomen ou au flanc, à des malaises ou à l'immobilité; mode de respiration inefficace, relié à une incision se situant dans la partie supérieure de l'abdomen **Objectif:** dégager efficacement les voies respiratoires		
1. Administrer des analgésiques selon l'ordonnance. 2. Maintenir l'incision avec les mains ou un oreiller pour aider la personne à tousser. 3. Aider la personne à changer fréquemment de position. 4. Inciter la personne à utiliser l'inspiromètre d'incitation selon l'ordonnance. 5. Aider et encourager la personne à marcher dès qu'elle le peut.	1. Permet à la personne de prendre des respirations profondes et de tousser. 2. Permet à la personne de tousser adéquatement, tout en prévenant l'atélectasie. 3. Favorise le drainage et la dilatation de tous les lobes des poumons. 4. Favorise les respirations profondes. 5. Permet de dégager les sécrétions pulmonaires.	■ La personne a une fréquence respiratoire de 12 à 18 respirations/min. ■ Elle présente des murmures vésiculaires normaux. ■ Elle présente une amplitude thoracique normale et sa respiration n'est pas superficielle. ■ Elle fait ses exercices de respiration profonde et de toux quand on l'y incite et qu'on l'aide. ■ Elle utilise l'inspiromètre d'incitation. ■ Elle maintient l'incision quand elle tousse ou prend des respirations profondes. ■ Elle dit éprouver de moins en moins de douleur et de malaise quand elle tousse ou prend des respirations profondes. ■ Ses gaz artériels et ses radiographies pulmonaires sont dans les limites de la normale. ■ Elle a une température corporelle normale et ne présente aucun signe d'atélectasie ou de pneumonie à l'examen.
Diagnostic infirmier: douleur aiguë, reliée à l'incision chirurgicale, à la position sur la table d'opération et à l'étirement des muscles au cours de l'opération **Objectif:** soulager la douleur		
1. Évaluer l'intensité de la douleur. 2. Administrer des analgésiques selon l'ordonnance. 3. Appliquer de la chaleur humide sur les muscles endoloris et masser la région affectée. 4. Maintenir l'incision avec les mains ou avec un oreiller lors des changements de position et des exercices de respiration profonde et de toux. 5. Aider et encourager la personne à marcher dès qu'elle le peut.	1. Cette première évaluation servira de base pour évaluer les effets des stratégies de soulagement de la douleur. 2. Favorise le soulagement de la douleur. 3. Favorise la détente et soulage les douleurs musculaires. 4. Diminue la sensation de tiraillement dans la région de l'incision et rassure la personne. 5. Favorise le retour de l'activité musculaire.	■ La personne dit n'éprouver aucune douleur aiguë. ■ Elle prend les analgésiques prescrits. ■ Elle connaît les justifications de l'application de chaleur humide et des massages. ■ Elle exerce ses muscles endoloris selon les recommandations. ■ Elle augmente graduellement son activité physique et l'intensité de ses exercices. ■ Elle recourt à des distractions, à des exercices de relaxation et à l'imagerie mentale pour soulager la douleur. ■ Elle ne présente aucun signe extérieur de douleur (agitation, transpiration, plaintes). ■ Elle effectue ses exercices de respiration profonde et de toux.
Diagnostic infirmier: peur et anxiété, reliées au diagnostic, aux résultats de l'opération et à l'altération de la fonction urinaire **Objectif:** atténuer la peur et l'anxiété		
1. Si possible, évaluer le degré d'anxiété et d'inquiétude de la personne avant l'opération. 2. Avant l'opération, évaluer les connaissances de la personne sur l'intervention et les résultats escomptés.	1. Ces données de base serviront à des comparaisons futures. 2. Ces données serviront de base pour l'enseignement prodigué ultérieurement.	■ Elle fait part de ses réactions et de ses sentiments aux membres de sa famille ou à son conjoint. ■ La personne parle de ses réactions et de ses sentiments aux membres du personnel soignant.

Personne ayant subi une chirurgie rénale (*suite*)

INTERVENTIONS INFIRMIÈRES	JUSTIFICATIONS SCIENTIFIQUES	RÉSULTATS ESCOMPTÉS
3. Évaluer la signification que les changements provoqués par l'opération ont pour la personne et les membres de sa famille ou son conjoint. 4. Encourager la personne à exprimer ses réactions, ses sentiments et ses craintes. 5. Encourager la personne à partager ses sentiments avec la personne clé dans sa vie. 6. Suggérer ou organiser la visite d'un membre d'un groupe de soutien approprié.	3. Permet de comprendre les réactions de la personne aux résultats prévus ou imprévus de l'opération. 4. Permet à la personne de mieux comprendre ses réactions et de mieux y faire face. 5. Permet à la personne opérée et à la personne clé dans sa vie de s'aider mutuellement, ce qui atténue le sentiment d'isolement. 6. Apporte à la personne le soutien d'une autre personne qui a subi une opération similaire et qui s'est adaptée aux changements consécutifs à cette opération.	■ Elle exprime adéquatement sa détresse face à l'affection et aux changements que cette dernière risque d'entraîner dans sa vie familiale et professionnelle. ■ Elle connaît les informations dont elle a besoin pour favoriser son adaptation. ■ Elle participe aux activités qui se déroulent dans son environnement immédiat. ■ Elle accepte la visite d'une personne appartenant à un groupe de soutien ou rejoint un groupe de soutien. ■ Elle connaît dans son entourage une personne capable de lui apporter de l'aide.

Diagnostics infirmiers: élimination urinaire altérée, reliée au drainage urinaire; risque d'infection, relié à l'altération du drainage urinaire

Objectif: maintenir l'élimination urinaire et éliminer les risques d'infection

INTERVENTIONS INFIRMIÈRES	JUSTIFICATIONS SCIENTIFIQUES	RÉSULTATS ESCOMPTÉS
1. Évaluer le fonctionnement du système de drainage urinaire dès sa mise en place. 2. Mesurer le débit urinaire et vérifier la perméabilité du système de drainage. 3. Toujours manipuler le système de drainage sous asepsie stricte et après s'être lavé les mains. 4. Assurer l'entretien du système de drainage en circuit fermé. 5. Si une irrigation du système de drainage est nécessaire, porter des gants, utiliser une solution stérile et s'assurer que les systèmes de drainage et d'irrigation ne permettent pas l'entrée de contaminants. 6. Si une irrigation est nécessaire, on doit l'effectuer en douceur, en utilisant une solution physiologique stérile et en observant la quantité de liquide prescrite. 7. Aider la personne à se retourner dans le lit et à se déplacer pour éviter que le drain tuteur ou la sonde se détache accidentellement. 8. Observer l'aspect, la couleur, le volume et l'odeur des urines. 9. Manipuler le moins possible la sonde et le système de drainage afin de réduire les risques de lésions à l'urètre. 10. Au moment du bain, nettoyer en douceur le méat urinaire avec de l'eau et du savon. Éviter tout mouvement de va-et-vient. 11. Fixer le tube de drainage. 12. Maintenir un apport hydrique adéquat. 13. Aider et encourager la personne à marcher dès qu'elle le peut, tout en s'assurant que le système de drainage reste bien en place. 14. Si une personne doit rentrer à la maison alors qu'elle porte une sonde ou une dérivation urinaire, lui donner, ainsi qu'à sa famille, l'enseignement nécessaire.	1. Ces données serviront de base pour les évaluations ultérieures. 2. Permet d'obtenir les données de base. 3. Prévient ou réduit les risques de contamination du système de drainage. 4. Réduit les risques de contamination bactérienne et d'infection. 5. Permet d'irriguer le système tout en prévenant l'introduction de germes, ce qui réduit les risques d'infection. 6. Maintient la perméabilité du système de drainage et prévient les augmentations soudaines de pression dans les voies urinaires, qui pourraient causer des lésions, de la pression sur les sutures et de la douleur. 7. Prévient les lésions dues au déplacement accidentel du drain tuteur ou de la sonde, tout en évitant les interventions rendues nécessaires par ce déplacement (entre autres une cystoscopie). 8. Donne des renseignements sur le débit urinaire, la perméabilité du système de drainage et la présence de dépôts dans l'urine. 9. Réduit les risques de contamination du système de drainage et prévient les invasions bactériennes. 10. Élimine les dépôts et les débris, sans occasionner de lésion ou de contamination de l'urètre. 11. Empêche la tubulure de se déplacer ou de se détacher, réduit les risques de lésion et de contamination de l'urètre. 12. Favorise un débit urinaire adéquat et prévient l'accumulation d'urine dans la vessie. 13. Réduit les complications cardiovasculaires et pulmonaires, tout en prévenant les écoulements du système de drainage, son détachement ou son déplacement. 14. Afin de prévenir les infections et les complications, il est essentiel que la personne comprenne le fonctionnement du système de drainage ou de la dérivation urinaire.	■ La personne présente un débit urinaire normal et son système de drainage est perméable. ■ Le débit urinaire correspond à l'apport liquidien. ■ Ses examens paracliniques (urée, créatinine, densité urinaire et osmolalité) sont normaux. ■ Les cultures d'urine sont négatives. ■ Ses urines sont limpides et diluées. Il n'y a ni dépôts ni débris dans le système de drainage. ■ Elle connaît les raisons pour lesquelles elle doit éviter de manipuler la sonde, le système de drainage ou d'irrigation. ■ Les sondes ou les drains tuteurs urétéraux restent bien en place jusqu'à leur retrait par le médecin. ■ Elle s'assure que le système de drainage ne permet pas l'entrée de contaminants. ■ Sa température corporelle est normale et elle ne présente aucun signe ou symptôme d'infection des voies urinaires. ■ Elle nettoie le cathéter avec de l'eau et du savon. ■ Elle consomme suffisamment de liquide (6 à 8 verres d'eau ou plus par jour, sauf contre-indication). ■ Le système de drainage urinaire reste bien en place jusqu'à son retrait par le médecin. ■ Elle prévient les infections et l'obstruction du système de drainage. ■ Elle assure l'entretien de la dérivation urinaire tel qu'on le lui a enseigné. ■ Elle veille à ses soins d'hygiène; on ne remarque aucune odeur désagréable. ■ Elle sait pourquoi elle doit se prêter à un suivi serré et se présenter à ses rendez-vous avec un membre du personnel soignant.

INTERVENTIONS INFIRMIÈRES	JUSTIFICATIONS SCIENTIFIQUES	RÉSULTATS ESCOMPTÉS
Diagnostic infirmier: risque de déséquilibre de volume liquidien, relié à la déperdition liquidienne pendant la chirurgie, à l'altération du débit urinaire et à l'administration de solutions par voie parentérale **Objectif:** maintenir l'équilibre hydrique		
1. Peser la personne chaque jour.	1. Permet de déterminer s'il y a eu gain ou perte de liquides.	■ Le poids de la personne ne varie pas de plus de 1 à 1,5 kg par rapport à son poids normal.
2. Mesurer précisément les ingesta et les excreta.	2. Permet de déceler une rétention d'eau causée par une baisse du débit cardiaque ou une insuffisance rénale.	■ On détecte rapidement un apport liquidien supérieur à la quantité d'urine excrétée.
3. Réguler les traitements parentéraux à l'aide d'une pompe à perfusion.	3. Évite l'excès liquidien ou l'insuffisance liquidienne en cas d'administration de liquides par voie intraveineuse.	■ La quantité précise de solution est administrée sans effet indésirable relié à une perfusion trop importante ou trop faible.
4. Surveiller la quantité et les caractéristiques de l'urine évacuée.	4. Permet de déceler rapidement les complications possibles de la chirurgie.	■ L'urine évacuée est claire et ne présente aucune trace de sang, de pus ou de dépôt.
5. Évaluer les signes vitaux de la personne: température corporelle, pouls, respiration et pression artérielle.	5. Une altération du débit urinaire ou cardiaque affecte les signes vitaux.	■ La température corporelle, le pouls, la respiration et la pression artérielle sont normaux.
6. Examiner régulièrement le cœur et les poumons.	6. L'augmentation du volume liquidien, causée par un faible débit cardiaque ou une insuffisance rénale, provoque une accumulation de liquides dans les poumons. De plus, l'insuffisance cardiaque altère les bruits cardiaques; des examens fréquents permettent de dépister rapidement ces complications.	■ Les bruits cardiaques et pulmonaires sont normaux.

On peut traiter la surcharge liquidienne en recourant à la restriction liquidienne et en administrant du furosémide (Lasix) ou un autre diurétique. En cas d'insuffisance rénale, ces médicaments peuvent cependant être inefficaces; il peut donc être nécessaire de recourir à la dialyse afin de prévenir l'insuffisance cardiaque et l'œdème pulmonaire.

Une thrombose veineuse profonde peut survenir après l'opération à cause de la manipulation chirurgicale des vaisseaux iliaques. Afin de réduire les risques de thrombose, on peut administrer de l'héparine à faible dose. La personne doit porter des bas compressifs et l'infirmière doit la surveiller de près afin de déceler les signes et symptômes de thrombose. On encourage la personne à faire des exercices pour ses jambes. Les interventions infirmières concernant les personnes opérées aux reins sont présentées dans le plan thérapeutique infirmier.

Favoriser les soins à domicile et dans la communauté

Enseigner les autosoins

Si la personne rentre à la maison alors qu'elle porte un système de drainage, il faut s'assurer qu'elle et sa famille comprennent l'importance des mesures à prendre pour assurer le bon fonctionnement de ce système et pour prévenir les infections. Avant que la personne reçoive son congé, on lui fournit un enseignement et on lui remet des directives écrites en insistant sur l'importance des mesures visant à prévenir les complications postopératoires (infection et obstruction de l'appareil urinaire, thrombose veineuse profonde, atélectasie, pneumonie). La personne doit effectuer l'entretien de son système de drainage devant une infirmière afin que cette dernière puisse s'assurer qu'elle le fait bien. L'infirmière passe en revue avec la personne et son entourage les signes, les symptômes, les problèmes et les questions qui exigent une consultation auprès d'un médecin.

Assurer le suivi

Les examens et les soins postopératoires sont essentiels, que la personne soit chez elle, dans un établissement de soins, dans un établissement de réadaptation ou traitée au service de consultations externes. On recommande la visite d'une infirmière à domicile quand une personne retourne chez elle alors qu'elle porte un système de drainage. Pendant la visite à domicile, l'infirmière doit prendre connaissance des directives données à la personne. Elle évalue dans quelle mesure celle-ci est capable de se conformer aux directives. Elle répond aux questions de la personne et à celles de sa famille à propos de l'entretien du système de drainage et de l'incision.

De plus, l'infirmière à domicile mesure les signes vitaux de la personne et l'examine afin de déceler les signes et symptômes d'infection ou d'obstruction de l'appareil urinaire. Elle s'assure que la douleur est maîtrisée et que la personne respecte les recommandations qui lui ont été faites. Elle l'incite à boire une quantité suffisante de liquide et à augmenter son niveau d'activité physique. Elle passe en revue avec la personne et sa famille les signes, les symptômes, les problèmes et les questions qui exigent une consultation auprès d'un médecin. Si la personne porte une sonde de drainage, l'infirmière doit examiner le siège de la sonde et évaluer la perméabilité du système. Elle doit examiner la personne afin de s'assurer qu'elle ne présente aucune complication (par exemple thrombose veineuse profonde, saignements ou pneumonie).

La personne, sa famille et les membres de l'équipe de soins peuvent avoir tendance à prêter attention uniquement au problème de santé pour lequel la personne est traitée, alors que d'autres affections peuvent se manifester. L'infirmière doit donc rappeler à la personne et à sa famille la nécessité de poursuivre les activités de promotion de la santé et de dépistage systématique.

✳ ÉVALUATION

Résultats escomptés

Les principaux résultats escomptés sont les suivants:

1. La personne recouvre un mode respiratoire normal.

   a) Elle présente des murmures vésiculaires nets et normaux. Son rythme, sa fréquence et son amplitude respiratoires sont normaux.

   b) Elle effectue ses exercices respiratoires et de toux toutes les deux heures et utilise l'inspiromètre d'incitation selon les directives.

   c) Sa température et ses signes vitaux sont normaux.

2. La personne éprouve un soulagement progressif de la douleur.

   a) Elle prend des analgésiques de moins en moins souvent.

   b) Elle se retourne, tousse et prend de profondes respirations comme on le lui a conseillé.

   c) Elle marche chaque jour un peu plus.

3. La personne maintient une élimination urinaire normale.

   a) Elle ne présente aucune entrave au débit urinaire.

   b) Elle ne présente pas de déséquilibre hydroélectrolytique, comme l'indiquent l'élasticité de la peau, un niveau d'électrolytes sériques dans les limites de la normale et l'absence de tout autre symptôme.

   c) Elle dit n'éprouver aucune aggravation de la douleur, de la sensibilité ou de la pression dans la région de l'insertion de la sonde ou du drain.

   d) Elle manipule le système de drainage avec soin.

   e) Elle se lave les mains avant et après toute manipulation du système de drainage et ne le manipule qu'en cas d'absolue nécessité.

   f) Elle connaît les justifications scientifiques de l'utilisation et de l'entretien d'un système de drainage en circuit fermé.

4. La personne effectue elle-même les soins.

5. La personne ne présente aucune complication.

   a) Ses signes vitaux, sa pression artérielle et sa pression veineuse centrale sont normaux. L'élasticité, la température et la couleur de sa peau sont normales.

   b) Elle ne présente aucun signe ou symptôme de saignements, de choc ou d'hypovolémie (diminution du débit urinaire, agitation, tachycardie).

   c) Elle ne présente aucun signe ou symptôme d'infection (fièvre ou douleur) ou de thrombose veineuse profonde (sensibilité ou rougeur des mollets).

   d) Elle maintient un équilibre hydrique normal, sans gain ou perte de poids rapide.

   e) Elle présente des murmures vésicaux nets et ne montre pas de dyspnée.

   f) Elle excrète des urines à un débit d'au moins 30 mL/h.

EXERCICES D'INTÉGRATION

1. Une femme âgée de 50 ans se présente à son rendez-vous annuel pour un examen du bassin. Elle dit être affectée de mictions impérieuses occasionnelles et frôler parfois l'incontinence au moment même où elle arrive aux toilettes. Elle affirme ne pas consommer de boisson contenant de substance irritante pour la vessie, comme la caféine ou un édulcorant de synthèse. Elle précise aussi qu'elle présente un manque de lubrification pendant les rapports sexuels et que ses menstruations sont très irrégulières. Au cours de l'examen physique, vous remarquez un amincissement des muqueuses vaginales. En vous fondant sur vos connaissances du rôle important que jouent les œstrogènes dans le maintien de l'intégrité des muqueuses des voies urinaire et vaginale, expliquez quel plan d'enseignement vous élaborerez pour cette personne.

2. Vous êtes infirmière dans un centre de dialyse. Un homme d'âge mûr, atteint d'insuffisance rénale causée par un diabète mal maîtrisé, attend d'être reçu à la clinique et il devrait avoir besoin d'un traitement de dialyse sous peu. Le médecin vous demande d'informer l'homme et sa femme des différents choix qui leur sont offerts. Quel plan d'enseignement élaborerez-vous pour expliquer les différents types de dialyse, leurs objectifs et le niveau de participation de la personne et de sa famille? Comment modifierez-vous votre approche si l'homme, visiblement ébranlé, n'entend pas ce que vous lui dites?

3. Une femme âgée de 45 ans, mariée et mère de trois enfants, arrive au département de néphrologie afin de discuter des choix qui lui sont offerts pour traiter son IRT. Sa sœur jumelle, en parfaite santé, a entrepris des démarches pour lui donner un de ses reins; les analyses préliminaires révèlent que le rein est compatible. La femme insiste sur le fait qu'elle ne veut pas que sa sœur subisse l'ablation d'un rein si un traitement de dialyse est possible. Vous savez que les chances de succès d'une transplantation sont plus élevées chez les personnes n'ayant jamais été dialysées. Quels aspects d'ordre émotionnel devrez-vous prendre en considération pour établir une communication efficace avec cette femme?

4. En tant qu'infirmière en urologie, vous êtes responsable du triage téléphonique. Un homme âgé de 62 ans, qui vient de consulter un médecin pour une augmentation de la fréquence urinaire, survenant en particulier la nuit, appelle pour dire qu'il a des douleurs abdominales de plus en plus intenses. Il affirme ne pas avoir uriné depuis plus de 12 heures, et cela malgré plusieurs tentatives. En vous fondant sur vos connaissances de l'hyperplasie bénigne de la prostate, quelles instructions lui donnerez-vous? Quelles seront les interventions médicales et infirmières à prévoir?

RÉFÉRENCES BIBLIOGRAPHIQUES
en anglais • en français

L'astérisque indique un compte rendu de recherche en soins infirmiers.

Addison, R. (1999*a*). Changing a suprapubic catheter: Part 1. *Nursing Times, 95*(42), Suppl 1-2, Oct. 20–26.

Addison, R. (1999*b*). Changing a suprapubic catheter: Part 2. *Nursing Times, 95*(43), Suppl 1-2, Oct. 27–Nov. 2.

AHCPR – Agency for Health Care Policy and Research. *Overview: Urinary Incontinence in adults, clinical practice guideline update–1996.* Rockville, MD: US Public Health Services. AHCPR #396-0682). Available online: http:www.ahrq.gov/clinic/uioervw.htm.

Astle, S.M. (July 2001). A new direction for dialysis. *RN, 64*(7), 56–62.

*Bernier, F., & Davila, G.W. (2000). The treatment of nonobstructive urinary retention with high frequency transvaginal stimulation. *Urologic Nursing, 20*(4), 261–264.

Carey, H.B., Chorney, W., Pherson, K., et al. (2001). Continuous peritoneal dialysis and the extended care facility. *American Journal of Kidney Diseases, 37*(3), 580–587.

Chancellor, M. (1999). Managing the urge incontinent bladder: Competent therapies help restore quality of life. *Contemporary Urology Supplement,* 7–13.

Chapados, C., Desaulniers, D., Baril, N., et Labrie, M. (2001). L'infirmière en clinique prédialyse : le cœur du suivi systématique de la clientèle, *L'infirmière canadienne, 2*(1), 4-9.

Charles, E. (2002). Une infirmière en hémo-dialyse. *La Revue de l'infirmière, 79*, 14-17.

Chatoth, D.K., Golper, T.A., & Gokal, R. (1999). Morbidity and mortality in redefining adequacy of peritoneal dialysis: A step beyond the National Kidney Foundation Dialysis Outcomes Quality Initiative. *American Journal of Kidney Diseases, 33*(4), 617–632.

Collège des médecins de famille du Canada. (2003). Les infections urinaires ; un problème courant chez la femme (page consultée le 12 juillet 2005), [en ligne] ; http://www.cfpc.ca/French/cfpc/programs/patient%20education/urinary%20tract%20infections/default.asp?s=1.

Collège des médecins de famille du Canada. (2003). L'incontinence urinaire ; embarrassante, mais traitable (page consultée le 12 juillet 2005), [en ligne] ; http://www.cfpc.ca/French/cfpc/programs/patient%20education/urinary%20incontinence/default.asp?s=1.

Davies, J.A., Hosker, G., Lord, J., & Smith, A.R. (2000). An evaluation of the efficacy of in-patient bladder retraining. *International Urogynecology Journal & Pelvic Floor Dysfunction, 11*(5), 271–276.

Derrien, E. (2005). La dialyse. *La Revue de l'infirmière, 107*, 13-18.

Doyle, B., Mawii, Z., Horgan, M., et al. (2001). Decreasing nosocomial urinary tract infection in a large academic community hospital. *Lippincott's Case Management, 6*(3), 127–136.

Eschbach, J.W., & Adamson, J.W. (1989). Guidelines for recombinant human erythropoietin therapy. *American Journal of Kidney Diseases, 14*(2 Supp ; 1), 2–8.

Fagugli, G.R., Reboldi, G., Quintaliani, G., et al. (2001). Short daily hemodialysis: Blood pressure control and left ventricular mass reduction in hypertensive hemodialysis patients. *American Journal of Kidney Diseases, 38*(2), 371–376.

Fondation canadienne du rein : La dialyse péritonéale (page consultée le 12 juillet 2005) [en ligne] ; http://www.rein.ca/francais/publications/brochures/dialyseperitoneale/dialyseperitoneale.htm.

Fondation d'aide aux personnes incontinentes. (Canada) (2005) : Quelques faits sur l'incontinence (page consultée le 6 juillet 2005), [en ligne] ; http://www.continence-fdn.ca/indexfr.htm.

Froment, D. (2003). Le traitement de l'insuffisance rénale chronique terminale au Québec. *Le clinicien, 185*, 97-104.

Godfrey, H., & Evans, A. (2000). Catheterization and urinary tract infections: Microbiology. *British Journal of Nursing, 9*(11), 682–690.

Gray, M. (2000*a*). Urinary retention: Management in the acute care setting, Part 1. *American Journal of Nursing, 100*(7), 40–48.

Gray, M. (2000*b*). Urinary retention: Management in the acute care setting, Part 2. *American Journal of Nursing, 100*(8), 36–44.

Gujral, S., Kirkwood, L. & Hinchliffe, A. (1999). Suprapubic catheterization: A suitable procedure for clinician nurse specialists in selected patients. *British Journal of Urology International, 83*(9), 954–956.

Gunal, A.I., Duman, S., Ozkahya, M., et al. (2001). Strict volume control normalizes hypertension in peritoneal dialysis. *American Journal of Kidney Diseases, 37*(3), 588–593.

Halper, J. (1998). New strategies, new hope: Meeting the challenge of multiple sclerosis, Part II. *American Journal of Nursing, 98*(11), 39–48.

*Hathaway, D.K., Wicks, M.N., Cashion, A.K., et al. (2000). Posttransplant improvement in heart rate variability correlates with improved quality of life. *Western Journal of Nursing Research. 22*(6), 749–768.

ICIS – Institut canadien d'information sur la santé. (2005). Le nombre de personnes âgées traitées pour insuffisance rénale a plus que triplé en 10 ans (page consultée le 1er août 2005), [en ligne] ; http://secure.cihi.ca/cihiweb/dispPage.jsp?cw_page=media_29jun2005_f.

ICIS – Institut canadien d'information sur la santé. (2004a). Points saillants du rapport : Partie A : Point de mire sur les soins sécuritaires (page consultée le 2 août 2005), [en ligne] ; http://secure.cihi.ca/cihiweb/dispPage.jsp?cw_page=AR43_2004_highlight_f.

ICIS – Institut canadien d'information sur la santé. (2004b). Hémodialyse : Caractéristiques générales (page consultée le 2 août 2005), [en ligne] ; http://secure.cihi.ca/cihiweb/dispPage.jsp?cw_page=reports_corrinsites_dec2003_general_f.

Joseph, A.C. (1999). The challenge of developing the nursing clinical practice guideline: Neurogenic bladder management. *Urologic Nursing, 19*(3), 195–201.

*Joseph, A., & Chang, M. (2000). Comparison of behavior therapy methods for urinary incontinence following prostate surgery: A pilot study. *Urologic Nursing, 20*(3), 203–210.

Kajbafzadeh, A.M., & Chubak, N. (2001). Simultaneous Malone antegrade continent enema and Mitrofanoff principle using the divided appendix: Report of a new technique for prevention of stoma complications. *Journal of Urology, 165*(6 Pt 2), 2404–2409.

Kaveh, K., & Kimmel, P.L. (2001). Compliance in hemodialysis patients: Multidimensional measures in search of a gold standard. *American Journal of Kidney Diseases, 37*(2), 244–266.

Klag, M. (1999). Expériences, perceptions et besoins d'un échantillonnage significatif de Canadiens atteints d'incontinence, résumé d'une étude quantitative par Malvina Klag, directrice générale de la Fondation d'aide aux personnes incontinentes (Canada) (page consultée le 6 juillet 2005), [en ligne] ; http://www.continence-fdn.ca/problemes.htm.

Leboeuf, L. (2001). L'incontinence urinaire chez la femme, *Le Médecin du Québec, 36*(7), 51-58.

Lehmann, S., & Dietz, C. (2002). Double-J stents. They're not trouble free. *RN, 65*(1), 54–59.

Lepaul, A., Maurice, D., et Haentjens, B. (2002). La dialyse péritonéale. *La Revue de l'infirmière, 84*, 40-42.

Lindsay, R.M., & Kortas, C. (2001). Hemeral (daily) hemodialysis. *Advanced Renal Replacement Therapy, 8*(4), 236–249.

Loiselle, M.C., Brunelle, G.D., et Daniel, N. (2003). Vers une meilleure compréhension de la prise en charge globale. *Perspective infirmière, 1*(2), 47, 52-56.

Mange, K.C., Joffe, M.M., & Feldman, H.I. (2001). Effect of the use or nonuse of long-term dialysis on the subsequent survivor of renal transplants from living donors. *New England Journal of Medicine, 344*(10), 726–731.

Manus, J.M. (2001). La dialyse péritonéale : une technique sous-utilisée. *La Revue de l'infirmière, 74*, 43-44.

Michaud, C., et Loiselle, M.C. (2003). Évaluation d'un programme de prédialyse rénale, *Perspective infirmière, 1*(2), 41-46.

Mohr, P.E., Neuman, P.J., Franco, S.J., et al. (2001). The case for daily dialysis: Its impact on costs and quality of life. *American Journal of Kidney Diseases, 37*(4), 777–789.

National Kidney Foundation (2000). *K/DOQI guidelines, 2000: Adult guidelines, maintenance dialysis: Management of protein and energy intake.* Guideline Number 15.

*Parker, K.P., Bliwise, D.L., & Rye, D.B. (2000). Hemodialysis disrupts basic sleep regulatory mechanisms: Building hypotheses. *Nursing Research, 49*(6), 327–332.

Pharand, D. (2001). La rétention urinaire : traitements et complications. *Le Médecin du Québec, 36*(7), 59-63.

*Phillips, J.K. (2000). Integrating bladder ultrasound into a urinary infection reduction project. *American Journal of Nursing, 100*(3), 3–11.

Reilly, N.J. (Ed.) (2001). *Urologic nursing: A study guide* (2d ed.). Pitman, NJ: Society of Urologic Nurses and Associates, Inc.

Roberts, R. (2001). Current management strategies for overactive bladder. *Patient Care for the Nurse Practitioner Supplement,* 22–30.

Saint-Arnaud, J., Bouchard, L., Loiselle, C.G., Verrier, P., Laflamme, M.C., Audet, M. (2003).L'impact de la rareté des ressources sur la pratique de la dialyse [rénale] au Québec [et mise en évidence de certains enjeux éthiques qui en découlent]. *Perspective infirmière, 1*(2), 17-31.

*Schott-Baer, F.D., & Reaume, L. (2001). Accuracy of ultrasound estimates of urine volume. *Urologic Nursing, 21*(3), 193–195.

Suchinski, G.A., Piano, M.R., Rosenberg, N., & Zerwic, J. J. (1999). Treating urinary tract infections in the elderly. *DCCN–Dimensions of Critical Care Nursing, 18*(1), 21–27.

*Sueppel, C., Kreder, K., & See, W. (2001). Improved continence outcomes with pre-operative pelvic floor muscle strengthening exercises. *Urologic Nursing, 21*(3), 201–210.

Tonelli, M., Bohm, C., Pandeya, S., et al. (2001). Cardiac risk factors and the use of cardio-protective medications in patients with chronic renal insufficiency. *American Journal of Kidney Diseases, 37*(3), 484–489.

Uygur, M.C., Altug, U., Ozgur, M., & Erol, D. (2001). The application of appendiceal Mitrofanoff principle to Stanford pouch. *Journal of Urology, 8*(1), 1193–1198.

Wang, A.Y., Sea, M.M., Ip, R., et al. (2001). Independent effects of residual renal function and dialysis adequacy on actual dietary protein, calorie, and other nutrient intake in patients on continuous ambulatory peritoneal dialysis. *Journal of the American Society of Nephrology, 12*, 2450–2457.

Zelenitsky, S., Barns, L., Findlay, I., et al. (2000). Analysis of microbiological trends in peritoneal dialysis-related peritonitis from 1991 to 1998. *American Journal of Kidney Diseases, 36*(5), 1009–1013.

 En complément de ce chapitre, vous trouverez sur le Compagnon Web:
• une bibliographie exhaustive;
• des ressources Internet.

Adaptation française
Sophie Longpré, inf., M.Sc.
Professeure, Département des
sciences infirmières – Université
du Québec à Trois-Rivières

CHAPITRE 47

Affections des reins et des voies urinaires

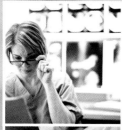
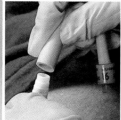
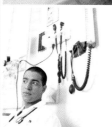

Objectifs d'apprentissage

Après avoir étudié ce chapitre, vous pourrez :

1. Énumérer les facteurs qui contribuent aux infections des voies urinaires.

2. Établir un plan d'enseignement pour les personnes atteintes d'une infection des voies urinaires.

3. Comparer la pyélonéphrite, la glomérulonéphrite et le syndrome néphrotique : causes, modifications physiopathologiques, manifestations cliniques, traitement médical de même que soins et traitements infirmiers.

4. Décrire les causes de l'insuffisance rénale aiguë et de l'insuffisance rénale chronique.

5. Appliquer la démarche systématique aux personnes atteintes d'insuffisance rénale aiguë.

6. Appliquer la démarche systématique aux personnes atteintes d'insuffisance rénale chronique.

7. Établir un plan thérapeutique infirmier postopératoire et un plan d'enseignement pour la personne subissant une greffe rénale.

8. Décrire les modalités de traitement des lithiases urinaires (calculs rénaux).

9. Établir un plan d'enseignement pour les personnes qui présentent une lithiase urinaire (calculs rénaux).

10. Formuler les diagnostics infirmiers préopératoires et postopératoires pour la personne subissant une dérivation urinaire.

11. Décrire la cystite interstitielle ainsi que ses conséquences physiques et psychologiques.

Les troubles de fonctionnement des reins et des voies urinaires comprennent des infections faciles à traiter, mais aussi des affections qui mettent en danger la vie de la personne et nécessitent le remplacement de l'organe atteint ou un traitement de dialyse à long terme. Des découvertes récentes en matière de pharmacothérapie et de technologie permettent de diagnostiquer et de traiter plus facilement ces affections. De plus, on peut aujourd'hui traiter par des méthodes non chirurgicales et non effractives des affections qui exigeaient auparavant une intervention chirurgicale et une longue convalescence.

Infections des voies urinaires

Les infections des voies urinaires sont causées par la présence de microorganismes pathogènes dans les voies urinaires (les voies urinaires sont normalement stériles au-dessus de l'urètre). Généralement, on distingue les infections urinaires selon qu'elles touchent les voies urinaires inférieures ou les voies urinaires supérieures (encadré 47-1 ■).

Les infections des voies urinaires inférieures comprennent la **cystite** bactérienne (inflammation de la vessie), la **prostatite** bactérienne (inflammation de la prostate) et l'**urétrite** bactérienne (inflammation de l'urètre). Il arrive qu'une inflammation non bactérienne aiguë ou chronique touche la vessie, la prostate ou l'urètre, ce qu'on peut diagnostiquer à tort comme une infection bactérienne. Les infections des voies urinaires supérieures sont plus rares ; elles comprennent la **pyélonéphrite** aiguë ou chronique (inflammation du bassinet et du rein), la **néphrite interstitielle** (inflammation du rein) et les abcès du rein. Les infections des voies urinaires inférieures et supérieures se répartissent en deux catégories : les infections non compliquées et les infections compliquées, en fonction d'autres facteurs reliés à l'état de la personne (par exemple le caractère récidivant et la durée de l'infection). Les infections urinaires non compliquées sont le plus souvent acquises dans la communauté. Les infections compliquées sont plus fréquentes chez les personnes qui présentent une anomalie des voies urinaires ou qui ont récemment subi un cathétérisme, et elles sont souvent acquises en milieu hospitalier. La bactériurie et les infections urinaires touchent plus souvent les personnes âgées de plus de 65 ans que les adultes plus jeunes. Selon des estimations prudentes, entre 20 et 50 % des femmes ambulatoires et environ 10 % des hommes âgés de plus de 65 ans sont atteints de bactériurie asymptomatique ; l'incidence atteint 50 % chez les femmes âgées de plus de 80 ans (Gomolin et McCue, 2000).

Les infections des voies urinaires représentent l'une des principales raisons pour lesquelles les personnes reçoivent des soins médicaux. Dans la plupart des cas, ce sont les femmes qui sont touchées : 500 000 Canadiennes consultent des médecins chaque année pour une infection des voies urinaires (Tood, 2001). Par ailleurs, on estime que 110 personnes hospitalisées sur 1 000 contracteront une infection nosocomiale. Les voies urinaires sont l'emplacement le plus touché par ces

VOCABULAIRE

Bactériurie: présence de plus de 10^5 bactéries par millilitre d'urine.

Cylindre urinaire: bouchon de protéines sécrétées par des tubules rénaux endommagés.

Cystectomie: ablation de la vessie.

Cystite: inflammation de la vessie généralement due à une infection bactérienne de l'urètre, du vagin ou des reins.

Cystite interstitielle: inflammation de la paroi de la vessie pouvant entraîner la désintégration de la muqueuse vésicale et la perte de l'élasticité de la vessie.

Dérivation urinaire (iléostomie continente de Kock, urostomie continente de type Indiana et réservoir urinaire iléocæcal): greffe des uretères à une partie de l'intestin et construction d'un mécanisme ou d'une valve de continence efficace.

Glomérulonéphrite: inflammation ou lésions des glomérules.

Nécrose tubulaire aiguë: type d'insuffisance rénale aiguë associée à des lésions réelles des tubules des reins.

Néphrite interstitielle: inflammation du tissu interstitiel des reins souvent causée par la prise de médicaments ou par une exposition à des produits chimiques.

Néphrosclérose: durcissement ou sclérose des artères des reins découlant d'une hypertension prolongée.

Prostatite: inflammation de la prostate.

Pyélonéphrite: inflammation du bassinet et du rein.

Pyurie: présence de leucocytes (pus) dans l'urine.

Reflux urétérovésical ou vésico-urétéral: retour de l'urine vésicale dans un des uretères ou dans les deux.

Reflux vésico-urétral: retour de l'urine de l'urètre dans la vessie.

Syndrome néphrotique: affection caractérisée par une protéinurie, de l'œdème, une hypoprotidémie (surtout pour les albumines) et une hyperlipidémie.

Urétéro-iléostomie: greffe des uretères à une partie isolée de l'iléon terminal, une extrémité des uretères passant par la paroi abdominale.

Urétérosigmoïdostomie: greffe des uretères au côlon sigmoïde, permettant l'écoulement de l'urine par le côlon et son évacuation par le rectum.

Urétérostomie cutanée: intervention consistant à détacher l'uretère distal de la vessie, à le faire passer à travers la paroi abdominale et à le fixer à une ouverture pratiquée dans la peau.

Urétrite: inflammation de l'urètre.

Classification des infections des voies urinaires

On classe les infections des voies urinaires selon leur emplacement: voies urinaires inférieures (vessie et structures se trouvant sous elle) ou voies urinaires supérieures (reins et uretères). On peut aussi les classer selon qu'elles sont compliquées ou non compliquées.

INFECTIONS DES VOIES URINAIRES INFÉRIEURES

Cystite, prostatite, urétrite.

INFECTIONS DES VOIES URINAIRES SUPÉRIEURES

Pyélonéphrite aiguë, pyélonéphrite chronique, abcès du rein, néphrite interstitielle, abcès périrénal.

INFECTIONS NON COMPLIQUÉES DES VOIES URINAIRES INFÉRIEURES OU SUPÉRIEURES

Infections acquises dans la communauté; elles sont fréquentes chez les jeunes femmes.

INFECTIONS COMPLIQUÉES DES VOIES URINAIRES INFÉRIEURES OU SUPÉRIEURES

Souvent d'origine nosocomiale (acquises en milieu hospitalier) et reliées au cathétérisme; touchent les personnes présentant une anomalie des voies urinaires, les femmes enceintes, les personnes immunodéprimées ou diabétiques.

infections. Elles sont le siège de plus de 40 % des infections nosocomiales signalées par les centres hospitaliers (ICIS, 2004). La plupart des infections des voies urinaires acquises en milieu hospitalier sont causées par l'exploration instrumentale des voies urinaires ou par les cathétérismes.

INFECTIONS DES VOIES URINAIRES INFÉRIEURES

La stérilité de la vessie est assurée par divers mécanismes: la barrière physique que constitue l'urètre, l'écoulement de l'urine, la qualité de la jonction urétérovésicale, divers anticorps et enzymes, ainsi que l'action antiadhérente qu'exercent les cellules de la muqueuse vésicale. Les anomalies ou le mauvais fonctionnement de ces mécanismes constituent autant de facteurs contribuant aux infections des voies urinaires inférieures (encadré 47-2 ■).

Physiopathologie

Pour qu'une infection se produise, il faut que les bactéries s'introduisent dans la vessie, qu'elles se fixent sur l'épithélium des voies urinaires et le colonisent, ce qui empêche leur évacuation dans l'urine, qu'elles échappent aux mécanismes de défense de l'organisme et qu'elles provoquent une inflammation. La plupart des infections des voies urinaires ont pour cause la migration de microorganismes d'origine intestinale qui, après être passés du périnée à l'urètre, remontent jusqu'à la vessie où ils s'implantent dans la muqueuse.

Infection bactérienne des voies urinaires

La vessie arrive à éliminer les bactéries, même lorsqu'elles sont en grand nombre, en accélérant le renouvellement de ses cellules épithéliales, processus qui est d'habitude assez lent. Le glycosaminoglycane, une protéine hydrophile, exerce normalement une action protectrice antiadhérente: il attire les molécules d'eau pour former une barrière aqueuse entre la vessie et l'urine. L'action du glycosaminoglycane peut être entravée par des substances telles que les cyclamates, la saccharine, l'aspartame et les métabolites du tryptophane. La flore bactérienne normale du vagin et de la région de l'urètre peut également limiter l'adhérence de la bactérie *Escherichia coli* (la plus importante cause d'infections urinaires). Les immunoglobulines A (IgA) qui se trouvent dans l'urètre constituent également une barrière empêchant l'entrée des bactéries.

Reflux

On parle de **reflux vésico-urétral** en cas d'obstruction à l'écoulement normal de l'urine caractérisé par le retour de l'urine de l'urètre dans la vessie (figure 47-1 ■). Le reflux vésico-urétral peut résulter d'une augmentation de la pression dans la vessie, causée notamment par la toux, les éternuements ou un effort, qui pousse l'urine de la vessie vers l'urètre. Lorsque la pression revient à la normale, l'urine remonte dans la vessie, ce qui ramène des bactéries provenant de la région antérieure de l'urètre. Le reflux vésico-urétral peut aussi être causé par un mauvais fonctionnement du col vésical ou de l'urètre. La ménopause peut altérer l'angle vésico-urétral et la contractilité de l'urètre, ce qui expliquerait la plus forte

FACTEURS DE RISQUE

Infections des voies urinaires inférieures

Les principaux facteurs qui contribuent aux infections des voies urinaires inférieures sont les suivants:

- Incapacité à vider complètement la vessie
- Obstruction à l'écoulement de l'urine en raison d'une anomalie congénitale, d'un rétrécissement de l'urètre, de spasmes du col vésical, d'une tumeur de la vessie, de la présence de calculs dans les uretères ou les reins, de la compression des uretères ou d'anomalies neurologiques
- Diminution des défenses naturelles de l'organisme ou immunodépression
- Exploration instrumentale des voies urinaires (par exemple cathétérisme, cystoscopie)
- Inflammation ou abrasion de la muqueuse de l'urètre
- Risque accru d'infection urinaire parmi certains groupes de personnes, notamment chez les personnes diabétiques (l'augmentation de la concentration du glucose dans l'urine crée un environnement propice aux infections des voies urinaires), les femmes enceintes, les personnes présentant des troubles neurologiques, de la goutte et d'autres affections caractérisées par une évacuation incomplète de la vessie et une stase urinaire

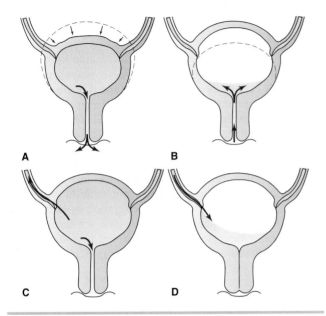

FIGURE **47-1** ■ Les mécanismes des flux vésico-urétéral et vésico-urétral peuvent causer une infection des voies urinaires. **Reflux vésico-urétral**: **(A)** Sous l'effet de la toux ou de l'effort, la pression augmente dans la vessie, ce qui provoque le passage de l'urine vésicale dans l'urètre. **(B)** Quand la pression revient à la normale, l'urine remonte dans la vessie, ramenant avec elle des bactéries provenant de l'urètre. **Reflux vésico-urétéral**: **(C)** Un mauvais fonctionnement de la valvule urétérovésicale entraîne le passage de l'urine dans les uretères lors de la miction et son retour dans la vessie après la miction. **(D)** L'évacuation incomplète de la vessie provoque une stase et la contamination des uretères par l'urine contenant des bactéries.

incidence des infections des voies urinaires chez les femmes ménopausées. Ce reflux est toutefois plus fréquent chez les jeunes enfants. Le traitement dépend de la gravité du trouble.

Le **reflux urétérovésical** ou **vésico-urétéral** désigne le retour de l'urine vésicale dans un des uretères ou dans les deux (figure 47-1). Normalement, la valvule urétérovésicale empêche ce reflux. Les uretères traversent la paroi vésicale, si bien que les muscles de la vessie compriment une petite portion de l'uretère pendant la miction. Toutefois, quand le fonctionnement de cette valvule est altéré par une malformation congénitale ou une anomalie de l'uretère, les bactéries peuvent atteindre les reins et commencer à les détruire.

Agents pathogènes des voies urinaires

On définit généralement la **bactériurie** comme la présence de plus de 10^5 bactéries par millilitre d'urine. Comme les échantillons d'urine (surtout ceux des femmes) sont souvent contaminés par des bactéries normalement présentes dans la région de l'urètre, un nombre de bactéries dépassant 10^5 colonies/mL d'urine stérile prélevée en milieu de jet permet de distinguer une véritable bactériurie de la contamination. Chez l'homme, la contamination des échantillons d'urine prélevés est moins fréquente, et on peut donc définir la bactériurie comme la présence de 10^4 colonies/mL d'urine. Les infections des voies urinaires acquises dans la communauté font partie des infections les plus courantes chez la femme (Gupta, Hooton et Stamm, 2001).

Les organismes le plus souvent en cause dans les infections des voies urinaires sont ceux qu'on trouve normalement dans les voies gastro-intestinales basses. Des études à grande échelle portant sur les types et la prévalence des organismes à l'origine des infections des voies urinaires, tant dans la communauté qu'en milieu hospitalier, ont montré que *E. coli* était responsable de ces infections dans 54,7 % des cas. La mise en évidence du germe *E. coli* a diminué par rapport aux observations antérieures, surtout chez les hommes et les personnes porteuses d'une sonde vésicale à demeure, qui présentent des taux plus élevés de *Pseudomonas* et d'*Enterococcus* que les femmes et les personnes qui n'ont pas subi de cathétérisme (Bonadio, Meini, Spitalieri et Gigli, 2001).

Voies d'infection

Pour accéder aux voies urinaires, les bactéries passent par trois voies bien connues : elles remontent l'urètre (infection ascendante), passent par le sang (diffusion hématogène) ou utilisent une fistule intestinale (propagation directe).

La voie d'infection la plus fréquente est l'urètre : les bactéries (souvent d'origine fécale) colonisent la région autour de l'urètre, puis entrent dans la vessie. Chez la femme, la faible longueur de l'urètre offre peu de résistance au déplacement des agents pathogènes qui s'y introduisent. Le mouvement provoqué par les rapports sexuels peut pousser des bactéries vers la vessie, ce qui explique la plus forte incidence d'infection des voies urinaires chez les femmes qui ont une vie sexuelle active.

Manifestations cliniques

L'éventail des signes et symptômes d'infection des voies urinaires est vaste. Environ la moitié des personnes atteintes de bactériurie sont asymptomatiques. Les signes et symptômes d'infection non compliquée des voies urinaires inférieures (cystite) sont notamment les suivants : douleurs et brûlures mictionnelles, pollakiurie, mictions impérieuses, nycturie, incontinence et douleurs dans les régions pelvienne et suspubienne. On observe parfois de l'hématurie et des douleurs lombaires. Ces symptômes habituels sont rarement présents chez les personnes âgées (voir, plus loin, « Particularités reliées à la personne âgée »).

Les signes et symptômes d'infection des voies urinaires supérieures (pyélonéphrite) sont notamment les suivants : fièvre, frissons, douleur au flanc ou au bas du dos, nausées et vomissements, maux de tête, malaises et douleurs mictionnelles. L'examen clinique révèle une douleur et une sensibilité au niveau de l'angle costovertébral qui est formé, de chaque côté du corps, par la côte la plus basse de la cage thoracique et la colonne vertébrale (figure 47-2 ■).

Les signes et symptômes d'infection compliquée des voies urinaires, par exemple chez les personnes porteuses d'une sonde vésicale (ou sonde à demeure), vont de la bactériurie asymptomatique à la septicémie par germes à Gram négatif accompagnée d'un choc. Comparativement aux autres infections des voies urinaires, les infections compliquées sont souvent causées par une plus vaste gamme d'organismes, réagissent moins bien au traitement et ont tendance à récidiver. De nombreuses personnes atteintes d'une infection des

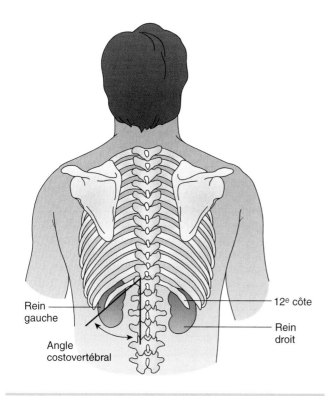

Rein
gauche

12ᵉ côte

Rein
droit

Angle
costovertébral

FIGURE 47-2 ■ Emplacement de l'angle costovertébral.

voies urinaires reliée à la présence d'une sonde vésicale sont asymptomatiques. Toutefois, on doit examiner toute personne qui présente subitement des signes et symptômes de choc septique afin de déceler une septicémie d'origine urinaire.

Examen clinique et examens paracliniques

Dans le but de confirmer le diagnostic d'infection des voies urinaires, on effectue divers examens (numération bactérienne, examens cellulaires et culture d'urine). L'American College of Obstetricians and Gynecologists (ACOG) recommande le dépistage de la bactériurie asymptomatique chez toutes les femmes enceintes : la grossesse constitue en soi un facteur de risque d'infection des voies urinaires parce que la vessie ne se vide pas aussi bien chez ces femmes. En cas d'infection non compliquée des voies urinaires, on choisit l'antibiotique à administrer en fonction de la souche des bactéries.

Numération bactérienne

La présence de bactéries dans l'urine permet de diagnostiquer une infection des voies urinaires. Il est très probable qu'il y a infection lorsqu'on trouve une numération bactérienne d'au moins 10^5 unités par millilitre d'un échantillon d'urine stérile prélevé en milieu de jet ou à partir d'une sonde vésicale. Cependant, on a observé des infections des voies urinaires suivies d'une septicémie chez des personnes dont la numération bactérienne était plus faible. Les cultures d'urine prélevées en milieu de jet donnent des résultats négatifs chez environ le tiers des femmes présentant des symptômes d'infection aiguë des voies urinaires : d'où le risque que ces personnes ne soient pas traitées si on s'en tient au critère de 10^5 germes/mL. On

soupçonne une infection urinaire chez une personne qui présente des symptômes, même si la numération bactérienne est aussi basse que 10^2 ou 10^3/mL. On considère que la présence de bactéries, quel qu'en soit le nombre, dans des échantillons d'urine prélevés par ponction suspubienne ou par sonde vésicale est un signe d'infection.

Examens cellulaires

On observe une hématurie microscopique (plus de 4 hématies par champ au fort grossissement du microscope) dans l'urine d'environ 50 % des personnes atteintes d'une infection aiguë. La **pyurie** (plus de 4 leucocytes par champ au fort grossissement du microscope) survient chez toutes les personnes qui souffrent d'une infection des voies urinaires. Elle n'est toutefois pas propre aux infections bactériennes, et on l'observe aussi dans les cas de calculs rénaux, de néphrite interstitielle et de tuberculose rénale.

Culture d'urine

La culture d'urine (uroculture) est l'épreuve de référence pour le diagnostic d'une infection des voies urinaires. Elle permet de déterminer le germe causal. On omet souvent de l'effectuer chez les jeunes femmes présentant une première infection, en raison de la forte probabilité que cette dernière soit attribuable à *E. coli*. En présence d'une bactériurie, une uroculture est indiquée pour les groupes de personnes suivants :

- Tous les hommes (en raison du risque d'anomalie anatomique ou fonctionnelle)
- Tous les enfants
- Les femmes qui ont des antécédents de troubles rénaux ou d'altération de la fonction immunitaire
- Les personnes diabétiques
- Les personnes qui ont subi une exploration instrumentale, y compris un cathétérisme des voies urinaires
- Les personnes qui ont été hospitalisées récemment
- Les personnes qui présentent des symptômes persistants
- Les personnes qui ont souffert d'au moins trois infections des voies urinaires au cours de la dernière année
- Les femmes enceintes
- Les femmes ménopausées
- Les femmes qui ont une vie sexuelle active ou qui ont de nouveaux partenaires

Épreuves de laboratoire

Pour dépister la présence de leucocytes, on utilise souvent les épreuves sur bandelette réactive sensible aux estérases leucocytaires (dosages des estérases leucocytaires) et aux nitrites (test de réduction des nitrates de Griess). Si le dosage des estérases leucocytaires est positif, on suppose que la personne présente une pyurie (le sang contient des leucocytes) et qu'elle doit être traitée. On considère que le test de réduction des nitrates de Griess est positif si on note la présence des bactéries qui réduisent normalement les nitrates urinaires en nitrites.

On peut faire passer des tests de dépistage des infections transmissibles sexuellement (chapitre 57 ⌾). En effet, une urétrite aiguë causée par un organisme transmissible sexuellement (par exemple *Chlamydia trachomatis, Neisseria gonorrhoeæ*, herpès simplex) ou une vaginite aiguë (provoquée par *Trichomonas* ou *Candida*) peut entraîner des symptômes semblables à ceux d'une infection des voies urinaires.

Traditionnellement, on utilisait la pyélographie intraveineuse pour déceler des anomalies chez les personnes fortement prédisposées aux infections compliquées ou récidivantes. De nos jours, on préfère recourir à des examens paracliniques, tels que la tomographie et l'échographie. La tomographie permet de détecter des zones de pyélonéphrite ou des abcès, et l'échographie permet de repérer avec beaucoup de précision une obstruction, un abcès, une tumeur et un kyste. L'échographie transrectale (qui permet d'examiner la prostate et la vessie) est la meilleure méthode d'examen pour les hommes prédisposés aux infections compliquées ou récidivantes. Il peut être utile d'effectuer une pyélographie intraveineuse pour visualiser les uretères ou détecter un rétrécissement de l'urètre ou des calculs et on doit y recourir pour poser un diagnostic précis de néphropathie de reflux. Il est généralement admis que la première infection des voies urinaires chez la femme ne requiert pas d'examen urologique (Hooton, Scholes, Stapleton *et al.,* 2000).

Particularités reliées à la personne âgée

L'incidence de la bactériurie diffère chez les personnes âgées et chez les autres adultes. Elle augmente avec l'âge et les incapacités, et les femmes en sont plus souvent affectées que les hommes. Les infections des voies urinaires sont la cause la plus fréquente de maladie infectieuse aiguë chez les personnes âgées de plus de 65 ans. Elles se compliquent souvent d'une septicémie occasionnée par des germes à Gram négatif dont les conséquences sont fatales dans 50 % des cas. Les urologues traitent de nombreuses personnes âgées atteintes de bactériurie asymptomatique, et ces personnes représentent 20 % des femmes âgées de plus de 65 ans. Dans les centres d'hébergement et de soins de longue durée, jusqu'à 50 % des femmes sont atteintes de bactériurie asymptomatique (Foxman, 2002).

Chez les personnes âgées, des anomalies anatomiques ou une vessie neurogène consécutive à un accident vasculaire cérébral ou à une neuropathie diabétique peuvent entraver l'évacuation complète de la vessie, ce qui augmente les risques d'infection des voies urinaires. Les risques d'infection augmentent considérablement si la personne porte une sonde vésicale à demeure, car on retrouve souvent deux souches ou plus de bactéries dans l'urine des personnes porteuses d'une sonde vésicale : une dans l'urine et une autre à la surface de la sonde. L'évacuation incomplète de la vessie et la stase urinaire sont fréquentes chez les femmes âgées. Les femmes ménopausées sont vulnérables à la colonisation bactérienne, car la baisse du taux d'œstrogène favorise l'adhérence des bactéries au vagin et à l'urètre. Chez certaines femmes ménopausées atteintes de cystites à répétition, on utilise l'œstrogénothérapie substitutive, par voie orale ou topique, pour rétablir le taux de glycogène et l'acidité dans les cellules épithéliales du vagin. On peut aussi recourir à l'œstrogénothérapie substitutive par voie topique chez les femmes ménopausées qui sont prédisposées aux infections des voies urinaires récidivantes (Raz, 2001).

Les propriétés antibactériennes des sécrétions prostatiques, qui protègent l'homme contre la colonisation bactérienne de l'urètre et de la vessie, diminuent avec l'âge. Les infections des voies urinaires sont presque aussi fréquentes chez les hommes âgés de 50 ans et plus que chez les femmes du même âge. Les principales causes de cette augmentation spectaculaire des infections urinaires chez les hommes âgés sont l'hyperplasie ou le cancer de la prostate, le rétrécissement de l'urètre et la vessie neurogène. Les cathétérismes et les cystoscopies effectués dans le cadre d'un examen ou d'un traitement contribuent également à l'augmentation. Les bactériuries sont plus fréquentes chez les hommes atteints de troubles cognitifs ou de démence, ou affectés d'incontinence urinaire ou fécale. La cause la plus fréquente des infections récidivantes des voies urinaires chez les hommes âgés est la prostatite bactérienne chronique. Effectuer une prostatectomie transurétrale peut contribuer à réduire la fréquence des récidives (chapitre 51 ⬥).

Chez les personnes âgées résidant en centre d'hébergement ou soignées en centres d'hébergement et de soins de longue durée, le germe causal est souvent résistant aux antibiotiques. Les facteurs qui peuvent causer une infection des voies urinaires chez ces personnes sont notamment les suivants : de nombreux résidents souffrent d'affections chroniques, portent une sonde vésicale à demeure ou ont des plaies de pression infectées, et le recours aux antibiotiques est fréquent. L'immobilité et l'évacuation incomplète de la vessie qu'elle entraîne peuvent aussi contribuer aux infections des voies urinaires chez les résidents des centres d'hébergement. Les infections des voies urinaires sont en outre plus fréquentes chez les personnes qui utilisent le bassin hygiénique que chez celles qui utilisent la chaise d'aisance ou les toilettes (encadré 47-3 ■).

Le fréquent lavage des mains, l'hygiène du périnée et l'utilisation des toilettes peuvent contribuer à diminuer l'incidence des infections des voies urinaires dans les centres d'hébergement. Dans ces centres, les organismes causals diffèrent parfois de ceux qui affectent les personnes âgées dans la communauté, probablement en raison de l'usage répandu des antibiotiques. *Escherichia coli* est l'organisme le plus souvent incriminé dans la communauté et les centres hospitaliers. Les personnes porteuses d'une sonde vésicale à demeure sont plus susceptibles d'être infectées par *Proteus, Klebsiella, Pseudomonas* ou des staphylocoques. Les personnes qui ont déjà été traitées par des antibiotiques peuvent être atteintes d'une infection à entérocoques. Il est courant que les personnes âgées souffrent de réinfections fréquentes.

ENCADRÉ 47-3

GÉRONTOLOGIE

Facteurs contribuant aux infections des voies urinaires chez la personne âgée

- Incidence élevée d'affections chroniques
- Usage fréquent d'antibiotiques
- Présence de plaies de pressions infectées
- Immobilité et évacuation incomplète de la vessie
- Utilisation du bassin hygiénique plutôt que de la chaise d'aisance ou des toilettes

La fatigue généralisée est le symptôme subjectif le plus courant d'une infection des voies urinaires chez les personnes âgées. L'altération de la conscience est la manifestation objective la plus commune, en particulier chez les personnes atteintes de démence, car elles présentent habituellement des altérations encore plus graves à l'apparition de l'infection.

• ALERTE CLINIQUE *Les personnes âgées ne présentent pas toujours les symptômes habituels d'une infection des voies urinaires ou d'une septicémie. Bien qu'elles souffrent parfois de pollakiurie, de mictions impérieuses et de dysurie, des symptômes non caractéristiques (altération de la conscience, léthargie, anorexie, incontinence récente, hyperventilation et fébricule) sont souvent les seuls signes dont on dispose pour le diagnostic.*

Traitement médical

Le traitement d'une infection des voies urinaires comprend généralement une pharmacothérapie et de l'enseignement. L'infirmière joue un rôle clé dans l'enseignement du schéma posologique et des mesures à prendre pour prévenir l'infection.

La nécessité de traiter les bactériuries asymptomatiques chez les personnes âgées vivant dans un centre d'hébergement ne fait pas l'unanimité chez les spécialistes, en raison du risque d'apparition de souches résistantes aux antibiotiques et de septicémie, lesquelles représentent une menace encore plus grave pour la personne. La plupart des spécialistes recommandent à présent d'attendre que les symptômes se manifestent avant d'administrer des antibiotiques. La bactériurie asymptomatique ne doit être traitée que chez les femmes enceintes et chez les personnes qui sont sur le point de subir une intervention chirurgicale génito-urinaire (Conseil du médicament, 2005). On utilise généralement le même schéma thérapeutique que chez les personnes plus jeunes, mais il peut être nécessaire de l'adapter à cause des altérations de la capacité d'absorption des médicaments par l'intestin et de la diminution des fonctions rénale et hépatique dues au vieillissement. On doit surveiller la fonction rénale et modifier la dose du médicament en conséquence.

Pharmacothérapie aiguë

Chez la femme, le traitement idéal des infections des voies urinaires consiste à administrer un agent antibactérien qui élimine efficacement les bactéries des voies urinaires sans trop nuire à la flore intestinale et vaginale. (Il est important de réduire la fréquence des candidoses vaginales, observées chez 25 % des femmes ayant reçu des antibiotiques qui modifient la flore du vagin. Les candidoses entraînent souvent plus de symptômes et sont souvent plus difficiles et plus coûteuses à traiter que l'infection initiale.) De plus, l'agent antibactérien doit avoir peu d'effets secondaires et ne provoquer qu'une faible résistance. Comme une première infection non compliquée des voies urinaires chez la femme est presque toujours provoquée par *E. coli* ou par une autre bactérie provenant de la flore intestinale, l'agent antibactérien doit être efficace contre ces organismes. Divers schémas thérapeutiques se sont révélés efficaces pour traiter l'infection non compliquée des

voies urinaires inférieures chez la femme : dose unique, traitement de 3 ou 4 jours ou traitement de 7 à 10 jours. On a aujourd'hui tendance à raccourcir la durée de l'antibiothérapie dans les cas d'infection non compliquée des voies urinaires parce qu'environ 80 % des personnes sont guéries après 3 jours de traitement.

Le traitement de 3 jours est supérieur à la thérapie unidose pour les infections urinaires non compliquées comme la cystite et permet d'obtenir un haut niveau d'observance. Le triméthoprime-sulfaméthoxazole (TMP/SMX [Bactrim, Septra]) et les fluoroquinolones comme la ciprofloxacine (Cipro) sont indiqués pour ces traitements de courte durée. Les autres traitements tels que la nitrofurantoïne (Macrodantin, MacroBID), l'amoxicilline-clavulanate (Clavulin) et les céphalosporines à spectre étroit (céfadroxil [Duricef], cefprozil [Cefzil] et céphalexine [Keflex]) doivent être donnés pendant 7 jours (Conseil du médicament, 2005).

Selon le Conseil du médicament (2005), les infections urinaires compliquées incluent les infections touchant les :

- Voies urinaires hautes
- Hommes
- Enfants
- Femmes enceintes
- Personnes ayant une anomalie anatomique de l'arbre urinaire
- Personnes porteuses d'une sonde vésicale ou celles qui doivent avoir un cathétérisme vésical

Pour ces infections compliquées, on recommande de donner un traitement prolongé (7 jours ou plus), choisi selon le type d'infection et les agents pathogènes en cause.

On ne doit pas administrer de nitrofurantoïne aux personnes qui souffrent d'insuffisance rénale, car celle-ci est inefficace à un débit de filtration glomérulaire inférieur à 50 mL/min et peut causer une neuropathie périphérique. Pour soulager les malaises associés à l'infection, on peut prescrire de la phénazopyridine (Pyridium), un analgésique des voies urinaires qui ne possède aucune action antibactérienne. Il faut toutefois avertir la personne que ce médicament colore les urines en brun orangé.

Quel que soit le type de traitement choisi, on doit toujours recommander à la personne de poursuivre son traitement jusqu'au bout, même si elle éprouve un soulagement rapide.

Pharmacothérapie de longue durée

Un traitement de 3 jours permet généralement d'enrayer une infection non compliquée des voies urinaires chez la femme. Toutefois, on observe un taux de récidive de 20 % environ. Si la récidive se produit dans les deux semaines suivant le traitement, c'est que le germe qui a causé la première infection est demeuré dans le système urinaire. En cas de récidive, la source de la bactériurie peut se trouver dans les voies urinaires supérieures, ou encore le traitement initial était inadéquat ou trop court. Chez l'homme, les infections récidivantes sont généralement provoquées par la persistance du même organisme et exigent des examens plus approfondis, ainsi qu'une modification du traitement (Gupta *et al.*, 2001 ; Hooton *et al.*, 2000 ; Stamm, 2001).

Chez la femme, 90 % des infections récidivantes sont causées par une nouvelle bactérie. Si une femme a 2 infections urinaires ou plus sur une période de 6 mois, ou 3 infections ou plus sur une période d'un an, et que l'examen ne révèle aucune anomalie anatomique des voies urinaires, on peut envisager un traitement préventif pour réduire les risques de récidive. Avant de l'amorcer, on doit s'assurer que l'infection est éradiquée. Pour la prophylaxie, on administre une dose quotidienne de triméthoprime-sulfaméthoxazole (qui peut aussi être donné 3 fois par semaine), de triméthoprime seul (Proloprim), de nitrofurantoïne (Macrodantin, MacroBID), de céphalexine (Keflex) ou de ciprofloxacine pendant 6 à 12 mois. Une dose d'antibiotique seul peut être prescrite après les rapports sexuels lorsque ceux-ci sont la cause des infections. On peut aussi enseigner à la femme à s'administrer elle-même son traitement chaque fois que des symptômes apparaissent plutôt que de donner une prophylaxie. Dans ce cas, elle ne doit consulter un professionnel de la santé que si les symptômes persistent plus de 48 heures, si elle fait de la fièvre ou si elle doit s'administrer plus de 4 traitements au cours d'une période de 6 mois. Ces femmes doivent aussi apprendre à dépister les bactéries dans l'urine au moyen de bandelettes réactives.

Lorsque la récidive est due à une bactérie qui persiste à la suite d'une infection antérieure, il faut changer d'antibiotique s'il n'est pas efficace ou éliminer le facteur causal (calculs, abcès, anomalie anatomique, etc.).

L'efficacité de la prise quotidienne d'extrait ou de jus de canneberge dans le but de prévenir les infections des voies urinaires chez la femme ne fait pas encore l'unanimité, bien que la plupart des études randomisées indiquent une diminution de ces infections (Kontiokari, Sundqvist et Nuutinen, 2001).

DÉMARCHE SYSTÉMATIQUE
dans la pratique infirmière

Personne atteinte d'une infection des voies urinaires inférieures

Les soins et traitements infirmiers visent à traiter l'infection sous-jacente et à prévenir les récidives.

▓ COLLECTE DES DONNÉES

Si on soupçonne une infection des voies urinaires, on doit demander à la personne quels signes et symptômes elle a présentés par le passé pour ce type d'infection. On doit examiner la personne, relever les signes et symptômes, notamment la douleur, les envies fréquentes et impérieuses d'uriner, le retard à la miction ou les modifications de l'aspect de l'urine, et les signaler au médecin. Il faut aussi évaluer les habitudes d'élimination urinaire pour déceler les facteurs qui prédisposent à l'infection et noter l'écart entre les mictions, le lien entre les symptômes d'infection et les rapports sexuels, les moyens de contraception utilisés et les habitudes d'hygiène personnelle.

On doit en outre évaluer les connaissances de la personne sur l'antibiothérapie et les soins préventifs. Il faut également noter le volume, la couleur, la concentration, le degré de turbidité et l'odeur de l'urine, ces caractéristiques pouvant être modifiées par une infection des voies urinaires.

▓ ANALYSE ET INTERPRÉTATION

Diagnostics infirmiers

En se fondant sur les données recueillies, l'infirmière peut poser les diagnostics infirmiers suivants :

- Douleur aiguë, reliée à l'inflammation et à l'infection de l'urètre, de la vessie ou d'autres parties des voies urinaires
- Connaissances insuffisantes sur les facteurs qui prédisposent aux infections et aux récidives, sur la détection et la prévention des récidives, ainsi que sur l'antibiothérapie

Problèmes traités en collaboration et complications possibles

En se fondant sur les données recueillies, l'infirmière peut déterminer les complications susceptibles de survenir, notamment :

- Insuffisance rénale causée par d'importantes lésions des reins
- Septicémie

▓ PLANIFICATION

Les principaux objectifs sont les suivants : soulager la douleur et les malaises ; acquérir des connaissances sur les mesures de prévention et le traitement ; et prévenir les complications.

▓ INTERVENTIONS INFIRMIÈRES

Soulager la douleur

Dès le début de l'antibiothérapie, la personne note souvent la disparition de la douleur associée à l'infection des voies urinaires. Les antispasmodiques peuvent également être utiles pour soulager l'irritabilité de la vessie et la douleur. Administrer de la phénazopyridine (Pyridium) ou un analgésique général et appliquer de la chaleur sur la région du périnée peuvent soulager le malaise et les spasmes. On incite la personne à boire de grandes quantités de liquide (de préférence de l'eau), pour favoriser le flux sanguin rénal et chasser les bactéries des voies urinaires, et à éviter les aliments qui pourraient irriter la vessie (par exemple thé, café, agrumes, épices, colas, alcool). On lui recommande aussi d'uriner souvent (toutes les 2 à 3 heures) pour évacuer fréquemment la vessie, ce qui réduit le nombre de bactéries dans l'urine, évite la stase urinaire et prévient les récidives.

Surveiller et traiter les complications

Afin de prévenir les récidives et les complications, notamment l'insuffisance rénale et la septicémie, il est essentiel de déceler toute infection des voies urinaires de manière précoce et d'amorcer rapidement le traitement. L'objectif de celui-ci consiste à empêcher l'infection de progresser, de causer des lésions permanentes aux reins et d'entraîner une insuffisance rénale. On doit donc montrer à la personne comment reconnaître les premiers signes et symptômes, comment faire ses examens pour déceler une bactériurie et quand entreprendre le traitement prescrit. Pour traiter une infection des voies urinaires, on prescrit généralement une antibiothérapie appropriée, une importante consommation de liquides, des mictions fréquentes et l'application des mesures d'hygiène. La personne doit avertir son médecin si elle présente les signes suivants: fatigue, nausées, vomissements ou prurit. Chez les personnes atteintes d'infections à répétition, il peut être indiqué d'évaluer régulièrement la fonction rénale (clairance de la créatinine, taux d'urée et de créatinine dans le sang). En cas d'importantes lésions du rein, la dialyse peut être nécessaire.

Les personnes présentant une infection des voies urinaires, en particulier si celle-ci est reliée au port d'une sonde vésicale, sont exposées à un risque élevé de septicémie causée par des germes à Gram négatif. Dans la mesure du possible, on doit éviter d'installer une sonde vésicale à demeure et on doit retirer celle-ci dès qu'elle n'est plus nécessaire (Thees et Dreblow, 1999). Toutefois, si cette mesure s'impose, il faut entreprendre des interventions infirmières particulières en vue de prévenir l'infection (chapitre 46 ⊂⊃), notamment:

- Choisir la plus petite sonde possible et utiliser une technique d'asepsie stricte pendant son insertion.
- Fixer la sonde avec du ruban adhésif pour éviter qu'elle se déplace.
- Vérifier régulièrement la couleur, l'odeur et la concentration de l'urine.
- Laver méticuleusement le périnée avec de l'eau et du savon.
- S'assurer que le système reste bien fermé.

Un examen attentif des signes vitaux et du niveau de conscience peut révéler le début d'une septicémie. On doit signaler au médecin les résultats des analyses sanguines qui indiquent une infection ou une leucocytose. Une antibiothérapie appropriée doit être prescrite et amorcée, et l'infirmière doit inciter la personne à accroître son apport liquidien (il peut être nécessaire d'administrer ces traitements par voie intraveineuse). La prévention de la septicémie est au centre du traitement parce que le taux de mortalité associé aux septicémies causées par les germes à Gram négatif est élevé, surtout chez les personnes âgées.

Favoriser les soins à domicile et dans la communauté

Enseigner les autosoins

Pour aider les personnes à acquérir des connaissances sur la prévention et le traitement des infections des voies urinaires à répétition, l'infirmière doit élaborer un plan d'enseignement qui répond aux besoins individuels. Des explications détaillées sur l'enseignement à donner sont présentées dans l'encadré 47-4 ■.

⊞ ÉVALUATION

Résultats escomptés

Les principaux résultats escomptés sont les suivants:

1. La personne éprouve un soulagement de la douleur.
   a) Elle dit ne pas éprouver de douleur, de besoin impérieux d'uriner, de dysurie ou de retard à la miction.

b) Elle prend ses antibiotiques conformément à l'ordonnance du médecin.

2. La personne explique ce qu'est une infection des voies urinaires et comment on la traite.
   a) Elle a acquis des connaissances sur les mesures préventives et sur le traitement prescrit.
   b) Elle boit 8 à 10 verres de liquide chaque jour.
   c) Elle urine toutes les 2 ou 3 heures.
   d) Son urine est limpide et inodore.

3. La personne ne présente pas de complication.
   a) Elle ne signale aucun symptôme d'infection (fièvre, dysurie, mictions fréquentes) ou d'insuffisance rénale (nausées, vomissements, fatigue, prurit).
   b) Ses taux d'urée et de créatinine dans le sang sont normaux; ses cultures d'urine et ses analyses sanguines sont normales.
   c) Ses signes vitaux et sa température sont normaux; elle ne présente ni signe ni symptôme de septicémie.
   d) Elle excrète un niveau normal d'urine, soit plus de 30 mL/h.

INFECTION DES VOIES URINAIRES SUPÉRIEURES: PYÉLONÉPHRITE AIGUË

La pyélonéphrite est une infection bactérienne du bassinet, des tubules et du tissu interstitiel d'un rein ou des deux reins. Les infections des voies urinaires supérieures sont associées à la présence de bactéries enrobées d'anticorps dans l'urine. (La fixation des anticorps sur les bactéries se fait dans la médullaire rénale; on dépiste les bactéries enrobées d'anticorps présentes dans l'urine par immunofluorescence.) Les bactéries peuvent accéder à la vessie par l'urètre, puis remonter vers les reins. Bien que ces derniers reçoivent 20 à 25 % du débit cardiaque, les bactéries n'atteignent les reins par la circulation sanguine (diffusion hématogène) que dans moins de 3 % des cas (Warren *et al.*, 1999).

La pyélonéphrite résulte souvent d'un reflux vésico-urétéral causé par une insuffisance de la valvule urétérovésicale permettant un retour de l'urine dans l'uretère (figure 47-1). La pyélonéphrite peut aussi être occasionnée par une obstruction des voies urinaires (qui rend les reins plus sensibles à l'infection), une tumeur de la vessie, un rétrécissement de l'urètre, une hyperplasie bénigne de la prostate ou des calculs urinaires. Elle peut être aiguë ou chronique.

Les reins des personnes atteintes de pyélonéphrite aiguë présentent des zones d'inflammation avec infiltration interstitielle de cellules inflammatoires. Sur la capsule glomérulaire et à la jonction corticomédullaire, on remarque parfois la formation d'abcès pouvant entraîner l'atrophie et la destruction des tubules et des glomérules. Quand la pyélonéphrite devient chronique, les reins se sclérosent et se contractent, et ils ne peuvent plus remplir leur fonction.

ENSEIGNEMENT

Prévention des récidives des infections des voies urinaires

L'enseignement vise notamment à prévenir les infections récidivantes des voies urinaires. Les comportements à promouvoir sont notamment les suivants: avoir une hygiène personnelle rigoureuse, accroître l'apport liquidien pour stimuler la miction et diluer l'urine, uriner régulièrement et fréquemment, et respecter le schéma thérapeutique.

HYGIÈNE

- Prendre des douches plutôt que des bains, car les bactéries de l'eau du bain ont tendance à pénétrer dans l'urètre.
- Après chaque défécation, nettoyer le périnée et le méat urinaire, de l'avant vers l'arrière. On réduit ainsi la concentration des agents pathogènes à l'entrée de l'urètre et, chez les femmes, à l'ouverture du vagin.

APPORT LIQUIDIEN

- Boire de grandes quantités de liquide durant la journée pour éliminer les bactéries.
- Éviter le café, le thé, les colas, l'alcool et les autres liquides qui irritent les voies urinaires.

HABITUDES DE MICTION

- Uriner toutes les deux ou trois heures durant la journée et évacuer complètement la vessie, ce qui prévient la distension de celle-ci et l'altération de l'irrigation des parois vésicales, qui sont des causes d'infection des voies urinaires.
- Pour les femmes: après les rapports sexuels, uriner immédiatement et prendre un antibiotique par voie orale.

TRAITEMENT

- Prendre ses médicaments en suivant *scrupuleusement* l'ordonnance.

- Si la présence de bactéries dans l'urine persiste, suivre une antibiothérapie prolongée pour prévenir la colonisation de la région périurétrale et le retour de l'infection. Prendre le médicament avant le coucher, après l'évacuation de la vessie, afin d'assurer une concentration adéquate durant la nuit.
- En cas d'infections à répétition, envisager de boire du jus de canneberge tous les jours.
- Si le médecin l'a prescrit, rechercher les bactéries dans l'urine au moyen de bandelettes réactives (par exemple Microstix) en suivant les directives suivantes:
  1. Laver le méat urinaire plusieurs fois, en changeant de débarbouillette à chaque fois.
  2. Recueillir un échantillon d'urine au milieu du jet.
  3. Retirer une bandelette de son contenant et la plonger dans l'urine.
  4. Attendre le temps prescrit par le fabricant.
  5. Lire les résultats sur l'échelle de coloration fournie par le fabricant.
  6. Si les résultats sont positifs, entreprendre une antibiothérapie conformément à l'ordonnance du médecin et la poursuivre jusqu'au bout.
  7. Consulter son médecin si les symptômes persistent ou si de la fièvre apparaît.
- Se présenter régulièrement à ses rendez-vous chez le médecin et le consulter si les symptômes réapparaissent ou si l'infection ne répond pas au traitement.

Manifestations cliniques

La pyélonéphrite aiguë se manifeste par des frissons, de la fièvre, une leucocytose, la présence de bactéries et de leucocytes dans l'urine, une douleur au flanc, une sensibilité au niveau de l'angle costovertébral et, souvent, par des symptômes d'infection des voies urinaires inférieures comme la dysurie et les envies fréquentes d'uriner.

Examen clinique et examens paracliniques

Afin de déterminer s'il y a obstruction des voies urinaires, on peut recourir aux examens par échographie et par tomodensitométrie. Il est essentiel de libérer l'obstruction pour éviter la destruction du rein. La pyélographie intraveineuse est rarement indiquée en cas de pyélonéphrite aiguë, car les résultats sont normaux dans 75 % des cas. Il peut être utile de recourir à l'imagerie isotopique des leucocytes marqués au citrate de gallium et à l'indium 111 (In[111]) pour déterminer les sites d'infection qui ne sont pas visibles par ultrasons ou tomodensitométrie. On effectue une culture d'urine et un antibiogramme pour déterminer le germe causal, ce qui permet de choisir l'antibiotique le plus approprié.

Traitement médical

On traite habituellement en consultation externe les personnes qui souffrent de pyélonéphrite aiguë non compliquée si elles ne sont pas déshydratées et si elles ne présentent pas de nausées et de vomissements, ni de signes et symptômes de septicémie. De plus, on doit pouvoir se fier à ces personnes et être certain qu'elles prendront bien tous leurs médicaments, conformément à l'ordonnance. D'autres personnes, dont les femmes enceintes, peuvent être hospitalisées au moins 2 ou 3 jours, le temps de recevoir un traitement par voie parentérale. On peut commencer le traitement par voie orale dès que la personne ne fait plus de fièvre et que son état s'améliore.

Pharmacothérapie

Pour les personnes en consultation externe, on recommande une antibiothérapie de 2 semaines, car il est plus difficile d'enrayer une néphropathie parenchymateuse qu'une infection de la muqueuse vésicale. Le traitement de choix consiste à administrer soit une fluoroquinolone par voie orale ou parentérale, soit une céphalosporine à spectre étendu (comme la céfuroxime [Kefurox, Zinacef] ou la céfotaxime

[Claforan]) ou un aminoglycoside avec ajout d'ampicilline si on pense à un entérocoque (Conseil du médicament, 2005). On doit utiliser ces médicaments avec la plus grande prudence en cas de mauvais fonctionnement des reins ou du foie.

Les infections asymptomatiques récidivantes ou chroniques qui persistent des mois, voire des années, constituent un des problèmes reliés au traitement de la pyélonéphrite aiguë. Si on craint cette éventualité, on peut administrer une antibiothérapie initiale, suivie d'une antibiothérapie pouvant durer jusqu'à 6 semaines. On effectue une culture d'urine de suivi 2 semaines après la fin de l'antibiothérapie afin de s'assurer que l'infection a bien été enrayée.

INFECTION DES VOIES URINAIRES SUPÉRIEURES: PYÉLONÉPHRITE CHRONIQUE

Des crises répétées de pyélonéphrite aiguë peuvent conduire à une pyélonéphrite chronique. Selon des études récentes, l'insuffisance rénale chronique (IRC) et l'insuffisance rénale terminale (IRT), sont de moins en moins fréquemment causées par la pyélonéphrite chronique, mais de plus en plus par les affections rénovasculaires (Fatica, Port et Young, 2001).

Manifestations cliniques

La personne atteinte de pyélonéphrite chronique ne présente généralement aucun symptôme d'infection, sauf lors des crises. Elle peut notamment présenter les signes et symptômes suivants: fatigue, céphalées, anorexie, polyurie, soif excessive et perte de poids. Les infections persistantes et récidivantes entraînent une sclérose progressive des reins et, à plus ou moins brève échéance, une insuffisance rénale.

Examen clinique et examens paracliniques

On détermine la gravité de l'atteinte rénale en effectuant une urographie intraveineuse, en mesurant les taux d'urée et de créatinine ainsi que la clairance de la créatinine. Si on observe une bactériurie, on doit l'éliminer.

Complications

Les complications de la pyélonéphrite chronique sont notamment l'IRC (due à la détérioration progressive des néphrons consécutive à l'inflammation chronique et à la sclérose), l'hypertension artérielle et la lithiase rénale (causée par une infection chronique due à des bactéries qui décomposent l'urée).

Traitement médical

On choisit l'antibiotique en fonction de l'agent pathogène découvert grâce à la culture d'urine. Si on ne peut éliminer les bactéries, on recourt à un antibiotique comme la nitrofurantoïne ou le triméthoprime-sulfaméthoxazole pour enrayer leur croissance. L'altération de la fonction rénale entrave l'excrétion des antibiotiques. Il importe donc de vérifier régulièrement le fonctionnement des reins, surtout si l'antibiotique utilisé est potentiellement néphrotoxique.

Soins et traitements infirmiers

Il peut être nécessaire d'hospitaliser la personne, ou bien on peut la traiter en consultation externe. Quand la personne est hospitalisée, l'infirmière mesure et note avec précision les quantités de liquides ingérées et excrétées. Sauf contre-indication, on doit inciter la personne à boire 3 à 4 L par jour pour diluer l'urine, diminuer la sensation de brûlure à la miction et prévenir la déshydratation. L'infirmière prend la température de la personne toutes les 4 heures et administre les antipyrétiques et les antibiotiques selon l'ordonnance. La personne est souvent plus à l'aise quand elle reste au lit pendant la phase aiguë de la maladie.

L'enseignement doit se concentrer sur la prévention de la récidive de l'infection. On insistera sur les points suivants: apport liquidien suffisant, régularité des mictions et hygiène du périnée. On doit persuader la personne de prendre les antibiotiques selon l'ordonnance du médecin et de se présenter aux rendez-vous de suivi.

Néphropathies glomérulaires

Diverses affections peuvent toucher les capillaires glomérulaires, notamment la glomérulonéphrite aiguë ou chronique, la glomérulonéphrite maligne et le syndrome néphrotique. On observe la formation dans le sang de complexes antigène-anticorps, ou complexes immuns (chapitre 55). Certains de ces complexes se fixent dans les glomérules, siège de la filtration rénale, et entraînent une réaction inflammatoire. On observe aussi des immunoglobulines G, principales immunoglobulines (anticorps) sériques humaines, dans la paroi des capillaires glomérulaires. Les principales manifestations cliniques d'une lésion glomérulaire sont notamment les suivantes: protéinurie, diminution du débit de filtration glomérulaire et altération de l'excrétion du sodium (entraînant œdème et hypertension artérielle).

GLOMÉRULONÉPHRITE AIGUË

La **glomérulonéphrite** est une inflammation des capillaires glomérulaires. Sous sa forme aiguë, elle touche essentiellement les enfants âgés de plus de 2 ans, mais elle peut survenir pratiquement à tout âge.

Physiopathologie

Dans la plupart des cas, une infection de la gorge par des streptocoques bêtahémolytiques du groupe A précède la glomérulonéphrite aiguë de 2 à 3 semaines (figure 47-3 ■). La glomérulonéphrite peut aussi être consécutive à l'impétigo (infection cutanée) et à certaines infections virales aiguës (infections des voies respiratoires supérieures, oreillons, varicelle, hépatite B, infection par le virus d'Epstein-Barr ou par le VIH). Chez certaines personnes, des antigènes externes (par exemple médicaments, sérum étranger) déclenchent la réaction qui entraîne le dépôt de complexes antigène-anticorps dans le glomérule. Chez d'autres, les tissus rénaux eux-mêmes agissent comme antigène.

PHYSIOLOGIE/ PHYSIOPATHOLOGIE

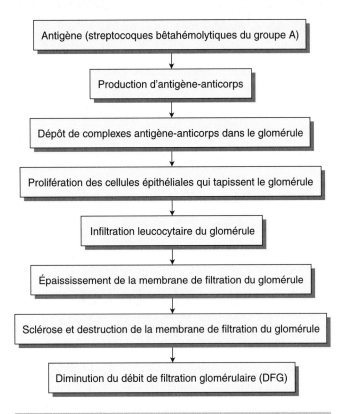

FIGURE 47-3 ■ Suite d'événements menant à la glomérulo-néphrite aiguë.

Manifestations cliniques

La principale caractéristique de la glomérulonéphrite aiguë est l'hématurie (présence de sang dans l'urine), qui peut être microscopique (décelable par un examen à l'aide d'un microscope) ou macroscopique (visible à l'œil nu). L'urine peut avoir une couleur brunâtre en raison de la présence d'hématies et de bouchons ou de cylindres (les cylindres hématiques traduisent une lésion glomérulaire). La glomérulonéphrite est parfois tellement légère que l'hématurie est dépistée fortuitement lors d'une analyse d'urine courante. Elle peut également être tellement grave que la personne présente une insuffisance rénale aiguë associée à une oligurie. La glomérulonéphrite aiguë apparaît habituellement de façon brutale à la suite d'une période de latence d'une durée de 10 jours environ entre l'infection à streptocoques et les premiers signes d'atteinte rénale.

La protéinurie (surtout l'albuminurie), qui est présente, est causée par l'augmentation de la perméabilité de la membrane glomérulaire. Les taux d'urée et de créatinine peuvent augmenter à mesure que l'excrétion urinaire diminue. La personne peut devenir anémique.

Chez les trois quarts des personnes, on note de l'œdème et de l'hypertension. Dans la forme la plus grave de gloméruloné-phrite, la personne souffre de céphalées, de malaises et d'une douleur au flanc. On note souvent une sensibilité de l'angle costovertébral. Les personnes âgées peuvent présenter les symptômes suivants : surcharge circulatoire accompagnée de dyspnée, turgescence des veines du cou, cardiomégalie et œdème pulmonaire. Les symptômes non caractéristiques sont notamment la confusion, la somnolence et les crises d'épilepsie, qu'on confond souvent avec les symptômes d'un trouble neurologique primaire.

Examen cliniques et examens paracliniques

Dans la glomérulonéphrite aiguë, on observe une hypertrophie, une inflammation et une congestion des reins. Tous les tissus rénaux (glomérulaires, tubulaires ou vasculaires) sont atteints à un degré de gravité variable. Les examens de microscopie électronique et d'immunofluorescence aident à déterminer la nature de la lésion. Toutefois, il peut être nécessaire d'effectuer une biopsie du rein avant de poser un diagnostic final.

Dans les cas de glomérulonéphrite consécutive à une infection à streptocoques, les dosages sériés de l'antistreptolysine O et de l'antidésoxyribonucléase B sont généralement élevés. Les taux sériques du complément sont parfois abaissés, mais reviennent à la normale en 2 à 8 semaines. Chez plus de la moitié des personnes qui souffrent de néphropathie par dépôt d'IgA (la forme la plus courante de glomérulonéphrite primaire), on observe un taux sérique d'IgA élevé et un taux sérique du complément normal.

Quand l'état de la personne s'améliore, la diurèse augmente tandis que la protéinurie (albuminurie > 300 mg par jour) et le volume du sédiment urinaire diminuent. Chez les enfants, le taux de guérison est de 90 % ; chez les adultes, il n'est pas fermement établi, mais se situe autour de 70 %. Certaines personnes deviennent gravement urémiques en quelques semaines et il faut recourir à la dialyse pour les maintenir en vie. Chez d'autres personnes, après une période de guérison apparente, l'affection évolue lentement vers une glomérulo-néphrite chronique.

Complications

Les complications de la glomérulonéphrite aiguë comprennent l'encéphalopathie hypertensive, l'insuffisance cardiaque et l'œdème pulmonaire. L'encéphalopathie hypertensive nécessite des soins d'urgence, et le traitement vise à réduire la pression sanguine sans altérer la fonction rénale. Bien qu'elle soit rare, la neuropathie optique associée à l'urémie constitue une urgence médicale qui nécessite la mise en place immédiate d'un traitement de dialyse, une corticothérapie et l'élimination de l'anémie (Winkelmayer *et al.*, 2001).

La glomérulonéphrite maligne se manifeste par un déclin rapide de la fonction rénale. Si elle n'est pas traitée, elle évolue vers l'IRC en quelques semaines ou quelques mois. Les signes et symptômes de cette affection sont semblables à ceux de la glomérulonéphrite aiguë (hématurie et protéinurie), mais son évolution est plus grave et plus rapide. Des cellules en forme de croissant s'accumulent dans la capsule de Bowman, ce qui altère la surface filtrante. Afin de réduire la réaction inflammatoire, on effectue un échange plasmatique (plasmaphérèse) et un traitement à base de fortes doses de corticostéroïdes et de médicaments immunosuppresseurs.

Dans les cas de glomérulonéphrite aiguë avec urémie grave, on doit recourir à la dialyse. Effectuer un traitement énergique permet d'améliorer le pronostic des personnes atteintes de glomérulonéphrite maligne.

Traitement médical

Le traitement vise essentiellement à enrayer les symptômes, à préserver la fonction rénale et à prévenir les complications. On détermine la pharmacothérapie appropriée en fonction de la cause de la glomérulonéphrite aiguë. On administre de la pénicilline si on soupçonne une infection à streptocoques résiduelle ; d'autres antibiotiques peuvent toutefois être prescrits. Il est possible aussi de recourir aux corticostéroïdes et aux immunosuppresseurs dans les cas de glomérulonéphrite maligne ; cependant, dans la plupart des cas de glomérulonéphrite aiguë consécutive à une infection à streptocoque, ces médicaments sont inefficaces et peuvent même aggraver la rétention urinaire et l'hypertension.

On réduit l'apport en protéines en cas de signes d'insuffisance rénale et de rétention d'urée (taux d'urée élevé). On réduit l'apport en sodium si la personne souffre d'hypertension, d'œdème ou d'insuffisance cardiaque. On peut prescrire des diurétiques et des antihypertenseurs pour traiter l'hypertension. En revanche, prescrire le repos au lit pendant une longue période est peu utile et n'améliore pas les résultats à long terme.

Soins et traitements infirmiers

Même si la plupart des personnes affectées de glomérulonéphrite aiguë non compliquée sont traitées en consultation externe, les soins et traitements infirmiers sont de première importance. En milieu hospitalier, on donne de grandes quantités de glucides pour augmenter l'énergie de la personne et réduire le catabolisme des protéines. On doit mesurer et noter attentivement les ingesta et les excreta. L'apport liquidien est déterminé en fonction des pertes liquidiennes et des variations quotidiennes de poids. En évaluant les pertes liquidiennes, on doit tenir compte des pertes insensibles (par la respiration et la défécation), lesquelles sont de 500 à 1 000 mL. La diurèse revient à la normale environ 1 semaine après l'apparition des premiers symptômes, et l'œdème et l'hypertension diminuent. Cependant, la protéinurie et une hématurie microscopique persistent parfois pendant de nombreux mois. Chez certaines personnes, l'affection peut évoluer vers la glomérulonéphrite chronique. Les autres interventions infirmières consistent essentiellement à enseigner des soins à domicile sûrs et efficaces.

Favoriser les soins à domicile et dans la communauté

Enseigner les autosoins Le but de l'enseignement est de maintenir la fonction rénale et de prévenir les complications. Il faut revoir les restrictions liquidiennes et alimentaires avec la personne afin d'éviter une aggravation de l'œdème et de l'hypertension. On demande à la personne d'informer son médecin de l'apparition de symptômes d'insuffisance rénale (par exemple fatigue, nausées, vomissements, diminution du débit urinaire) et des premiers signes d'infection. L'enseignement doit se faire verbalement et par écrit.

Assurer le suivi On doit insister auprès de la personne sur l'importance des examens visant à mesurer la pression artérielle, à déceler les protéines dans l'urine et à évaluer les taux d'urée et de créatinine dans le sang, car ils permettent de déterminer si l'affection a progressé. Il peut être indiqué de faire une demande de soins à domicile. La visite d'une infirmière à domicile permet d'évaluer de façon approfondie l'évolution de l'affection et de déceler les signes et symptômes précoces d'insuffisance rénale. Si le médecin a prescrit des corticostéroïdes, des immunosuppresseurs ou des antibiotiques, les infirmières à domicile ou celles qui reçoivent les personnes en consultation externe doivent revoir avec la personne la dose, les effets recherchés et les effets indésirables des médicaments, ainsi que les précautions à prendre.

Glomérulonéphrite chronique

Physiopathologie

La glomérulonéphrite chronique peut être consécutive à des crises répétées de glomérulonéphrite aiguë, à une néphrosclérose hypertensive, à une hyperlipidémie, à une lésion tubulo-interstitielle chronique ou à une sclérose glomérulaire d'origine hémodynamique. La glomérulonéphrite chronique provoque une hypotrophie qui peut réduire les reins jusqu'au cinquième de leur taille normale. Les reins se composent alors principalement de tissus fibreux, et leur cortex n'est plus qu'une mince couche de 1 à 2 mm d'épaisseur ou moins, déformée par des bandes de tissu sclérosé, ce qui rend leur surface rugueuse et irrégulière. Une grande partie du glomérule et des tubules se sclérosent, et les artérioles s'épaississent. Il en résulte une grave atteinte glomérulaire entraînant une IRC.

Manifestations cliniques

Les symptômes de la glomérulonéphrite chronique sont variables. Certaines personnes gravement atteintes n'éprouvent aucun symptôme pendant de nombreuses années. Parfois, on découvre la maladie fortuitement, quand on note de l'hypertension ou une élévation des taux sériques d'urée et de créatinine, ou lors d'un examen de la vue qui révèle des altérations vasculaires ou une hémorragie de la rétine. Il arrive que les premiers signes soient un saignement de nez soudain et abondant, un ictus ou une convulsion. De nombreuses personnes signalent un œdème des pieds à peine perceptible en fin de journée. Dans la plupart des cas, les symptômes sont d'ordre général, notamment : perte de poids, fatigue, irritabilité et nycturie. Les céphalées, les étourdissements et les troubles digestifs sont fréquents.

À mesure que la glomérulonéphrite chronique progresse, des signes et symptômes d'insuffisance rénale et d'insuffisance rénale chronique peuvent apparaître. L'examen clinique peut révéler des signes de carences nutritionnelles, une pigmentation jaune grisâtre de la peau et un œdème périorbitaire et périphérique (œdème déclive). La pression artérielle peut aussi bien être normale que très élevée. L'examen du fond d'œil révèle notamment une hémorragie rétinienne, la présence d'exsudats, une constriction ou une sinuosité des artérioles, ainsi qu'un œdème papillaire. Les muqueuses sont pâles en raison de l'anémie. Dans certains cas, on peut noter une cardiomégalie, un bruit de galop, une distension des veines du cou et d'autres signes d'insuffisance cardiaque. Des crépitants peuvent être entendus dans les poumons lors de l'auscultation.

Dans les derniers stades de la maladie, on observe une neuropathie périphérique caractérisée par une grave hyporéflexie tendineuse et par des altérations neurosensorielles. La personne devient confuse et son champ d'attention est réduit. Une autre manifestation tardive de la glomérulonéphrite chronique est la péricardite avec frottement péricardique et pouls paradoxal (différence dans la pression artérielle au cours de l'inspiration et de l'expiration supérieure à 10 mm Hg).

Examen clinique et examens paracliniques

Les résultats de certains examens paracliniques sont anormaux. L'analyse d'urine révèle une densité constante de 1,010, une protéinurie fluctuante et des **cylindres urinaires** (bouchons de protéines sécrétés par les tubules rénaux lésés). Quand l'insuffisance rénale s'aggrave et que le débit de filtration glomérulaire descend en deçà de 50 mL/min, on observe les changements suivants :

- Hyperkaliémie, causée par une diminution de l'excrétion du potassium, une acidose, un catabolisme et un apport en potassium trop important par l'alimentation et la prise de médicaments
- Acidose métabolique, causée par une diminution de la sécrétion des acides par les reins et une incapacité à régénérer les bicarbonates
- Anémie, consécutive à la diminution de l'érythropoïèse (formation des érythrocytes)
- Hypoprotidémie (surtout albumine) accompagnée d'œdème, consécutive à une perte de protéines due aux lésions glomérulaires
- Augmentation du taux sérique des phosphates, causée par une diminution de l'excrétion de ceux-ci par les reins
- Diminution du taux sérique de calcium (le calcium se lie aux phosphates en excès dans le sang)
- Hypermagnésémie, consécutive à une diminution de l'excrétion et à la prise fortuite d'antiacides contenant du magnésium
- Altération de la vitesse de l'influx nerveux, due à des anomalies des électrolytes et à l'urémie

Les radiographies révèlent parfois une hypertrophie du cœur et un œdème pulmonaire. L'électrocardiogramme peut être normal, mais il peut aussi refléter une hypertension avec hypertrophie du ventricule gauche et des déséquilibres électrolytiques, notamment des ondes T hautes et pointues associées à l'hyperkaliémie. Des recherches sont en cours pour établir si certains marqueurs sériques, notamment le facteur endothélial de croissance vasculaire et la thrombospondine 1, sont des indicateurs fiables de néphropathie (Kang *et al.*, 2001).

Traitement médical

Le traitement de la glomérulonéphrite chronique dépend des symptômes. Si la personne présente une hypertension, on abaisse la pression artérielle en réduisant l'apport liquidien et sodé ou en administrant des antihypertenseurs, ou en prenant ces deux mesures. On pèse la personne tous les jours et on lui administre des diurétiques pour réduire la surcharge liquidienne. On augmente l'apport en protéines à haute valeur biologique (produits laitiers, œufs, viande) pour améliorer son état nutritionnel. On s'assure également que l'apport énergétique est adéquat afin de favoriser la croissance tissulaire et la cicatrisation. En cas d'infection des voies urinaires, on entreprend sans délai une antibiothérapie pour éviter une aggravation de l'atteinte rénale.

Dès le début de l'affection, on décide si on aura recours à la dialyse pour préserver la condition physique de la personne, prévenir les déséquilibres hydroélectrolytiques et réduire les risques de complications dues à l'insuffisance rénale. Le traitement de dialyse est plus simple si on l'entreprend avant qu'apparaissent de graves complications.

Soins et traitements infirmiers

Que la personne soit hospitalisée ou traitée à domicile, l'infirmière responsable de ses soins doit l'observer de près pour déceler toute altération de l'équilibre hydroélectrolytique et tout signe de détérioration de la fonction rénale. Elle informe le médecin sans délai si elle note des signes de déséquilibre, d'atteinte cardiaque ou de troubles neurologiques. La personne et son entourage sont souvent très inquiets. L'infirmière doit les soutenir tout au long de la maladie et du traitement en leur permettant d'exprimer leurs inquiétudes, en répondant à leurs questions et en discutant avec eux des différents traitements possibles.

Favoriser les soins à domicile et dans la communauté

Enseigner les autosoins L'infirmière joue un rôle central dans l'enseignement donné à la personne et à sa famille à propos du plan de traitement prescrit et des risques associés au non-respect de ce traitement. Elle doit notamment leur expliquer en quoi consistent les examens de suivi et à quel moment ils doivent avoir lieu. Ces examens portent sur les points suivants : pression artérielle, analyse d'urine visant à détecter la présence de protéines ou de cylindres, et analyses sanguines visant à mesurer les taux sériques d'urée et de créatinine. En cas de dialyse prolongée, on doit enseigner à la personne et à sa famille le déroulement du traitement, les soins à prodiguer au point d'accès, les restrictions alimentaires à appliquer et les autres changements à apporter aux habitudes de vie de la personne (chapitre 46 ⊕).

Les périodes d'hospitalisation, les consultations externes et les visites à domicile donnent aux infirmières travaillant dans chacun de ces milieux l'occasion d'évaluer les progrès de la personne et de poursuivre l'enseignement sur les changements dont le médecin doit être avisé (signes d'aggravation, symptômes d'insuffisance rénale, tels que nausée, vomissements et diminution de l'excrétion urinaire). L'enseignement peut comprendre des explications sur le régime alimentaire recommandé, la modification de l'apport liquidien et les médicaments (objectif, effets recherchés, effets indésirables, dose et schéma posologique).

Assurer le suivi On doit régulièrement évaluer la clairance de la créatinine et les taux sériques d'urée et de créatinine. On peut ainsi mesurer la fonction rénale résiduelle et déterminer s'il est nécessaire de recourir à la dialyse ou d'effectuer une greffe. Si la personne doit subir une dialyse, il faut lui donner, à elle et à sa famille, toute l'aide et tout le soutien nécessaires pour suivre le traitement et en comprendre les effets. Voir les explications sur la dialyse dans le chapitre 46 ⬥. (La greffe du rein est abordée plus loin dans le présent chapitre.) L'infirmière doit rappeler aux personnes et à leur famille la nécessité de suivre des activités de promotion de la santé et de dépistage systématique. Elle recommande à la personne d'aviser tout membre du personnel soignant qu'elle souffre de glomérulonéphrite afin qu'on tienne compte de l'altération de la fonction rénale dans tous les traitements médicaux, y compris dans la pharmacothérapie.

SYNDROME NÉPHROTIQUE

Le **syndrome néphrotique** est une néphropathie glomérulaire caractérisée par les symptômes suivants:

- Protéinurie marquée
- Hypoprotidémie (surtout albumine)
- Œdème
- Hypercholestérolémie et hyperlipidémie

Ce syndrome est associé à toute atteinte grave de la membrane des capillaires glomérulaires et entraîne un accroissement de la perméabilité du glomérule.

Physiopathologie

Le syndrome néphrotique peut survenir dans presque toutes les néphropathies intrinsèques et dans toutes les maladies systémiques qui affectent le glomérule. Même si on considère généralement qu'il s'agit d'un trouble propre à l'enfance, il peut toucher les adultes, y compris les personnes âgées. Il peut notamment être dû à une glomérulonéphrite chronique, à un diabète accompagné d'une glomérulosclérose intercapillaire, à une amyloïdose rénale, au lupus érythémateux aigu disséminé, à un myélome multiple et à une thrombose veineuse rénale.

Le syndrome néphrotique se caractérise par la perte de protéines plasmatiques dans l'urine, surtout de l'albumine. Même si le foie peut accroître sa production d'albumine, il ne peut pas compenser la perte quotidienne d'albumine par les reins, ce qui provoque une hypoalbuminémie (figure 47-4 ■).

Manifestations cliniques

La principale manifestation du syndrome néphrotique est l'œdème. Il s'agit généralement d'un œdème qui prend le godet et qui atteint le plus souvent le tour des yeux (œdème périorbitaire), les régions déclives (région sacrée, chevilles, mains) et l'abdomen (ascite). Les malaises, les céphalées, l'irritabilité et la fatigue sont d'autres symptômes fréquents (Fogo, 2000).

Examen clinique et examens paracliniques

Il suffit d'une protéinurie (surtout une albuminurie) dépassant 2 g/jour pour diagnostiquer le syndrome néphrotique. On peut effectuer une électrophorèse et une immunoélectrophorèse des protéines de l'urine afin de déterminer le type de protéinurie en cause. L'analyse de l'urine peut également

révéler une leucocyturie, ainsi que la présence de cylindres granulaires et épithéliaux. Pour confirmer le diagnostic, on peut effectuer un examen histologique du tissu rénal prélevé par biopsie. Des études récentes ont confirmé que les marqueurs sériques constituent un moyen utile pour évaluer le processus morbide. Les anticorps anti-C1q sont les marqueurs les plus fiables pour évaluer l'activité morbide de la néphrite lupique (Moroni *et al.*, 2001).

Complications

Les complications du syndrome néphrotique sont notamment l'infection (causée par une altération de la réponse immunitaire), une thromboembolie (surtout de la veine rénale), une embolie pulmonaire, une insuffisance rénale aiguë (causée par l'hypovolémie) et une accélération de l'athérogenèse (causée par l'hyperlipidémie).

Traitement médical

Le but du traitement est de préserver la fonction rénale. En cas d'œdème grave, on peut prescrire des diurétiques, à condition de faire preuve de prudence. En effet, si la réduction du volume plasmatique était trop importante, la circulation sanguine pourrait s'en trouver altérée, ce qui causerait une insuffisance prérénale aiguë. L'utilisation de diurétiques et d'inhibiteurs de l'enzyme de conversion de l'angiotensine ou d'antagonistes des récepteurs de l'angiotensine permet souvent de réduire l'intensité de la protéinurie, mais il peut s'écouler de 4 à 6 semaines avant que son effet se fasse sentir.

Pour traiter le syndrome néphrotique, on peut également utiliser des corticostéroïdes et des agents immunosuppresseurs comme le cyclophosphamide (Cytoxan, Procytox), l'azathioprine (Imuran) et la cyclosporine (Neoral, Sandimmune). En cas de récidive, il peut être nécessaire de répéter la corticothérapie. Le traitement de l'hyperlipidémie connexe prête à controverse, car les médicaments qu'on utilise habituellement sont souvent inefficaces et ont des effets indésirables graves, comme des lésions musculaires.

On prescrit un régime alimentaire pauvre en sodium et riche en potassium afin d'améliorer le mécanisme de la pompe à sodium et à potassium, ce qui aide à éliminer le sodium et à réduire l'œdème. La personne doit consommer environ 0,8 g de protéine par kilogramme de poids corporel par jour, en s'assurant qu'il s'agit de protéines à haute valeur biologique (produits laitiers, œufs, viande), et le régime alimentaire doit être faible en graisses saturées (Deschenes et Doucet, 2000).

Soins et traitements infirmiers

Aux premiers stades de la maladie, les soins et traitements infirmiers sont similaires à ceux qu'on donne aux personnes atteintes de glomérulonéphrite aiguë. Au stade avancé, on applique les mêmes soins et traitements infirmiers qu'en cas d'insuffisance rénale chronique (voir plus loin). Si on prescrit des corticostéroïdes ou des immunosuppresseurs, on doit donner à la personne des renseignements sur ces médicaments, ainsi que sur les signes et symptômes qui exigent une consultation auprès du médecin. Il peut également être nécessaire de lui donner des instructions en matière de régime alimentaire.

PHYSIOLOGIE/PHYSIOPATHOLOGIE

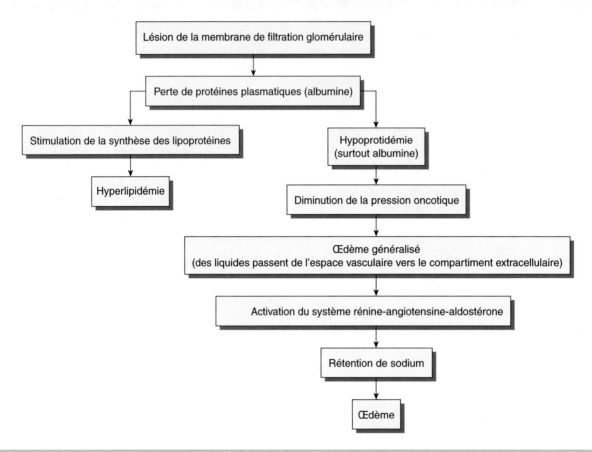

FIGURE **47-4** ■ Suite d'événements menant au syndrome néphrotique.

On doit recommander à la personne affectée du syndrome néphrotique de respecter tous les schémas posologiques et le régime alimentaire afin que son état demeure stable aussi longtemps que possible. On lui recommande également de signaler rapidement à son médecin tout changement concernant sa santé afin qu'on puisse apporter les modifications nécessaires à son traitement médicamenteux et à son régime alimentaire avant que les glomérules subissent d'autres altérations.

Insuffisance rénale

L'insuffisance rénale survient lorsque les reins sont dans l'incapacité d'extraire de l'organisme les déchets métaboliques et de remplir leur fonction de régulation. Elle se caractérise donc par une accumulation de déchets dans les liquides biologiques, ce qui entraîne le dérèglement des fonctions endocriniennes et métaboliques, ainsi que des déséquilibres hydroélectrolytiques et acidobasiques. Il s'agit d'une affection systémique qui est l'aboutissement de diverses affections touchant les reins et les voies urinaires. Le nombre des décès imputables à une insuffisance rénale irréversible augmente chaque année (U.S. Renal Data System, 2001).

INSUFFISANCE RÉNALE AIGUË

Physiopathologie

L'insuffisance rénale aiguë est une perte soudaine et presque complète de la fonction rénale (diminution du débit de filtration glomérulaire) survenant en quelques heures ou en quelques jours. Même si on croit souvent qu'elle touche seulement les personnes hospitalisées, l'insuffisance rénale aiguë peut aussi affecter les personnes traitées en consultation externe. Elle se manifeste le plus souvent par une oligurie (volume quotidien d'urine inférieur à 400 mL) et, moins fréquemment, par une anurie (volume quotidien d'urine inférieur à 50 mL). Il arrive parfois que le débit urinaire soit normal. Dans tous les cas, indépendamment du volume urinaire quotidien, on observe une augmentation des taux sériques de créatinine, du taux sanguin d'urée, ainsi qu'une rétention de certains autres déchets métaboliques normalement excrétés par les reins.

Types d'insuffisance rénale aiguë

Les causes de l'insuffisance rénale aiguë peuvent être classées en trois grandes catégories : les causes prérénales (hypoperfusion des reins), les causes rénales (lésions des tissus rénaux) et les causes postrénales (obstruction à l'écoulement de l'urine).

■ Les causes prérénales sont associées à une altération de la circulation sanguine qui entraîne une hypoperfusion des reins et une réduction de la filtration glomérulaire. Elles se caractérisent par une hypovolémie (hémorragie ou perte gastro-intestinale), une altération des performances du cœur (infarctus du myocarde, insuffisance cardiaque ou choc cardiogénique) et une vasodilatation (choc septique ou anaphylaxie). Certains médicaments peuvent également prédisposer à l'atteinte prérénale, en particulier les anti-inflammatoires non stéroïdiens (AINS), les inhibiteurs de l'enzyme de conversion de l'angiotensine (IECA) et les antagonistes des récepteurs de l'angiotensine (ARA). Ces médicaments altèrent les mécanismes d'autorégulation normaux de l'hémodynamie rénale et peuvent causer une hypoperfusion glomérulaire.

■ Les causes rénales sont la conséquence d'une atteinte du parenchyme au niveau des glomérules ou des tubules rénaux. Des brûlures, une lésion par écrasement, une infection ou une intoxication médicamenteuse peuvent entraîner une **nécrose tubulaire aiguë** et un arrêt de la fonction rénale. Les brûlures et les lésions par écrasement s'accompagnent d'une libération de myoglobine (une protéine musculaire) et d'hémoglobine ; celles-ci ont des effets toxiques sur les reins et peuvent entraîner une ischémie. L'insuffisance rénale aiguë peut encore survenir à la suite d'une hémolyse due à une réaction transfusionnelle grave : une forte libération d'hémoglobine traverse le glomérule, se concentre dans les tubules et forme des précipités qui obstruent l'écoulement de l'urine. Certains médicaments comme les aminosides, la vancomycine, l'amphotéricine B, le cisplatine, la cyclosporine et le foscarnet sont néphrotoxiques. Les autres causes rénales ou intrinsèques de l'insuffisance rénale aiguë sont notamment la rhabdomyolyse, qui entraîne l'accumulation de myoglobine dans le glomérule à la suite d'une lésion d'un muscle squelettique, et la néphrotoxicité associée à certaines plantes médicinales (Myhre, 2000).

■ Les causes postrénales résultent habituellement d'une obstruction en aval des reins : la pression augmente dans les tubules rénaux, puis le débit de filtration glomérulaire finit par diminuer.

Les principales causes de l'insuffisance rénale aiguë sont présentées dans l'encadré 47-5 ■.

Si on ne connaît pas toujours la pathogenèse exacte de l'insuffisance rénale aiguë et de l'oligurie, la cause en est souvent un problème sous-jacent déterminé. Certains facteurs peuvent être réversibles si on les détecte et si on les traite sans délai, avant que la fonction rénale soit altérée. C'est le cas des troubles suivants, qui réduisent le flux sanguin dans les reins ou en perturbent le fonctionnement : (1) hypovolémie ; (2) hypotension ; (3) réduction du débit cardiaque et insuffisance cardiaque ; (4) obstruction des reins ou des voies urinaires inférieures par une tumeur, un caillot ou un calcul ; (5) obstruction bilatérale des artères ou des veines rénales. Si ces problèmes sont traités et éliminés avant que les reins

---

ENCADRÉ 47-5

Causes de l'insuffisance rénale aiguë

CAUSES PRÉRÉNALES

1. Hypovolémie ayant pour cause :
   ■ Hémorragie
   ■ Pertes par les reins (diurétiques, diurèse osmotique)
   ■ Pertes par les voies gastro-intestinales (vomissements, diarrhée, aspiration nasogastrique)
2. Altération de l'efficacité cardiaque ayant pour cause :
   ■ Infarctus du myocarde
   ■ Insuffisance cardiaque
   ■ Protéinurie
   ■ Choc cardiogénique
3. Vasodilatation ayant pour cause :
   ■ Choc septique
   ■ Anaphylaxie
   ■ Prise d'antihypertenseurs ou d'autres médicaments causant la vasodilatation
4. Hypoperfusion glomérulaire ayant pour cause :
   ■ Prise d'AINS
   ■ Prise d'IECA ou d'ARA

CAUSES RÉNALES

5. Ischémie rénale prolongée ayant pour cause :
   ■ Néphropathie pigmentaire (associée à la décomposition des globules sanguins qui contiennent des pigments, ce qui provoque une occlusion rénale)
   ■ Myoglobinurie (choc traumatique, lésions par écrasement, brûlures)
   ■ Hémoglobinurie (réaction transfusionnelle, anémie hémolytique)
6. Exposition à des agents néphrotoxiques tels que :
   ■ Aminosides (gentamicine, tobramycine, amikacine, nétilmicine)
   ■ Vancomycine
   ■ Amphotéricine B
   ■ Dérivés du platine (cisplatine, carboplatine)
   ■ Immunosuppresseurs (cyclosporine, tacrolimus)
   ■ Antiviraux (foscarnet, cidofovir)
   ■ Opacifiant radiologique
   ■ Métaux lourds (plomb, mercure)
   ■ Solvants et produits chimiques (éthylène glycol, tétrachlorure de carbone, arsenic)
7. Infection
   ■ Pyélonéphrite aiguë
   ■ Glomérulonéphrite aiguë

CAUSES POSTRÉNALES

8. Obstruction des voies urinaires, notamment :
   ■ Calcul
   ■ Tumeur
   ■ Hyperplasie bénigne de la prostate
   ■ Rétrécissement de l'urètre
   ■ Caillot

subissent des lésions permanentes, on peut remédier à des taux sériques élevés d'urée et de créatinine, et à l'oligurie ainsi que traiter les autres signes d'insuffisance rénale aiguë.

Bien qu'ils ne soient pas souvent à l'origine de l'insuffisance rénale aiguë, certains types de calculs rénaux peuvent en accroître le risque. Certaines affections héréditaires (cystinurie, hyperoxalurie primaire, maladie de Dent), la lithiase phospho-ammoniaco-magnésienne, ainsi que les lithiases urinaires consécutives à une infection associées à des anomalies anatomiques ou fonctionnelles des voies urinaires et à des lésions de la moelle épinière, tous ces troubles peuvent causer des crises répétées d'obstruction, de même que des effets propres au cristal, sur les cellules épithéliales des tubules et les cellules interstitielles du rein. Il peut en résulter l'activation de la réaction en cascade responsable de la fibrogenèse qui entraîne la destruction du parenchyme rénal (Gambaro, Favaro et D'Angelo, 2001).

Phases de l'insuffisance rénale aiguë

L'insuffisance rénale aiguë comporte quatre phases : une phase de déclenchement, une phase oligurique, une phase de diurèse et une phase de récupération. La phase de déclenchement commence par l'atteinte initiale et se termine quand l'oligurie se manifeste. La phase oligurique s'accompagne d'une augmentation du taux sérique des composés normalement excrétés par les reins (urée, créatinine, acide urique, acides organiques et cations intracellulaires, comme le potassium et le magnésium). Pour pouvoir éliminer les déchets métaboliques normaux, l'organisme doit excréter au minimum 400 mL d'urine quotidiennement. C'est au cours de cette phase que les premiers symptômes de l'urémie se manifestent et qu'apparaissent des affections qui mettent en danger la vie de la personne (par exemple l'hyperkaliémie).

Dans certains cas, le débit urinaire est normal (au moins 2 L par jour), même si la fonction rénale est altérée et que la rétention azotée augmente. On parle alors d'« insuffisance rénale avec débit urinaire normal ». Cette forme d'insuffisance rénale apparaît surtout après l'administration d'antibiotiques néphrotoxiques, mais elle peut également apparaître à la suite de brûlures, d'un choc traumatique ou de l'administration d'un anesthésique halogéné.

La troisième phase, la phase de diurèse, est marquée par une augmentation graduelle du débit urinaire, ce qui indique une reprise de la filtration glomérulaire. Les résultats des analyses sanguines cessent d'augmenter et finissent par diminuer. Même si le volume urinaire quotidien est normal, et parfois même élevé, la fonction rénale reste souvent très anormale. Comme les symptômes de l'urémie peuvent encore être présents, on doit poursuivre le traitement médical et les soins et traitements infirmiers spécialisés. Durant cette phase, on doit surveiller de près les signes de déshydratation ; si cette dernière survient, les symptômes de l'urémie risquent d'augmenter.

La quatrième phase, la phase de récupération, se caractérise par l'amélioration de la fonction rénale ; elle peut durer de 3 à 12 mois. Les résultats des examens paracliniques redeviennent normaux. Il subsiste souvent une diminution de 1 à 3 % du débit de filtration glomérulaire, ce qui est négligeable sur le plan clinique.

Manifestations cliniques

L'altération des mécanismes de régulation du rein touche presque tous les systèmes de l'organisme. La personne est dans un état grave, souffrant de léthargie, de nausées persistantes, de vomissements et de diarrhée. Sa peau et ses muqueuses sont déshydratées, et son haleine peut exhaler une odeur d'urine. Elle peut aussi présenter des signes d'atteinte du système nerveux central, notamment somnolence, céphalées, contractures musculaires et convulsions. Les résultats cliniques des trois types d'insuffisance rénale aiguë sont présentés dans le tableau 47-1 ▪.

Examen clinique et examens paracliniques

Changement dans l'urine

Le débit urinaire varie (de faible à normal). L'urine émise peut être sanguinolente, et sa densité est inférieure (1,010 ou moins) à la valeur normale (comprise entre 1,015 et 1,025). Chez la personne qui présente une urémie prérénale, on observe une diminution de la quantité de sodium dans l'urine (inférieure à 20 mmol/L) et des sédiments urinaires normaux. Chez la personne qui souffre d'urémie rénale, on observe habituellement des concentrations en sodium supérieures à 40 mmol/L et une urine contenant des cylindres et d'autres débris cellulaires. Dans tous les cas d'inflammation, les cylindres urinaires sont composés de mucoprotéines sécrétées par les tubules rénaux.

Changement dans la forme des reins

L'exploration par échographie est essentielle pour évaluer l'insuffisance rénale aiguë ou chronique. Même si les renseignements qu'elle fournit sont sujets à interprétation, elle est d'une grande utilité diagnostique lorsqu'on connaît bien la présentation clinique du trouble et la physiopathologie des reins (O'Neill, 2000).

Élévation des taux sériques d'urée et de créatinine

Le taux sérique d'urée augmente continuellement, et cette augmentation dépend du catabolisme des protéines, du débit sanguin dans les reins et de l'apport en protéines. Le taux de créatinine dans le sang augmente en fonction des lésions glomérulaires ; il permet de surveiller la fonction rénale et l'évolution de la maladie.

Hyperkaliémie

Si le débit de filtration glomérulaire est réduit, on observe une baisse de l'excrétion du potassium. Les personnes qui présentent une oligurie et une anurie sont particulièrement exposées à l'hyperkaliémie. De plus, le catabolisme des protéines provoque le passage du potassium intracellulaire dans le compartiment extracellulaire, ce qui se traduit par une hyperkaliémie grave (taux élevé de potassium dans le sang) pouvant provoquer des arythmies et un arrêt cardiaque. Le potassium provient notamment de la dégradation tissulaire, du régime alimentaire, du sang présent dans les voies gastro-intestinales, du sang transfusé et d'autres sources (solutions intraveineuses,

TABLEAU
47-1

Comparaison des différents types d'insuffisance rénale aiguë

CARACTÉRISTIQUES	TYPES D'INSUFFISANCE RÉNALE AIGUË		
	Prérénal	Rénal	Postrénal
Étiologie	Hypoperfusion	Lésion du parenchyme	Obstruction
Taux sérique d'urée	Élevé (en fonction d'un rapport normal à la créatinine de 20 pour 1)	Élevé	Élevé
Taux sérique de créatinine	Élevé	Élevé	Élevé
Débit urinaire	Faible	Variable, souvent faible	Variable, souvent faible ou anurie subite
Sodium dans l'urine	Baisse à < 20 mmol/L	Monte à > 40 mmol/L	Variable, baisse souvent à 20 mmol/L ou moins
Sédiment urinaire	Normal, quelques cylindres	Anormal, cylindres et débris	Habituellement normal
Osmolalité urinaire	Élevée à 500 mmol	Environ 350 mmol, semblable à celle du sang	Variable, élevée ou égale à celle du sang
Densité urinaire	Élevée	Sous la normale, ≥ 1,010	Variable

pénicilline potassique et potassium intracellulaire passant dans le compartiment extracellulaire en réaction à une acidose métabolique).

Acidose métabolique

Une personne qui présente une oligurie aiguë ne peut pas éliminer les composés acides produits quotidiennement par son métabolisme normal. De plus, l'effet tampon des reins fait défaut, ce qui se traduit par la baisse du pouvoir de liaison du CO_2 et la diminution du pH sanguin. C'est pourquoi une acidose métabolique progressive accompagne l'insuffisance rénale.

Anomalies liées au calcium et au phosphore

Il peut y avoir une augmentation du taux sérique de phosphates, et le taux sérique de calcium peut diminuer en raison de la réduction de son absorption intestinale et d'un mécanisme qui vise à compenser l'élévation du taux sérique de phosphates.

Anémie

L'anémie peut accompagner l'insuffisance rénale aiguë. Elle est due à une baisse de la production d'érythropoïétine, à des lésions gastro-intestinales consécutives à l'urémie, à la durée de vie réduite des globules rouges et à des pertes de sang, habituellement par le tube digestif. Grâce à l'administration parentérale d'érythropoïétine recombinante (époétine alpha [Eprex], darbépoétine alpha [Aranesp]), l'anémie n'est plus un problème aussi important qu'auparavant.

Prévention

L'infirmière doit effectuer une collecte de données détaillée pour déterminer si la personne a pris des antibiotiques néphrotoxiques ou si elle a été exposée à des toxines environne-

mentales. Les reins sont particulièrement sensibles aux effets indésirables des médicaments, car ils sont constamment exposés aux substances qui circulent dans le sang. Ils reçoivent un fort débit sanguin (25 % du débit cardiaque, au repos), et la totalité du volume sanguin passe par les reins environ 14 fois par heure. De plus, les reins excrètent de nombreuses substances toxiques. Au cours du processus de formation de l'urine, la concentration de ces substances augmente et peut devenir toxique pour les reins. Par conséquent, il est important d'évaluer la fonction rénale chez les personnes qui prennent des médicaments potentiellement néphrotoxiques (encadré 47-5). Pour ce faire, on mesure les taux d'urée et de créatinine dans les 24 heures qui suivent le début du traitement et au moins 2 fois par semaine par la suite.

Tous les médicaments qui réduisent le débit sanguin dans les reins peuvent détériorer la fonction rénale. Ainsi, les analgésiques pris de façon prolongée, surtout en association avec des AINS, peuvent provoquer une néphrite interstitielle et une nécrose papillaire. Les personnes atteintes d'insuffisance cardiaque ou de cirrhose avec ascite sont particulièrement exposées à l'insuffisance rénale provoquée par les AINS. Seulement quelques doses d'un AINS peuvent causer une insuffisance rénale aiguë chez ces personnes. L'âge, les néphropathies existantes et la prise simultanée de plusieurs médicaments néphrotoxiques augmentent les risques d'atteinte rénale.

Le traitement de l'insuffisance rénale aiguë est coûteux et complexe et, même lorsqu'il est optimal, le taux de mortalité reste élevé. C'est pourquoi la prévention est un élément clé des interventions infirmières (encadré 47-6 ■).

Traitement médical

Les reins ont un remarquable pouvoir de récupération. Par conséquent, le traitement de l'insuffisance rénale vise à rétablir l'équilibre biochimique et à prévenir les complications

PROMOTION DE LA SANTÉ

Prévention de l'insuffisance rénale aiguë

1. Assurer un apport liquidien adéquat aux personnes exposées à un risque de déshydratation:
   - Personnes subissant une intervention chirurgicale (avant, pendant et après l'intervention)
   - Personnes devant subir des examens paracliniques nécessitant une restriction liquidienne ou l'utilisation d'un opacifiant radiologique (lavement baryté, pyélographie intraveineuse, etc.), en particulier les personnes âgées dont la réserve rénale est insuffisante
   - Personnes souffrant de cancer ou de troubles métaboliques (par exemple goutte) ou subissant une chimiothérapie

2. Prévenir le choc ou le traiter sans délai au moyen de transfusions sanguines et de perfusions intraveineuses.

3. Suivre de près les personnes qui sont dans un état critique en mesurant la pression artérielle, la pression veineuse centrale et le débit urinaire horaire afin de dépister l'insuffisance rénale le plus tôt possible.

4. Traiter rapidement l'hypotension.

5. Évaluer régulièrement la fonction rénale (débit urinaire, résultats des examens paracliniques), s'il y a lieu.

6. S'assurer que la personne reçoit bien le sang préparé à son intention afin d'éviter une réaction transfusionnelle grave entraînant d'importantes lésions rénales.

7. Prévenir ou juguler les infections, qui peuvent endommager progressivement les reins.

8. Porter une attention particulière aux plaies, aux brûlures et aux autres causes de septicémie.

9. Prodiguer des soins méticuleux aux personnes porteuses d'une sonde vésicale afin de prévenir les infections ascendantes des voies urinaires. Retirer les sondes dès qu'elles ne sont plus nécessaires.

10. Surveiller attentivement la dose, la durée de la prise et les taux sériques de tous les médicaments métabolisés ou excrétés par les reins, afin de prévenir les effets toxiques de ces agents.

jusqu'à ce que les tissus rénaux se régénèrent et que la fonction rénale revienne à la normale. On doit déceler tous les facteurs susceptibles d'aggraver l'insuffisance rénale, les traiter et les éliminer. On enraye l'urémie prérénale en accroissant l'irrigation sanguine des reins, tandis qu'on soulage l'insuffisance postrénale en éliminant l'obstruction. En cas d'urémie intrarénale, le traitement de soutien comprend les mesures suivantes: retrait des agents causaux, traitement énergique de l'insuffisance rénale et postrénale et élimination des facteurs de risque connexes. Le cas échéant, on doit traiter sans délai le choc ou l'infection. De manière générale, le traitement médical consiste, entre autres, à maintenir l'équilibre hydrique, à assurer un apport liquidien adéquat et, parfois, à effectuer une dialyse.

Pour assurer l'équilibre hydrique, on doit peser la personne tous les jours, effectuer des mesures répétées de la pression veineuse centrale, ainsi que des analyses sanguines et uri-

naires, mesurer les pertes liquidiennes, prendre régulièrement la pression artérielle et effectuer des examens physiques. On doit tenir un bilan exact des ingesta et des excreta, en tenant compte de tous les liquides absorbés par voie orale ou parentérale, ainsi que de tous les liquides perdus par l'urine, l'aspiration gastrique, les selles et les écoulements. Pour établir l'apport liquidien permis, on doit également tenir compte des pertes liquidiennes insensibles (par la peau et les poumons) et des pertes découlant du métabolisme normal de l'organisme.

L'excès liquidien se manifeste par une dyspnée, de la tachycardie et une distension des veines du cou, ainsi que par des crépitants audibles à l'auscultation pulmonaire. On doit s'assurer d'éviter toute surcharge liquidienne, car l'œdème pulmonaire est une complication reliée à l'administration excessive de liquides par voie parentérale. Plusieurs fois par jour, on doit examiner les régions présacrale et prétibiale pour s'assurer qu'il n'y a pas d'œdème. On peut prescrire des diurétiques de l'anse comme le furosémide (Lasix) ou l'acide éthacrynique (Edecrin) afin de favoriser le débit urinaire et de prévenir ou de réduire l'aggravation de l'atteinte rénale.

En cas d'insuffisance rénale aiguë dont la cause est prérénale, des perfusions intraveineuses de liquides et des transfusions de produits sanguins permettent de rétablir le débit sanguin dans les reins. En cas d'insuffisance rénale aiguë provoquée par une hypovolémie consécutive à une hypoprotéinémie, on peut administrer de l'albumine. On recourt parfois à la dialyse pour prévenir les complications graves associées à l'insuffisance rénale aiguë, telles que l'hyperkaliémie, l'acidose métabolique grave, la péricardite et l'œdème pulmonaire. La dialyse corrige efficacement un grand nombre d'anomalies biochimiques, permet à la personne de libérer davantage de liquides, de protéines et de sodium, réduit les risques de saignement et peut même favoriser la cicatrisation. On peut choisir entre l'hémodialyse, la dialyse péritonéale et tout autre nouveau traitement de suppléance continue de la fonction rénale (chapitre 46 ⟳).

Pharmacothérapie

L'hyperkaliémie fait partie des déséquilibres hydroélectrolytiques qui peuvent avoir les conséquences les plus graves. On doit donc en surveiller les manifestations: taux sérique de potassium supérieur à 5,5 mmol/L, ondes T pointues à l'ECG, arythmies et certains signes cliniques. Lorsqu'elle survient, on peut donner du gluconate ou du chlorure de calcium par voie intraveineuse pour protéger le cœur contre ses effets néfastes.

On peut réduire le taux de potassium sanguin de plusieurs façons. Certaines méthodes ne font que déplacer l'ion à l'intérieur du corps de manière rapide, mais temporaire, alors que d'autres permettent de diminuer la quantité totale de potassium dans l'organisme. Si l'hyperkaliémie persiste malgré ces traitements, on doit retirer le potassium par dialyse.

L'administration de diurétiques thiazidiques ou de diurétiques de l'anse permet d'augmenter l'excrétion rénale. Toutefois, les diurétiques peuvent être moins efficaces en présence d'hyperkaliémie grave ou persistante, en raison d'anomalies dans l'excrétion rénale du potassium.

Le sulfonate de polystyrène sodique (Kayexalate), une résine échangeuse de cations, administré par voie orale ou par lavement médicamenteux entraîne l'échange d'un ion de sodium contre un ion de potassium dans les voies intestinales. On l'administre dans du sorbitol, qui a un effet laxatif osmotique, ce qui entraîne une perte de liquides et l'élimination du potassium par les voies gastro-intestinales. Lorsqu'on administre le Kayexalate par lavement médicamenteux (les échanges de potassium se font principalement dans le côlon), on peut, si nécessaire, utiliser une sonde rectale à ballonnet pour faciliter la rétention de la résine. L'adsorption du potassium par celle-ci prend entre 30 et 45 minutes. Par la suite, on peut administrer un lavement de nettoyage pour éliminer la résine et éviter la formation d'un fécalome.

On peut administrer par voie intraveineuse du glucose et de l'insuline pour corriger l'hyperkaliémie de façon temporaire. Le glucose et l'insuline favorisent l'entrée du potassium dans les cellules, ce qui provoque une baisse temporaire de sa concentration dans le sang. Toutefois, le potassium ressortira des cellules et atteindra de nouveau un taux sérique dangereux tant qu'il n'aura pas été éliminé. On peut administrer un agoniste bêta$_2$-adrénergique, comme le salbutamol (Ventolin), à forte dose en nébulisation, ce qui favorise le passage du potassium dans les cellules et en réduit ainsi le taux sérique. Comme pour l'insuline, il s'agit d'un traitement temporaire. Du bicarbonate de sodium peut être administré pour augmenter le pH sanguin, ce qui favorise aussi le passage du potassium dans les cellules de façon temporaire. Pour prévenir les récidives d'hyperkaliémie, on doit réduire l'apport exogène en potassium provenant de différentes sources : aliments, substituts du sel, médicaments.

⦿ ALERTE CLINIQUE *Un taux élevé et croissant de potassium dans le sang exige souvent une dialyse sans délai.*

Quand une personne est atteinte d'insuffisance rénale aiguë, on doit réduire la dose des nombreux médicaments éliminés par les reins. Les médicaments dont on doit modifier la posologie sont notamment : certains antibiotiques (surtout les aminosides), la digoxine (Lanoxin), les inhibiteurs de l'enzyme de conversion de l'angiotensine et l'allopurinol (Zyloprim).

De nombreux médicaments sont utilisés pour traiter les personnes atteintes d'insuffisance rénale aiguë. On recourt généralement aux diurétiques pour stabiliser le volume de liquides, mais ils ne semblent pas avoir d'effet sur la durée du rétablissement.

On emploie souvent la dopamine à faible dose (1 à 3 µg/kg/min) pour dilater les artères rénales par stimulation des récepteurs dopaminergiques. Toutefois, les recherches n'ont pas permis de démontrer de manière claire que la dopamine aide à prévenir l'insuffisance rénale aiguë ou à améliorer le traitement des personnes déjà atteintes.

Dans les cas d'acidose grave, on doit surveiller de près les gaz du sang artériel et le taux des bicarbonates (pouvoir de liaison du CO_2) dans le sang parce qu'il est parfois nécessaire d'administrer du bicarbonate de sodium ou de recourir à la dialyse. En cas de difficultés respiratoires, on doit entreprendre les soins de ventilation appropriés. On corrige

l'hyperphosphatémie à l'aide de chélateurs des phosphates, comme l'hydroxyde d'aluminium (Alugel). Ces agents aident à prévenir la hausse continue du taux sérique de phosphates en diminuant l'absorption intestinale de ces anions.

Traitement nutritionnel

L'insuffisance rénale aiguë cause de graves déséquilibres nutritionnels (car les nausées et les vomissements réduisent l'apport alimentaire), une altération de l'utilisation du glucose et de la synthèse des protéines, ainsi qu'une augmentation du catabolisme tissulaire. On pèse la personne quotidiennement et on peut s'attendre à ce qu'elle perde de 0,2 à 0,5 kg par jour lorsque le bilan azoté est négatif (apport énergétique insuffisant). Un poids stable ou une hypertension sont des signes de rétention liquidienne.

On limite l'apport alimentaire en protéines à 1 gramme par kilogramme de poids corporel durant la phase oligurique afin de réduire au minimum le catabolisme des protéines et d'éviter ainsi l'accumulation de déchets toxiques. On comble les besoins énergétiques en augmentant l'apport en glucides (ce qui a pour effet d'économiser les protéines, qui peuvent ainsi servir à la croissance et à la régénération des tissus). On restreint la consommation d'aliments et de liquides riches en potassium et en phosphore (bananes, agrumes, jus d'agrumes et café). L'apport en potassium doit généralement se situer entre 40 et 60 mmol par jour et l'apport en sodium, à 2 g par jour. Il est parfois nécessaire de recourir à la nutrition parentérale.

La phase oligurique de l'insuffisance rénale aiguë peut durer de 10 à 20 jours. Elle est suivie de la phase de diurèse, qui se manifeste par une augmentation du débit urinaire indiquant une reprise de la fonction rénale. On effectue des analyses de sang pour évaluer l'équilibre hydrique et déterminer le volume et la composition en sodium et en potassium des solutions de remplacement à administrer. Après la phase de diurèse, la personne doit se conformer à un régime riche en protéines et en énergie. On lui recommande de ne reprendre ses activités que graduellement.

Soins et traitements infirmiers

L'infirmière joue un rôle important dans le traitement de l'insuffisance rénale aiguë, car c'est souvent elle qui attire l'attention sur le trouble qui a contribué à son déclenchement. Elle a en outre pour tâche de dépister les complications, de participer au traitement d'urgence des déséquilibres hydroélectrolytiques et d'évaluer les progrès de la personne, de même que sa réaction au traitement. Elle doit aussi offrir son soutien physique et émotionnel à la personne et informer de son état les membres de sa famille, leur expliquer les différents traitements et leur apporter du soutien psychologique. Même si c'est l'insuffisance rénale aiguë qui menace au premier chef la vie de la personne, l'infirmière ne doit pas négliger dans son plan thérapeutique les mesures destinées à traiter le trouble sous-jacent (par exemple brûlures, choc, traumatisme, obstruction des voies urinaires).

Surveiller l'équilibre hydroélectrolytique

En raison des déséquilibres hydroélectrolytiques graves qu'entraîne l'insuffisance rénale aiguë, l'infirmière doit suivre de près les taux sériques d'électrolytes et rester à l'affût des signes cliniques de complications tout au long de la maladie. L'hyperkaliémie est le déséquilibre qui menace le plus directement la vie de la personne. L'infirmière doit donc vérifier minutieusement les solutions parentérales, les substances ingérées par voie orale et les médicaments pour s'assurer qu'ils ne contiennent pas de potassium. Elle doit aussi être à l'affût des signes cardiaques et musculosquelettiques de l'hyperkaliémie.

Pour dépister les déséquilibres hydriques, elle doit observer l'apport liquidien (les médicaments sont administrés par voie intraveineuse dans le plus petit volume de liquide possible), le débit urinaire, la présence d'œdème, la distension des veines jugulaires, la présence de bruits cardiaques ou respiratoires anormaux, ou les difficultés respiratoires. Chaque jour, elle doit noter avec précision le poids de la personne et le bilan des ingesta et des excreta. Elle informe immédiatement le médecin de tout signe de détérioration de l'équilibre hydroélectrolytique et prépare les médicaments pour le traitement d'urgence.

Ralentir le métabolisme

Pendant la phase aiguë de l'insuffisance rénale, il est indiqué de ralentir le métabolisme afin de réduire la libération de potassium due au catabolisme et de diminuer l'accumulation de déchets endogènes (urée et créatinine). Le repos au lit permet d'obtenir ce ralentissement en réduisant la dépense d'énergie. Il faut prévenir ou traiter sans délai la fièvre et les infections, car elles accélèrent le métabolisme.

Favoriser la fonction pulmonaire

L'infirmière doit assurer l'intégrité de la fonction pulmonaire et prévenir l'atélectasie et les infections respiratoires en aidant fréquemment la personne à se retourner, à tousser et à prendre des respirations profondes, surtout si celle-ci est somnolente et léthargique.

Prévenir l'infection

L'infirmière doit assurer le respect des règles de l'asepsie lors de la mise en place de sondes et de cathéters afin de réduire les risques d'infection pouvant entraîner une accélération du métabolisme. Dans la mesure du possible, le recours aux sondes vésicales est à éviter, car celles-ci entraînent des risques élevés d'infection des voies urinaires.

Prodiguer des soins cutanés

Les soins cutanés occupent une place importante dans les interventions de l'infirmière. La peau de la personne affectée d'insuffisance rénale est souvent sèche et vulnérable aux lésions à cause de l'œdème. De plus, la présence de toxines irritantes dans les tissus peut provoquer des démangeaisons et des excoriations. En massant les protubérances osseuses, en retournant souvent la personne ou en la lavant à l'eau fraîche, l'infirmière peut accroître son bien-être et protéger l'intégrité de sa peau.

Offrir du soutien

Pour éviter de graves complications, la personne atteinte d'insuffisance rénale aiguë doit se soumettre à une hémodialyse, à une dialyse péritonéale ou à un traitement de suppléance continue de la fonction rénale (chapitre 46). La durée du traitement varie selon la cause et la gravité de l'atteinte rénale. Pendant toute la durée du traitement, l'infirmière doit offrir à la personne et à sa famille aide et réconfort et leur donner toutes les explications nécessaires. Il appartient au médecin d'expliquer les objectifs et les raisons du traitement, mais la personne étant souvent très anxieuse et inquiète, l'infirmière doit généralement lui apporter des explications supplémentaires ou des éclaircissements. Lors des premières séances de dialyse, il arrive que les membres de la famille hésitent à toucher la personne et à s'entretenir avec elle; ils auront donc besoin de l'aide et des encouragements de l'infirmière.

Même si nombre de ses interventions ont un caractère technique, l'infirmière ne doit pas négliger les besoins psychologiques et les inquiétudes de la personne et de sa famille. De plus, elle doit toujours être à l'affût des complications de l'insuffisance rénale aiguë et du trouble sous-jacent.

INSUFFISANCE RÉNALE CHRONIQUE ET INSUFFISANCE RÉNALE TERMINALE

L'insuffisance rénale chronique (IRC) et l'insuffisance rénale terminale (IRT) sont des troubles caractérisés par une détérioration progressive et irréversible de la fonction rénale, accompagnée de déséquilibres hydroélectrolytiques et aboutissant à l'urémie (syndrome provoqué par un excès d'urée dans le sang). Une personne peut avoir une IRC légère ou modérée sans avoir les complications reliées à l'IRC modérée ou grave. L'IRC modérée est associée à un débit de filtration glomérulaire se situant entre 30 et 60 mL/min et l'IRC grave à un débit de filtration glomérulaire de 15 à 30 mL/min. L'IRT est, quant à elle, associée à un débit de filtration glomérulaire inférieur à 15 mL/min.

Selon l'Institut canadien d'information sur la santé (ICIS, 2004), le nombre de personnes traitées pour l'insuffisance rénale terminale a grimpé de près de 20 % en cinq ans, passant de 13 personnes par 100 000 habitants en 1997 à 16 personnes par 100 000 habitants en 2001. Parmi les personnes nouvellement diagnostiquées en 2001, 55 % avaient 65 ans ou plus. Même si les hommes représentent toujours la majorité (58 %) en 2001, le gros de l'augmentation récente des traitements pour le stade terminal de l'insuffisance rénale dans le groupe des 65 ans et plus s'est produit chez les femmes. Les femmes de 65 ans et plus constituent 42 % des personnes de ce groupe d'âge en 2001, comparativement à 39 % en 1997.

L'IRC peut avoir de nombreuses causes : affections systémiques (comme le diabète, la principale cause), hypertension, glomérulonéphrite chronique, pyélonéphrite, uropathie obstructive, maladies héréditaires (comme la maladie polykystique des reins), troubles vasculaires, infections, intoxications par des médicaments ou d'autres substances. Le diabète, surtout de type 2, est responsable de plus de 30 % des insuffisances rénales terminales au Canada. Les risques qu'une personne atteinte de diabète présente une insuffisance rénale terminale sont de 20 à 30 % sur une période de 20 ans (Froment, 2003).

Les facteurs de comorbidité qui se manifestent durant l'insuffisance rénale chronique contribuent à la morbidité et à la mortalité élevées des personnes atteintes d'insuffisance rénale terminale (Kausz *et al.*, 2001).

Il a été démontré que certaines substances provenant de l'environnement ou du milieu de travail peuvent avoir une incidence sur le déclenchement de l'insuffisance rénale chronique (par exemple exposition au plomb, au cadmium, au mercure ou au chrome). Il peut être nécessaire de recourir à la dialyse ou à la greffe du rein pour garder la personne en vie. La dialyse constitue un moyen efficace d'enrayer la toxicité métabolique à tout âge, même si, en présence d'une autre affection non rénale et en présence d'anurie ou d'oligurie, le taux de mortalité est plus élevé chez les bébés et les jeunes enfants que chez les adultes (Wood *et al.*, 2001).

Physiopathologie

La détérioration de la fonction rénale entraîne une accumulation dans le sang des déchets qui proviennent du métabolisme des protéines et qui sont habituellement évacués dans l'urine. Il s'ensuit une urémie qui provoque des altérations de tous les systèmes de l'organisme. Plus l'accumulation des déchets est importante, plus les symptômes sont graves. La néphropathie comporte trois stades bien définis : réduction de la réserve rénale, insuffisance rénale, IRC (encadré 47-7 ■).

La vitesse de l'altération de la fonction rénale et de l'évolution vers l'insuffisance rénale chronique dépend de la nature du trouble sous-jacent, de l'excrétion urinaire des protéines et de l'hypertension. L'affection tend à évoluer plus rapidement chez les personnes ayant une forte excrétion urinaire de protéines et une grave hypertension.

Manifestations cliniques

Presque tous les systèmes de l'organisme sont touchés par l'urémie associée à l'insuffisance rénale chronique. Les personnes qui en sont atteintes présentent donc de nombreux signes et symptômes dont la gravité dépend entre autres de l'intensité de l'atteinte rénale, des autres affections sous-jacentes et de l'âge de la personne.

Manifestations cardiovasculaires

Les troubles cardiovasculaires associés à l'IRC sont notamment les suivants : hypertension (provoquée par une rétention de sodium et d'eau ou par l'activation du système rénine-angiotensine et par l'augmentation concomitante de la sécrétion d'aldostérone), insuffisance cardiaque et œdème pulmonaire (causés par la surcharge liquidienne), péricardite (en raison de l'irritation de la séreuse péricardique par les toxines associées à l'urémie). Un apport liquidien minimal permet d'enrayer l'hypertension chez les personnes sous dialyse péritonéale (Gunal, Duman, Ozkahya *et al.*, 2001).

Les affections cardiovasculaires font partie des principales causes de décès chez les personnes atteintes d'IRC. Chez les personnes sous hémodialyse chronique, environ 45 % des décès sont imputables à une cardiopathie, et environ 20 % de ces décès découlent d'un infarctus aigu du myocarde (USRDS, 2001).

Symptômes dermatologiques

La personne présente souvent des démangeaisons importantes (prurit). La dialyse est un traitement énergique qu'on lance

rapidement contre l'IRC, si bien qu'on observe rarement de nos jours le givre d'urée (dépôt de cristaux d'urée sur la peau).

Autres manifestations généralisées

Les signes et symptômes gastro-intestinaux sont fréquents et comprennent l'anorexie, les nausées, les vomissements et le hoquet. On peut observer des atteintes neurologiques telles que l'altération du niveau de conscience, des difficultés de concentration, des contractions musculaires et des convulsions. Les mécanismes précis qui sous-tendent la plupart de ces signes et symptômes ne sont pas connus, mais on pense qu'ils sont probablement dus à l'accumulation des déchets urémiques. Les signes et symptômes fréquents de l'insuffisance rénale chronique sont présentés à la figure 47-5 ■.

Examen clinique et examens paracliniques

Débit de filtration glomérulaire

On évalue le débit de filtration glomérulaire en mesurant la clairance de la créatinine sur 24 heures. À mesure que la filtration glomérulaire diminue (en raison du mauvais fonctionnement des glomérules), les valeurs de la clairance de la créatinine s'abaissent, tandis que les taux sériques de créatinine et d'urée s'élèvent. Le taux de créatinine dans le sang est l'indicateur de la fonction rénale le plus utile, car l'organisme produit une quantité constante de cette substance. Le taux d'urée est modifié non seulement par la néphropathie, mais aussi par l'apport en protéines alimentaires, le catabolisme tissulaire, la dégradation des hématies, l'alimentation parentérale et les médicaments comme les corticostéroïdes.

ENCADRÉ 47-7

Stades de la néphropathie chronique

STADE 1

La *réduction de la réserve rénale* se caractérise par une perte de 40 à 75 % de la fonction des néphrons. La personne ne présente habituellement pas de symptômes parce que les néphrons restants arrivent à prendre en charge les fonctions normales des reins.

STADE 2

L'*insuffisance rénale* survient lorsque 75 à 90 % de la fonction des néphrons est perdue. À ce stade, les taux sériques d'urée et de créatinine augmentent, les reins perdent leur capacité de concentrer l'urine et l'anémie se manifeste. La personne peut se plaindre de polyurie et de nycturie.

STADE 3

L'*insuffisance rénale chronique ou terminale (IRC ou IRT)*, c'est-à-dire le stade final de l'insuffisance rénale, survient lorsque plus de 90 % de la fonction des néphrons est perdue. L'ensemble des fonctions régulatrices, excrétoires et hormonales des reins est gravement altéré. L'IRC se caractérise par une élévation des taux sériques d'urée et de créatinine et par des déséquilibres hydroélectrolytiques. Quand une personne atteint ce stade, il est indiqué de la traiter par dialyse, ce qui permet d'enrayer de nombreux symptômes de l'urémie.

Fonction tégumentaire
• Peau de couleur gris brunâtre
• Peau squameuse et sèche
• Prurit
• Ecchymoses, purpura
• Ongles minces et cassants
• Cheveux rêches et fins

Fonction neurologique
• Faiblesse et fatigue
• Confusion, désorientation
• Difficulté à se concentrer
• Modification du comportement
• Tremblements, convulsions, astérixis,
  agitation des jambes, sensation
  de brûlure à la plante des pieds

Fonction cardiovasculaire
• Hypertension artérielle
• Œdème qui prend le godet
  (pieds, mains, région sacrée),
  œdème périorbitaire
• Frottement péricardique
• Turgescence des veines du cou
• Péricardite, épanchement
  péricardique
• Tamponnade cardiaque
• Hyperkaliémie (arythmie)
• Hyperlipidémie

Fonction respiratoire
• Crépitants
• Expectorations épaisses et tenaces
• Diminution du réflexe tussigène
• Douleur pleurale
• Dyspnée, tachypnée,
  respiration de Kussmaul
• Pneumonie

Fonction reproductrice
• Aménorrhée
• Atrophie des testicules
• Stérilité
• Diminution de la libido

Fonction gastro-intestinale
• Haleine dégageant une odeur
  d'ammoniaque
• Goût métallique dans la bouche
• Lésions et saignements
  de la bouche
• Anorexie
• Nausées et vomissements
• Hoquet
• Constipation ou diarrhée
• Saignement des voies
  gastro-intestinales

Fonction hématologique
• Anémie
• Thrombocytopénie

Fonction musculosquelettique
• Crampes musculaires
• Perte de la force musculaire
• Ostéodystrophie rénale
• Douleur osseuse
• Fractures
• Pied tombant

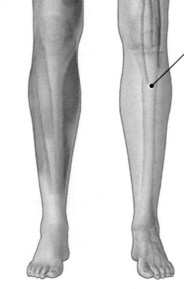

FIGURE **47-5** ■ Effets multisystémiques de l'insuffisance rénale terminale.
SOURCE : © Stéphane Bourrelle.

Rétention d'eau et de sodium

En cas d'IRC, les reins ne peuvent plus concentrer ou diluer l'urine normalement. Ils ne réagissent donc plus de façon appropriée aux variations de l'apport quotidien en eau et en électrolytes. Chez certaines personnes, on observe une rétention de sodium et d'eau, ce qui accroît les risques d'œdème, d'insuffisance cardiaque et d'hypertension. Cette dernière peut également résulter de l'activation du système rénine-angiotensine et de l'augmentation concomitante de la sécrétion d'aldostérone. D'autres personnes présentent des pertes sodées liées à un risque d'hypotension et d'hypovolémie. Ces pertes, dues à des vomissements et à des diarrhées, aggravent l'urémie.

Acidose

L'acidose métabolique se manifeste quand la néphropathie progresse parce que les reins ne peuvent pas excréter la charge accrue d'acide. La diminution de la sécrétion d'acide découle principalement de l'incapacité des tubules rénaux d'excréter l'ammoniaque (NH_3) et de réabsorber les ions bicarbonate (HCO_3^-). Il se produit également une diminution de l'excrétion des phosphates et d'autres acides organiques.

Anémie

Les personnes atteintes d'insuffisance rénale souffrent d'anémie à cause d'une production inadéquate d'érythropoïétine, de la faible longévité des globules rouges, de carences nutritives et de saignements (surtout dans les voies gastro-intestinales). L'érythropoïétine est une substance qui est normalement sécrétée par les reins et qui stimule la production des globules rouges dans la moelle osseuse. Dans les cas d'insuffisance rénale, la production d'érythropoïétine diminue, ce qui entraîne une anémie grave, s'accompagnant de fatigue, d'angine et d'essoufflements.

Déséquilibre du calcium et du phosphore

Les troubles du métabolisme du calcium et du phosphore font également partie des principales anomalies associées à l'insuffisance rénale chronique. L'augmentation du taux sérique de phosphates entraîne une baisse du taux de calcium. Inversement, l'augmentation du taux de calcium engendre une baisse du taux sérique de phosphates. Dans l'insuffisance rénale chronique, la baisse du débit de filtration glomérulaire entraîne une hausse du taux de phosphates. Il s'ensuit une baisse du taux de calcium, qui engendre une augmentation de la sécrétion de parathormone par les parathyroïdes. Toutefois, en présence d'une insuffisance rénale, l'organisme ne réagit pas normalement à l'augmentation de la sécrétion de parathormone, d'où une perte osseuse de calcium provoquant une altération et une atteinte osseuses. De plus, à mesure que l'insuffisance rénale s'aggrave, la production du métabolite actif de la vitamine D (1,25-dihydroxycholécalciférol) par le rein ralentit. Les changements complexes de l'équilibre entre le calcium, les phosphates et la parathormone aboutissent souvent à une atteinte osseuse consécutive à l'urémie appelée ostéodystrophie (Barnas, Schmidt, Seidl et al., 2001).

Complications

Les complications possibles de l'insuffisance rénale chronique que l'infirmière doit connaître et qui doivent être traitées en collaboration sont notamment les suivantes:

- Hyperkaliémie causée par une diminution de l'excrétion et un apport trop important de potassium (alimentation, médicaments, liquides), et par l'acidose métabolique et le catabolisme
- Péricardite, épanchement péricardique et tamponnade cardiaque causés par la rétention des déchets urémiques et une dialyse inefficace
- Hypertension causée par la rétention de sodium et d'eau et le mauvais fonctionnement du système rénine-angiotensine-aldostérone
- Anémie causée par une diminution de la production d'érythropoïétine, la faible longévité des globules rouges, des saignements dans les voies gastro-intestinales dus à la présence de toxines irritantes, et des pertes sanguines pendant l'hémodialyse
- Atteinte osseuse et calcifications métastatiques causées par la rétention de phosphore, la baisse des taux de calcium dans le sang et le métabolisme anormal de la vitamine D

Traitement médical

Le traitement vise à préserver la fonction rénale et l'homéostasie le plus longtemps possible. On doit connaître et traiter tous les troubles qui contribuent à l'affection, en particulier ceux qui sont réversibles (par exemple obstruction). Le traitement repose principalement sur l'administration de médicaments et sur le régime alimentaire, mais il peut être nécessaire de recourir à la dialyse pour diminuer la concentration des déchets urémiques dans le sang (Fink et al., 2001).

Pharmacothérapie

On peut prévenir ou retarder les complications en administrant des antihypertenseurs, une érythropoïétine recombinante (époétine alpha [Eprex], darbépoétine alpha [Aranesp]), des suppléments de fer, des chélateurs des phosphates et des suppléments de vitamine D. Ces médicaments sont administrés sur ordonnance.

Chélateurs des phosphates On traite l'hyperphosphatémie et l'hypocalcémie au moyen de chélateurs qui fixent les phosphates alimentaires dans les intestins. Les antiacides à base d'hydroxyde d'aluminium (Alugel) sont souvent utilisés. Cependant, on craint que l'aluminium ait des effets toxiques à long terme et on a observé des cas d'ostéomalacie et d'encéphalopathie en relation avec de fortes concentrations sanguines de cet élément. C'est pourquoi de nombreux médecins utilisent plutôt le carbonate de calcium comme chélateur, ce qui permet en plus de corriger l'hypocalcémie reliée à l'IRC. Il faut surveiller les taux de calcium pour ne pas causer une hypercalcémie. Le sévélamer (Renagel) est un chélateur des phosphates non absorbable qui a l'avantage de ne pas exposer la personne aux effets de l'aluminium et qui ne risque pas de causer d'hypercalcémie. On l'utilise dans les cas plus graves d'IRC, car son coût est de beaucoup supérieur à celui des antiacides et du calcium. Pour que les chélateurs de phosphates soient efficaces, il faut les prendre au moment des repas. On ne doit pas administrer d'antiacides à base de magnésium afin d'éviter les effets toxiques consécutifs à l'accumulation de ce métal.

Calcimimétiques Le cinacalcet (Sensipar) est le premier agent d'une nouvelle classe de médicaments destinés au traitement des troubles du métabolisme du calcium et du phosphore, les calcimimétiques. Ces derniers agissent en sensibilisant les glandes parathyroïdes au calcium, ce qui diminue la sécrétion de PTH et permet de réduire les concentrations de calcium et de phosphore. Le cinacalcet s'administre par voie orale une fois par jour. Ses principaux effets indésirables sont les nausées et les vomissements. Il peut aussi causer de l'hypocalcémie (Dong, 2005).

Suppléments de vitamine D Les troubles du métabolisme du calcium et du phosphore sont aussi causés par un déficit en vitamine D active. La vitamine D alimentaire doit être activée par les reins et le foie pour être utilisée par l'organisme. L'activation rénale étant déficiente en IRC grave, il faut administrer de la vitamine D active sous forme d'alfacalcidol (One-Alpha) ou de calcitriol (Rocaltrol). Ces médicaments peuvent être donnés tous les jours ou seulement quelques jours par semaine, selon les besoins en vitamine D.

Antihypertenseurs et agents agissant sur la fonction cardiovasculaire Pour traiter l'hypertension, on réduit le volume intravasculaire et on administre des antihypertenseurs. Il peut également être nécessaire de traiter l'insuffisance cardiaque et l'œdème pulmonaire à l'aide d'une restriction de l'apport liquidien, d'un régime alimentaire à faible teneur en sodium, de diurétiques, d'agents inotropes comme la digoxine (Lanoxin) ou la dobutamine (Dobutrex), et d'un traitement de dialyse. L'acidose métabolique est souvent faible et n'exige aucun traitement, mais dans certains cas on doit la corriger en administrant du bicarbonate de sodium et en recourant à la dialyse.

Anticonvulsivants Des complications neurologiques peuvent survenir. On doit donc être à l'affût des signes suivants: légères contractions musculaires (fasciculations), céphalées, délire et convulsions. Si une convulsion survient, l'infirmière en note immédiatement la nature, l'heure et la durée, ainsi que ses effets sur la personne. Elle en informe immédiatement le médecin. Pour prévenir les récidives, on administre par voie intraveineuse des anticonvulsivants comme du diazépam (Valium) ou de la phénytoïne (Dilantin). Il faut protéger la personne en matelassant les côtés de son lit. Les soins à prodiguer à la personne présentant des convulsions sont présentés dans le chapitre 64 ⊕.

Érythropoïétine Les érythropoïétines humaines recombinantes (époétine alpha [Eprex] et darbépoétine alpha [Aranesp]) facilitent le traitement de l'anémie. La personne atteinte d'insuffisance rénale chronique qui souffre d'anémie (hématocrite inférieur à 30 %) présente des symptômes non caractéristiques, tels que des malaises, une importante prédisposition à la fatigue et une diminution de la tolérance à l'effort.

L'objectif du traitement est d'obtenir un hématocrite de 33 à 38 % afin d'enrayer les symptômes de l'anémie. On administre l'époétine alpha 1 à 3 fois par semaine par voie intraveineuse ou sous-cutanée et la darbépoétine alpha par voie sous-cutanée ou intraveineuse toutes les 1 à 2 semaines. Il peut s'écouler de 2 à 6 semaines avant que l'hématocrite augmente. Ce traitement n'est donc pas recommandé pour les personnes dont on doit corriger une anémie grave immédiatement. Ses effets secondaires sont notamment l'hypertension (surtout au début du traitement), l'hypercoagulabilité des points d'accès vasculaire, les convulsions et l'épuisement des réserves de fer de l'organisme. Pour contrer ce dernier effet, qui diminue l'efficacité du traitement, on administre des suppléments de fer.

Des symptômes semblables à ceux de la grippe se manifestent souvent au début du traitement, mais ils disparaissent généralement avec le temps. Il faut ajuster la quantité d'héparine ajoutée au liquide de dialyse afin de prévenir la formation de caillots dans la tubulure. On doit aussi prendre des mesures fréquentes de l'hématocrite et évaluer les taux sériques de fer et de transferrine. On suit de près la pression sanguine et les taux sériques de potassium de façon à pouvoir déceler l'hypertension et l'hyperkaliémie, des complications du traitement dues entre autres à l'augmentation du volume total des globules rouges. Si on note une hypertension, on instaure un traitement antihypertenseur ou on modifie celui qui est en cours. Le traitement à l'érythropoïétine est contre-indiqué en cas d'hypertension rebelle.

L'augmentation de l'hématocrite due à l'érythropoïétine a les effets suivants: diminution de la fatigue, sentiment de bien-être, meilleure tolérance à la dialyse, accroissement de l'énergie et plus grande endurance à l'effort. De plus, elle permet d'éviter les transfusions et leurs complications, notamment les infections à diffusion hématogène, la formation d'anticorps et la surcharge en fer (Fink *et al.*, 2001).

Régime alimentaire

Lorsque la fonction rénale se détériore, il est nécessaire de réduire l'apport en protéines, de compenser les pertes de liquides et de sodium et de réduire quelque peu l'apport en potassium, tout en assurant un apport énergétique et vitaminique suffisant. La restriction de l'apport en protéines est nécessaire en raison de la réduction de la clairance glomérulaire (débit de filtration glomérulaire). Cette réduction provoque en effet une accumulation rapide dans le sang des produits de dégradation des protéines alimentaires et tissulaires (urée, acide urique et acides organiques). Les protéines permises doivent provenir des produits laitiers, des œufs et de la viande, car ce sont des protéines à haute valeur biologique, c'est-à-dire qu'elles sont complètes et qu'elles contiennent tous les acides aminés essentiels à la croissance et à la régénération des cellules.

La quantité de liquide autorisée correspond généralement au volume d'urine excrété en 24 heures, plus 500 à 600 mL. Les glucides et les lipides fournissent l'apport énergétique nécessaire pour empêcher l'amaigrissement. Comme un régime alimentaire à faible teneur en protéines ne contient pas suffisamment de vitamines et qu'on observe une perte de vitamines hydrosolubles au cours de la dialyse, un supplément vitaminique est nécessaire.

Autre traitement: dialyse

On prévient généralement l'hyperkaliémie grâce à des traitements de dialyse qui permettent d'éliminer le potassium et par une surveillance attentive du contenu en potassium des médicaments administrés par voie orale ou intraveineuse. Dans certains cas, il est nécessaire d'administrer par voie orale des résines échangeuses de cations, comme le Kayexalate. Si la personne présente des signes et symptômes accrus d'insuffisance rénale chronique, on la dirige rapidement vers un centre de dialyse ou de greffe. On recourt généralement à la dialyse quand les autres traitements ne permettent plus à la personne de mener une vie normale (chapitre 46 ⚭).

Soins et traitements infirmiers

L'infirmière qui traite une personne atteinte d'insuffisance rénale chronique doit faire preuve de beaucoup de discernement de façon à prévenir les complications dues à l'altération de la fonction rénale et à soulager le stress et l'anxiété qu'entraîne cette affection qui met en danger la vie de la personne. Voici des exemples de diagnostics infirmiers qui s'appliquent à ces personnes :

- Excès de volume liquidien, relié à la diminution du débit urinaire, aux restrictions alimentaires et à la rétention de sodium et d'eau
- Alimentation déficiente, reliée à l'anorexie, aux nausées, aux vomissements, aux restrictions alimentaires et à l'altération de la muqueuse de la bouche
- Connaissances insuffisantes sur la maladie et le traitement
- Intolérance à l'activité, reliée à la fatigue, à l'anémie, à l'accumulation de déchets du métabolisme et au traitement de dialyse
- Estime de soi perturbée, reliée à la perte d'autonomie, à une perturbation dans l'exercice du rôle, à une altération de l'image corporelle et à un dysfonctionnement sexuel

L'infirmière doit viser, par ses interventions, à assurer l'équilibre hydroélectrolytique, tout en déterminant les sources de déséquilibre. Elle doit établir un régime alimentaire qui procure un apport nutritionnel adéquat dans les limites imposées par le traitement. En outre, elle doit tenter d'améliorer l'estime de soi de la personne en favorisant les autosoins et une plus grande autonomie. Il lui incombe également de donner à la personne et à sa famille des explications sur l'IRC, les traitements et les complications possibles. En raison des nombreux changements auxquels elles doivent s'adapter, la personne et sa famille ont besoin de se sentir soutenues. Pour plus de détails sur les interventions et leurs justifications, voir le plan thérapeutique infirmier.

Favoriser les soins à domicile et dans la communauté

Enseigner les autosoins L'infirmière joue un rôle extrêmement important dans l'enseignement donné à la personne atteinte d'IRC. Comme il y a un grand nombre de renseignements à donner, les infirmières en soins à domicile, les infirmières spécialisées en dialyse et les infirmières en consultation externe doivent fournir un enseignement soutenu et faire des rappels, tout en évaluant les progrès de la personne et son respect du schéma posologique.

En raison de l'ampleur des changements que la personne doit apporter à son alimentation, il est utile de la diriger vers un diététiste et de lui fournir des explications sur ses besoins nutritionnels. On lui montrera comment vérifier la perméabilité du dispositif d'accès vasculaire (anastomose), ainsi que les précautions à prendre (par exemple, il vaut mieux éviter les ponctions veineuses et les mesures de la pression artérielle sur le bras où se trouve le dispositif).

Pour s'adapter à la dialyse et à ses conséquences à long terme, la personne et sa famille ont besoin de beaucoup d'aide et de soutien. Par exemple, ils doivent connaître les problèmes à signaler au médecin, notamment :

- Aggravation des signes et symptômes de l'insuffisance rénale : nausées, vomissements, variation du débit urinaire (le cas échéant) et haleine dégageant une odeur d'ammoniaque
- Signes et symptômes de l'hyperkaliémie : faiblesse musculaire, diarrhée, crampes abdominales
- Signes et symptômes d'un problème d'accès : présence d'un caillot dans la fistule ou la greffe, infection

Ces signes et symptômes d'une diminution de la fonction rénale, auxquels s'ajoute l'élévation des taux sériques d'urée et de créatinine, peuvent indiquer qu'il est nécessaire de modifier le traitement de dialyse. L'infirmière spécialisée en dialyse doit également prodiguer enseignement et soutien au cours de chaque traitement.

Assurer le suivi En raison des exigences découlant de l'évolution de l'état de santé, de la fonction rénale et de la dialyse, on doit insister auprès de la personne et de sa famille sur l'importance des examens et des traitements de suivi. On peut suggérer des soins à domicile afin qu'une infirmière puisse évaluer le milieu de vie de la personne, son état émotif et les stratégies d'adaptation qu'elle et sa famille utilisent pour compenser la perturbation de l'exercice du rôle qui découle souvent d'une affection chronique.

L'infirmière en soins à domicile examine la personne afin de déceler une aggravation de l'atteinte rénale, les signes et symptômes de complications causées par la néphropathie primaire, l'insuffisance rénale qui en découle et les effets du traitement (par exemple dialyse, médicaments, régime alimentaire). De nombreuses personnes ont besoin d'un enseignement continu et de rappels sur les diverses restrictions alimentaires, notamment les restrictions en matière d'apport liquidien, en sodium, en potassium et en protéines. Il faut rappeler à la personne qu'elle doit participer à des activités de promotion de la santé et passer des tests de dépistage.

🚶 Particularités reliées à la personne âgée

Le processus normal de vieillissement provoque des changements dans la fonction rénale qui rendent la personne âgée plus vulnérable à l'insuffisance rénale. L'altération du flux sanguin rénal, de la filtration glomérulaire et de la clairance rénale augmente les risques d'effets néfastes des médicaments sur le fonctionnement des reins. On doit donc faire preuve de beaucoup de prudence quand on administre un médicament,

PLAN THÉRAPEUTIQUE INFIRMIER

Personne atteinte d'insuffisance rénale chronique

INTERVENTIONS INFIRMIÈRES	JUSTIFICATIONS SCIENTIFIQUES	RÉSULTATS ESCOMPTÉS

Diagnostic infirmier: excès de volume liquidien, relié à la diminution du débit urinaire, aux excès alimentaires et à la rétention de sodium et d'eau
Objectif: maintenir le poids corporel sans surcharge liquidienne

INTERVENTIONS INFIRMIÈRES	JUSTIFICATIONS SCIENTIFIQUES	RÉSULTATS ESCOMPTÉS
1. Évaluer l'équilibre hydrique: a) Pesées quotidiennes b) Bilan des ingesta et des excreta c) Manque d'élasticité de la peau et présence d'œdème d) Distension des veines du cou e) Pression artérielle, fréquence du pouls et rythme cardiaque f) Fréquence respiratoire et dyspnée 2. Limiter l'apport liquidien au volume prescrit. 3. Déterminer les sources possibles de liquides: a) Médicaments et liquides utilisés pour la prise des médicaments (par voie orale et voie intraveineuse) b) Aliments 4. Expliquer à la personne et à sa famille pourquoi il est nécessaire de restreindre certains apports. 5. Aider la personne à soulager les malaises provoqués par les restrictions liquidiennes. 6. Prodiguer des soins buccaux fréquents ou inciter la personne à les effectuer elle-même.	1. Cette évaluation fournit des données de base qui permettront par la suite de suivre les variations et d'évaluer l'efficacité des interventions. 2. On établit la restriction liquidienne en fonction du poids de la personne, du débit urinaire et de la réaction au traitement. 3. Il est possible de déterminer des sources cachées de liquides. 4. La personne se conformera plus facilement aux restrictions si elle est bien informée. 5. En augmentant le bien-être de la personne, on l'aide à se conformer aux restrictions. 6. L'hygiène buccale permet de réduire la sécheresse des muqueuses de la bouche.	▪ La personne ne présente aucune variation subite de poids. ▪ L'apport alimentaire et liquidien est conforme aux restrictions prescrites. ▪ Sa peau présente une élasticité normale, sans œdème. ▪ Ses signes vitaux sont normaux. ▪ Elle ne présente pas de distension des veines du cou. ▪ Elle ne signale ni difficultés respiratoires ni essoufflements. ▪ Elle effectue régulièrement ses soins buccodentaires. ▪ Elle dit avoir moins soif. ▪ Elle dit éprouver moins de sécheresse de la bouche.

Diagnostic infirmier: alimentation déficiente, reliée à l'anorexie, aux nausées, aux vomissements, aux restrictions alimentaires et à l'altération de la muqueuse de la bouche
Objectif: maintenir un apport nutritionnel adéquat

INTERVENTIONS INFIRMIÈRES	JUSTIFICATIONS SCIENTIFIQUES	RÉSULTATS ESCOMPTÉS
1. Évaluer l'état nutritionnel: a) Variations de poids b) Résultats des examens paracliniques (taux sériques des électrolytes, de l'urée, de la créatinine, des protéines, de la transferrine et du fer) 2. Évaluer les habitudes alimentaires de la personne: a) Habitudes antérieures b) Préférences alimentaires c) Apport énergétique 3. Évaluer les facteurs qui contribuent à réduire l'apport nutritionnel: a) Anorexie, nausées et vomissements b) Aliments insipides c) Dépression d) Manque de connaissances sur les restrictions alimentaires e) Stomatite 4. Respecter les préférences alimentaires de la personne dans les limites permises. 5. Favoriser la consommation de protéines à haute valeur biologique: œufs, produits laitiers, viande. 6. Encourager la consommation de collations à forte teneur énergétique, mais pauvres en protéines, en sodium et en potassium. 7. Ne pas administrer les médicaments immédiatement avant les repas.	1. Cette évaluation fournit des données de base qui permettront par la suite de suivre les variations et d'évaluer l'efficacité des interventions. 2. On peut tenir compte des habitudes alimentaires passées et présentes de la personne lorsqu'on planifie les repas. 3. On donne à la personne des renseignements sur les facteurs qui peuvent être modifiés ou éliminés de façon à favoriser un apport alimentaire adéquat. 4. On incite ainsi la personne à accroître son apport alimentaire. 5. Les protéines à haute valeur biologique favorisent un bilan azoté positif, ce qui est nécessaire à la croissance et à la régénération des tissus. 6. Les aliments à forte teneur énergétique fournissent de l'énergie, tout en permettant d'économiser les protéines nécessaires à la croissance et à la régénération des tissus. 7. La prise de plusieurs médicaments immédiatement avant les repas peut	▪ La personne consomme des protéines à haute valeur biologique. ▪ Elle indique les aliments qu'elle aime parmi ceux qui sont autorisés. ▪ Elle consomme des aliments à forte teneur énergétique, choisis parmi ceux qui sont autorisés. ▪ Elle connaît les justifications des restrictions alimentaires et la relation existant entre ces restrictions et les taux d'urée et de créatinine. ▪ Elle prend ses médicaments selon un horaire qui évite la sensation de plénitude avant les repas et l'anorexie. ▪ Elle choisit ses aliments dans la liste des aliments autorisés. ▪ Elle dit avoir un meilleur appétit. ▪ Elle ne présente aucune variation subite de poids. ▪ Sa peau a une élasticité normale; ses tissus se régénèrent normalement; ses taux de protéines et d'albumine sont acceptables.

INTERVENTIONS INFIRMIÈRES	JUSTIFICATIONS SCIENTIFIQUES	RÉSULTATS ESCOMPTÉS
8. Expliquer les raisons des restrictions alimentaires et leur rôle dans l'amélioration de la fonction rénale et la baisse des taux d'urée et de créatinine. 9. Fournir la liste des aliments permis, accompagnée de suggestions pour en rehausser la saveur sans recourir au sodium ou au potassium. 10. Faire en sorte que les repas se déroulent dans une ambiance agréable. 11. Peser la personne tous les jours. 12. Être à l'affût des signes de carences en protéines: a) Œdème b) Cicatrisation lente c) Baisse du taux sérique d'albumine	entraîner de l'anorexie ou une sensation de plénitude. 8. On aide ainsi la personne à comprendre comment les restrictions alimentaires agissent sur les taux d'urée et de créatinine, et, partant, sur la fonction rénale. 9. Les listes permettent de présenter de façon concrète les restrictions alimentaires, tout en constituant un outil facile à consulter pour la personne et sa famille. 10. Supprimer les facteurs de désagrément contribue à stimuler l'appétit. 11. Le poids est un indice de l'état nutritionnel et hydrique. 12. Non seulement un apport insuffisant en protéines entraîne-t-il une baisse des taux d'albumine et des autres protéines, mais il favorise également l'œdème et retarde la cicatrisation.	

Diagnostic infirmier: connaissances insuffisantes sur la maladie et le traitement
Objectif: acquérir des connaissances sur la maladie et le traitement

1. Évaluer les connaissances de la personne sur les causes de l'insuffisance rénale, ses conséquences et son traitement: a) Causes de l'insuffisance rénale b) Conséquences de l'insuffisance rénale c) Connaissance de la fonction rénale d) Relation entre les restrictions alimentaires et liquidiennes et l'insuffisance rénale e) Raison du traitement (hémodialyse, dialyse péritonéale, greffe rénale) 2. Expliquer à la personne le fonctionnement des reins et les conséquences de l'insuffisance rénale en adaptant le vocabulaire utilisé et les explications à son niveau de compréhension et de réceptivité. 3. Aider la personne à trouver des moyens d'intégrer dans sa vie les changements liés à la maladie et au traitement. 4. Donner oralement et par écrit des renseignements appropriés sur les points suivants: a) Fonction rénale et insuffisance rénale b) Restrictions liquidiennes et alimentaires c) Médicaments d) Troubles, signes et symptômes dont il faut faire part au personnel soignant e) Calendrier des rendez-vous de suivi f) Ressources communautaires g) Choix de traitements	1. Cette évaluation fournit des données servant de base aux explications et à l'enseignement. 2. La personne peut assimiler les explications sur l'insuffisance rénale et son traitement quand elle est prête à accepter sa maladie et ses conséquences. 3. La personne peut ainsi concevoir que sa vie ne sera pas centrée uniquement sur la maladie et le traitement. 4. On fournit ainsi à la personne un outil de consultation qui peut lui servir à la maison.	■ La personne explique la relation entre la cause et les conséquences de l'insuffisance rénale. ■ Elle explique comment les restrictions alimentaires et liquidiennes influent sur la fonction régulatrice des reins. ■ Elle explique dans ses propres mots la relation entre l'insuffisance rénale et la nécessité d'un traitement. ■ Elle pose des questions sur les différents traitements qui s'offrent à elle, ce qui indique qu'elle est prête à recevoir de l'enseignement. ■ Elle exprime comment elle entend vivre de la façon la plus normale possible. ■ Elle consulte les explications et les directives écrites qu'on lui a remises pour trouver des réponses à ses questions et pour obtenir des renseignements supplémentaires.

Diagnostic infirmier: intolérance à l'activité, reliée à la fatigue, à l'anémie, à l'accumulation de déchets du métabolisme et au traitement de dialyse
Objectif: améliorer la tolérance à l'activité

1. Évaluer les facteurs qui contribuent à la fatigue: a) Anémie b) Déséquilibres hydroélectrolytiques c) Accumulation de déchets du métabolisme d) Dépression 2. Favoriser l'autonomie de la personne en matière d'autosoins, dans les limites tolérées; l'aider quand elle est fatiguée. 3. Encourager la personne à faire alterner périodes d'activité et périodes de repos.	1. Cette évaluation permet d'établir le degré de fatigue de la personne. 2. On améliore ainsi l'estime de soi de la personne. 3. On favorise ainsi l'activité et l'exercice en tenant compte des limites de la personne et du repos dont elle a besoin.	■ La personne augmente graduellement ses activités et le niveau de ses exercices. ■ Elle dit se sentir mieux. ■ Elle fait alterner périodes d'activité et périodes de repos. ■ Elle participe à certains autosoins.

Personne atteinte d'insuffisance rénale chronique (*suite*)

INTERVENTIONS INFIRMIÈRES	JUSTIFICATIONS SCIENTIFIQUES	RÉSULTATS ESCOMPTÉS
4. Inciter la personne à se reposer après les traitements de dialyse.	4. On encourage la personne à se reposer après les traitements de dialyse, qui sont épuisants pour de nombreuses personnes.	

Diagnostic infirmier: estime de soi perturbée, reliée à la perte d'autonomie, à une perturbation dans l'exercice du rôle, à une altération de l'image corporelle et à un dysfonctionnement sexuel
Objectif: améliorer l'estime de soi

INTERVENTIONS INFIRMIÈRES	JUSTIFICATIONS SCIENTIFIQUES	RÉSULTATS ESCOMPTÉS
1. Évaluer les réactions de la personne et de sa famille à l'égard de la maladie et du traitement. 2. Évaluer la relation entre la personne et les membres de sa famille. 3. Évaluer les stratégies d'adaptation habituelles de la personne et des membres de sa famille. 4. Inciter la personne et sa famille à exprimer leurs inquiétudes et leurs réactions à l'égard des changements provoqués par l'insuffisance rénale et le traitement: a) Perturbation de l'exercice du rôle b) Modification du mode de vie c) Modification de la vie professionnelle d) Modification de l'activité sexuelle e) Dépendance à l'égard du personnel soignant 5. Proposer des activités sexuelles qui peuvent remplacer les rapports sexuels. 6. Parler du rôle de l'échange d'amour et d'affection.	1. On obtient ainsi des données sur les difficultés qu'éprouvent la personne et sa famille à s'adapter aux changements qui affectent leur mode de vie. 2. On obtient ainsi des renseignements sur les forces de la personne et de sa famille et sur le soutien qu'ils peuvent s'apporter. 3. Des stratégies d'adaptation qui ont été efficaces antérieurement peuvent se révéler dangereuses pour une personne atteinte d'insuffisance rénale en raison des restrictions imposées par la maladie et son traitement. 4. On permet ainsi à la personne et à sa famille de cerner leurs inquiétudes et d'y faire face. 5. D'autres types d'activités sexuelles peuvent être acceptables. 6. La signification de la sexualité diffère selon les personnes et évolue avec la maturité.	■ La personne indique les stratégies d'adaptation qui lui ont été utiles par le passé et celles auxquelles elle ne pourra plus recourir à cause de l'insuffisance rénale et du traitement (alcool, drogues ou effort physique intense). ■ La personne et sa famille expriment leurs réactions et leurs sentiments à l'égard de l'insuffisance rénale et des changements qu'elle impose. ■ Elle demande une aide professionnelle, si nécessaire, pour s'adapter aux changements provoqués par l'insuffisance rénale. ■ Elle se dit satisfaite de sa vie sexuelle.

Problèmes traités en collaboration: hyperkaliémie; péricardite, épanchement péricardique et tamponnade cardiaque; hypertension; anémie; atteinte osseuse et calcifications métastatiques
Objectif: prévenir les complications

INTERVENTIONS INFIRMIÈRES	JUSTIFICATIONS SCIENTIFIQUES	RÉSULTATS ESCOMPTÉS
HYPERKALIÉMIE 1. Surveiller le taux sérique de potassium et aviser le médecin s'il est supérieur à 5,5 mmol/L. 2. Examiner la personne pour déterminer si elle souffre de faiblesse musculaire, de diarrhée ou de variations à l'ECG (ondes T hautes et pointues).	1. L'hyperkaliémie peut entraîner dans l'organisme des changements qui mettent en danger la vie de la personne. 2. Les signes et symptômes d'atteinte cardiovasculaire sont caractéristiques de l'hyperkaliémie. Son ECG est normal.	■ Le taux sérique de potassium de la personne est normal. ■ Elle ne souffre pas de faiblesse musculaire ou de diarrhée. ■ Ses signes vitaux sont normaux.
PÉRICARDITE, ÉPANCHEMENT PÉRICARDIQUE ET TAMPONNADE CARDIAQUE 1. Examiner la personne pour déterminer si elle souffre de fièvre, de douleurs thoraciques et de frottement péricardique (signes de péricardite) et, le cas échéant, en aviser le médecin. 2. Si la personne souffre de péricardite, vérifier toutes les 4 heures si elle présente les signes suivants: a) Pouls paradoxal > 10 mm Hg b) Hypotension grave c) Pouls périphérique faible ou absent d) Altération du niveau de conscience e) Distension des veines du cou 3. Préparer la personne à subir une échographie cardiaque qui facilitera le diagnostic d'épanchement péricardique et de tamponnade cardiaque.	1. Chez environ 30 à 50 % des personnes atteintes d'insuffisance rénale chronique, la péricardite se manifeste en raison de l'urémie; la fièvre, les douleurs thoraciques et les bruits de frottement péricardique sont des signes caractéristiques de péricardite. 2. L'épanchement péricardique est l'une des conséquences mortelles de la péricardite. Les signes en sont les suivants: pouls paradoxal (chute > mm Hg de la pression artérielle pendant l'inspiration) et signes du choc causé par la compression du cœur sous l'effet d'une importante accumulation de liquide. La tamponnade cardiaque se manifeste quand l'état hémodynamique de la personne est gravement atteint. 3. L'échographie cardiaque permet de visualiser l'épanchement péricardique et la tamponnade cardiaque.	■ Les pouls périphériques de la personne sont forts et égaux. ■ Elle ne présente pas de pouls paradoxal. ■ L'échographie cardiaque ne révèle ni épanchement péricardique ni tamponnade cardiaque. ■ Les bruits cardiaques sont normaux.

INTERVENTIONS INFIRMIÈRES	JUSTIFICATIONS SCIENTIFIQUES	RÉSULTATS ESCOMPTÉS
4. Quand une tamponnade cardiaque se manifeste, préparer la personne à subir une ponction péricardique d'urgence.	4. La tamponnade cardiaque met en danger la vie de la personne et est associée à un taux de mortalité élevé. Il est essentiel d'aspirer immédiatement le liquide qui se trouve dans la cavité péricardique.	
HYPERTENSION 1. Mesurer et noter la pression artérielle, au besoin. 2. Administrer les antihypertenseurs selon l'ordonnance. 3. Inciter la personne à se conformer aux restrictions alimentaires et liquidiennes. 4. Enseigner à la personne à signaler les signes de surcharge liquidienne et d'altération de la vision, les céphalées, l'œdème et les convulsions.	1. Cette mesure fournit des données de surveillance objectives. Une élévation de la pression peut indiquer le non-respect du schéma posologique. 2. Les antihypertenseurs jouent un rôle clé dans le traitement de l'hypertension associée à l'insuffisance rénale chronique. 3. Le respect du régime alimentaire et de l'horaire de dialyse prévient la surcharge liquidienne et l'accumulation de sodium. 4. Ces signes indiquent que l'hypertension n'est pas jugulée et qu'il faut modifier le traitement.	■ La pression artérielle de la personne est normale. ■ La personne dit ne pas souffrir de céphalées, de troubles de la vision ou de convulsions. ■ Elle ne présente pas d'œdème. ■ Elle se conforme aux restrictions alimentaires et liquidiennes.
ANÉMIE 1. Surveiller la numération des érythrocytes, le taux d'hémoglobine et l'hématocrite. 2. Administrer les médicaments selon l'ordonnance, y compris les suppléments de fer, l'érythropoïétine et les vitamines (B_{12} et acide folique lors de carences). 3. Éviter de prélever inutilement des échantillons de sang. 4. Enseigner à la personne à éviter les saignements: ne pas se moucher vigoureusement, ne pas pratiquer de sports de contact et utiliser une brosse à dents à soies douces. 5. Administrer les composants sanguins, selon l'ordonnance.	1. Ces valeurs permettent d'évaluer la gravité de l'anémie. 2. L'organisme a besoin de fer, d'acide folique et de vitamines B_{12} pour produire des globules rouges. 3. L'anémie est aggravée par le prélèvement de nombreux échantillons de sang. 4. Les saignements, où qu'ils surviennent, aggravent l'anémie. 5. Quand la personne présente des symptômes, il peut être nécessaire de la traiter à l'aide de composants sanguins.	■ Le teint de la personne est normal; elle n'est pas pâle. ■ Les résultats des analyses sanguines sont acceptables. ■ La personne ne présente aucun saignement.
ATTEINTE OSSEUSE ET CALCIFICATIONS MÉTASTATIQUES 1. Administrer les médicaments suivants selon l'ordonnance: chélateurs des phosphates, suppléments de calcium, vitamine D active. 2. Surveiller les résultats des analyses sanguines prescrites (taux sériques du calcium, du phosphore et de l'aluminium) et signaler les résultats anormaux au médecin. 3. Aider la personne à se conformer à son programme d'exercices.	1. L'insuffisance rénale chronique cause de nombreux changements physiologiques qui influent sur le métabolisme du calcium, du phosphore et de la vitamine D. 2. L'hyperphosphatémie, l'hypocalcémie et l'accumulation excessive d'aluminium sont fréquentes en cas d'insuffisance rénale chronique. 3. L'immobilité augmente la déminéralisation osseuse.	■ Les taux sériques du calcium, du phosphore et de l'aluminium sont acceptables. ■ La personne ne présente pas de symptômes d'hypocalcémie. ■ La scintigraphie osseuse ne révèle pas de déminéralisation. ■ La personne explique qu'il est important de rester actif et de se conformer au programme d'exercices.

surtout en raison de la polypharmacie et de l'usage accru des médicaments en vente libre, tous deux fréquents chez les personnes âgées. De plus, on note une augmentation de l'incidence des affections systémiques (par exemple athérosclérose, hypertension, insuffisance cardiaque, diabète et cancer), qui prédisposent à des néphropathies. C'est pourquoi toutes les infirmières doivent être à l'affût des signes et symptômes d'insuffisance rénale.

Le vieillissement réduit la capacité du rein à répondre adéquatement aux déséquilibres hydroélectrolytiques soudains. C'est pourquoi on doit les prévenir, ou les dépister et les traiter rapidement, pour éviter une atteinte rénale. Quand une personne âgée doit subir de nombreuses épreuves diagnostiques ou quand on lui prescrit un nouveau médicament, comme des diurétiques, il faut éviter qu'elle ne se déshydrate, ce qui

pourrait altérer la fonction rénale et entraîner une insuffisance rénale aiguë.

Chez les personnes âgées, les signes d'atteinte de la fonction rénale et de déséquilibre hydroélectrolytique sont souvent atypiques. De plus, on doit éviter d'associer systématiquement leurs troubles aux affections existantes ou de les considérer comme des manifestations normales du vieillissement.

Insuffisance rénale aiguë chez les personnes âgées

La fréquence de l'insuffisance rénale aiguë augmente chez les personnes âgées hospitalisées. En effet, environ 50 % des personnes chez qui cet état clinique apparaît au cours d'un séjour dans un centre hospitalier pour un trouble médical ou une intervention chirurgicale ont plus de 60 ans. On trouve également de nombreux cas d'insuffisance rénale aiguë dans la communauté. Les infirmières en consultation externe doivent connaître les risques liés à l'insuffisance rénale aiguë chez les personnes âgées, surtout chez celles qui doivent subir des examens paracliniques qui peuvent provoquer la déshydratation. Le taux de mortalité associé à l'insuffisance rénale aiguë est légèrement plus élevé chez les personnes âgées que chez les personnes plus jeunes.

L'insuffisance rénale aiguë est imputable à des causes prérénales, comme la déshydratation, et à des causes rénales, comme les substances toxiques pour les reins (médicaments, opacifiant radiologique). Chez la personne qui souffre déjà d'une insuffisance rénale, l'exposition à des substances de contraste lors d'examens radiologiques et les restrictions liquidiennes que certains de ces examens imposent sont une cause majeure d'aggravation, surtout si la personne est atteinte de diabète. L'inhibition de la soif, l'immobilité, la contention, l'absence d'eau et les troubles cognitifs sont autant de facteurs qui empêchent la personne âgée de consommer des liquides en quantité suffisante. La déshydratation qui s'ensuit compromet la fonction rénale atteinte.

Insuffisance rénale chronique chez les personnes âgées

L'âge auquel les personnes présentent une insuffisance rénale terminale a régulièrement augmenté au fil des ans, mais depuis 1993 il semble s'être stabilisé à 60 ans en moyenne. Auparavant, les causes les plus fréquentes d'insuffisance rénale chronique chez les personnes âgées étaient la glomérulonéphrite maligne, la glomérulonéphrite extramembraneuse et la néphrosclérose. De nos jours, il s'agirait du diabète et de l'hypertension (Bakris *et al.*, 2000). La néphrite interstitielle et l'obstruction des voies urinaires figurent parmi les autres causes fréquentes. Les signes et symptômes de néphropathie sont souvent non caractéristiques et peuvent être masqués par ceux d'autres troubles (insuffisance cardiaque, démence), ce qui peut retarder ou empêcher le diagnostic et le traitement. La personne âgée présente souvent les signes et symptômes du syndrome néphrotique, comme l'œdème et la protéinurie.

Chez les personnes âgées, on a recours avec succès à l'hémodialyse et à la dialyse péritonéale pour traiter l'insuffisance rénale (Carey *et al.*, 2001). Même si elle donne d'aussi bons résultats que chez les personnes plus jeunes, la greffe rénale est peu pratiquée à cause de la fréquence de troubles concomitants (coronaropathies, maladies vasculaires périphériques, et autres). Il arrive que les personnes âgées refusent la dialyse ou la greffe. Pour celles qui ne peuvent pas ou ne veulent pas se soumettre à la dialyse ou à la greffe, on peut envisager un traitement plus traditionnel, par exemple des modifications du régime alimentaire, des restrictions liquidiennes et la prise de médicaments comme les chélateurs des phosphates.

Greffe du rein

La plupart des personnes atteintes d'insuffisance rénale terminale choisissent de recourir à la greffe du rein. Au cours des 45 dernières années, on a effectué 10 354 greffes du rein réussies au Canada (2 158 au Québec). On trouve encore près de 700 personnes en attente de greffe du rein au Québec (Froment, 2003). Le taux de succès des transplantations du rein provenant d'un donneur vivant est de 90 à 95 %, comparativement au taux de succès des transplantations du rein provenant d'un donneur décédé qui est de 85 à 90 % après un an. De plus, les reins provenant de donneurs vivants ont tendance à fonctionner plus longtemps, soit en moyenne de 15 à 20 ans, comparativement à 10 à 12 ans pour ceux qui ont été prélevés chez un donneur décédé (Zaltzman, 2005).

Le choix de recourir à une greffe rénale tient à diverses raisons, notamment éviter la dialyse, augmenter le bien-être et mener une vie plus normale. De plus, le coût d'une greffe réussie représente le tiers du coût du traitement de dialyse.

La greffe consiste à transplanter un rein d'une personne encore vivante ou décédée sur une personne atteinte d'insuffisance rénale terminale (encadré 47-8 ■). La greffe a plus de chances de succès si le donneur est apparenté à la personne (le groupe sanguin et les antigènes HLA sont compatibles) et si elle a lieu avant le début des traitements de dialyse (Mange, Joffe et Feldman, 2001). En raison du nombre considérable de personnes en attente d'une greffe du rein, on élabore de nouvelles techniques destinées à jumeler des donneurs vivants non apparentés (Gridelli et Remuzzi, 2000).

On peut effectuer ou non une néphrectomie avant la greffe. On place le greffon dans la fosse iliaque de la personne, dans l'espace rétropéritonéal. L'uretère du nouveau rein est rattaché à la vessie ou à l'uretère du receveur par anastomose (figure 47-6 ■).

SOINS PRÉOPÉRATOIRES

Les soins préopératoires visent à ramener le métabolisme à un niveau pratiquement normal, à s'assurer que la personne ne présente pas d'infection et à la préparer en vue de la chirurgie et des soins postopératoires.

ENCADRÉ 47-8

Don d'organes

Le traitement des personnes atteintes d'une néphropathie terminale dépend du nombre de reins disponibles pour la greffe. Québec-Transplant fournit aux personnes désireuses de donner un rein des renseignements écrits sur le programme de don d'organes, ainsi qu'une carte précisant les organes à prélever en cas de décès.

Le donneur et deux témoins doivent signer la carte de don d'organes et le donneur doit la garder sur lui en tout temps. Bien qu'il existe un programme national exigeant qu'on demande aux parents d'une personne décédée ou dont le décès neurologique a été attesté s'ils envisagent un don d'organe, on n'arrive pas à trouver suffisamment de reins pour répondre à la demande.

Au Québec, les personnes sont invitées à signer leur consentement au don d'organes au verso de leur carte d'assurance maladie. Toutefois, il est conseillé d'en parler aux autres membres de la famille, car se sont eux qui seront consultés en cas de décès et qui devront signer le consentement pour le prélèvement de tissus ou d'organes (Québec-Transplant, http://www.quebec-transplant.qc.ca).

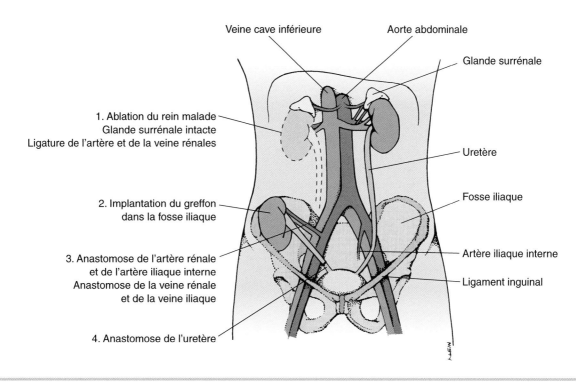

Veine cave inférieure   Aorte abdominale

Glande surrénale

1. Ablation du rein malade
Glande surrénale intacte
Ligature de l'artère et de la veine rénales

Uretère

2. Implantation du greffon
dans la fosse iliaque

Fosse iliaque

3. Anastomose de l'artère rénale
et de l'artère iliaque interne
Anastomose de la veine rénale
et de la veine iliaque

Artère iliaque interne

Ligament inguinal

4. Anastomose de l'uretère

FIGURE 47-6 ■ Greffe du rein : (1) On procède à l'ablation du rein malade et on ligature l'artère et la veine rénales. (2) On implante le greffon dans la fosse iliaque. (3) On abouche l'artère rénale à l'artère iliaque et la veine rénale à la veine iliaque. (4) On relie l'uretère du rein greffé à la vessie ou on l'abouche à l'uretère du receveur.

Traitement médical

On effectue un examen physique complet afin de déceler et de traiter toute affection qui pourrait causer des complications après la greffe. On détermine la compatibilité des tissus et des cellules du donneur et du receveur en procédant au groupage tissulaire et sanguin, ainsi qu'à une recherche d'anticorps. Il faut effectuer d'autres examens paracliniques pour détecter les affections qui doivent être traitées avant la greffe. On examine les voies urinaires inférieures afin d'évaluer le fonctionnement du col vésical et de détecter les reflux urétéraux.

La personne ne doit pas présenter d'infection au moment de la greffe car, après la chirurgie, on lui administre des médicaments afin de prévenir le rejet du greffon. Ces médicaments inhibent la réponse immunitaire ; la personne devient donc immunodéprimée et prédisposée aux infections. On doit par conséquent déceler et traiter toutes les infections, y compris les affections des gencives et les caries dentaires.

On effectue une évaluation psychosociale de la personne afin de connaître sa capacité de s'habituer à la greffe, ses stratégies d'adaptation, ses antécédents sociaux, le soutien dont elle bénéficie et ses ressources financières. Il est important d'obtenir ses antécédents psychiatriques, car les troubles mentaux sont souvent aggravés par les corticostéroïdes que la personne doit prendre pour prévenir le rejet de la greffe.

On effectue souvent une hémodialyse la veille de la greffe afin d'optimiser l'état de la personne si cette dernière est déjà soumise à un traitement de dialyse. Toutefois, si un donneur est disponible, il est préférable de ne pas entreprendre de dialyse avant la greffe (Mange *et al.*, 2001).

Soins et traitements infirmiers

Les soins et traitements infirmiers qui précèdent une greffe rénale sont analogues à ceux qui précèdent les autres chirurgies abdominales. On peut donner l'enseignement préopératoire tant en consultation externe, avant l'admission de la personne, qu'au centre hospitalier ou en centre de greffe pendant la phase préliminaire. Cet enseignement doit porter sur les soins pulmonaires postopératoires, les choix concernant le soulagement de la douleur, les restrictions alimentaires, les perfusions intraveineuses et artérielles, les tubes (sonde vésicale et, parfois, tube nasogastrique) et le début de la marche. La personne qui attend un rein d'un donneur vivant auquel elle est apparentée s'inquiète souvent de la santé du donneur et de sa réaction à la chirurgie.

La plupart des personnes ont subi des traitements de dialyse pendant des mois ou des années avant la greffe. Nombre d'entre elles ont attendu des mois, voire des années, avant d'obtenir une greffe ; elles ont des craintes concernant la chirurgie, les risques de rejet et la nécessité de reprendre la dialyse. L'infirmière qui prodigue des soins préopératoires doit notamment aider la personne à surmonter ses craintes et lui expliquer à quoi s'attendre après la chirurgie.

SOINS POSTOPÉRATOIRES

Les soins postopératoires visent à maintenir l'homéostasie jusqu'à ce que le rein greffé fonctionne bien. Le pronostic est plus favorable lorsque le rein greffé fonctionne immédiatement que lorsqu'il ne fonctionne pas.

Thérapie immunosuppressive

La survie du rein greffé dépend de l'inhibition de la réponse immunitaire de l'organisme envers le greffon. Pour inhiber ou réduire les mécanismes de défense de l'organisme, on doit administrer des immunosuppresseurs, qui peuvent être séparés en cinq classes : inhibiteurs de la calcineurine, agents antiprolifératifs, inhibiteurs de la cible de la rapamycine, anticorps et corticostéroïdes. Le taux de survie des personnes greffées s'est considérablement amélioré grâce aux traitements reposant sur les combinaisons de ces médicaments.

Les inhibiteurs de la calcineurine sont la cyclosporine (Neoral, Sandimmune) et le tacrolimus (Prograf, auparavant appelé FK-506). L'arrivée de la cyclosporine dans les années 1980 a révolutionné la pratique en diminuant les rejets aigus et en augmentant la survie des greffons. Ce médicament est moins utilisé aujourd'hui en raison de ses multiples effets indésirables (entre autres, néphrotoxicité, neurotoxicité, hirsutisme, hyperplasie gingivale, hypertension, hyperlipidémie) et de ses nombreuses interactions médicamenteuses.

Les agents antiprolifératifs sont l'azathioprine (Imuran) et le mofétil mycophénolate (CellCept). Le mofétil mycophénolate est plus utilisé que l'azathioprine, car il est moins myélosupresseur.

Le sirolimus (Rapamune) est le seul inhibiteur de la cible de la rapamycine présentement utilisé. On peut l'employer en association avec les inhibiteurs de la calcineurine. On évalue aussi son efficacité dans des plans thérapeutiques qui ne comportent pas d'inhibiteurs de la calcineurine pour éviter les effets indésirables de ceux-ci à long terme.

Le daclizumab (Zenapax) et le basiliximab (Simulect) sont des anticorps monoclonaux antagonistes des récepteurs de l'interleukine 2. Ils sont utilisés pour l'induction de la thérapie immunosuppressive en prévention du rejet aigu. Les globulines antithymocytaires et l'OKT-3, une globuline anti-lymphocytaire, sont utilisés pour l'induction de la thérapie immunosuppressive et pour le traitement des rejets aigus.

Les corticostéroïdes (surtout la prednisone [Deltasone] et la méthylprednisolone [Solu-Medrol]) sont utilisés pour la thérapie immunosuppressive et sont très efficaces dans le traitement des rejets aigus.

On cherche de plus en plus des plans thérapeutiques qui permettent de limiter ou de rendre inutile l'utilisation des inhibiteurs de la calcineurine et celle des corticostéroïdes en raison de leurs nombreux effets indésirables à court et à long terme (Hardinger *et al.*, 2004). On diminue graduellement les doses et le nombre d'immunosuppresseurs au cours d'une période de plusieurs mois, selon la réaction immunitaire de la personne au greffon, mais on doit poursuivre le traitement tant que celle-ci conserve le rein greffé (encadré 47-9 ■).

Interventions infirmières postopératoires

Dépister le rejet du greffon

Après une greffe du rein, l'infirmière examine la personne à la recherche des signes et symptômes de rejet : oligurie, œdème, fièvre, élévation de la pression artérielle, gain de poids et œdème ou sensibilité au niveau du greffon. Les signes et symptômes habituels de rejet aigu peuvent être absents chez la personne qui prend de la cyclosporine. Dans ce cas, le seul signe présent est parfois une élévation asymptomatique du taux de créatinine dans le sang (une élévation de plus de 20 % indique un rejet aigu).

On suit de près les résultats des analyses sanguines (urée et créatinine), ainsi que la numération des plaquettes et des leucocytes, dont la production est entravée par l'immuno-dépression. On observe attentivement la personne pour déceler tout signe d'infection, car l'immunodépression et les complications de l'insuffisance rénale peuvent retarder la cicatrisation et prédisposer aux infections.

⏵ ALERTE CLINIQUE *L'infection et le rejet se manifestent tous deux par une altération de la fonction rénale et par de la fièvre, mais on doit distinguer ces complications, car on les traite différemment.*

Les manifestations cliniques de l'infection sont notamment les suivantes : grands frissons, fièvre, tachycardie et tachypnée, augmentation ou diminution du nombre de leucocytes (leucocytose ou leucopénie).

ENCADRÉ 47-9

Rejet du greffon et infection

Le rejet et l'insuffisance du rein greffé peuvent survenir dans les 24 heures (rejet suraigu), après 3 à 14 jours (rejet aigu) ou après de nombreuses années (rejet chronique). Il n'est pas rare que le rejet survienne dans l'année suivant la greffe.

DÉTECTION DU REJET
L'échographie permet de détecter une hypertrophie du rein, tandis que la biopsie rénale (la technique la plus fiable) et les techniques radiologiques servent à confirmer le rejet. Il faut alors reprendre la dialyse. On peut ou non procéder au retrait du greffon, selon le moment où le rejet survient (rejet aigu ou chronique) et compte tenu des risques d'infection.

INFECTION POSSIBLE
Environ 75 % des personnes qui subissent une greffe rénale souffrent d'au moins une infection au cours de la première année suivant la greffe en raison de la thérapie immuno-suppressive. Auparavant, cette thérapie rendait les receveurs plus vulnérables aux infections opportunistes (candidose, infection au cytomégalovirus, pneumonie à *Pneumocystis carinii*) et aux autres infections dues à des virus, à des champignons ou à des protozoaires peu pathogènes, ce qui pouvait constituer un danger considérable pour la personne. Le traitement à la cyclosporine a réduit l'incidence des infections opportunistes, car il a un effet sélectif et ne détruit pas les lymphocytes T qui protègent la personne contre les infections mortelles. De plus, la polythérapie immunosuppressive et l'amélioration des soins ont permis d'atteindre un taux de survie après un an de presque 100 % et un taux de survie du greffon dépassant 90 %. Toutefois, l'infection constitue l'une des principales causes de décès en tout temps chez les personnes qui ont reçu une greffe (Chan, Gaston et Hariharan, 2001).

Prévenir l'infection

Les portes d'entrée des microorganismes sont notamment les voies urinaires, les poumons et l'incision chirurgicale. On doit effectuer fréquemment des cultures d'urine, car les risques de bactériurie sont élevés, que ce soit au cours de la période qui suit immédiatement la greffe ou plus tard. Les écoulements provenant d'une incision chirurgicale constituent un excellent milieu de culture pour les bactéries, et donc une source possible d'infection. Pour vérifier s'ils sont libres de microorganismes, on peut couper les extrémités des drains (sous asepsie stricte), les placer dans un contenant stérile et les faire parvenir au laboratoire pour culture.

Il faut éviter que la personne ait des contacts avec tout membre du personnel, tout visiteur ou toute autre personne atteinte d'une infection évolutive. Il est indispensable de se laver les mains fréquemment et soigneusement. Les membres du personnel et les visiteurs pourront porter un masque pour éviter de contaminer la personne jusqu'à ce qu'on diminue ses doses d'immunosuppresseurs.

Surveiller la fonction urinaire

On vérifie la perméabilité et la stérilité de la voie d'accès à la circulation sanguine servant à l'hémodialyse. Des caillots peuvent en effet s'y former après la greffe, car la reprise de la fonction rénale améliore l'hémostase. Après une greffe, il est parfois nécessaire de recourir à l'hémodialyse pour assurer le maintien de l'homéostasie jusqu'à ce que le rein transplanté fonctionne bien.

Les reins provenant d'un donneur vivant et apparenté à la personne commencent généralement à fonctionner tout de suite après la greffe et peuvent produire de grandes quantités d'urine diluée. Les reins provenant de cadavres peuvent présenter une nécrose tubulaire aiguë et ne fonctionner que 2 ou 3 semaines après la greffe ; durant cette période, on peut observer une anurie, une oligurie ou une polyurie, ainsi que d'importantes fluctuations du bilan hydroélectrolytique. On doit donc surveiller attentivement la personne. Il faut mesurer toutes les heures le débit urinaire provenant de la sonde vésicale (reliée à un système de drainage fermé). On administre des solutions intraveineuses selon le volume d'urine et les taux sériques d'électrolytes, conformément à l'ordonnance du médecin. Il peut être nécessaire de recourir à l'hémodialyse en cas de surcharge liquidienne ou d'hyperkaliémie (Gridelli et Remuzzi, 2000).

Aborder les problèmes d'ordre psychologique

Pendant de nombreux mois, le rejet du greffon reste la principale source d'inquiétude de la personne, de sa famille et de l'équipe soignante. Cette crainte et les complications du traitement immunosuppresseur (entre autres infections, hypertension, dyslipidémie, myélosuppression, syndrome de Cushing, diabète, fragilité capillaire, ostéoporose, glaucome, cataractes et acné) entraînent un immense stress psychologique chez la personne. Les inquiétudes face à l'avenir et les difficultés d'adaptation contribuent aussi au stress de la personne et de sa famille.

Il est important que l'infirmière évalue l'intensité du stress et les stratégies d'adaptation de la personne. À chacune de ses visites, elle doit s'assurer que la personne et sa famille arrivent à s'adapter à la situation et que la personne se conforme au schéma posologique prescrit. Cette dernière peut être dirigée vers un centre d'aide, au besoin ou sur ordonnance.

Surveiller et traiter les complications

La personne qui subit une greffe rénale risque de souffrir des mêmes complications postopératoires que les personnes soumises à toute autre chirurgie. De plus, l'état physique peut être altéré par les complications associées à l'insuffisance rénale à long terme et à son traitement. Il est donc essentiel que l'infirmière examine attentivement la personne afin de déceler les complications découlant de l'insuffisance rénale et celles qui sont associées à une intervention chirurgicale importante. Les principaux soins postopératoires comprennent les stratégies favorisant la guérison, notamment les exercices respiratoires, la marche et les soins de l'incision.

Dans certains cas, on observe l'apparition d'ulcères et de saignements digestifs dus aux corticostéroïdes. Les immunosuppresseurs et les antibiotiques peuvent entraîner la colonisation des voies gastro-intestinales (surtout de la bouche) et de la vessie par des champignons. On doit surveiller attentivement la personne et aviser le médecin si ces complications surviennent. De plus, si le traitement comprend des corticostéroïdes, il faut s'assurer que la personne ne présente pas de signes et symptômes d'insuffisance surrénalienne.

Favoriser les soins à domicile et dans la communauté

Enseigner les autosoins L'infirmière travaille en étroite collaboration avec la personne et sa famille pour les persuader qu'il est important de prendre les immunosuppresseurs prescrits par le médecin. Elle doit aussi leur enseigner à reconnaître et à signaler au médecin les signes et symptômes de rejet, d'infection ou d'effets indésirables graves de ces médicaments. Ces signes sont notamment les suivants : diminution du débit urinaire, gain de poids, malaise, fièvre, détresse respiratoire, sensibilité au niveau du greffon, anxiété, dépression, modification des habitudes alimentaires, liquidiennes ou autres, et variations de la pression artérielle. L'infirmière avise la personne qu'elle doit informer les autres professionnels de la santé (par exemple son dentiste) qu'elle a subi une greffe rénale et qu'elle prend des immunosuppresseurs.

Assurer le suivi La personne doit savoir qu'une greffe exigera un suivi tout au long de sa vie. On lui donne oralement et par écrit des directives concernant son régime alimentaire, ses médicaments, l'apport liquidien permis, la pesée quotidienne, la mesure quotidienne du volume d'urine, le bilan des ingesta et des excreta, la prévention des infections et la reprise des activités. On lui indique également les sports de contact qu'elle doit éviter afin de ne pas endommager le greffon. Compte tenu des risques de complications, la personne doit être suivie de près. Les affections cardiovasculaires sont la principale cause de morbidité et de mortalité dans les cas de transplantation du rein, ce qui serait en partie dû au fait que l'âge moyen des greffés augmente. Il semble également que les cancers soient plus fréquents après un traitement immunosuppresseur prolongé. C'est pourquoi il est nécessaire d'insister auprès de la personne pour qu'elle participe à des activités de promotion de la santé et subisse des tests de dépistage.

La Fondation canadienne du rein est un organisme de soutien à but non lucratif destiné à ceux qui souffrent d'une néphropathie. Cette association fournit à la personne et à sa famille nombre de suggestions et de conseils sur la dialyse et la greffe.

Lithiase urinaire

On parle de lithiase urinaire lorsque des calculs sont présents dans les voies urinaires. Ces calculs se forment quand les concentrations de substances telles que l'oxalate de calcium, le phosphate de calcium ou l'acide urique augmentent dans l'urine. C'est ce qu'on appelle la sursaturation ; cette dernière dépend de la quantité de la substance en cause, de la force ionique et du pH de l'urine.

Physiopathologie

Les calculs peuvent aussi apparaître quand certaines substances qui empêchent normalement la formation de cristaux dans l'urine, comme le citrate, le magnésium, la néphrocalcine et l'uropontine, sont présentes en quantité insuffisante. L'état hydrique de la personne joue un rôle clé dans la formation d'une lithiase ; les calculs touchent en effet plus souvent les personnes déshydratées.

Les calculs peuvent se former dans n'importe quelle partie des voies urinaires, des reins à la vessie. Certains sont microscopiques (on parle alors de calculs silencieux), mais d'autres, comme ceux qu'on retrouve dans la vessie, peuvent atteindre la taille d'une orange. Les différents endroits où des calculs peuvent se former dans les voies urinaires sont présentés dans la figure 47-7 ■.

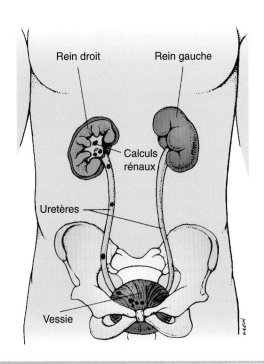

FIGURE **47-7** ■ Parties des voies urinaires où les calculs peuvent se former (lithiase urinaire).

La formation de calculs est favorisée par des facteurs tels que les infections, la stase urinaire, l'immobilité prolongée (à cause de la réduction du débit urinaire et de l'altération du métabolisme du calcium). De plus, l'élévation du taux de calcium dans le sang et l'urine peut occasionner la précipitation du calcium et la formation de pierres (environ 75 % des calculs rénaux sont d'origine calcique). Les causes de l'hypercalcémie (augmentation du taux sérique de calcium) et de l'hypercalciurie (augmentation du taux urinaire de calcium) sont notamment les suivantes :

- Hyperparathyroïdie
- Acidose tubulaire rénale
- Cancers
- Maladies granulomateuses (sarcoïdose, tuberculose), qui peuvent provoquer un accroissement de la production de vitamine D par le tissu granulomateux
- Apport excessif de vitamine D, de lait ou d'alcalis
- Syndromes myéloprolifératifs (leucémie, polyglobulie essentielle, myélome multiple), qui entraînent une multiplication anormale des globules sanguins dans la moelle osseuse

Il est indiqué d'effectuer un examen physique approfondi et un bilan métabolique complet chez les personnes dont les calculs contiennent de l'acide urique, de la struvite (phosphate ammoniacomagnésien hexahydraté) ou de la cystine en raison des troubles connexes qui contribuent à la formation des concrétions. On observe des calculs d'acide urique (5 à 10 % des calculs urinaires) chez les personnes souffrant de goutte ou de troubles myéloprolifératifs. On observe des calculs phospho-ammoniacomagnésiens (15 % des calculs urinaires) chez les personnes dont l'urine a une forte concentration en ammoniaque et est constamment alcaline en raison de la présence de bactéries pouvant hydrolyser l'urée (par exemple *Proteus, Pseudomonas, Klebsiella, Staphylococcus* ou *Mycoplasma*). Les facteurs qui prédisposent à la formation de ce type de calculs sont notamment les suivants : vessie neurogène, corps étrangers et infections des voies urinaires à répétition. On rencontre les calculs de cystine (1 à 2 % des calculs) uniquement chez les personnes atteintes d'un rare trouble héréditaire de l'absorption de la cystine (un acide aminé) par les reins.

Des calculs urinaires peuvent également se former chez les personnes atteintes d'une affection inflammatoire chronique de l'intestin, ou ayant subi une iléostomie ou une résection intestinale, en raison d'une absorption accrue d'oxalates. On sait que certains médicaments peuvent entraîner la formation de calculs, notamment les antiacides, l'acétazolamide (Diamox), le topiramate (Topamax), l'indinavir (Crixivan), la vitamine D et l'acide acétylsalicylique administré à fortes doses. Toutefois, dans de nombreux cas, les calculs se forment sans cause apparente.

Un Canadien sur dix aura un calcul rénal au cours de sa vie (Oreopoulos, 2003). Le trouble touche surtout les personnes âgées de 30 à 60 ans et affecte les hommes plus que les femmes. Environ 50 % des personnes qui ont une pierre en présenteront une autre au cours des cinq ans qui suivent. La majorité des calculs se composent de calcium ou de magnésium combiné à des phosphates ou à des oxalates. Ils sont pour la plupart radioopaques et donc visibles à la radiographie (Bihl et Meyers, 2001).

Manifestations cliniques

Les signes et symptômes de la lithiase urinaire varient selon qu'il y a obstruction, infection ou œdème. Quand les calculs empêchent l'écoulement de l'urine, il y a obstruction, ce qui provoque une augmentation de la pression hydrostatique et une distension du bassinet et de l'uretère proximal. L'irritation constante causée par le calcul peut provoquer une infection (pyélonéphrite et cystite accompagnées de frissons, de fièvre et de dysurie). Certains calculs sont asymptomatiques mais entraînent une lente destruction des unités fonctionnelles du rein, les néphrons. D'autres provoquent une douleur intolérable et des malaises.

Les calculs qui se logent dans le bassinet peuvent être associés à une douleur intense et profonde dans la région lombaire, ainsi qu'à de l'hématurie et de la pyurie. La douleur prend sa source dans la région des reins et irradie dans l'abdomen vers la vessie, chez la femme, ou vers les testicules chez l'homme. Si la douleur devient subitement aiguë et s'accompagne d'une extrême sensibilité au niveau de la région lombaire, de nausées et de vomissements, la personne souffre d'une colique néphrétique. Cette crise peut s'accompagner de diarrhées et de douleurs abdominales, dues au réflexe réno-intestinal et à la proximité anatomique de l'estomac, du pancréas et du côlon.

Les calculs qui se logent dans l'uretère (obstruction urétérale) provoquent une douleur aiguë et atroce irradiant dans les organes génitaux et le long de la face interne de la cuisse. La douleur est habituellement intermittente. On observe généralement des envies fréquentes d'uriner avec émission de faibles quantités d'urine (pollakiurie). L'urine contient habituellement du sang provenant d'abrasions créées par le calcul. Il s'agit des symptômes de la colique néphrétique, qui sont déclenchés par la prostaglandine E, une substance qui augmente la contractilité des uretères et l'irrigation sanguine des reins et qui entraîne l'accroissement de la pression intra-urétérale et de la douleur. En général, les calculs de 0,5 à 1 cm de diamètre sont évacués spontanément. Ceux dont le diamètre dépasse 1 cm doivent être éliminés chirurgicalement ou désagrégés par lithotripsie.

Les calculs qui se logent dans la vessie provoquent une irritation et peuvent s'accompagner d'une infection et d'hématurie. Ceux qui obstruent le col vésical provoquent une rétention urinaire. Si une infection est associée à la présence d'un calcul, la situation est beaucoup plus grave, car la septicémie met en danger la vie de la personne.

Examen clinique et examens paracliniques

On confirme le diagnostic en effectuant un examen radiologique des reins, de l'uretère et de la vessie, ou une échographie, une urographie intraveineuse ou une pyélographie rétrograde. On doit également effectuer des analyses de sang et la cueillette d'urine de 24 heures, pour la mesure des taux de calcium, d'acide urique, de créatinine et de sodium, et pour la détermination du pH et du volume total. Il faut en outre établir les habitudes alimentaires de la personne, sa consommation de médicaments et ses antécédents familiaux de calculs rénaux afin de déceler les facteurs prédisposant à la formation de calculs.

On recueille les calculs éliminés (naturellement ou par chirurgie), puis on effectue une analyse cristallographique afin d'établir leur composition. Cette analyse donne une indication précise du trouble sous-jacent. Par exemple, les calculs composés d'oxalate ou de phosphate de calcium traduisent habituellement une perturbation du métabolisme des oxalates et du calcium, tandis que ceux qui se composent d'urates indiquent une anomalie du métabolisme de l'acide urique.

Traitement médical

Le traitement vise à éliminer le calcul, à en déterminer la composition, à éviter la destruction du néphron, à juguler l'infection et à corriger l'obstruction. En cas de colique néphrétique, on doit avant tout soulager la douleur, puis en éliminer la cause. Pour prévenir le choc ou l'évanouissement que peut causer la douleur intense, on administre des analgésiques opioïdes. Les anti-inflammatoires non stéroïdiens (AINS) sont parfois aussi efficaces que les autres analgésiques dans le soulagement de la douleur associée à un calcul néphrétique ; ils procurent un soulagement en inhibant la synthèse de la prostaglandine E.

Les bains chauds ou l'application de chaleur humide sur la région lombaire peuvent procurer un certain soulagement. Si la personne ne vomit pas et si elle ne souffre pas d'insuffisance cardiaque ou d'une autre affection nécessitant une restriction liquidienne, on lui fait boire beaucoup de liquide afin d'augmenter la pression hydrostatique en amont du calcul, ce qui favorise sa descente. Un apport liquidien élevé tout au long de la journée réduit la concentration des cristaux urinaires, dilue l'urine et en augmente le volume.

L'alimentation joue un rôle essentiel dans la prévention des calculs rénaux. L'apport liquidien est l'aspect le plus important de la plupart des traitements médicaux de la lithiase urinaire. Sauf contre-indications, les personnes souffrant de calculs rénaux doivent boire au moins 8 verres de 250 mL d'eau par jour pour diluer l'urine. Un débit urinaire supérieur à 2 L par jour est recommandé (encadré 47-10 ■).

ENCADRÉ 47-10

Recommandations alimentaires pour la prévention des calculs rénaux

■ Limiter l'apport en protéines à 60 g/jour afin de réduire l'excrétion urinaire du calcium et de l'acide urique.

■ Limiter l'apport en sodium à 3 ou 4 g/jour. On doit réduire la consommation de sel et d'aliments à teneur élevée en sodium, car ce dernier nuit à l'absorption du calcium par les reins.

■ Uniquement en cas d'hypercalciurie d'absorption, suivre un régime à faible teneur en calcium. Des études ont en effet révélé que la restriction de l'apport en calcium, surtout chez la femme, peut provoquer l'ostéoporose et qu'elle ne prévient pas les calculs.

■ Limiter au besoin la consommation d'aliments contenant des oxalates (épinards, fraises, rhubarbe, thé, arachides, son de blé).

Calculs calciques Traditionnellement, on recommandait aux personnes atteintes de calculs calciques de limiter l'apport alimentaire en calcium. Toutefois, on a remis en cause le bien-fondé de cette recommandation, sauf pour les personnes souffrant d'hypercalciurie d'absorption de type II (soit la moitié des personnes présentant des calculs), chez qui les pierres sont clairement causées par un excès de calcium dans l'alimentation. Selon les recherches menées actuellement, on préconise plutôt une consommation importante de liquides associée à des restrictions de l'apport alimentaire en protéines et en sodium. On pense qu'un régime à forte teneur en protéines entraîne un accroissement de l'excrétion de calcium et d'acide urique par les reins, ce qui cause une sursaturation de ces substances dans l'urine. De la même manière, un apport important en sodium augmente la quantité de calcium excrétée dans l'urine. Si les calculs sont dus à l'hypercalciurie, on peut utiliser les diurétiques thiazidiques pour réduire l'excrétion de calcium.

Calculs d'acide urique Dans le cas des calculs composés d'acide urique, on recommande un régime alimentaire à faible teneur en purines de façon à réduire l'excrétion d'acide urique dans l'urine. La personne doit éviter les aliments qui contiennent beaucoup de purines (fruits de mer, anchois, asperges, champignons et abats) et, parfois, limiter l'apport général en protéines. On peut administrer de l'allopurinol (Zyloprim) pour réduire la concentration d'acide urique dans le sang et son excrétion dans l'urine. Cette dernière peut aussi être alcalinisée.

Calculs oxaliques Dans le cas des calculs oxaliques, on assure la dilution de l'urine et on réduit l'apport en oxalates. De nombreux aliments contiennent des oxalates, mais seulement certains d'entre eux augmentent considérablement l'excrétion de cette substance dans l'urine (par exemple épinards, fraises, rhubarbe, chocolat, thé, arachides et son de blé).

Traitement chirurgical

Si la personne n'évacue pas spontanément le calcul ou si des complications surviennent, le traitement peut comprendre des interventions chirurgicales, endoscopiques ou autres, telles que l'urétéroscopie ou la cystoscopie, la lithotripsie extracorporelle par ondes de choc ou l'extraction endo-urologique (percutanée).

L'urétéroscopie, pour l'urètre, ou la cystoscopie, pour la vessie (figure 47-8A ■), permettent de visualiser le calcul, puis de le détruire. On insère un urétéroscope ou un cystoscope dans l'uretère ou la vessie pour accéder au calcul, puis on y glisse un dispositif permettant d'extraire le calcul ou de le fragmenter en recourant au laser, à la lithotripsie hydraulique ou aux ultrasons. Parfois, on insère un drain tuteur urétéral qu'on laisse en place pendant au moins 48 heures afin de maintenir la perméabilité de l'uretère. Ces mesures thérapeutiques n'exigent généralement qu'une très courte hospitalisation et, dans certains cas, elles peuvent se faire en consultation externe.

La lithotripsie extracorporelle par ondes de choc (figure 47-8B ■) est un procédé non chirurgical consistant à désagréger les calculs logés dans les calices rénaux en petits fragments de la taille d'un grain de sable. Ceux-ci peuvent ensuite être évacués dans l'urine. Dans la lithotripsie, une libération brusque d'énergie se déplaçant dans l'eau et les tissus mous génère des ondes de choc ou une pression de grande amplitude. Lorsque ces ondes rencontrent une substance de densité différente, comme un calcul, une onde de compression en fait éclater la surface.

La décision de recourir ou non à l'anesthésie dépend du nombre et de l'intensité des ondes de choc émises par le lithotriteur utilisé. Un traitement moyen comprend de 1 000 à 3 000 chocs. Avec les lithotriteurs de la première génération, on devait effectuer une anesthésie locale ou générale. Avec les lithotriteurs des deuxième et troisième générations, qui utilisent aussi des guides par échographie, on peut se passer d'anesthésie ou n'effectuer qu'une anesthésie légère (Tombolini, Ruoppolo, Bellorofonte *et al.*, 2000).

Même si les ondes de choc ne provoquent généralement pas de lésions aux tissus voisins, leur répétition peut provoquer un malaise. Après la lithotripsie, on observe la personne pour déceler toute infection ou toute obstruction des voies urinaires qu'auraient pu provoquer les fragments de calculs. On filtre toute l'urine et on la fait parvenir au laboratoire pour analyse. Plusieurs traitements peuvent être nécessaires pour fragmenter les calculs. La lithotripsie est une méthode coûteuse mais rentable, car elle permet de réduire la durée de l'hospitalisation et d'éviter des interventions chirurgicales effractives.

On peut recourir à des techniques endo-urologiques (figure 47-8C ■) pour extraire les calculs qui ne peuvent pas être éliminés par les autres méthodes. On procède à une néphrostomie ou à une néphrolithotomie percutanée (deux interventions similaires), puis on introduit un néphroscope par une incision percutanée, jusqu'au parenchyme rénal. Selon la taille du calcul, on l'extrait ensuite au moyen de pinces ou d'un panier. Une autre méthode consiste à insérer une sonde échographique dans le tube de la néphrostomie et à pulvériser le calcul au moyen d'une sonde ultrasonore. Les petits fragments de calculs sont ensuite irrigués et aspirés hors du système collecteur. Quant aux fragments plus gros, on peut les réduire davantage en les désintégrant par ultrasons, puis les extraire à l'aide de pinces ou d'un petit panier (Streem, 2000).

La lithotripsie électrohydraulique est une méthode similaire consistant à créer un choc hydraulique au moyen d'une décharge électrique pour désagréger les calculs. On introduit un lithotriteur par cystoscopie et on en place l'extrémité près du calcul. L'intensité et la fréquence de la décharge peuvent varier. On effectue la lithotripsie électrohydraulique sous anesthésie locale. Après l'extraction du calcul, on laisse la sonde de néphrostomie en place jusqu'à ce qu'on soit certain que l'uretère n'est pas obstrué par de l'œdème ou des caillots. Les complications les plus fréquentes sont notamment les hémorragies, les infections et l'extravasation urinaire. Après le retrait de la sonde, l'incision se referme spontanément.

La chimiolyse consiste à dissoudre les calculs au moyen de substances alcalinisantes ou acidifiantes. On l'utilise dans les cas où les autres traitements comportent trop de risques de complications, chez les personnes qui refusent les autres traitements ou chez celles dont les calculs se dissolvent facilement (par exemple, les calculs phosphoammoniacomagnésiens). On introduit habituellement la solution d'irrigation

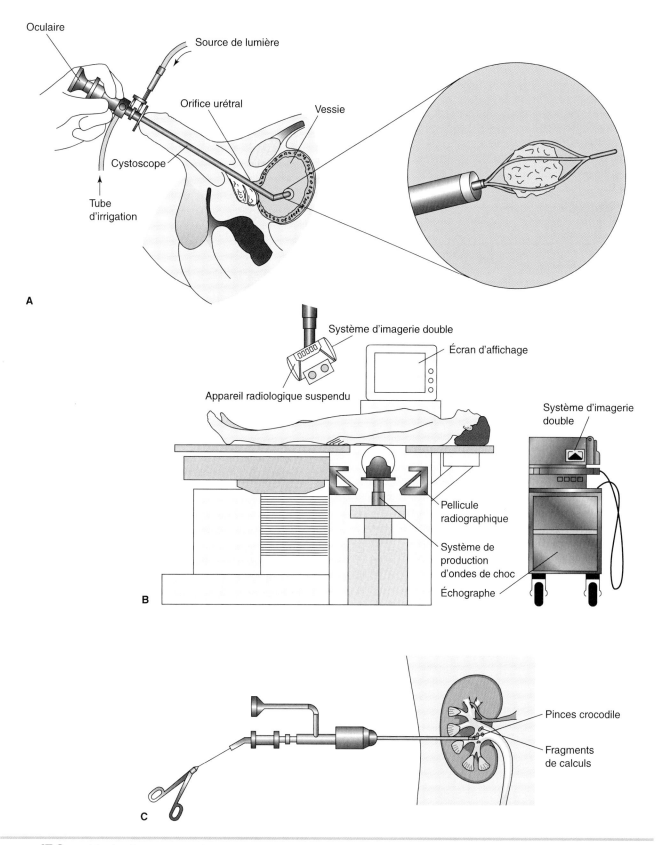

FIGURE 47-8 ■ Méthodes de traitement de la lithiase urinaire.
(A) La cystoscopie permet de retirer de petits calculs situés près de la vessie : on insère un urétéroscope dans l'uretère pour voir les calculs, puis on fragmente ceux-ci ou on les retire. **(B)** La lithotripsie extracorporelle par ondes de choc permet de traiter la plupart des personnes qui ne peuvent évacuer spontanément les calculs et qui présentent des symptômes : des ondes de choc électromagnétiques sont concentrées sur la zone où le calcul se trouve ; les ondes de choc traversent la peau et fragmentent le calcul. **(C)** La néphrolithotomie est utilisée pour éliminer les plus gros calculs : on effectue une incision percutanée, on y introduit un néphroscope, puis on retire le calcul ou on le pulvérise.

chaude par une sonde de néphrostomie percutanée et on la laisse s'écouler de façon continue sur le calcul. La solution d'irrigation ressort soit par l'uretère, soit par la sonde de néphrostomie. Durant toute l'intervention, on doit suivre de près la pression à l'intérieur du bassinet.

On peut utiliser une combinaison de certaines de ces méthodes pour assurer la disparition complète des calculs (Bihl et Meyers, 2001 ; Joshi, Kumar et Timoney, 2001 ; Liou et Streem, 2001).

Avant la lithotripsie, l'extraction chirurgicale était la principale méthode de traitement. De nos jours, on n'y recourt plus que dans 1 à 2 % des cas. L'extraction chirurgicale est indiquée quand les autres formes de traitement ont échoué ou quand on doit en même temps corriger des anomalies du rein qui entravent le débit urinaire. Si le calcul est logé dans le rein, on peut pratiquer une néphrolithotomie (extraction du calcul après incision du rein) ou une néphrectomie (ablation du rein). On pratique une néphrectomie quand le fonctionnement du rein est gravement altéré à cause d'une infection ou d'une hydronéphrose. Les calculs du bassinet sont retirés par pyélolithotomie, ceux de l'uretère par urétérolithotomie et ceux de la vessie par cystolithotomie. Dans certains cas, on broie les calculs vésicaux à l'aide d'une pince introduite dans la vessie par l'urètre ; cette intervention porte le nom de cystolitholapaxie (Maheshwari, Oswal et Bansal, 1999 ; Monga et Oglevie, 2000 ; Streem, 2000). Les soins et traitements infirmiers destinés aux personnes ayant subi une chirurgie rénale sont présentés dans le chapitre 46 🔗.

DÉMARCHE SYSTÉMATIQUE
dans la pratique infirmière

Personne atteinte de lithiase urinaire

❖ COLLECTE DES DONNÉES

On évalue la douleur chez la personne, ainsi que les symptômes tels que les nausées, les vomissements, les diarrhées et la distension abdominale. L'infirmière note également l'intensité et l'origine de la douleur et détermine si elle irradie. Elle doit rechercher les signes et symptômes d'infection des voies urinaires (frissons, fièvre, dysurie, envies fréquentes d'uriner, retard à la miction) et d'obstruction (émission fréquente de petites quantités d'urine, oligurie ou anurie). Elle doit en outre recueillir l'urine pour dépister la présence de sang et la filtrer pour récolter les calculs ou les fragments de calculs.

En établissant le profil de la personne, l'infirmière doit porter une attention particulière aux facteurs qui la prédisposent aux calculs des voies urinaires ou qui ont déclenché l'épisode actuel de colique néphrétique. Les facteurs prédisposant aux calculs des voies urinaires sont notamment les suivants : antécédents familiaux de calculs urinaires, certains cancers ou myélopathies, chimiothérapie, affections inflammatoires chroniques de l'intestin et régime alimentaire riche en calcium ou en purines. Les facteurs susceptibles de déclencher la

formation de calculs chez une personne qui y est prédisposée sont la déshydratation, l'immobilité prolongée et l'infection. L'infirmière doit aussi évaluer les connaissances de la personne sur les lithiases et sur les mesures destinées à prévenir les récidives.

❖ ANALYSE ET INTERPRÉTATION

Diagnostics infirmiers

En se fondant sur les données recueillies, l'infirmière peut poser les diagnostics infirmiers suivants :

- Douleur aiguë, reliée à l'inflammation, à l'obstruction et à l'abrasion des voies urinaires
- Connaissances insuffisantes sur la prévention des récidives

Problèmes traités en collaboration et complications possibles

En se fondant sur les données recueillies, l'infirmière peut déterminer les complications susceptibles de survenir, notamment :

- Infection et septicémie (causée par une infection des voies urinaires ou une pyélonéphrite)
- Obstruction des voies urinaires par un calcul ou de l'œdème, évoluant vers une insuffisance rénale aiguë

❖ PLANIFICATION

Les principaux objectifs sont les suivants : soulager la douleur ; prévenir les récidives ; et prévenir les complications.

❖ INTERVENTIONS INFIRMIÈRES

Soulager la douleur

Pour soulager immédiatement la douleur aiguë de la colique néphrétique, on administre des analgésiques opioïdes (le médecin peut prescrire une administration par voie intraveineuse ou intramusculaire pour un soulagement rapide) ou des AINS (par exemple kétorolac [Toradol]). On encourage la personne et on l'aide à adopter une position dans laquelle elle est à l'aise et on l'incite à se déplacer, si cela soulage le mal. On observe l'intensité de la douleur et, si elle augmente, on en fait immédiatement part au médecin pour qu'il adapte la médication. Si on ne peut soulager la douleur intense et si les calculs ne sont pas évacués spontanément, on prépare la personne à subir une extraction (par lithotripsie, urétéroscopie ou chirurgie, ou par voie percutanée).

Surveiller et traiter les complications

Comme la présence de calculs augmente le risque d'infection, de septicémie et d'obstruction des voies urinaires, on recommande à la personne de faire état de toute diminution du volume d'urine ou de la présence de sang ou de turbidité. Il faut suivre de près le débit urinaire total et les habitudes de miction. On incite la personne à augmenter son apport liquidien pour prévenir la déshydratation et augmenter la pression hydrostatique dans les voies urinaires, ce qui favorise l'évacuation des concrétions. Si la personne ne peut pas prendre de liquide par voie orale, on prescrit l'administration de liquide par voie intraveineuse. On aide la personne à marcher afin de favoriser la descente des calculs dans les voies urinaires.

L'infirmière doit examiner fréquemment l'urine de la personne pour dépister le passage spontané d'une pierre. Elle filtre toute l'urine à travers une gaze, car certains calculs, comme les calculs d'acide urique, peuvent s'émietter. Elle doit aussi s'assurer qu'il n'y a pas de calculs dans les caillots sanguins ou sur les côtés de l'urinoir ou du bassin hygiénique. On demande à la personne de signaler immédiatement toute augmentation subite de la douleur, car un fragment pourrait obstruer un uretère. On administre les analgésiques selon l'ordonnance afin de soulager la douleur.

L'infirmière surveille attentivement les signes vitaux, dont la température, afin de déceler les premiers signes d'infection. La lithiase urinaire est souvent associée à une infection des voies urinaires due à l'obstruction causée par le calcul ou au calcul lui-même. Pour éviter la dissémination de l'agent pathogène, on traite toutes les infections par les antibiotiques appropriés avant d'entreprendre la dissolution du calcul (DeLeskey et Massi-Ventura, 2000).

Favoriser les soins à domicile et dans la communauté

Enseigner les autosoins

En raison du risque élevé de récidive d'une lithiase urinaire, l'infirmière doit enseigner à la personne les causes de cette affection et les moyens de prévenir de nouveaux épisodes (encadré 47-11 ■). On incite la personne à suivre un régime alimentaire préventif et à consommer beaucoup de liquide, car une trop forte concentration de l'urine favorise la formation de calculs. Chez la personne prédisposée à la lithiase, le débit urinaire devrait être supérieur à 2 L par jour (de préférence de 3 à 4 L). La personne doit se conformer au régime alimentaire prescrit et éviter les augmentations brusques de température, qui peuvent diminuer le débit urinaire. Si elle pratique une activité ou un sport qui la font transpirer abondamment, elle doit augmenter sa consommation de liquide pour éviter la déshydratation. Elle doit aussi boire suffisamment au cours de la soirée pour éviter une trop grande concentration de l'urine pendant la nuit.

On peut effectuer des cultures d'urine tous les mois ou tous les deux mois pendant un an et périodiquement par la suite. Dans les cas d'infection des voies urinaires récidivante, on applique un traitement énergique. Comme l'immobilité prolongée ralentit le débit urinaire et altère le métabolisme du calcium, on incite la personne à marcher le plus possible. On déconseille l'absorption excessive de vitamines (surtout de la vitamine D) et de minéraux.

Si la personne a subi l'extraction d'un calcul par lithotripsie, par voie percutanée, par urétéroscopie ou par chirurgie, on lui indique les signes et symptômes de complications dont elle doit faire part au médecin. On insiste auprès de la personne et de sa famille sur le fait qu'un suivi est important pour évaluer la fonction rénale et assurer l'évacuation complète des calculs.

Si la personne a subi une lithotripsie extracorporelle par ondes de choc, l'infirmière lui donne des directives sur les soins à domicile et sur le suivi qui s'impose. On encourage la personne à accroître son apport liquidien afin de faciliter le passage des fragments de calcul, ce qui peut encore se produire de 6 semaines à quelques mois après l'intervention. On informe la personne et sa famille des signes et symptômes qui indiquent des complications, notamment la fièvre,

une diminution du débit urinaire et la douleur. Il est également important de signaler qu'il peut y avoir du sang dans l'urine (une hématurie se manifeste chez toutes les personnes qui ont subi cette intervention), mais que la situation devrait redevenir normale en 4 à 5 jours. S'il y a un drain tuteur dans l'uretère, l'hématurie peut se manifester jusqu'au retrait du drain. On demande à la personne d'informer le médecin si elle a des nausées ou des vomissements, si sa température est supérieure à 38 °C ou si la douleur n'est pas soulagée par les médicaments prescrits. On doit également lui indiquer qu'une ecchymose peut se former dans son dos, du côté où l'intervention a eu lieu.

Assurer le suivi

Au cours des rendez-vous de suivi, on doit examiner attentivement la personne afin de s'assurer que le traitement a été efficace et que la personne ne présente pas de complications, telles qu'une obstruction, une infection, un hématome rénal ou de l'hypertension. Pendant la visite à la clinique ou au cabinet du médecin, l'infirmière a l'occasion de vérifier les connaissances de la personne sur la lithotripsie extracorporelle par ondes de choc et ses complications possibles. De plus, elle doit s'assurer que la personne connaît les facteurs qui augmentent les risques de récidive, ainsi que les stratégies visant à réduire ces risques.

Elle doit également lui enseigner comment mesurer son pH urinaire et interpréter les résultats obtenus. Les risques de récidive étant élevés, on doit apprendre à la personne à reconnaître les signes et symptômes de la lithiase, d'une obstruction et d'une infection, et lui recommander de consulter immédiatement son médecin si ces signes et symptômes se manifestent. Si on prescrit des médicaments visant à prévenir la formation de calculs, on explique à la personne leur action et leur importance.

⊞ ÉVALUATION

Résultats escomptés

Les principaux résultats escomptés sont les suivants :

1. La personne éprouve un soulagement de la douleur.
2. La personne connaît mieux les mesures de prévention des récidives.

ENCADRÉ **47-11**

ENSEIGNEMENT

Prévention des récidives de la lithiase urinaire

- Se conformer au régime alimentaire.
- Pendant la journée, prendre des liquides (de préférence de l'eau) toutes les heures ou toutes les deux heures.
- Boire 2 verres d'eau au coucher et 1 verre à chaque réveil nocturne pour éviter que l'urine se concentre pendant la nuit.
- Éviter les activités qui font transpirer abondamment et qui causent la déshydratation.
- Éviter les changements subits de température qui peuvent entraîner transpiration abondante et déshydratation.
- Communiquer avec le médecin aux premiers signes d'infection des voies urinaires.

a) Elle consomme de grandes quantités de liquides (au moins 8 verres de 250 mL par jour).

b) Elle participe aux activités pertinentes.

c) Elle se conforme au régime alimentaire prescrit pour réduire les facteurs qui prédisposent aux lithiases.

d) Elle connaît les symptômes dont elle doit faire part au médecin (fièvre, frissons, douleur au flanc, hématurie).

e) Elle mesure le pH de son urine comme on le lui a enseigné.

f) Elle prend les médicaments prescrits pour empêcher la formation de calculs.

3. La personne ne présente pas de complications.

a) Elle ne présente aucun signe d'infection ou de septicémie.

b) Elle émet de 200 à 400 mL d'urine claire et sans trace de sang à chaque miction.

c) Elle dit ne pas éprouver de dysurie, d'envie fréquente d'uriner ni de retard à la miction.

d) Sa température corporelle est normale.

Traumatismes génito-urinaires

Différents types de blessures au flanc, au dos ou au haut de l'abdomen peuvent entraîner des traumatismes aux reins, aux uretères, à la vessie ou à l'urètre. Les traumatismes rénaux représentent environ la moitié des cas de traumatismes génito-urinaires (Dreitlein, Suner et Basler, 2001).

TRAUMATISMES RÉNAUX

Normalement, les reins sont protégés à l'arrière par la cage thoracique et les muscles du dos et à l'avant par un coussin formé de la paroi abdominale et des viscères. Les reins ne sont fixés que par le pédicule rénal (une tige composée de vaisseaux sanguins et de l'uretère) et sont donc très mobiles. À la suite d'un traumatisme, ils peuvent être poussés contre les côtes, ce qui peut provoquer des contusions ou une rupture. Dans les cas de fracture des côtes ou du processus transverse d'une vertèbre lombaire supérieure, il y a risque de contusion et de lacération. La ceinture de sécurité protège les reins lors des accidents de la route. Dans plus de 80 % des cas de traumatismes rénaux, on observe des blessures à d'autres organes internes.

On classe les traumatismes rénaux selon qu'ils sont provoqués par un écrasement (accident de voiture ou de moto, chute ou blessure sportive, agression) ou par une plaie pénétrante (par balle ou par arme blanche). Les blessures par écrasement représentent de 80 à 90 % des traumatismes rénaux, et les plaies pénétrantes de 10 à 20 % (Bayerstock, Simons et McLoughlin, 2001). Les traumatismes rénaux par écrasement sont classés en quatre groupes :

- *Contusions* Ecchymoses ou hémorragies sous la capsule rénale ; la capsule elle-même et le système collecteur sont intacts.

- *Lacérations légères* Blessures légères du cortex ; la partie médullaire et le système collecteur ne sont pas touchés.

- *Lacérations importantes* Blessure du parenchyme qui atteint le cortex et la zone médullaire, et peut même toucher le système collecteur.

- *Blessures vasculaires* Déchirure de l'artère ou de la veine rénale.

Les blessures rénales les plus courantes sont les contusions, les lacérations, les ruptures et les lésions au pédicule, ainsi que les légères lacérations internes du rein (figure 47-9). Comme les reins reçoivent la moitié du sang qui passe par l'aorte abdominale, une lacération même légère peut provoquer une hémorragie massive. Environ 70 % des personnes sont en état de choc au moment de leur arrivée à l'hôpital (Dreitlein *et al.*, 2001).

Les manifestations cliniques des traumatismes rénaux sont notamment les suivantes : douleur, colique néphrétique causée par des caillots ou des fragments qui obstruent le système collecteur, hématurie, présence d'une masse au flanc, ecchymoses et lacérations ou blessures à la partie latérale de l'abdomen ou au flanc. L'hématurie est la manifestation la plus courante d'un traumatisme rénal, mais il n'y a pas de lien entre l'intensité du traumatisme et la gravité de la blessure. L'hématurie peut même ne pas se manifester ou être décelable seulement par un examen microscopique. Une hémorragie importante peut provoquer une hypovolémie et un choc.

TRAUMATISMES URÉTÉRAUX

La plaie pénétrante et la blessure involontaire survenant au cours d'une chirurgie sont les principales causes des traumatismes urétéraux. Dans 95 % des cas, ces derniers résultent d'une blessure par balle. Ils peuvent prendre la forme d'une simple contusion ou d'une section complète. Une blessure

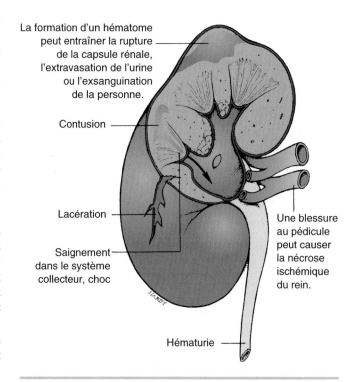

La formation d'un hématome peut entraîner la rupture de la capsule rénale, l'extravasation de l'urine ou l'exsanguination de la personne.

Contusion

Lacération

Saignement dans le système collecteur, choc

Une blessure au pédicule peut causer la nécrose ischémique du rein.

Hématurie

FIGURE **47-9** ■ Types et effets physiopathologiques des blessures au rein : contusion, lacération, rupture et blessure au pédicule.

involontaire peut survenir au cours d'une chirurgie gynécologique ou urologique (Mathevet, Valencia, Cousin *et al.,* 2001 ; Perez-Brayfield, Keane, Krishnan *et al.,* 2001). Aucun signe ou symptôme précis n'est associé aux traumatismes urétéraux, qui sont souvent décelés pendant une exploration chirurgicale. Il arrive souvent que des fistules se forment lorsqu'un traumatisme urétéral n'est pas décelé et que l'écoulement urinaire se poursuit.

L'urographie intraveineuse permet de déceler 90 % des traumatismes urétéraux ; on peut effectuer cet examen pendant que la personne subit une chirurgie d'urgence. Il est généralement nécessaire d'effectuer une réparation chirurgicale et d'installer un drain tuteur (pour faire dévier l'urine loin des anastomoses).

TRAUMATISMES VÉSICAUX

Les traumatismes vésicaux peuvent résulter d'une fracture pelvienne, de traumatismes multiples ou d'un coup porté au bas de l'abdomen alors que la vessie est pleine. Une blessure par écrasement peut entraîner des contusions (ecchymose ou large meurtrissure de couleur anormale provoquée par une infiltration de sang dans les tissus d'une partie de la paroi vésicale) ou une rupture de la vessie extrapéritonéale ou intrapéritonéale, ou ces deux types de blessures. Les traumatismes vésicaux provoquent des complications, telles que l'hémorragie, le choc hypovolémique, l'infection et l'infiltration de sang dans les tissus, qui doivent être soignées rapidement (Morey, Iverson, Swan *et al.,* 2001).

TRAUMATISMES URÉTRAUX

Les traumatismes urétraux découlent souvent d'une blessure par écrasement au bas de l'abdomen ou à la région du bassin. De nombreuses personnes souffrent également d'une fracture du bassin. Les trois symptômes caractéristiques sont la présence de sang dans le méat urinaire, l'incapacité d'uriner et la distension de la vessie (Jordan, Jezior et Rosenstein, 2001).

Traitement médical

Le traitement vise à arrêter l'hémorragie, à soulager la douleur et à traiter l'infection, à préserver ou à rétablir la fonction rénale, ainsi qu'à maintenir le débit urinaire. En présence d'un traumatisme rénal, il faut recueillir toute l'urine et la faire parvenir au laboratoire pour recherche de sang et évaluation de la progression de l'hémorragie. On doit également être à l'affût d'une baisse du taux d'hémoglobine et de l'hématocrite, ce qui indiquerait une hémorragie.

On observe la personne à la recherche de signes d'oligurie et de choc hypovolémique, car une blessure au pédicule ou l'éclatement d'un rein peuvent entraîner une exsanguination rapide (hémorragie létale). Un hématome qui grossit peut provoquer la rupture de la capsule rénale. Pour le déceler, on palpe la région des côtes inférieures, des vertèbres lombaires supérieures, le flanc et l'abdomen à la recherche d'un point sensible. Si la palpation révèle la présence d'une masse sensible au flanc ou à l'abdomen avec œdème et ecchymoses, on doit penser à une hémorragie rénale. On peut marquer au crayon les contours de la masse de façon à observer par la suite s'ils se modifient.

Les traumatismes rénaux sont souvent associés à des lésions d'autres organes abdominaux (foie, côlon, intestin grêle). Il faut donc déceler la présence d'abrasions et de lacérations cutanées, de plaies dans la région supérieure de l'abdomen ou dans la région inférieure du thorax, car elles peuvent être associées à un traumatisme rénal.

En cas de traumatismes comme des contusions, on peut recourir à un traitement conservateur. Il est possible de soigner la personne en consultation externe si elle présente une hématurie microscopique et si les résultats de l'urographie intraveineuse sont normaux. En cas d'hématurie macroscopique ou de lacération mineure, on doit hospitaliser la personne et favoriser le repos au lit jusqu'à la disparition de l'hématurie. On peut administrer des antibiotiques pour prévenir l'infection en cas d'hématome périrénal ou d'urinome (kyste contenant de l'urine). La résorption d'un hématome rétropéritonéal peut provoquer une fébricule.

Traitement chirurgical

Tout changement brusque dans l'état de la personne souffrant d'un traumatisme rénal peut indiquer une hémorragie exigeant une intervention chirurgicale.

> **ALERTE CLINIQUE** *On mesure les signes vitaux, le débit urinaire et le niveau de conscience pour dépister les hémorragies et le choc. On évite d'administrer des opioïdes, car ceux-ci peuvent masquer les symptômes abdominaux.*

> **ALERTE CLINIQUE** *Il faut immédiatement préparer la personne pour une exploration chirurgicale si son pouls s'accélère, si sa pression artérielle baisse et si elle présente des symptômes de choc.*

Selon l'état de la personne et la nature de la blessure, on peut traiter les lacérations graves par une intervention chirurgicale ou par un traitement conservateur (repos au lit, sans chirurgie). Les blessures vasculaires exigent une exploration chirurgicale immédiate, car il y a une forte probabilité que des blessures touchant d'autres organes aient des conséquences sérieuses si elles ne sont pas traitées. La personne est souvent en état de choc et on doit rapidement lui administrer des liquides. Si les lésions ne peuvent être réparées, on doit pratiquer l'ablation du rein (néphrectomie).

Un certain nombre de complications peuvent survenir dans les 6 mois suivant le traumatisme, entre autres : reprise des hémorragies, abcès périrénaux, infections, extravasation de l'urine et formation de fistules. D'autres complications sont possibles, notamment la formation de calculs, l'infection, les kystes, les anévrismes vasculaires et la perte de la fonction rénale. L'hypertension peut survenir à la suite de toute chirurgie rénale, mais il s'agit généralement d'une complication tardive.

En cas de rupture de la vessie, le traitement consiste à procéder immédiatement à une exploration chirurgicale et à la réparation de la lacération, à un drainage suspubien de la vessie et de la région qui l'entoure, et à l'installation d'une sonde vésicale. En plus de donner les soins habituels après une chirurgie urologique, on doit surveiller attentivement les systèmes de drainage (sonde suspubienne, sonde urétrale à demeure et drains périvésicaux) afin de s'assurer qu'ils fonctionnent correctement jusqu'à la guérison complète. Chez une personne dont la vessie a éclaté, on peut observer une hémorragie macroscopique au cours des jours qui suivent la réparation.

En cas de lésion urétrale, il peut être nécessaire d'installer une sonde suspubienne chez les personnes dont l'état est instable et dont on doit surveiller le débit urinaire.

> **! ALERTE CLINIQUE** *S'il y a du sang dans le méat urinaire, on ne doit pas tenter d'effectuer un cathétérisme urétral tant que la personne n'a pas subi une urétrographie rétrograde d'urgence.*

Après que la personne a subi une urétrographie, on effectue un cathétérisme afin de réduire le risque de lésion urétrale et de complications importantes à long terme, telles que le rétrécissement urétral, l'incontinence et l'impuissance. On peut effectuer la réparation chirurgicale immédiatement ou à un moment ultérieur, mais on a tendance à la retarder, car elle expose alors à moins de complications à long terme (par exemple impuissance, rétrécissement et incontinence). Après la chirurgie, on peut laisser la sonde vésicale en place pendant un mois.

Soins et traitements infirmiers

Pendant les premiers jours suivant un traumatisme génito-urinaire, on doit examiner régulièrement la personne, en particulier s'il s'agit d'un traumatisme rénal, afin de détecter les douleurs au flanc ou à l'abdomen, les spasmes musculaires et l'inflammation du flanc.

Pendant cette période, on peut enseigner à la personne les soins de l'incision et insister sur le fait qu'il est important d'avoir un apport liquidien suffisant. On lui indique les changements dont elle doit faire part à son médecin, notamment la fièvre, l'hématurie, la douleur au flanc ou tout autre signe d'une diminution de la fonction rénale. On lui fournit également des directives sur la façon d'accroître graduellement ses activités, de soulever des poids et de conduire, conformément à l'ordonnance du médecin.

On doit mesurer la pression artérielle de la personne pour déceler l'hypertension et l'informer qu'elle doit réduire ses activités pendant le mois qui suit le traumatisme afin d'éviter les saignements. On doit aussi lui dire de prendre rendez-vous pour les examens de suivi de la fonction rénale (clairance de la créatinine, taux sériques d'urée et de créatinine). Si la personne a subi une néphrectomie, on lui recommande de porter un bracelet médical.

Cancers des voies urinaires

Selon la Société canadienne du cancer (2005a), l'incidence et le taux de mortalité des cancers des voies urinaires ont augmenté par rapport aux données précédentes. Toutefois, même si le nombre approximatif de nouveaux cas de cancer de la vessie a augmenté, on a enregistré une légère baisse du nombre de nouveaux cas de cancer du rein et du bassinet au cours des dernières années. Les cancers des voies urinaires regroupent les cancers qui touchent la vessie, les reins, le bassinet, les uretères et les autres parties des voies urinaires, comme la prostate. Le chapitre 51 ⊕ traite du cancer de la prostate. Le tabagisme continue d'être l'une des principales causes des cancers des voies urinaires.

CANCER DU REIN

En Amérique du Nord, le cancer du rein représente 3,7 % des cancers chez les adultes. Il est deux fois plus fréquent chez les hommes que chez les femmes. On estime que 2 800 Canadiens (700 au Québec) et 1 650 Canadiennes (430 au Québec) ont eu un diagnostic de cancer du rein en 2005 (Société canadienne du cancer, 2005b). Les adénocarcinomes représentent plus de 85 % des tumeurs rénales (Hock *et al.*, 2002). Ces tumeurs peuvent rapidement donner des métastases dans les poumons, les os, le foie, le cerveau et le rein contralatéral. Environ le tiers des personnes présentent des métastases au moment du diagnostic. La fréquence de ce cancer à tous les stades d'évolution a augmenté au cours des vingt dernières années. Bien que les nouvelles techniques d'imagerie permettent de le détecter plus précocement, on ignore pourquoi on en compte autant au stade tardif (Hock *et al.*, 2002) (encadré 47-12 ■).

Manifestations cliniques

Un grand nombre de tumeurs rénales ne provoquent aucun symptôme, et on les découvre par palpation d'une masse abdominale au cours d'un examen clinique courant. Les trois principaux signes et symptômes, présents chez seulement 10 % des personnes, sont l'hématurie (sang dans l'urine), une douleur et une masse au flanc. L'hématurie est généralement le signe révélateur du cancer du rein ; elle peut être intermittente et microscopique ou continue et macroscopique. On peut aussi observer dans le dos une douleur sourde qui résulte d'une contrepression due à la compression de l'uretère, à l'extension de la tumeur à la région périrénale ou à une hémorragie dans le cortex rénal. La migration dans l'uretère d'un caillot ou d'une masse de cellules tumorales peut provoquer une colique néphrétique. Les symptômes de métastases

ENCADRÉ 47-12

FACTEURS DE RISQUE

Cancer du rein

- Sexe : plus d'hommes que de femmes sont touchés
- Tabagisme
- Exposition à des produits chimiques industriels, comme les produits du pétrole, les métaux lourds et l'amiante
- Obésité
- Œstrogénothérapie non compensée
- Maladie polykystique des reins

(par exemple perte de poids inexpliquée, faiblesse et anémie) sont parfois les premières manifestations d'un cancer du rein.

Examen clinique et examens paracliniques

Pour diagnostiquer une tumeur rénale, il peut être nécessaire de recourir à l'urographie intraveineuse, à la cystoscopie, à la néphrotomographie, à l'angiographie rénale, à l'échographie ou à la tomodensitométrie. Ces examens peuvent être épuisants pour la personne affaiblie par les effets généralisés de la tumeur, pour la personne âgée ou pour celle qui craint d'avoir un cancer. L'infirmière doit donc préparer la personne à ces examens, tant psychologiquement que physiquement. Elle doit aussi l'observer de près pour dépister tout signe ou symptôme de déshydratation ou d'épuisement.

Traitement médical

Le traitement vise à supprimer la tumeur avant l'apparition des métastases (Kirkali, Tuzel et Munga, 2002).

Traitement chirurgical

Dans les cas de cancer opérable, le traitement de choix est la néphrectomie élargie avec ablation de la glande surrénale, du tissu adipeux périrénal, du fascia de Gérota et des ganglions lymphatiques. Selon la nature de la tumeur, on peut recourir à la radiothérapie, à l'hormonothérapie, à la chimiothérapie ou à l'immunothérapie. On peut envisager une intervention qui permette de conserver les néphrons (néphrectomie partielle) lorsque les deux reins sont atteints ou lorsque le cancer touche le seul rein fonctionnel. On obtient de bons résultats chez les personnes atteintes d'une petite tumeur localisée et dont l'autre rein fonctionne normalement.

On utilise de plus en plus la néphrectomie partielle pour traiter les personnes atteintes de lésions rénales importantes. Le taux de réussite technique de cette opération est excellent, et les taux de morbidité et de mortalité opératoire sont bas. Dans les cas d'hypernéphrome, le taux de survie à long terme sans récidive du cancer est comparable à celui qu'on obtient après une néphrectomie radicale, surtout si la maladie est décelée à un stade précoce (Uzzo et Novick, 2001). Bien que la néphro-urétérectomie par laparoscopie soit une intervention chirurgicale plus longue, elle est tout aussi efficace, et les personnes opérées la tolèrent mieux que la néphro-urétérectomie à ciel ouvert en cas de carcinome à cellules transitionnelles du système rénal. À mesure qu'on acquerra plus d'expérience dans ce type de chirurgie, la durée des interventions diminuera (Chen et Bagley, 2000; Jabbour, Desgrandchamps, Cazin *et al.,* 2000; Shalhav, Dunn, Portis *et al.,* 2000).

Embolisation de l'artère rénale Chez les personnes atteintes d'un carcinome rénal avec métastases, on peut pratiquer une embolisation de l'artère rénale dans le but de bloquer l'irrigation de la tumeur et de détruire ainsi les cellules cancéreuses. On effectue l'embolisation quelques jours après les examens angiographiques. Pour ce faire, on introduit un cathéter dans l'artère rénale et on y injecte le matériel emboligène (Gelfoam, caillot sanguin autologue, petites bobines d'acier), qui est entraîné par la circulation artérielle et bloque les vaisseaux alimentant la tumeur. Il en résulte un ralentissement de l'irrigation sanguine de cette dernière qui facilite l'ablation du rein (néphrectomie). La formation d'anticorps en est également stimulée : la libération d'antigènes associés à la tumeur améliore la réaction immunitaire contre les lésions métastatiques. L'embolisation pourrait également réduire le nombre de cellules tumorales qui pénètrent dans la circulation veineuse durant l'intervention chirurgicale.

Après l'embolisation de l'artère rénale et la nécrose de la tumeur, on observe l'apparition d'un « syndrome postnécrose », qui dure de deux à trois jours et se manifeste par une douleur localisée au flanc et à l'abdomen, de la fièvre et des troubles gastro-intestinaux. On soulage la douleur en administrant des analgésiques par voie parentérale et on combat la fièvre au moyen d'acétaminophène. Pour traiter les troubles gastro-intestinaux, on administre des antiémétiques, on réduit l'alimentation orale et on assure un apport liquidien suffisant par perfusion intraveineuse.

Pharmacothérapie

À l'heure actuelle, les agents chimiothérapeutiques ne sont pas utilisés fréquemment pour traiter le carcinome rénal, car ils sont très peu efficaces. Selon le stade d'évolution de la tumeur, la néphrectomie partielle percutanée ou radicale peut être suivie d'une chimiothérapie.

On traite les personnes atteintes à l'interleukine 2 (IL-2), la principale protéine de régulation de la croissance des lymphocytes T. On peut l'administrer seule ou en association avec des cellules tueuses activées par la lymphokine (des lymphocytes stimulés par l'IL-2 afin d'augmenter leur capacité à tuer les cellules cancéreuses). L'interféron alfa, un autre modificateur de la réponse biologique, semble avoir un effet antiprolifératif direct sur les cellules tumorales rénales : il stimulerait la réponse immunitaire à médiation cellulaire contre la tumeur et inhiberait l'angiogenèse. Ces deux agents biologiques peuvent être utilisés seul ou en association avec d'autres modalités thérapeutiques (Griffiths et Mellon, 2004). L'étude de nouveaux modificateurs de la réponse biologique constitue une priorité, car près de la moitié des personnes nouvellement atteintes d'un carcinome rénal décèdent dans les cinq ans suivant le diagnostic (Pizza, De Vinci, LoConte *et al.,* 2001). Les avenues thérapeutiques nouvelles et prometteuses sont entre autres les vaccins contre les tumeurs, l'utilisation d'anticorps monoclonaux, comme le bévacizumab (Avastin) qui permet d'inhiber des facteurs de croissance nécessaires à l'angiogenèse, et la greffe de moelle osseuse après une chimiothérapie préservant la moelle de la personne pour susciter une réponse du greffon contre la tumeur (Cohen et McGovern, 2005).

Soins et traitements infirmiers

La personne atteinte d'une tumeur rénale doit habituellement se soumettre à de nombreux examens paracliniques et à de nombreux traitements, notamment des interventions chirurgicales, une radiothérapie et une pharmacothérapie.

Après une opération chirurgicale, on met habituellement en place une sonde vésicale et des drains pour assurer la perméabilité des voies urinaires, pour évacuer les écoulements et pour permettre de mesurer avec précision le débit urinaire. La personne souffre souvent de douleurs, certaines d'origine musculaire, à cause de l'emplacement de l'incision, de sa position durant l'opération et de la nature de l'intervention. L'infirmière doit donc lui administrer des analgésiques à intervalles rapprochés. Elle l'aide à se retourner, à tousser, à utiliser l'inspiromètre d'incitation et à prendre des respirations profondes pour prévenir l'atélectasie et les autres complications respiratoires. Elle doit en outre aider la personne et sa famille à accepter le diagnostic et l'incertitude concernant le pronostic de la maladie (chapitres 16 ⊂⊃ et 46 ⊂⊃).

Favoriser les soins à domicile et dans la communauté

Enseigner les autosoins On enseigne à la personne à examiner et à soigner son incision, ainsi qu'à effectuer d'autres soins postopératoires généraux. De plus, on indique à la personne qu'elle doit réduire ses activités, ne pas lever de poids et ne pas conduire, et on lui apprend comment utiliser ses médicaments. On lui donne des directives sur les soins de suivi. Elle doit aussi savoir à quel moment aviser le médecin quand elle présente certains problèmes (par exemple fièvre, difficultés respiratoires, écoulement, hématurie, douleur ou œdème dans les jambes).

On encourage la personne à suivre un régime alimentaire équilibré et à boire de grandes quantités de liquide pour éviter la constipation et maintenir un volume urinaire suffisant. Il faut fournir un enseignement et du soutien psychologique concernant la nature de l'affection, le traitement et le suivi, car de nombreuses personnes ont peur de perdre leur deuxième rein, de devoir recourir à la dialyse ou de voir le cancer récidiver.

Assurer le suivi Le suivi est essentiel pour dépister les signes de métastases et pour rassurer la personne, ainsi que sa famille, sur son état et son bien-être. La personne qui a subi l'ablation d'une tumeur rénale doit se soumettre tous les ans à un examen physique et à une radiographie pulmonaire, car l'apparition tardive de métastases n'est pas rare. On doit évaluer attentivement tous les symptômes et vérifier qu'ils ne sont pas d'origine métastatique.

Si une chimiothérapie de suivi est nécessaire, on doit informer la personne et sa famille du plan de traitement complet ou du protocole thérapeutique; on leur indique aussi à quoi s'attendre à chaque visite et comment entrer en contact avec le médecin. On doit évaluer régulièrement la fonction rénale résiduelle (clairance de la créatinine, taux sériques d'urée et de créatinine). Une infirmière à domicile peut surveiller l'état physique de la personne et son bien-être psychologique, et elle peut coordonner d'autres services ou ressources, s'il y a lieu.

CANCER DE LA VESSIE

Le cancer de la vessie touche surtout les personnes âgées de 50 à 70 ans. Il est trois fois plus fréquent chez l'homme que chez la femme et il est plus courant chez les personnes de race blanche. Il s'agit d'un cancer très fréquent partout dans le monde (Amling, 2001). Il se situe au cinquième rang des cancers les plus courants en Occident; c'est le plus fréquent des cancers du tractus génito-urinaire après celui de la prostate (Saad et Sabbagh, 2001). Au Canada, le cancer de la vessie se situe au quatrième rang chez l'homme et au huitième rang chez la femme. En 2005, on a estimé à près de 5 000 le nombre de nouveaux cas, soit 3 700 Canadiens et 1 250 Canadiennes (Société canadienne du cancer, 2005b). L'âge moyen au moment du diagnostic est de 65 ans; 85 à 90 % des cancers sont localisés à la vessie, tandis que 10 à 15 % sont métastatiques (Saad et Sabbagh, 2001). Il existe deux types de cancer de la vessie: le cancer de la vessie superficiel (qui a tendance à récidiver) et le cancer de la vessie invasif. Environ 80 à 90 % des cas sont des carcinomes de type transitionnel (ce qui signifie qu'ils proviennent de cellules transitionnelles de la vessie). Les autres types de tumeurs sont des carcinomes squameux et des adénocarcinomes. Des études ont montré que bien des personnes traitées par cystectomie totale finissent par présenter des tumeurs des voies urinaires supérieures (Amling, 2001; Huguet-Perez, Palui, Millan-Rodriguez *et al.,* 2001).

De nos jours, le tabagisme est la principale cause du cancer de la vessie. Il est associé à 50 % des cancers de la vessie chez l'homme et à 31 % d'entre eux chez la femme. Le tabac multiplie par quatre le risque de développer une néoplasie de la vessie (Saad et Sabbagh, 2001). Des métastases provenant de cancers de la prostate, du côlon et du rectum, chez l'homme, et des organes génitaux, chez la femme, peuvent atteindre la vessie (encadré 47-13 ■).

Manifestations cliniques

Les tumeurs se forment habituellement à la base de la vessie et envahissent les orifices urétéraux et le col vésical. L'hématurie macroscopique indolore est le symptôme le plus fréquent. L'infection des voies urinaires est une complication courante de ce type de cancer; elle se manifeste par des envies fréquentes et impérieuses d'uriner et de la dysurie. Les troubles mictionnels et les modifications de la composition de l'urine peuvent être des signes de cancer de la vessie. Les métastases peuvent causer des douleurs pelviennes et lombaires.

ENCADRÉ **47-13**

FACTEURS DE RISQUE

Cancer de la vessie

- Tabagisme: le risque est proportionnel au nombre de cigarettes fumées par jour et au nombre d'années de tabagisme
- Exposition à des substances cancérogènes, comme les teintures, le caoutchouc, le cuir, l'encre ou les peintures
- Infection bactérienne chronique et récidivante des voies urinaires
- Lithiase urinaire
- pH urinaire élevé
- Taux de cholestérol élevé
- Radiothérapie du bassin
- Cancers de la prostate, du côlon ou du rectum chez l'homme

Examen clinique et examens paracliniques

Les examens paracliniques à effectuer sont notamment les suivants : cystoscopie (l'élément de base du diagnostic), urographie intraveineuse, tomodensitométrie et examen bimanuel sous anesthésie. Des biopsies de la tumeur et de la muqueuse adjacente permettent d'établir le diagnostic final. Les carcinomes à cellules transitionnelles et les carcinomes non infiltrants produisent des cellules cancéreuses caractéristiques. L'examen cytologique de l'urine fraîche et des lavages de la vessie avec une solution salée peuvent fournir des renseignements sur le pronostic de l'affection, surtout dans le cas des personnes qui présentent d'importants risques de récidive (Amling, 2001).

Même si les outils diagnostiques de base, comme la cytologie et la tomodensitométrie, permettent de détecter la plupart des cancers, ils sont coûteux. C'est pourquoi on évalue de nouveaux indicateurs diagnostiques. Dans le but d'appuyer le dépistage et le diagnostic précoces, on mène actuellement des études sur les antigènes des tumeurs vésicales, les porines nucléaires, les molécules d'adhésion, les protéines cytosquelettiques et les facteurs de croissance. Un nombre croissant d'épreuves cliniques moléculaires permettent de détecter le cancer de la vessie (Saad, Hanbury, McNicholas *et al.*, 2001).

Traitement médical

Le traitement du cancer de la vessie dépend de la nature de la tumeur (le degré de différenciation cellulaire), du stade de la croissance de la tumeur (le degré d'envahissement local et la présence ou l'absence de métastases) et du nombre de foyers cancéreux. Dans le choix du traitement, on tient également compte de l'âge et de l'état physique, mental et émotif de la personne.

Traitement chirurgical

Dans le cas des papillomes simples (tumeurs épithéliales bénignes), on peut pratiquer une résection transurétrale ou une fulguration (cautérisation). Ces interventions consistent à effectuer l'ablation de la tumeur grâce à une incision chirurgicale ou à un courant électrique et au moyen d'instruments insérés par l'urètre (chapitre 51 ⊕). Une fois que l'intervention permettant de conserver la vessie est terminée, on administre le bacille Calmette-Guérin (BCG).

Il est difficile de traiter les tumeurs superficielles, car les anomalies cellulaires s'étendent souvent à la muqueuse vésicale. Toutes les muqueuses des voies urinaires, c'est-à-dire l'urothélium de la vessie, du bassinet, de l'uretère et de l'urètre, peuvent être atteintes. De plus, après une résection transurétrale ou une fulguration, on observe un taux de récidive des tumeurs superficielles compris entre 25 et 40 %. Tout au long de leur vie, les personnes atteintes de papillomes bénins doivent subir périodiquement des examens cytologiques et cystoscopiques, car il existe un risque de formation de tumeurs malignes envahissantes.

On traite les tumeurs envahissantes ou à foyers multiples par **cystectomie** simple (ablation de la vessie) ou radicale. Chez l'homme, la cystectomie radicale est l'ablation de la vessie, de la prostate, des vésicules séminales et des tissus périvésicaux adjacents, et chez la femme, de la vessie, de la partie inférieure de l'uretère, de l'utérus, des trompes, des ovaires, de la partie antérieure du vagin et de l'urètre. Dans certains cas, on pratique une lymphadénectomie (ablation des ganglions lymphatiques). La cystectomie exige une dérivation urinaire.

Même si la cystectomie radicale constitue le traitement de choix du cancer envahissant de la vessie, les chercheurs étudient la possibilité de combiner trois traitements : résection transurétrale de la tumeur vésicale, radiothérapie et chimiothérapie. On cherche ainsi à éviter la cystectomie. La combinaison de trois traitements contre le carcinome à cellules transitionnelles exige une surveillance à vie par cystoscopie. Bien que la plupart des personnes en cause ne présentent pas de récidive de cancer envahissant de la vessie, 25 % d'entre elles sont atteintes d'une affection superficielle. Ces affections peuvent être traitées par une résection transurétrale de la tumeur vésicale et des traitements intravésicaux, mais il est possible qu'une cystectomie soit tout de même nécessaire plus tard (Zietman, Grocela et Zehr, 2001 ; Zietman, Shipley et Kaufman, 2000).

Pharmacothérapie

Plusieurs agents chimiothérapeutiques peuvent être utilisés en différentes combinaisons pour traiter le cancer de la vessie envahissant ou métastatique : méthotrexate, 5-fluoro-uracile (Adrucil), vinblastine (Velban), doxorubicine (Adriamycin), cisplatine (Platinol), cyclophosphamide (Cytoxan, Procytox), gemcitabine (Gemzar), ifosfamide (Ifex), paclitaxel (Taxol) et docétaxel (Taxotere). On peut jumeler la chimiothérapie intraveineuse et la radiothérapie.

Pour traiter un cancer avec risque élevé de récidive, un cancer dont la résection a été incomplète ou un carcinome *in situ*, on utilise souvent la chimiothérapie locale (chimiothérapie intravésicale ou instillation d'agents antinéoplasiques dans la vessie, ce qui met en contact l'agent et la paroi de la vessie). La chimiothérapie locale consiste à instiller dans la vessie de fortes concentrations de médicaments (thiotépa [VePesid], doxorubicine, mitomycine [Mutamycin] et bacille bilié de Calmette et Guérin, ou BCG) pour favoriser la destruction de la tumeur. Le BCG est maintenant considéré comme l'agent intravésical le plus efficace dans le traitement des cancers de la vessie récidivants, car il augmente la réponse immunitaire de l'organisme contre le cancer.

Agent immunothérapeutique instillé dans la vessie, le BCG sert à traiter les carcinomes superficiels. Il prévient les récidives aussi efficacement que le fait la chimiothérapie intravésicale et, pour certains types de tumeurs plus récidivantes, il donne de meilleurs résultats. De plus, le BCG est particulièrement efficace dans le traitement des carcinomes *in situ*, qu'il permet d'enrayer dans 70 % des cas (Borden *et al.*, 2004 ; Griffiths et Mellon, 2004).

Le traitement initial au BCG comporte habituellement 6 semaines d'instillations hebdomadaires. Un traitement de maintien au BCG permet de réduire le risque de récidives et de retarder la progression des tumeurs. Toutefois, ces traitements à long terme ont plus d'effets indésirables, ce qui peut en limiter l'utilisation. La durée et la fréquence optimale du traitement de maintien n'ont pas été déterminées (Borden *et al.*, 2004 ; Griffiths et Mellon, 2004).

Avant l'instillation, la personne est autorisée à boire et à manger mais, dès que la vessie est pleine, elle doit retenir la solution intravésicale pendant 2 heures avant d'aller uriner. À la fin de l'intervention, on incite la personne à uriner et à boire de grandes quantités de liquide de façon à évacuer le médicament de la vessie.

On peut également traiter le cancer de la vessie par instillation directe d'agents cytotoxiques dans la circulation artérielle de la vessie. Ainsi, des concentrations plus fortes d'agents chimiothérapeutiques peuvent être utilisées, car leurs effets toxiques généralisés sont réduits. Pour les cancers plus avancés ou dans les cas d'hématurie rebelle (en particulier après une radiothérapie), on peut provoquer la nécrose de la tumeur en réduisant l'irrigation de la paroi vésicale à l'aide d'un ballonnet rempli d'eau placé dans la vessie (traitement hydrostatique). Chez certaines personnes, l'instillation de formol, de phénol ou de nitrate d'argent a eu raison de l'hématurie et de la strangurie (miction douloureuse et lente).

Radiothérapie

Dans certains cas, on irradie la tumeur avant la chirurgie pour en retarder la croissance et en réduire la viabilité, ce qui diminue les risques de récidive au même endroit ou de dissémination hématogène ou lymphogène. On peut utiliser la radiothérapie en association avec la chirurgie ou pour endiguer l'affection chez les personnes dont la tumeur n'est pas opérable.

Traitement expérimental

L'utilisation de techniques photodynamiques dans le traitement des cancers superficiels de la vessie demeure une méthode expérimentale. Elle consiste à injecter dans tout l'organisme un photosensibilisant (hématoporphyrine par exemple) qui est capté par les cellules cancéreuses. Un rayon lumineux produit par laser transforme ensuite le photosensibilisant en un médicament toxique. On étudie l'utilisation de ce type de traitement chez les personnes pour qui la chimiothérapie et l'immunothérapie ont été inefficaces (Amling, 2001 ; Manyak et Ogan, 2003).

Dérivations urinaires

La dérivation urinaire consiste à détourner l'urine de la vessie et à l'évacuer par une voie autre que sa voie normale, généralement par une ouverture pratiquée dans la peau (stomie). On pratique une dérivation urinaire lorsqu'on est contraint d'effectuer une cystectomie totale à cause d'une tumeur vésicale, ainsi que dans les cas suivants : tumeur pelvienne, anomalies congénitales, rétrécissement ou lésion aux uretères et à l'urètre, vessie neurogène, infection chronique ayant causé d'importantes lésions aux uretères et aux reins, cystite interstitielle réfractaire au traitement et traitement de dernier recours de l'incontinence.

Les spécialistes ne s'accordent pas sur la meilleure méthode de dérivation urinaire permanente. On détermine généralement la méthode appropriée en fonction de l'âge, de l'état de la vessie, de la constitution, du poids, du degré de dilatation des uretères et de l'état de la fonction rénale, ainsi que des capacités d'apprentissage et de la volonté de participer aux soins postopératoires. Créer un mécanisme de continence fiable pour une iléostomie constitue un défi d'envergure. Au cours des dernières années, les chercheurs ont tenté de faire en sorte que les dérivations urinaires permettent de vider facilement la vessie, tout en accroissant la qualité de la vie de la personne (Abol-Enein et Ghoneim, 2001 ; Deliveliotis, Alargoff, Skolarikos et al., 2001 ; Kane, 2000 ; Yachia et Erlich, 2001 ; Zinman, 1999).

L'acceptation de la dérivation urinaire par la personne dépend en grande partie de l'emplacement et de la position de la stomie, du sac utilisé, qui devrait être parfaitement étanche et adhérer à la peau, ainsi que de son aptitude à prodiguer ellemême les soins nécessaires à l'entretien du dispositif. Les résultats de l'intervention sont meilleurs lorsqu'on porte une attention particulière à ces facteurs (Kane, 2000).

Il existe deux catégories de dérivations urinaires : les dérivations urinaires cutanées, qui permettent l'écoulement de l'urine par une ouverture pratiquée dans la paroi abdominale et la peau (figure 47-10 ■), et les **dérivations urinaires** continentes, dans lesquelles on utilise une partie de l'intestin pour créer un nouveau réservoir pour l'urine (figure 47-11 ■).

DÉRIVATIONS URINAIRES CUTANÉES

Urétéro-iléostomie

L'**urétéro-iléostomie** est la plus ancienne intervention de dérivation urinaire. C'est la méthode privilégiée en raison du peu de complications qu'elle entraîne et de la vaste expérience des chirurgiens dans ce domaine. L'urétéro-iléostomie permet de dériver l'urine en abouchant l'uretère à une anse de l'iléon de 12 cm, puis à la paroi abdominale. L'anse iléale forme un conduit qui permet à l'urine de se rendre des uretères jusqu'à l'extérieur. On peut également aboucher l'uretère à une anse du côlon sigmoïde. On recueille l'urine dans un sac d'iléostomie. On relie les extrémités réséquées de l'iléum pour rétablir la continuité intestinale.

Au moment de l'opération, on insère des drains tuteurs (généralement minces et flexibles) dans les uretères afin d'empêcher leur occlusion par de l'œdème. Ces drains permettent à l'urine de s'écouler des reins jusqu'à la stomie : ils permettent également de mesurer avec précision le débit urinaire. On les laisse généralement en place pendant 10 à 21 jours après l'opération. Afin de réduire l'accumulation de liquide, on place également des drains (Jackson-Pratt ou autres) dans l'espace laissé par la vessie.

Après l'opération, on place une barrière cutanée autour de la stomie et on pose un sac collecteur transparent et jetable qu'on relie à un système de drainage. Tant que l'œdème subsiste, on doit tailler l'ouverture de la barrière cutanée selon la taille de la stomie. Le sac est transparent, ce qui permet d'observer la stomie, de s'assurer de la perméabilité des drains et d'observer le débit urinaire. Le sac collecteur draine l'urine (et non les selles) de façon continue. Il est préférable de le changer avant qu'il perde son étanchéité.

L'urétéro-iléostomie peut notamment entraîner les complications suivantes : infection ou réouverture de la plaie, fuites d'urine, obstruction de l'uretère, acidose hyperchlorémique,

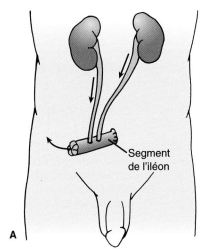

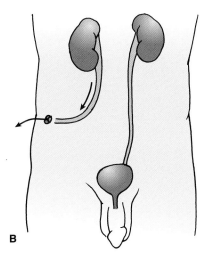

A

Urétéro-iléostomie traditionnelle. Le chirurgien greffe les uretères dans un segment isolé de l'iléon terminal (urétéro-iléostomie), en abouchant une extrémité à la paroi abdominale. On peut également aboucher l'uretère au côlon transverse (urétérocolostomie) ou au jéjunum proximal (urétérojéjunostomie).

B

Urétérostomie cutanée. Le chirurgien fait passer l'uretère par la paroi abdominale et l'abouche à une ouverture pratiquée dans la peau.

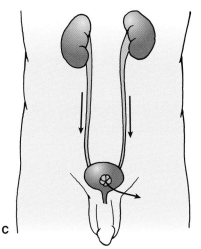

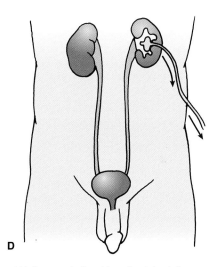

C

Cystostomie. Le chirurgien suture la vessie à la paroi abdominale et crée une ouverture (stomie) dans la paroi de l'abdomen et de la vessie pour permettre l'écoulement de l'urine.

D

Néphrostomie. Le chirurgien introduit une sonde, soit dans le bassinet par une incision au flanc, soit dans le rein par voie percutanée.

FIGURE 47-10 ▪ Dérivations urinaires cutanées. **(A)** Urétéro-iléostomie traditionnelle. **(B)** Urétérostomie cutanée. **(C)** Cystostomie. **(D)** Néphrostomie.

obstruction de l'intestin grêle, iléus et gangrène de la stomie. Les complications tardives sont l'obstruction de l'uretère, le rétrécissement ou la contraction de la stomie (sténose), l'altération de la fonction rénale en raison des reflux chroniques, la pyélonéphrite et la lithiase urinaire.

Soins et traitements infirmiers

Au cours de la période qui suit immédiatement l'opération, on vérifie le débit urinaire toutes les heures, car un débit inférieur à 30 mL/h peut indiquer une déshydratation ou une obstruction du conduit iléal, associée à un reflux de l'urine ou à une

fuite au niveau de l'anastomose urétéro-iléale. Pendant toute la durée de l'hospitalisation, l'infirmière surveille attentivement la personne pour déceler et signaler rapidement les signes et symptômes de complications, et y remédier promptement.

Favoriser le débit urinaire

Sur ordonnance du médecin, on doit dans certains cas insérer une sonde dans le conduit urinaire pour vérifier s'il y a stase ou présence d'urine résiduelle causées par une constriction de la stomie. De l'urine peut s'écouler des drains tuteurs insérés

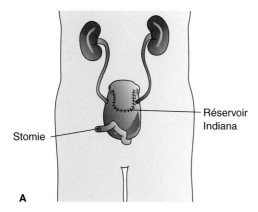

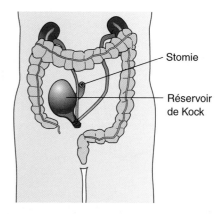

A

Urostomie continente. Le chirurgien introduit les uretères dans un segment de l'iléon et du cæcum. On insère une sonde dans la stomie pour évacuer l'urine régulièrement.

B

Iléostomie continente de Kock. Le chirurgien greffe les uretères à un segment isolé de l'intestin grêle, au côlon ascendant ou à un segment iléocolique, et il construit un mécanisme ou une valve de continence efficace. On insère une sonde dans la stomie pour évacuer l'urine.

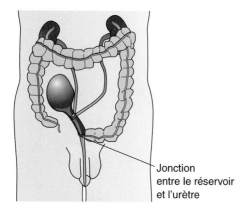

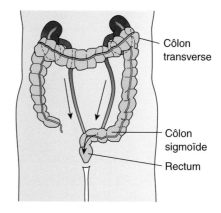

C

Chez l'homme, on peut modifier le réservoir de Kock en fixant l'une de ses extrémités à l'urètre, ce qui permet une miction plus naturelle. Cette dérivation ne peut être effectuée chez la femme parce que son urètre est trop court.

D

Urétérosigmoïdostomie. Le chirurgien introduit les uretères dans le côlon sigmoïde, ce qui permet à l'urine de s'écouler dans le côlon et d'être évacuée par le rectum.

FIGURE **47-11** ■ Dérivations urinaires continentes. **(A)** Urostomie. **(B)** et **(C)** Iléostomie continente de Kock. **(D)** Urétérosigmoïdostomie.

dans les deux uretères, de même que du bord des drains. S'il n'y a pas d'écoulement, on peut demander à l'infirmière d'irriguer les drains avec 5 à 10 mL de solution saline. Il est important d'éviter de tirer sur les drains, parce qu'ils peuvent se déplacer. On observe parfois une hématurie dans les 48 heures suivant la chirurgie mais, sauf exception, elle se résorbe spontanément.

Prodiguer des soins de la peau et de la stomie

Comme la personne a besoin de soins spécialisés, on doit faire une demande de consultation auprès d'un stomothérapeute ou d'une infirmière clinicienne spécialisée en soins cutanés. On examine fréquemment la stomie pour vérifier sa couleur et son bon fonctionnement. La stomie doit être rosée. Si sa couleur passe au pourpre foncé, il faut envisager la possibilité

d'une altération de l'irrigation. Si la cyanose et la congestion persistent, on devra probablement recourir à la chirurgie. La stomie est insensible, mais la peau qui l'entoure est très sensible à l'irritation causée par l'urine ou par le sac. Il faut donc examiner souvent la peau pour déceler: (1) tout signe d'irritation ou de saignement; (2) tout dépôt (en raison du contact de la peau avec l'urine alcaline) accompagné d'une irritation de la peau; et (3) tout signe d'infection.

Effectuer les analyses d'urine et prodiguer des soins de la stomie

Des draps ou des vêtements humides ou une odeur d'urine doivent alerter le personnel infirmier. Ils peuvent indiquer soit une fuite, soit une infection, soit un manque de soins d'hygiène. Étant donné qu'un dépôt alcalin important peut se former rapidement autour de la stomie, on doit administrer de l'acide ascorbique (vitamine C) afin de maintenir le pH de l'urine à moins de 6,5. Pour déterminer le pH, on recueille l'urine fraîchement écoulée par la stomie, et non celle qui s'est accumulée dans le sac collecteur, car on n'obtiendrait pas un résultat précis. Il est essentiel que le sac soit parfaitement ajusté pour éviter que la peau entourant la stomie n'entre en contact avec l'urine. Si cette dernière a une odeur fétide, le médecin prescrit parfois de prélever par sonde un échantillon pour culture, dont on obtiendra un antibiogramme.

Favoriser l'apport liquidien et soulager l'anxiété

Comme on a construit le conduit à partir d'une muqueuse, il est possible que l'urine contienne une grande quantité de mucus, ce qui provoque de l'anxiété chez de nombreuses personnes. Pour soulager l'anxiété, l'infirmière doit rassurer la personne en lui disant que ce phénomène est normal après une urétéro-iléostomie. On incite la personne à boire beaucoup de liquide pour irriguer le conduit iléal et réduire l'accumulation de mucus.

Choisir le matériel de stomie

Il existe divers types de sacs collecteurs, et l'infirmière joue un rôle important dans le choix du dispositif approprié. Le sac est constitué d'une ou de deux pièces. Il peut être jetable (à usage unique) ou réutilisable. Le choix du sac est fonction de l'emplacement de la stomie, des activités habituelles de la personne, de sa dextérité, de son acuité visuelle, de sa constitution physique, de ses moyens financiers et de ses préférences.

> **⚠ ALERTE CLINIQUE** *On doit s'assurer que la personne n'est pas allergique au latex. Il ne faut pas utiliser de sacs collecteurs ni de systèmes de drainage en latex si on pense ou si on sait que la personne est allergique au latex.*

Les sacs réutilisables sont munis d'une barrière cutanée qu'on fixe à la peau à l'aide d'un adhésif. Certains sacs jetables ou réutilisables s'emploient avec une barrière cutanée réutilisable. Les sacs jetables présentent l'avantage d'être légers, faciles à dissimuler et prêts à l'emploi. Il est indispensable d'appliquer une crème pour éviter que l'urine n'irrite la peau.

Favoriser les soins à domicile et dans la communauté

Enseigner les autosoins La personne obtenant habituellement son congé quelques jours après l'intervention, l'enseignement commence à l'hôpital et se poursuit à domicile. L'infirmière apprend à la personne à examiner et à utiliser la dérivation urinaire, et elle l'aide à s'adapter à l'altération de son image corporelle. Un stomothérapeute peut fournir des conseils inestimables à l'infirmière sur divers aspects des soins et de l'enseignement.

Changement du sac On enseigne à la personne et à sa famille à mettre en place et à changer le sac facilement et sans gêne. De préférence, on doit changer le sac avant l'apparition de

fuites et au moment qui convient le mieux à la personne. De nombreuses personnes le font tôt le matin, moment où le débit urinaire est réduit. Habituellement, on doit changer le sac tous les 3 à 7 jours, selon le type de sac choisi.

Tous les sacs nécessitent l'emploi d'une barrière cutanée destinée à protéger la peau contre l'irritation et l'excoriation. Afin d'assurer l'intégrité de la peau autour de la stomie, on ne doit jamais réparer un sac ou une barrière cutanée avec du ruban adhésif, ce qui pourrait entraîner l'accumulation d'urine sous la barrière. Il faut expliquer à la personne qu'elle ne doit pas laver la région de la stomie avec un savon hydratant parce que le sac risquerait alors de moins bien adhérer à la peau. On trouve sur le marché divers accessoires et dispositifs faits sur mesure afin de répondre aux besoins individuels des personnes. Les directives pour la mise en place des sacs réutilisables et jetables sont présentées dans l'encadré 47-14 ■.

Élimination des odeurs On conseille à la personne d'éviter les aliments qui donnent une forte odeur à l'urine (par exemple asperges, fromages et œufs). La plupart des sacs sont pourvus d'une barrière anti-odeur ; on peut aussi mettre dans le sac quelques gouttes de déodorant ou de vinaigre blanc dilué, qu'on introduit par le robinet à l'aide d'une seringue ou d'un compte-gouttes. L'absorption orale d'acide ascorbique peut acidifier l'urine et atténuer les odeurs. On ne doit pas mettre de comprimés d'aspirine dans le sac, car ils peuvent provoquer une ulcération de la stomie. Il faut rappeler à la personne qu'elle doit changer souvent de sac et effectuer soigneusement les soins d'hygiène qui s'imposent.

Soins du sac Pour éviter que le sac ne se décolle de la peau sous le poids de l'urine, il faut le vider par le robinet d'évacuation quand il est au tiers plein. Certaines personnes préfèrent porter un sac fixé à la jambe, relié au sac de stomie. Afin d'éviter que la personne ait à le vider durant la nuit, on raccorde le sac à un récipient collecteur à l'aide d'une tubulure et d'un adaptateur. On doit laisser une petite quantité d'urine dans le sac pour éviter que ses parois n'adhèrent l'une à l'autre. On peut fixer la tubulure le long de la jambe du pyjama pour éviter qu'elle ne s'enroule. On rince le récipient collecteur et la tubulure à l'eau fraîche tous les jours et, une fois par semaine, avec du vinaigre blanc dilué avec de l'eau (solution 1:3).

Nettoyage et désodorisation des sacs réutilisables Généralement, on rince à l'eau chaude les sacs réutilisables et on les fait tremper pendant 30 minutes dans une solution 1:3 de vinaigre blanc et d'eau ou dans un désodorisant commercial. On les rince de nouveau à l'eau tiède et on les laisse sécher à l'air, à l'abri du soleil. L'eau chaude et l'exposition directe au soleil peuvent dessécher le sac et le rendre plus fragile. Lorsque le sac est sec, on le saupoudre avec de l'amidon avant de le ranger. La personne doit posséder deux sacs et les porter en alternance.

Assurer le suivi Les soins de suivi sont essentiels pour déterminer comment la personne s'est adaptée à l'altération de son image corporelle et aux changements apportés à son style de vie. On doit faire une demande de soins à domicile dans le but d'évaluer l'adaptation de la personne et de sa

ENSEIGNEMENT

Mise en place du système collecteur d'une dérivation urinaire

MISE EN PLACE D'UN SAC RÉUTILISABLE

1. Rassembler le matériel nécessaire.
2. Préparer le sac selon les directives du fabricant.
   - Appliquer le disque adhésif à deux faces préalablement taillé pour qu'il s'adapte à la barrière cutanée du sac réutilisable. Retirer le papier-pelure et mettre le sac de côté.

     Ou
   - Appliquer une mince couche d'adhésif sur un côté du disque du sac réutilisable. Mettre le sac de côté.
3. Retirer délicatement l'ancien sac. Le mettre de côté pour le nettoyer plus tard.
4. Nettoyer la peau autour de la stomie avec un peu d'eau savonneuse. Rincer soigneusement la peau et bien la sécher pour que le sac y adhère parfaitement.
5. Recouvrir délicatement la stomie avec un tampon de gaze ou une compresse de gaze roulée afin d'absorber l'urine et de garder la peau sèche pendant la préparation de la mise en place du nouveau sac.
6. Examiner la peau entourant la stomie afin de déceler tout signe d'irritation.
7. Placer l'ouverture de la barrière cutanée sur la stomie après avoir appliqué une pâte protectrice ou avoir placé un anneau d'étanchéité si on le désire et retirer le tampon de gaze recouvrant la stomie.
8. Placer ensuite le sac et le faire adhérer avec précaution.
9. Si on le désire, utiliser un couvre-sac ou talquer la peau autour du sac pour absorber la sueur et prévenir l'irritation.
10. Nettoyer l'ancien sac pour qu'il soit prêt à être réutilisé.

MISE EN PLACE D'UN SAC JETABLE

1. Rassembler le matériel nécessaire.
2. Mesurer le diamètre de la stomie et tailler le protecteur cutané pour l'ajuster à la forme de la stomie en laissant 2 à 3 mm de jeu.
3. Retirer le papier-pelure au dos de la barrière et le mettre de côté.
4. Retirer l'ancien sac et le mettre de côté.

5. Recouvrir délicatement la stomie avec un tampon de gaze ou une compresse de gaze roulée afin d'absorber l'urine et de garder la peau sèche pendant la préparation de la mise en place du nouveau sac.
6. Nettoyer la peau autour de la stomie avec de l'eau chaude et bien la sécher.
7. Examiner la peau entourant la stomie afin de déceler tout signe d'irritation.
8. Retirer le tampon de gaze recouvrant la stomie.
9. Placer l'ouverture de la barrière cutanée sur la stomie et faire adhérer la barrière à la peau en exerçant une pression ferme et uniforme.
10. Certains sacs se fixent sur une plaque à bourrelet qui adhère à la peau.
11. Fermer le robinet qui se trouve au bas du sac.
12. Si on le désire, utiliser un couvre-sac ou talquer la peau autour du sac pour absorber la sueur et prévenir l'irritation.
13. Appliquer du ruban hypoallergène tout autour du disque.
14. Jeter l'ancien sac.

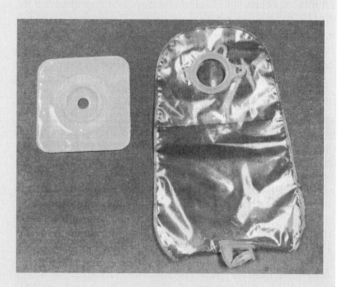

---

famille aux changements qu'exige la dérivation urinaire. L'infirmière en soins à domicile évalue l'état physique de la personne et sa réaction émotionnelle. De plus, elle évalue la capacité de la personne et de sa famille à entretenir la dérivation, revoit l'enseignement antérieur et fournit des renseignements supplémentaires (par exemple ressources offertes dans la communauté et lieux où on peut se procurer le matériel de stomie).

À mesure que l'œdème disparaît, l'infirmière en soins à domicile aide la personne à déterminer les changements à apporter au matériel de stomie. Elle calibre la stomie toutes les 3 à 6 semaines durant les premiers mois. Pour déterminer la taille de l'ouverture du sac, on mesure avec une règle le diamètre externe de la stomie. Le diamètre de l'anneau permanent ne doit pas dépasser de plus de 3 mm le diamètre de

la stomie. L'anneau doit s'adapter parfaitement à l'ouverture de façon à ce que la peau ne vienne pas en contact avec l'urine.

On recommande à la personne de contacter l'association locale des personnes stomisées pour qu'on vienne la visiter ou pour obtenir du soutien et des renseignements pratiques. De plus, la division régionale de la Société canadienne du cancer peut fournir du matériel et de l'équipement médical, ainsi que d'autres ressources, aux personnes qui ont subi une stomie dans le cadre d'un traitement contre le cancer.

L'infirmière en soins à domicile doit également évaluer la personne afin de détecter les complications à long terme, telles que l'obstruction urétérale, la sténose de la stomie, les hernies et la détérioration de la fonction rénale. Elle doit en outre revoir l'enseignement antérieur portant sur ces complications.

L'infirmière doit aussi rappeler à la personne qui a subi une chirurgie dans le cadre d'un traitement contre le cancer qu'elle doit passer un examen physique et une radiographie pulmonaire chaque année afin qu'on puisse dépister les métastases. Il faut évaluer régulièrement la fonction rénale résiduelle (clairance de la créatinine, taux sériques d'urée et de créatinine). Une surveillance à long terme est nécessaire pour noter l'apparition de l'anémie dans le but de déceler une carence en vitamine B$_{12}$ qui peut survenir quand une importante portion de l'iléon terminal a été retirée. Il peut s'écouler des années avant que cette complication se manifeste; on la traite par des injections de vitamine B$_{12}$. De plus, on doit rappeler à la personne qu'il est important de participer à des activités de promotion de la santé et de passer des tests de dépistage.

Urétérostomie cutanée

L'**urétérostomie cutanée** (figure 47-10) consiste à faire passer les uretères par la paroi abdominale et à les aboucher à une ouverture pratiquée dans la peau. On effectue cette intervention chez certaines personnes atteintes d'obstruction urétérale (cancer du bassin au stade avancé), chez les personnes à risque (car l'intervention est moins complexe que d'autres méthodes de dérivation urinaire) et chez les personnes qui ont subi une irradiation de l'abdomen.

On fixe un dispositif urinaire dès la fin de la chirurgie. Le traitement d'une personne porteuse d'une urétérostomie cutanée est semblable à celui d'une personne porteuse d'une urétéro-iléostomie, même si la stomie est habituellement au niveau de la peau ou rétractée.

Autres dérivations urinaires cutanées

On recourt moins souvent aux autres types de dérivations urinaires cutanées. On les utilise en règle générale pour contourner des obstructions. Le cathétérisme suspubien (cystostomie) et la néphrostomie sont traités dans le chapitre 46 ⌕.

DÉRIVATIONS URINAIRES CONTINENTES

Iléostomie continente

Le type de dérivation urinaire continente le plus courant est l'iléostomie (ou urostomie) continente. Cette méthode a été créée pour les personnes qui ont subi l'ablation de la vessie ou dont la vessie n'est plus fonctionnelle (vessie neurogène). On construit un réservoir pour l'urine en utilisant un segment de l'iléon et du cæcum (figure 47-11A). On passe les uretères à travers les muscles entourant le réservoir construit, puis on pratique une anastomose. Pour empêcher les fuites d'urine, on procède au rétrécissement du segment efférent de l'iléon et on le suture aux tissus sous-cutanés de l'iléon terminal, ce qui crée une stomie continente au même niveau que la peau. On suture le réservoir à la paroi abdominale antérieure autour d'un tube à cæcostomie. L'urine s'accumule dans le réservoir jusqu'à ce qu'on introduise une sonde dans la stomie pour l'évacuer.

Il faut vider régulièrement le réservoir pour éviter l'absorption des déchets métaboliques de l'urine, le reflux de l'urine dans les uretères et les infections des voies urinaires. Les soins et traitements infirmiers postopératoires sont semblables à ceux qu'on prodigue aux porteurs d'une iléostomie. Toutefois, les personnes porteuses d'une urostomie continente ont généralement d'autres sondes (sonde à cæcostomie qui sort du réservoir, sonde à stomie, drains tuteurs, drain de Penrose et cathéter urétral), comme l'illustre la figure 47-12 ■. On doit examiner attentivement toutes les sondes pour en vérifier l'étanchéité et mesurer la quantité et le type d'écoulement. On irrigue la sonde de cæcostomie 2 ou 3 fois par jour pour éliminer le mucus qui s'accumule dans le réservoir et empêcher l'obstruction.

Il existe d'autres réservoirs continents, notamment l'iléostomie continente de Kock (réservoir en forme de U construit à partir de l'iléon et muni d'une valve antireflux en forme de tétine) et le réservoir iléocæcal de type Charleston (réservoir construit à partir de l'iléon et du côlon ascendant, la jonction entre l'appendice et le côlon servant de valve antireflux); ces deux dispositifs sont illustrés à la figure 47-11 (B et C). On doit régulièrement drainer ces deux types de réservoirs à l'aide d'une sonde.

Urétérosigmoïdostomie

L'**urétérosigmoïdostomie**, une autre forme de dérivation urinaire continente, consiste à implanter des uretères dans le côlon sigmoïde (figure 47-11D). On recourt généralement à cette dérivation dans les cas d'irradiation pelvienne étendue, de résection de l'intestin grêle ou de maladie de l'intestin grêle.

La personne qui a subi une urétérosigmoïdostomie évacue l'urine par le rectum (pour le reste de sa vie). Elle doit donc adapter ses habitudes de vie à la fréquence des mictions (toutes les 2 heures), ce qui risque de restreindre ses activités sociales. Le liquide évacué a la consistance d'une diarrhée aqueuse et un certain degré de nycturie est possible. La personne a cependant la possibilité de réguler ses mictions et de ne pas porter de sac.

Soins et traitements infirmiers

Généralement, la personne suit le régime alimentaire préopératoire habituel, mais on la soumet parfois à une diète hydrique quelques jours avant l'opération afin d'éliminer le contenu du côlon. L'urétérosigmoïdostomie exige que le sphincter anal et la fonction rénale soient intacts et que le péristaltisme urétéral soit actif. On détermine le degré de maîtrise sphinctérienne de la personne en évaluant sa capacité de rétention lors de l'administration de lavements.

Après l'opération, on place une sonde dans le rectum pour drainer l'urine et prévenir les reflux vers les uretères et les reins. On fixe le tube aux fesses à l'aide d'un ruban adhésif et on prend grand soin de la peau qui entoure l'anus afin de prévenir les excoriations. Si on doit irriguer la sonde, on le fait en douceur afin d'éviter l'introduction de bactéries dans les uretères.

Surveiller l'équilibre hydroélectrolytique

Chez les personnes ayant subi une urétérosigmoïdostomie, on observe une forte réabsorption d'électrolytes, car une grande surface de muqueuse intestinale est en contact avec l'urine. Cette dérivation peut donc se compliquer d'un déséquilibre électrolytique et d'une acidose. La présence de potassium et

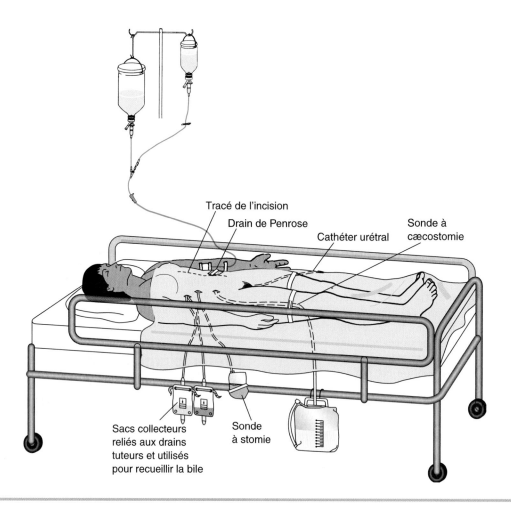

Tracé de l'incision
Drain de Penrose
Cathéter urétral
Sonde à cæcostomie

Sacs collecteurs
reliés aux drains
tuteurs et utilisés
pour recueillir la bile

Sonde
à stomie

FIGURE **47-12** ■ L'intervention chirurgicale pour créer un réservoir d'urostomie continente (de type Indiana) nécessite l'installation de nombreux drains et sondes et d'un cathéter.

de magnésium dans l'urine peut causer des diarrhées. Immédiatement après l'opération, on assure l'équilibre hydroélectrolytique en suivant de près les taux sériques des électrolytes et en compensant les pertes par des perfusions intraveineuses. On peut prévenir l'acidose en prescrivant un régime alimentaire faible en chlore et comprenant un supplément de citrate de sodium et de potassium.

On demande à la personne d'évacuer son urine toutes les 2 ou 3 heures pour éviter qu'elle n'exerce une pression sur le rectum et pour réduire au minimum l'absorption des constituants urinaires par le côlon. Il est essentiel d'apprendre à la personne à reconnaître les symptômes d'infection des voies urinaires: fièvre, douleur au flanc et fréquente envie d'uriner.

Rééduquer le sphincter anal

Après le retrait de la sonde rectale, la personne apprend à faire des exercices de maîtrise du sphincter anal. Au début, les émissions d'urine sont fréquentes, mais avec le temps, à force de soutien et d'encouragements, la personne arrive à améliorer la maîtrise sphinctérienne et à distinguer l'envie de déféquer de celle d'uriner.

Favoriser le respect du régime alimentaire

La personne doit éviter les aliments qui provoquent des gaz (les flatuosités causent de l'incontinence d'effort et des odeurs nauséabondes). Pour éviter d'avoir des gaz, elle ne doit pas mâcher de gomme; elle ne doit ni fumer ni absorber de l'air de quelque autre manière que ce soit. On réduit l'apport en sel pour prévenir l'acidose hyperchlorémique. Comme l'acidose peut faire perdre du potassium, on augmente la consommation des aliments qui en contiennent et on peut prescrire des suppléments de potassium.

Surveiller et traiter les complications

La pyélonéphrite, une infection des voies urinaires supérieures due à des bactéries provenant du côlon, est une complication relativement courante de l'urétérosigmoïdostomie; elle exige une antibiothérapie prolongée. L'adénocarcinome du côlon sigmoïde est une complication tardive de l'urétérosigmoïdostomie; il est probablement causé par des changements cellulaires résultant du fait que la muqueuse du côlon est en contact constant avec de l'urine. Il faut donc expliquer avec soin à la personne pourquoi elle doit se prêter à un suivi médical à long terme (Guy *et al.*, 2001; Huang et McPherson, 2000).

AUTRES MÉTHODES DE DÉRIVATION URINAIRE

Les techniques chirurgicales de dérivation urinaire évoluent rapidement grâce aux recherches menées pour améliorer les résultats des interventions et en réduire les complications. De nouvelles techniques de dérivation urinaire (colocystoplastie, cæcocystoplastie) permettent par exemple de reconstruire la vessie à partir d'un segment du gros intestin. La technique de Camey consiste, quant à elle, à reconstituer la vessie à partir d'un segment de l'iléon, anastomosé à l'extrémité restante de l'urètre après la cystectomie, ce qui permet d'évacuer l'urine par l'urètre. Cette technique est toutefois réservée aux hommes, car on retire la totalité de l'urètre de la femme lors de la cystectomie.

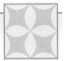

DÉMARCHE SYSTÉMATIQUE
dans la pratique infirmière

Personne subissant une dérivation urinaire

✳ COLLECTE DES DONNÉES PRÉOPÉRATOIRES

Les éléments suivants sont essentiels à la collecte des données préopératoires :

- Évaluation de la fonction cardiovasculaire, car les personnes subissant une cystectomie (ablation de la vessie) sont souvent des personnes âgées qui tolèrent mal une intervention chirurgicale complexe et de longue durée.
- Évaluation de l'état nutritionnel, car des problèmes de santé sous-jacents sont souvent associés à une alimentation insuffisante.
- Évaluation du niveau de compréhension de la personne et de sa famille quant aux interventions en cause et aux changements anatomiques et fonctionnels qui en découleront.
- Évaluation de l'image de soi, de l'estime de soi et des méthodes d'adaptation au stress et à la perte.
- Évaluation de l'état mental de la personne, de sa dextérité, de sa coordination et de ses méthodes d'apprentissage préférées parce que ces facteurs auront une incidence sur les autosoins postopératoires.

✳ DIAGNOSTICS INFIRMIERS PRÉOPÉRATOIRES

En se fondant sur les données recueillies, l'infirmière peut poser les diagnostics infirmiers suivants :

- Anxiété, reliée à l'altération de l'image corporelle associée à l'intervention chirurgicale
- Alimentation déficiente, reliée à un apport alimentaire insuffisant
- Connaissances insuffisantes sur l'intervention chirurgicale et sur les soins postopératoires

✳ PLANIFICATION PRÉOPÉRATOIRE

Les principaux objectifs sont les suivants : soulager l'anxiété ; améliorer l'état nutritionnel après l'intervention ; et acquérir des connaissances sur l'intervention chirurgicale, les résultats escomptés et les soins postopératoires.

✳ INTERVENTIONS INFIRMIÈRES PRÉOPÉRATOIRES

Soulager l'anxiété

La personne atteinte d'un cancer de la vessie qui doit subir une cystectomie craint l'altération de son image corporelle et la perte de sa sécurité. Elle doit s'adapter à un dispositif externe, à la stomie, à l'incision chirurgicale et à la modification des habitudes d'élimination. Dans certains cas, l'homme doit accepter son impuissance sexuelle (on peut envisager la pose d'une prothèse pénienne) et la femme, l'altération de son apparence, de son image corporelle et de son estime de soi. Il faut donc offrir à ces personnes du soutien physique et psychologique. On doit évaluer leur perception de soi et leurs stratégies d'adaptation au stress et à la perte. Il faut aussi les aider à préserver leur autonomie et leur mode de vie habituel dans toute la mesure du possible. On doit de plus les inciter à exprimer leurs craintes et leur anxiété au sujet des conséquences de l'intervention. On peut entrer en contact avec les groupes de soutien appropriés pour obtenir la visite de quelqu'un qui a subi une stomie et qui apportera à la personne son aide, ainsi que des conseils qui faciliteront son adaptation, tant avant qu'après la chirurgie.

Assurer un apport nutritionnel suffisant

On doit réduire l'accumulation de résidus dans les intestins afin de décomprimer les intestins et de réduire les risques d'iléus post-opératoire. On prescrit à la personne un régime alimentaire pauvre en résidus et on lui administre des antibiotiques pour réduire la flore intestinale et, par conséquent, les risques d'infection. La personne qui doit subir une dérivation urinaire à cause d'un cancer peut présenter une grave dénutrition attribuable à la croissance de la tumeur, à une entérite due aux radiations et à un apport alimentaire insuffisant. Dans ce cas, on peut recourir à la nutrition entérale ou parentérale pour favoriser la cicatrisation. On doit de plus lui assurer un apport liquidien suffisant avant l'intervention pour assurer le débit urinaire et prévenir l'hypovolémie au cours de l'opération.

Expliquer l'intervention chirurgicale et ses conséquences

Le recours aux services d'un stomothérapeute peut se révéler extrêmement utile dans le cadre de l'enseignement préopératoire et de la planification des soins postopératoires. L'enseignement donné à la personne porte notamment sur les points suivants : déroulement de l'intervention chirurgicale, justification de la préparation intestinale préopératoire, raisons du port d'un sac et conséquences prévues de l'intervention sur la fonction sexuelle. On décide de l'emplacement de la stomie après avoir examiné la personne en position debout, assise et couchée. La stomie doit se trouver dans une région libre de saillies osseuses, de plis cutanés et de bourrelets de graisse. Elle ne doit pas être située près d'une cicatrice, du nombril ou de la ceinture.

Pour que les autosoins soient faciles, la personne doit être en mesure de voir l'emplacement choisi et de l'atteindre aisément. On marque l'endroit choisi avec un stylo à encre indélébile pour pouvoir le repérer pendant l'intervention. Il faut vérifier si la personne présente des allergies ou une sensibilité aux rubans adhésifs ou aux colles. Avant de choisir le matériel de stomie, il peut être nécessaire de procéder à des essais épicutanés de certains dispositifs. Ces essais sont particulièrement importants si la personne est ou croit être allergique au latex. Avant l'opération, il est recommandé de faire porter à la personne un sac à demi rempli d'eau pour qu'elle s'y habitue (Krupski et Theodorescu, 2001).

✪ ÉVALUATION PRÉOPÉRATOIRE

Afin de mesurer l'efficacité des soins, l'infirmière évalue le niveau d'anxiété de la personne avant l'intervention, son état nutritionnel, ses connaissances sur l'intervention et ses attentes après la chirurgie.

Résultats escomptés

Les principaux résultats escomptés sont les suivants:

1. La personne éprouve moins d'anxiété à l'égard de l'intervention et de la perte prévue.
    a) Elle fait part de ses craintes au personnel soignant et à sa famille.
    b) Elle adopte une attitude positive concernant les résultats de l'intervention.
2. L'apport nutritionnel de la personne est suffisant.
    a) Elle mange et elle boit suffisamment avant l'intervention.
    b) Son poids ne varie pas.
    c) Elle explique la justification de l'alimentation entérale et parentérale.
    d) Sa peau présente une élasticité normale, ses muqueuses sont humides, son débit urinaire est normal et elle ne souffre pas de soif excessive.
3. La personne a amélioré ses connaissances sur l'intervention et ses conséquences.
    a) Elle indique les restrictions qui découleront de l'opération.
    b) Elle décrit l'environnement dans lequel elle se trouvera immédiatement après l'intervention (sondes, machines, surveillance).
    c) Elle fait ses exercices de respiration profonde et de toux, et ses exercices des pieds.

✪ COLLECTE DES DONNÉES POSTOPÉRATOIRES

Immédiatement après l'intervention chirurgicale, le rôle de l'infirmière consiste à prévenir les complications et à examiner la personne afin de déceler tout signe ou symptôme de complication. Elle assure le bon fonctionnement des sondes et des systèmes de drainage. Elle évalue le débit urinaire, la perméabilité du système de drainage et la couleur de l'écoulement. Toute diminution rapide du débit urinaire et toute augmentation de l'écoulement doit être signalée sans délai au médecin: ces signes peuvent en effet indiquer une obstruction des voies urinaires, une irrigation sanguine insuffisante ou un saignement. De plus, l'infirmière doit vérifier si la personne a besoin d'analgésiques (Colwell, Goldberg et Cramel, 2001).

✪ DIAGNOSTICS INFIRMIERS POSTOPÉRATOIRES

En se fondant sur les données recueillies, l'infirmière peut poser les diagnostics infirmiers suivants:

- Risque d'atteinte à l'intégrité de la peau, relié à des problèmes d'utilisation du système collecteur d'urine
- Douleur aiguë, reliée à l'incision chirurgicale
- Image corporelle perturbée, reliée à la dérivation urinaire
- Dysfonctionnement sexuel, relié aux modifications anatomiques et physiologiques
- Connaissances insuffisantes sur la prise en charge de la fonction urinaire

Problèmes traités en collaboration et complications possibles

En se fondant sur les données recueillies, l'infirmière peut déterminer les complications susceptibles de survenir, notamment:

- Péritonite due à une rupture de l'anastomose
- Ischémie et nécrose de la stomie dues à la diminution de l'irrigation sanguine dans la stomie
- Rétraction de la stomie et séparation du bord cutanéomuqueux dues à une tension ou à une lésion

✪ PLANIFICATION ET OBJECTIFS POSTOPÉRATOIRES

Les principaux objectifs sont les suivants: maintenir l'intégrité de la peau entourant la stomie; soulager la douleur; améliorer l'estime de soi; utiliser des stratégies d'adaptation permettant d'accepter l'altération de la fonction urinaire et de la sexualité; acquérir des connaissances sur la prise en charge de la fonction urinaire; et prévenir les complications (Krupski et Theodorescu, 2001; O'Shea, 2001).

✪ INTERVENTIONS INFIRMIÈRES POSTOPÉRATOIRES

Les objectifs du traitement postopératoire sont les suivants: surveiller la fonction urinaire, prévenir les complications postopératoires (infection et septicémie, complications respiratoires, déséquilibres hydroélectrolytiques, formation de fistules et fuites d'urine) et favoriser le bien-être de la personne. On doit assurer le bon fonctionnement des sondes et des systèmes de drainage et suivre de près le débit urinaire. Durant l'opération, on met en place une sonde gastrique pour décomprimer les intestins et soulager la pression exercée sur les anastomoses intestinales. On la laisse généralement en place pendant quelques jours. Avant le retour de la fonction intestinale, on administre à la personne des liquides et des électrolytes par voie intraveineuse. Dès le retour de la fonction intestinale, qui se manifeste par la présence de bruits intestinaux, le passage de gaz et la diminution de la distension abdominale, on donne à boire à la personne. Aussitôt que l'état de la personne le permet, l'infirmière l'aide à marcher afin de prévenir les complications découlant de l'immobilité.

✪ ✪ ✪

Maintenir l'intégrité de la peau autour de la stomie

Pour assurer l'intégrité de la peau, on doit d'abord neutraliser les facteurs qui accroissent le risque d'apport nutritionnel inapproprié et de mauvaise cicatrisation. Comme cela a déjà été indiqué, l'infirmière prodigue des soins cutanés méticuleux et entretient scrupuleusement le système de drainage jusqu'à ce que la personne soit capable de le faire elle-même facilement et sans gêne. L'infirmière s'assure que le système de drainage reste intact pour éviter que la peau n'entre en contact avec l'écoulement. Immédiatement après l'intervention, on doit avoir à portée de la main le matériel nécessaire pour prendre en charge l'écoulement. Assurer la constance du programme de soins cutanés tout au long de la période postopératoire permet de maintenir l'intégrité de la peau et le bien-être de la personne. De plus, le maintien de l'intégrité de la peau autour de la stomie facilite l'adaptation de la personne et de sa famille aux changements de la fonction urinaire et les aide à apprendre les techniques de soins cutanés.

Soulager la douleur

Après l'opération, on administre des analgésiques, conformément à l'ordonnance, afin de soulager la douleur et de favoriser le bien-être de la personne, ce qui lui permettra de se retourner, de tousser et de faire ses exercices de respiration profonde. On peut utiliser un système d'administration des analgésiques à la demande ou les administrer régulièrement selon un horaire déterminé. On utilise une échelle de la douleur pour évaluer l'efficacité du traitement médicamenteux et de la méthode de soulagement de la douleur.

Améliorer l'image corporelle

Les capacités d'adaptation de la personne reposent en partie sur l'image corporelle et l'estime de soi qu'elle avait avant l'opération, ainsi que sur l'aide et les réactions de son entourage. En permettant à la personne d'exprimer ses inquiétudes et ses craintes, on peut l'aider à s'adapter à ses nouvelles habitudes d'élimination. L'infirmière peut également l'aider à améliorer son image de soi en lui enseignant les techniques de soins du dispositif de collecte urinaire qui lui permettront d'accroître son autonomie. On doit donner l'enseignement des soins de stomie dans un endroit privé où la personne se sentira à l'aise pour poser des questions. L'infirmière lui explique également pourquoi elle doit porter des gants pendant les soins, ce qui évite que la personne pense que l'infirmière est dégoûtée par la stomie.

Aborder les dysfonctionnements sexuels

La personne qui subit une altération de sa fonction sexuelle à la suite d'une intervention chirurgicale est généralement bouleversée par cette perte. On doit donc l'inciter, elle et son ou sa partenaire, à communiquer leurs sentiments et à consulter ensemble un sexologue qui pourra leur indiquer d'autres façons d'exprimer leur sexualité. La visite d'une personne qui a une vie familiale, sociale et professionnelle active à la suite d'une stomie peut également convaincre la personne et sa famille qu'une réadaptation complète est possible.

Surveiller et traiter les complications

Les dérivations urinaires provoquent souvent des complications, car ces interventions complexes sont pratiquées pour des raisons graves (cancer, traumatisme) chez des personnes dont l'état nutritionnel est souvent médiocre. Aux complications chirurgicales habituelles (par exemple atélectasie, déséquilibres hydroélectrolytiques) s'ajoutent les complications suivantes: rupture des anastomoses, infections, formation de fistules, fuites d'urine ou de selles et irritations cutanées. Ces complications exigent une hospitalisation prolongée durant laquelle la personne sera probablement soumise à une nutrition parentérale totale et à des aspirations gastro-intestinales. Dans certains cas, une nouvelle intervention chirurgicale est nécessaire. Les objectifs du traitement postopératoire sont donc d'établir l'évacuation urinaire, de fournir un apport nutritionnel suffisant pour favoriser la cicatrisation et de prévenir les infections.

Péritonite

Une péritonite peut se manifester après l'opération si de l'urine s'écoule de l'anastomose. Les signes et symptômes de la péritonite sont notamment les suivants: douleur et distension de l'abdomen, raideur et défense musculaire, nausées et vomissements, iléus paralytique (absence de bruits intestinaux), fièvre et leucocytose.

On doit surveiller attentivement le débit urinaire, car une diminution brusque du débit accompagnée d'une augmentation de l'écoulement de l'incision ou des drains peut indiquer une fuite d'urine. De plus, il faut s'assurer que le dispositif d'écoulement est étanche. On doit changer le sac s'il présente des fuites. Les petites fuites de l'anastomose peuvent se refermer d'elles-mêmes, mais les fuites plus importantes peuvent rendre nécessaire une intervention chirurgicale.

Il faut signaler au médecin toute variation des signes vitaux, de même que l'augmentation de la douleur, les nausées, les vomissements et la distension abdominale.

Ischémie et nécrose de la stomie

On doit examiner la stomie pour s'assurer qu'elle est exempte d'ischémie et de nécrose. Ces dernières peuvent être causées par une tension sur les vaisseaux sanguins du mésentère, la torsion d'un segment intestinal au cours de la chirurgie ou l'insuffisance artérielle. On doit inspecter la stomie au moins toutes les 4 heures pour s'assurer que l'irrigation sanguine est suffisante. Si celle-ci est altérée, la stomie, normalement rouge ou rosée, devient pourpre, brune ou noire. On doit immédiatement signaler ces changements au médecin. Ce dernier, ou un stomothérapeute, peut introduire un petit tube lubrifié dans la stomie et faire briller une lumière dans le tube afin de déceler une ischémie ou une nécrose superficielle. Une intervention chirurgicale est nécessaire en cas de nécrose. Si l'ischémie est superficielle, on observe la stomie: elle est rouge pourpre et quelques-unes de ses couches externes peuvent tomber en l'espace de quelques jours.

Rétraction et séparation de la stomie

Il peut se produire une rétraction de la stomie ou une séparation des bords externes cutanéomuqueux à la suite d'un traumatisme ou d'une tension sur le segment intestinal interne qui a servi à construire la dérivation. De plus, une séparation cutanéomuqueuse peut survenir si l'accumulation d'urine sur la stomie et le bord cutanéomuqueux empêche la cicatrisation. Il est utile d'utiliser un sac collecteur muni d'une valve antireflux; ce type de valve empêche en effet l'accumulation d'urine à ces endroits. Il faut prodiguer des soins cutanés méticuleux pour que la région entourant la stomie demeure propre et sèche, ce qui favorise la guérison. En cas de séparation cutanéomuqueuse, il n'est généralement pas nécessaire de recourir à la chirurgie. On protège simplement la région en y appliquant de la poudre Karaya ou de la pâte adhésive et en installant correctement la barrière protectrice et le sac; ces mesures favorisent la guérison de la sépa-ration. En revanche, une intervention chirurgicale est nécessaire si la stomie se rétracte dans le péritoine.

Le cas échéant, l'infirmière explique à la personne et à sa famille pourquoi il est nécessaire d'effectuer une chirurgie pour enrayer ces complications. La personne et ses proches croient souvent qu'il s'agit d'une rechute. L'infirmière doit donc leur offrir du soutien psycho-logique tout au long de la préparation physique de la personne avant l'opération.

Favoriser les soins à domicile et dans la communauté

Enseigner les autosoins

Le principal objectif des soins postopératoires est de favoriser le plus haut degré d'autonomie et de participation de la personne aux autosoins. L'infirmière responsable ou le stomothérapeute travaill-ent en collaboration avec la personne et avec ses proches et leur offrent toute l'aide dont ils ont besoin pour se familiariser avec les différentes étapes des soins de la stomie. Pour que la personne et ses proches acquièrent les compétences et la confiance nécessaires, on doit leur fournir le matériel approprié et des directives complètes. On leur donne des instructions orales et écrites, et on les incite à communiquer avec l'infirmière ou le médecin s'ils ont des ques-tions. Lors d'un appel de suivi, après que la personne a reçu son congé de l'établissement de soins, l'infirmière peut continuer à la soutenir et à répondre aux questions. Les visites de suivi et les rappels concernant les soins cutanés et les techniques de mise en place des dispositifs sont utiles pour favoriser l'intégrité de la peau (encadré 47-14).

On incite la personne à participer au choix du sac et du moment de la journée le plus propice au changement du sac. Il faut égale-ment l'aider à vaincre ses craintes en l'incitant à regarder et à toucher la stomie. La personne et sa famille doivent connaître les caractéris-tiques d'une stomie normale, notamment les suivantes:

- La stomie est rosée et humide comme l'intérieur de la bouche.
- Elle est insensible à la douleur parce qu'elle ne contient pas de terminaison nerveuse.
- Elle est vascularisée et elle peut saigner pendant le nettoyage.

De plus, l'urine peut contenir du mucus si on a utilisé un segment de l'intestin pour construire une dérivation urinaire. La personne et sa famille doivent savoir quelles sont les caractéristiques normales de la stomie pour apprendre à reconnaître les signes et symptômes dont ils doivent faire part au médecin et les difficultés qu'ils peuvent résoudre eux-mêmes.

On adapte l'enseignement et la participation aux soins en fonc-tion de la vitesse de récupération et des capacités d'apprentissage de la personne. On lui donne des directives orales et écrites. On doit aussi lui donner l'occasion d'exécuter elle-même les soins de la stomie et de faire la démonstration de ce qu'elle a appris.

Assurer le suivi

On recommande aux personnes ayant subi une dérivation urinaire continente de passer les examens suivants: radiographie prise après l'instillation d'une substance radioactive dans le réservoir après 3 à 6 mois, 9 à 12 mois, 24 mois, puis tous les 2 ans; mesure de la fonction rénale (taux d'urée et de créatinine dans le sang) après 1 mois, 3 mois, 6 mois, puis 2 fois par an; examen endoscopique du

réservoir chaque année, le premier examen ayant lieu 5 à 7 ans après l'intervention (Colwell, Goldberg et Cramel, 2001).

✖ ÉVALUATION POSTOPÉRATOIRE

Résultats escomptés

Les principaux résultats escomptés sont les suivants:

1. La personne maintient l'intégrité de sa peau.
   a) Elle ne présente aucune lésion cutanée autour de la stomie et elle entretient correctement le système de drainage et le sac.
   b) Elle ne signale aucune douleur et aucun malaise dans la région de la stomie.
   c) Elle connaît les mesures à prendre en cas d'excoriation.

2. La personne a amélioré ses connaissances sur la prise en charge de sa fonction urinaire.
   a) Elle collabore à l'entretien du système de drainage urinaire et aux soins cutanés.
   b) Elle décrit les altérations anatomiques consécutives à l'opé-ration.
   c) Elle adapte ses activités quotidiennes en fonction de l'en-tretien de la stomie.
   d) Elle connaît les signes et symptômes qui exigent une consul-tation auprès d'une infirmière ou d'un médecin. Elle connaît les problèmes qui peuvent se présenter et les façons de les aborder.

3. La personne a amélioré son image de soi.
   a) Elle dit accepter la dérivation urinaire, la stomie et le port d'un sac.
   b) Elle effectue ses soins d'hygiène avec une autonomie croissante et soigne son apparence.
   c) Elle dit accepter le soutien et l'aide des membres de sa famille, du personnel soignant et d'autres personnes ayant subi une stomie.

4. La personne s'adapte à ses problèmes d'ordre sexuel.
   a) Elle exprime ses inquiétudes concernant les altérations de sa sexualité et de sa fonction sexuelle.
   b) Elle parle avec son ou sa partenaire, ou avec un conseiller, de ses inquiétudes concernant sa vie sexuelle.

5. La personne possède les connaissances nécessaires pour effec-tuer les autosoins.
   a) Elle effectue les autosoins et entretient efficacement la dérivation urinaire et le sac.
   b) Elle pose des questions pertinentes sur les autosoins et la prévention des complications.
   c) Elle connaît les signes et symptômes qui doivent être signalés au médecin ou à un autre membre du personnel soignant.

6. La personne ne présente pas de complications.
   a) Elle ne signale pas de douleur ou de sensibilité à l'abdomen.
   b) Sa température est normale.
   c) Elle ne mentionne pas de fuite d'urine par l'incision ou les drains.
   d) Son débit urinaire reste dans les limites voulues.
   e) Sa stomie est rouge ou rosée, humide, et n'est pas rétractée.
   f) Le pourtour de sa stomie est intact et cicatrisé.

Autres affections des voies urinaires

NÉPHROSCLÉROSE

La **néphrosclérose** est un durcissement (sclérose) des artères rénales dû à une hypertension prolongée. Il en résulte une diminution de l'irrigation sanguine des reins et la nécrose inégale du parenchyme rénal. Par la suite, la fibrose survient et les glomérules sont détruits. La néphrosclérose est l'une des principales causes d'insuffisance rénale terminale (Segura, Campo, Rodicio et Ruilope, 2001).

Physiopathologie

La néphrosclérose se présente sous deux formes : maligne et bénigne. La néphrosclérose maligne est généralement associée à une hypertension maligne (pression diastolique supérieure à 130 mm Hg). Elle touche le plus souvent les jeunes adultes ; deux fois plus d'hommes que de femmes en sont atteints. L'affection évolue rapidement. Sans dialyse, plus de la moitié des personnes meurent d'urémie en quelques années. La néphrosclérose bénigne touche surtout les personnes âgées et elle est souvent associée à l'athérosclérose et à l'hypertension.

Examen clinique et examens paracliniques

Au début de la maladie, les symptômes sont rares, bien que l'urine contienne généralement des protéines et parfois des cylindres. Les signes et symptômes d'insuffisance rénale n'apparaissent qu'au stade avancé de l'affection.

Traitement médical

En cas de néphrosclérose, on entreprend un traitement énergique aux antihypertenseurs. Dans les cas de néphrosclérose associée à l'hypertension, un traitement comportant un inhibiteur de l'enzyme de conversion de l'angiotensine, seul ou en combinaison avec un autre antihypertenseur, permet de réduire l'incidence des atteintes rénales. Cet effet est indépendant de la baisse de la pression artérielle (Segura *et al.,* 2001).

HYDRONÉPHROSE

L'hydronéphrose est la dilatation du bassinet et des calices d'un ou des deux reins, causée par une obstruction.

Physiopathologie

Quand l'écoulement normal de l'urine est entravé, on observe un reflux qui se traduit par une augmentation de la pression intrarénale. Cette augmentation touche les deux reins si l'obstruction se situe dans l'urètre ou dans la vessie. Un seul rein est affecté si l'obstruction, due à un calcul ou à une coudure, se situe dans un uretère.

Un calcul qui, formé dans le bassinet, se loge ensuite dans l'uretère peut entraîner une atrésie partielle ou intermittente. L'obstruction peut également être due à la compression de l'uretère par une tumeur ou par une bande de tissu cicatriciel résultant d'un abcès ou d'une inflammation. L'hydronéphrose résulte parfois d'une anomalie à la jonction urétéropyélique ou d'une mauvaise position du rein, qui favorise la torsion ou la coudure de l'uretère. Chez les hommes âgés, cette affection est le plus souvent causée par une hypertrophie de la prostate ; celle-ci comprime l'urètre dans la région du col vésical. Chez la femme, l'hydronéphrose survient parfois pendant la grossesse en raison de l'augmentation du volume de l'utérus. On a remarqué qu'une élévation de la pression dans la vessie (à 15 cm H_2O ou plus) au cours de la phase de remplissage entraîne l'hydronéphrose, car l'augmentation de la pression irradie par l'uretère vers un rein ou vers les deux reins (Ghobish, 2001).

Quelle que soit la cause de l'obstruction, on observe une accumulation d'urine dans le bassinet, ce qui provoque la dilatation tout à la fois du bassinet et des calices, ainsi qu'une atrophie progressive du rein. Si un seul rein est affecté, l'autre rein s'hypertrophie graduellement (hypertrophie compensatoire). À la longue, la fonction rénale est altérée.

Manifestations cliniques

L'affection est généralement asymptomatique si elle évolue lentement. Une obstruction soudaine peut entraîner une douleur au flanc et au dos. En cas d'infection, on observe parfois une dysurie, des frissons, de la fièvre, une sensibilité, une pyurie et une hématurie. En cas d'atteinte des deux reins, des signes et symptômes d'insuffisance rénale chronique peuvent se manifester.

Traitement médical

Le traitement vise à établir la cause de l'obstruction, à la supprimer, à traiter l'infection et, enfin, à rétablir et à préserver la fonction rénale. Pour contourner l'occlusion, on recourt parfois à une dérivation urinaire par néphrostomie (chapitre 46 ⊕⊕) ou à une autre méthode de dérivation. On traite les infections au moyen d'antibiotiques parce que la présence d'urine résiduelle dans les calices peut causer une infection et une pyélonéphrite. Dans les cas où une intervention chirurgicale s'impose (calculs, tumeur, obstruction de l'uretère), on doit préparer la personne à l'intervention. La néphrectomie (ablation du rein) est parfois indiquée dans les cas d'atteinte grave d'un seul rein.

URÉTRITE

L'urétrite, ou inflammation de l'urètre, est généralement due à une infection ascendante. Elle peut être d'origine gonococcique ou non gonococcique. Une personne peut être atteinte des deux affections à la fois. Il s'agit des deux infections transmissibles sexuellement les plus fréquentes chez les hommes dans les pays industrialisés (Centers for Disease Control and Prevention, 2001).

L'urétrite gonococcique, ou gonorrhée, est causée par *N. gonorrhϾ* et se transmet par contact sexuel. Chez l'homme, elle provoque une inflammation du méat urinaire et des brûlures à la miction. Un écoulement urétral apparaît 3 à 14 jours après les rapports sexuels, parfois plus tard, mais la gonorrhée est asymptomatique dans 10 % des cas.

L'infection peut envahir les tissus voisins et entraîner une périurétrite, une prostatite, une épididymite et un rétrécissement urétral. L'obstruction de l'épididyme peut provoquer la stérilité. Chez la femme, la gonorrhée n'est souvent ni diagnostiquée ni signalée parce que l'écoulement urétral n'est pas toujours présent et que l'infection est souvent asymptomatique. (Voir, au chapitre 57 ⏎, le traitement de la gonorrhée et l'enseignement à la personne qui en est atteinte.)

L'urétrite non gonococcique est généralement causée par *C. trachomatis* ou par *Ureaplasma urealyticum*. Chez l'homme, elle se manifeste par une dysurie, modérée ou grave, et par un écoulement urétral, faible ou modéré. Il faut administrer sans délai une antibiothérapie. On peut utiliser de l'azithromycine (Zithromax) ou de la doxycycline (Vibra-Tabs). Il est nécessaire d'effectuer un suivi pour s'assurer de l'efficacité du traitement. Tous les partenaires sexuels d'une personne souffrant d'urétrite non gonococcique doivent subir un examen de dépistage d'infections transmissibles sexuellement.

ABCÈS RÉNAL

L'abcès rénal peut se situer dans le cortex rénal (anthrax rénal) ou s'étendre au tissu adipeux qui entoure le rein (abcès périnéphrétique). L'incidence de l'abcès rénal est de 1 à 10 cas par 10 000 personnes hospitalisées.

Physiopathologie

Un abcès rénal peut se former à la suite d'une infection rénale (pyélonéphrite) ou d'une infection hématogène (transmise par la circulation sanguine). Les germes en cause sont notamment *Staphylococcus, Proteus* et *E. coli*. Parfois, l'abcès rénal est consécutif à la propagation d'une infection provenant des régions voisines. C'est ainsi qu'il peut résulter d'une diverticulite ou d'une appendicite.

Manifestations cliniques

Souvent, les symptômes apparaissent soudainement: frissons, fièvre, leucocytose, douleur sourde ou masse palpable au flanc, douleur et défense abdominale et sensibilité de l'angle costovertébral à la palpation. Généralement, la personne semble gravement malade.

Examen clinique et examens paracliniques

La personne affectée d'un abcès rénal dit souvent avoir eu récemment un furoncle ou un anthrax cutané; elle peut se plaindre de malaises, de fièvre, de frissons, d'anorexie, d'une perte pondérale et d'une douleur sourde dans la région rénale. Si l'abcès se situe dans le cortex rénal, on observe une leucocytose, mais l'urine est stérile (aucun microorganisme n'est présent parce que l'infection ne s'étend pas jusqu'au système urinaire). Les résultats du tomodensitogramme sont importants à la fois au moment du diagnostic, pour connaître l'étendue des lésions, et lors des examens de suivi, pour évaluer l'efficacité du traitement (Dalla Palma, Pozzi-Mucelli et Ene, 1999).

Traitement

On soigne généralement les petits abcès bien localisés au moyen d'une antibiothérapie intraveineuse appropriée, mais une incision et un drainage sont parfois nécessaires. Dans les cas d'abcès périnéphrétiques, on effectue un drainage percutané. On doit effectuer des cultures et des antibiogrammes, puis prescrire l'antibiothérapie appropriée. On insère généralement des drains dans l'espace périnéphrétique et on les laisse en place jusqu'à ce que l'écoulement cesse. On doit changer fréquemment les pansements externes, car l'écoulement est souvent abondant. Comme pour tout autre abcès, on doit être à l'affût des signes de septicémie, tenir le bilan des ingesta et des excreta, et suivre de près la réaction de la personne au traitement. En cas d'abcès périnéphrétique étendu, il peut être indiqué de recourir à la chirurgie.

TUBERCULOSE DES VOIES URINAIRES

Physiopathologie

La tuberculose rénale et urogénitale est causée par *Mycobacterium tuberculosis*. Elle est relativement rare dans les pays développés. Elle se propage habituellement des poumons jusqu'aux reins par la circulation sanguine. Une fois qu'elle a atteint les reins, la mycobactérie peut rester inactive pendant des années. Puis, on observe une légère inflammation et les tubercules caractéristiques apparaissent. Si le microorganisme continue à se multiplier, les tubercules grossissent et forment des cavités qui finissent par détruire le parenchyme. La mycobactérie se propage alors par les voies urinaires vers la vessie et chez l'homme elle peut infecter la prostate et l'épididyme, ainsi que les testicules.

Manifestations cliniques

Au début, les signes et symptômes sont bénins: un peu de fièvre l'après-midi, une perte de poids et d'appétit, des sueurs nocturnes et des malaises. On observe parois une hématurie (microscopique ou macroscopique). Quand la vessie est atteinte, l'infection se manifeste par de la douleur, une dysurie et des envies impérieuses d'uriner. L'urogramme intraveineux peut révéler la formation et la calcification de cavités.

Examen clinique et examens paracliniques

Lorsqu'on découvre une tuberculose rénale ou urogénitale, on doit en rechercher le foyer primitif et déterminer si la personne a été en contact avec la tuberculose. On recueille au moins trois échantillons prélevés en milieu de jet de la première urine du matin pour la recherche de *M. tuberculosis*. La vitesse de sédimentation globulaire est généralement élevée et elle permet de mesurer la réaction au traitement.

Les autres examens paracliniques comprennent l'urographie intraveineuse, la biopsie et la culture d'urine, qui permettent de déceler les bacilles acidorésistants. Selon certaines études, on peut accélérer le dépistage de *M. tuberculosis* dans l'urine grâce à l'amplification en chaîne par polymérase (ACP). Cette méthode est rapide, précise et spécifique, et elle permet d'amorcer le traitement sans délai (Hemal, Gupta, Rajeev *et al.*, 2000).

Traitement médical

Le traitement vise à éliminer le germe causal. On utilise une association de plusieurs antituberculeux (chapitre 25 ⊕) pour retarder l'apparition de souches résistantes. Un traitement de 6 mois est efficace chez la plupart des gens (Çek *et al.*, 2005). Il est parfois nécessaire d'effectuer une intervention chirurgicale pour prévenir une obstruction ou procéder à l'ablation d'un rein gravement atteint. La tuberculose rénale étant la manifestation d'une affection généralisée, on met tout en œuvre pour améliorer l'état de santé de la personne. Pour ce faire, on favorise notamment un apport alimentaire suffisant, le repos et des soins d'hygiène appropriés. Les hommes présentant un œdème génital peuvent porter un support scrotal.

Soins et traitements infirmiers

Dans l'ensemble, le but des interventions infirmières est de prodiguer un enseignement favorisant l'efficacité des autosoins à domicile et la prévention des récidives ou de la transmission de l'infection.

La personne doit prendre les médicaments prescrits selon l'ordonnance, connaître leurs effets indésirables et comprendre qu'il est important de poursuivre le traitement jusqu'à la fin. On lui donne des explications sur la nature de l'affection : causes, mode de propagation, traitement et nécessité des soins de suivi. Il faut conseiller aux hommes d'utiliser un préservatif lors des rapports sexuels afin de prévenir la transmission du microorganisme. Les hommes atteints de tuberculose pénienne ou urétrale doivent s'abstenir d'avoir des rapports sexuels pendant la durée du traitement. On incite la personne à adopter un mode de vie sain, à avoir une alimentation équilibrée, à consommer d'importantes quantités de liquide et à faire de l'exercice.

Les visites de suivi permettent à l'infirmière d'insister sur le fait qu'il faut prendre ses médicaments précisément selon l'ordonnance (de nombreuses personnes ne les prennent pas correctement). On doit faire comprendre à la personne qu'il est important de subir périodiquement des examens de suivi (cultures d'urine, urographies), généralement pendant une année entière. En cas de récidive, on doit reprendre le traitement si le bacille de la tuberculose envahit de nouveau les voies génito-urinaires. Des complications telles que la sténose urétérale ou les spasmes vésicaux peuvent survenir au cours de la période de cicatrisation. On doit donc surveiller l'apparition de ces complications.

RÉTRÉCISSEMENT DE L'URÈTRE

Le rétrécissement de l'urètre est la diminution du calibre de sa lumière. Il est dû à la formation de tissu cicatriciel et à des contractions.

Physiopathologie

Le rétrécissement peut être provoqué par des blessures dues à l'insertion d'instruments chirurgicaux durant une intervention transurétrale, à la présence d'une sonde vésicale ou à une cystoscopie. Il peut aussi survenir à la suite d'un écartèlement provoqué par un traumatisme, ou résulter d'un accident de voiture ou d'une urétrite gonococcique non traitée. Il peut aussi avoir pour origine une malformation congénitale.

Examen clinique et examens paracliniques

La personne signale une diminution de la force et du débit du jet urinaire, et des symptômes d'infection et de rétention urinaires. Le rétrécissement entraîne le reflux de l'urine, ce qui peut entraîner une cystite, une prostatite ou une pyélonéphrite.

Prévention

Pour prévenir le rétrécissement, on doit traiter les infections urétrales le plus rapidement possible, éviter le cathétérisme urétral prolongé et prendre toutes les précautions qui s'imposent quand on introduit un instrument dans l'urètre, y compris une sonde.

Traitement médical

Le traitement peut être palliatif (dilatation graduelle à l'aide de sondes métalliques ou de bougies) ou correcteur (urétrotomie interne). Si l'urètre est trop étroit pour qu'on y insère une sonde, l'urologue se sert de petites bougies filiformes pour trouver une ouverture. Quand une bougie dépasse le rétrécissement et pénètre dans la vessie, l'urologue la fixe pour permettre l'écoulement de l'urine. Pour dilater l'urètre, on introduit ensuite une sonde à dilatation de plus gros calibre en utilisant la bougie filiforme comme guide. Après la dilatation, on soulage la douleur grâce à des bains de siège chauds et à des analgésiques non opioïdes, et on prévient l'infection en administrant des antibiotiques pendant plusieurs jours.

Dans les cas graves, on doit parfois pratiquer une excision ou une urétroplastie. Chez certaines personnes, un cathétérisme suspubien est nécessaire (chapitre 46 ⊕). Selon certaines études, le laser à diode permet de traiter le rétrécissement de l'urètre de façon sûre et fiable, en particulier s'il s'agit d'un traitement de première intention (Kamal, 2001).

KYSTES RÉNAUX

Les kystes rénaux sont des cavités anormales contenant du liquide ; ils sont situés dans le tissu rénal. Ils peuvent être héréditaires, acquis ou associés à une gamme de troubles sans rapport les uns avec les autres. Les kystes rénaux peuvent être isolés ou multiples (maladie polykystique) et atteindre un rein ou les deux. Lorsqu'elle touche l'adulte, la maladie polykystique du rein est une maladie héréditaire transmise sur le mode autosomique dominant ; elle affecte généralement autant les hommes que les femmes.

Maladie polykystique du rein à transmission autosomique dominante

La maladie polykystique du rein à transmission autosomique dominante est une affection héréditaire courante touchant 27 000 Canadiens (Fondation canadienne du rein, 2002). Après l'établissement du diagnostic, c'est habituellement un néphrologue qui prend la personne en charge en raison du risque d'évolution de l'affection vers l'insuffisance rénale terminale. Environ les deux tiers (64 %) des personnes présentent également une hématurie. La plupart des crises sont imputables à des infections des voies urinaires et à la rupture de kystes rénaux provenant d'anomalies anatomiques sous-jacentes. Les symptômes sont habituellement de courte durée et se résorbent au moyen d'un traitement conservateur comprenant repos et antibiothérapie. Dans 20 % des cas, on observe également une lithiase urinaire. L'hématurie franche est également un symptôme révélateur d'une affection courante, mais non reliée, qui peut survenir en même temps que la maladie polykystique. On doit examiner les personnes qui en sont atteintes pour s'assurer qu'elles ne souffrent pas d'un cancer génito-urinaire, car l'hématurie en est également l'un des premiers signes. Des examens paracliniques simples et non effractifs, comme l'échographie transabdominale et la cytologie urinaire, permettent de déceler les autres affections à traiter afin de réduire davantage la morbidité (Dedi, Bhandari, Turney *et al.,* 2001).

La maladie polykystique du rein peut être associée à la présence de kystes dans d'autres organes (foie, pancréas, rate) et à des anévrismes des artères cérébrales. On sait depuis longtemps déjà que, chez les personnes soumises à la dialyse (hémodialyse ou dialyse péritonéale) pendant une longue période, les reins non fonctionnels présentent de nombreux kystes, dont un grand nombre contiennent des cellules cancéreuses.

Maladie kystique rénale acquise

La maladie kystique rénale acquise est une forme de la maladie polykystique qui se déclare par suite d'une insuffisance rénale terminale associée à la dialyse. Même si la plupart des kystes sont bénins, on observe parfois des complications graves. La maladie kystique rénale acquise peut être causée par l'infection ou l'hémorragie d'un kyste, une hémorragie rétropéritonéale et la rupture spontanée d'un rein. Il est donc important que les infirmières connaissent ce type de maladie kystique du rein (Dedi, Bhandari, Turney *et al.,* 2001 ; Headley et Wall, 1999).

Manifestations cliniques

Le volume du rein s'accroît graduellement, et les signes et symptômes surviennent lorsque la personne atteint l'âge de 40 ou de 50 ans. L'affection se manifeste par une douleur abdominale ou lombaire, une hématurie, de l'hypertension, la présence de masses rénales palpables et des infections récidivantes des voies urinaires. Elle évolue généralement vers une insuffisance rénale. On confirme le diagnostic de kyste rénal par urographie intraveineuse ou tomodensitométrie.

Traitement

La maladie polykystique des reins est incurable, mais on peut en soulager les manifestations et en prévenir les complications. Le traitement de l'hypertension et des infections des voies urinaires doit être énergique. L'hémodialyse (chapitre 46 ⌒) est indiquée dès qu'apparaissent des signes d'insuffisance rénale. En raison du caractère héréditaire de la maladie, l'enseignement à la personne doit comprendre un counselling génétique. La personne doit éviter les sports et les activités qui pourraient occasionner des lésions aux reins. En règle générale, les kystes isolés n'affectent qu'un seul rein et diffèrent, du point de vue clinique et physiopathologique, de ceux de la maladie polykystique du rein. On peut les ponctionner par voie percutanée.

MALFORMATIONS CONGÉNITALES

Les malformations congénitales des reins sont fréquentes. On peut par exemple observer une jonction des deux pôles inférieurs des reins formant ce qu'on appelle un rein en fer à cheval. Un des deux reins peut être petit, déformé et souvent non fonctionnel. Les autres malformations des voies urinaires sont notamment l'uretère double et le rétrécissement d'un uretère. Le traitement de ces malformations n'est nécessaire que si elles sont symptomatiques. Avant de corriger une malformation par chirurgie, il importe de s'assurer du bon fonctionnement de l'autre rein.

CYSTITE INTERSTITIELLE

La **cystite interstitielle** est une maladie inflammatoire de la paroi vésicale qu'il est souvent impossible de diagnostiquer. On n'en connaît pas la cause et aucun traitement ne s'est révélé efficace dans tous les cas. Cependant, il existe plusieurs traitements qui permettent de soulager la plupart des personnes. La cystite interstitielle a une prévalence d'environ 50 à 70 par 100 000 de population (Froment, 2003). Elle peut se manifester à tout âge et chez tous les groupes ethniques, chez les hommes comme chez les femmes, mais 90 % des personnes atteintes sont des femmes. L'âge moyen à l'apparition de l'affection est de 40 ans, mais le quart des personnes sont âgées de moins de 30 ans (Froment, 2003). Selon les résultats préliminaires de certaines études portant sur des hommes atteints de prostatite non bactérienne, nombre d'entre eux souffrent également de cystite interstitielle (Interstitial Cystitis Association, 2001).

Physiopathologie

Aucune théorie ne permet à elle seule d'expliquer l'origine de cette affection, mais de nombreux mécanismes physio-pathologiques peuvent la causer, notamment : altération de la perméabilité de l'épithélium, dysfonctionnement du plancher pelvien, mastocytose, activation des fibres C, accroissement des facteurs de croissance nerveuse et action de la bradykinine. On pense que la cystite interstitielle pourrait être causée par un amincissement de la couche de glycosaminoglycane tapissant l'urothélium (Doggweiler-Wiygul, Blankenship et MacDiarmid, 2001).

Manifestations cliniques

La cystite interstitielle se manifeste par une importante irritation de la vessie (envies fréquentes et impérieuses d'uriner le jour comme la nuit, nycturie), de la douleur et des malaises (pression et douleur suspubiennes, dans la région du périnée et quand la vessie est pleine) et une diminution considérable de la capacité vésicale. La caractéristique principale est la douleur suspubienne, douleur habituellement aggravée par la plénitude vésicale et soulagée après la miction (Grégoire, 2002). Certaines personnes urinent plus de 60 fois par jour. Les rapports sexuels sont souvent douloureux (Doggweiler-Wiygul *et al.,* 2001).

Les personnes souffrant de cystite interstitielle présentent souvent de nombreux problèmes de santé difficiles à diagnostiquer et qui peuvent être associés à une altération du système immunitaire. Chez les personnes atteintes du syndrome de fatigue chronique, de fibromyalgie ou d'une dysfonction temporomandibulaire, on observe de nombreuses manifestations cliniques communes telles que la myalgie, la fatigue, les troubles du sommeil et une diminution, due à ces symptômes, de la capacité à effectuer les activités quotidiennes. Selon les résultats des recherches, diverses autres affections chroniques et syndromes de douleur seraient associés à la cystite interstitielle, notamment le syndrome du côlon irritable et les céphalées par tension nerveuse (Aaron, Burke et Buchwald, 2000).

Examen clinique et examens paracliniques

On diagnostique généralement la cystite interstitielle après avoir éliminé les autres causes susceptibles de provoquer des symptômes semblables. Le diagnostic est complexe parce qu'il ne correspond pas à des critères précis. C'est pourquoi les personnes consultent en moyenne quatre ou cinq médecins et il s'écoule souvent des années avant qu'un diagnostic final soit posé. L'absence de critères précis ne signifie pas que la cystite interstitielle est d'origine psychique; il s'agit plutôt d'une affection physique ayant des conséquences psychologiques. De nombreuses personnes atteintes de cystite interstitielle sont insatisfaites de ne pas connaître leur diagnostic, de l'incapacité des professionnels de la santé à leur expliquer d'où viennent leurs symptômes et pourquoi ceux-ci persistent.

Traitement médical

Les stratégies de traitement comprennent l'administration de médicaments qui ciblent la douleur et les malaises. On fait appel à d'autres traitements dont l'objectif est de réparer la paroi vésicale ou de réduire l'inflammation.

Pharmacothérapie

Le polysulfate de pentosan sodique (Elmiron) a une structure qui ressemble aux glycosaminoglycanes de la paroi de la vessie. En adhérant à la paroi de cette dernière, il permettrait de combler la couche déficiente de glycosaminoglycane tapis-sant l'urothélium. On le prend tous les jours, par voie orale; c'est le seul médicament de sa catégorie qui s'administre ainsi. En outre, cet agent constitue la substance la plus efficace dont on dispose à l'heure actuelle. L'instillation de divers composés dans la vessie (nitrate d'argent, diméthylsulfoxide [Rimso-50]) peut procurer un soulagement. Environ la moitié des personnes réagissent bien à une instillation intravésicale de diméthylsulfoxide toutes les semaines pendant 6 à 8 semaines, puis toutes les 2 semaines. Des agents antispasmodiques, comme l'oxybutynine (Ditropan), et des agents anesthésiques de la muqueuse urinaire, comme la phénazopyridine (Pyridium), peuvent aussi être utiles. L'instillation intravésicale d'héparine peut entraîner une certaine diminution des symptômes chez la moitié des personnes. Ces personnes doivent pouvoir s'instiller elles-mêmes l'héparine par cathétérisme chaque jour au début, puis 2 ou 3 fois par semaine. Grâce à leur action anticholinergique centrale et périphérique, les antidépresseurs tricycliques (imipramine [Tofranil] et amitriptyline [Elavil]) réduisent l'excitabilité du muscle lisse de la vessie et atténuent la douleur et les malaises.

Autres traitements

Les autres traitements comprennent la neurostimulation transcutanée et la destruction des ulcères par le laser. La neurostimulation transcutanée du sacrum est une méthode de neuromodulation qui permet de diminuer la douleur dans la région pelvienne et les symptômes de l'irritation de la vessie. Certaines femmes souffrant de cystite interstitielle réfractaire au traitement réagissent de manière favorable à la neurostimulation transcutanée du sacrum; celle-ci leur procure un soulagement important de la douleur pelvienne et réduit les envies impérieuses et fréquentes d'uriner, la nycturie et le volume moyen émis. L'implantation de neurostimulateurs permanents du sacrum peut être un traitement efficace dans les cas de cystite interstitielle réfractaire au traitement; on doit poursuivre les études en ce sens, mais les premiers résultats sont prometteurs (Interstitial Cystitis Association, 2001).

Soins et traitements infirmiers

Souvent, la personne atteinte de cystite interstitielle présente depuis longtemps des symptômes qui l'empêchent de vaquer à ses occupations habituelles. Dans bien des cas, elle a consulté un grand nombre de médecins, mais aucun n'a pu lui apporter un soulagement appréciable de ses symptômes. Elle est donc souvent déprimée et anxieuse, en plus d'être méfiante et sceptique au sujet des traitements qu'on lui propose.

Par conséquent, l'infirmière doit évaluer les capacités de la personne à composer avec la maladie et lui apporter une aide psychologique. Il est important que l'infirmière lui fasse comprendre qu'elle croit en ses symptômes et qu'elle est consciente de leur gravité et de leurs répercussions sur sa vie. Elle lui donne aussi des explications sur les examens diagnostiques et les traitements qu'elle doit subir (Degler, 2000).

EXERCICES D'INTÉGRATION

1. Vous êtes infirmière dans un centre d'hébergement et de soins de longue durée. La fille de l'une de vos pensionnaires vient vous voir et vous demande d'installer une sonde vésicale chez sa mère, qui peut marcher avec de l'aide; il s'agirait là selon elle d'une solution beaucoup plus pratique. Compte tenu de vos connaissances sur les effets du port prolongé d'une sonde vésicale, quelle serait votre réponse?

2. Une femme âgée de 50 ans suit des traitements d'hémodialyse depuis sept ans. L'échographie rénale de référence révèle trois petits kystes. Cette femme a récemment entrepris un traitement aux anticoagulants destiné à préserver la perméabilité de son accès veineux. Ce matin, elle se présente à son traitement de dialyse en se plaignant d'une importante douleur au flanc. Déterminez les causes possibles de sa douleur et les examens paracliniques qu'il faudrait lui faire passer. À ce stade, quelles données devrez-vous recueillir et quelles interventions effectuerez-vous? Quelles explications donnerez-vous à cette femme en attendant les résultats de ses examens?

3. Un homme âgé de 60 ans a subi une cystectomie et porte maintenant une dérivation urinaire continente. Vous devez lui montrer comment prendre en charge ses autosoins. Décrivez l'enseignement postopératoire que vous donnerez à cette personne et à sa famille. De quelle manière modifierez-vous votre enseignement si la personne et sa famille ont une connaissance limitée du français? si la personne est aveugle?

4. Une femme âgée de 35 ans se présente à la clinique. Elle se plaint de mictions fréquentes durant la journée, accompagnées de mictions impérieuses, pratiquement constantes mais sans incontinence, de malaises suspubiens après les rapports sexuels et de nycturie (environ 3 mictions par nuit). La culture d'urine ne révèle pas de bactéries, mais une hématurie microscopique est présente. On prend rendez-vous à la clinique pour une étude urodynamique et une cystoscopie afin de déterminer s'il s'agit d'une cystite interstitielle. Quel enseignement donnerez-vous à cette femme concernant les examens paracliniques et le traitement de la cystite interstitielle?

RÉFÉRENCES BIBLIOGRAPHIQUES
en anglais • en français

L'astérisque indique un compte rendu de recherche en soins infirmiers.

Aaron, L.A., Burke, M.M., & Buchwald, D. (2000). Overlapping conditions among patients with chronic fatigue syndrome, fibromyalgia, and temporomandibular disorder. *Archives of Internal Medicine, 160*(2), 121–127.

Abol-Enein, H., & Ghoneim, M.A. (2001). Functional results of orthotopic ileal neo-bladder with serous-lined extramural ureteral reimplantation: Experience with 450 patients. *Journal of Urology, 165*(5), 1427–1432.

Amling, C.L. (2001). Diagnosis and management of superficial bladder cancer. *Current Problems in Cancer, 25*(4), 219–278.

Bakris, G.L., Williams, M., Dworkin, L., et al. (2000). Special report: Preserving renal function in adults with hypertention and diabetes: A consensus approach. *American Journal of Kidney Diseases, 36*(3), 646–661.

Barnas, U., Schmidt, A., Seidl, G., et al. (2001). A comparison of quantitative computed tomography and dual X-ray absorptiometry for evaluation of bone mineral density in patients on chronic hemodialysis. *American Journal of Kidney Diseases, 37*, 1247–1252.

Bayerstock, R., Simons, R., & McLoughlin, M. (2001). Severe blunt trauma: A 7-year retrospective review from a provincial trauma centre. *Canadian Journal of Urology, 8*(5), 1372–1376.

Bihl, G., & Meyers, A. (2001). Recurrent renal stone disease: Advances in pathogenesis and clinical management. *Lancet, 358*(9282), 651–656.

Bonadio, M., Meini, M., Spitaleri, P., & Gigli, C. (2001). Current microbiological and clinical aspects of urinary tract infections. *European Urology, 40*(4), 439–445.

Borden, L.S. Jr., Clark, P.E., & Craig Hall, M. (2004). Bladder cancer. *Curr Opin Oncol, 16*, 257–262.

Carey, H.B., Chorney, W., Pherson, K., et al. (2001). Continuous peritoneal dialysis and the extended care facility. *American Journal of Kidney Diseases, 37*(3), 580–587.

Çek, M., Lenk, S., Naber, K.G., et al. (2005). EAU Guidelines for the Management of Genitourinary Tuberculosis. *European Urology, 48*, 353–362.

Centers for Disease Control and Prevention. (2001). Evaluation of sexually transmitted disease control practices for male patients with urethritis at a large group practice affiliated with a managed care organization, Massachusetts, 1995–1997. *MMWR Morbidity & Mortality Weekly Report, 50*0(22), 460–462

Chan, L., Gaston, R., & Hariharan, S. (2001). Evolution of immunosuppression and continued importance of acute rejection in renal transplantation. *American Journal of Kidney Diseases, 38*(6 Suppl. 6), 2S–9S.

Chen, G.L., & Bagley, D.H. (2000). Ureteroscopic management of upper tract transitional cell carcinoma in patients with normal contralateral kidneys. *Journal of Urology, 164*(4), 1173–1176.

Cohen, H.T., McGovern, F.J. (2005). Renal-Cell Carcinoma. *N Engl J Med, 353*, 2477-90.

Colwell, J.C., Goldberg, M., & Cramel, J. (2001). The state of the standard diversion. *Journal of Wound Ostomy Continence Nursing, 28*(1), 6–17.

Conseil du médicament du Québec (2005). *Infections urinaires chez l'adulte*, mars, http://www.cdm.gouv.qc.ca.

Dalla Palma, L., Pozzi-Mucelli, F., & Ene, V. (1999). Medical treatment of renal and perirenal abscesses: CT evaluation. *Clinical Radiology, 54*(12), 792–797.

Dedi, R., Bhandari, S., Turney, J.H., et al. (2001). Causes of haematuria in adult polycystic kidney disease. *British Medical Journal, 323*(8), 386–387.

Degler, M. (2000). Understanding interstitial cystitis. Protocol Driven Healthcare, Inc. Available at: http://www.MyBladder.com.

DeLeskey, K.L., & Massi-Ventura, G. (2000). Management of the extracorporeal shock wave lithotripsy patient. *Journal of Perianesthesia Nursing, 15*(2), 94–101.

Deliveliotis, C., Alargoff, E., Skolarikos, A., et al. (2001). Modified ileal neobladder for continent urinary diversion: experience and results. *Urology, 58*(5), 712–716.

Deschenes, G., & Doucet, A. (2000). Collecting duct Na^+/K^+-ATPase activity is correlated with urinary sodium excretion in rat nephritic syndromes. *Journal of the American Society of Nephrology, 11*(4), 604–615.

Doggweiler-Wiygul, R., Blankenship, J., & MacDiarmid, S.A. (2001). Review on chronic pelvic pain from a urological point of view. *World Journal of Urology, 19*(3), 160–165.

Dong, B.J. (2005). Cinacalcet: An oral calcimimetic agent for the management of hyperparathyroidism. *Clin Ther., 27*(11), 1725-51.

Dreitlein, D.A., Suner, S., & Basler, J. (2001). Genitourinary trauma. *Emergency Medicine Clinics of North America, 19*(3), 569–590.

Fabrégas, B., *et al* (2000). Prendre soin du patient en insuffisance rénale chronique. *Soins, 646*(juin), 27-50.

Fatica, R.A., Port, F.K., & Young, E.W. (2001). Incidence trends and mortality in end-stage renal disease attributed to renovascular disease in the United States. *American Journal of Kidney Diseases, 37*(6), 1184–1190.

Fink, J.C., Blahut, S.A., Reddy, M., & Light, P.D. (2001). Use of erythropoietin before the initiation of dialysis and its impact on mortality. *American Journal of Kidney Diseases, 37*(2), 348–355.

Fogo, A. (2000). Nephrotic syndrome: Molecular and genetic basis. *Nephron, 85*(1), 8–13.

Fondation canadienne du rein (2002). *La maladie polykystique des reins* (page consultée le 24 octobre 2005), http://www.rein.ca/francais/publications/brochures/polykstique/polykstique.htm.

Foxman, B. (2002). Epidemiology of urinary tract infections: Incidence, morbidity, and economic costs. *American Journal of Medicine, 113* (Suppl. 1A), 5S–13S.

Froment, D. (2003). Comment diagnostiquer et traiter une cystite interstitielle? *Le Clinicien, 18*(2), 33, 36.

Froment, D. (2003). Le traitement de l'insuffisance rénale chronique terminale au Québec. *Le clinicien, 18*(5), 97-104.

Gambaro, G., Favaro, S., & D'Angelo, A. (2001). Risk for renal failure in nephrolithiasis. *American Journal of Kidney Diseases, 37*(2), 233–243.

Ghobish, A.G. (2001). Storage detrusor pressure in bilateral hydroureteronephrosis. *European Urology, 39*(5), 571–574.

Gomolin, I.H., & McCue, J.D. (2000). Urinary tract infection in the elderly patient. *Infections in Urology, 13*(5A), s7–s13.

Grégoire, M. (2002). La cystite interstitielle: les défis diagnostiques et thérapeutiques. *Le Médecin du Québec, 37*(6), 75-77.

Gridelli, B., & Remuzzi, G. (2000). Strategies for making more organs available for transplantation. *New England Journal of Medicine, 343*(6), 404–410.

Griffiths, T.R.L., & Mellon, J.K. (2004). Evolving immunotherapeutic strategies in bladder and renal cancer. *Postgrad. Med. J., 80*, 320-327.

Gunal, A.I., Duman, S., Ozkahya, M., et al. (2001). Strict volume control normalizes hypertension in peritoneal dialysis. *American Journal of Kidney Diseases, 37*(3), 588–593.

Gupta, K., Hooton, T.M., & Stamm, W.E. (2001). Increasing antimicrobial resistance and the management of uncomplicated community-acquired urinary tract infections. *Annals of Internal Medicine, 135*(1), 41–50.

Guy, R.J., Handa, A., Traill, Z., & Mortensen, N.J. (2001). Rectosigmoid carcinoma at previous ureterosigmoidostomy site in a renal transplant recipient: Report of a case. *Diseases of the Colon & Rectum, 44*(10), 1534–1536.

Hardinger, K.L., Koch, M.J., & Brennan, D.C. (2004). Current and Future Immunosuppressive Strategies in Renal Transplantation. *Pharmacotherapy, 24*(9), 1159–1176.

Headley, C.M., & Wall, B. (1999). Acquired cystic kidney disease in ESRD. *Nephrology Nursing Journal, 26*(4), 381–388.

Hemal, A.K., Gupta, N.P., Rajeev, T.P., et al. (2000). Polymerase chain reaction in clinically suspected genitourinary tuberculosis: Comparison with intravenous urography, bladder biopsy, and urine acid-fast bacilli culture. *Urology, 56*(4), 570–574.

Hock, L.M., Lynch, J., & Balaji, K.C. (2002). Increasing incidence of all stages of kidney cancer in the last 2 decades in the United States: An analysis of surveillance, epidemiology and end results program data. *Journal of Urology, 167*(1), 57–60.

Hooton, T.M., Scholes, D., Stapleton, A.E., et al. (2000). A prospective study of asymptomatic bacteriuria in sexually active young women. *New England Journal of Medicine, 343*(14), 992–997.

Huang, A., & McPherson, G.A. (2000). Colonic carcinoma after ureterosigmoidostomy. *Postgraduate Medical Journal, 76*(899), 579–581.

Huguet-Perez, J., Palui, J., Millan-Rodriguez, F., et al. (2001). Upper tract transitional cell carcinoma following cystectomy for bladder cancer. *European Urology, 40*(3), 318–323.

ICIS – Institut canadien d'information sur la santé (2004). *Augmentation continue du stage terminal de l'insuffisance rénale chez les aînés* (page consultée le 24 octobre 2005), http://secure.cihi.ca/cihiweb/dispPage.jsp?cw_page=media_21jan2004_f.

ICIS – Institut canadien d'information sur la santé (2004). *Les soins de santé au Canada* (page consultée le 20 octobre 2005), http://www.secure.cihi.ca/cihiweb/products/hcic2004_f.pdf.

Interstitial Cystitis Association. (2001). Interstitial Cystitis Fact Sheet. Available at: http://www.ichelp.org/whatisic/welcome.html.

Jabbour, M.E., Desgrandchamps, F., Cazin, S., et al. (2000). Percutaneous management of grade II upper urinary tract transitional cell carcinoma: The long-term outcome. *Journal of Urology, 163*(4), 1105–1107.

Jolivet-Tremblay, M., et Schick, E. (2002). La vessie hyperactive et la cystite interstitielle. *Le Clinicien, 17*(7), 67-76.

Jordan, G.H., Jezior, J.R., & Rosenstein, D.I. (2001). Injury to the genitourinary tract and functional reconstruction of the urethra. *Current Opinion in Urology, 11*(3), 257–261.

Joshi, H.B., Kumar, P.V., & Timoney, A.G. (2001). Citric acid (solution R) irrigation in the treatment of refractory infection (struvite) stone disease: Is it useful? *European Urology, 39*(5), 586–590.

Kamal, B.A. (2001). The use of the diode laser for treating urethral strictures. *British Journal of Urology International, 877*(9), 831–833.

Kane, A.M. (2000). Criteria for successful neobladder surgery: Patient selection and surgical construction. *Urologic Nursing, 20*(3), 182–188.

Kang, D.H., Anderson, S., Kim, Y.G., et al. (2001). Impaired angiogenesis in the aging kidney: Vascular endothelial growth factor and thrombospondin-1 in renal disease. *American Journal of Kidney Diseases, 37*(3), 601–611.

Kausz, A.T., Khan, S.S., Abichandani, R., et al. (2001). Management of patients with chronic renal insufficiency in the Northeastern United States. *Journal of the American Society of Nephrology, 12*(7), 1501–1507.

Kirkali, Z., Tuzel, E., & Munga, U. (2002). Recent advances in kidney cancer and metastatic disease. *British Journal of Urology International, 88*(8), 818–824.

Kontiokari, T., Sundqvist, K., Nuutinen, M., et al. (2001). Randomised trial of cranberry-lingonberry juice and Lactobacillus GG drink for the prevention of urinary tract infections in women. *British Medical Journal, 322*(7302), 1571.

Krupski, T., & Theodorescu, D. (2001). Orthotopic neobladder following cystectomy: Indications, management, and outcomes. *Journal of Wound Ostomy Continence Nursing, 28*(1), 37–46.

Liou, L.S., & Streem, S.B. (2001). Long-term renal functional effects of shock wave lithotripsy, percutaneous nephrolithotomy and combination therapy: A comparative study of patients with solitary kidney. *Journal of Urology, 166*(1), 36–37.

Maheshwari, P.N., Oswal, A.T., & Bansal, M. (1999). Percutaneous cystolithotomy for vesical calculi: A better approach. *Technical Urology, 5*(1), 40–42.

Mange, K.C., Joffe, M.M., & Feldman, H.I. (2001). Effect of the use or nonuse of long-term dialysis on the subsequent survivor of renal transplants from living donors. *New England Journal of Medicine, 344*(10), 726–731.

Manyak, M.J., Ogan, K. (2003). Photodynamic therapy for refractory superficial bladder cancer: long-term clinical outcomes of single treatment using intravesical diffusion medium. *J Endourol, 17*, 633.

Mathevet, P., Valencia, P., Cousin, C., et al. (2001). Operative injuries during vaginal hysterectomy. *European Journal of Obstetrics Gynecology and Reproductive Biology, 97*(1), 71–75.

Monga, M., & Oglevie, S. (2000). Minipercutaneous nephrolithotomy. *Journal of Endourology, 14*(5), 419–421.

Morey, A.F., Iverson, A.J., Swan, A., et al. (2001). Bladder rupture after blunt trauma: Guidelines for diagnostic imaging. *Journal of Trauma, 51*(4), 683–686.

Moroni, G., Trendelenburg, M., Del Papa, N., et al. (2001). Anti-C1q antibodies may help in diagnosing a renal flare in lupus nephritis. *American Journal of Kidney Diseases, 37*(3), 490–498.

Myhre, M.J. (2000). Herbal remedies, nephropathies and renal disease. *Nephrology Nursing Journal, 27*(5), 473–478.

O'Neill, W.C. (2000). Sonographic evaluation of renal failure. *American Journal of Kidney Diseases, 35*(6), 1021–1038.

O'Shea, H.S. (2001). Teaching the adult ostomy patient. *Journal of Wound Ostomy Continence Nursing, 28*(1), 47–54.

Oreopoulos, D.G. (2003). *Les calculs rénaux.* Fondation canadienne du rein (page consultée le 24 octobre 2005), http://www.rein.ca/francais/publications/brochures/calculsrenaux/calculrenaux.htm.

Perez-Brayfield, M.R., Keane, T.E., Krishnan, A., et al. (2001). Gunshot wounds to the ureter: A 40-year experience at Grady Memorial Hospital. *Journal of Urology, 166*(1), 119–121.

Pizza, G., De Vinci, C., LoConte, G., et al. (2001). Immunotherapy of metastatic kidney cancer. *International Journal of Cancer, 94*(1), 109–120.

Prud'homme, L., Granger, P., Tremblay, R., Lord, A., et Ménard, C. (2002). L'insuffisance rénale [2e partie]. *Le Médecin du Québec, 37*(6), 23-63.

Raz, R. (2001). Postmenopausal women with recurrent UTI. *International Journal of Antimicrobial Agents, 17*(4), 269–271.

Saad, A., Hanbury, D.C., McNicholas, T.A., et al. (2001). The early detection and diagnosis of bladder cancer: A critical review of the options. *European Urology, 39*(6), 619–633.

Saad, F., et Sabbagh, R. (2001). Le cancer de la vessie: une approche diagnostique et thérapeutique. *Le Clinicien, 16*(4), 143-156.

Segura, J., Campo, C., Rodicio, J.L., & Ruilope, L.M. (2001). ACE inhibitors and appearance of renal events in hypertensive nephrosclerosis. *Hypertension, 38*(3 Pt 2), 645–649.

Shalhav, A.L., Dunn, M.D., Portis, A.J., et al. (2000). Laparoscopic nephroureterectomy for upper tract transitional cell cancer: The Washington University experience. *Journal of Urology, 163*(4), 1100–1104.

Société canadienne du cancer (2005a). *Les statistiques canadiennes sur le cancer: Le Canada se dirige vers une crise du cancer... au Québec c'est déjà la réalité* (page consultée le 24 octobre 2005), http://www.quebec.cancer.ca/ccs/internet/mediareleaselist/0,3208,3649_434501_401770854_langId-fr,00.html.

Société canadienne du cancer (2005b). *Nouveaux cas de cancer* (page consultée le 24 octobre

2005), http://www.quebec.cancer.ca/ccs/internet/standard/0,2939,3649_317124_langId-fr,00.html.

Statistique Canada (2005). *Le Canada en statistiques : Probabilité d'être atteint de cancer et de mourir de cancer* (page consultée le 24 octobre 2005), http://www40.statcan.ca/l02/cst01/health25a_f.htm.

Société canadienne du cancer (2004). *Le cancer de la vessie* (page consultée le 24 octobre 2005), http://info.cancer.ca/f/cce/cceexplorer.asp?tocid=5.

Stamm, W.E. (2001). An epidemic of urinary tract infections? *New England Journal of Medicine, 345*(14), 1055–1057.

Streem, S.B. (2000). Percutaneous endopyelotomy. *Urology Clinics of North America, 27*(4), 685–693.

Thees, K., & Dreblow, L. (1999). Trial of voiding: What's the verdict? *Urologic Nursing, 19*(1), 20–22.

Tombolini, P., Ruoppolo, M., Bellorofonte, C., et al. (2000). Lithotripsy in the treatment of urinary lithiasis. *Journal of Nephrology, 13*(suppl 3), S71–82.

Tood, G. (2001). *Les infections des voies urinaires*. Fondation canadienne du rein (page consultée le 24 octobre 2005), http://www.rein.ca/francais/publications/brochures/infectionsurinaires/infections urinaires.htm.

U.S. Renal Data System (2001). *USRDS 2001 Annual Data Report: Atlas of End-Stage Renal Disease in the United States.* National Institutes of Health, National Institute of Diabetes and Digestive and Kidney Diseases, Bethesda, MD.

U.S. Renal Data System – USRDS (2001). Special studies: Cardiovascular disease in end-stage renal disease. http://www.usrds.org/cardiovascular/default.htm.

Uzzo, R.L., & Novick, A.C. (2001). Nephron-sparing surgery for renal tumors: Indications, techniques and outcomes. *Journal of Urology, 166*(1), 6–18.

Warren, J.W., Abrutyn, E., Hebel, R.J., et al. (1999). Guidelines for antimicrobial treatment of uncomplicated acute bacterial cystitis and acute pyelonephritis in women. *Clinical Infectious Diseases, 29*(4), 745–758.

Winkelmayer, W.C., Eigner, M., Berger, O., et al. (2001). Optic neuropathy in uremia: An interdisciplinary emergency. *American Journal of Kidney Diseases, 37*(3), E23.

Wood, E.G., Hand, M., Briscoe, D.M., et al. (2001). Risk factors for mortality in infants and young children on dialysis. *American Journal of Kidney Diseases, 37*(3), 573–579.

Yachia, D., & Erlich, N. (2001). The Hadera continent reservoir: A new appendico-umbilical continent stoma mechanism for urinary diversion. *Journal of Urology, 165*(5), 1423–1426.

Zaltzman, J.S. (2005). *La transplantation de rein.* Fondation canadienne du rein (page consultée le 24 octobre 2005), http://www.rein.ca/francais/publications/brochures/transplantation/transplantation.htm.

Zietman, A.L., Grocela, J., Zehr, E., et al. (2001). Selective bladder conservation using transurethral resection, chemotherapy, and radiation: Management and consequences of TA, T1, and TIS recurrence within the retained bladder. *Urology, 58*(3), 380–385.

Zietman, A.L., Shipley, W.U., & Kaufman, D.S. (2000). Organ-conserving approaches to muscle-invasive bladder cancer: Future alternatives to radical cystectomy. *Annals of Medicine, 32*(1), 34–42.

Zinman, L. (1999). Changing concepts in orthotopic urinary diversion. *Journal of Urology, 161*(6), 1807–1808.

 En complément de ce chapitre, vous trouverez sur le Compagnon Web :
- une bibliographie exhaustive ;
- des ressources Internet.

PARTIE 10

Fonction reproductrice

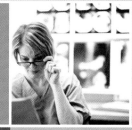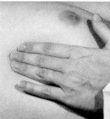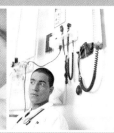

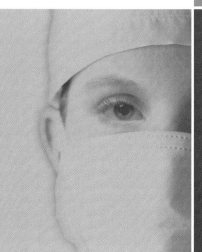

Adaptation française
Sophie Longpré, inf., M.Sc.
Professeure, Département des
sciences infirmières – Université
du Québec à Trois-Rivières

Évaluation de la fonction reproductrice chez la femme et soins spécifiques

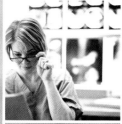

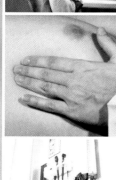

Objectifs d'apprentissage

Après avoir étudié ce chapitre, vous pourrez:

1. Décrire la fonction reproductrice chez la femme.

2. Décrire les approches utilisées pour évaluer efficacement la sexualité de la femme.

3. Décrire les indices témoignant de la violence conjugale et des agressions envers les femmes, ainsi que les stratégies d'intervention et de traitement utilisées auprès des victimes.

4. Décrire les examens paracliniques permettant de dépister les troubles de fonctionnement de l'appareil reproducteur féminin et décrire le rôle de l'infirmière avant, pendant et après ces examens.

5. Préciser les facteurs qui perturbent la menstruation et décrire les soins et traitements infirmiers qui s'y rapportent.

6. Décrire les soins et traitements infirmiers destinés aux femmes souffrant du syndrome prémenstruel.

7. Mettre au point un plan d'enseignement pour les femmes qui traversent la ménopause.

8. Décrire les méthodes de contraception en précisant les soins et l'enseignement convenant à chacune d'entre elles.

9. Décrire les soins et traitements infirmiers destinés à la femme qui subit un avortement.

10. Décrire les causes et les traitements de la stérilité.

11. Appliquer la démarche systématique aux femmes présentant une grossesse ectopique.

La santé des femmes constitue une spécialisation particulière des soins de santé. Non seulement l'infirmière doit connaître l'anatomie et la physiologie normales de la femme, mais elle doit aussi être en mesure de déterminer les facteurs physiques, développementaux, psychologiques et socioculturels qui influent sur la santé de la femme et sur son accès aux soins de santé. Dans l'évaluation, le maintien et la promotion de la santé de la femme tout au long de sa vie, on doit tenir compte de sa croissance et de son développement, de sa sexualité, des moyens de contraception, des soins de préconception, de la conception, des soins prénatals, des effets de la grossesse sur sa santé, du vieillissement, de la périménopause, de la ménopause et des troubles gynécologiques. On doit également tenir compte des répercussions qu'une invalidité peut avoir sur l'accès de la femme aux soins de santé et des effets qu'une invalidité ou une affection chronique peut avoir sur son état de santé. Puisque les femmes ont davantage recours au système de soins que les hommes et qu'elles constituent la majorité des travailleurs dans ce domaine, tenir compte des besoins et des préoccupations de la femme en matière de santé permet d'améliorer la qualité des soins en général, ainsi que l'accès à ceux-ci.

VOCABULAIRE

Algoménorrhée: menstruations difficiles et douloureuses.

Aménorrhée: absence de menstruation.

Androgène: hormone produite en petites quantités par les ovaires et la glande surrénale et qui influe sur de nombreux aspects de la santé de la femme, notamment sur le développement des follicules, la libido, l'aspect huileux des cheveux et de la peau, ainsi que sur la pousse des cheveux.

Annexe: ensemble regroupant les trompes de Fallope et les ovaires.

Col de l'utérus: partie inférieure de l'utérus située dans le vagin.

Corps jaune: vestige du follicule ovarien mûr après sa rupture et la libération de l'ovule, qui peut alors sécréter la progestérone (ou lutéine).

Cystocèle: faiblesse de la paroi vaginale antérieure qui entraîne une hernie de la vessie dans le vagin.

Dyspareunie: douleurs apparaissant chez la femme au cours des rapports sexuels.

Endomètre: muqueuse interne de l'utérus.

Endométriose: prolifération, hors de la muqueuse utérine, de tissu endométrial normal, ce qui peut causer une algoménorrhée ou l'infertilité.

Follicule ovarien mûr (follicule de De Graaf): structure qui se développe sur les ovaires au début de l'ovulation.

Fond utérin: base de l'utérus.

Fornix: partie supérieure du vagin.

Hormone folliculostimulante (FSH): hormone sécrétée par l'hypophyse, qui stimule la production des œstrogènes et l'ovulation.

Hormone lutéinisante (LH): hormone sécrétée par l'hypophyse, qui stimule la production de progestérone.

Hymen: membrane recouvrant en partie ou complètement l'orifice du vagin avant la première pénétration vaginale.

Hystéroscopie: endoscopie de la cavité utérine pratiquée à l'aide d'un hystéroscope inséré dans le col de l'utérus afin de diagnostiquer les problèmes utérins.

Ménarche: début de la fonction menstruelle.

Ménopause: arrêt permanent de la fonction menstruelle découlant de la perte de l'activité ovarienne et folliculaire.

Menstruation: écoulement de sang provenant des muqueuses de l'utérus s'il n'y a pas de fécondation.

Œstrogènes: hormones permettant au système reproducteur féminin de se développer et de se maintenir.

Ostéoporose: diminution de la densité de la masse osseuse, qui devient poreuse et fragile.

Ovaire: organe reproducteur en forme d'amande qui produit les ovules lors de l'ovulation et joue un rôle important dans la production hormonale.

Ovulation: libération par l'ovaire de l'ovule devenu mature.

Périménopause: période qui précède immédiatement la ménopause et comprend la première année qui la suit.

Phase folliculaire: phase du cycle menstruel qui précède l'ovulation (comprend les phases menstruelle et préovulatoire), au cours de laquelle l'endomètre prolifère.

Phase postovulatoire (ou lutéale): phase du cycle menstruel qui débute après l'ovulation et se caractérise par la sécrétion de progestérone par le corps jaune.

Phase préovulatoire (ou proliférative): phase du cycle menstruel qui suit la phase folliculaire; l'endomètre atteint son épaisseur et sa vascularisation maximales et devient œdémateux au cours de cette phase s'étendant du jour 6 au jour 13 d'un cycle de 28 jours.

Polype (cervical ou endométrial): formation de tissu sur le col de l'utérus ou la tunique endométriale; affection généralement bénigne.

Progestérone: hormone produite par le corps jaune.

Prolapsus utérin: chute ou abaissement de l'utérus vers la partie inférieure du vagin, à la suite du relâchement de la tonicité pelvienne.

Rectocèle: faiblesse de la paroi vaginale postérieure, qui permet à la cavité rectale de former une saillie à travers la tunique sous-muqueuse du vagin.

Signe du chandelier: douleur éprouvée lors d'un léger mouvement du col; associé aux infections pelviennes.

Rôle de l'infirmière dans la promotion de la santé des femmes

À mesure que leur présence dans le monde du travail s'est accrue, les femmes ont vu se modifier leur rôle, leur mode de vie et leurs structures familiales. Elles sont plus exposées aux risques environnementaux et au stress, ce qui les incite à accorder une plus grande attention à leur santé et aux activités de promotion de la santé. En conséquence, certaines femmes s'intéressent davantage à leurs propres soins de santé et en assument la responsabilité. Toutefois, de nombreuses autres femmes n'ont ni le temps, ni les moyens financiers, ni les ressources pour le faire.

D'autres changements sont apparus avec les années. Certaines femmes reportent la grossesse et la procréation jusqu'à ce que leur carrière soit établie. De nombreuses méthodes de contraception ont rendu cette option possible. Les progrès accomplis dans le domaine du traitement de l'infertilité permettent aux femmes qui ne pouvaient pas avoir d'enfants de devenir enceintes et aux couples de procréer au-delà de la quarantaine. Tandis que les femmes jouissent d'une plus grande autonomie quant aux soins de santé qui s'offrent à elles, les infirmières en apprennent davantage sur les mesures de prévention destinées aux femmes et sont beaucoup plus conscientes de leurs besoins particuliers. Elles encouragent les femmes à définir elles-mêmes leurs objectifs et les comportements qui leur permettront de les atteindre. Elles peuvent les y aider en leur enseignant ce qu'est la santé, en leur proposant des stratégies d'intervention et en leur assurant qu'elles pourront toujours compter sur leur appui, leurs conseils et un suivi continu. Les domaines suscitant un intérêt particulier en matière de promotion de la santé sont notamment les suivants :

- L'hygiène personnelle
- Les stratégies de détection et de prévention d'une affection, plus particulièrement les infections transmissibles sexuellement (ITS), notamment l'infection par le virus de l'immunodéficience humaine (VIH)
- Les questions relatives à la sexualité et à la fonction sexuelle, comme la contraception, les soins prénatals et postnatals, la satisfaction sexuelle et la ménopause
- Le régime alimentaire, l'exercice et d'autres activités de promotion de la santé
- Les moyens d'éviter les situations stressantes et violentes qui nuisent à la santé et au bien-être
- Le maintien d'un poids-santé et la non-consommation de drogues et de tabac
- Les moyens d'éviter un mode de vie malsain et les comportements à risque

Les infirmières qui font la promotion d'un mode de vie sain doivent aussi servir de modèle.

L'infirmière joue un rôle important dans la promotion de pratiques et de comportements positifs en matière de santé reproductrice et sexuelle, notamment :

- Elle encourage la femme à prendre régulièrement des rendez-vous chez le médecin, à détecter les problèmes de santé à un stade précoce, à évaluer les problèmes gynécologiques ou liés à la fonction reproductrice et en discutant des questions ou des préoccupations liées à la fonction sexuelle et à la sexualité.
- Elle offre à la femme un milieu ouvert et neutre où elle pourra aborder ses problèmes personnels en toute confiance : au cours de l'entretien, l'infirmière doit faire preuve de compréhension et de sensibilité, tout en évaluant les effets que les problèmes en question ont sur la femme et son partenaire.
- Elle reconnaît les signes et symptômes d'abus et examine la femme en privé et dans un environnement sûr.
- Elle reconnaît les différences culturelles et les croyances individuelles, et respecte l'orientation sexuelle de la femme et ses préoccupations à cet égard.

Anatomie et physiologie

ANATOMIE DU SYSTÈME REPRODUCTEUR DE LA FEMME

Le système reproducteur de la femme se compose de structures internes et de structures externes. Les autres structures du système reproducteur de la femme qui ont un effet sur le système endocrinien sont notamment l'hypothalamus et l'hypophyse.

Structures externes

La vulve, qui constitue l'ensemble des organes génitaux externes, se compose de deux épais replis de tissu, les grandes lèvres, et de deux replis de tissu plus fin, les petites lèvres, situées à l'intérieur des premières. Les grandes lèvres se rejoignent à leur extrémité supérieure et recouvrent partiellement le clitoris, organe sensible constitué de tissu érectile. Entre les petites lèvres, sous le clitoris, se trouve l'ostium externe de l'urètre, le méat urinaire. Sous le méat urinaire, il existe une ouverture plus grande, l'ostium du vagin (figure 48-1 ■). De chaque côté de l'orifice vaginal logent les glandes de Bartholin, des organes de la grosseur d'un pois qui sécrètent une substance mucoïde qu'elles évacuent par un petit conduit dont l'orifice se situe à l'intérieur des petites lèvres, devant l'hymen. Le repli cutané entre les organes génitaux externes et l'anus s'appelle la fourchette. On désigne sous le nom de périnée l'ensemble des tissus qui composent les organes génitaux externes de la femme.

Structures internes

Les structures internes se composent du vagin, de l'utérus, des ovaires et des trompes utérines (figure 48-2 ■).

Vagin

Le vagin est un canal de 7,5 à 10 cm de longueur, tapissé d'une muqueuse, qui part de l'utérus et descend vers l'avant jusqu'à la vulve. Il se trouve en arrière de la vessie et de l'urètre et en avant du rectum. Normalement, les parois antérieures et postérieures du vagin se touchent. La partie

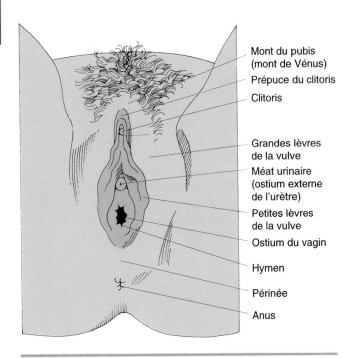

FIGURE **48-1** ■ Structures externes du système reproducteur de la femme.

supérieure du vagin, le **fornix**, entoure le **col de l'utérus**, la partie inférieure de l'utérus.

Utérus

L'utérus est un organe musculeux en forme de poire dont la partie supérieure mesure quelque 7,5 cm de long et 5 cm de large. Ses parois ont une épaisseur de 1,25 cm environ. Sa

taille peut varier en fonction du nombre d'enfants auxquels la femme a donné naissance (nombre de fécondations viables) et des anomalies utérines (comme les fibromes, qui sont des tumeurs pouvant déformer l'utérus). En effet, chez la jeune femme nullipare (qui n'a jamais eu d'enfant), l'utérus est souvent plus petit que chez la femme multipare (qui a eu au moins deux enfants). L'utérus se situe entre la vessie et le rectum ; il est retenu dans la cavité pelvienne par plusieurs ligaments. Les ligaments ronds se déploient antérieurement et latéralement jusqu'à l'orifice profond du canal inguinal et descendent le canal inguinal pour se confondre avec les tissus des grandes lèvres. Les ligaments larges sont des replis du péritoine qui partent des parois latérales du bassin et enveloppent les trompes utérines. Les ligaments utérosacrés s'étendent à l'arrière du sacrum et les ligaments vésico-utérins à l'avant de celui-ci. L'utérus se compose d'un col étroit qui communique avec le vagin et d'une partie supérieure plus large, le **fond utérin**, qui est recouvert entièrement à l'avant et partiellement à l'arrière par le péritoine. La cavité utérine a la forme d'un triangle dont l'un des côtés débouche sur un petit canal dans le col de l'utérus ; à chacune de ses extrémités, ce canal présente deux constrictions qu'on appelle respectivement orifice externe et orifice interne. Les côtés supérieurs de l'utérus s'appellent cornes. De là, les trompes utérines (trompes de Fallope) s'étendent jusqu'aux ovaires et leur lumière se prolonge jusque dans la cavité utérine.

Ovaires

Les **ovaires** se situent à l'arrière des ligaments larges, derrière et sous les trompes. Ils sont de forme ovale et mesurent environ 3 cm de long. Ils renferment des milliers de minuscules ovocytes, ou ovules. Les ovaires et les trompes utérines forment les **annexes**.

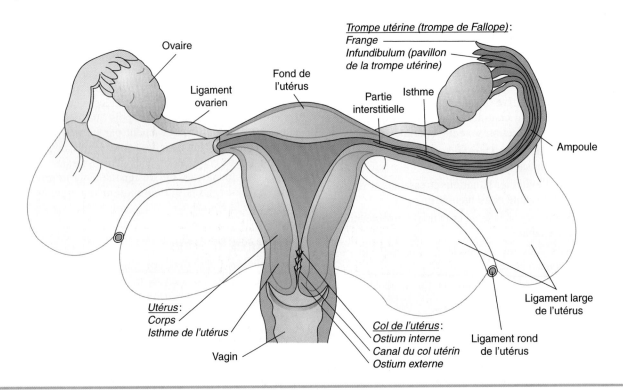

FIGURE **48-2** ■ Structures internes du système reproducteur de la femme.

FONCTION DU SYSTÈME REPRODUCTEUR DE LA FEMME

Ovulation

L'ovule parvient à maturité à la puberté (habituellement entre 12 et 14 ans, mais il n'est pas rare que cela se produise vers 10 ou 11 ans). Pendant la période connue sous le nom de phase folliculaire, des follicules primaires commencent à se développer et se transforment en follicules secondaires qui continuent de croître. Un seul d'entre eux devient un **follicule ovarien mûr (follicule de De Graaf)** et atteint la surface de l'ovaire, où il se rompt; il libère alors dans la cavité du périnée l'ovule qu'il contient. La libération périodique d'un ovule mature s'appelle **ovulation**. L'ovule gagne généralement la trompe utérine, d'où il est transporté jusqu'à l'utérus. S'il rencontre la cellule reproductrice de l'homme (le spermatozoïde), les deux fusionnent et il y a fécondation. Après la libération de l'ovule, le follicule ovarien mûr se transforme rapidement en **corps jaune** (*corpus luteum*) pour produire la **progestérone**, une substance qui a pour fonction de préparer l'utérus à recevoir l'ovule fécondé. L'ovulation survient habituellement deux semaines avant la menstruation suivante.

Cycle menstruel

Le cycle menstruel est un processus complexe qui fait intervenir le système de reproduction et le système endocrinien. Les ovaires produisent des hormones stéroïdes, principalement les **œstrogènes** et la progestérone. Le follicule ovarien mûr, qui renferme l'ovule mature, produit différents types d'œstrogènes, dont le plus puissant est l'œstradiol. Les œstrogènes stimulent la croissance des organes de reproduction féminins, ainsi que l'apparition des caractères sexuels secondaires. Ils jouent aussi un rôle important dans le développement des seins et dans les changements cycliques mensuels de l'utérus.

La progestérone régule également les changements qui surviennent dans l'utérus pendant le cycle menstruel. Elle est sécrétée par le corps jaune, la formation qui remplace le follicule de De Graaf après l'expulsion de l'ovule. Elle remplit une fonction indispensable dans la préparation de la muqueuse utérine (**endomètre**) pour la nidation. Après la nidation, le placenta assure en grande partie la sécrétion de la progestérone nécessaire à l'évolution normale de la grossesse. De plus, la progestérone et les œstrogènes préparent les seins à la production et à la sécrétion du lait. Les ovaires produisent également une petite quantité d'**androgènes**, qui jouent un rôle durant le premier stade de développement du follicule et influent aussi sur la libido de la femme.

L'hypophyse sécrète deux hormones gonadotropes: l'**hormone folliculostimulante (FSH)** et l'**hormone lutéinisante (LH)**. La sécrétion des œstrogènes est principalement stimulée par la FSH, sécrétée par l'hypophyse, et la production de la progestérone est stimulée par la LH. Un mécanisme de rétroaction régit en partie la sécrétion de la FSH et de la LH. Par exemple, un taux élevé d'œstrogènes dans le sang freine la sécrétion de la FSH, mais stimule celle de la LH; un taux élevé de progestérone a l'effet inverse. La gonadolibérine (GnRH pour *gonadotropin-releasing hormone*), qui

provient de l'hypothalamus, agit également sur la libération de la FSH et de la LH.

La sécrétion cyclique des hormones ovariennes entraîne la modification de l'endomètre et la **menstruation** (figure 48-3 ■; tableau 48-1 ■; figure 48-4 ■). La phase qui précède l'ovulation, la **phase folliculaire**, comprend la phase menstruelle

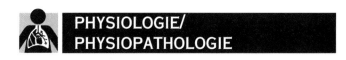

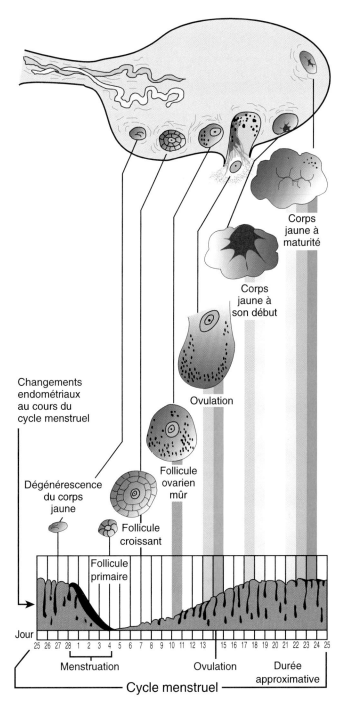

FIGURE **48-3** ■ Changements de l'endomètre au cours d'un cycle menstruel.

Changements hormonaux pendant le cycle menstruel

TABLEAU
48-1

	PHASE*			
Menstruelle	**Préovulatoire (proliférative)**	**Ovulatoire**	**Postovulatoire (lutéale)**	**Prémenstruelle**

Jours 1 2 3 4 5 6 7 8 9 10 11 12 13 14 15 16 17 18 19 20 21 22 23 24 25 26 27 28 1 2

OVAIRES

Désintégration du corps jaune; début du développement folliculaire	Croissance et maturation du follicule	Ovulation	Corps jaune actif	Corps jaune désintégré

PRODUCTION D'ŒSTROGÈNES

Faible	Croissante	Élevée	Décroissante, puis croissante de nouveau	Décroissante

PRODUCTION DE PROGESTÉRONE

Aucune	Faible	Faible	Croissante	Décroissante

PRODUCTION DE FSH

Croissante	Élevée, puis décroissante	Faible	Faible	Croissante

PRODUCTION DE LH

Faible	Faible, puis croissante	Élevée	Élevée	Décroissante

ENDOMÈTRE

Dégénération et desquamation de la couche superficielle; dilatation des rameaux flexueux, puis constriction	Réorganisation et prolifération de la couche superficielle	Croissance continue	Sécrétion active et dilatation des glandes; vascularisation élevée; œdémateux	Vasoconstriction des rameaux flexueux de l'artère utérine; début de la dégénérescence

* Durée approximative

et la phase préovulatoire. Le cycle dure habituellement 28 jours, mais il peut connaître des variations normales qui le font durer de 21 à 42 jours. Au début du cycle, au cours de la **phase préovulatoire** (ou **proliférative**), immédiatement après la menstruation, la sécrétion de FSH augmente, ce qui stimule la production des œstrogènes. L'endomètre devient alors plus épais et plus vascularisé. Vers le milieu du cycle (soit le quatorzième jour d'un cycle de 28 jours), le taux de LH augmente à son tour, ce qui stimule l'ovulation. Stimulé à la fois par les œstrogènes et par la progestérone, l'endomètre atteint son épaisseur et sa vascularisation maximales. La **phase postovulatoire** (ou **lutéale**) débute après l'ovulation et se caractérise par la sécrétion de progestérone par le corps jaune.

Si l'ovule est fécondé, les taux d'œstrogène et de progestérone demeurent élevés, et on observe des changements hormonaux complexes. Si la fécondation n'a pas eu lieu, la production de FSH et de LH diminue, la sécrétion d'œstrogène et de progestérone décroît rapidement, l'ovaire se désintègre et l'endomètre vascularisé et épaissi se desquame, ce

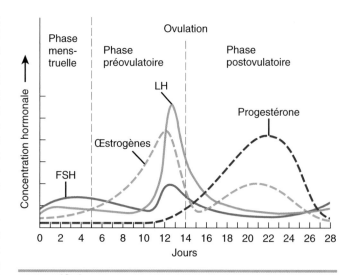

FIGURE **48-4** ■ Production d'hormones pendant le cycle menstruel.

qui entraîne une hémorragie vaginale. La matière constituée du vieux sang, de mucus et de tissu endométrial est expulsée par le col de l'utérus vers le vagin. Après l'arrêt du flux menstruel, le cycle recommence. L'endomètre prolifère et s'épaissit grâce à la stimulation de l'œstrogène, et l'ovulation se produit.

Ménopause

La **ménopause** marque la fin de la fonction reproductrice chez la femme. Elle survient généralement entre 45 et 52 ans, mais elle peut se produire dès l'âge de 42 ans ou seulement à 55 ans. L'âge moyen est de 51 ans. La ménopause n'est pas un phénomène pathologique, mais une étape normale du vieillissement et de la maturation. Elle se manifeste par l'arrêt de la menstruation et un début d'atrophie des organes reproducteurs et des glandes mammaires, causés par la fin de l'activité ovarienne (absence d'ovulation et, par conséquent, de sécrétion hormonale). Il peut aussi y avoir une ménopause artificielle quand les ovaires font l'objet d'une ablation ou lorsqu'ils sont détruits par irradiation ou chimiothérapie. La ménopause entraîne une carence en œstrogènes, avec les modifications physiologiques correspondantes. Ces changements comprennent des troubles neuroendocrinologiques, biochimiques et une modification du métabolisme provoquée par la maturation normale et par le vieillissement (tableau 48-2 ■).

Examen clinique

L'infirmière qui recueille des informations auprès d'une femme pour établir son anamnèse et qui effectue un examen physique est particulièrement bien placée pour discuter des problèmes généraux et des préoccupations de celle-ci en matière de santé. Les sujets qu'il est pertinent d'aborder sont notamment les suivants : forme physique, alimentation, risques cardiovasculaires, surveillance de la santé, sexualité, violence sexuelle, comportements à risque pour la santé et immunisation (notamment par la vaccination). Les recommandations en matière de surveillance de la santé sont résumées dans l'encadré 48-1 ■.

ANAMNÈSE ET MANIFESTATIONS CLINIQUES

En plus d'obtenir une anamnèse générale, l'infirmière doit s'informer sur les affections et les expériences qui sont propres à la santé des femmes. Elle doit recueillir des données sur les points suivants :

- Antécédents des menstruations (notamment **ménarche**, durée des cycles, durée et quantité du flux menstruel, crampes ou douleurs, saignements entre les menstruations ou après les relations sexuelles, saignements après la ménopause)

Changements dans le système reproducteur féminin reliés à l'âge	TABLEAU 48-2
Changements physiologiques	**Signes et symptômes**
ARRÊT DE LA FONCTION OVARIENNE ET BAISSE DE LA PRODUCTION D'ŒSTROGÈNES	
■ Diminution de l'ovulation	■ Diminution et perte de la capacité à concevoir ■ Baisse de fertilité
■ Début de la ménopause	■ Menstruations irrégulières, puis finalement arrêt des menstruations
■ Instabilité vasomotrice et fluctuations hormonales	■ Bouffées de chaleur ou rougeurs ■ Sueurs nocturnes, troubles du sommeil ■ Sautes d'humeur ■ Fatigue
■ Diminution de la formation des os	■ Perte de masse osseuse et augmentation du risque d'ostéoporose et de fractures ostéoporotiques ■ Diminution de la taille
■ Diminution de la lubrification vaginale	■ Dyspareunie ayant pour résultat une perte de l'intérêt sexuel
■ Amincissement des parois urinaires et vaginales	■ Augmentation des risques d'infection urinaire
■ Augmentation du pH vaginal	■ Augmentation de la fréquence des infections bactériennes (vaginite atrophique), avec sécrétions, démangeaisons et sensation de brûlure au niveau de la vulve
■ Amincissement des poils pubiens et des lèvres	
RAMOLLISSEMENT DE LA MUSCULATURE PELVIENNE	
■ Prolapsus utérin, cystocèle, rectocèle	■ Dyspareunie, incontinence, sensation de pression périnéale

- Antécédents des grossesses (nombre de grossesses, résultat des grossesses)
- Antécédents de la prise de médicaments (diéthylstil-bœstrol [DES], immunodépresseurs, autres médicaments)
- Douleurs menstruelles (**algoménorrhée**), douleurs ressenties lors des relations sexuelles (**dyspareunie**), douleurs pelviennes
- Antécédents de sécrétions vaginales et d'odeurs ou de démangeaisons
- Antécédents de problèmes de la fonction urinaire (fréquence, douleurs) pouvant être reliés à une ITS ou à une grossesse
- Antécédents de problèmes d'intestin ou de maîtrise de la vessie
- Antécédents sexuels
- Antécédents de sévices physiques ou sexuels
- Antécédents des chirurgies ou d'autres interventions sur les structures de l'appareil reproducteur (comprenant les mutilations génitales)
- Antécédents d'affections chroniques ou d'invalidités pouvant influer sur l'état de santé et la santé génésique et pouvant exiger un dépistage ou le recours aux soins de santé
- Antécédents de troubles génétiques

En recueillant toutes les données liées à la santé génésique, l'infirmière est particulièrement bien placée pour enseigner aux femmes les processus physiologiques normaux associés à la menstruation et à la ménopause, ainsi que pour évaluer les anomalies possibles. La jeune fille et la femme d'âge mûr connaissent souvent des difficultés qui sont faciles à résoudre mais qui, si elles ne sont pas traitées, peuvent entraîner des problèmes plus graves. Les questions liées à la sexualité et à la fonction sexuelle sont généralement posées au gynécologue ou au personnel soignant spécialisé dans la santé des femmes plutôt qu'à tout autre intervenant. Cependant, toutes les infirmières doivent prendre ces questions en considération dans le cadre d'un examen clinique régulier.

Antécédents sexuels

L'examen clinique sexuel comporte la collecte de données objectives et subjectives. Ces données couvrent l'anamnèse de la santé et les antécédents sexuels, les résultats de l'examen physique et les examens paracliniques. Connaître les antécédents sexuels de la femme permet de dresser un portrait d'ensemble de sa sexualité et de ses pratiques sexuelles, et ainsi de promouvoir sa santé sexuelle. Cela peut également permettre à la femme de discuter de ses problèmes sexuels plus ouvertement et d'aborder les problèmes qui la préoccupent avec un professionnel de la santé compétent. On peut obtenir ces renseignements dans le cadre de l'anamnèse, une fois que l'historique gynécologique-obstétrique ou génito-urinaire est terminé. En intégrant les antécédents sexuels à l'anamnèse générale, l'infirmière peut s'entretenir de sujets de plus en plus délicats avec la femme.

L'établissement des antécédents sexuels de la femme devient un processus dynamique servant de cadre à un échange d'informations. En outre, il permet à l'infirmière de dissiper certains mythes et d'évoquer des sujets de préoccupation dont la femme pouvait avoir des réticences à parler auparavant. En obtenant les antécédents sexuels de la femme, l'infirmière ne doit pas avoir des idées toutes faites sur ses préférences sexuelles avant que celle-ci n'en fasse mention. De même, lorsqu'elle s'informe de sa santé sexuelle, elle ne peut présumer que la femme est mariée ou non. La femme peut juger qu'il n'est pas approprié qu'on cherche à savoir si elle est célibataire, mariée, veuve ou divorcée. Afin d'établir les antécédents sexuels de la femme, il peut être moins choquant de s'informer en premier lieu de son partenaire ou des relations privilégiées qu'elle entretient au moment de l'examen.

Le modèle PLISSIT (Permission, Limited Information, Specific Suggestions, Intensive Therapy) d'examen clinique et d'intervention peut servir de cadre à ces interventions infirmières (Annon, 1976). On amorce l'examen clinique en abordant le sujet et en demandant à la femme la permission de discuter avec elle de certaines questions portant sur la fonction sexuelle.

L'infirmière peut commencer par expliquer les raisons pour lesquelles on s'informe des antécédents sexuels («Je m'informe de la santé sexuelle de toutes mes patientes. Puis-je vous poser quelques questions à ce sujet?»). Ensuite, elle doit s'informer des activités sexuelles de la femme et de son orientation sexuelle («Avez-vous actuellement des relations sexuelles avec un homme, une femme, ou les deux?»). Afin de déterminer si la femme souffre d'une dysfonction sexuelle, l'infirmière peut notamment lui poser la question suivante: «Avez-vous des problèmes liés à vos activités sexuelles actuelles?» Certains problèmes peuvent êtres reliés à des médicaments, à des changements de vie, à une invalidité, à des problèmes d'ordre émotionnel ou au début d'une affection physique ou mentale. L'infirmière doit demander à la femme ce qui, d'après elle, pourrait être à la source du problème qui la préoccupe.

L'infirmière peut donner à la femme un petit nombre d'informations sur la fonction sexuelle. Au fil de l'entretien, elle est en mesure de lui suggérer quelques interventions précises. Pour certaines femmes, il peut être utile de consulter un professionnel spécialisé en thérapie sexuelle, qui pourra lui proposer une thérapie plus intensive et mieux adaptée à ses besoins. Lorsqu'elle évalue les problèmes sexuels d'une femme, l'infirmière doit lui expliquer que les problèmes relatifs aux changements de la fonction sexuelle constituent des préoccupations de santé dont il faut discuter. Elle doit de plus créer un climat de confiance qui aide la femme à aborder ces sujets délicats.

On peut évaluer les risques de ITS en s'informant du nombre de partenaires que la femme a eus au cours de la dernière année ou dans sa vie. Il faut poser une question ouverte pour obtenir davantage d'informations sur les besoins de la femme («Avez-vous des questions ou des inquiétudes à propos de votre santé sexuelle?»). L'infirmière doit être consciente du fait que certaines femmes et certains hommes recourent à Internet pour se trouver un partenaire. Ce type de comportement est associé à des risques accrus de contracter des ITS (McFarlane, Bull et Rietmeijer, 2000; U.S. Department of Health and Human Services, 2001).

Activités de dépistage et de counselling destinées aux femmes

ÂGE : DE 19 À 39 ANS

Questions liées à la sexualité et à la reproduction
- Examen gynécologique annuel
- Examen physique annuel des seins
- Autoexamen des seins
- Options de contraception
- Comportements sexuels à risque élevé

Santé et comportements à risque
- Hygiène
- Prévention des blessures
- Alimentation
- Habitudes d'exercice
- Risque de violence conjugale
- Consommation de tabac, de drogues et d'alcool
- Stress
- Immunisation

Examens paracliniques*
- Test de Papanicolaou
- Dépistage des ITS selon l'ordonnance

ÂGE : DE 40 À 64 ANS

Questions liées à la sexualité et à la reproduction
- Examen gynécologique annuel
- Examen physique annuel des seins
- Autoexamen des seins
- Options de contraception
- Comportements sexuels à risque élevé
- Questions liées à la ménopause

Santé et comportements à risque
- Hygiène
- Prévention des blessures et de la perte osseuse
- Alimentation
- Pratiques en matière d'exercice
- Risque de violence conjugale

- Consommation de tabac, de drogues et d'alcool
- Stress
- Immunisation

Examens paracliniques*
- Test de Papanicolaou
- Mammographie
- Profil des lipides et du cholestérol
- Dépistage du cancer colorectal
- Bilan de la densité minérale osseuse
- Bilan de l'hormone thyréotrope
- Examen de l'ouïe et de la vue

ÂGE : 65 ANS OU PLUS

Questions liées à la sexualité et à la reproduction
- Examen gynécologique annuel
- Examen physique annuel des seins
- Autoexamen des seins
- Comportements sexuels à risque élevé

Santé et comportements à risque
- Hygiène
- Prévention des blessures
- Alimentation
- Pratiques en matière d'exercice
- Consommation de tabac, de drogues et d'alcool
- Stress
- Immunisation

Examens paracliniques*
- Test de Papanicolaou
- Mammographie
- Profil des lipides et du cholestérol
- Dépistage du cancer colorectal
- Bilan de la densité minérale osseuse
- Bilan de l'hormone thyréotrope
- Examen de l'ouïe et de la vue

* La nécessité de procéder à des examens et la fréquence de ceux-ci dépendent des risques
que présente la personne (antécédents familiaux et personnels).

Une jeune femme peut être inquiète si elle a des menstruations irrégulières, elle peut se poser des questions sur les ITS ou avoir besoin de moyens de contraception. Elle peut souhaiter obtenir des informations sur l'utilisation des tampons, sur la contraception orale d'urgence ou sur des questions reliées à la grossesse. La femme en périménopause peut être préoccupée si elle a des menstruations irrégulières ; la femme ménopausée peut être préoccupée par un assèchement du vagin et par les sensations de brûlure qu'elle éprouve lors des relations sexuelles. Enfin, les femmes de tout âge peuvent se poser des questions sur la satisfaction sexuelle, l'orgasme ou l'anorgasmie (absence d'orgasme).

Mutilation génitale des femmes

L'expression « mutilation génitale des femmes » désigne l'ablation partielle ou totale de l'appareil génital externe de la femme ou toute autre blessure infligée aux organes féminins.

Dans certaines cultures, on croit que la mutilation génitale des femmes favoriserait l'hygiène, protégerait la virginité et l'honneur de la famille, empêcherait la promiscuité, améliorerait l'attrait de la femme et le plaisir sexuel de l'homme, et accroîtrait la fertilité. Dans ces cultures, la mutilation génitale des femmes est considérée comme un rite de passage à la vie de femme. De nombreuses organisations (dont l'Organisation mondiale de la santé [OMS] et Amnistie internationale) s'emploient à mettre fin à ces pratiques.

On connaît quatre types de mutilation génitale des femmes : (1) l'excision du prépuce clitoridien ; (2) l'excision totale du prépuce clitoridien et des glandes, avec excision partielle ou totale des petites lèvres ; (3) l'excision d'une partie ou de tout l'appareil génital externe, avec la suture ou la sténose de l'orifice du vagin (appelée infibulation) ; (4) d'autres mutilations génitales non classées, telles que le piquage, le perçage ou l'incision du clitoris, des lèvres, ou de tous ces éléments, l'étirement du clitoris ou des tissus connexes et l'introduction de substances corrosives dans le vagin (American College of Obstetricians and Gynecologists [ACOG] Committee Opinion #151, 1995). On pratique généralement les mutilations génitales chez les enfants âgées de 4 à 10 ans; des hémorragies et des infections peuvent en découler.

Puisque la mutilation génitale peut affecter les fonctions sexuelles, l'hygiène menstruelle et les fonctions de la vessie, on doit évaluer la possibilité de mutilation génitale dans les antécédents sexuels de la femme, particulièrement si elle vient d'un pays où cette pratique est courante.

Les complications à long terme de la mutilation génitale des femmes sont notamment les suivantes: problèmes urinaires, vaginites chroniques et infections pelviennes, incapacité de subir un examen gynécologique, relations sexuelles douloureuses, réaction sexuelle détériorée, anémie, augmentation des risques d'infection au VIH dû au déchirement des tissus cicatriciels et séquelles psychologiques et psychosexuelles (American Medical Association, 1995). Lorsqu'elle traite une femme qui a subi une mutilation génitale, l'infirmière doit faire preuve de sensibilité et d'empathie. En outre, elle doit être bien informée et ne doit pas porter de jugement.

Violence familiale

L'expression «violence familiale» recouvre de nombreux comportements, dont la victime peut être un enfant, une personne âgée, une femme ou un homme. Il s'agit d'actes d'ordre émotif, physique, sexuel ou économique. On parle de violence grave lorsque des agressions physiques ou sexuelles sont répétées dans un contexte coercitif et, plus généralement, lorsqu'il est question de déchéance émotionnelle, de menaces et d'intimidation. Les infirmières qui soignent les femmes doivent connaître l'étendue de la violence faite aux femmes dans notre société. La violence est liée au désir de maintenir son emprise sur son partenaire; elle consiste à exercer sur lui une domination se traduisant par des menaces, de l'intimidation et des mauvais traitements. La violence est rarement un phénomène qui se produit une seule fois: généralement, elle persiste et s'aggrave avec le temps. Il est important de mettre l'accent sur ce fait lorsqu'une femme dit que son partenaire l'a blessée, mais qu'il a promis de changer. L'homme violent peut changer de comportement, mais seulement s'il est bien décidé à le faire en recourant à une psychothérapie. Les soins à prodiguer aux femmes victimes d'abus sont décrits dans l'encadré 48-2 ■. En 2002, au Québec, 16 729 victimes se sont plaintes de violences conjugales commises par un conjoint, un ex-conjoint ou un ami intime, soit une hausse de 22 % comparativement à 1997 (ministère de la Sécurité publique, 2004a). L'infirmière est donc susceptible de voir beaucoup de femmes battues dans l'exercice de sa profession. Elle doit bien connaître ce grave problème de santé publique, être au courant de ses conséquences et apprendre à obtenir des femmes des informations à propos de la violence qu'elles subissent; elle sera ainsi en mesure de détecter un problème qui autrement aurait pu passer inaperçu et d'offrir un traitement approprié. C'est dans un environnement sûr (en privé, dans une pièce dont la porte est fermée) que l'infirmière doit demander à chaque femme si elle est victime de violence; cela fait partie intégrante d'un examen clinique complet et d'un dépistage universel. Le Test d'évaluation des mauvais traitements (Abuse Assessment Screen) s'est révélé efficace pour déterminer l'existence d'actes de violence. Il faut l'inclure dans l'anamnèse de toutes les femmes (encadré 48-3 ■).

S'il n'y a pas de signes et symptômes précis indiquant qu'une femme est victime de violence, l'infirmière peut toutefois déceler des blessures ne correspondant pas aux circonstances dans lesquelles la femme dit se les être faites. Par exemple, elle peut présenter des bleus sur le bras et prétendre qu'elle s'est «cognée contre une porte». Les mauvais traitements peuvent se traduire chez la victime par des tentatives de suicide, l'usage abusif des médicaments ou de l'alcool, de fréquentes visites au service des urgences, des douleurs pelviennes ou une dépression. Toutefois, il peut ne pas y avoir de signes ou symptômes apparents. Les victimes disent souvent qu'elles ne se sentent pas bien à cause du stress relié à la peur et à l'anticipation de mauvais traitements. Afin de fournir des soins de santé complets, l'infirmière doit être bien renseignée sur la violence conjugale, poser à la femme des questions directes sur les actes qui ont été commis, lui donner les ressources pertinentes et respecter les protocoles en vigueur dans l'établissement hospitalier.

Inceste et violence sexuelle chez l'enfant

Puisque plus d'une femme sur cinq est victime d'inceste ou de violence sexuelle durant l'enfance, l'infirmière rencontre fréquemment des femmes qui ont subi un traumatisme sexuel. Les femmes qui ont été victimes souffrent d'un plus grand nombre de problèmes de santé et subissent plus de chirurgies que les autres femmes. Les personnes qui ont été victimes durant l'enfance souffrent plus de dépression chronique, du syndrome du stress post-traumatique (SSPT), d'obésité morbide, d'instabilité conjugale, de problèmes gastro-intestinaux ainsi que de céphalées et elles ont plus souvent recours à des services de soins de santé. Les douleurs pelviennes chroniques chez la femme sont souvent associées à la violence physique, à la négligence psychologique et à la violence sexuelle durant l'enfance (ACOG Educational Bulletin #259, 2001). Les femmes qui ont été victimes de viol ou de violence sexuelle peuvent éprouver des difficultés lors des examens gynécologiques, lors de l'accouchement, au cours de radiothérapies du bassin ou des seins et de tous les traitements ou examens qui exigent une palpation ou qu'elles retirent leurs vêtements. L'infirmière doit offrir son soutien à ces femmes et être en mesure de les orienter vers un psychologue, des ressources communautaires et des groupes d'entraide.

Viol et agression sexuelle

Aux États-Unis, une agression sexuelle a lieu toutes les six minutes. Au Québec, 5 183 personnes ont porté plainte pour une infraction sexuelle en 2002, soit un taux de 70 victimes pour 100 000 habitants, le taux le plus faible au Canada. Parmi les 17 régions administratives au Québec, le Nord-du-Québec est le plus durement touché par les infractions sexuelles, avec un taux de 177 pour 100 000 habitants. Les jeunes filles âgées de moins de 18 ans représentent 53 % des victimes, les femmes adultes 29 %, les garçons âgés de moins de 18 ans 15 %, et les hommes adultes 3 % (ministère de la Sécurité publique, 2004b). Des infirmières formées à l'examen

RECOMMANDATIONS

Prise en charge des femmes se déclarant victimes de violence conjugale

INTERVENTIONS INFIRMIÈRES

1. Rassurer la femme en lui disant qu'elle n'est pas seule.

2. Lui dire que personne ne devrait être victime d'agression, que c'est l'agresseur qui est fautif et qu'il viole la loi.

3. L'assurer que les informations qu'elle transmet demeureront confidentielles, mais qu'elles doivent figurer dans le dossier médical. **Si un enfant est victime de violence ou si on soupçonne qu'il l'est, la loi exige que les faits soient signalés aux autorités compétentes.**

4. Décrire dans le dossier les mauvais traitements dont la femme est victime et prendre des photos, si possible, de toutes les blessures visibles avec son consentement officiel écrit.

5. Prodiguer de l'enseignement :
   - Informer la femme de l'existence de centres d'hébergement spécialisés qui pourraient l'accueillir afin d'assurer sa sécurité et celle de ses enfants. (Le personnel est souvent appelé à aider la femme à se trouver un toit et un travail, et à faire face à la détresse qui accompagne le fait de se séparer de son conjoint.) Fournir une liste des centres d'hébergement pour femmes.
   - Informer la femme que la violence a tendance à s'aggraver avec le temps, et non à diminuer.
   - Si la femme décide de séjourner dans un centre d'hébergement pour femmes, la laisser en faire la demande.
   - Si elle décide de retourner chez elle, rester neutre et lui fournir les informations qui lui permettront de jouir d'une sécurité plus grande qu'auparavant.
   - S'assurer qu'elle dispose du numéro d'une ligne téléphonique d'urgence, grâce à laquelle elle peut obtenir informations et soutien en cas de besoin (un appareil pour malentendants peut aussi lui être fourni), lui donner le numéro de la police et l'inviter à appeler le 911.
   - Si elle décide de rentrer chez elle, l'aider à préparer un plan d'urgence. (Le but de ce plan est d'organiser son départ éventuel de son domicile ; il consiste notamment à préparer le sac qu'elle devra emporter et à mettre en lieu sûr les documents importants qu'elle doit conserver.)

JUSTIFICATIONS SCIENTIFIQUES

1. De nombreuses femmes sont victimes de violence conjugale. L'infirmière peut en rencontrer régulièrement.

2. La femme doit savoir que personne ne mérite d'être maltraité.

3. Les femmes craignent souvent que les renseignements dont elles font part au personnel soignant soient signalés à la police ou au service de protection et que leurs enfants leur soient enlevés.

4. On garde ainsi une trace des blessures dont la femme est victime, ce qui peut être nécessaire pour entamer des poursuites en justice.

5. Ces mesures peuvent sauver la vie de la femme et de ses enfants.

---

des personnes victimes d'agression sexuelle, le personnel d'urgence et les gynécologues procèdent à la collecte minutieuse des preuves médicolégales nécessaires pour effectuer des poursuites judiciaires. On examine les tissus oraux, anaux et génitaux, à la recherche de lésions, de sperme ou d'infection. Des échantillons de salive, de cheveux et d'ongles de la main sont recueillis à titre de preuves. On prélève des cultures à la recherche de ITS et on prescrit des antibiotiques prophylactiques. On offre à la personne la possibilité de subir un test de dépistage du VIH, test qu'on doit effectuer de nouveau après trois à six mois. Il n'est pas recommandé de prescrire une prophylaxie contre le VIH dans tous les cas, mais on doit l'envisager en cas d'exposition muqueuse au virus. On effectue

Dépistage de la violence conjugale

Le Test d'évaluation des mauvais traitements (Abuse Assessment Screen) comprend les trois questions suivantes :

1. L'an dernier, avez-vous été frappée et giflée, avez-vous reçu des coups de pieds ou avez-vous été blessée physiquement par quelqu'un ?

2. Depuis que vous êtes enceinte, avez-vous été frappée, giflée, avez-vous reçu des coups de pieds ou avez-vous été blessée physiquement par quelqu'un ?

3. Avez-vous été forcée d'avoir des rapports sexuels ?

une prophylaxie contre les infections à chlamydia et contre la gonorrhée (Kaplan, Feinstein, Fisher *et al.*, 2001). Si la personne en fait la demande, on lui offre une contraception d'urgence. On lui propose une consultation psychologique et on organise des visites de suivi. La réaction émotionnelle à l'agression sexuelle s'appelle «syndrome consécutif au traumatisme provoqué par le viol». Il peut se manifester par un choc, des troubles du sommeil, des cauchemars, des récurrences (*flashbacks*), de l'anxiété, de la colère, des sautes d'humeur et de la dépression. Il est essentiel que les personnes victimes de viol ou d'agression sexuelle parlent de leur expérience et consultent un spécialiste.

Le dépistage du viol et de la violence sexuelle doit faire partie de tout examen clinique de routine. Il est en effet fréquent que les femmes ne signalent pas avoir été victimes de violence et ne demandent pas d'aide pour traiter ces agressions. L'agresseur est souvent le partenaire, le mari ou une personne de rencontre. Il arrive que l'infirmière donne des soins à des femmes atteintes d'une infection ou enceintes à la suite d'une agression n'ayant pas fait l'objet d'un traitement.

Problèmes de santé des femmes atteintes d'une invalidité

Des études ont montré que les femmes atteintes d'une invalidité bénéficient de moins de soins de santé primaires et de moins de mesures de dépistage préventif que les autres femmes. Cela est généralement dû à des problèmes d'accès et au fait que les professionnels de la santé se concentrent sur les causes de l'invalidité, plutôt que sur les questions de santé générale qui préoccupent toutes les femmes. Pour aborder ces problèmes, on doit inclure dans l'anamnèse des questions portant sur les difficultés d'accès aux soins de santé que rencontrent les femmes atteintes d'une invalidité, sur les effets de leur invalidité sur leur état de santé et sur les soins de santé dont elles bénéficient. D'autres questions à aborder avec ces personnes sont présentées dans l'encadré 48-4 ■. Si la personne souffre de pertes auditives, d'une perte de la vision ou d'une autre forme d'invalidité, l'infirmière pourrait avoir besoin de l'assistance d'un interprète ou d'un interprète gestuel. Pour s'assurer d'obtenir des renseignements précis, l'infirmière qui effectue l'examen clinique d'une personne atteinte d'une invalidité pourrait avoir besoin de plus de temps et de l'aide d'autres personnes (Kirschner, Gill, Reis et Welner, 1998 ; Smeltzer, 2000).

EXAMEN PHYSIQUE

Il est important pour toutes les femmes de subir régulièrement des examens ainsi que des dépistages du cancer. Toutes les femmes doivent aussi subir chaque année un examen des seins et un examen gynécologique, à partir de l'âge de 18 ans ou, quel que soit leur âge, lorsqu'elles ont une vie sexuelle active. On doit faire preuve de compréhension à l'égard de

---

ENCADRÉ 48-4

EXAMEN CLINIQUE

Femme présentant une invalidité

ANAMNÈSE

- Poser les questions à la femme directement, plutôt qu'à la personne qui l'accompagne.
- Restrictions en matière d'autosoins dues à l'invalidité de la femme (capacité de s'alimenter et de se vêtir, utilisation d'appareils fonctionnels, besoin de transport ou autres besoins).
- Restrictions sensorielles (manque de sensation, faible vision, surdité ou difficulté à entendre).
- Problèmes d'accessibilité (capacité de se rendre à un centre médical, transfert sur la table d'examen, expériences antérieures auprès des professionnels de la santé, pratiques de dépistage, compréhension de l'examen physique).
- Changements cognitifs ou étape de développement qui affectent la compréhension chez la femme.
- Restrictions consécutives à l'invalidité qui affectent la santé générale, la santé en matière de reproduction et les soins de santé.
- Fonction sexuelle et préoccupations liées à la sexualité (qu'elles soient communes à toutes les femmes ou liées à l'invalidité).
- Menstruation et pratiques d'hygiène lors des menstruations.
- Violence physique, sexuelle ou psychologique (notamment de la part des différents intervenants).
- Présence d'invalidités secondaires (résultant de l'invalidité primaire : plaies de pression, spasticité, ostéoporose, etc.).

- Inquiétudes liées au processus de vieillissement en présence d'une invalidité.

EXAMEN PHYSIQUE

- Donner les instructions directement à la femme, plutôt qu'à la personne qui l'accompagne ; donner des instructions verbales ou écrites.
- Demander à la femme de quelle aide elle a besoin pour l'examen physique et pour :
  - se déshabiller et s'habiller ;
  - fournir un échantillon d'urine ;
  - se tenir sur le pèse-personne pour être pesée (si elle est incapable de se tenir sur le pèse-personne, trouver d'autres moyens pour obtenir son poids) ;
  - se déplacer sur la table d'examen ;
  - adopter une position et s'y tenir, changer de position.
- Tenir compte de la fatigue éprouvée par la femme pendant ces examens parfois longs et lui permettre de se reposer.
- Fournir les appareils fonctionnels et tout autre type d'aide nécessaire pour permettre une communication appropriée avec la femme (interprète, interprète gestuel, documentation écrite en gros caractères).
- Faire un examen complet, comme pour toute autre femme ; l'invalidité ne justifie en aucun cas d'omettre une partie de l'examen physique ou de l'examen gynécologique.

toute femme qui subit un examen gynécologique et lui apporter du soutien, sur le plan émotif comme sur le plan physique. La femme peut se sentir gênée ou mal à l'aise lorsqu'un gynécologue ou un professionnel de la santé lui pose les questions habituelles. Il est important de rassurer la femme quant au caractère confidentiel des renseignements qu'elle divulgue aux professionnels de la santé.

Durant l'examen, l'infirmière explique ce qui se passe. Non seulement ces éclaircissements permettent-ils à la femme de se détendre, mais ils lui offrent aussi la possibilité de poser des questions, ce qui atténue les sentiments négatifs que beaucoup de femmes ressentent lors d'un examen gynécologique.

Le premier examen gynécologique engendre souvent de l'anxiété chez la femme. L'infirmière peut atténuer bon nombre de ces sentiments en lui donnant des explications et en lui prodiguant un enseignement (encadré 48-5 ■). Avant d'entreprendre l'examen, on demande à la femme de vider sa vessie et on recueille des échantillons d'urine si des analyses ont été prescrites. Cette mesure assure le bien-être de la femme et facilite l'examen. En effet, si la vessie de la femme est pleine, il peut être plus difficile pour l'examinatrice d'effectuer une palpation des organes pelviens, et cela risque d'incommoder la personne.

Position de la femme pendant l'examen

Bien qu'on puisse placer la femme dans différentes positions pour effectuer l'examen gynécologique, la position la plus fréquente est la position gynécologique traditionnelle (en décubitus dorsal). Il existe une variante de la position gynécologique dans laquelle le corps est en position demi-assise. Cette position offre plusieurs avantages :

- Elle incommode moins la femme.
- Elle permet à la femme et à l'examinatrice de se voir.
- Elle facilite l'examen bimanuel.
- Elle permet à la femme d'utiliser un miroir pour voir son anatomie (si elle le souhaite), pour constater la présence de lésions ou pour apprendre à employer certains moyens de contraception.

Dans la position gynécologique traditionnelle, la femme se couche sur la table, les pieds dans les étriers ; on lui demande de placer les fesses au bord de la table, d'ouvrir les cuisses le plus possible et de se détendre.

On peut utiliser la position de Sims si, à cause d'une affection, d'une invalidité ou de troubles neurologiques, la femme ne peut pas être placée en toute sécurité sur une table munie d'étriers. Dans la position de Sims, la femme est en décubitus latéral gauche, le bras gauche en arrière et la jambe droite fléchie selon un angle de 90 degrés. On peut écarter la lèvre droite pour accéder au vagin. D'autres positions facilitent l'examen gynécologique pour l'examinatrice et la femme atteinte d'une invalidité.

On doit préparer à l'avance et garder à portée de la main le matériel suivant : une bonne source d'éclairage ; un spéculum vaginal ; des gants d'examen propres ; un lubrifiant, une spatule, une cytobrosse, des lames de verre, un fixateur (en solution ou en vaporisateur) ; et le matériel nécessaire pour dépister le sang rectal occulte si la femme est âgée de

plus de 40 ans. L'infirmière doit prévoir des gants sans latex si la femme, ou elle-même, est allergique à cette matière. Ces allergies sont de plus en plus répandues chez les infirmières, le personnel soignant et les femmes et elles peuvent mettre leur vie en danger. Il faut interroger la femme sur ses réactions antérieures au latex. (Voir, au chapitre 71 ⊕, le formulaire de dépistage des allergies au latex et, au chapitre 53 ⊕, les détails sur les allergies au latex.)

Inspection

Une fois la femme préparée, on examine d'abord les grandes et les petites lèvres. Le tissu épidermique des grandes lèvres, avec ses follicules pileux, caractéristiques du tissu cutané, cède graduellement la place à la muqueuse rose de l'orifice vaginal. Chez la femme nullipare, les petites lèvres se rejoignent normalement à l'ouverture du vagin. On évalue toute forme de lésions (par exemple condylomes acuminés, lésions pigmentées [mélanomes]). Chez la femme qui a eu des enfants par voie naturelle, il arrive que les petites lèvres soient écartées et qu'il y ait protrusion du tissu vaginal.

Chez la femme qui a subi un traumatisme de la paroi antérieure du vagin au cours d'un accouchement, on peut observer une insuffisance musculaire. Elle se manifeste par une saillie de la vessie dans la sous-muqueuse de la paroi antérieure du vagin (**cystocèle**). Si le traumatisme a touché la paroi postérieure du vagin, on peut observer une saillie du rectum dans le vagin (**rectocèle**). Le col de l'utérus peut subir des pressions qui le font descendre dans le canal du vagin et apparaître à l'orifice (**prolapsus utérin**). (Voir, au chapitre 49 ⊕, les détails sur ces changements structuraux.) Pour cerner ce type de saillie, on demande à la femme de pousser vers le bas.

ENCADRÉ 48-5

ENSEIGNEMENT

Examen gynécologique

L'infirmière doit expliquer à la femme les points suivants :

- L'examen gynécologique comprend l'évaluation de l'apparence, de la taille et de la forme de la vulve, du vagin, de l'utérus et des ovaires.
- L'examen gynécologique ne doit jamais être douloureux, sauf en cas d'infection pelvienne. La femme éprouve souvent une sensation de pression ou d'envahissement, mais ne doit pas ressentir de douleur. Certaines femmes sont très tendues et peuvent ressentir un malaise, la relaxation est donc très importante.
- Il est normal de se sentir mal à l'aise et craintive.
- On insère un spéculum chaud et étroit pour visualiser le col de l'utérus.
- Le test de Papanicolaou ainsi obtenu ne doit pas être source de douleur.
- La femme peut observer l'examen avec un miroir si elle le désire.
- L'examen ne dure habituellement pas plus de 5 minutes.
- On couvre la femme d'un drap pour réduire l'exposition (en dépit du drap, certaines femmes se sentent mal à l'aise ou embarrassées pendant l'examen).

La muqueuse de l'orifice ne doit pas présenter de lésions superficielles. Avec la main gantée, on peut ouvrir les petites lèvres et palper le vagin ; chez les femmes vierges, on touchera parfois une membrane d'épaisseur variable, l'**hymen**, à 1 ou 2 cm de l'orifice. L'hymen permet habituellement le passage d'un doigt. Il arrive exceptionnellement qu'il bouche complètement l'entrée du vagin (hymen imperforé).

Chez les femmes non vierges, on peut sentir la présence de lobules hyménaux, formés de tissus cicatriciels. Les glandes de Bartholin se situent entre les petites lèvres et les lobules hyménaux. Parfois ces glandes s'infectent et présentent un abcès douloureux, ce qui rend nécessaires une incision et un drainage.

Examen au spéculum

Il existe différentes tailles de spéculum à deux valves ; ce spéculum peut être fait de métal ou de plastique. On brosse les spéculums de métal, on les stérilise et on les fait tremper entre chaque examen ; ces spéculums sont de plus en plus rares. La majorité des intervenants utilisent maintenant les spéculums de plastique, qui ne peuvent être employés qu'une seule fois. On réchauffe le spéculum à l'eau chaude pour que son insertion soit moins désagréable. Le spéculum n'est pas lubrifié, car les lubrifiants commerciaux pourraient perturber la cytologie du col de l'utérus (test de Papanicolaou).

On tient le spéculum de la main dominante, en pressant sur la manette (appui-pouce) servant à garder les cuillères fermées. On effectue une légère rotation vers la droite (dans le sens des aiguilles d'une montre) avec le spéculum et on maintient l'orifice vaginal ouvert à l'aide du pouce et de l'index de la main non dominante gantée. Certains praticiens préfèrent insérer horizontalement le spéculum en exerçant une pression vers le bas sur le vagin. Ils estiment que cette méthode est moins incommodante pour la femme. On introduit doucement le spéculum dans l'orifice vaginal et on l'avance lentement

jusqu'au sommet du vagin ; cette manœuvre ne devrait pas être douloureuse ou désagréable pour la femme. On peut alors soulever l'extrémité du spéculum et le replacer en position horizontale. Puis on l'ouvre lentement et on resserre ensuite la vis de l'appui-pouce pour bloquer le spéculum en position ouverte (figure 48-5 ■).

Col de l'utérus

Le col de l'utérus doit aussi faire l'objet d'un examen. Chez les femmes nullipares, son orifice est lisse et son diamètre mesure de 2 à 3 mm. Les femmes qui ont donné naissance à des enfants ont parfois une lacération, généralement latérale, qui donne à l'orifice du col de l'utérus l'apparence d'une fente. De plus, il peut y avoir une excroissance de l'épithélium du canal endocervical à la surface du col : on aperçoit dans ce cas un épithélium de surface d'un rouge foncé disposé autour de l'orifice. Parfois, le col de l'utérus des femmes dont la mère a pris du diéthylstilbœstrol (DES) a l'apparence d'un capuchon (sommet en pointe ou rigidité des tissus environnants) ; l'examen se fait par colposcopie.

Excroissances

Il n'est pas toujours commode de différencier les transformations malignes des autres muqueuses cervicales. À la surface du col de l'utérus, on observe parfois de petits kystes bénins, généralement de couleur blanche ou bleuâtre, qu'on appelle kystes de Naboth. La muqueuse endocervicale peut former un **polype** rouge foncé qui fait saillie à travers l'orifice. Ces polypes, rarement malins, peuvent causer des saignements irréguliers et ils peuvent être facilement excisés dans le cabinet du médecin ou en consultation externe. Un carcinome peut se manifester par une tumeur en forme de chou-fleur qui est friable et saigne facilement lorsqu'on la touche. Un col de l'utérus de teinte bleutée est le signe d'une grossesse à ses débuts (signe de Chadwick).

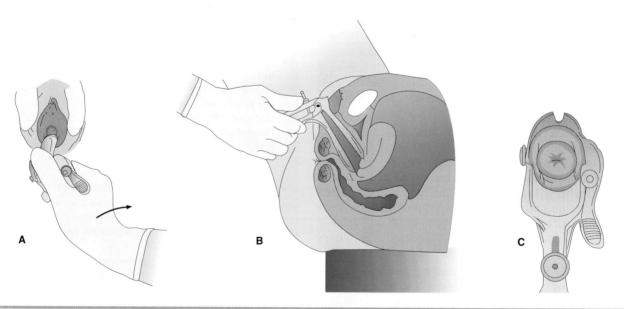

FIGURE 48-5 ■ Examen au spéculum du vagin et du col de l'utérus. **(A)** De la main gauche gantée, on écarte les lèvres ; de la main droite, on tourne légèrement le spéculum dans le sens des aiguilles d'une montre avant de l'introduire dans le vagin. Une fois le spéculum en place, on ouvre les cuillères **(B)** pour faire paraître l'orifice du col **(C)**.

Test de Papanicolaou

Pendant l'examen gynécologique, on effectue le test de Papanicolaou. Ce test consiste à prélever des tissus, par la rotation d'une petite spatule, dans l'orifice du vagin, suivie d'un raclage du col de l'utérus. On place les tissus obtenus sur une lame de verre et on les fixe immédiatement par immersion ou vaporisation. On peut aussi utiliser un petit dispositif en forme de balai pour obtenir les échantillons.

Si on observe un écoulement purulent à l'ouverture du col, on en prélève un échantillon au moyen d'un coton-tige stérile. On le place ensuite dans un milieu approprié en vue d'une culture en laboratoire. Pour les femmes exposées à un risque élevé de contracter une ITS, on recommande de procéder au dépistage systématique du gonocoque et du chlamydia: en effet, les infections causées par ces microorganismes sont très répandues et peuvent provoquer des infections pelviennes, endommager les trompes utérines et causer la stérilité.

L'écoulement vaginal peut être normal ou provenir d'une vaginite. L'écoulement causé par les bactéries est généralement gris et purulent; celui qui est provoqué par *Trichomonas* est habituellement mousseux, abondant et malodorant; celui qui est causé par *Candida* est généralement épais, blanc-jaunâtre et a l'apparence du lait caillé. Les caractéristiques de différents types d'écoulement vaginal sont présentées dans le tableau 48-3 ■.

On examine le vagin en retirant le spéculum. Le vagin, lisse chez les jeunes filles, devient plus épais après la puberté, présentant de nombreuses crêtes et un excès d'épithélium. Chez la femme ménopausée, le vagin s'amincit et le nombre de crêtes diminue en raison de la baisse des œstrogènes.

Examen bimanuel

Pour compléter l'examen gynécologique, l'examinatrice effectue un examen bimanuel. Pour ce faire, elle se tient debout et utilise l'index et le majeur de la main gantée et lubrifiée (habituellement de la main non dominante). Elle place ces doigts dans l'orifice vaginal, les autres doigts étant repliés sur la paume; le pouce est entièrement écarté. Les doigts montent verticalement le long du canal vaginal dont ils palpent les parois. Toutes les zones dures sur la paroi vaginale peuvent être des tissus cicatriciels laissés par un traumatisme obstétrical, mais elles peuvent aussi exiger un examen plus approfondi.

Palpation du col de l'utérus

On palpe le col de l'utérus afin de déterminer sa consistance, sa mobilité, sa taille et sa position. Le col normal est uniformément ferme, sans être dur; au début d'une grossesse, il devient plus mou. Si le col est dur et immobile, cela peut être le signe d'un envahissement par des cellules néoplasiques. Si la mobilisation du col est douloureuse, on parle de **signe du chandelier** ou de douleur lorsque le col est déplacé, ce qui indique en général une infection pelvienne.

Palpation de l'utérus

Pour palper l'utérus, l'examinatrice place l'autre main à mi-chemin entre le nombril et le pubis et appuie fermement en direction du vagin (figure 48-6 ■). Si l'utérus est dans la position appropriée, il descend et bouge sous l'action de la main posée sur l'abdomen et des doigts insérés dans le vagin. La palpation permet de déterminer la taille, la mobilité et la régularité de ses contours. Si l'utérus ne peut être déplacé, cela peut être un signe d'**endométriose** ou de cancer.

Le corps de l'utérus, dont le diamètre et la longueur sont normalement égaux à deux fois ceux du col, est fléchi vers la paroi abdominale à l'avant. Toutefois, certaines femmes ont un utérus rétroversé ou rétrofléchi, qui est incliné dans le sens inverse vers le sacrum, alors que l'utérus d'autres femmes peut n'être ni antérieur ni postérieur, mais situé au centre du sacrum.

Palpation des annexes

On effectue ensuite la palpation des annexes droite et gauche pour examiner les trompes utérines et les ovaires. Les doigts de la main insérés dans le vagin se déplacent d'un côté, puis de l'autre; la main posée sur l'abdomen les suit en appuyant vers le bas. On retient les annexes (ovaires et trompes utérines) entre les deux mains, et on les palpe pour découvrir les masses et les zones sensibles et vérifier la mobilité. Les ovaires sont

Caractéristiques de certaines sécrétions vaginales			TABLEAU 48-3
Cause de la sécrétion	**Symptômes**	**Odeur**	**Consistance et couleur**
Facteur physiologique	Aucun	Aucune	Mucus; blanche
Infection à *Candida*	Prurit, irritation	Odeur de levure ou pas d'odeur	Légère ou épaisse, lait caillé; blanche
Vaginose bactérienne	Odeur	Odeur de poisson, souvent notée après une relation sexuelle	Légère; grisâtre ou jaune
Infection à *Trichomonas*	Irritation, odeur	Mauvaise odeur	Abondante, souvent mousseuse; jaune-vert
Atrophie	Sécheresse de la vulve ou du vagin	Mauvaise odeur occasionnelle et faible	Habituellement peu abondante et mucoïde; peut être teintée de sang

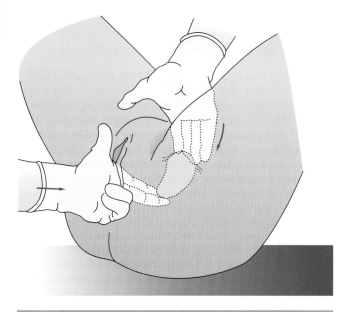

FIGURE **48-6** ■ Examen pelvien bimanuel.

souvent un peu sensibles, et on doit rassurer la femme en lui disant qu'il est normal qu'elle ressente un certain malaise.

Palpation rectale et vaginale

On effectue la palpation bimanuelle du vagin et de son cul-de-sac en plaçant l'index dans le vagin et le majeur dans le rectum. Pour éviter la contamination réciproque des orifices du rectum et du vagin, l'examinatrice doit changer de gants. En rapprochant doucement les deux doigts, on comprime la paroi postérieure du vagin et la paroi antérieure du rectum, ce qui permet de vérifier l'intégrité de ces organes. Cette intervention peut donner à la femme l'impression d'avoir envie de déféquer. Il faut donc la rassurer en lui disant qu'elle ne déféquera pas même si elle en ressent l'envie. Au cours de l'examen, l'infirmière doit rassurer la femme et lui donner des explications.

👤 Particularités reliées à la personne âgée

Effectuer un examen annuel peut aider à prévenir les troubles gynécologiques chez la femme âgée. Souvent, les femmes âgées négligent de passer régulièrement un examen gynécologique. Il arrive que certaines d'entre elles, qui ont accouché à la maison, n'en aient jamais subi. Beaucoup de femmes âgées considèrent que cet examen est gênant et désagréable. Il est important que l'infirmière encourage toutes les femmes à subir un examen gynécologique annuel. Cet examen peut être l'occasion de rassurer et d'éduquer la femme, et non un moment embarrassant.

Le prurit périnéal est fréquent chez les femmes âgées. On doit le dépister, car il peut être le signe du début d'une affection (diabète ou cancer). Il peut aussi être le signe d'une dystrophie de la vulve (épaississement ou décoloration des tissus); dans ce cas, il est nécessaire d'effectuer une biopsie pour déterminer si on est en présence de cellules anormales. On peut prescrire de la cortisone et des crèmes à base d'hormones pour soulager les symptômes.

Le relâchement de la musculature du bassin entraîne parfois un prolapsus utérin et un relâchement des parois vaginales, ce qui peut être corrigé chirurgicalement dans certains cas. Si l'intervention chirurgicale est indiquée, il faut savoir que la guérison des tissus est plus lente chez la femme âgée. On utilise fréquemment des pessaires (appareils de latex qui maintiennent l'utérus en place) si la chirurgie est contre-indiquée ou, avant la chirurgie, pour déterminer s'il est possible de l'éviter. Le médecin les pose. Ils peuvent réduire la pression et la douleur. Lorsqu'on utilise des pessaires, on doit effectuer régulièrement des examens gynécologiques pour déterminer s'il y a irritation ou infection.

Examens paracliniques

EXAMEN CYTOLOGIQUE

On effectue un examen cytologique, le test de Papanicolaou, pour dépister le cancer du col de l'utérus. Avant 1940, le cancer du col de l'utérus était la cause la plus fréquente de cancer mortel chez les femmes. Dans les années 1930, le docteur Georges Papanicolaou a découvert que l'examen des cellules exfoliées permettait de déterminer leur malignité. Le test de Papanicolaou est une méthode efficace de dépistage, et le cancer du col de l'utérus est maintenant moins courant que le cancer du sein ou des ovaires.

On effectue le test de Papanicolaou en prélevant doucement des sécrétions vaginales de l'orifice du col de l'utérus (figure 48-7 ■). On place ces sécrétions sur une lame en verre et on les fixe immédiatement par vaporisation. Au lieu de placer l'échantillon «ThinPrep» sur une lame de verre, on peut aussi l'immerger dans une solution. Cette méthode permet d'examiner les virus du papillome humain (VPH) si les résultats de la colpocytologie sont anormaux (voir le chapitre 45 👓 pour plus de détails sur le VPH, une ITS communément transmise et qui peut causer des condylomes acuminés ou des modifications du col de l'utérus).

On demande à la femme d'éviter les douches vaginales pendant les jours qui précèdent le prélèvement, car celles-ci pourraient fausser les résultats. Le frottis cervicovaginal ne doit pas se faire pendant la menstruation, car la présence du sang en rend l'interprétation difficile. La technique à utiliser pour obtenir les échantillons du col en vue de l'étude cytologique est décrite dans l'encadré 48-6 ■. Les résultats du test de Papanicolaou peuvent être faussement négatifs ou faussement positifs.

On a mis au point le système de classification de Bethesda (encadré 48-7 ■) pour favoriser la cohérence des résultats de la colpocytologie et pour normaliser les directives en matière de traitement (Solomon, Davey, Kurman *et al.*, 2001). Selon la terminologie établie, les lésions relèvent de différentes catégories; on distingue notamment:

■ Les lésions intraépithéliales mal différenciées, qui correspondent aux néoplasies cervicales intraépithéliales (NCI de type I) et aux légers changements liés à l'exposition au VPH (virus de papillome)

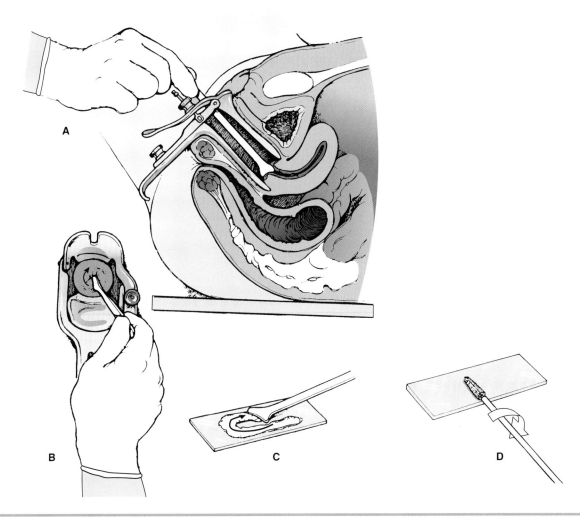

FIGURE 48-7 ■ Prélèvement de sécrétions cervicales pour examen cytologique au moyen d'une spatule de bois d'Ayre. **(A)** On explore le col de l'utérus au moyen d'un spéculum et on place la spatule sur l'orifice du col. **(B)** On imprime à la spatule une rotation de 360 degrés, fermement mais en prenant soin de ne pas causer de lésions. **(C)** On étale les sécrétions recueillies sur une lame de verre qu'on place immédiatement dans une solution de fixation. **(D)** Si on utilise une cytobrosse, on lui imprime une rotation dans le vagin. On la roule sur la lame pour étaler les sécrétions recueillies. *Remarque :* On recueille les échantillons « ThinPrep » (base liquide) du test de Papanicolaou de la même façon au moyen d'une spatule et d'une brosse, mais on les introduit séparément dans une bouteille de solution « ThinPrep » et on les envoie au laboratoire.

■ Les lésions intraépithéliales bien différenciées, qui correspondent à une dysplasie modérée ou grave, aux carcinomes *in situ* (CIS) et aux NCI de type II et III

Ces termes, de plus en plus employés dans l'analyse des frottis cervicovaginaux, désignent les états précurseurs d'un cancer envahissant du col de l'utérus.

Si la colpocytologie révèle la présence d'une inflammation ou de cellules atypiques, on effectue généralement un nouveau frottis 3 à 6 mois plus tard, dont les résultats sont souvent redevenus normaux. La plupart des femmes sont alarmées par un résultat positif, qu'elles associent au cancer. Si une infection précise cause l'inflammation, on la traite de façon appropriée et on effectue de nouveau le test de Papanicolaou.

Si le second test révèle des cellules squameuses atypiques, on effectue une colposcopie.

On peut aussi utiliser des échantillons « Thin–prep » révélant des cellules atypiques pour établir s'il y a papillomavirus. Le cas échéant, il est fort probable qu'il y ait aussi une lésion intraépithéliale malpighienne à un stade avancé.

Si les résultats de la colpocytologie sont anormaux, il est très important d'en informer rapidement la femme, de faire une évaluation et de procéder au traitement. Afin de prévenir le cancer du col de l'utérus, il est essentiel que la femme subisse régulièrement un test de Papanicolaou. De nombreuses femmes négligent de suivre ces recommandations, plus particulièrement les jeunes femmes, celles qui ont un faible statut

RECOMMANDATIONS

Test de Papanicolaou optimal

INTERVENTIONS INFIRMIÈRES

1. Ne pas effectuer le test pendant les menstruations ou s'il y a d'autres saignements apparents (sauf si on croit qu'il peut s'agir d'une néoplasie).

2. Effectuer le test de Papanicolaou en premier si on pratique plus d'un examen (par exemple le test de Papanicolaou et un test de dépistage de la gonorrhée).

3. Inscrire le nom de la femme sur la partie givrée de la lame de verre ou sur la bouteille du test, au moyen d'un crayon.

4. Mettre des gants avant d'insérer doucement le spéculum non lubrifié. (On peut humecter le spéculum avec de l'eau tiède.)

5. Introduire l'extrémité la plus longue de la spatule Ayre dans le canal cervical et imprimer à la spatule une rotation de 360 degrés pour obtenir un échantillon de l'exocol (ostium externe de l'utérus). Étaler les sécrétions recueillies sur la lame.

6. Insérer une cytobrosse de 2 cm dans le canal cervical et imprimer à la brosse une rotation de 180 degrés. Rouler la brosse sur la lame de verre. (Avec le « ThinPrep », on n'étend pas le frottis sur la lame de verre : on place la spatule et la brosse dans une bouteille de solution de fixation et on les fait tourner.)

7. Chez une femme hystérectomisée, utiliser un coton-tige humecté de solution saline pour obtenir un échantillon de cellules du dôme vaginal ou de la paroi postérieure du vagin.

8. Vaporiser immédiatement la lame ou, pour le « ThinPrep », faire tourner la brosse et la spatule dans la solution.

JUSTIFICATIONS SCIENTIFIQUES

- La présence de sang nuit à l'interprétation des cellules.

- En exécutant le test de Papanicolaou en premier, on évite qu'il y ait du sang dans le frottis.

- L'encre peut s'effacer ou s'estomper. En utilisant un crayon, on évite les identifications erronées.

- Les gants fournissent une protection ; l'eau tiède prévient les désagréments et facilite l'insertion. Les lubrifiants peuvent brouiller les cellules sur le test.

- Cette technique permet d'obtenir un échantillonnage de l'exocol.

- On obtient ainsi des cellules endocervicales et on peut aussi obtenir des cellules de la zone de jonction (entre l'exocol et l'endocol) si la brosse est placée suffisamment haut dans le canal.

- La solution saline empêche l'assèchement, qui rend l'interprétation difficile pour le cytologiste, et empêche l'absorption des cellules dans le coton. En outre, elle augmente le rendement sur la lame.

- L'exposition à l'air ou à la lumière déforme les cellules.

---

socioéconomique, qui appartiennent à des minorités, qui ont de la difficulté à faire face à un diagnostic et celles qui n'ont pas de soutien social. La peur, le manque de compréhension et les responsabilités parentales sont des raisons invoquées par les femmes pour justifier un suivi inapproprié. Les femmes ayant été victimes de violence sexuelle, les femmes souffrant d'obésité et celles qui ont eu de mauvaises expériences gynécologiques peuvent aussi éprouver de la difficulté à subir des examens de suivi (Wee, McCarthy, Davis et Phillips, 2000). Diverses interventions ont été conçues spécialement pour répondre aux besoins de ce groupe de femmes. Les moyens utilisés pour encourager le suivi sont notamment les suivants : assistance téléphonique, systèmes de repérage (à l'initiative du médecin de famille, par exemple), dépliants et vidéos. Pour répondre aux besoins particuliers d'un groupe de femmes, l'infirmière peut donner des explications claires et offrir du soutien émotionnel, tout en respectant les étapes d'un suivi soigneusement conçu (DeRemer Abercrombie, 2001).

COLPOSCOPIE ET BIOPSIE DU COL

Un test de Papanicolaou suspect doit être suivi d'une colposcopie. Le colposcope est un microscope portable (qui grossit de 10 à 25 fois) permettant à l'examinatrice de voir le col de l'utérus et d'obtenir un échantillon des tissus anormaux à des fins d'analyse. Les infirmières praticiennes et les gynécologues qui utilisent cette méthode diagnostique ont reçu une formation spéciale.

Après avoir inséré le spéculum pour voir le col de l'utérus et les parois vaginales, l'examinatrice applique de l'acide acétique à 2 % sur le col. Les anomalies des revêtements du col utérin apparaissent (prennent une coloration blanchâtre) grâce à la coagulation des protéines. La présence de zones ou pigments blanchâtres indique qu'il faut procéder à une biopsie.

Si le test de Papanicolaou donne des résultats suspects, on peut pratiquer un curetage endocervical pendant la colposcopie. Cette analyse de tissus prélevés à même le canal cervical permet de déterminer si des changements anormaux y sont survenus. Si ces biopsies révèlent la présence de cellules précancéreuses ou d'une néoplasie cervicale intraépithéliale (NCI), il est généralement nécessaire d'effectuer une cryothérapie, un traitement au laser ou une conisation (prélèvement, sur le col de l'utérus, d'un fragment endocervical de forme conique) (ACOG Committee Opinion #195, 1998).

Classement cytologique des tests de Papanicolaou d'après le système de Bethesda 2001

ABSENCE DE LÉSION INTRA-ÉPITHÉLIALE OU DE MALIGNITÉ

Organismes

Trichomonas vaginalis

- Organismes fongiques évoquant le *Candida*
- Flore évoquant une vaginose bactérienne
- Bactéries évoquant une actinomycose
- Altérations cellulaires en rapport avec le virus de l'herpès simplex (type II)

Autres résultats non néoplasiques (liste incomplète)

- Modifications réactionnelles associées à
  - une inflammation
  - une irradiation
  - un stérilet
- Cellules glandulaires à la suite d'une hystérectomie
- Atrophie

ANOMALIES DES CELLULES ÉPITHÉLIALES (MALPIGHIENNES)

Cellules squameuses

- Cellules squameuses atypiques (ASC)
  - de signification indéterminée (ASC-US)
  - ne permettant pas d'exclure une lésion intraépithéliale malpighienne à un stade avancé (ASCH)

- Lésion malpighienne intra-épithéliale à un stade précoce sur le plan histologique (LSIL-LMIEBG), incluant: virus du papillome/ faible dysplasie/néoplasie cervicale intra-épithéliale (NIC I)
- Lésion malpighienne intra-épithéliale à un stade avancé sur le plan histologique (HSIL-LMIEHG), incluant: dysplasie modérée ou grave, carcinome *in situ*, NIC II et NIC III
  - évoquant un envahissement
- Épithélioma spinocellulaire ou carcinome malpighien

Cellules glandulaires

- Atypiques (AGC)
  - endocervicales
  - endométriales
  - glandulaires
- Atypiques
  - endocervicales, semblables à une néoplasie
  - glandulaires, semblables à une néoplasie
- Adénocarcinome endocervical *in situ*
- Adénocarcinome
  - endocervical
  - endométrial
  - extra-utérin
  - non précisé

AUTRES NÉOPLASIES MALIGNES

Source: D. Solomon, D. Davey, R. Jurman, A. Moriarty, D. O'Connor, M. Prey *et al.* (2001). «The 2001 Bethesda System: Terminology for reporting results of cervical cytology. Consensus Statement». *Journal of the American Medical Association*, 287(16), 2114-2119.

Cryothérapie et traitement au laser

On pratique la cryothérapie (congélation de tissus cervicaux avec du protoxyde d'azote) et le traitement au laser en consultation externe. La cryothérapie peut provoquer des crampes et une perte de connaissance (réaction vasovagale). Il est normal que la femme ait des pertes aqueuses pendant quelques semaines après le traitement, lorsque le col de l'utérus guérit.

Biopsie du col et LEEP

Lorsque le curetage endocervical révèle des changements anormaux ou si des lésions se sont propagées dans le canal, on doit pratiquer une biopsie du col chirurgicalement ou par une technique nommée LEEP (technique d'excision électro-chirurgicale à l'anse), qui se fait au moyen d'un faisceau laser.

Généralement réalisée en consultation externe, la technique LEEP est associée à un taux élevé de succès en matière d'ablation des tissus cervicaux anormaux et à un faible taux de complications (ACOG Committee Opinion #195, 1998). Le gynécologue excise une petite quantité de tissus cervicaux, dont les bordures sont ensuite examinées par le pathologiste qui s'assure qu'elles sont exemptes de particularités. La femme anesthésiée pour une conisation doit se reposer pendant les 24 heures suivant l'opération et laisser le tamponnement en place jusqu'à ce que le médecin l'enlève, généralement

le lendemain. Le médecin doit être informé de tout saignement important.

L'infirmière et le médecin doivent donner à la femme des directives postopératoires sur la reprise de l'activité sexuelle, les bains et d'autres activités. On recommande à la femme d'éviter les rapports sexuels jusqu'à ce que la guérison complète du col de l'utérus soit confirmée par un suivi. Les tissus sont en effet exposés, ce qui augmente les risques d'infection par le VIH et par d'autres agents pathogènes. La sténose cervicale peut être une complication de cette intervention.

Biopsie de l'endomètre (aspiration)

Grâce à un échantillon de tissus provenant directement de la biopsie, on peut diagnostiquer les changements cellulaires de l'endomètre. La biopsie de l'endomètre est une technique qui permet d'obtenir des tissus de cette muqueuse. Elle est réalisée en consultation externe pendant l'examen gynécologique. Les femmes qui subissent cette intervention peuvent éprouver un léger malaise. L'anesthésie n'est généralement pas nécessaire; si on doit y avoir recours, on peut utiliser avec succès un bloc paracervical ou effectuer une petite injection de lidocaïne (Xylocaine) dans l'utérus. L'examinatrice installe un tenaculum (instrument en forme de pinces qui stabilise l'utérus) après l'examen gynécologique et introduit ensuite à travers le col de l'utérus une curette mince, flexible et creuse (pipelle ou échantillonneur), jusqu'à l'utérus.

La biopsie de l'endomètre est généralement indiquée dans les cas de saignements irréguliers chez les femmes d'âge mûr, de saignements après la ménopause et de stérilité (pour cerner les changements de la paroi utérine après l'ovulation). En outre, on recommande habituellement aux femmes qui ont des saignements irréguliers de subir une biopsie de l'endomètre lorsqu'elles sont sous œstrogénothérapie ou lorsqu'elles prennent du tamoxifène (Nolvadex).

L'aspiration peut notamment donner les résultats suivants : tissus endométriaux normaux, hyperplasie ou cancer de l'endomètre. Une hyperplasie simple est une excroissance de la paroi utérine. On la traite généralement avec de la progestérone. Une hyperplasie complexe constitue un facteur de risque de cancer de l'utérus. On la traite en recourant à la progestérone et en effectuant un suivi rigoureux. Les femmes qui souffrent d'embonpoint, qui ont plus de 45 ans, qui ont des antécédents de nulliparité ou de stérilité et qui ont des antécédents familiaux de cancer du côlon ont plus de risques de contracter une hyperplasie (Farquhar, Lethaby, Sowter *et al.*, 1999). Le cancer de l'endomètre est abordé dans le chapitre 49 ⬤.

DILATATION ET CURETAGE

On peut recourir à la dilatation et au curetage à des fins diagnostiques (pour cerner la cause de saignements irréguliers) ou thérapeutiques (pour mettre temporairement fin à des saignements irréguliers). Pour pratiquer l'intervention appelée « dilatation et curetage », on ouvre le canal cervical au moyen d'un dilatateur et on racle l'endomètre avec une curette. Cette intervention a pour but de prélever des tissus endométriaux ou endocervicaux pour l'examen cytologique, d'enrayer les saignements anormaux ou d'évacuer les produits de la conception qui restent d'un avortement incomplet.

Elle se fait toujours sous asepsie, habituellement sous anesthésie et généralement en salle d'opération. Toutefois, plusieurs gynécologues la font sous anesthésie locale, en consultation externe, avec administration complémentaire de diazépam (Valium), de midazolam (Versed) ou de mépéridine (Demerol). On doit surveiller de près la femme qui reçoit ce genre de médicaments jusqu'à ce qu'elle soit complètement rétablie.

L'infirmière donne des explications à la femme et la prépare physiquement et psychologiquement à l'intervention. Elle doit aussi la renseigner sur le déroulement de l'opération, ainsi que sur la douleur, les écoulements et les restrictions auxquels elle peut s'attendre par la suite. S'il n'est pas nécessaire de raser le périnée, la vessie doit être vide et le contenu de l'intestin doit avoir été évacué avant l'intervention. La femme est placée dans la position gynécologique, on dilate le col de l'utérus avec un instrument de dilatation et on effectue le raclage de l'endomètre à l'aide d'une curette. Après l'intervention, on couvre le périnée d'une serviette hygiénique stérile ; s'il y a saignement excessif, on doit en informer le médecin. Il n'y a pas de restrictions alimentaires. Les douleurs au bassin ou au bas du dos peuvent généralement être soulagées par un analgésique faible. Le médecin indique à la femme à quel moment elle peut reprendre ses activités sexuelles en toute sécurité. Toutefois, afin de réduire les risques d'infection et les hémorragies, la plupart des médecins recommandent d'éviter la pénétration vaginale et les tampons hygiéniques pendant les 2 semaines suivant l'intervention.

EXAMENS ENDOSCOPIQUES

Laparoscopie (péritonéoscopie pelvienne)

La laparoscopie consiste à introduire un laparoscope (un instrument de 10 mm de diamètre environ, semblable à un petit périscope) dans la cavité péritonéale, par une incision sous-ombilicale de 2 cm, afin de visualiser les organes pelviens (figure 48-8 ■). On recourt à la laparoscopie à des fins diagnostiques (douleur pelvienne d'origine inconnue) ou de traitement. La laparoscopie facilite aussi nombre d'interventions chirurgicales mineures comme la ligature des trompes, la biopsie des ovaires, la myomectomie et la lyse d'adhérences (tissu cicatriciel causant un malaise pelvien). Avant d'effectuer la laparoscopie, on peut insérer dans le col de l'utérus une canule (sonde intra-utérine) grâce à laquelle on pourra déplacer l'utérus au cours de la laparoscopie de façon à faciliter l'examen. Pour obtenir une meilleure vue du bassin, on peut insuffler dans la cavité péritonéale une certaine quantité de gaz carbonique, qui détache les intestins des organes pelviens. Si la femme subit une stérilisation, on pratique une électro-coagulation, une suture ou une ligature des trompes utérines, et on peut en prélever un segment pour effectuer un examen histologique (les pinces sont un appareil de rechange pour l'occlusion des trompes).

Une fois la laparoscopie terminée, on retire l'instrument et on laisse le gaz carbonique s'échapper par la partie extérieure de la sonde. On ferme ensuite l'incision au moyen de sutures ou d'une petite agrafe, et on la recouvre d'un pansement. On observe attentivement la femme pendant plusieurs heures afin de déceler toute réaction indésirable témoignant d'une hémorragie (provenant généralement d'une blessure vasculaire des vaisseaux hypogastriques), d'une blessure à l'intestin ou à la vessie ou d'une brûlure provoquée par l'instrument d'électro-coagulation. Ces complications sont toutefois rares, et la laparoscopie peut se faire en chirurgie d'un jour et offre un bon rapport coût-efficacité. Le gaz carbonique peut provoquer une douleur abdominale ou une douleur à l'épaule chez la femme.

Hystéroscopie

L'**hystéroscopie** (endoscopie transcervicale intra-utérine) consiste à utiliser un instrument optique lumineux pour examiner directement toutes les parties de la cavité utérine. Il est préférable de l'effectuer environ cinq jours après la fin de la menstruation, soit au cours de la phase œstrogénique du cycle menstruel. On nettoie d'abord le vagin et la vulve, puis on pratique une anesthésie par blocage péricervical ou une vaporisation de lidocaïne (Xylocaine). On insère ensuite l'hystéroscope dans le canal cervical et on l'avance, sous observation directe, de 1 ou 2 cm, puis on injecte par l'hystéroscope un liquide (sérum physiologique ou solution de dextrose à 5 %) pour dilater la cavité utérine.

L'hystéroscopie est le plus souvent indiquée comme complément au curetage et à la laparoscopie dans les cas de stérilité, d'hémorragie non expliquée, de rétention d'un stérilet ou d'avortements spontanés à répétition en début de grossesse. Pendant l'hystéroscopie, on peut effectuer un traitement pour certaines affections (par exemple tumeurs fibrogéniques). L'hystéroscopie est contre-indiquée chez les femmes qui

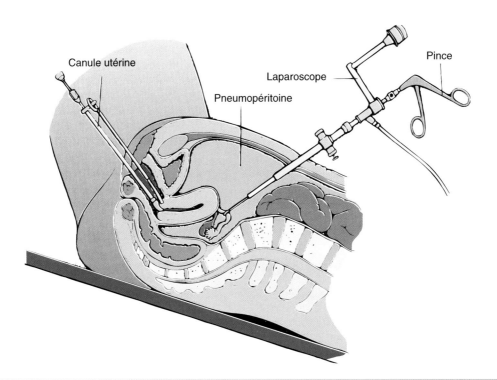

FIGURE 48-8 ■ Laparoscopie. On insère le laparoscope (*à droite*) à travers une petite incision pratiquée dans l'abdomen. Une pince introduite dans le laparoscope permet de saisir la trompe utérine. Afin d'obtenir une meilleure vue, on insère dans le vagin une sonde utérine (*à gauche*) qui pousse l'utérus vers le haut. On insuffle ensuite du gaz pour créer une poche d'air (pneumopéritoine) afin de surélever le bassin (*remarquer l'angle*), et de forcer les intestins à remonter dans l'abdomen.

souffrent d'un cancer du col de l'utérus ou de l'endomètre, ou encore d'une salpingite aiguë. Dans les cas d'hémorragies graves ne répondant pas à d'autres traitements, on pratique l'ablation de l'endomètre (destruction de la paroi utérine) au moyen d'un hystéroscope et d'un faisceau laser. Effectuée en consultation externe, cette intervention rapide constitue pour certaines femmes un traitement de rechange à l'hystérectomie. L'hystéroscopie est une intervention sûre, entraînant peu de complications et utile pour diagnostiquer les pathologies de l'endomètre. Toutefois, une perforation utérine peut survenir.

AUTRES EXAMENS PARACLINIQUES

On peut recourir à de nombreux examens paracliniques pour diagnostiquer les troubles gynécologiques : par exemple clichés radiographiques ordinaires, lavements barytés, clichés en série du tube digestif, urographie intraveineuse et cystographie. De plus, comme l'utérus et les annexes se trouvent à proximité des reins, des uretères et de la vessie, on emploie souvent des études de diagnostic urologiques comme le RUV (reins, uretère et vessie), la pyélographie, l'angiographie et la scintigraphie, au besoin. L'hystérosalpingographie et la tomodensitométrie sont d'autres exemples d'examens paracliniques.

Hystérosalpingographie, ou hystérotubographie

L'hystérosalpingographie consiste à examiner l'utérus et les trompes utérines aux rayons X après avoir injecté une substance de contraste. On utilise cet examen paraclinique pour étudier les problèmes d'infertilité, pour évaluer la perméabilité des trompes et pour détecter les anomalies de la cavité utérine. Parfois, cet examen est thérapeutique, car le mouvement de la substance de contraste nettoie les débris ou détache les adhérences.

Avant l'hystérosalpingographie, on administre à la femme un purgatif et un lavement afin que les clichés radiologiques ne soient pas brouillés par les gaz. On peut aussi lui prescrire un analgésique. On place la femme dans la position gynécologique et on expose le col de l'utérus au moyen d'un spéculum à deux valves. On insère ensuite une canule dans l'utérus, puis on injecte la substance de contraste dans la cavité et les trompes utérines. Les clichés radiologiques permettent de voir le trajet et la répartition de la substance de contraste.

Cet examen peut provoquer des nausées, des vomissements, des crampes et des étourdissements chez certaines femmes. Après l'examen, on conseille à la femme de porter une serviette hygiénique pendant plusieurs heures, car la substance de contraste peut tacher les vêtements.

Tomodensitométrie

La tomodensitométrie présente certains avantages par rapport à l'échographie (abordée plus loin), même si elle expose la femme à des radiations et si elle est plus coûteuse. Elle est plus efficace chez les femmes obèses ou présentant une distension des intestins. De plus, elle peut révéler la présence d'un cancer et son extension aux ganglions lymphatiques rétropéritonéaux et aux structures osseuses ; son utilité est toutefois limitée dans le diagnostic des autres troubles gynécologiques.

Échographie

L'échographie est très utile pour l'examen physique, surtout dans le cas des femmes enceintes ou des femmes chez qui l'examen gynécologique n'est pas concluant. Cette méthode simple repose sur la transmission d'ondes sonores qui émettent des pulsations d'une fréquence supérieure à 20 000 Hz (autrefois cycles par seconde). Le transducteur, posé sur l'abdomen (balayage de l'abdomen) ou inséré dans le vagin (ultrasons vaginaux), transforme l'énergie mécanique en impulsions électriques qui sont amplifiées et affichées sur l'écran d'un oscilloscope, puis reproduites sur pellicule photographique ou sur bande vidéo. Cet examen dure environ 10 minutes ; il n'expose pas aux rayons ionisants et est absolument indolore. La vessie doit toutefois être pleine pour que la visualisation de l'abdomen soit bonne. (Il n'est pas nécessaire que la vessie soit pleine lorsqu'on effectue l'échographie ou l'échogramme du vagin.) On peut introduire une solution saline dans l'utérus (infusion saline pour échogramme) afin de mieux repérer les fibromes ou les polypes de l'endomètre. Les polypes sont souvent la cause d'hémorragies bénignes chez les femmes âgées, et on peut facilement les retirer au moyen d'une polypectomie.

Résonance magnétique nucléaire

La résonance magnétique nucléaire (RMN) permet d'obtenir des images plus précises que les autres méthodes d'imagerie, sans toutefois exposer la femme à l'irradiation. Il s'agit cependant d'une méthode plus coûteuse.

Traitement des processus physiologiques normaux ou modifiés

Bon nombre des préoccupations des femmes en matière de santé sont liées aux modifications normales ou aux anomalies du cycle menstruel. Ces préoccupations résultent souvent d'une mauvaise compréhension du cycle menstruel, de changements découlant de la croissance et de facteurs pouvant toucher le cycle menstruel. Pour assurer la qualité des soins, l'infirmière doit éduquer les femmes sur le cycle menstruel et les changements qui surviennent dans le temps. L'enseignement doit commencer le plus tôt possible afin que les femmes puissent prévoir les changements survenant lors du cycle menstruel et les accepter comme un processus normal.

MENSTRUATION

La menstruation est un écoulement vaginal cyclique des tissus qui tapissent l'utérus. Elle se produit environ tous les 28 jours pendant la période de fécondité. Toutefois, le cycle normal peut être compris entre 21 et 42 jours. Habituellement, l'écoulement dure de 4 à 5 jours, et 50 à 150 mL de sang, de liquide tissulaire, de mucus et de cellules épithéliales dérivées de l'endomètre sont évacués.

On utilise généralement une serviette hygiénique pour absorber le flux menstruel. Il existe des serviettes désodorisantes, mais certaines femmes sont allergiques ou sensibles au désodorisant qu'elles contiennent. Les tampons sont également beaucoup utilisés et, pourvu qu'ils s'insèrent facilement, il n'y a pas lieu de croire qu'ils provoquent des effets indésirables. Les femmes ne devraient toutefois pas les garder plus de quatre à six heures et ne devraient pas utiliser de tampons super-absorbants à cause du risque de syndrome du choc toxique (chapitre 49 ⊕). Si le tampon est difficile à retirer, s'il y a sécheresse du vagin ou si le tampon se défait lorsqu'on le retire, on doit utiliser des tampons moins absorbants. Si le cordon se brise ou se rétracte, on doit s'accroupir dans la position la moins incommode, insérer un doigt dans le vagin et tenter de localiser le tampon afin de le retirer. Toutefois, si on est incapable de pratiquer cette manœuvre ou si on ne parvient pas à retirer le tampon, on doit consulter un professionnel de la santé.

Aspects psychosociaux

La jeune fille qui connaîtra bientôt l'apparition des premières règles (ménarche) doit être renseignée sur ce processus normal avant qu'il survienne. Psychologiquement, il est plus sain de parler de « règles » que de « maladie » ou d'« indisposition ». Avec une alimentation appropriée, du repos et de l'exercice, la menstruation n'est pas douloureuse pour la plupart des femmes. Toutefois, les femmes éprouvent parfois un engorgement des seins et une sensation de ballonnement dans les jours qui précèdent la menstruation. D'autres se sentent un peu fatiguées, éprouvent le premier jour des douleurs dans le bas du dos, aux jambes et au bassin, ainsi que des sautes d'humeur. Il est normal que la menstruation entraîne une légère modification des activités quotidiennes, mais un examen médical peut s'imposer en cas de changement excessif. On a constaté que l'exercice et un régime végétarien faible en gras réduisent les douleurs. Les coussins chauffants et les anti-inflammatoires non stéroïdiens (AINS) peuvent atténuer les crampes très efficacement. On doit recommander aux femmes qui souffrent de crampes excessives ou de dysménorrhée de consulter un gynécologue. Des contraceptifs oraux peuvent être prescrits à la suite de l'examen.

Aspects culturels

Le Canada se diversifie de plus en plus sur le plan culturel. La culture se définit par les idées, les modes de communication, les gestes, les coutumes, les croyances et les valeurs d'un groupe ethnique, religieux ou social. Ces différents aspects influent sur les consultations, ce qui peut avoir des effets positifs si l'infirmière comprend bien les différentes cultures (chapitre 8 ⊕).

La menstruation est envisagée de différentes façons selon les cultures. Dans certaines cultures, les femmes croient qu'il est néfaste de changer de serviette hygiénique ou de tampon trop fréquemment, parce que l'accumulation de sang favorise l'augmentation du flux menstruel, ce qui est considéré comme souhaitable. Certaines femmes croient qu'elles sont plus vulnérables à une affection pendant les menstruations. D'autres, qu'il est néfaste de se baigner, de prendre une douche, de se faire donner une permanente ou de subir une obturation dentaire, ou encore de consommer certains aliments. Des jeunes femmes sont convaincues à tort qu'elles ne peuvent pas concevoir pendant la menstruation et n'utilisent aucun moyen de contraception.

Dans de telles situations, l'infirmière doit tenter de rétablir les faits en étant à l'écoute de la femme et en tenant compte de ses particularités culturelles. L'infirmière doit être consciente que les croyances de la femme sont souvent profondément enracinées, même si elle ne les exprime pas. Il n'est pas toujours facile de parler des problèmes gynécologiques. L'infirmière doit gagner la confiance de la femme afin d'établir une bonne communication. Pour améliorer les soins de santé, il est important de franchir la barrière des langues, de fournir une documentation rédigée dans un langage approprié, de s'informer sur les croyances traditionnelles et les coutumes alimentaires et de s'informer auprès de la femme sur ses craintes concernant les soins de santé (Mattson, 2000). Si elle fait preuve de sensibilité, de patience, et si elle souhaite approfondir ses connaissances des autres cultures et ethnies, l'infirmière améliorera les soins de santé pour toutes les femmes (encadré 48-8 ■).

PÉRIMÉNOPAUSE

La **périménopause** est la période qui commence par les premiers signes de la ménopause (en général bouffées de chaleur, sécheresse vaginale et menstruations irrégulières) et qui se termine après l'arrêt définitif des menstruations. On la définit aussi comme la période qui englobe les deux à huit années qui précèdent la ménopause et qui dure jusqu'à un an après la dernière menstruation (OMS, cité dans Ouellet, 2003). Les femmes ont diverses croyances au sujet du vieillissement, et l'infirmière doit en tenir compte lorsqu'elle soigne ou informe une femme qui traverse cette période.

Soins et traitements infirmiers

Les femmes en périménopause tirent généralement parti des informations portant sur les changements physiologiques subtils qu'elles subissent. Les différents symptômes de la périménopause sont les saignements utérins anormaux (symptôme le plus fréquemment associé à la périménopause), les symptômes vasomoteurs (les bouffées de chaleur sont ressenties chez plus de 85 % des femmes, mais à des degrés divers), la sensibilité mammaire, les symptômes génitaux (diminution de la lubrification vaginale, baisse de la libido), les troubles du sommeil et les troubles de l'humeur (Ouellet, 2003). La périménopause est un moment propice pour promouvoir la santé et enseigner aux femmes différentes stratégies de prévention de la maladie. Lorsqu'elle discute de santé avec les femmes d'âge mûr, l'infirmière doit tenir compte des points suivants :

- Sexualité, fertilité, contraception et ITS.
- Grossesse non prévue (ce qui est possible en l'absence de méthode de contraception).
- Utilisation de contraceptifs oraux. Les contraceptifs oraux protègent la femme périménopausée contre le cancer de l'utérus, le cancer des ovaires, l'anémie, la grossesse et les changements fibrokystiques des seins. On doit donc discuter de cette option avec elle. Toutefois, les femmes âgées de plus de 35 ans et qui fument ne devraient pas prendre de contraceptifs oraux, à cause du risque élevé de maladie cardiovasculaire.
- Santé des seins. Environ 16 % des cas de cancer du sein surviennent dans ce groupe d'âge. Il est donc essentiel pour la femme de pratiquer un autoexamen des seins, de subir un examen physique périodique ainsi qu'une mammographie.

Les femmes doivent être conscientes du fait qu'avoir une bonne alimentation et faire de l'exercice est essentiel pour la santé. Selon la Women's Health Initiative, l'utilisation à long terme d'une hormonothérapie substitutive (HTS) présente plus de risques que d'avantages. Bien qu'elle réduise les bouffées de chaleur, les risques de fractures ostéoporotiques et de cancer colorectal, l'HTS accroît les risques de cancer du sein, d'infarctus du myocarde, d'AVC et de thrombose veineuse (Writing Group for Women's Health Initiative Investigators, 2002).

MÉNOPAUSE

La ménopause est l'arrêt physiologique des menstruations. Elle est provoquée par la suppression de la fonction ovarienne. Pendant cette période, la fonction reproductrice diminue, puis s'arrête. La postménopause est la période qui débute environ un an après l'arrêt des menstruations. On associe à la ménopause certaines atrophies, notamment celle des tissus des seins et des organes génitaux, ainsi qu'une perte de densité osseuse et des changements vasculaires.

La ménopause commence graduellement et elle est habituellement annoncée par des changements du cycle menstruel. L'écoulement mensuel peut augmenter, diminuer et devenir irrégulier pour finalement s'arrêter. Souvent, l'intervalle entre les menstruations s'allonge, pouvant atteindre plusieurs mois.

Des modifications annonçant la ménopause peuvent apparaître dès la fin de la trentaine : ovulation moins fréquente, taux d'œstrogène fluctuant et taux de FSH s'élevant de façon à stimuler la production d'œstrogène.

Manifestations cliniques

En raison de ces changements hormonaux, certaines femmes ont des menstruations irrégulières, ressentent une certaine sensibilité des seins et ont des sautes d'humeur au cours de la période qui précède la ménopause. Les bouffées de chaleur et les sueurs nocturnes que connaissent certaines femmes sont directement attribuables aux changements hormonaux. Les bouffées de chaleur témoignent d'une instabilité vasomotrice. Leur intensité peut varier : de faibles sensations de chaleur à peine perceptibles à des sensations de chaleur très intenses et accompagnées d'une sudation abondante, causant un malaise, des troubles du sommeil et de la fatigue.

D'autres changements physiques apparaissent, dont l'atrophie et l'**ostéoporose** (perte de densité osseuse), qui provoquent une diminution de la taille et des fractures des os. La diminution du taux d'œstrogène touche tout le système génito-urinaire. Les modifications touchant la région vulvovaginale sont notamment une diminution graduelle de la pilosité du mont du pubis et une atrophie des lèvres. Les sécrétions vaginales sont moins abondantes, et la femme connaît parfois une dyspareunie (coït douloureux). Le pH du vagin augmente, ce qui crée une prédisposition aux infections bactériennes (vaginites atrophiques). La femme peut avoir des sécrétions ou éprouver des démangeaisons et une sensation de brûlure dans les tissus de la vulve.

Soins de santé chez les lesbiennes

Si on considère généralement que les lesbiennes sont des femmes qui ont des rapports sexuels ou des relations amoureuses avec les femmes, il n'existe pas de définition universellement reconnue. Les relations et les préférences sexuelles varient grandement. On retrouve des lesbiennes dans tous les groupes ethniques et dans toutes les classes socioéconomiques. Elles peuvent être seules, célibataires, divorcées, adolescentes ou âgées. Selon la plupart des experts, l'orientation sexuelle ne constitue pas un choix conscient.

Lors des consultations de santé, les lesbiennes se heurtent souvent à une certaine insensibilité de la part du personnel soignant. Lorsqu'on leur demande si elles ont une vie sexuelle active et qu'elles répondent par l'affirmative, on insiste immédiatement sur la contraception, puisque certains professionnels de la santé peuvent présumer à tort qu'elles ont aussi des rapports hétérosexuels. Comme bien d'autres groupes marginaux de femmes, il arrive souvent que les lesbiennes recourent trop peu aux soins de santé. On a constaté que certains professionnels de la santé étaient homophobes et que les lesbiennes étaient souvent victimes de discrimination (Blackwell et Blackwell, 1999). L'infirmière doit considérer le lesbianisme comme faisant partie de l'ensemble des comportements sexuels humains. Elle doit

donc employer des termes et formuler des questions qui ne sont pas discriminatoires à égard des lesbiennes et qui leur font sentir qu'elles sont acceptées. Les adolescentes lesbiennes peuvent avoir des tendances suicidaires et elles risquent plus de contracter une ITS. Bien des lesbiennes participent à des activités hétérosexuelles et considèrent souvent qu'elles ont de faibles risques de contracter une ITS. Il faut les informer sur les ITS et la contraception, car le VPH, les infections herpétiques et d'autres microorganismes reliés aux ITS sont transmis par les sécrétions et le contact physique. Une femme peut aussi souffrir d'infections pelviennes si elle utilise des accessoires sexuels qu'elle ne nettoie pas.

Les lesbiennes peuvent avoir tendance à fumer et à consommer davantage d'alcool, avoir un indice de masse corporelle plus élevé, avoir moins d'enfants ou ne pas en avoir; elles subissent généralement moins de tests de dépistage préventifs que les femmes hétérosexuelles (Carroll, 1999). Ces facteurs peuvent les prédisposer aux cancers du côlon, des poumons, de l'endomètre, des ovaires et du sein, ainsi qu'aux maladies cardiovasculaires ou au diabète. L'infirmière doit comprendre les besoins propres à ce groupe de femmes et leur fournir des soins de santé appropriés.

Certaines femmes éprouvent de la fatigue, des étourdissements, des pertes de mémoire, un gain pondéral, de l'irritabilité, de l'insomnie, des sentiments de dépression et de panique. L'infirmière doit soigneusement évaluer les plaintes de ces femmes, car elles peuvent indiquer un autre trouble.

Aspects psychologiques

La réaction et les sentiments reliés à la perte de la capacité de se reproduire diffèrent selon les femmes (Jacob's Institute of Women's Health, 2000). Chez les femmes qui ont élevé une famille, la ménopause peut entraîner une confusion en matière de rôle ou provoquer un sentiment de liberté sexuelle et personnelle. La femme peut se sentir soulagée de ne plus être exposée à la possibilité d'une autre grossesse. Chaque femme traverse des circonstances particulières qui influent sur ses réactions; il faut donc évaluer ses besoins de manière individuelle. L'infirmière doit être sensible et réceptive à tous les signaux que lui transmet la femme.

Traitement médical

La ménopause engendre des sécrétions vaginales moins abondantes, des bouffées de chaleur, des changements du conduit urinaire et des sautes d'humeur. La perte de lubrification peut causer une dyspareunie chez la femme ménopausée. Toutefois, il est possible de prévenir la dyspareunie en utilisant un lubrifiant hydrosoluble (par exemple K-Y gel, Replens, Astro-Glide, gel ou mousse contraceptive). On peut aussi prescrire une crème à base d'œstrogènes ou un anneau vaginal contenant des œstrogènes.

Les femmes qui approchent de la ménopause ont souvent des inquiétudes pour leur santé. Certaines tiennent à des antécédents familiaux, tels que des problèmes cardiaques,

l'ostéoporose ou le cancer du sein. Chaque femme doit discuter de ses sentiments et de ses inquiétudes avec le personnel soignant afin d'être en mesure de prendre une décision éclairée sur le traitement des symptômes qu'entraîne la ménopause et sur le maintien d'une bonne santé.

Pharmacothérapie

Hormonothérapie substitutive L'HTS réduit ou élimine les bouffées de chaleur fortes et persistantes, diminue la perte osseuse, réduit les risques de cancer du côlon, augmente le taux de lipoprotéines et diminue le taux de fibrinogènes (Hulley *et al.*, 1998). Quelle que soit l'importance de ces découvertes, des recherches plus récentes menées auprès de plus de 16 000 femmes par la Women's Health Initiative montrent que les risques liés à l'HTS l'emportent sur les avantages qu'elle procure (Writing Group of Women's Health Initiative Investigators, 2002). On a mis fin à cette étude après 5,2 ans, au lieu de la poursuivre sur la période de 8,5 ans prévue au départ, parce que les femmes sous HTS risquaient plus de souffrir d'un cancer du sein envahissant que le groupe recevant le placebo. Bien qu'ils soient faibles, les risques de cancer du sein sont contraires aux effets escomptés (préserver la santé de la femme et prévenir les affections). En raison de ces résultats, beaucoup de femmes ont choisi de mettre fin à ce traitement et de nombreuses autres, qui avaient prévu de le suivre, ont changé d'avis ou étaient peu disposées à le faire. Certaines femmes et le personnel soignant ont tout de même choisi d'entreprendre ou de poursuivre l'HTS, puisqu'elle atténue les symptômes de la ménopause. L'infirmière doit être bien renseignée sur les problèmes associés à l'HTS, car elle doit fournir les soins de santé appropriés aux femmes périménopausées et ménopausées.

Risques et avantages de l'HTS Les changements qui surviennent pendant la ménopause ont des effets indésirables chez la femme. Ils font monter les risques d'athérosclérose, d'angine et d'affections coronariennes. Santé Canada recommande de ne pas entreprendre d'HTS pour la prévention primaire et secondaire des maladies cardiovasculaires ou de l'AVC. En effet, selon l'étude de la WHI, l'HTS accroît les risques d'affections coronariennes, d'AVC et de phénomène thromboembolique (Santé Canada, 2004). L'HTS est contre-indiquée chez les femmes qui ont dans leur famille des antécédents de cancer du sein, de thrombose vasculaire, d'affection du foie évolutive ou de dysfonction chronique du foie, ainsi que chez les femmes qui sont atteintes du cancer de l'utérus ou qui souffrent d'hémorragies vaginales anormales et non diagnostiquées. La femme qui choisit de suivre une HTS en dépit de ces risques doit être informée des symptômes de la thrombose veineuse profonde et de l'embolie pulmonaire afin de pouvoir en faire part à son médecin immédiatement. L'infirmière doit évaluer les rougeurs aux jambes, la sensibilité, les douleurs à la poitrine et les essoufflements de la femme sous HTS. De plus, elle doit l'informer qu'il est nécessaire de se soumettre à un bon suivi, comportant un examen physique et une mammographie annuels. On recommande une biopsie de l'endomètre aux femmes qui ont des saignements irréguliers pendant le traitement. Le recours à l'HTS doit être le plus court possible, car les risques de complications augmentent à long terme (Santé Canada, 2004).

Prendre une décision concernant l'HTS Décider de suivre une HTS n'est pas une décision facile à prendre pour nombre de femmes. Malgré les résultats de l'expérience de la WHI, la décision demeure difficile à prendre pour les femmes qui ont des symptômes très graves de la ménopause et une perte osseuse évidente. Les femmes veulent souvent connaître les solutions de rechange à l'utilisation de l'HTS ; pour cette raison, l'infirmière doit discuter des autres mesures utilisées pour promouvoir la santé pendant la période de périménopause.

Administration de l'HTS Il existe différentes méthodes d'hormonothérapie substitutive. Certaines femmes prennent quotidiennement des œstrogènes et des progestatifs, et d'autres des œstrogènes pendant 25 jours consécutifs chaque mois et un progestatif de façon cyclique (10 à 14 jours par mois). Les progestatifs préviennent la prolifération et l'hyperplasie de la paroi utérine chez la femme qui n'a pas eu d'ablation de l'utérus. Les femmes qui prennent des hormones pendant 25 jours ont souvent des saignements menstruels après la fin du traitement aux progestatifs. Généralement, celles qui prennent des œstrogènes et de la progestérone simultanément tous les jours n'ont pas de saignements menstruels. Elles ont occasionnellement des traces de sang, qu'un médecin doit évaluer.

Les timbres d'œstrogènes, avec ou sans progestatifs, qu'on remplace une ou deux fois par semaine, constituent une autre option. Pour traiter la sécheresse vaginale ou la vaginite atrophique, on peut utiliser une crème aux œstrogènes, des comprimés vaginaux ou un anneau vaginal d'œstrogènes (Estring). L'Estring est un petit anneau flexible qui libère lentement de faibles doses d'œstrogène pendant 3 mois.

Solutions de rechange à l'HTS Les femmes ont intérêt à se renseigner sur les solutions de rechange à l'HTS, notamment l'alimentation, les vitamines et l'exercice. Elles doivent cependant savoir que ces différentes méthodes n'ont pas fait l'objet d'études approfondies. L'ostéoporose est une affection qui se caractérise par une faible masse osseuse et une détérioration microarchitecturale des tissus osseux. Elle survient à la ménopause et entraîne une fragilité des os qui augmente les risques de fractures. Les facteurs qui accroissent les risques d'ostéoporose sont notamment les suivants : faible ossature, race (caucasienne ou asiatique), antécédents familiaux d'ostéoporose, nulliparité, ménopause précoce, ingestion d'alcool de modérée à abusive, cigarette, caféine, sédentarité et alimentation faible en calcium. On doit rappeler aux femmes qu'il est important d'être active ou d'entreprendre des activités de mise en charge, telles que la marche, de prendre un supplément de calcium, de réduire sa consommation de tabac ou d'arrêter de fumer et d'examiner avec leur médecin l'utilisation de produits pharmacologiques (biphosphonates, calcitonine, parathormone, HTS) pour réduire la perte osseuse (NIH Consensus Statement, 2001 ; National Osteoporosis Foundation, 1999). Un modulateur sélectif des récepteurs œstrogéniques (MSRE), comme le raloxifène (Evista), constitue une autre solution de rechange à l'HTS pour la prévention et le traitement de l'ostéoporose. Ce médicament réduit le risque de cancer du sein et n'augmente pas le risque de cancer de l'utérus. En revanche, ils peuvent faire augmenter les bouffées de chaleur. Voir, au chapitre 67 ⊕, l'ostéoporose et son traitement.

On traite les bouffées de chaleur problématiques avec de la venlafaxine (Effexor), de la paroxétine (Paxil), de la fluoxétine (Prozac), du gabapentine (Neurontin) et de la clonidine (Catapres, Dixarit). Ces médicaments semblent réduire les bouffées de chaleur et constituent une solution de rechange pour les femmes qui ne veulent pas recourir à l'HTS. Certaines femmes s'intéressent aux médecines douces (par exemple œstrogènes et progestatifs naturels, actée à grappes noires [*black cohosh*], millepertuis, ginseng, dong quai, produits du soya, vitamine E et bon nombre de préparations à base d'herbes) ; il existe peu de données scientifiques sur l'innocuité et l'efficacité de ces remèdes. L'évaluation des femmes ménopausées doit comprendre l'utilisation de ces suppléments. Les médicaments contre l'ostéoporose, comme l'alendronate (Fosamax), le risédronate (Actonel), le raloxifène (Evista) et la calcitonine, offrent aux femmes d'autres moyens pour traiter cet important problème de santé.

Santé Canada suggère des méthodes de traitement qui entraînent le moins de risques de cardiopathie possible pour la femme, notamment des changements dans le mode de vie et des stratégies comportementales. La thérapie pharmacologique (aspirine, bêtabloquants, statines, inhibiteurs de l'enzyme de conversion de l'angiotensine) peut être indiquée pour les femmes qui sont atteintes d'une maladie cardiovasculaire ou qui présentent un risque élevé de l'être. Voir, au chapitre 28 ⊕, le traitement et la prévention des maladies cardiovasculaires.

Activités

L'exercice physique régulier, incluant des exercices de mise en charge, permet d'augmenter la fréquence cardiaque et le taux de lipoprotéines de haute densité (HDL), tout en aidant à maintenir la masse osseuse. Il permet aussi de réduire le stress, favorise le bien-être, améliore l'image de soi et permet de réguler la perte de tissus musculaires. On recommande d'effectuer des exercices de mise en charge (comme la marche et le jogging) au moins quatre fois par semaine.

Alimentation

Il faut encourager les femmes à réduire leur apport énergique, à diminuer leur consommation de gras et à augmenter leur consommation de grains entiers, de fibres, de fruits et de légumes. Toutes les femmes devraient inclure dans leur régime quotidien des aliments à haute teneur en calcium. Par exemple, une tasse de lait contient environ 300 mg de calcium et une tasse de yogourt sans gras, 415 mg. La plupart des légumes à feuilles vertes, les fruits de mer et les aliments enrichis de calcium constituent aussi des sources de calcium.

Les suppléments de calcium aident à réduire la perte osseuse et préviennent la morbidité associée aux fractures secondaires causées par l'ostéoporose. Les os servent à entreposer le calcium, et la densité osseuse diminue avec l'âge. Lorsque les taux de calcium dans le sang sont bas, les os fournissent le calcium nécessaire pour maintenir l'homéostasie. Les femmes de tous les groupes d'âge consomment souvent moins de calcium que la quantité recommandée. La consommation moyenne se situe entre 300 et 500 mg/jour, alors que la quantité recommandée est de 1 300 mg/jour pour l'adolescente et la jeune femme, de 1 000 mg/jour pour la femme adulte âgée de 19 à 50 ans, de 1 200 mg/jour pour la femme adulte de 51 ans ou plus (dont les femmes ménopausées qui suivent une HTS) et de 1 500 mg/jour pour les femmes ménopausées qui ne suivent pas d'HTS (National Osteoporosis Foundation, 1999 ; NIH Consensus Statement, 2001).

Soins et traitements infirmiers

L'infirmière doit inviter la femme à envisager la ménopause comme un changement naturel qui lui permet de se libérer des menstruations et des symptômes reliés aux changements hormonaux. Il n'existe aucun lien entre la ménopause et les problèmes de santé mentale. Toutefois, diverses circonstances liées à l'âge, par exemple avoir un enfant adolescent, un partenaire malade et dépendant ou des parents malades, coïncident souvent avec la ménopause et peuvent occasionner du stress.

On doit prendre les mesures nécessaires pour favoriser la santé générale de la femme. L'infirmière peut expliquer à celle-ci que l'arrêt des menstruations est une fonction physiologique qui s'accompagne rarement de symptômes nerveux ou d'affections. La durée de vie après la ménopause est d'environ 30 à 35 ans, ce qui correspond à la durée de la période d'activité génitale qui précède la ménopause. La ménopause n'entraîne cependant pas un changement de vie complet. La femme continue d'avoir des pulsions sexuelles et les conserve longtemps après la ménopause. En outre, nombre de femmes jouissent d'une meilleure santé après la ménopause, particulièrement celles qui ont souffert d'algoménorrhée. Le bilan individuel que les femmes font de leur valeur actuelle et future influe souvent sur leur réaction émotionnelle face à la ménopause. L'enseignement et les conseils prodigués en matière de mode de vie sain, de promotion de la santé et de dépistage jouent à cet égard un rôle capital (encadré 48-9 ■).

SYNDROME PRÉMENSTRUEL

Le syndrome prémenstruel (SPM) est un ensemble de symptômes qu'on observe chez certaines femmes avant le début de la menstruation et qui disparaissent au début de l'écoulement menstruel (encadré 48-10 ■). On ne connaît pas la cause de ces symptômes, mais, selon la théorie la plus plausible, ils seraient dus à un dérèglement de la sérotonine. D'autres hormones pourraient aussi être en cause. Des facteurs liés à l'alimentation pourraient également jouer un rôle, puisque les glucides influent sur la sérotonine. Il existe un symptôme grave qu'on appelle trouble dysphorique prémenstruel (DiCarlo, Palomba, Tommaselli *et al.*, 2001 ; Morse, 1999) ; cette forme du SPM est rare, mais elle nuit aux études, à la vie professionnelle et à la vie familiale de la femme.

Manifestations cliniques

Les principaux symptômes du SPM sont les suivants : céphalées, fatigue, douleurs au bas du dos, engorgement des seins et sensation de ballonnement abdominal, irritabilité, sautes d'humeur, crainte de perdre la maîtrise de soi, boulimie et crises de larmes. Ces symptômes varient beaucoup d'une femme à l'autre et d'un cycle à l'autre chez une même personne. L'intensité des symptômes varie également beaucoup. De nombreuses femmes sont affectées jusqu'à un certain point, mais certaines le sont fortement. Beaucoup ne le sont pas du tout, tandis que d'autres connaissent des symptômes graves qui les handicapent (Morse, 1999).

Une vie stressante en général et des relations problématiques peuvent influer sur l'intensité des symptômes physiques. La perturbation que ces symptômes provoquent peut être faible ou marquée au point de nuire aux relations familiales. Le SPM peut réduire la productivité et entraîner accidents de travail et absentéisme.

On pose généralement un diagnostic de SPM quand les symptômes décrits ci-dessus se manifestent de façon régulière avant le début des menstruations, puis disparaissent au moment de leur apparition.

Traitement médical

Il n'existe pas de traitement précis du SPM. On recommande généralement aux femmes qui en souffrent de noter leurs symptômes afin d'apprendre à les prévoir et à composer avec eux. On invite toutes les femmes à faire de l'exercice physique, car des études non corroborées en ont montré les avantages. De nombreux médecins conseillent aux femmes d'éviter la caféine, les aliments riches en gras et les sucres raffinés, même si peu de recherches prouvent l'efficacité des changements alimentaires. La vitamine E (400 UI/jour), le magnésium (200 à 400 mg/jour) et le calcium (1 200 mg/jour) sont d'autres formes de traitement qui se sont montrées relativement efficaces.

Pharmacothérapie

Les traitements pharmacologiques sont notamment les inhibiteurs sélectifs de la recapture de la sérotonine, les agonistes de l'hormone de libération des gonadotrophines et les anxiolytiques. On utilise également des anti-inflammatoires

GRILLE DE SUIVI DES SOINS À DOMICILE

Femme à l'approche de la ménopause

Après avoir reçu l'enseignement sur les soins à domicile, la femme ou le proche aidant peut:	Personne	Proche aidant
■ Décrire la ménopause comme une période normale dans la vie d'une femme.	✔	✔
■ Indiquer que la fatigue et le stress peuvent accroître les bouffées de chaleur.	✔	✔
■ Indiquer qu'un régime alimentaire nutritif et le maintien d'un poids santé favorisent le bien-être physique et émotionnel.	✔	✔
■ Reconnaître qu'il est important de faire de l'exercice durant 30 minutes, trois ou quatre fois par semaine, pour se maintenir en bonne santé.	✔	✔
■ Énumérer les bienfaits des activités extérieures en ce qui concerne notamment la réduction de l'anxiété et de la tension.	✔	✔
■ Énoncer les changements qui surviennent souvent à mi-vie: le départ d'un enfant, le vieillissement, la dépendance des parents, la perte d'un être cher.	✔	✔
■ Décrire cette période de la vie comme une période propice à la réflexion, à l'accomplissement personnel et à l'amorce de nouvelles activités.	✔	✔
■ Énoncer les points suivants sur l'activité sexuelle: • Des rapports sexuels fréquents aident à maintenir l'élasticité du vagin. • Il est conseillé d'utiliser la contraception jusqu'à un an après la dernière menstruation. • Il est important d'avoir des rapports protégés à tout âge. • Le fonctionnement sexuel peut s'améliorer à mi-vie.	✔ ✔ ✔ ✔	
■ Insister sur le fait qu'il est important de passer l'examen physique annuel pour diagnostiquer les problèmes et favoriser la santé générale.	✔	
■ Établir des stratégies et des méthodes pour prévenir ou traiter les problèmes suivants: • Prurit ou brûlures au niveau de la région vulvaire: consulter un médecin pour exposer les anomalies dermatologiques et, s'il y a lieu, obtenir une ordonnance de lubrifiant ou de crème hormonale. • Dyspareunie (rapports sexuels douloureux) causée par la sécheresse vaginale: utiliser un lubrifiant hydrosoluble comme le gel K-Y, Astro-Glide, Replens, une crème hormonale ou une mousse contraceptive. • Diminution de la tonicité périnéale et de la maîtrise vésicale: pratiquer chaque jour les exercices de Kegel (contracter les muscles périnéaux comme pour arrêter la miction; se retenir pendant 5 à 10 secondes et relâcher; répéter souvent l'exercice pendant la journée). • Peau sèche: utiliser une crème et une lotion émollientes pour la peau. • Maintien d'un poids santé: se joindre à un groupe de soutien comme «Weight Watchers» ou consulter un nutritionniste pour perdre du poids, particulièrement autour des hanches, des cuisses et de l'abdomen. • Ostéoporose: respecter l'apport de calcium et de vitamine D recommandé, notamment en prenant des suppléments de calcium, s'il y a lieu, pour ralentir les progrès de l'ostéoporose; éviter le tabac, l'alcool et l'excès de caféine, facteurs qui font augmenter la perte osseuse. Faire des exercices de mise en charge. Faire vérifier la densité osseuse lorsque c'est indiqué. • Risque d'infection urinaire: boire de 6 à 8 verres d'eau par jour et prendre de la vitamine C (500 mg) pour réduire la fréquence des infections urinaires reliées aux changements atrophiques de l'urètre. • Saignements vaginaux: signaler immédiatement au médecin tout saignement, aussi minime soit-il, survenant un an après l'arrêt des menstruations.	✔ ✔ ✔ ✔ ✔ ✔ ✔ ✔	

Cause, signes et traitement du syndrome prémenstruel (SPM)

CAUSE
- Inconnue: il peut être relié aux changements hormonaux combinés à d'autres facteurs (régime alimentaire, stress et manque d'exercice).
- De nombreuses femmes présentent certains symptômes reliés aux menstruations. Cependant le SPM ne touche que 2 à 5 % des femmes, et l'ensemble des symptômes qui le caractérisent provoque un déséquilibre.

SYMPTÔMES PHYSIQUES
- Rétention liquidienne (ballonnement, sensibilité des seins)
- Céphalée
- Gonflement

SYMPTÔMES AFFECTIFS
- Dépression
- Colère
- Irritabilité
- Anxiété
- Confusion
- Repli sur soi

Les symptômes commencent à se manifester dans les cinq jours qui précèdent la menstruation et se résorbent au cours des quatre premiers jours de la menstruation. Habituellement, les symptômes perturbent les relations, les rapports parents-enfants, le travail et les études.

TRAITEMENT
- Utiliser le soutien social et les ressources familiales.
- Suivre un régime alimentaire à base de grains entiers, de fruits et de légumes; accroître la consommation d'eau.
- Prendre des inhibiteurs sélectifs de la recapture de la sérotonine.
- Prendre de l'alprazolam (Xanax): il peut être efficace pour diminuer l'anxiété et l'irritabilité, mais comporte un risque d'accoutumance.
- Prendre de la spironolactone (Aldactone): ce diurétique semble être efficace pour traiter la rétention liquidienne.
- Amorcer et poursuivre un programme d'exercices.
- Utiliser des techniques de réduction du stress.

---

non stéroïdiens (AINS), comme l'ibuprofène (Advil, Motrin) et le naproxène (Anaprox, Naprosyn). Certains médecins prescrivent des analgésiques, des diurétiques et de la progestérone naturelle ou synthétique. On ne connaît pas les risques à long terme de l'utilisation de la progestérone. Les contraceptifs oraux peuvent diminuer les symptômes physiques du SPM. Certaines femmes trouvent très utiles les produits à base de glucides en vente libre. Ils fournissent un ensemble de glucides complexes ainsi que des vitamines et des minéraux. Une alimentation riche en glucides permet d'augmenter les taux sériques de tryptophane, ce qui peut soulager certains symptômes psychologiques et les besoins insatiables de nourriture.

Soins et traitements infirmiers

Lors de l'anamnèse, l'infirmière doit établir une relation de confiance avec la femme et lui demander d'indiquer le moment où les symptômes apparaissent, ainsi que leur nature et leur intensité. Elle doit aussi établir s'ils sont apparus avant ou tout de suite après le début de la menstruation. Elle peut aussi demander à la femme de noter l'intensité des symptômes et le moment de leur apparition sur une feuille. L'infirmière dresse également un bilan nutritionnel afin de déterminer si la femme consomme trop de sel, d'alcool ou de café, ou si elle présente des carences.

Les objectifs des soins sont notamment les suivants: réduire l'anxiété (sautes d'humeur, pleurs, boulimie, crainte de perdre la maîtrise de soi); améliorer les stratégies d'adaptation individuelle, familiale et professionnelle; prévenir toute réaction violente; et acquérir des connaissances sur le SPM et son traitement.

On favorise l'emploi de stratégies d'adaptation efficaces. On peut conseiller au partenaire d'aider la femme en lui offrant son soutien et en s'occupant davantage des enfants. La femme peut tenter de planifier son travail en fonction des jours où elle sera moins productive à cause du SPM. Il faut favoriser la réduction du stress par l'exercice physique, la méditation, l'imagerie mentale ou des activités créatives. L'infirmière doit aussi encourager la femme à prendre les médicaments prescrits et lui fournir des informations sur les effets escomptés. Participer aux réunions d'un groupe de soutien peut être bénéfique, car la femme y reçoit du soutien et se rend compte que d'autres femmes ont des problèmes similaires aux siens et comprennent ce qu'elle vit.

Si la femme présente des symptômes graves du SPM ou souffre d'un trouble prémenstruel dysphorique, l'infirmière doit évaluer si elle a des idées suicidaires, des pertes de la maîtrise de soi ou des comportements violents. Toute femme qui présente des tendances suicidaires doit être immédiatement orientée vers un psychologue. L'incapacité de se maîtriser peut conduire une femme à se montrer violente envers les membres de sa famille. S'il y a lieu de croire qu'un enfant ou un autre membre de la famille est maltraité, on doit en faire la déclaration et informer les autorités compétentes. L'infirmière doit sans délai orienter la femme vers une consultation psychiatrique ou psychologique.

DYSMÉNORRHÉE

On parle de dysménorrhée primaire en cas de menstruation douloureuse non associée à un trouble gynécologique. Cette affection apparaît habituellement au moment des premières menstruations ou peu de temps après. Elle se caractérise par des crampes douloureuses qui se manifestent avant ou un peu après le début de l'écoulement menstruel et persistent pendant 48 à 72 heures. Les résultats de l'examen gynécologique sont normaux. Les crampes douloureuses sont causées par une hypersécrétion de prostaglandines qui entraîne une hausse de la contractilité de l'utérus et des spasmes artériolaires. Des facteurs psychologiques comme l'anxiété et la tension peuvent également contribuer au problème. La douleur tend à diminuer avec l'âge ; elle disparaît souvent complètement après un accouchement.

La dysménorrhée secondaire est consécutive à un trouble gynécologique : endométriose, tumeur ou pelvipéritonite. Les femmes qui en souffrent éprouvent souvent des douleurs qui se manifestent plusieurs jours avant la menstruation, durant l'ovulation et parfois au cours des rapports sexuels.

Examen clinique et examens paracliniques

On effectue un examen gynécologique complet afin d'écarter la possibilité d'anomalies telles que le rétrécissement du col de l'utérus ou du vagin, l'hymen imperforé et d'autres affections comme l'endométriose, la pelvipéritonite, l'adénomyose et la présence de léiomyomes (tumeurs appelées improprement fibromes). Il est parfois nécessaire d'effectuer une laparoscopie pour dépister ces troubles.

Traitement

On doit expliquer à la femme qui souffre de dysménorrhée primaire la raison de ses douleurs, tout en lui rappelant que la menstruation est une fonction normale de l'appareil reproducteur. Si la femme est jeune et si elle est accompagnée de sa mère, on doit aussi rassurer la mère. Beaucoup de jeunes filles croient qu'elles doivent obligatoirement souffrir de dysménorrhée si leur mère en a souffert. La douleur, qui est réelle, peut être traitée après qu'on a dissipé l'inquiétude reliée à sa signification en donnant des explications. Les symptômes disparaissent généralement grâce aux médicaments appropriés. La femme peut prendre un AINS comme l'ibuprofène (Advil, Motrin) ou le naproxène (Anaprox, Naprosyn). Ils agissent en réduisant la synthèse des prostaglandines qui engendrent les douleurs. Quand un AINS n'offre pas de soulagement, on conseille à la femme d'en essayer un autre. Ces médicaments sont généralement bien tolérés, mais provoquent chez certaines femmes des troubles gastro-intestinaux. Les contre-indications sont notamment les suivantes : allergie aux AINS ou à l'aspirine, antécédents d'ulcères gastroduodénaux, asthme et grossesse. Les contraceptifs oraux à faible dose soulagent plus de 90 % des femmes et sont recommandés aux femmes actives sexuellement, mais ne désirant pas avoir d'enfants.

Récemment, on s'est aperçu que le fait de maintenir une faible chaleur localisée était sans doute un traitement aussi efficace que les médicaments (Akin, Weingand, Hengehold *et al.*, 2001). Son fonctionnement n'est pas clair, mais la chaleur neutraliserait l'activité hormonale qui provoque la contraction de l'utérus. La chaleur est un vasodilatateur qui accroît le débit sanguin, ce qui neutralise la vasoconstriction et la contraction des muscles. On a découvert que la thermothérapie et les médicaments donnaient d'assez bons résultats.

On encourage la femme à vaquer à ses occupations habituelles et à faire davantage d'exercice physique si possible, car l'exercice semble soulager les symptômes chez certaines femmes. On recommande de prendre des analgésiques avant que les crampes ne commencent afin de prévenir les malaises.

Le traitement de la dysménorrhée secondaire vise la cause sous-jacente (par exemple endométriose, pelvipéritonite). On utilise les mêmes analgésiques que pour la dysménorrhée primaire lorsqu'elle est causée par l'endométriose.

AMÉNORRHÉE

L'**aménorrhée** (absence d'écoulement menstruel) est le symptôme de divers troubles et dysfonctions. On parle d'aménorrhée primaire en cas d'absence de menstruation chez une jeune femme âgée de plus de 16 ans qui présente d'autres signes de maturité sexuelle ou chez une jeune fille qui ne présente pas de caractères sexuels secondaires après l'âge de 14 ans. L'aménorrhée primaire peut provoquer beaucoup d'inquiétude, mais elle s'explique en général par de simples facteurs morphologiques, héréditaires, environnementaux et psychologiques.

L'infirmière doit faire preuve de compréhension envers la jeune fille et lui offrir la possibilité d'exprimer ses inquiétudes et son anxiété, qui sont souvent causées par le fait qu'elle se sent différente des autres jeunes filles de son âge. On effectue un examen physique complet, un bilan détaillé et des épreuves de laboratoire simples pour exclure les troubles physiologiques, métaboliques ou endocriniens et les affections systémiques. Si on dépiste une anomalie, le traitement vise à la corriger.

On parle d'aménorrhée secondaire en cas d'absence de menstruation pendant trois cycles ou six mois chez une femme qui a déjà eu des menstruations. L'aménorrhée secondaire peut être causée par une grossesse, de la tension, une perturbation affective ou le stress. Chez l'adolescente, elle s'explique le plus souvent par une perturbation affective mineure (départ du foyer, début des études collégiales, difficultés scolaires ou problèmes interpersonnels) ou par une grossesse (la seconde cause d'aménorrhée chez les jeunes filles). On recommande presque toujours un test de grossesse.

L'aménorrhée secondaire peut être consécutive à des troubles nutritionnels. L'obésité peut mener à l'anovulation et à une aménorrhée ultérieure. Les problèmes nutritionnels comme l'anorexie et la boulimie se caractérisent par une absence de menstruations, car la baisse d'énergie ou de gras dans le système affecte la fonction hormonale. Chez les femmes, les athlètes de compétition sont des cas typiques et doivent souvent avoir recours à une HTS pour prévenir la perte osseuse reliée à un faible taux d'œstrogène. L'aménorrhée est parfois attribuable à un dérèglement endocrinien causé par un trouble hypophysaire ou thyroïdien. On peut traiter ces dysfonctions avec succès en soignant le trouble endocrinien sous-jacent. Il arrive qu'une oligoménorrhée soit reliée à des troubles thyroïdiens, au syndrome des ovaires polykystiques ou à une insuffisance ovarienne précoce. Les professionnels de la santé doivent alors effectuer une nouvelle évaluation médicale.

HÉMORRAGIES UTÉRINES ANORMALES

L'hémorragie utérine dysfonctionnelle est une hémorragie anormale dont on ne connaît pas la cause naturelle. Elle peut survenir à tout âge, mais elle est plus fréquente vers la fin de la période de reproduction. Elle se caractérise par des hémorragies douloureuses et irrégulières qui proviennent de l'endomètre. Ces hémorragies peuvent être excessives, prolongées ou ne pas présenter de schème précis. Elles sont habituellement causées par une anovulation (absence d'ovulation), qui est plus fréquente à l'adolescence ou à l'approche de la ménopause. Il existe beaucoup plus de cas chez les adolescentes, étant donné qu'elles n'ovulent pas nécessairement à la maturité des glandes ovariennes. Les femmes en période de périménopause souffrent également de cette affection à cause de l'irrégularité des ovulations consécutive à la baisse de production des hormones ovariennes. Les autres causes sont souvent reliées à un kyste, à l'obésité ou à un dysfonctionnement hypothalamique.

On doit évaluer les hémorragies anormales ou inhabituelles sur le plan de la durée ou du débit, car elles sont parfois la manifestation d'un trouble important, susceptible de mettre la vie de la femme en danger. On effectue un examen physique et une évaluation pour s'assurer qu'il n'y a pas de grossesse en cours, de néoplasme, d'infection, de malformation anatomique, de troubles endocriniens, de traumatismes, de saignements, de dysfonction des plaquettes ni de troubles hypothalamiques. Une évaluation est requise pour les femmes qui souffrent d'hémorragies utérines ayant une cause précise, quel que soit leur âge. L'examen clinique initial comprend habituellement un test de grossesse et une évaluation hormonale. Le traitement consiste à prendre des hormones ou des contraceptifs oraux.

Ménorragie

La ménorragie est un écoulement sanguin prolongé ou anormalement abondant au cours des menstruations. Lorsque la femme est jeune, la ménorragie peut être causée par un trouble endocrinien. Quand elle survient à un âge plus avancé et qu'elle est associée à une augmentation de la durée des menstruations, elle est habituellement causée par une inflammation, une tumeur de l'utérus ou un déséquilibre hormonal. Les problèmes d'ordre affectif peuvent également influer sur l'écoulement sanguin.

On recommande à la femme qui souffre de ménorragie de consulter son gynécologue et de lui décrire la nature de ses écoulements. Il est difficile de mesurer avec exactitude la perte de sang, mais on peut l'estimer à partir du nombre de serviettes hygiéniques ou de tampons saturés en 1 heure, en tenant compte de leur type et de leur capacité d'absorption. Les hémorragies abondantes et persistantes peuvent causer de l'anémie.

Métrorragie

La métrorragie est une hémorragie utérine qui survient en dehors de la période de menstruation. Il peut s'agir d'un symptôme de maladie, notamment de cancer, d'une tumeur bénigne de l'utérus ou d'un autre problème gynécologique. C'est pourquoi un diagnostic et un traitement rapides sont indiqués. Toutefois, chez la femme qui prend des contraceptifs oraux, les hémorragies qui surviennent entre les périodes menstruelles ne sont généralement pas sérieuses, mais on doit évaluer les hémorragies irrégulières chez la femme sous HTS. La ménométrorragie est une hémorragie utérine abondante survenant en dehors et pendant la période de menstruation; elle requiert une évaluation.

Saignement vaginal postménopausique

Tout écoulement sanguin survenant un an après l'arrêt des menstruations à la ménopause exige une évaluation médicale; il faut envisager la possibilité d'un cancer, jusqu'à preuve du contraire. On doit faire une biopsie ou une dilatation et un curetage. On peut aussi utiliser une échographie vaginale pour mesurer l'épaisseur des parois de l'endomètre. Les parois utérines de la femme ménopausée sont plus minces à cause du faible niveau d'œstrogène. Habituellement, une biopsie de l'endomètre est nécessaire lorsque les parois utérines ont plus de 5 mm d'épaisseur.

Traitement de la fonction reproductrice (normale ou altérée) de la femme

DYSPAREUNIE

La **dyspareunie** (rapports sexuels difficiles ou douloureux) est aujourd'hui plus fréquente que par le passé. Elle peut être superficielle, profonde, primaire ou secondaire. Il peut être embarrassant pour la femme de discuter de ce problème, car si le partenaire n'est pas incommodé, elle peut penser que le problème vient d'elle. La dyspareunie peut survenir au début, pendant ou après la relation sexuelle. Elle peut avoir les causes suivantes: blessures survenues lors d'un accouchement; manque de lubrification; antécédents d'inceste, de violence sexuelle ou d'agression; endométriose; infection vaginale; atrophies vaginales survenant à la ménopause; troubles gastro-intestinaux; fibromes; infection des voies urinaires; ITS ou vulvodynie (douleur à la vulve touchant les femmes de tout âge, sans cause physique apparente). On suggère l'utilisation d'un lubrifiant vaginal, car la dyspareunie est souvent causée par le manque de lubrification. Selon la cause de la dyspareunie, les antidépresseurs peuvent être utiles à certaines femmes. Parfois, on doit recourir à une chirurgie pour élargir ou réparer l'orifice vaginal.

CONTRACEPTION

Bien que les grossesses non prévues touchent toutes les femmes, quels que soient leur âge, leur revenu, leur race ou leur groupe ethnique, le taux le plus élevé se retrouve chez les adolescentes à faible revenu. Les adolescentes sont plus susceptibles d'avoir des complications de grossesse et de donner naissance à des bébés dont le poids à la naissance est peu élevé. Les mères adolescentes obtiennent moins de diplômes scolaires et sont plus susceptibles de vivre dans la pauvreté. Parmi les femmes qui subissent un avortement, beaucoup n'avaient pas utilisé de moyens de contraception au cours du mois où elles sont devenues enceintes, alors que d'autres n'en avaient jamais utilisé. Il semble que ces femmes éprouvent des difficultés à utiliser une méthode de contraception efficace de façon régulière ou n'y parviennent pas du tout. Certaines femmes ont peur que la contraception cause un cancer ou d'autres problèmes. L'infirmière peut les aider en leur donnant des informations et en les soutenant. Les femmes disent souvent utiliser leur méthode contraceptive de façon irrégulière, ce qui nuit à l'efficacité de toute méthode contraceptive.

De nombreuses femmes qui sont actives sexuellement ou qui vont le devenir ont intérêt à s'informer sur la contraception. En réduisant le nombre de grossesses non prévues, il serait possible de réduire le nombre d'avortements et d'enfants victimes de violence, le stress familial, la morbidité et la mortalité infantile. Il est important de donner à la femme des informations impartiales et dénuées de tout jugement afin qu'elle comprenne les avantages et les risques de chaque méthode, connaisse les différentes méthodes de contraception, sache comment les utiliser et soit rassurée sur son choix.

Afin d'aider la femme à faire un bon choix, l'infirmière doit la renseigner, prendre le temps de l'écouter, répondre à ses questions et l'aider à choisir la méthode qu'elle préfère. Les méthodes et les pratiques de prévention de la grossesse et de mise à terme des naissances non désirées ou non planifiées sont décrites ci-dessous.

Abstinence

L'abstinence est le seul moyen entièrement efficace de prévenir la grossesse. Pour de nombreuses femmes, cette option n'est cependant ni possible ni souhaitée en raison des attentes culturelles de leur communauté et des valeurs et besoins de leur partenaire en matière sexuelle.

Stérilisation

Après l'abstinence, la stérilisation par l'occlusion bilatérale des trompes et la vasectomie sont les moyens de contraception les plus efficaces. On doit considérer que ces deux interventions sont permanentes, car elles ne sont réversibles que dans certains cas. Les personnes qui choisissent ces méthodes doivent être certaines de ne plus vouloir avoir d'enfants, même si un changement de contexte survenait dans leur vie. Certains gynécologues suggèrent aux femmes d'attendre un an pour s'assurer qu'elles souhaitent toujours se faire ligaturer les trompes, un type de stérilisation potentiellement irréversible. Voir, au chapitre 49 ⌨, les passages consacrés à la vasectomie (stérilisation chez l'homme).

Ligature des trompes

La stérilisation par la ligature des trompes est l'une des interventions chirurgicales le plus souvent effectuée chez la femme. La ligature des trompes est une chirurgie d'un jour qu'on effectue généralement par laparoscopie. La femme est sous anesthésie locale ou générale. On insère le laparoscope (petit instrument optique ressemblant à un périscope) à travers une petite incision ombilicale. On administre du dioxyde de carbone pour soulever les organes abdominaux afin de libérer la région des trompes. On visualise alors les trompes et on peut soit les coaguler et les suturer (méthode de Pomeroy), soit les ligaturer au moyen d'une bande de caoutchouc ou d'une agrafe à ressort, de sorte qu'elles ne sont plus fonctionnelles. On utilise la coagulation bipolaire dans un grand nombre de stérilisations. On utilise aussi les bandes de silicone

et les agrafes à ressort. C'est avec les agrafes à ressort que le taux de grossesse est le plus élevé après une stérilisation. Une nouvelle méthode (occlusion sélective des trompes) consiste à insérer un stérilet de métal ou un ressort hélicoïdal de 1,25 cm environ dans la trompe utérine jusqu'au col de l'utérus, ce qui permet d'éviter la laparoscopie ou l'incision chirurgicale (Association of Reproductive Health Professionals, 2002). Cette méthode consiste à provoquer l'obstruction des trompes par les tissus cicatriciels.

Bien que le taux d'efficacité de la ligature des trompes soit très élevé, on doit examiner toute femme qui l'a subie, si elle saute une période de menstruation, afin de s'assurer qu'elle n'est pas enceinte. Une grossesse ectopique et une grossesse intra-utérine peuvent survenir, même si elles sont rares. La stérilisation n'a pas d'effet sur l'ovulation et la menstruation. Toutefois, certaines femmes ont des saignements menstruels plus abondants et ont plus de crampes après une ligature des trompes. Cette dernière et la vasectomie font l'objet d'une comparaison dans l'encadré 48-11 ■.

Avant d'effectuer la ligature des trompes, on retire le stérilet s'il y a lieu. La prise de contraceptifs oraux se poursuit habituellement jusqu'au jour de l'opération. Après l'intervention, la femme éprouve pendant quelques jours des douleurs abdominales ou des douleurs à l'épaule causées par le gaz carbonique et la manipulation des organes. On lui recommande de faire part des symptômes suivants : hémorragies importantes, fièvres ou douleurs persistantes ou qui empirent. Pendant deux semaines, elle doit éviter de faire des exercices violents, d'avoir des rapports sexuels et de soulever des objets lourds. Cette chirurgie présente peu de risques. Les risques sont plus souvent reliés à l'anesthésie qu'à la chirurgie elle-même. Les risques sont en revanche plus élevés chez les femmes diabétiques, obèses ou ayant subi par le passé une chirurgie abdominale ou pelvienne.

Contraceptifs oraux

De nombreuses femmes utilisent les préparations orales d'œstrogène (éthinylestradiol, mestranol) et de progestérone de synthèse (désogestrel, diacétate d'éthynodiol, drospirénone, lévonorgestrel, noréthindrone, acétate de noréthindrone, norgestimate ou norgestrel). Ces préparations bloquent la stimulation de l'ovaire en empêchant la libération de la FSH par l'hypophyse antérieure. La FSH est nécessaire à la maturation de l'ovule et, par conséquent, à l'ovulation. Les progestatifs (forme synthétique de la progestérone) empêchent l'ovulation en inhibant la sécrétion de la LH ; ils rendent également la glaire cervicale imperméable au sperme. Les œstrogènes et les progestatifs synthétiques présents dans ces préparations ont des effets androgéniques qui diffèrent (encadré 48-12 ■). En avril 2005, le Collège des médecins du Québec a annoncé la mise en place de nouvelles règles permettant aux infirmières qui travaillent auprès des jeunes de prescrire une contraception orale aux adolescentes qui le désirent. Ainsi, les infirmières pourront évaluer s'il est judicieux d'amorcer la contraception et prescrire des anovulants pour une période de trois mois. Après cette période, la jeune femme devra voir un médecin avant de renouveler l'ordonnance à plus long terme (Collège des médecins du Québec, 2005).

Comparaison des méthodes de stérilisation

VASECTOMIE

Avantages

- Méthode très efficace
- Soulage la femme du poids de la contraception
- Peu coûteuse à long terme
- Permanente
- Méthode très acceptable pour la plupart des hommes
- Très sûre
- Intervention de courte durée

Inconvénients

- Dispendieuse à court terme
- Effets sérieux possibles à long terme (non prouvés actuellement)
- Permanente (bien que la vasectomie soit réversible, l'intervention inverse est dispendieuse et exige une chirurgie importante et dont on ne peut garantir les résultats)
- De 5 à 10 % des hommes éprouvent des regrets
- Pas de protection contre les ITS et le VIH

- Pas d'effet contraceptif tant que les spermatozoïdes présents dans l'appareil reproducteur n'ont pas été éjaculés

LIGATURE DES TROMPES PAR LAPAROSCOPIE

Avantages

- Taux de complication peu élevé
- Rétablissement rapide
- Petite cicatrice
- Intervention de courte durée

Inconvénients

- Permanente
- Réversibilité difficile et dispendieuse
- Techniques de stérilisation difficiles à pratiquer
- Exige un chirurgien, une salle d'opération (conditions d'asepsie), des assistants spécialement formés, des médicaments et de l'équipement chirurgical
- Dispendieuse au moment de l'intervention
- Forte probabilité de grossesse ectopique en cas d'échec
- Pas de protection contre les ITS et le VIH

Avantages et risques

Il est généralement admis que l'emploi prolongé des contraceptifs oraux ne provoque pas d'effets indésirables à long terme. Chez environ 20 % des femmes, les menstruations normales reprennent après deux ou trois mois. Les risques de thromboembolie veineuse sont à présent moins élevés qu'antérieurement, car la concentration en œstrogènes des contraceptifs oraux est beaucoup moins forte. La thromboembolie veineuse est deux fois moins susceptible de survenir que pendant une grossesse. Certains progestatifs plus récents, comme le désogestrel, sont légèrement plus susceptibles d'être associés à la thromboembolie veineuse, mais les risques restent très faibles. Des problèmes reliés à la vésicule biliaire (par exemple la cholestase) peuvent apparaître. Les contraceptifs oraux ne semblent pas causer d'anomalie fœtale. De plus, la fonction de reproduction et la fertilité reprennent après l'arrêt du contraceptif. La plupart des médecins recommandent aux femmes d'employer une méthode anticonceptuelle obstructive pendant un mois ou deux après l'arrêt de la pilule avant d'entreprendre une grossesse, de façon à mieux connaître la date de la dernière menstruation et à déterminer le début de la grossesse.

Les contraceptifs oraux ont notamment pour avantages de réduire les affections bénignes du sein, d'atténuer l'acné, de réduire les risques de cancers de l'utérus et des ovaires, d'anémie et d'infections gynécologiques.

> **ALERTE CLINIQUE** *La femme doit savoir que les contraceptifs oraux la protègent contre une grossesse, mais pas contre les ITS ou une infection au VIH. De plus, les relations non protégées au moyen d'un condom avec divers partenaires peuvent entraîner une infection à chlamydia et d'autres infections, notamment par le VIH.*

Les contraceptifs oraux provoquent parfois des effets indésirables, notamment: nausées, dépression, maux de tête, gain pondéral, crampes aux jambes et sensibilité des seins. En général, ces symptômes disparaissent après trois ou quatre mois. Ils sont habituellement liés à une rétention de sodium et d'eau causée par les œstrogènes. On peut atténuer le problème en utilisant une dose plus faible d'œstrogène ou une combinaison différente d'hormones. La drospirénone est un nouveau progestatif qui permet de diminuer les effets de rétention hydrosodée due aux œstrogènes. Certaines femmes ont des traces de sang au cours du premier mois de l'utilisation du contraceptif oral ou lorsqu'elles ne prennent pas la pilule de façon régulière. On doit les rassurer et leur recommander de prendre la pilule toutes les 24 heures, selon l'ordonnance. Les risques et les avantages liés à l'utilisation de contraceptifs oraux sont présentés dans l'encadré 48-13 ■.

Contre-indications

Les contraceptifs oraux font l'objet d'une contre-indication absolue dans les cas suivants: présence ou antécédents de thromboembolie, accidents vasculaires cérébraux, coronaropathie, cancer du sein (avéré ou en investigation), néoplasie œstrogénodépendante (certitude, possibilité ou antécédents), grossesse, tumeur bénigne ou maligne du foie (présence ou antécédents), affections du foie, hyperlipidémie congénitale et hémorragies utérines anormales d'origine inconnue.

Les contre-indications relatives sont notamment les suivantes: hypertension, migraines, affections pancréatiques, mononucléose au stade aigu et drépanocytose. On a aussi constaté une fréquence accrue de l'infarctus du myocarde chez les fumeuses âgées de plus de 35 ans qui prennent la pilule. On a de plus observé de rares cas de troubles neuro-oculaires, mais on n'a pas déterminé si ces troubles étaient

PHARMACOLOGIE

Comparaison des contraceptifs oraux

Il existe deux catégories de contraceptifs oraux : les *préparations combinées* (œstroprogestatif) et les *progestatifs employés seuls*. Ces deux types de médicament entraînent chez la femme un flux menstruel plus faible que la normale. La prise du médicament peut se faire de deux façons : pendant 21 jours, suivis d'un arrêt de 7 jours, ou de façon continue, avec un arrêt d'une semaine tous les 3 ou 4 mois. L'écoulement sanguin et les symptômes menstruels proviennent de l'interruption des hormones, car la menstruation normale se produit seulement avec l'ovulation. La prise en continu permet donc de réduire la fréquence des menstruations et des symptômes qui y sont associés. La plupart des femmes utilisent des contraceptifs combinés.

PRÉPARATIONS COMBINÉES

- Chaque dose contient un œstrogène et un progestatif.
- Les préparations monophasiques contiennent une dose constante d'œstrogène et de progestatif.
- Les préparations biphasiques contiennent une quantité d'œstrogène ou de progestatif variable au cours du cycle.
- Les préparations triphasiques contiennent une dose d'œstrogène et de progestatif variable pendant les 21 jours du cycle. Cette variation procure une contraception efficace, tout en imitant le cycle normal et en fournissant suffisamment de progestérone pour empêcher l'ovulation et prévenir les traces de sang.

PRÉPARATIONS MICRONISÉES DE PROGESTATIF EMPLOYÉ SEUL

- Chaque dose contient seulement un progestatif (pas d'œstrogène).
- La protection contre la conception est moins grande qu'avec les préparations combinées.
- L'ovulation survient chez environ 40 % des femmes qui les emploient.
- Elles conviennent aux femmes chez qui les préparations combinées provoquent des effets secondaires (céphalées, hypertension, douleur aux jambes, chloasma, gain pondéral ou nausées).
- Elles sont utiles pour les femmes qui allaitent et qui ont besoin d'une méthode contraceptive hormonale.

PHARMACOLOGIE

Avantages et risques des contraceptifs oraux

AVANTAGES

- Diminution des crampes et des saignements
- Régularisation des saignements du cycle menstruel
- Réduction de l'anémie
- Diminution de l'acné avec certaines préparations
- Protection contre le cancer de l'utérus et le cancer des ovaires
- Diminution des risques de grossesses ectopiques
- Protection contre les changements fibrokystiques des seins
- Diminution des risques d'infections pelviennes

RISQUES

- Rares chez les femmes en bonne santé
- Effets secondaires ennuyeux (par exemple métrorragie, sensibilité des seins)
- Nausée, gain pondéral, sautes d'humeur
- Augmentation du risque de trouble thromboembolique
- Augmentation du risque d'affection coronarienne pour les fumeuses qui utilisent des contraceptifs oraux, surtout si elles sont âgées de 35 ans ou plus
- Augmentation de la fréquence des tumeurs bénignes du foie et des problèmes de la vésicule biliaire
- Pas de protection contre les ITS (augmentation possible des risques lors de rapports non protégés)

ce moyen de contraception ; si les léiomyomes grossissent, elles doivent cesser de prendre la pilule et choisir un autre moyen de contraception.

Contraceptifs injectables

Depo-Provera

On administre tous les trois mois une injection intramusculaire d'acétate de médroxyprogestérone (Depo-Provera), un progestatif à libération prolongée, pour empêcher l'ovulation. Cette méthode de contraception fiable et pratique peut être utilisée de façon plus sûre par les femmes qui allaitent, qui fument, qui souffrent d'hypertension, d'affections du foie, de migraines, de céphalées, de cardiopathie ou d'hémoglobinopathie. Les femmes qui emploient cette méthode doivent savoir qu'elles peuvent présenter des hémorragies irrégulières ou n'avoir aucun saignement. Son utilisation à long terme fait diminuer les hémorragies irrégulières et les traces de sang, et entraîne habituellement une aménorrhée.

Cette méthode a notamment pour avantage d'entraîner une diminution des ménorragies, des dysménorrhées et de l'anémie. Elle peut aussi réduire les risques d'infection pelvienne et améliorerait l'état hématologique causé par un écoulement menstruel abondant chez les femmes anémiques. Cette méthode aiderait également à réduire la fréquence des crises de drépanocytose et réduirait les risques de cancer de l'endomètre et des ovaires (ACOG Technical Bulletin #198, 1995).

causés par la pilule. En cas de troubles de la vision, la femme doit cesser de prendre la pilule (encadré 48-14 ■).

Certains gynécologues acceptent de prescrire la pilule aux femmes qui souffrent de migraines, à condition que leur douleur n'en soit pas aggravée et qu'elles ne présentent pas de symptômes neurologiques. Les jeunes femmes qui ont une vision troublée par la migraine ne devraient pas prendre de contraceptifs oraux. De même, certains diabétologues prescrivent la pilule aux femmes, à condition que leur taux de glucose soit surveillé de près. La pilule peut stimuler la croissance des léiomyomes (tumeurs bénignes) de l'utérus. Les femmes atteintes de léiomyomes doivent donc être informées de ce fait et suivies de près si elles choisissent tout de même

ENSEIGNEMENT

Utilisation des contraceptifs oraux

Utiliser un condom pour se protéger contre les ITS.
- Prendre la pilule au même moment tous les jours.
- Cesser de fumer ou fumer moins.
- Signaler immédiatement les symptômes suivants:
  - Douleurs abdominales
  - Douleurs thoraciques
  - Céphalées
  - Problèmes visuels
  - Vives douleurs aux jambes

Cette méthode peut présenter les inconvénients suivants: menstruations irrégulières, ballonnements, céphalées, perte de cheveux, baisse des pulsions sexuelles et perte ou gain de poids. Lorsqu'on met fin à ce traitement, la reprise de la fertilité peut être retardée jusqu'à un an. C'est pourquoi on recommande un autre moyen de contraception plus approprié aux femmes qui veulent concevoir dans l'année qui suit l'arrêt de la méthode de contraception.

Depo-Provera est contre-indiqué chez les femmes enceintes et chez celles qui ont des hémorragies vaginales anormales dont la cause est inconnue, un cancer de l'utérus ou un cancer du sein ou une sensibilité à la progestérone de synthèse. Depo-Provera ne protège pas contre les ITS. Il réduit la densité osseuse de façon proportionnelle à la durée d'utilisation. Cette perte osseuse n'est pas toujours complètement réversible lors de l'arrêt du traitement. L'utilisation à long terme de Depo-Provera comme contraceptif est donc recommandée lorsque les autres méthodes contraceptives ne sont pas appropriées.

Nouvelles méthodes hormonales de contraception

Evra et NuvaRing sont deux nouvelles méthodes hormonales de contraception. Evra est un mince timbre transdermique de couleur beige, de la taille d'un carton d'allumettes, qui libère en permanence des œstrogènes et des progestatifs. Il faut le changer toutes les semaines pendant trois semaines et le retirer à la quatrième semaine au moment des menstruations. Il faut l'appliquer à un endroit différent chaque semaine pour prévenir l'irritation cutanée. Son efficacité est comparable à celle des contraceptifs oraux et il comporte les mêmes risques. On peut appliquer le timbre sur le torse, la cage thoracique, les bras et les cuisses, mais on ne doit pas l'appliquer sur les seins.

NuvaRing est un anneau vaginal qu'on insère dans le vagin pendant trois semaines et qu'on retire à la quatrième semaine pour la menstruation. Son efficacité est comparable à celle des contraceptifs oraux et il comporte les mêmes risques. Il est souple, ne requiert pas de taille ou d'ajustement précis et est efficace dès qu'on le place à l'intérieur du vagin.

Bien qu'elles augmentent les possibilités de choix pour les femmes, ces deux méthodes contraceptives ne les protègent pas contre les ITS. La liste des méthodes hormonales approuvées par Santé Canada pour la planification des naissances est présentée dans l'encadré 48-15 ▪.

Stérilet

Le stérilet est un petit dispositif de plastique généralement en forme de T, qui est inséré par un gynécologue dans la cavité utérine pour prévenir la grossesse. Un cordon attaché au stérilet est visible et palpable dans le col de l'utérus. Comme le stérilet est un corps étranger, il engendre dans l'utérus une réaction inflammatoire localisée qui a un effet toxique sur les spermatozoïdes et les blastocytes, ce qui empêche la fécondation. Le stérilet ne provoque pas d'avortement.

Paraguard contient du cuivre, et ce stérilet est efficace pendant 10 ans. Le cuivre a un effet antispermatique. Le système intra-utérin Mirena est un stérilet qui libère du lévonorgestrel, un progestatif de synthèse semblable à celui qui est utilisé dans les contraceptifs oraux. Ce dernier offre l'avantage de réduire les hémorragies abondantes. Il est efficace pendant cinq ans. Selon quelques études, les stérilets permettraient d'éviter l'hystérectomie chez certaines femmes en réduisant les saignements; il pourrait en outre être un complément de l'HTS, protéger du cancer de l'endomètre et prévenir le cancer du col de l'utérus.

Le stérilet a l'avantage d'être efficace pendant longtemps; il ne semble pas entraîner d'effets indésirables généralisés et ne laisse pas de place à l'erreur. Cette méthode de contraception réversible est aussi efficace que les contraceptifs oraux et plus efficace que les méthodes anticonceptionnelles obstructives.

Il comporte toutefois des inconvénients: il peut causer des hémorragies abondantes et des infections, des crampes et des maux de dos, se déplacer et, rarement, perforer le col de l'utérus et provoquer une grossesse ectopique. Si une grossesse survient lorsqu'un stérilet est en place, on doit le retirer immédiatement pour prévenir l'infection. Un avortement spontané (fausse couche) peut survenir lors du retrait. Habituellement, la femme qui n'a jamais eu d'enfants n'utilise pas le stérilet, car l'utérus peut être trop petit pour le tolérer. Il est contre-indiqué chez les femmes nullipares, les femmes

Méthodes hormonales de contraception offertes au Canada

ŒSTROGÈNES ET PROGESTATIFS
- Combinaison de pilules contraceptives
- Anneau vaginal (NuvaRing)
- Timbre transdermique (Evra)

PROGESTATIFS EMPLOYÉS SEULS
- Pilules de progestatifs ou pilules micronisées de progestatifs employés seuls (lévonorgestrel)
- Contraception orale d'urgence de progestatifs employés seuls (plan B)
- Injection trimestrielle (Depo-Provera)
- Système intra-utérin de lévonorgestrel (Mirena)

ayant de nombreux partenaires, les femmes dont les règles sont abondantes ou douloureuses et chez celles qui ont des antécédents de grossesse ectopique ou d'infection pelvienne. Certains médecins effectuent des tests avant d'installer le stérilet pour s'assurer qu'il n'y a pas d'infection à chlamydia ou de gonorrhée.

Méthodes mécaniques

Diaphragme

Le diaphragme est un moyen de contraception efficace qui se compose d'un dôme en caoutchouc à bords flexibles dont le diamètre est compris entre 50 et 90 mm. On doit enduire sa face concave d'une crème ou d'une gelée spermicide avant de l'insérer au fond du vagin pour couvrir le col. Utilisés conjointement, le diaphragme et le produit spermicide empêchent les spermatozoïdes de pénétrer dans le canal cervical. Si le diaphragme est de la bonne taille et s'il est bien inséré par un clinicien expérimenté, il ne cause aucune gêne à son utilisatrice ou à son partenaire. On doit demander à la femme de refaire une démonstration de l'installation pour s'assurer qu'elle l'insère correctement et qu'il recouvre entièrement le col.

Chaque fois qu'une femme utilise un diaphragme, elle doit l'examiner avec soin sous une lumière vive pour s'assurer qu'il ne présente pas de minuscules fissures ou de perforations. On applique la gelée ou la mousse spermicide selon les directives. Si l'application a lieu plus de six heures avant les rapports sexuels, une nouvelle application sera nécessaire. On insère ensuite le diaphragme de façon à recouvrir entièrement le col de l'utérus. Il doit rester en place au moins 6 heures (mais pas plus de 12 heures) après le coït. Après l'avoir retiré, on le lave à l'eau et au savon, on le rince et on l'essuie avant de le ranger dans son étui.

Le diaphragme a pour inconvénient de provoquer des réactions allergiques chez les femmes qui ont une sensibilité au latex et d'accroître les infections urinaires. On a relevé des cas de syndrome du choc toxique chez certaines utilisatrices.

> ⚑ **ALERTE CLINIQUE** *L'infirmière doit s'assurer que la femme n'a pas d'allergie au latex, car les méthodes mécaniques peuvent entraîner de graves réactions allergiques, dont une anaphylaxie, chez les femmes allergiques au latex.*

Cape cervicale

La cape cervicale est beaucoup plus petite que le diaphragme (22 à 35 mm) et ne couvre que le col de l'utérus ; on l'emploie avec un spermicide. Généralement, si elle peut sentir son col, la femme est en mesure d'utiliser la cape cervicale. On l'insère comme le diaphragme et elle a l'avantage de pouvoir rester en place pendant deux jours.

D'après certaines études, la cape est efficace, mais peut irriter le col de l'utérus ; c'est pourquoi la plupart des cliniciens effectuent le test de Papanicolaou avant de la prescrire et refont le test après trois mois. La cape cervicale peut rester en place pendant 48 heures et ne requiert aucun ajout de spermicide lors de rapports sexuels multiples.

Préservatif féminin

Le préservatif féminin (condom pour femme) protège contre les ITS, le VIH et les grossesses. Le préservatif féminin (Reality) est un cylindre de polyuréthane fermé à une extrémité par un anneau qui couvre le col de l'utérus et à l'autre extrémité par un anneau ouvert qui couvre le périnée (figure 48-9 ■). Il a pour avantage d'offrir un certain degré de protection contre les ITS (virus du papillome, virus de l'herpès simplex et VIH). Il a pour inconvénient d'empêcher certaines positions lors du coït, notamment la position debout.

Spermicides

Les spermicides sont en vente libre. Ils sont offerts sous forme de mousse et de gel ou sont intégrés au lubrifiant des préservatifs. Relativement peu coûteux, ils sont très efficaces s'ils sont utilisés avec un préservatif. Mieux vaut utiliser uniquement un spermicide que de ne pas utiliser de contraception du tout. Le spermicide n'exige pas la collaboration du partenaire et il procure une certaine protection contre la gonorrhée et le chlamydia. Une sensation de brûlure, des rougeurs ou des irritations peuvent apparaître chez l'un ou l'autre des partenaires, mais elles sont généralement temporaires. On règle souvent le problème en changeant de marque. Les spermicides sont composés de nonoxynol-9 ou d'octoxynol. On a constaté que l'utilisation fréquente du nonoxynol-9 peut causer des déchirements au niveau des parois vaginales et sans doute augmenter la possibilité de contracter le VIH d'un partenaire infecté (Stephenson, 2000). Il peut aussi accroître les risques d'allergies au latex lorsqu'on l'utilise avec un condom, puisqu'il favorise la libération d'une protéine naturelle de caoutchouc du latex (Greydanus, Patel et Rimsza, 2001).

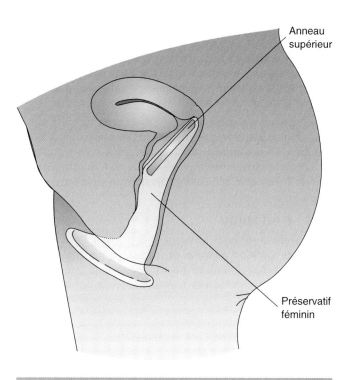

Anneau supérieur

Préservatif féminin

FIGURE **48-9** ■ Préservatif féminin. L'anneau supérieur maintient le préservatif en place.

Préservatif pour homme

Le préservatif pour homme (condom) est un manchon imperméable qui se place avant la pénétration sur le pénis en érection, dont il épouse étroitement la forme. On doit pincer le bout du condom pendant l'application pour laisser de l'espace pour l'éjaculation. S'il n'y a pas d'espace, l'éjaculation peut causer une déchirure ou un trou et réduire l'efficacité du condom. L'homme doit se retirer pendant qu'il est encore en érection afin de prévenir les fuites de liquide spermatique.

Le condom est plus efficace lorsqu'on l'utilise avec une mousse contraceptive. S'il est fait de latex, il protège contre les ITS, dont la gonorrhée et les infections à chlamydia ou par le VIH. Les condoms naturels (faits de membrane animale) ne protègent pas contre l'infection par le VIH. L'infirmière doit rassurer la femme en lui disant qu'elle a le droit de refuser une relation non protégée, même si la femme qui est victime de violence s'expose à un risque plus élevé de mauvais traitements lors d'un refus. Certaines femmes achètent des condoms et en transportent avec elles pour s'assurer qu'elles en auront toujours un à portée de la main en cas de besoin. L'infirmière doit pouvoir expliquer à la femme comment s'en servir et se sentir à l'aise lorsqu'elle le fait, car il est important que toutes les femmes sachent que le condom les protège contre l'infection par le VIH et les autres ITS.

Au cours de l'enseignement des méthodes anticonceptionnelles obstructives, l'infirmière doit prendre en considération la possibilité d'une allergie au latex. La dermatite est souvent le premier symptôme d'une allergie au latex. Un œdème et des démangeaisons peuvent aussi survenir. Une démangeaison orale, survenant après qu'on a soufflé dans un ballon ou mangé des kiwis, des bananes, des ananas, des fruits de la passion, des avocats ou des châtaignes, constitue un autre signe possible d'allergie au latex. Étant donné que de nombreux contraceptifs sont faits de latex, on recommande aux femmes qui ressentent des brûlures ou des démangeaisons pendant l'utilisation de consulter un médecin. Les solutions de rechange au condom en latex sont le préservatif féminin Reality et le condom pour homme Avanti, tous deux faits de polyuréthane.

Le condom ne protège pas entièrement contre les ITS, car le virus du papillome peut se transmettre au contact de la peau. D'autres ITS peuvent être transmissibles s'il y a des éraflures sur la peau exposée aux liquides du corps. Ces informations doivent faire partie de l'enseignement donné à la femme.

Coït interrompu

L'interruption du coït (retrait du pénis avant l'éjaculation) exige une certaine maîtrise de la part du partenaire. Bien qu'elle soit souvent utilisée pour prévenir la grossesse, cette méthode ne constitue pas une méthode de contraception fiable.

Rythme et méthodes naturelles

Dans les méthodes de planification familiale naturelle, on prête attention aux signes et symptômes de fertilité pendant le cycle menstruel. Les méthodes naturelles offrent les avantages suivants : (1) elles ne présentent pas de danger pour la santé ; (2) elles sont peu coûteuses ; et (3) elles sont autorisées par certaines religions. En revanche, elles obligent le couple à faire preuve de discipline et à observer des périodes d'abstinence. La méthode de l'abstinence est difficile à utiliser, car elle exige que la femme soit capable de déterminer le moment de l'ovulation et qu'elle s'abstienne de tout rapport sexuel durant la période de fécondité, soit entre le 10e et le 17e jour du cycle, l'ovulation survenant le plus souvent environ 14 jours avant les règles. Les spermatozoïdes peuvent féconder l'ovule jusqu'à 72 heures après la relation sexuelle, et l'ovule est fertile pendant 24 heures après son expulsion de l'ovaire. Cette méthode a un taux d'échec de 40 %.

D'après certains chercheurs, les femmes qui déterminent avec soin la période « sûre », en notant les dates exactes de leurs règles pendant au moins un an, et qui appliquent rigoureusement la formule ainsi établie peuvent obtenir une protection efficace. Elles doivent toutefois s'abstenir d'avoir des rapports sexuels pendant une longue période à chaque cycle, ce qui exige beaucoup de volonté.

Une autre méthode, la méthode symptothermique, consiste à noter quotidiennement les caractéristiques de la glaire cervicale et de la température du corps engendrées par les changements hormonaux reliés à l'ovulation. Cette méthode permet de déterminer le moment de l'ovulation. Quelques établissements de soins et certaines cliniques de planification familiale offrent des cours sur cette méthode naturelle de planification familiale.

Les méthodes de détection de l'ovulation reposent sur le fait qu'une enzyme appelée gaïacolperoxydase apparaît dans la glaire cervicale six jours avant l'ovulation. Cette enzyme régit la viscosité des sécrétions. Des trousses de dépistage de la gaïacolperoxydase (Ovulindex, etc.) sont en vente libre dans la plupart des pharmacies. Elles sont fiables et leur mode d'emploi est simple, mais elles coûtent cher. Elles sont plus efficaces quand il s'agit de planifier la conception que de l'empêcher.

Contraception orale d'urgence (COU)

Dose d'œstrogène/progestatif

L'administration d'un progestatif ou d'une combinaison d'œstrogène et de progestatif, au moment approprié et selon la posologie prescrite, a pour effet d'empêcher la grossesse en inhibant ou en retardant l'ovulation lorsqu'on n'utilise pas de moyen de contraception ou que le moyen utilisé a fait défaut. La « pilule du lendemain » n'interrompt pas une grossesse en cours. L'infirmière doit connaître cette option et être capable d'expliquer comment l'utiliser. Cette méthode n'est évidemment pas une méthode à long terme, car elle n'est pas aussi efficace que la prise quotidienne d'un contraceptif oral ou qu'une autre méthode utilisée de façon régulière. La « pilule du lendemain » ne doit pas être prise systématiquement ; elle devrait être réservée aux situations d'urgence : viol, bris d'un préservatif ou d'un diaphragme et autres « accidents » ou incidents. La COU peut consister en un nombre précis de pilules contraceptives (combinaison d'œstrogène et de progestatif, variable selon la marque utilisée), d'après la méthode Yuzpe, du nom du gynécologue qui l'a mise au point, ou le plan B (lévonorgestrel, progestatif seul).

On administre une dose de COU et on la répète 12 heures plus tard. La COU est plus efficace lorsqu'elle est prise tôt après la relation sexuelle. Il est recommandé d'administrer la COU au cours des 72 heures suivant la relation sexuelle. Elle est toutefois efficace jusqu'à 120 heures après la relation sexuelle. On peut atténuer les nausées et les vomissements, les principaux effets secondaires, en prenant le médicament au repas et en l'accompagnant d'un antiémétique. Le plan B cause moins de nausées et de vomissement que la méthode Yuzpe. D'autres effets secondaires (sensibilité des seins et écoulements sanguins irréguliers) peuvent se manifester de façon temporaire. La femme qui utilise cette méthode doit savoir qu'elle n'est pas infaillible. La méthode Yuzpe permet de prévenir environ 75 % des grossesses qui pourraient survenir sans COU, alors que le plan B en prévient environ 90 %. La contraception orale d'urgence perturbe la phase lutéinique, ce qui empêche la préparation de l'endomètre pour la nidation. On ne connaît pas de contre-indication absolue (Ellertson *et al.*, 2001).

L'infirmière revoit avec la femme les instructions à suivre pour utiliser le médicament prescrit. Si la femme allaite, on lui prescrit une formule uniquement à base de progestatif. Afin d'éviter que l'enfant soit exposé aux hormones de synthèse par le lait, il est recommandé que la femme continue d'exprimer son lait manuellement, mais nourrisse son bébé au lait maternisé jusqu'à 24 heures après le traitement.

La femme doit être informée du fait que la prochaine menstruation peut débuter quelques jours avant ou après la date prévue. Elle doit aussi revenir passer un test de grossesse si la menstruation n'a pas lieu après trois semaines. On doit lui proposer une autre visite afin de l'aider à choisir une méthode de contraception qu'elle prendra de façon régulière, si elle n'en a pas déjà une. Depuis avril 2005, le plan B est disponible sans ordonnance au Canada, comme dans bien d'autres pays. Toutes les femmes doivent être au courant de cette option et savoir comment l'obtenir. Il incombe à l'infirmière d'en informer les femmes afin de réduire le nombre de grossesses non désirées et d'avortements.

Soins et traitements infirmiers

Les femmes qui utilisent la COU peuvent se sentir anxieuses, gênées et manquer d'informations sur la contraception. L'infirmière doit les soutenir sans porter de jugement et leur prodiguer un enseignement approprié. Lorsqu'une femme utilise cette méthode à répétition, elle doit être informée du fait que le taux d'échec est beaucoup plus élevé qu'avec l'utilisation d'une méthode régulière. Il existe un service d'information téléphonique Tél-jeunes, avec un numéro sans frais (1-800-263-2266), fonctionnant 24 heures sur 24, 7 jours sur 7. La ligne Info-Santé offre également de l'information médicale, 24 heures sur 24, 7 jours sur 7.

Insertion postcoïtale du stérilet

Pour prévenir la grossesse, on peut également recourir à l'insertion d'un stérilet contenant du cuivre dans les cinq jours suivant les rapports sexuels. Cette méthode ne convient pas toujours aux victimes de viol et ne peut être utilisée par les femmes pour qui le stérilet est contre-indiqué. On ne connaît pas son mode de fonctionnement, mais on pense que

le stérilet empêche la fécondation (Morris et Young, 2000). Son insertion peut être désagréable et provoquer des menstruations plus difficiles en plus d'aggraver les crampes. Le stérilet est contre-indiqué s'il y a une grossesse, en cours ou supposée, ou si le stérilet de cuivre n'est pas toléré. La femme doit savoir que l'insertion d'un stérilet peut interrompre une grossesse en cours.

AVORTEMENT

L'avortement est l'interruption volontaire de la grossesse, ou la perte des produits de la conception avant que le fœtus ne soit viable. On considère généralement que le fœtus est viable après cinq à six mois de gestation. On utilise l'expression « accouchement prématuré » lorsque l'accouchement a lieu après cette période. Au Canada, l'avortement a été dépénalisé en 1988. On estime que près de 29 000 avortements ont lieu chaque année au Québec dans les 50 points de service où cette intervention est gratuite (tels que les cliniques spécialisées de certains établissements de soins ou de Centres de santé et de services sociaux [CSSS] et quelques centres de femmes) ou dans une clinique privée où elle est payante (Fédération du Québec pour le planning des naissances, 2005).

Avortement spontané (fausse couche)

On estime que 10 à 20 % des fécondations se terminent par un avortement spontané. Dans la plupart des cas, le fœtus présente des malformations qui rendent sa survie impossible. Les autres causes sont les affections systémiques, un déséquilibre hormonal ou une malformation. Une menace d'avortement se traduit par des hémorragies et des crampes, et mène presque toujours à un avortement. L'avortement spontané survient généralement au cours du premier trimestre de la gestation.

Il existe différents types d'avortements spontanés, selon la manière dont il se produit : imminent, inévitable, incomplet ou complet. Une menace d'avortement sans dilatation du col peut parfois être contrée par le repos au lit et un traitement respecté à la lettre. Un avortement qu'on ne peut empêcher est dit inévitable. L'avortement est dit incomplet si seulement une partie des produits de la conception est évacuée, et complet si tous les produits de la conception sont évacués.

Avortements à répétition

Si une femme a une succession d'avortements dont on ne connaît pas la cause, on parle d'avortements à répétition. Jusqu'à 60 % de ces avortements seraient causés par des anomalies chromosomiques. Après deux avortements spontanés consécutifs, on procède habituellement à des études génétiques et à des tests pour évaluer les autres causes possibles. En présence d'hémorragie, on tente de protéger la nouvelle grossesse par le repos au lit et l'administration de progestérone pour maintenir l'endomètre. Le soutien et les conseils sont cruciaux dans ces conditions de stress. On recommande à la femme de garder le lit, d'éviter les rapports sexuels, de suivre un régime alimentaire léger et d'éviter tout effort de défécation. Si on pense qu'il peut y avoir une infection, on peut également prescrire des antibiotiques.

La béance du col de l'utérus est une dilatation qui survient sans causer de douleur au cours du deuxième trimestre de la grossesse et qui entraîne un avortement spontané. Dans les cas de ce genre, on peut recourir au cerclage du col, une intervention chirurgicale visant à empêcher cette dilatation prématurée. L'intervention consiste à entourer le col d'une suture en bourse. Souvent, la femme qui subit cette intervention doit aussi garder le lit de façon à protéger le col du poids de l'utérus.

Il est indispensable que les infirmières sachent que cette suture est en place pour une grossesse à haut risque. Il faut retirer la suture environ deux à trois semaines avant le début du travail; l'accouchement se fait habituellement par césarienne.

Traitement médical

Après un avortement spontané, on conserve tous les tissus évacués pour les examiner. On recommande à la femme, ainsi qu'au personnel soignant qui s'en occupe, de conserver tous les tissus que pourrait contenir le bassin hygiénique. Dans de rares cas d'hémorragies graves, il peut être nécessaire d'administrer à la femme des transfusions sanguines ou des perfusions intraveineuses. On détermine l'intensité de l'hémorragie en comptant le nombre de serviettes hygiéniques utilisées, ainsi que leur degré de saturation, au cours d'une période de 24 heures. Dans le cas d'un avortement incomplet, on prescrit parfois de l'oxytocine pour provoquer des contractions utérines avant d'effectuer une dilatation par curetage évacuateur ou par aspiration.

Soins et traitements infirmiers

L'infirmière doit faire preuve d'empathie à l'égard des femmes qui ont subi une fausse couche. Celles qui avaient désiré ardemment un enfant auront des réactions différentes de celles qui n'avaient pas voulu être enceintes, mais qui craignent les conséquences d'un avortement.

Les premières peuvent traverser une période de deuil qu'elles doivent assumer pour éviter d'autres problèmes. Or, il arrive souvent qu'elles nient leur deuil pour diverses raisons : leur entourage ignorait qu'elles étaient enceintes ; elles n'ont pas vu le fœtus perdu et doivent imaginer son sexe, sa taille, etc. ; il n'y a habituellement pas de service funèbre ; ceux qui sont au courant de l'avortement (famille, amis, personnel soignant) encouragent le déni en n'offrant pas à la femme l'occasion de pleurer sa perte et d'en parler.

En encourageant la femme à donner libre cours à ses émotions, l'infirmière lui offre du soutien et peut déceler des indices qui lui permettront de planifier ses soins avec précision. Elle doit recommander aux proches de la femme de lui permettre de pleurer et de parler. Si le processus de deuil ne suit pas son cours, la femme sera peut-être hantée par des images évoquant les circonstances de la perte, éprouvera de la colère ou du chagrin de façon persistante ou sera submergée par l'émotion chaque fois qu'elle se rappellera sa perte. Si elle ressent un chagrin pathologique, elle peut avoir besoin de l'aide d'un thérapeute spécialisé dans le processus du deuil.

Interruption volontaire de grossesse

L'interruption volontaire de grossesse est l'intervention qui consiste à mettre volontairement fin à une grossesse pour des raisons autres que thérapeutiques. Elle est habituellement pratiquée par des personnes qualifiées. L'infirmière a un rôle important à jouer pour donner des informations et des conseils sur la contraception. On peut effectuer une interruption volontaire de grossesse en recourant à différentes méthodes (encadré 48-16 ■).

Traitement médical

Avant l'intervention, une infirmière ou un conseiller spécialement formé parle avec la femme de ses craintes, de ses sentiments et des possibilités qui s'offrent à elle (poursuivre la grossesse et garder l'enfant, poursuivre la grossesse et faire adopter l'enfant, mettre fin à la grossesse par l'avortement). Lorsque la femme a confirmé sa décision, on effectue un examen gynécologique pour déterminer la taille de l'utérus. Avant l'avortement, on doit pratiquer des épreuves de laboratoire : un test de grossesse, un hématocrite pour établir l'absence d'anémie, une détermination du facteur Rh et un test de dépistage des ITS. La femme anémique pourrait avoir besoin d'une transfusion sanguine ; la femme Rh négatif devra recevoir un vaccin anti-D (RhoGam) pour empêcher l'iso-immunisation. Avant l'intervention, on doit examiner toutes les femmes pour s'assurer qu'elles n'ont pas de ITS afin de ne pas introduire d'agents pathogènes par le col de l'utérus pendant l'intervention.

Soins et traitements infirmiers

L'enseignement constitue un aspect important des soins aux femmes qui choisissent d'interrompre leur grossesse. On explique à la femme qui subit une interruption volontaire de grossesse en quoi consiste l'intervention et à quoi elle doit s'attendre après l'intervention. On lui donne un rendez-vous de suivi deux semaines après l'avortement et on lui apprend à déceler et à signaler les signes et symptômes de complications tels que la fièvre, une hémorragie abondante ou des douleurs.

On profite de cette occasion pour revoir avec elle les différentes méthodes de contraception. L'efficacité de la contraception dépend de la méthode choisie et de la façon dont le couple l'applique. Quelle que soit la méthode utilisée, on doit évaluer les connaissances de la femme à propos de cette méthode et de ses effets indésirables, ainsi que son degré de satisfaction. Si la femme ne recourt pas à la contraception, l'infirmière doit lui expliquer toutes les méthodes possibles, ainsi que leurs avantages et leurs inconvénients, et l'aider à choisir la méthode de contraception à laquelle elle aura recours après l'avortement. Dans le cadre de l'enseignement sur la contraception, il est très important d'insister sur la nécessité d'associer le condom aux méthodes qui n'offrent pas de protection contre l'infection par le VIH et les ITS.

Le soutien psychologique est un autre aspect important des soins et traitements infirmiers. L'infirmière doit savoir qu'il existe plusieurs raisons pour interrompre une grossesse. Certaines femmes ont de graves anomalies génétiques, d'autres ont été violées, ont été victimes d'inceste ou de violence infligée par leur partenaire. La femme qui a des problèmes de fertilité peut choisir d'interrompre sa grossesse s'il y a

Types d'interruption volontaire de grossesse

PAR ASPIRATION

On dilate le col de l'utérus manuellement au moyen d'un instrument ou de la laminaire (petit suppositoire renfermant des algues marines qui gonflent lorsqu'elles absorbent de l'eau).

- On introduit un aspirateur utérin.
- On exerce une aspiration et on retire les tissus de l'utérus.
- On utilise souvent cette méthode en début de grossesse et on peut y recourir jusqu'à la quatorzième semaine. On peut employer la laminaire pour ramollir et dilater le col de l'utérus avant l'intervention.

DILATATION ET ÉVACUATION

On dilate le col de l'utérus au moyen de la laminaire, puis on effectue une aspiration.

DÉCLENCHEMENT DU TRAVAIL

On recourt à cette méthode dans moins de 1 % des cas d'avortement et on l'utilise généralement lorsque la femme est hospitalisée.

1. Injection d'une solution saline ou d'une solution d'urée pour déclencher les contractions de l'utérus
   - Bien quelles soient rares, de sérieuses complications peuvent survenir : collapsus cardiovasculaire, œdème cérébral et pulmonaire, insuffisance rénale et coagulation intravasculaire disséminée.
2. Administration de prostaglandines
   - On peut injecter des prostaglandines dans le sac amniotique, les administrer par voie vaginale ou par voie intramusculaire dans le cas d'une grossesse avancée.
   - Elles provoquent habituellement un avortement par de fortes contractions de l'utérus au bout de quatre heures.
   - Toutefois, cette méthode peut causer de la fièvre et des symptômes gastro-intestinaux (nausées, vomissements, diarrhée et crampes abdominales).
3. Administration d'oxytocine par voie intraveineuse
   - On utilise cette méthode dans les cas d'avortements tardifs ou effectués pour des raisons d'ordre génétique. Cette méthode exige que le travail ait lieu.

AVORTEMENT MÉDICAL
Méthotrexate
- Le méthotrexate est un agent tératogène qui entraîne la mort du fœtus ; on l'utilise pour mettre fin à une grossesse. Il comporte très peu de risques et peu d'effets secondaires pour la femme. En raison de son faible coût, il constitue une solution de rechange intéressante pour certaines femmes.

Misoprostol
- Le misoprostol est une prostaglandine de synthèse analogue qui entraîne l'effacement du col de l'utérus et des contractions utérines.
- On l'administre par voie orale ou vaginale.
- Son taux d'efficacité augmente lorsqu'on le combine au méthotrexate.

---

plusieurs fœtus. Dans le cas d'une grossesse à gestation multiple, les résultats défavorables sont directement proportionnels au nombre de fœtus qui se trouvent dans l'utérus. La réduction du nombre d'embryons d'une grossesse multiple est une intervention spécialisée, difficile et stressante pour les parents, qui exige beaucoup de compréhension et de soutien psychologique. Les soins que reçoit la femme pour une interruption volontaire de grossesse sont stressants, et on ne doit pas porter de jugement lors de l'évaluation. Une infirmière a le droit de refuser de participer à l'intervention si cela va à l'encontre de ses croyances religieuses, mais elle a le devoir professionnel de ne pas imposer ses croyances et de ne pas porter de jugement sur la femme.

ALERTE CLINIQUE *Certaines femmes recourent aux services d'avorteurs clandestins pour mettre fin à une grossesse. Ces personnes non qualifiées administrent souvent des quantités importantes de diverses substances toxiques qui ne parviennent pas à évacuer entièrement les produits de la conception. Ces personnes peuvent aussi effectuer un curetage qui comporte d'importants risques de rupture utérine, d'hémorragie ou d'infection. Si la femme qui a eu un avortement septique sans complications reçoit rapidement des soins médicaux, dont l'administration d'antibiotiques à large spectre, le pronostic est excellent. On doit assurer immédiatement le remplacement des liquides et du sang perdus avant d'effectuer une évacuation de l'utérus.*

INFERTILITÉ

On définit habituellement l'infertilité comme l'impossibilité de concevoir chez un couple qui n'utilise pas de moyens contraceptifs depuis au moins un an. Le taux de fécondité mensuel normal se situe autour de 20 à 25 %. Environ 85 % des couples auront conçu après un an de relations sexuelles non protégées. Parmi les 15 % qui n'auront pas conçu la première année, 50 % y parviendront la deuxième année. L'infertilité est un problème médical et social important, qui touche donc 10 à 15 % des couples, soit environ 330 000 couples au Canada (Lapensée, 2003). Il s'agit de stérilité de la femme dans 10 % des cas (obstruction tubaire bilatérale), de stérilité de l'homme dans 6 % des cas (absence de spermatozoïdes) et de diminution de la fertilité chez 84 % des couples. Dans 20 % des cas, l'infertilité demeure inexpliquée. Dans les 80 % restants, elle provient de raisons médicales réparties également entre l'homme et la femme (ACOG Technical Bulletin #125, 2001 ; Compendium, 2000). On parle d'infertilité primaire pour les couples qui n'ont jamais eu d'enfant, et d'infertilité secondaire pour les couples incapables de concevoir après au moins une conception. Chez la femme, l'infertilité peut être reliée à une anovulation, à des problèmes cervicaux ou utérins, à une obstruction des trompes utérines ou à de l'endométriose ; et chez l'homme, à la qualité ou à la production du sperme. L'infertilité pour une femme qui désire avoir un enfant peut avoir un sens profond sur le plan psychologique (Gonzalez, 2000 ; Hart, 2002).

Physiopathologie

Les affections de l'utérus qui peuvent causer l'infertilité sont notamment les suivantes : déplacement, tumeurs, anomalies congénitales et inflammation. Pour que l'ovule soit fécondé, il faut aussi que le vagin, les trompes utérines, le col et l'utérus soient perméables et que la glaire soit réceptive aux spermatozoïdes. (Le sperme est alcalin, tout comme la glaire cervicale ; les sécrétions normales du vagin sont acides.) Souvent, plusieurs facteurs entrent en jeu. Pour déterminer les causes de l'infertilité, il peut être nécessaire de faire appel aux connaissances des gynécologues, des urologues et des endocrinologues.

Examen clinique et examens paracliniques

Il est justifié d'attendre un an ou deux avant d'entreprendre une investigation lorsque la femme est âgée de moins de 30 ans. Si elle est plus âgée ou si elle ou son conjoint présente des facteurs de risques, l'investigation peut débuter plus tôt (Lapensée, 2003). Pour effectuer une évaluation approfondie, il faut tenir compte non seulement des facteurs anatomiques et endocrinologiques, mais aussi des facteurs psychosociaux. Afin d'établir les causes de l'infertilité, on doit effectuer trois bilans médicaux complets (un pour chacun des partenaires et un pour le couple), un examen physique et des études de laboratoire pour les deux partenaires : ITS antérieures, anomalies, blessures, tuberculose, oreillons chez l'homme, troubles de la spermatogenèse, endométriose, exposition au diéthylstilbœstrol (DES) ou anticorps antispermatozoïdes. On considère que les cinq facteurs d'infertilité de base sont liés aux ovaires, aux trompes utérines, au col de l'utérus, à l'utérus et aux troubles de la spermatogenèse.

Ovaires

On effectue des tests pour déterminer s'il y a ovulation régulière et prolifération de l'endomètre. À cette fin, on relève la température basale pendant au moins quatre cycles, on effectue une biopsie de l'endomètre et, enfin, on procède à des dosages hormonaux et à l'établissement d'un tableau des périodes d'ovulation. Ce tableau permet de déterminer, au moyen d'une analyse d'urine, si la montée de LH qui précède la rupture folliculaire a eu lieu. Il existe plusieurs médicaments favorisant l'ovulation, qui entraînent une grossesse dans 30 à 40 % des cas (Lapensée, 2003).

Trompes utérines

L'hystérosalpingographie est un examen radiographique qui permet d'exclure les anomalies de l'utérus ou des trompes. La laparoscopie permet de voir directement les trompes et les annexes et peut faciliter le diagnostic des troubles entravant la fécondité (comme l'endométriose). L'endométriose est diagnostiquée chez 20 à 60 % des femmes qui consultent pour un problème de fertilité (Lapensée, 2003). Lorsque les trompes sont trop endommagées, la fécondation *in vitro* devient le traitement de choix.

Col de l'utérus

On examine la glaire cervicale lors de l'ovulation et après les rapports sexuels afin d'établir si elle subit les transformations nécessaires à la pénétration et à la survie des spermatozoïdes. Le test de Hühner, examen postcoïtal de la glaire cervicale, se fait de deux à huit heures après les rapports sexuels. Le médecin utilise un compte-gouttes pour aspirer un échantillon de la glaire, il étale l'échantillon sur une lame et l'examine au microscope pour vérifier la présence de spermatozoïdes mobiles. La femme ne doit pas prendre de douche ou de bain entre le coït et l'examen.

Utérus

Les fibromes, les polypes et les malformations congénitales font partie des affections utérines qui peuvent causer la stérilité. On peut les détecter à l'examen gynécologique ou par hystéroscopie, échogramme avec solution saline (autre forme d'échogramme) et hystérosalpingographie.

Troubles de la spermatogenèse

L'analyse du sperme (spermogramme) se fait après deux ou trois jours d'abstinence sexuelle. On prélève le sperme dans un contenant propre et on le garde au chaud. On l'analyse dans l'heure qui suit pour en déterminer le volume, de même que la mobilité, la morphologie (taille et forme) et le nombre des spermatozoïdes. L'éjaculat normal se compose de 2 à 6 mL d'un liquide alcalin et aqueux. On y compte normalement entre 60 et 100 millions de spermatozoïdes par millilitre. Statistiquement, le taux de fécondation diminue quand la numération est inférieure à 20 millions par millilitre. Un spermogramme normal doit comprendre les points suivants (PROCREA, 1997) :

- Volume : plus de 2 mL
- Concentration (numération des spermatozoïdes) : plus de 20 millions/mL
- Motilité : plus de 25 % de classe A ou plus de 50 % de classe B
- Morphologie : plus de 30 % des spermatozoïdes doivent avoir une forme normale
- Il ne doit pas y avoir de regroupement de spermatozoïdes, de globules rouges ou blancs ou un important épaississement du liquide séminal (hyperviscosité)

Facteurs divers

L'homme peut aussi avoir souffert de varicocèle, varicose autour des testicules, affection qui augmente la température testiculaire et affecte la qualité du sperme. On évalue les éjaculations rétrogrades ou les éjaculations dans la vessie au moyen d'une analyse urinaire après l'éjaculation.

On peut effectuer des tests sanguins chez l'homme pour mesurer la testostérone, la FSH et la LH (ces deux dernières participent au maintien de la fonction testiculaire), ainsi que le taux d'hormone lutéotrope et les anticorps antispermatozoïdes (traités avec des corticostéroïdes).

On mène actuellement des recherches sur divers facteurs, notamment les facteurs immunologiques, certains cas de fausses couches ou d'avortements à répétition pouvant, semble-t-il, s'expliquer par une réaction immunitaire de la mère aux antigènes des tissus fœtaux ou placentaires. Pour prévenir cette réaction, on a perfusé à certaines femmes des lymphocytes de leur partenaire. Ce traitement a donné de bons résultats, mais on n'en connaît pas les effets à long terme et il reste expérimental.

Traitement médical

Il est souvent difficile de traiter la stérilité parce qu'elle est causée par la combinaison de différents facteurs. Beaucoup de couples suivis pour infertilité conçoivent un enfant spontanément, tandis que d'autres subissent tous les tests sans qu'on puisse expliquer leur infertilité. Entre ces deux extrêmes, on peut découvrir de nombreuses difficultés, simples ou complexes, qu'il est possible de cerner et de traiter. Les femmes doivent parfois recourir à différentes méthodes artificielles de procréation pour concevoir (voir plus loin). Le traitement peut exiger une intervention chirurgicale visant à corriger un trouble de fonctionnement ou une anomalie, la prise de suppléments hormonaux, la détermination du moment de l'ovulation et l'élimination des troubles psychologiques ou affectifs.

Pharmacothérapie

On recourt à l'ovulation provoquée pharmacologiquement lorsque la femme n'ovule pas d'elle-même ou lorsqu'elle ovule de façon irrégulière. De nombreux médicaments peuvent être prescrits selon la cause primaire de l'infertilité (encadré 48-17 ■). Le médicament le plus souvent utilisé est le citrate de clomifène (Clomid). Bien qu'on ne connaisse pas l'action précise du clomifène, il favorise la libération des gonadotrophines hypophysaires, ce qui produit une rupture folliculaire ou une ovulation.

La gonadolibérine (GnRH) pulsatile est un autre mode de traitement pharmacologique. La femme porte une pompe à infusion rattachée à un cathéter intraveineux ou sous-cutané pendant 21 jours. L'administration de GnRH aux femmes qui ont un faible taux d'hormones leur permet d'ovuler. Cette option exige moins de surveillance du cycle et réduit la fréquence des gestations multiples (ACOG Technical Bulletin #197, 2001).

On peut aussi utiliser de la gonadotrophine humaine de femme ménopausée pour stimuler la production des ovules dans les ovaires. Les tests sanguins et l'échographie permettent de surveiller l'ovulation. Ces médicaments peuvent entraîner des grossesses multiples, ainsi que le syndrome d'hyperstimulation ovarienne (SHO). Le SHO se caractérise par des ovaires polykystiques et hypertrophiées, ainsi que par des complications attribuables au transfert de liquides de l'espace intravasculaire dans la cavité abdominale. Le SHO est iatrogénique, évitable et apparaît après la stimulation ovarienne. Le transfert des liquides peut entraîner une ascite, un épanchement pleural et un œdème; une hypovolémie peut aussi se produire. Les facteurs de risque sont notamment les suivants: jeune âge, antécédents de syndrome des ovaires

polykystiques, taux sérique élevé d'estradiol, grand nombre de follicules et grossesse. Lorsqu'elle est enceinte, la femme produit de la gonadotrophine chorionique, ce qui peut aggraver le SHO. Les symptômes comprennent malaise abdominal, distension, gain pondéral et dilatation des ovaires. Le SHO peut être modéré, grave ou critique.

Pour traiter les cas de SHO légers ou modérés, il suffit que la femme réduise ses activités, effectue de fréquentes visites chez l'endocrinologue et que son débit urinaire soit surveillé. Lorsqu'une femme souffre d'un SHO grave, on l'hospitalise afin de la surveiller et de la traiter. Le SHO grave se caractérise par des ascites cliniques, de l'hypovolémie, de l'oligurie, une hémoconcentration, un déséquilibre des électrolytes et des ovaires dont la taille est supérieure à 10 cm. On utilise une sonde vésicale à demeure pour surveiller de près les ingesta et les excreta et mesurer quotidiennement le poids de la femme et sa circonférence abdominale. On administre des liquides et de l'héparine non fractionnée ou une héparine de faible poids moléculaire, selon l'ordonnance. On permet à la femme de se déplacer autant qu'elle le tolère. Le SHO critique met la vie de la femme en danger; on peut le prévenir en surveillant de près la femme et en changeant le dosage du médicament. Le SHO critique se caractérise par des ascites de tension qui peuvent s'accompagner d'hydrothorax, d'insuffisance rénale et du syndrome de détresse respiratoire aigu. Des solutés de remplissage, des diurétiques, une hémodialyse et une intubation peuvent être nécessaires (Copeland, 2000).

ENCADRÉ 48-17

PHARMACOLOGIE

Médicaments provoquant l'ovulation

CLOMIFÈNE (CLOMID)
On utilise le clomifène lorsque l'hypothalamus ne parvient pas à stimuler l'hypophyse pour qu'elle libère la FSH et la LH. Ce médicament augmente la libération de FSH et de LH par l'hypophyse, ce qui stimule les follicules dans les ovaires. On le prend habituellement pendant cinq jours, en commençant le cinquième jour du cycle menstruel. L'ovulation devrait avoir lieu quatre à huit jours après la dernière dose de médicament. On indique à la femme à quel moment les relations sexuelles sont le plus propices à la fécondation.

MÉNOTROPINES, OU GONADOTROPHINES HUMAINES DE FEMMES MÉNOPAUSÉES (PERGONAL)
La gonadotrophine de femme ménopausée est une combinaison de FSH et de LH. On l'utilise chez les femmes qui n'ont pas ces hormones en quantité suffisante. Le Pergonal stimule les ovaires. On doit donc surveiller son administration au moyen de l'échographie et mesurer le taux hormonal, car une hyperstimulation peut survenir.

GONADOTROPHINE CHORIONIQUE
La gonadotrophine chorionique stimule la libération des ovules par les ovaires. On peut l'utiliser en combinaison avec les médicaments énumérés ci-dessus.

Insémination artificielle

L'insémination artificielle consiste à introduire du sperme dans l'appareil génital de la femme par un moyen artificiel. Si la stérilité est causée par une anomalie chez la femme qui bloque le passage des spermatozoïdes, l'insémination se fera avec le sperme du partenaire (insémination homologue). En revanche, si elle est attribuable à un trouble de la spermatogenèse chez l'homme, on pourra employer le sperme d'un donneur choisi avec soin (insémination hétérologue).

L'insémination artificielle est indiquée dans les cas où : (1) l'homme est incapable de déposer le sperme dans le vagin parce qu'il souffre d'éjaculation prématurée ou d'hypospadias prononcé (déplacement de l'urètre de l'homme) ou en raison d'une dyspareunie (rapports sexuels douloureux pour la femme) ; (2) le sperme ne peut pas passer du vagin à la cavité utérine (il s'agit en général d'un problème d'ordre chimique qui peut s'accompagner de pertes vaginales anormales) ; et (3) une femme célibataire désire un enfant.

Pour réaliser l'insémination artificielle, on commence par stimuler l'ovaire (généralement avec des ménotropines [Pergonal] ou du clomifène [Clomid]) afin qu'il produise de multiples ovules. On recourt à l'échographie et on effectue des analyses sériques des différents dosages hormonaux pour déterminer le moment propice à l'insémination et surveiller les signes éventuels de SHO. Avant d'effectuer l'insémination, on place la femme en position gynécologique sur la table d'examen, on insère le spéculum et on nettoie le vagin et le col de l'utérus avec un coton-tige afin d'enlever l'excédent de sécrétions. On aspire le sperme dans une seringue stérile à laquelle on attache une canule, qu'on dirige vers l'orifice externe. On peut aussi insérer le sperme directement dans la cavité utérine (insémination intra-utérine). Avant l'injection, on doit laver le sperme pour en retirer les composés biochimiques et sélectionner les spermatozoïdes les plus actifs. L'insémination intra-utérine est indiquée lorsque la glaire est inadéquate, lorsqu'il y a présence d'anticorps ou lorsque la numération des spermatozoïdes est faible. Après l'injection, on retire soigneusement la seringue et la femme reste allongée en décubitus dorsal pendant 30 minutes.

Le taux de succès de l'insémination artificielle est variable. Il peut être nécessaire d'effectuer de trois à six inséminations au cours d'une période de deux à quatre mois. L'insémination artificielle peut être difficile et stressante pour le couple. Il est donc indispensable de le soutenir et de lui donner des stratégies pour promouvoir la réussite de cette intervention.

Sperme du partenaire Avant d'effectuer une insémination artificielle, on doit s'assurer que l'appareil génito-urinaire de la femme ne présente aucune anomalie, que ses trompes sont perméables, qu'elle ne souffre pas de troubles ovulatoires et que le spermogramme de l'homme est normal (insémination homologue). Il faut établir le moment de l'ovulation le plus précisément possible, car la fertilisation n'est possible que deux ou trois jours par mois. Une seule insémination suffit rarement à obtenir une fécondation. On procède donc généralement à trois inséminations au cours d'un même cycle, entre le 10e et le 17e jour du cycle. Le sperme est obtenu par masturbation ; si les couples s'y refusent, on

obtient le sperme en couvrant le pénis d'une gaine lors de la relation sexuelle. De nombreux spécialistes de l'infertilité déconseillent de recueillir le sperme au moyen d'une éjaculation par coït interrompu ou dans un préservatif : avec ces méthodes, on risque en effet de perdre ou d'altérer une partie des spermatozoïdes.

Sperme d'un donneur On peut recourir à un donneur (insémination hétérologue) lorsqu'il y a des troubles de la spermatogenèse chez le partenaire ou lorsqu'on craint la transmission d'une affection héréditaire. Dans ce cas, on doit prendre des mesures de précaution pour éviter les difficultés juridiques, morales, affectives et religieuses. Pour ce faire, il faut obtenir le consentement écrit de toutes les parties afin de protéger la femme, le donneur et l'enfant à naître. On examine le donneur pour s'assurer qu'il ne présente ni tare génétique ni ITS, dont l'infection par le VIH.

Fécondation *in vitro*

La fécondation *in vitro* (FIV) consiste à stimuler l'ovaire, à retirer des ovocytes, à fertiliser et à réimplanter l'embryon. Pour réaliser cette intervention, on doit tout d'abord stimuler l'ovaire avec des médicaments afin qu'il produise de multiples ovules. Le taux de réussite est en effet plus élevé s'il y a plus d'un embryon. Il existe de nombreuses façons de faire concernant l'utilisation d'un ou de plusieurs agents provoquant l'ovulation. Les femmes sont soigneusement sélectionnées et examinées, et on surveille leur cycle, au moyen de l'échographie, ainsi que leurs taux d'estradiol. Au moment opportun, on repère les ovocytes par échographie, puis on les extrait. Ils sont ensuite incubés avec les spermatozoïdes pendant 36 heures, et les embryons sont implantés environ 48 heures après leur extraction. L'implantation doit avoir lieu dans les trois à cinq jours suivants.

Le transfert tubaire des gamètes est une autre forme de FIV, recommandée aux femmes qui ont des problèmes ovariens. Le taux de réussite varie entre 20 et 30 %. Le transfert tubaire des gamètes consiste à stimuler les ovaires avec des dérivés de gonadotrophine, puis à observer les follicules au moyen d'une échographie vaginale. On extrait les ovocytes parvenus à maturité par laparoscopie ou par le vagin, à l'aide d'une échographie. On extrait les ovocytes (ovules non fertilisés), on les aspire dans un tube avec les spermatozoïdes, puis on les mélange avec du sperme obtenu un peu avant le retrait des ovocytes. On sélectionne la partie la plus mobile du sperme grâce à un processus de lavage. On insère ensuite l'ovocyte et le sperme dans la trompe utérine où l'insémination a lieu. Cette méthode permet d'éviter l'anesthésie. C'est la technique de choix pour les femmes infertiles d'un certain âge et lorsque les causes de l'infertilité ne sont pas reliées aux trompes.

Le transfert tubaire de zygotes consiste à extraire l'ovocyte et à le féconder *in vitro* ; on introduit ensuite les zygotes dans les trompes utérines par laparoscopie.

Les indications les plus fréquentes de transfert tubaire de gamètes ou de zygotes sont les suivantes : lésion tubaire irréversible, endométriose, troubles immunitaires, stérilité d'origine non expliquée, insuffisance du sperme et exposition au diéthylstilbœstrol (DES).

Autres techniques de reproduction humaine assistée

L'injection intracytoplasmique de sperme consiste à extraire un ovocyte comme décrit précédemment, puis à injecter dans le cytoplasme un seul spermatozoïde à travers la zone pellucide et la membrane. L'ovule ainsi fécondé est transféré à la personne donneuse. L'injection intracytoplasmique est le traitement de choix pour les hommes qui ont de graves problèmes d'infertilité.

Les femmes qui ne parviennent pas à produire par elle-mêmes des ovocytes (carence ovarienne précoce) ont la possibilité d'utiliser les ovocytes d'une donneuse après qu'on a stimulé les ovaires de cette dernière. La destinataire reçoit aussi des hormones qui la préparent à cette intervention. Les couples peuvent également choisir cette méthode si le partenaire de la femme a des troubles génétiques pouvant être transmis à l'enfant.

Soins et traitements infirmiers

Les interventions infirmières appropriées lorsqu'on effectue une évaluation de l'infertilité d'un couple sont les suivantes : tenter de réduire le niveau de stress dans la relation des partenaires, favoriser la collaboration, protéger l'intimité, favoriser la compréhension et orienter le couple vers des ressources appropriées si nécessaire. Étant donné que ces démarches sont coûteuses, prennent du temps, sont envahissantes, stressantes et ne sont pas toujours couronnées de succès, les couples ont besoin de soutien pour travailler de pair lorsqu'ils se lancent dans cette entreprise. L'infirmière peut donner des informations aux couples et leur suggérer certains groupes d'entraide ou organismes à but non lucratif spécialisés dans l'information et le soutien aux personnes présentant des problèmes de fertilité. Les coordonnées de certains de ces organismes figurent à la fin de ce chapitre.

Il est fortement recommandé de ne pas fumer ni de consommer marijuana, cocaïne ou alcool en excès, car cela nuit à la réussite du traitement de reproduction assistée. Dans de nombreux programmes de lutte contre l'infertilité, on insiste sur le fait qu'il est important de bien s'alimenter, de faire de l'exercice, d'utiliser une technique de réduction du stress, de rester en bonne santé et de prévenir les affections.

GROSSESSE ECTOPIQUE

La fréquence des grossesses ectopique ne cesse d'augmenter : elle survient dans 2 % des grossesses (Lemus, 2000). La grossesse ectopique se produit quand l'ovule fécondé (blasto-cyste) ne se rend pas jusqu'à la cavité utérine et qu'il s'implante ailleurs que dans l'endomètre, par exemple dans la trompe utérine, l'ovaire, l'abdomen ou le col de l'utérus (figure 48-10 ■). Le lieu le plus fréquent de l'implantation ectopique est la trompe utérine.

La grossesse ectopique peut notamment être causée par la salpingite, la pelvipéritonite – après une infection pelvienne, une endométriose, une appendicite –, des anomalies congé-nitales des trompes utérines – rares et habituellement reliées à l'exposition au DES –, une grossesse ectopique antérieure – après une grossesse ectopique, le risque de récidive est de 7 à 15 % (Lemus, 2000) –, une chirurgie antérieure des trompes, de multiples avortements antérieurs – particulièrement s'ils sont suivis d'une infection –, des tumeurs qui déforment les trompes, le stérilet et les progestatifs employés seuls. Les infections pelviennes semblent être le facteur de risque de grossesse ectopique le plus important. Habituellement, une antibiothérapie adéquate visant à traiter les cas de

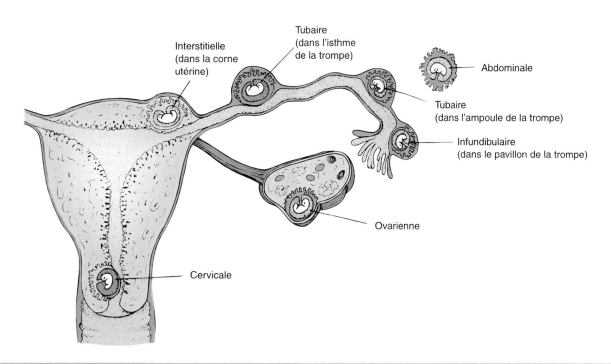

FIGURE **48-10** ■ Les différents lieux d'implantation extra-utérine.

RECHERCHE EN SCIENCES INFIRMIÈRES

Insuffisance ovarienne prématurée

S.A. Orshan, K.K. Furniss, C. Forst et N. Santoro (2001). The lived experience of premature ovarian failure. *JOGNN, 30*(2), 202-207.

OBJECTIF

L'insuffisance ovarienne prématurée, l'arrêt prématuré de la fonction ovarienne, affecte entre 1 et 5 % des femmes âgées de moins de 40 ans. On sait très peu de choses sur les effets qu'a pu avoir l'insuffisance ovarienne prématurée sur les femmes qui en sont atteintes et sur les réactions de ces dernières au diagnostic. Le but de cette étude est de décrire les expériences vécues par les femmes chez qui on a diagnostiqué une insuffisance ovarienne prématurée idiopathique.

DISPOSITIF ET ÉCHANTILLON

On a effectué une recherche d'étude qualitative basée sur la phénoménologie. On a demandé à six femmes ayant souffert d'insuffisance ovarienne prématurée idiopathique avant l'âge de 35 ans de décrire ce qu'elle signifiait pour elles. Au moment de l'entrevue, les participantes étaient âgées de 25 à 41 ans; l'âge moyen était de 36,7 ans. Cinq participantes étaient de race blanche et une était afro-américaine. Quatre d'entre elles avaient cessé d'avoir des menstruations, de 5 à 10 ans avant l'entrevue. Les entrevues ont été menées en privé; on a demandé aux femmes de décrire ce que représentait pour elle le fait de vivre avec cette insuffisance, ainsi que les réactions de leur famille et de leurs amis à l'annonce du diagnostic. On a transcrit et analysé les bandes sonores de ces entrevues.

RÉSULTATS

Voici les quatre principaux thèmes qui ressortent de l'analyse des entrevues: (1) être traitées comme un diagnostic, et non comme une personne; (2) avoir à faire le deuil d'une mort ou d'un rêve; (3) faire partie d'un monde où la plupart des femmes sont fertiles; et (4) être trop jeunes pour se sentir si vieilles. Les femmes ont indiqué qu'avec l'apparition de signes de ménopause précoce elles se sentaient spoliées de leur jeunesse et de leur capacité d'avoir des enfants. À l'annonce du diagnostic, elles ont dit avoir éprouvé de la colère, de la dépression, de la tristesse et un sentiment de deuil.

IMPLICATIONS POUR LA PRATIQUE INFIRMIÈRE

Les infirmières doivent être sensibles aux effets de l'insuffisance ovarienne précoce sur les femmes et doivent créer un environnement qui aide à les soutenir. Bien que l'insuffisance ovarienne précoce ne soit pas un diagnostic fréquent, les femmes qui en sont atteintes pourraient bénéficier des services des professionnels de la santé qui leur offriraient du soutien, leur prodigueraient de l'enseignement et les orienteraient vers les personnes-ressources appropriées. Il est important de savoir déceler les effets du diagnostic sur les femmes affectées d'insuffisance ovarienne précoce.

---

pelvipéritonite empêche la fermeture totale des trompes. Toutefois, elle peut aussi entraîner une sténose ou un rétrécissement, ce qui prédispose la femme à une implantation ectopique. Les risques de grossesses ectopiques répétées sont trois fois plus élevés si la première grossesse ectopique a été causée par une pathologie infectieuse. Lorsque la femme connaît une seconde grossesse ectopique, on envisage de recourir à la reproduction assistée.

Les principaux signes et symptômes de la grossesse ectopique, quoique non spécifiques, sont les suivants (Raymond, 2003):

- Test de grossesse positif
- Nausées, aménorrhée, fatigue
- Douleurs abdominales basses
- Saignement vaginal
- Sensibilité utérine ou annexielle légère ou modérée
- Masse pelvienne

Le taux de grossesse ectopique s'est accru de façon disproportionnée par rapport à la croissance de la population. Grâce aux techniques diagnostiques avancées, on les détecte plus rapidement et plus souvent. On les traite généralement de façon conservatrice avant que ne surviennent une rupture et une hémorragie exigeant un traitement d'urgence. Il se peut que l'accroissement du taux de grossesse ectopique soit dû à l'amélioration des techniques diagnostiques utilisées. Grâce au traitement conservateur, il y a moins de mortalité qu'auparavant, mais la grossesse ectopique demeure encore une cause importante de mortalité et de morbidité chez la femme. Sa fréquence est d'environ 2 % et on lui attribue 9 % des décès entraînés par une grossesse au premier trimestre (Raymond, 2003). Elle est donc la principale cause de mortalité reliée à une grossesse dans le premier trimestre et la seconde cause de mortalité maternelle. Au Canada, le taux de mortalité maternelle est de 5 pour 100 000 naissances vivantes, le plus bas taux au monde (Agence de santé publique du Canada, 2002). La grossesse ectopique est aussi une complication de la fécondation *in vitro* (FIV).

Manifestations cliniques

Une intervention précoce réduit le risque de hernie, réduit les dommages aux trompes et permet habituellement d'éviter la chirurgie. Les signes et symptômes varient selon qu'il y a eu ou non rupture des trompes. Un retard de une ou deux semaines dans l'apparition des règles, suivi par de petits saignements ou des règles légèrement anormales, peut être le signe d'une grossesse ectopique. Les symptômes peuvent se manifester plus tardivement sous la forme d'une vague douleur du côté touché, sans doute causée par les contractions utérines et la distension de la trompe. Il est fréquent que la femme éprouve une douleur aiguë de type colique, des douleurs pelviennes et des saignements ou des hémorragies. Il n'est pas rare non plus qu'elle présente des symptômes gastro-intestinaux et éprouve des vertiges ou des sensations ébrieuses. La femme attribue souvent ces saignements anormaux à une menstruation, surtout si sa dernière menstruation était normale.

En cas d'implantation dans la trompe utérine, celle-ci devient de plus en plus distendue et peut se rompre si on ne diagnostique pas la grossesse ectopique dans les quatre à six semaines suivant la conception. Lorsqu'il y a rupture de la trompe, l'ovule est réacheminé dans la cavité de l'abdomen.

Quand la trompe se rompt, la femme éprouve une douleur atroce, des vertiges, des étourdissements, et parfois des nausées et des vomissements. Ces symptômes résultent de l'irritation du péritoine causée par le sang qui s'échappe de la trompe. Une respiration de Kussmaul ainsi que des symptômes de choc peuvent survenir. On observe aussi des signes évidents d'hémorragie : pouls rapide et filant, faible pression artérielle, hypothermie, agitation, pâleur et sueurs. Plus tard, la douleur s'étend à tout l'abdomen et irradie vers l'épaule et le cou à cause de l'accumulation de sang intrapéritonéal qui irrite le diaphragme.

Examen clinique et examens paracliniques

Pendant l'examen vaginal, le chirurgien sent parfois une masse importante de sang coagulé dans le bassin, derrière l'utérus ou au niveau de l'annexe. Si on suspecte une grossesse ectopique, on fait passer à la femme une échographie et on évalue les taux de bêta fractionné de l'hormone chorionique gonadotrophique (HCG). Si les résultats de l'échographie ne sont pas concluants, on répète le test b-HCG pour évaluer le taux d'augmentation du niveau d'hormone. Le taux de HCG (hormone qui permet de diagnostiquer une grossesse) double tous les deux jours au début d'une grossesse normale, mais diminue en cas de grossesse anormale ou ectopique. Une augmentation inférieure à la normale est suffisante pour soulever des doutes. On doit également mesurer le taux de progestérone sérique. Un taux inférieur à 5 ng/mL est associée à une grossesse anormale, intra ou extra-utérine ; on considère que la grossesse est normale, intra-utérine, lorsque le taux est supérieur à 25 ng/mL. Les tests urinaires ne sont pas efficaces pour détecter une grossesse ectopique.

Pour détecter une grossesse, on peut effectuer une échographie entre la cinquième et la sixième semaine suivant la dernière menstruation. Lors de l'échographie, si on détecte les battements de cœur du fœtus à l'extérieur de l'utérus, c'est la preuve qu'il s'agit d'une grossesse ectopique. Il arrive que l'échographie ne permette pas de trancher et qu'on doive établir le diagnostic au moyen d'une combinaison d'examens paracliniques tels que l'évaluation du taux d'HCG, une échographie et un examen gynécologique, ainsi que l'utilisation du jugement clinique. Il est utile d'effectuer des études reposant sur l'échographie et un Doppler couleur doté d'un programme qui colore toutes les structures mobiles.

Le tableau clinique permet parfois d'établir très facilement le diagnostic. Cependant, quand la situation est moins claire, ce qui est souvent le cas, on peut recourir à d'autres interventions, telles que la laparoscopie qui permet au médecin d'apercevoir une grossesse tubaire avant la rupture de la trompe et de prévenir ainsi cette rupture.

Traitement médical

Traitement chirurgical

Quand on effectue l'opération dès le début de la grossesse, la quasi-totalité des femmes s'en remettent rapidement. Toutefois le taux de mortalité s'accroît s'il y a rupture d'une trompe. L'ampleur et l'étendue des dommages subis par la trompe déterminent le type de chirurgie. Dans toute la mesure du possible, on tente de conserver la trompe par une résection avec anastomose termino-terminale ou une salpingostomie (ouverture de la trompe visant à la vider et à juguler l'hémorragie). Dans certains cas, toutefois, on doit procéder à une salpingectomie (ablation d'une trompe) ou à une salpingo-ovariectomie (ablation des trompes et des ovaires). Si la femme a perdu beaucoup de sang, elle aura peut-être besoin de transfusions et d'un traitement de l'état de choc avant et pendant l'intervention chirurgicale. Le recours à la chirurgie peut également être indiqué pour les femmes qu'on ne peut pas surveiller de près ou pour celles qui habitent trop loin d'un établissement de soins pour bénéficier de la surveillance qu'exige le traitement non chirurgical.

Après l'opération, on utilise du méthotrexate, un agent chimiothérapeutique antifolique, pour traiter les résidus embryonnaires ou les restes du début de grossesse. Ces derniers se manifestent par une hausse persistante du taux de bêta-HCG (b-HCG). On répète le test de b-HCG deux semaines après la chirurgie pour s'assurer que le taux a diminué.

Pharmacothérapie

Une autre option consiste à utiliser du méthotrexate sans intervention chirurgicale. Parce que ce médicament freine la progression de la grossesse en gênant la synthèse de l'ADN et la multiplication des cellules, il peut interrompre une grossesse à son début sans endommager les trompes. La femme doit être stable sur le plan hémodynamique, ne doit pas avoir d'affections rénales ou hépatiques et ne doit pas présenter de signes de thrombocytopénie ou de leucopénie. Elle doit aussi être en début de grossesse et ne pas présenter de rupture des trompes à l'échographie. Le médicament est administré par voie intraveineuse ou intramusculaire. Certaines femmes peuvent être traitées par injection intratubaire de méthotrexate. On surveille la femme en effectuant un hémogramme, un test hépatique et un test de la fonction rénale. Jusqu'à la fin de la grossesse, la femme doit s'abstenir de consommer de l'alcool, d'avoir des rapports sexuels et de prendre des vitamines contenant de l'acide folique, car cela pourrait accroître les effets secondaires du méthotrexate. Une douleur abdominale survenant dans les 5 à 10 jours indique souvent la fin de la grossesse. Le médecin doit effectuer un examen clinique attentif. On surveille de près les taux sériques d'HCG, lesquels devraient diminuer graduellement. La surveillance peut aussi se faire au moyen d'une échographie. Les effets secondaires du méthotrexate sont notamment les suivants : stomatites, diarrhée et, rarement, dépression de la moelle osseuse, détérioration de la fonction hépatique, dermatite ou pleurésie.

DÉMARCHE SYSTÉMATIQUE
dans la pratique infirmière

Femme présentant une grossesse ectopique

✿ COLLECTE DES DONNÉES

Dans l'anamnèse, on établit le cycle menstruel normal et on note tout écoulement sanguin (même léger) depuis la dernière menstruation. On demande à la femme de décrire et de situer ses douleurs, puis d'indiquer si elle a éprouvé des douleurs aiguës ou une douleur irradiant dans l'épaule et le cou (sans doute causée par la rupture et la pression qui s'exerce sur le diaphragme).

Il faut évaluer régulièrement les signes vitaux, le niveau de conscience, ainsi que l'importance et les caractéristiques de l'hémorragie vaginale. Il faut évaluer, si possible, les effets de la grossesse ectopique sur la femme : conséquences psychologiques, stratégies d'adaptation et signes de chagrin.

✿ ANALYSE ET INTERPRÉTATION

Diagnostics infirmiers

En se fondant sur les données recueillies, l'infirmière peut poser les diagnostics infirmiers suivants :

- Douleur aiguë, reliée à l'évolution de la grossesse ectopique
- Deuil anticipé, relié à la fin de la grossesse et à ses conséquences sur les grossesses à venir
- Connaissances insuffisantes du traitement et de ses effets sur les grossesses à venir

Problèmes traités en collaboration et complications possibles

En se fondant sur les données recueillies, l'infirmière peut déterminer les complications susceptibles de survenir, notamment :

- Hémorragie
- Choc hémorragique

✿ PLANIFICATION

Les principaux objectifs sont les suivants : soulager la douleur ; accepter le chagrin et la perte de la grossesse ; acquérir des connaissances sur la grossesse ectopique, le traitement et ses conséquences ; et prévenir les complications.

✿ INTERVENTIONS INFIRMIÈRES

Soulager la douleur

On peut décrire les douleurs abdominales reliées à la grossesse ectopique comme des crampes ou des douleurs vives et continues. Si la femme doit subir une intervention chirurgicale, les médicaments préanesthésiques contribueront à soulager sa douleur. Pendant la période postopératoire, on administre des analgésiques avec libéralité,

ce qui permet à la femme de se déplacer plus tôt et de pouvoir tousser et respirer profondément.

Faciliter le processus de deuil

L'intensité du chagrin ressenti varie selon les femmes. Si la grossesse était désirée, la femme et son partenaire ne parviennent pas toujours à verbaliser leurs réactions. Dans certains cas, les effets de cette perte ne se feront ressentir que beaucoup plus tard. L'infirmière doit donc être à l'écoute de la femme et lui offrir son soutien, tout en faisant en sorte que son partenaire soit partie prenante du processus de deuil. Une réaction de deuil peut survenir même si la grossesse n'était pas planifiée. En cas de détresse psychologique profonde et persistante, on peut orienter la femme vers un psychothérapeute.

Surveiller et traiter les complications

Une grossesse ectopique peut se compliquer d'une hémorragie et d'un état de choc. Pour détecter l'apparition de ces complications, il faut surveiller la femme de près. En évaluant régulièrement les signes vitaux, le niveau de conscience, le volume de l'écoulement sanguin, ainsi que le bilan des ingesta et des excreta, on peut dépister l'hémorragie et y remédier par un traitement intraveineux. Le repos au lit est indiqué. On doit aussi vérifier les résultats des épreuves de laboratoire (hématocrite, hémoglobine et gaz artériels) pour évaluer l'état hématologique et déterminer si les tissus sont adéquatement perfusés. Si on note des écarts importants, on doit en informer immédiatement le médecin et préparer la femme à une intervention chirurgicale. En cas de perte de sang rapide et prolongée, il peut être nécessaire d'administrer des composants sanguins. En cas de choc hypovolémique, le traitement vise à rétablir l'irrigation des tissus et un volume sanguin approprié. (Voir le chapitre 14 ⊂⊃ pour en savoir plus sur les liquides intraveineux et les médicaments utilisés pour traiter l'état de choc.)

Favoriser les soins à domicile et dans la communauté

Enseigner les autosoins

En cas d'hémorragie et de choc mettant la vie de la femme en danger, on doit en premier lieu traiter ces complications. Une fois que l'état de la femme s'est amélioré, on peut lui prodiguer un enseignement. La femme peut mettre un certain temps avant de commencer à poser des questions sur ce qui lui arrive et sur la raison d'être de certaines interventions. L'infirmière doit expliquer en quoi consistent les différentes interventions, et cela en utilisant des termes adaptés à une personne en détresse et troublée. Dans la mesure du possible, on doit donner l'enseignement et les explications en présence du partenaire de la femme. Il est préférable d'attendre que la femme soit remise de la douleur postopératoire pour aborder, avec elle et son partenaire, des questions telles que les conséquences de cette grossesse avortée et de son traitement sur les grossesses futures. L'infirmière doit informer la femme qu'une nouvelle grossesse ectopique peut survenir. Il est important de revoir avec elle les signes et symptômes et de lui apprendre à déceler rapidement une menstruation anormale. Dans l'enseignement donné, on doit répondre aux besoins de la femme et de son partenaire et prendre en considération leur détresse et leur chagrin. On informe la femme des complications possibles et on lui recommande de signaler rapidement les signes et symptômes de complications.

Assurer le suivi

En raison des risques de nouvelle grossesse ectopique, on recommande à la femme de faire appel à un spécialiste en fertilité et de trouver rapidement des services de soins prénatals avant d'envisager une nouvelle grossesse. On conseille au couple de solliciter un soutien psychologique et des conseils pour les aider à traverser le processus de deuil. Au cours de ses visites de suivi, l'infirmière répond aux questions du couple et clarifie certaines notions. De plus, ces visites permettent d'évaluer la capacité du couple à composer avec la perte de cette grossesse.

ÉVALUATION

Résultats escomptés

Les principaux résultats escomptés sont les suivants:

1. La femme éprouve un soulagement de la douleur.

a) Elle signale une diminution de la douleur et des malaises.

b) Elle se déplace selon l'ordonnance du médecin; elle tousse et respire profondément.

2. La femme commence à accepter l'échec de la grossesse et exprime son chagrin en verbalisant ses sentiments et ses réactions.

3. Elle connaît les causes de la grossesse ectopique.

4. Elle ne présente aucune complication.

a) Elle ne présente aucun signe de saignements, d'hémorragie ou d'état de choc.

b) Les écoulements diminuent (selon le nombre de serviettes hygiéniques saturées).

c) L'élasticité et la couleur de sa peau sont normales.

d) Les signes vitaux et le débit urinaire sont normaux.

e) Le taux de b-HCG revient à la normale.

? EXERCICES D'INTÉGRATION

1. Une femme âgée de 25 ans subit un examen physique complet pour la première fois et elle éprouve une grande appréhension. Comment aborderiez-vous l'anamnèse et l'examen physique avec elle? Comment modifieriez-vous votre approche si cette jeune femme présentait d'importants handicaps physiques et cognitifs?

2. Une femme âgée de 57 ans et souffrant d'ostéoporose suit depuis 9 ans une hormonothérapie substitutive (HTS) visant à traiter les bouffées de chaleur et à prévenir la perte osseuse. Elle a lu récemment que, selon les résultats d'une étude menée par la Women's Health Initiative, les risques de l'HTS l'emportent sur ses effets bénéfiques. Elle s'inquiète non seulement des risques de cancer du sein auxquels elle est exposée selon cette étude, mais aussi du retour des bouffées de chaleur et de l'aggravation de la perte osseuse si elle met fin à l'hormonothérapie substitutive. Quels conseils donneriez-vous à cette femme? Quelles ressources lui recommanderiez-vous?

3. Une femme âgée de 18 ans se présente à la clinique pour un examen gynécologique parce qu'elle prévoit avoir des relations sexuelles avec son nouveau copain. Elle vous demande quels sont les avantages des contraceptifs oraux par rapport aux méthodes anticonceptionnelles obstructives. Quels conseils lui donneriez-vous? Que lui enseigneriez-vous au sujet des méthodes anticonceptionnelles obstructives si elle choisit d'y recourir? Comment modifieriez-vous votre enseignement si elle vous annonçait que son nouveau copain est atteint du sida? Quel enseignement lui prodigueriez-vous en matière de promotion de la santé?

4. Vous travaillez dans une clinique de fertilité. Vous êtes chargée d'orienter les couples qui entreprennent une évaluation de l'infertilité; vous devez notamment les informer sur les services offerts et sur le déroulement des diverses interventions. Une femme âgée de 40 ans et son mari âgé de 48 ans désirent s'informer du processus à suivre. Au cours de votre première conversation avec eux, vous apprenez qu'ils ont tous les deux des emplois stressants. Alors que la femme est prête à entamer le processus, son mari montre des réticences, car il s'inquiète de la confidentialité et du coût du processus, ainsi que des conséquences possibles en cas d'échec. Comment leur expliqueriez-vous le processus et les interventions? Quels éléments de votre évaluation de la volonté du couple de subir l'évaluation communiqueriez-vous au médecin?

5. Au cours d'un examen effectué à la clinique où vous travaillez, une femme âgée de 43 ans vous annonce qu'elle a un nouveau partenaire, mais qu'elle ne se soucie pas des risques de ITS, car elle est lesbienne et n'a jamais eu de relations sexuelles avec un homme. Comment répondriez-vous aux besoins de cette femme en matière d'enseignement?

6. À la clinique de santé, vous rencontrez une femme âgée de 48 ans atteinte de spina-bifida. Elle utilise une canne à la maison et un fauteuil roulant à l'extérieur. Elle approche de la ménopause et veut savoir de quelles façons les limites causées par le spina-bifida pourraient affecter sa santé à cette étape de sa vie. Indiquez quelles questions et mesures de promotion de la santé seraient pertinentes, notamment l'enseignement à prodiguer à la femme.

RÉFÉRENCES BIBLIOGRAPHIQUES
en anglais • en français

ACOG-American College of Obstetricians and Gynecologists. (1995). Hormonal contraception. ACOG Technical Bulletin #198. *International Journal of Gynecology & Obstetrics, 48*(1), 115–126.

ACOG Committee on Gynecologic Practice and Committee on International Affairs. (1995). Female genital mutilation. ACOG Committee Opinion #151.

ACOG Committee on Gynecologic Practice. (1998). Role of loop electrosurgical excision procedure in the evaluation of abnormal Pap test results. ACOG Committee Opinion #195. *International Journal of Gynecology & Obstetrics, 61*(2), 203–204.

ACOG (2001). Antibiotic prophylaxis for gynecologic procedures. ACOG Practice Bulletin #23. *Obstetrics & Gynecology, 97*(4), 1–13.

ACOG (2001). *Compendium of selected publications.* Washington, DC: Author.

ACOG (2001). Educational Bulletin #259. Adult manifestations of childhood sexual abuse. Clinical management guidelines for obstetricians-gynecologists. *International Journal of Gynecology & Obstetrics, 74*(3), 311–320.

ACOG (2001). Infertility. ACOG Technical Bulletin #125. *2001 Compendium of Selected Publications Compendium,* 556–561.

ACOG (2001). Managing the anovulatory state: medical induction of ovulation. ACOG Technical Bulletin #197. *ACOG 2001 Compendium of Selected Publications,* 596–601.

Agence de santé publique du Canada (2002). Rapport sur la mortalité maternelle au Canada. (page consultée le 9 août 2005), [en ligne], http://www.phac-aspc.gc.ca/rhs-ssg/matmort_f.html.

Akin, M., Weingand, K., Hengehold, D., et al. (2001). Continuous low-level topical heat in the treatment of dysmenorrhea. *Obstetrics & Gynecology, 97*(3), 343–349.

American Medical Association (AMA). Council on Scientific Affairs. (1995). Female genital mutilation: Council report. *Journal of the American Medical Association, 274*(21), 1714–1716.

Annon, J.S. (1976). *Behavioral treatment of sexual problems: Brief therapy.* Hagerstown, MD: Harper & Row.

Association of Reproductive Health Professionals. (2002). Clinical update on transcervical sterilization. *ARHP Clinical Proceedings,* pp. 1–25.

Blackwell, D., & Blackwell, J. (1999). Building alternative families: Helping lesbian couples find the path to parenthood. *AWHONN Lifelines, 3*(5), 45–48.

Bouchard, C. (2004). La contraception intradermique: pour qui? *Le Clinicien, (19)*920, 47-57.

Bourassa, D. (2002). Le syndrome des ovaires polykystiques: nouveautés en matière d'investigation et de traitement de l'infertilité. *Le Médecin du Québec, 37*(11), 55-63.

Carroll, N. (1999). Optimal gynecologic and obstetric care for lesbians. *Obstetrics & Gynecology, 93*(4), 611–613.

Collège des médecins du Québec. (2005). *L'amorce de la contraception orale chez les adolescentes* (page consultée le 10 août 2005), [en ligne], http://www.cmq.org/Pages/util/colactio/deci2005.html#1509.

Comeau, D. (2002). La prévention de l'infertilité masculine. *Le Médecin du Québec, 37*(11), 75-81.

Comeau, D. (2002). L'investigation chez le couple infertile. *Le Médecin du Québec, 37*(11), 46-51.

Copeland, L. (2000). *Textbook of gynecology* (2d ed.). Philadelphia: W.B. Saunders.

DeRemer Abercrombie, P. (2001). Improving adherence to abnormal Pap smear follow-up. *Journal of Obstetric, Gynecologic and Neonatal Nursing, 30*(1), 80–88.

DiCarlo, C., Palomba, S., Tommaselli, G., et al. (2001). Use of leuprolide acetate plus tibolone in the treatment of severe premenstrual syndrome. *Fertility & Sterility, 75*(2), 380–384.

Dubois, S. (2003). La migraine au cours de la grossesse et de la ménopause. *Le Clinicien, 18*(7), 37-42.

Ellertson, C., Trussell, J., Stewart, F., et al. (2001). Emergency Contraception. *Semin Reprod Med* 19(4): 323-330.

Farquhar, C., Lethaby, A., Sowter, M., et al. (1999). An evaluation of risk factors for endometrial hyperplasia in premenopausal women with abnormal menstrual bleeding. *American Journal of Obstetrics & Gynecology, 181*(3), 525–529.

Fédération du Québec pour le planning des naissances (FGPN) [2005]. *L'avortement* (page consultée le 10 août 2005), [en ligne], http://www.fqpn.qc.ca/contenu/avortement/index.php.

Garnier, E. (2004). Étude WHI sur la prise d'œstrogènes seuls: des résultats rassurants. *Le Médecin du Québec, 39*(6), 12-15.

Garnier, E. (2003). Hormonothérapie substitutive et démence. *Le Médecin du Québec, 38*(7), 12-13.

Garnier, E. (2003). Résultats définitifs de l'étude WHI: le débat fait rage de plus belle. *Le Médecin du Québec, 38*(9), 17-18.

Gonzalez, L.O. (2000). Infertility as a transformational process: A framework for pschotherapeutic support of infertile women. *Issues in Mental Health Nursing, 21*(6), 619–633.

Greydanus, D., Patel, D., & Rimsza, M. (2001). Contraception in the adolescent: An update. *Pediatrics, 107*(3), 562–573.

Hart, V. A. (2002). Infertility and the role of psychotheraphy. *Issues in Mental Health Nursing, 23*(1), 31–41.

Hulley, S., Grady, D., Bush, T., et al. (1998). Randomized trial of estrogen plus progestin for secondary prevention of coronary heart disease in postmenopausal women. Heart and Estrogen/progestin Replacement Study (HERS) Research Group. *Journal of the American Medical Association, 280*(7), 605–613.

Jacob's Institute of Women's Health (2000); http://www.jiwh.org.

Kaplan, D., Feinstein, R., Fisher, M., et al. (2001). Care of the adolescent sexual assault victim. *Pediatrics, 107*(6), 1476–1479.

Kirschner, K.L., Gill, C.J., Reis, J.P., & Welner, S. (1998). Health issues for women with disabilities. In J.A. DeLisa & B.M. Gans, *Rehabilitation medicine: Principles and practice* (3d ed.). Philadelphia: Lippincott-Raven.

Lacombe, M., et Pelletier, L. (2001). Soigner les femmes qui vivent une fausse-couche. *L'infirmière du Québec, 8*(3), 16-27.

Lapensée, L. (2003). Le traitement de l'infertilité: le plus tôt est le mieux. *Le Clinicien, 18*(12), 45, 48-50.

Lapensée, L. (2004). Pourquoi choisir la contraception intra-utérine. *Le Clinicien, 19*(4), 67-73.

Lemus, J. (2000). Ectopic pregnancy: An update. *Current Opinion in Obstetrics & Gynecology, 12*(5), 369–375.

Mattson, S. (2000) Providing culturally competent care: Strategies and approaches for perinatal clients. *AWHONN Lifelines, 4*(5), 37–39.

McFarlane, M., Bull, S., & Rietmeijer, C. (2000) The Internet as a newly emerging risk environment for sexually transmitted diseases. *Journal of the American Medical Association, 284*(4), 443–446.

Ministère de la Sécurité publique (2004a). *Statistiques sur la violence conjugale au Québec en 2002* (page consultée le 10 août 2005), [en ligne], http://www.msp.gouv.qc.ca/stats/stats.asp?txtSection=crimina&txtCategorie=2002&txtSousCategorie=violconj&txtNomAutreFichier=index.htm&txtAutreFichier=2.

Ministère de la Sécurité publique (2004b). *Statistiques sur les agressions sexuelles: édition 2002* (page consultée le 10 août 2005), [en ligne], http://www.msp.gouv.qc.ca/stats/stats.asp?txtSection=crimina&txtCategorie=2002&txtSousCategorie=agsexuel&txtNomAutreFichier=faits saillants.htm&txtAutreFichier=2.

Morris, B.J., & Young, C. (2000). Emergency contraception. *American Journal of Nursing, 100*(9), 46–48.

Morse, G. (1999). Positively reframing perceptions of the menstrual cycle among women with premenstrual syndrome. *Journal of Obstetric, Gynecologic and Neonatal Nursing, 28*(2), 165–174.

National Osteoporosis Foundation. (1999). *Physician's guide to prevention and treatment of osteoporosis.* Washington, DC: Author.

NIH (National Institutes of Health) Consensus Statement Development Panel on Osteoporosis, Prevention, Diagnosis and Therapy. (2001). Osteoporosis prevention, diagnosis, and therapy. *Journal of the American Medical Association, 285,* 785–795.

Ouellet, S. (2003). Comment intervenir en périménopause? *Le Clinicien, 18*(9), 55-61.

PROCREA, Centre de fertilité (1997). *Investigation de l'infertilité masculine,* Bulletin n° 8.

Raymond, C. (2003). Docteur, j'ai mal à l'ovaire! *Le Médecin du Québec, 38*(9), 63-68.

Santé Canada (2004). Avantages et risques liés au traitement hormonal substitutif combiné (œstrogène et progestatif), (page consultée le 10 août 2005), [en ligne], http://www.hc-sc.gc.ca/iyh-vsv/med/estrogen_f.html.

Smeltzer, S.C. (2000). Double jeopardy: Women with disabilities. *American Journal of Nursing, 100*(8), 11.

Solomon, D., Davey, D., Kurman, R., Moriarty, A., O'Connor, D., Prey, M., et al. (2001). The 2001 Bethesda System: Terminology for reporting results of cervical cytology. Consensus Statement. *Journal of the American Medical Association, 287*(16), 2114–2119.

Stephenson, J. (2000). Widely used spermicide may increase, not decrease risk of HIV transmission. *Journal of the American Medical Association, 284*(8), 949.

U.S. Department of Health and Human Services. (2001). *Surgeon general's call to action to promote sexual health and responsible sexual behavior.* Washington, DC: U.S. Government Printing Office.

Wee, C., McCarthy, E., Davis, R., & Phillips, R. (2000). Screening for cervical and breast cancer: Is obesity an unrecognized barrier to preventive care? *Annals of Internal Medicine, 132*(9), 697–704.

Writing Group for Women's Health Initiative Investigators. (2002). Risks and benefits of estrogen plus progestin in healthy postmenopausal women: Principal results from the Women's Health Initiative randomized controlled trial. *Journal of the American Medical Association, 288*(3), 321–333.

 En complément de ce chapitre, vous trouverez sur le Compagnon Web:
- une bibliographie exhaustive;
- des ressources Internet;
- une rubrique «La génétique dans la pratique infirmière»: *Troubles de la reproduction.*

Adaptation française
Sophie Longpré, inf., M.Sc.
Professeure, Département des
sciences infirmières – Université
du Québec à Trois-Rivières

Affections de la fonction reproductrice chez la femme

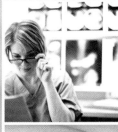

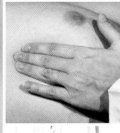

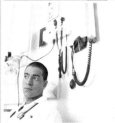

Objectifs d'apprentissage

Après avoir étudié ce chapitre, vous pourrez:

1. Comparer les différents types d'infection vaginale et les facteurs de risque associés à chacun d'entre eux.

2. Élaborer un programme d'enseignement destiné à la personne atteinte d'une infection vaginale.

3. Appliquer la démarche systématique aux personnes atteintes d'une infection vulvovaginale.

4. Appliquer la démarche systématique aux personnes atteintes d'un herpès génital.

5. Décrire les soins prodigués pour prévenir et traiter le syndrome de choc toxique staphylococcique.

6. Décrire les signes et les symptômes, le traitement et les soins infirmiers reliés aux tumeurs malignes de l'appareil reproducteur de la femme.

7. Appliquer la démarche systématique aux personnes subissant une hystérectomie.

8. Énumérer les indications de la vulvectomie et décrire les interventions infirmières préopératoires et postopératoires.

9. Comparer les interventions infirmières destinées aux personnes qui subissent une radiothérapie et une chimiothérapie afin de traiter un cancer de l'appareil reproducteur.

Les affections de la fonction reproductrice chez la femme sont assez courantes. Certaines sont spontanément résolutives et ne causent que de petits inconvénients; d'autres représentent une menace pour la vie et exigent des soins immédiats et un traitement à long terme. Bon nombre d'affections se traitent à la maison, tandis que d'autres nécessitent une hospitalisation et une intervention chirurgicale. Toutes les affections exigent de la compréhension et des aptitudes à l'enseignement de la part de l'infirmière. De plus, l'infirmière doit se montrer sensible aux inquiétudes de la femme et comprendre qu'elle puisse être gênée d'en parler.

VOCABULAIRE

Abcès: accumulation de matière purulente.

Ablation de l'endomètre: intervention effectuée à l'aide d'un hystéroscope, durant laquelle on enlève ou on brûle la paroi de l'utérus pour traiter les hémorragies utérines anormales.

Brachythérapie: source radioactive libérée par un appareil interne placé à proximité de la tumeur.

Candidose: infection causée par des levures appartenant au genre *Candida*; aussi appelée vaginite moniliase ou infection par des levures.

Cervicite mucopurulente (CMP): inflammation du col utérin avec exsudat; presque toujours reliée à une infection à *Chlamydia*.

Chancre: lésion indolore causée par la syphilis.

Chimiothérapie liposomale: chimiothérapie administrée par un liposome, un vecteur de médicament non toxique.

Choriocarcinome: type de néoplasme gestationnel.

Colporraphie: réfection du vagin.

Condylome: excroissance provoquée par le papillomavirus.

Conisation: intervention consistant à enlever une partie des tissus du col utérin à la suite de la découverte de cellules anormales.

Cryothérapie: destruction de tissus par l'application de froid (azote liquide, par exemple).

Cystocèle: saillie de la vessie vers l'orifice vaginal.

Dôme vaginal: terme utilisé pour décrire le vagin après une hystérectomie, intervention comprenant l'ablation de l'utérus et du col.

Douche vaginale: irrigation de la cavité vaginale avec un liquide.

Dysplasie: terme relié aux changements cellulaires anormaux décelés lors d'un test de Papanicolaou ou d'une biopsie du col utérin.

Endocervicite: inflammation de la muqueuse et des glandes du col utérin.

Endométriose: prolifération anormale de tissu endométrial, qui entraîne de la douleur lors des menstruations, crée des cicatrices et peut mener à la stérilité.

Endométrite: infection de l'utérus et des trompes utérines (ou trompes de Fallope), en général transmise sexuellement.

Exentération pelvienne: intervention chirurgicale majeure dans laquelle on enlève les organes du bassin.

Fistule: communication anormale entre deux organes ou deux points (par exemple, la fistule vésicovaginale, qui fait communiquer la vessie et le vagin; la fistule rectovaginale, qui fait communiquer le rectum et le vagin).

Hyphe: résultats d'examens au microscope propres à *Candida*.

Hystérectomie: ablation chirurgicale de l'utérus.

Kyste de la glande de Bartholin: abcès qui se forme dans les glandes paires de la paroi du vestibule du vagin.

Kyste dermoïde: tumeur ovarienne d'origine inconnue, composée de cellules embryonnaires indifférenciées.

Lactobacille: bactérie vaginale qui inhibe la croissance d'autres bactéries en produisant du peroxyde d'hydrogène.

Laparoscope: appareil chirurgical inséré par une incision ombilicale permettant la visualisation et les interventions chirurgicales.

Léiomyome: tumeur de l'utérus, habituellement bénigne, pouvant causer des règles irrégulières.

Leucoplasie vulvaire: épaississement, ou lésions, de la vulve; occasionne fréquemment des démangeaisons; exige souvent une biopsie pour exclure la présence de tumeurs malignes.

Môle hydatiforme: type de néoplasme trophoblastique gestationnel.

Myomectomie: ablation de fibromes utérins effectuée en passant par une incision abdominale.

Ovariectomie: ablation chirurgicale d'un ovaire.

Pelvipéritonite (infection pelvienne): inflammation de la cavité pelvienne.

Périnéorraphie: suture des déchirures du périnée.

Rectocèle: saillie de la paroi antérieure du rectum dans le vagin.

Salpingite: inflammation d'une trompe utérine (ou trompe de Fallope).

Salpingo-ovariectomie: ablation d'un ovaire et de sa trompe utérine (l'ablation de la trompe utérine uniquement s'appelle salpingectomie).

Syndrome de choc toxique staphylococcique: infection rare mais pouvant menacer la vie, causée par une toxine produite par *Staphylococcus aureus*; souvent associée, mais pas exclusivement, à l'utilisation de tampons superabsorbants.

Syndrome d'immunodéficience acquise (SIDA): affection transmise par les liquides biologiques et qui cause une déficience du système immunitaire.

Technique d'excision électrochirurgicale à l'anse (LEEP): intervention dans laquelle on utilise l'énergie laser pour enlever une partie du tissu du col à la suite de résultats de biopsie anormaux.

Vaginite: inflammation du vagin, habituellement consécutive à une infection.

Vestibulite: inflammation du vestibule vulvaire, ou des tissus en périphérie de l'ouverture du vagin; cause de la douleur lors des rapports sexuels (dyspareunie).

Vulvectomie: ablation des tissus de la vulve.

Vulvite: inflammation de la vulve, souvent consécutive à une infection ou à une irritation.

Vulvodynie: affection douloureuse qui atteint la vulve.

Infections vulvovaginales

Le vagin est protégé contre l'infection par un pH acide (de 3,5 à 4,5). Ce pH est assuré par *Lactobacillus acidophilus*, les principales bactéries qui font partie de la flore normale du vagin. Ces bactéries inhibent la croissance des anaérobies et produisent de l'acide lactique, ce qui maintient un pH normal. Elles produisent aussi du peroxyde d'hydrogène, une substance toxique pour les anaérobies. Le risque d'infection croît quand la résistance diminue à cause du stress ou d'une affection, quand le pH est modifié ou par l'introduction d'un agent pathogène.

Les infections vulvovaginales sont fréquentes chez la femme; l'infirmière, par son enseignement, joue un rôle important dans leur prévention et leur traitement. Les femmes ont besoin d'information sur l'anatomie féminine et sur l'hygiène personnelle pour prévenir ces infections. De plus, on doit poursuivre les recherches sur les causes et les traitements et trouver de meilleures méthodes pour favoriser la croissance des **lactobacilles**.

L'épithélium du vagin est très sensible à l'action des œstrogènes, car ces hormones provoquent la formation de glycogène qui, en se décomposant en acide lactique, assurent l'acidité des sécrétions vaginales. Quand le taux des œstrogènes décroît (pendant la lactation ou à la ménopause, par exemple), le taux de glycogène décroît également. Quand la formation de glycogène est réduite, les risques d'infection augmentent. De plus, à la ménopause, la production des œstrogènes cesse. Les lèvres et le tissu du vagin peuvent s'atrophier et devenir plus fragiles, ce qui les rend plus vulnérables aux lésions et aux infections. La prise d'antibiotiques réduit la flore vaginale normale, ce qui altère le pH et provoque la croissance d'organismes fongiques. D'autres facteurs peuvent causer des infections, comme les rapports sexuels avec un partenaire infecté et le port de vêtements serrés, non absorbants et qui conservent la chaleur (encadré 49-1 ■).

La **vaginite** (inflammation du vagin) peut être causée par un champignon (*Candida*), un parasite (*Trichomonas*) ou une bactérie. Elle augmente l'écoulement blanchâtre qui apparaît normalement au moment de l'ovulation et juste avant le début des règles. À cause de la proximité de l'urètre, elle est souvent accompagnée d'une urétrite. L'écoulement peut causer un prurit, des odeurs, des rougeurs, des brûlures et un œdème qui sont parfois aggravés par la miction et la défécation. Une fois le diagnostic établi, on peut administrer les médicaments appropriés. Ces médicaments peuvent être administrés par voie orale ou dans le vagin, au moyen d'un tube et d'un applicateur.

CANDIDOSE

La **candidose** est une infection fongique causée par des souches de *Candida* (tableau 49-1 ■). *Candida albicans* est la cause de la plupart des cas de candidose, mais d'autres souches, comme *Candida glabatra*, peuvent aussi être à l'origine de l'affection. De nombreuses femmes qui ont une flore vaginale saine abritent le microorganisme *Candida*, mais sont asymptomatiques. Certains facteurs favorisent le passage de l'état asymptomatique à une colonisation symptomatique. Par exemple, la prise d'antibiotiques réduit la présence des bactéries, ce qui altère les organismes naturels qui protègent habituellement le vagin. L'infection clinique peut être associée à la grossesse, à certaines affections comme le diabète ou le VIH, ou encore à la prise de corticostéroïdes ou de contraceptifs oraux.

Manifestations cliniques

Les manifestations cliniques de la candidose sont un écoulement vaginal qui provoque un prurit. Cet écoulement est irritant, aqueux et tenace; il contient parfois des particules blanches d'aspect caséeux. Les symptômes sont souvent plus marqués immédiatement avant la menstruation, et plus réfractaires pendant la grossesse. On établit le diagnostic par une identification au microscope des spores et des **hyphes** préparés à partir d'un échantillon de l'écoulement, mélangé avec de l'hydroxyde de potassium. Dans les cas de candidose, le pH est de 4,5 ou moins.

Traitement médical

Le traitement vise à supprimer l'infection. Les médicaments appropriés sont les antifongiques, par exemple le miconazole (Monistat, Micatin), la nystatine (Mycostatin, Nilstat), le clotrimazole (Canesten) et la crème au terconazole (Terazol). On applique le médicament à l'intérieur du vagin au moyen d'un applicateur, à l'heure du coucher; le traitement se poursuit pendant un, trois ou sept jours. On peut aussi l'appliquer sur la région vulvaire pour soulager le prurit. Il existe également des médicaments oraux (fluconazole [Diflucan]). On donne le fluconazole en une seule dose d'un comprimé; on obtient un soulagement dans les trois jours.

On trouve plusieurs de ces crèmes vaginales en vente libre; cependant, il faut recommander à la personne de n'utiliser ces crèmes que si elle est certaine du diagnostic. De nombreuses personnes utilisent ces médicaments pour des problèmes autres que les infections aux levures. Si la personne ne connaît pas avec certitude la cause de ses symptômes ou qu'elle n'a

ENCADRÉ 49-1

FACTEURS DE RISQUE

Infections vulvovaginales

- Prépuberté
- Grossesse
- Ménopause
- Mauvaise hygiène personnelle
- Sous-vêtements trop justes
- Sous-vêtements en fibres synthétiques
- Douches vaginales fréquentes
- Allergies
- Contraceptifs oraux
- Antibiotiques
- Diabète
- Faibles taux d'œstrogènes
- Rapports sexuels avec un partenaire contaminé
- Contact orogénital (la bouche peut être infectée par des levures)
- Infection par le VIH

TABLEAU
49-1

Infections vaginales et vaginites

Infection Cause	Manifestations cliniques	Objectifs du traitement
Candidose *Candida albicans,* *glabrata* ou *tropicalis*	■ Inflammation de l'épithélium vaginal entraînant un prurit et une irritation rougeâtre ■ Écoulement caséeux et blanchâtre, collant à l'épithélium	■ Éliminer le champignon en administrant un antifongique (on emploie souvent des crèmes et des suppositoires vaginaux: clotrimazole [Canesten], miconazole [Monistat, Micatin], nystatine [Mycostatin, Nilstat] et terconazole [Terazol]). ■ Établir les causes possibles (traitement aux antibiotiques, sous-vêtements de nylon, vêtements trop justes, grossesse, contraceptifs oraux). ■ Si la personne souffre de candidose récidivante, déterminer si elle est atteinte de diabète ou d'une infection par le VIH.
Infection à *Gardnerella*, **ou vaginite non spécifique** *Gardnerella vaginalis* et anaérobies vaginaux	■ En général, aucun œdème ou érythème de la vulve ou du vagin ■ Écoulement d'un blanc grisâtre ou jaunâtre, collant à la vulve et aux parois du vagin	■ Administrer du métronidazole (Flagyl) en recommandant à la personne de ne pas boire d'alcool. ■ Si l'infection est récidivante, traiter le partenaire.
Vaginite à ***Trichomonas vaginalis*** (ITS) *Trichomonas vaginalis*	■ Inflammation de l'épithélium vaginal entraînant un prurit et une sensation de brûlure ■ Écoulement vaginal mousseux d'un blanc ou d'un brun jaunâtre	■ Éliminer l'écoulement, soulager l'inflammation, rétablir l'acidité et la flore bactérienne normale en administrant du métronidazole par voie orale à la personne et à son partenaire.
Bartholinite (infection d'une **des glandes de Bartholin)** *Escherichia coli* *Trichomonas vaginalis* Staphylocoque Streptocoque Gonocoque	■ Érythème autour de la glande de Bartholin ■ Enflure et œdème ■ Apparition d'un abcès de la glande de Bartholin	■ Drainer l'abcès; prescrire des antibiotiques; pratiquer l'excision de la glande chez les personnes souffrant de bartholinite chronique.
Cervicite aiguë ou chronique Chlamydia Gonocoque Streptocoque Nombreuses bactéries pathogènes	■ Écoulement vaginal abondant et purulent ■ Lombalgies ■ Mictions fréquentes et impérieuses	■ Déterminer la cause en effectuant l'analyse cytologique d'un frottis cervical et des cultures appropriées. ■ Éliminer le gonocoque par la ceftriaxone (Rocephin), la céfixime (Suprax) ou la ciprofloxacine (Cipro). ■ Éliminer la chlamydia par la doxycycline (VibraTabs) ou l'azithromycine (Zithromax). ■ Supprimer les autres causes.
Vaginite atrophique Manque d'œstrogènes; carence en glycogène	■ Écoulement; irritation causée par des sécrétions vaginales alcalines	■ Prescrire une œstrogénothérapie vaginale topique; améliorer l'alimentation, au besoin; remédier à la sécheresse en utilisant un lubrifiant.

pas obtenu de soulagement après avoir utilisé ces crèmes, elle doit consulter un médecin dans les plus brefs délais. Les infections aux levures peuvent parfois devenir récurrentes; elles sont dues à une immunité à médiation cellulaire ou à une réaction allergique. Les femmes qui ont des infections aux levures récurrentes doivent se soumettre régulièrement à des examens gynécologiques complets.

ALLERGIE AUX PROTÉINES PLASMATIQUES SÉMINALES

Les femmes atteintes de cette affection manifestent une réaction immunitaire au sperme humain, ce qui provoque une inflammation vaginale. Les symptômes varient de l'inflammation locale accompagnée de prurit aux cas, rares, d'anaphylaxie généralisée après une exposition. Le diagnostic est habituellement basé sur l'absence de symptômes avec l'utilisation d'un condom. Le traitement comprend une crème vaginale au cromoglycate et une immunothérapie. Le taux de succès du traitement varie; on doit orienter la personne vers un immunologiste.

VAGINITE NON SPÉCIFIQUE

La vaginite non spécifique est causée par une croissance excessive des bactéries anaérobies et de *Gardnerella vaginalis* que l'on trouve normalement dans le vagin et par une absence de lactobacilles (tableau 49-1). Elle se caractérise par une odeur vaginale évoquant celle du poisson; on la remarque surtout après les rapports sexuels ou durant les menstruations, à cause d'une hausse du pH vaginal. Elle s'accompagne habituellement de pertes plus abondantes qu'à la normale. Les facteurs de risque sont les douches vaginales, le tabagisme et une augmentation de l'activité sexuelle.

La vaginite non spécifique peut se produire tout au long du cycle menstruel et ne cause pas de douleur ni de malaise local. Plus de la moitié des femmes atteintes d'une vaginite bactérienne ne présentent pas de symptômes. L'écoulement, si on le remarque, est d'un blanc grisâtre ou jaunâtre ; à cause de la libération d'amines, on en décèle facilement l'odeur quand on y ajoute une goutte d'hydroxyde de potassium. Au microscope, on voit des bactéries adhérant aux cellules vaginales et ayant l'aspect de bâtonnets courts. Le pH de l'écoulement est habituellement supérieur à 4,7 en raison des amines provenant des enzymes anaérobiques. Les lactobacilles, une défense naturelle de l'hôte, sont généralement absents. La vaginite non spécifique n'est généralement pas grave, mais on l'associe parfois à l'accouchement prématuré, à l'**endométrite** et aux infections urinaires récurrentes.

Traitement médical

L'administration orale de métronidazole (Flagyl), deux fois par jour pendant une semaine, s'avère efficace ; ce médicament existe aussi sous forme de gel vaginal. On peut aussi utiliser de la clindamycine (Dalacin) par voie orale ou topique (crème vaginale ou ovules [suppositoires ovales]). S'il y a récidive, on doit traiter le partenaire. Les femmes présentant des vaginites non spécifiques récurrentes doivent passer des examens de dépistage de la gonorrhée et de la chlamydia.

TRICHOMONASE

Trichomonas vaginalis est un protozoaire flagellé qui est la cause d'une vaginite, fort répandue, transmise sexuellement. Une personne asymptomatique, qui porte cet organisme dans son appareil génito-urinaire, peut le transmettre (tableau 49-1). Une personne souffrant de cette infection est plus susceptible de contracter le VIH d'un partenaire contaminé.

Manifestations cliniques

Les infections à *Trichomonas* se caractérisent par un écoulement vaginal fluide et parfois mousseux, de couleur jaune, jaune verdâtre ou brun jaunâtre, malodorant et très irritant. L'écoulement provoque une vulvite qui se traduit par un prurit et une sensation de brûlure intenses dans la région vulvovaginale. Le diagnostic se fonde sur la recherche au microscope d'organismes piriformes, flagellés et mobiles. L'examen au spéculum révèle souvent un érythème (rougeur) vaginal ainsi que de nombreuses pétéchies (taches rouge framboise), qui apparaissent également sur le col de l'utérus. L'analyse du pH des écoulements donne un résultat supérieur à 4,5.

Traitement médical

Le métronidazole (Flagyl) est le médicament le plus efficace contre la trichomonase. On traite les deux partenaires, soit par une forte dose unique, soit par de plus petites doses prises trois fois par jour pendant une semaine. La dose unique est plus simple, et il est plus facile de s'y conformer. Par contre, le traitement d'une semaine est parfois plus efficace. Certaines personnes qui prennent du métronidazole se plaignent d'avoir dans la bouche un goût métallique désagréable, mais celui-ci se manifeste de manière temporaire. Pris en même temps

que des boissons alcooliques, il provoque des nausées, des vomissements et des bouffées de chaleur. L'alcool est donc vivement déconseillé pendant le traitement.

Le métronidazole est contre-indiqué chez les personnes atteintes de certaines dyscrasies ou de certains troubles du système nerveux central, chez les femmes qui allaitent et chez celles qui en sont au premier trimestre d'une grossesse. On ne doit donc jamais le prescrire sans examen préalable.

Particularités reliées à la personne âgée

Après la ménopause, il arrive souvent que la muqueuse vaginale s'atrophie et devienne ainsi plus vulnérable aux infections par des bactéries pyogènes que l'on appelle vaginites atrophiques (tableau 49-1). Ces vaginites se manifestent par des leucorrhées (écoulement vaginal) provoquant des démangeaisons et une sensation de brûlure. S'il y a des bactéries, le traitement est semblable à celui des vaginites non spécifiques. Une œstrogénothérapie substitutive ou l'application locale d'une crème vaginale aux œstrogènes régénère l'épithélium.

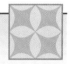

DÉMARCHE SYSTÉMATIQUE
dans la pratique infirmière

Personne atteinte d'une infection vulvovaginale

❖ COLLECTE DES DONNÉES

La femme qui souffre d'un trouble vulvovaginal doit subir un examen sans tarder. Il faut lui recommander d'éviter les **douches vaginales** avant l'examen, car celles-ci pourraient éliminer l'écoulement vaginal nécessaire pour poser le diagnostic. On note la présence d'érythème, d'œdème, d'excoriations et d'un écoulement. Les micro-organismes qui causent les infections vulvovaginales sont généralement associés à un écoulement et à des effets caractéristiques (tableau 49-1). On demande à la personne de décrire ses écoulements et ses symptômes (odeur, prurit, brûlure, etc.). Il y a souvent dysurie en raison de l'irritation locale du méat urinaire. On exclut la possibilité d'une infection urinaire par une culture d'urine et une épreuve de sensibilité.

L'infirmière demande à la personne d'énumérer les facteurs qui pourraient favoriser les infections vulvovaginales :

- Les facteurs physiques et chimiques, comme la transpiration excessive et le port de vêtements trop justes ou en fibres synthétiques, qui nuisent à l'évaporation ; l'emploi de parfums, de poudres, de savons et de bains moussants ; une mauvaise hygiène du périnée ; l'emploi de produits d'hygiène féminine

- Les facteurs psychiques (stress, peur des ITS, sévices, par exemple)

- Les troubles médicaux ou les facteurs endocriniens, comme une prédisposition aux infections de la vulve chez les personnes diabétiques ou âgées

- L'utilisation de médicaments comme les antibiotiques, qui peuvent modifier la flore vaginale ou le pH et entraîner la prolifération de C. *albicans*
- Un nouveau partenaire sexuel, des partenaires sexuels multiples ou une infection vaginale antérieure

L'infirmière doit aussi poser des questions sur les facteurs pouvant contribuer à l'infection, notamment sur les pratiques d'hygiène (tampons, douche vaginale), l'utilisation de condoms ou de produits chimiques comme le nonoxynol-9 (un spermicide) comme moyens de contraception.

Pour faciliter le diagnostic de l'infection, l'infirmière peut effectuer un frottis vaginal (préparation humide). Pour ce faire, on prélève les sécrétions vaginales au moyen d'un coton-tige et on les étale sur deux lames. On place sur l'une des lames une goutte de solution salée et sur l'autre une goutte d'hydroxyde de potassium à 10 %. S'il s'agit d'une infection à *Gardnerella*, on voit au microscope sur la lame qui a reçu la solution salée des bâtonnets courts adhérant aux cellules vaginales; dans les cas de trichomonase, on voit des petites cellules mobiles. Enfin, s'il s'agit d'une candidose, la lame à l'hydroxyde de potassium révèle la présence de spores caractéristiques de *Candida*. Les sécrétions associées aux vaginites non spécifiques produisent une forte odeur quand on y ajoute quelques gouttes d'hydroxyde de potassium. On peut aussi analyser le pH avec un papier Nitrazine pour confirmer le diagnostic.

Analyse et interprétation

Diagnostics infirmiers

En se fondant sur les données recueillies, l'infirmière peut poser les diagnostics infirmiers suivants:

- Douleur aiguë, reliée à une sensation de brûlure, aux odeurs ou aux démangeaisons causées par l'infection
- Anxiété, reliée aux symptômes stressants
- Risque d'infection ou de propagation de l'infection
- Connaissances insuffisantes sur l'hygiène et les mesures préventives

Planification

Les principaux objectifs sont les suivants: soulager la douleur; atténuer l'anxiété reliée aux symptômes du stress; prévenir les réinfections et la contamination du partenaire sexuel; accroître les connaissances portant sur les moyens de prévenir les infections vulvovaginales et sur les traitements.

Interventions infirmières

Soulager la douleur

Des médicaments appropriés atténuent habituellement la douleur. On recommande parfois les bains de siège. On peut soulager la douleur et les irritations cutanées en appliquant une couche d'amidon de maïs.

Atténuer l'anxiété

Les infections vulvovaginales sont perturbantes et nécessitent un traitement, mais elles ne menacent pas la vie. La femme qui souffre d'une telle infection peut être anxieuse et craindre les symptômes et les causes possibles de la maladie. L'infirmière doit expliquer la cause des symptômes pour réduire l'anxiété reliée à la peur d'une affection plus grave. Elle peut expliquer les mesures qui permettent de prévenir les infections vulvovaginales pour aider la personne à adopter des comportements visant à réduire l'infection et les symptômes connexes.

Prévenir la réinfection et la propagation de l'infection

La personne risque d'être de nouveau contaminée ou de transmettre l'infection à un partenaire sexuel. L'infirmière doit donc l'informer de ces risques et de l'importance d'un traitement approprié pour elle et son partenaire, s'il y a lieu. Pour prévenir la réinfection ou la propagation de l'infection, on recommande l'abstinence pendant la période d'infection, le traitement du partenaire sexuel et la réduction de l'irritation de la région affectée. Si la personne doit prendre des antibiotiques pour combattre l'infection, l'infirmière lui explique les précautions à prendre habituellement quant à leur utilisation. Si la personne se plaint de démangeaisons, l'infirmière peut la rassurer en lui disant qu'il ne s'agit généralement pas d'une réaction allergique, mais qu'elles sont plutôt provoquées par une bactérie vaginale consécutive à une infection par des levures ou par des champignons du genre *Candida*.

Le traitement vise également à prévenir l'irritation des tissus provoquée par le grattage ou les vêtements trop justes. La femme doit assurer la propreté du périnée en faisant une toilette quotidienne et en se lavant après chaque miction et défécation. L'utilisation d'un séchoir à cheveux (réglé à la température et à la puissance les plus faibles) et l'application d'une crème aux corticostéroïdes peuvent aider à garder la région sèche et à réduire l'irritation.

L'infirmière peut utiliser un modèle du bassin et du vagin pour montrer comment on applique certains médicaments, par exemple les suppositoires, les crèmes ou les pommades. Elle insiste sur la nécessité de se laver les mains avant et après chaque administration. Pour empêcher le médicament de s'écouler du vagin, la personne doit rester couchée pendant une demi-heure après l'insertion, dans la mesure du possible; elle peut ensuite protéger ses vêtements au moyen d'une serviette hygiénique.

Favoriser les soins à domicile et dans la communauté

Enseigner les autosoins

Les infections vulvovaginales sont traitées en consultation externe, à moins que la personne n'ait d'autres problèmes de santé. Le tact et la douceur sont importants, ainsi que le soutien, car la personne éprouve souvent de la honte, de la culpabilité ou de la colère à l'idée que l'infection puisse être grave (causer la stérilité) ou qu'elle ait été contaminée par un partenaire sexuel. Dans certains cas, il faut inclure le partenaire dans le plan thérapeutique infirmier.

Outre qu'elle enseigne à la personne les moyens de prévenir les récidives, l'infirmière doit évaluer dans quelle mesure celle-ci a besoin de renseignements sur son problème immédiat. Elle doit notamment lui faire connaître les caractéristiques des écoulements normaux et anormaux et lui donner des renseignements précis sur les produits d'hygiène féminine et la douche vaginale. Ordinairement, il n'est pas nécessaire de recourir à une douche vaginale parce que le bain quotidien et une toilette convenable après la miction et la défécation assurent la propreté du périnée. Par ailleurs, les douches diminuent la flore normale et de ce fait la résistance aux infections ; des douches répétées peuvent entraîner la dégradation et l'irritation chimique de l'épithélium vaginal et entraîner d'autres affections pelviennes.

Cependant, il arrive que l'on prescrive des douches pour atténuer une odeur anormale et désagréable, pour réduire un écoulement trop abondant, pour modifier le pH (en employant une solution au vinaigre, par exemple) ou pour assurer une irrigation avec une solution antiseptique. Dans ce cas, on explique la technique à la personne en lui décrivant les mesures d'entretien et de désinfection du matériel.

Dans le cas d'une infection par des levures récurrente, la personne doit garder la région du périnée le plus sèche possible. On lui conseille de porter des sous-vêtements amples en coton et d'éviter les vêtements trop justes, faits de fibres synthétiques et non absorbants, qui conservent la chaleur. On lui recommande aussi d'examiner tous les mois la région vulvaire à la recherche d'anomalies.

⊠ ÉVALUATION

Résultats escomptés

Les principaux résultats escomptés sont les suivants :

1. La personne souffre moins.
   a) Elle lave la région du périnée selon les recommandations.
   b) Elle dit que le prurit a cessé.
   c) Son débit urinaire se situe dans les limites normales et elle n'éprouve plus de dysurie.
2. La personne ne se sent plus anxieuse.
3. La personne ne présente pas d'infection.
   a) Elle ne présente pas d'inflammation, de prurit, d'odeur anormale ou de dysurie.
   b) Elle dit que ses écoulements vaginaux sont normaux (fluides, translucides, non mousseux).
4. La personne participe aux autosoins.
   a) Elle prend les médicaments prescrits.
   b) Elle porte des sous-vêtements absorbants.
   c) Elle évite d'avoir des rapports sexuels non protégés.
   d) Elle suit les directives sur les douches vaginales.

INFECTION PAR LE PAPILLOMAVIRUS

L'infection par le papillomavirus se transmet sexuellement et représente l'infection transmissible sexuellement (ITS) la plus courante chez les personnes jeunes et sexuellement actives. Cette infection touche de 10 à 30 % de la population adulte, mais seulement 1 à 2 % des femmes et des hommes ayant une vie sexuellement active auraient des lésions visibles à l'œil nu (Dion, 2004a). Il en existe plus de 80 souches, dont certaines sont associées aux anomalies du col de l'utérus, y compris la **dysplasie** et le cancer. Les infections peuvent être latentes (asymptomatiques et, pour le papillomavirus,

détectées uniquement par une épreuve d'hybridation de l'ADN), subcliniques (décelées seulement après l'application d'acide acétique, suivie d'un examen avec un instrument grossissant) ou cliniques (condylomes acuminés visibles). Les souches les plus courantes (6 et 11) causent généralement des **condylomes** (verrues) sur la vulve. Ils sont souvent visibles ou palpables par la personne atteinte. Les condylomes sont rarement précancéreux, mais ils sont une manifestation externe du virus. Les souches 6 et 11 sont associées à un faible risque de cancer du col utérin. Certaines souches ne causent pas nécessairement de condylomes, mais elles touchent le col, ce qui donne des résultats anormaux au test de Papanicolaou. Par exemple, les souches 16, 18, 31, 33, 35 et 45 affectent le col ; leurs effets sont généralement invisibles lors de l'examen physique, mais on peut les observer au cours d'une colposcopie. Elles peuvent causer des anomalies se manifestant par une koïlocytose au test de Papanicolaou ou des résultats de frottis anormaux. Ces souches sont associées à un risque plus élevé de cancer du col utérin (U.S. Surgeon General's Report, 2001).

L'incidence du papillomavirus chez les jeunes femmes sexuellement actives est élevée. Le fait d'être sexuellement actif et d'avoir des relations avec un partenaire qui a – ou qui a eu – plusieurs partenaires est un facteur de risque. La consommation d'alcool ou de drogue constitue également un facteur de risque, car ces deux substances altèrent la prise de décision, le jugement et la capacité d'effectuer ses autosoins (Association of Reproductive Health Professionals, 2001).

Traitement médical

Pour traiter les verrues génitales externes, on peut appliquer localement de l'acide trichloroacétique, de la podophylline (Podofilm) ou des agents chimiothérapeutiques comme le 5-fluorouracile. On peut aussi utiliser des injections d'interféron.

Ces agents doivent être administrés par un professionnel de la santé. Les médicaments topiques que la personne peut appliquer elle-même sur les lésions externes sont le podofilox (Condyline, Wartec), aussi appelé podophyllotoxine, et l'imiquimod (Aldara). Puisqu'on n'a pas déterminé si l'utilisation de la podophylline, de l'imiquimod et du podofilox est sûre pendant la grossesse, ces médicaments sont contre-indiqués chez les femmes enceintes. La galvanocautérisation et le traitement au laser sont d'autres traitements possibles, que l'on utilise quand la personne présente une région couverte de verrues génitales (Centers for Disease Control and Prevention, 2002).

En général, le traitement fait disparaître les verrues ou les condylomes de la région du périnée. Cependant, les verrues peuvent s'effacer spontanément, sans traitement, et peuvent réapparaître même après un traitement.

Si la personne doit appliquer elle-même le médicament topique, il faut la renseigner sur le mode d'utilisation et lui montrer comment repérer les verrues et appliquer le médicament sur les régions atteintes. On doit avertir la personne que ces médicaments entraînent une légère douleur ou de l'irritation locale (Centers for Disease Control and Prevention, 2002).

Le papillomavirus étant associé à des dysplasies (changements dans les cellules du col utérin), la femme chez qui on l'a dépisté devrait subir un test de Papanicolaou tous les six mois pendant plusieurs années.

Il reste beaucoup à découvrir sur l'affection subclinique et la phase latente de cette affection. Les femmes sont souvent exposées à ce virus par des partenaires qui ignorent en être porteurs. Les condoms peuvent prévenir la transmission, mais pas durant un contact peau à peau entre des régions infectées et qui ne sont pas protégées par le condom. Dans bien des cas, les personnes contaminées sont en colère ; elles ne savent pas comment elles ont été infectées, car la période d'incubation peut être longue et les partenaires sont parfois asymptomatiques. L'infirmière doit donc faire preuve de compréhension, reconnaître la détresse émotionnelle de la personne contaminée par le papillomavirus et lui offrir du soutien.

INFECTION PAR LE VIRUS DE L'HERPÈS DE TYPE 2

L'infection par le virus de l'herpès de type 2, ou herpès génital, provoque des lésions ulcéreuses au col de l'utérus, au vagin et aux organes génitaux externes. Il s'agit d'une ITS, qui peut aussi être transmise de façon non sexuelle, au contact de surfaces humides ou par auto-inoculation (en touchant la région génitale après avoir manipulé un bouton de fièvre). La primo-infection est généralement très douloureuse et dure environ une semaine, mais elle peut aussi être asymptomatique. Les récidives sont généralement moins douloureuses et se manifestent par un prurit peu intense et une sensation de brûlure. Certaines personnes ont peu ou pas de récidives, tandis que d'autres en ont fréquemment. Les récidives sont souvent associées au stress, à une exposition prolongée au soleil, aux soins dentaires, à la fatigue ou à une mauvaise nutrition. Chez 70 % des personnes qui consultent pour la première fois, il s'agit plutôt d'une récidive (Dion, 2003a). Depuis la fin des années 1970, l'incidence de l'herpès a quintuplé chez les adolescents et les adultes de race blanche dans la vingtaine. Au Canada, on estime qu'une personne sur cinq serait contaminée (Dion, 2003a). La prévalence d'autres ITS a diminué légèrement, probablement grâce à l'utilisation accrue du condom, mais l'herpès peut être transmis au contact de la peau qui n'est pas protégée par le condom. La transmission est possible même quand le porteur est asymptomatique (excrétion virale subclinique). Les lésions augmentent le risque de contracter le VIH et d'autres ITS. Des vaccins contre ce virus sont actuellement à l'étude.

Physiopathologie

Il existe au moins six virus herpétiques touchant les êtres humains : (1) *herpès simplex* de type 1 (*Herpes simplex virus*, HSV-I), qui provoque habituellement des boutons de fièvre autour de la bouche ; (2) *herpès simplex* de type 2 (*Herpes simplex virus*, HSV-2), ou herpès génital ; (3) *Herpesvirus varicellæ,* à l'origine de la varicelle et du zona ; (4) virus Epstein-Barr ; (5) cytomégalovirus ; et (6) virus B-lymphotrope humain. HSV-2 serait en cause dans plus de 80 % des lésions génitales et périnéales, et HSV-I dans 20 % d'entre elles.

Impossibles à différencier du point de vue clinique, HSV-I et HSV-2 sont semblables à bien des égards. La transmission de l'infection semble exiger un contact personnel intime avec la bouche, l'oropharynx, la surface des muqueuses, le vagin ou le col utérin. Les lacérations cutanées et les conjonctives peuvent aussi être atteintes. À la température ambiante, le virus meurt habituellement par dessèchement. Quand sa réplication diminue, il monte par les nerfs sensoriels périphériques jusqu'aux ganglions nerveux où il reste à l'état latent ; il se manifestera de nouveau lorsque son hôte subira un stress. Une femme chez qui le virus est actif et qui accouche par voie vaginale peut transmettre l'infection au nouveau-né. Chez celui-ci, il s'agit d'une infection grave, comportant un risque élevé de morbidité et de mortalité. C'est pourquoi on pratique une césarienne s'il y a eu une poussée de l'infection peu avant l'accouchement.

Manifestations cliniques

L'herpès génital se manifeste par une rougeur et un œdème accompagnés de démangeaisons et de douleur. Des vésicules apparaissent ensuite ; elles confluent, s'ulcèrent et s'encroûtent. Chez la femme, les lèvres sont habituellement le foyer infectieux primitif, mais le col utérin, le vagin et la peau périanale peuvent aussi être touchés. Chez l'homme, des lésions se manifestent sur le gland, le prépuce et le pénis. Des symptômes évoquant ceux de la grippe peuvent se manifester trois ou quatre jours après l'apparition des lésions. On peut aussi observer une adénopathie inguinale (tuméfaction des ganglions de l'aine), une fièvre légère, des céphalées, des myalgies (douleurs musculaires) et une dysurie (douleur lors de la miction). La douleur est intense pendant la première semaine, puis elle s'atténue. Les lésions disparaissent après deux semaines environ si d'autres infections ne se manifestent pas.

Les complications proviennent rarement d'une propagation vers les régions non génitales. Les fesses et le haut des cuisses peuvent être affectés, et même les yeux si on les touche sans se laver les mains. On doit donc prévenir la personne qu'elle doit se laver les mains après avoir touché ses lésions. Des méningites aseptiques ont également été observées. Un diagnostic d'herpès génital provoque souvent un important stress psychologique.

Traitement médical

Il n'y a pas de cure pour l'infection par HSV-2. Le traitement vise donc à soulager les symptômes, à prévenir la propagation de l'infection, à assurer le bien-être de la personne, à diminuer les risques pour la santé et à offrir un programme de counseling et d'enseignement. L'acyclovir (Zovirax), le valacyclovir (Valtrex) et le famciclovir (Famvir), des agents antiviraux, peuvent atténuer les symptômes et réduire la durée de l'épisode. En général, ces médicaments peuvent accélérer la cicatrisation et sont efficaces dans le traitement des récidives ; ils ne semblent pas entraîner de résistance importante ni d'effets indésirables graves, à long terme. Les récidives sont généralement beaucoup moins graves que la primo-infection.

DÉMARCHE SYSTÉMATIQUE
dans la pratique infirmière

Personne atteinte d'une infection génitale par le virus de l'herpès

▨ COLLECTE DES DONNÉES

L'anamnèse ainsi qu'un examen physique et pelvien permettent d'établir la nature de l'infection. L'infirmière doit aussi évaluer la personne pour les risques d'ITS. Elle examine la région du périnée à la recherche de lésions douloureuses. Elle doit examiner les ganglions inguinaux, car ils sont souvent hypertrophiés et sensibles durant un épisode d'herpès génital.

▨ ANALYSE ET INTERPRÉTATION

Diagnostics infirmiers

En se fondant sur les données recueillies, l'infirmière peut poser les diagnostics infirmiers suivants :

- Douleur aiguë, reliée aux lésions génitales
- Risque d'infection ou de propagation de l'infection
- Anxiété, reliée au diagnostic
- Connaissances insuffisantes sur l'infection et le traitement

▨ PLANIFICATION

Les principaux objectifs sont les suivants : soulager la douleur ; enrayer l'infection et prévenir la propagation ; atténuer l'anxiété ; accroître les connaissances et améliorer l'observance du traitement et des autosoins ; et accroître les connaissances sur les effets de l'affection.

▨ INTERVENTIONS INFIRMIÈRES

Soulager la douleur

Il faut assurer la propreté des lésions et recommander des mesures d'hygiène. Les bains de siège atténuent la douleur. Les sous-vêtements doivent être propres, amples, doux et absorbants. L'aspirine et les autres analgésiques permettent d'atténuer la douleur. Il faut éviter les pommades et les poudres occlusives qui empêchent les lésions de s'assécher.

La personne qui souffre beaucoup doit parfois garder le lit. Il faut l'encourager à augmenter son apport liquidien, à surveiller la distension vésicale et à communiquer avec son médecin si elle est incapable d'uriner à cause de la douleur. Les mictions sont douloureuses quand l'urine entre en contact avec les lésions herpétiques. Pour favoriser la miction, on peut verser de l'eau tiède sur la vulve ou faire uriner la personne dans un bain de siège. Si on prescrit de l'acyclovir ou d'autres agents antiviraux, on doit informer la personne de l'horaire des prises et des effets indésirables comme les éruptions cutanées, les nausées et les céphalées. On recommande le repos et un régime alimentaire approprié pour favoriser la guérison.

Prévenir l'infection et sa propagation

On peut réduire le risque de réinfection et de propagation de l'infection à d'autres personnes ou à d'autres structures de l'organisme en se lavant les mains, en utilisant des barrières contre les contacts sexuels et en observant le régime thérapeutique prescrit. L'absence de contact quand les lésions sont apparentes n'élimine pas les risques de contagion, car le virus peut être excrété même s'il n'y a pas de symptômes, et les lésions ne sont pas toujours visibles chez la femme. Pour réduire les récidives, on recommande d'éviter les facteurs de stress de même que l'exposition prolongée au soleil.

Soulager l'anxiété

Les craintes associées à l'infection par l'herpès, les récidives, les répercussions de l'infection sur les relations futures et sur la grossesse peuvent rendre la personne très anxieuse. Selon certaines études, 82 % des gens qui ont un diagnostic d'herpès souffrent de dépression, 75 % ont peur du rejet et 69 % s'isolent (Dion, 2003a). L'infirmière peut apporter un soutien important en écoutant la personne et en lui fournissant de l'information et des directives. La personne peut ressentir de la colère envers son partenaire s'il est la source probable de l'infection. Elle a besoin d'aide et de soutien pour parler de l'infection et de ses conséquences avec son partenaire actuel et lors de ses futures relations sexuelles. L'infirmière peut orienter la personne vers un groupe de soutien pour l'aider à accepter son état. On trouve des ressources dans le Compagnon Web.

Accroître les connaissances sur l'infection et le traitement

L'enseignement est un élément essentiel du plan thérapeutique infirmier de la personne atteinte d'une infection génitale par l'herpès. L'infirmière lui décrira donc clairement l'infection et sa méthode de transmission, les soins et les traitements, les mesures destinées à réduire la propagation de l'infection, l'importance du traitement et des autosoins. En raison du risque accru de contracter le VIH et d'autres ITS à cause des lésions cutanées, l'infirmière explique à la personne comment se protéger d'une exposition au VIH et aux autres ITS. L'encadré 49-2 ▪ contient d'autres informations à ce sujet.

Favoriser les soins à domicile et dans la communauté

Enseigner les autosoins

L'herpès génital cause de la douleur physique et une détresse émotionnelle. Habituellement, la personne est bouleversée à l'annonce du diagnostic. En conseillant la personne, l'infirmière doit donc expliquer les causes de l'infection et les traitements possibles. Elle encourage la personne à poser les questions qui indiquent que celle-ci est prête à assimiler l'information.

L'infirmière peut rassurer la personne en lui disant que les lésions guériront et qu'elle peut réduire les récidives en adoptant un mode de vie sain et en prenant les médicaments prescrits. L'encadré 49-2 résume les autosoins de la personne atteinte d'herpès génital.

▨ ▨ ▨

GRILLE DE SUIVI DES SOINS À DOMICILE

Personne affectée d'herpès génital		
Après avoir reçu l'enseignement sur les soins à domicile, la personne ou le proche aidant peut:	**Personne**	**Proche aidant**
■ Expliquer que l'herpès est principalement transmis par contact direct.	✔	✔
■ Expliquer que l'abstinence est nécessaire durant une courte période (pendant le traitement, elle doit éviter les rapports sexuels avec son partenaire, mais elle peut l'embrasser et lui tenir la main).	✔	✔
■ Expliquer que les rapports sexuels durant une poussée d'herpès augmentent non seulement les risques de transmission, mais également les risques de contracter le VIH et d'autres ITS.	✔	✔
■ Expliquer que la transmission de l'infection est possible même en l'absence de lésions évolutives.	✔	✔
■ Expliquer que les condoms peuvent fournir une protection contre la transmission virale.	✔	✔
■ Expliquer qu'il faut prévenir son obstétricien de la présence de l'infection. En cas d'une récidive au moment de l'accouchement, une césarienne devra être pratiquée.	✔	✔
■ Décrire les mesures d'hygiène appropriées (se laver les mains, assurer la propreté du périnée, laver les lésions doucement à l'eau courante avec un savon doux et les assécher délicatement) et exposer la mise en garde contre l'usage de pommades occlusives, de savons fortement parfumés et de bains moussants.	✔	✔
■ Expliquer qu'il faut changer ses comportements sexuels et prendre ses médicaments dans le but de maîtriser l'infection.	✔	✔
■ Décrire les mesures pour éviter l'auto-infection (éviter de toucher les lésions durant une poussée).	✔	✔
■ Expliquer pourquoi il importe d'éviter l'auto-infection (les lésions peuvent s'infecter par des germes sur la main, et le virus de la lésion peut être transmis de la main vers une autre région du corps ou une autre personne, par exemple).	✔	✔
■ Décrire les mesures de promotion de la santé: porter des vêtements amples, suivre un régime alimentaire équilibré et obtenir le repos et la détente dont elle a besoin.	✔	✔
■ Expliquer pourquoi les longues expositions au soleil sont à proscrire: elles peuvent provoquer des récidives (et le cancer de la peau).	✔	✔
■ Énoncer la raison d'être du respect de l'ordonnance et des rendez-vous de suivi et la nécessité de signaler les récidives (qui seront probablement moins intenses que la primo-infection).	✔	✔
■ Décrire les avantages possibles de l'appartenance à un groupe de soutien: échange de solutions et information sur les nouveaux traitements.	✔	✔

✸ ÉVALUATION

Résultats escomptés

Les principaux résultats escomptés sont les suivants:

1. La personne n'éprouve plus qu'une légère douleur.
2. La personne maîtrise l'infection.
   a) Elle se conforme aux mesures d'hygiène appropriées.
   b) Elle prend les médicaments prescrits.
   c) Son apport liquidien est approprié.
   d) Elle adopte un mode de vie sain (régime alimentaire, apport liquidien, pratiques sexuelles sûres, gestion du stress).

3. La personne prend des mesures pour réduire l'anxiété.
   a) Elle exprime ses problèmes et ses craintes associés à l'infection par l'herpès génital.
   b) Elle expose comment elle s'y prendra pour répondre aux questions et réagir aux craintes de son partenaire actuel ou d'un futur partenaire.
   c) Elle prend contact avec un groupe de soutien, au besoin.
4. La personne acquiert des connaissances sur l'herpès génital et sur les mesures servant à enrayer et à réduire les récidives.
   a) Elle énumère les méthodes de transmission de l'herpès et les mesures destinées à prévenir la propagation de l'infection chez d'autres personnes.

b) Elle décrit les mesures utilisées pour atténuer les récidives.

c) Elle prend les médicaments selon l'ordonnance.

d) Elle dit que les lésions ne réapparaissent plus.

Syndrome de choc toxique staphylococcique

Le **syndrome de choc toxique staphylococcique** (SCTS) est une affection polyviscérale et virtuellement mortelle causée par une réaction aux toxines libérées par certaines souches de *S. aureus* chez les personnes sujettes à ce type d'infection. Cette affection rare est associée aux menstruations (bien que l'incidence du SCTS menstruel ait considérablement diminué grâce à la sensibilisation du public, le nombre de cas de SCTS chez les femmes non menstruées n'a pas diminué).

Environ 1 % des femmes sont porteuses des souches de staphylocoques capables de libérer les toxines à l'origine de l'affection. Chez les femmes non menstruées, le SCTS est associé à l'accouchement, à l'avortement, aux infections cutanées ou osseuses, aux infections postopératoires, aux brûlures, à la mastite et à la cellulite consécutive à la varicelle. On l'associe aussi à la sinusite, à la trachéite, à la pneumonie et à la présence de corps étrangers (tamponnement nasal, dispositif intra-utérin [DIU] ou éponges contraceptives, par exemple).

Manifestations cliniques

Chez une personne originellement en bonne santé, le SCTS se manifeste par une fièvre subite (au moins 38,9 °C), des frissons et des douleurs musculaires. Des vomissements, de la diarrhée, de l'hypotension, des céphalées et d'autres symptômes évoquent l'installation rapide d'un choc septique. L'érythème maculaire et semblable à un coup de soleil (érythrodermie disséminée) est un signe classique du SCTS. Chez certaines personnes, il apparaît d'abord sur le torse, chez d'autres sur les mains (paumes et doigts) et les pieds (plante et orteils). Il peut également y avoir inflammation des muqueuses. On note ensuite une desquamation qui dure de 7 à 10 jours. Les myalgies et les étourdissements sont courants. Les cas graves peuvent mener à un syndrome de détresse respiratoire aiguë (SDRA) et à une insuffisance cardiaque.

Examen clinique et examens paracliniques

La diurèse diminue et le taux d'urée augmente, ce qui entraîne souvent une désorientation. Les analyses du sang révèlent aussi une leucocytose et des taux élevés de bilirubine. Il peut se produire une hypotension impossible à corriger et une coagulation intravasculaire disséminée (CIVD). Il s'ensuit alors le tableau clinique du choc septique (décrit au chapitre 15 ⏎). On peut observer une détresse respiratoire résultant d'un œdème pulmonaire. Un syndrome de détresse respiratoire aiguë assombrit le pronostic. Deux à trois pour cent des personnes atteintes du SCTS meurent de complications.

Traitement médical

Le traitement comprend l'élimination de la source d'infection, l'administration de liquides intraveineux, de vasopresseurs et d'antibiotiques, et l'irrigation du foyer d'infection. La personne se repose au lit ; les soins visent avant tout à enrayer l'infection au moyen d'antibiotiques et à traiter l'hypovolémie.

Le traitement aux antibiotiques est basé sur les résultats des analyses des urines, du sang et d'autres cultures. On prescrit des agents antistaphylococciques. Il semble que le traitement aux antibiotiques n'altère pas l'évolution du SCTS, mais il en prévient la récurrence.

En cas de détresse respiratoire, on institue une oxygénothérapie ; s'il y a des signes d'acidose, on administre du bicarbonate de sodium. Du calcium est prescrit s'il y a une hypocalcémie. La pose d'une sonde de Swan-Ganz (pour la surveillance hémodynamique) et l'administration de vasopresseurs et d'inotropes par voie intraveineuse peuvent être utilisées dans le traitement du choc. Le plan thérapeutique infirmier doit être adapté à la gravité de l'état de la personne ; celui-ci peut être bénin, mais aussi critique. Bien entendu, on ne saurait négliger les réactions affectives et psychologiques de la personne.

Soins et traitements infirmiers

Si on pense à un SCTS, on doit évaluer la personne à la recherche de facteurs associés à cette affection : utilisation de tampons (degré d'absorption, combien de temps elle les a portés avant de les changer et si elle a eu de la difficulté à les insérer) ou de diaphragmes et présence d'autres facteurs de risque. De plus, on doit évaluer la personne et traiter les complications associées au SCTS (CIVD et choc septique). L'infirmière doit surveiller l'apparition d'hématomes, de pétéchies, de suintements aux points de ponction, de cyanose et d'hypothermie du nez, du bout des doigts et des orteils. Elle doit aussi noter les modifications de la peau et tenir le bilan des ingesta et des excreta, ce qui lui permet d'évaluer l'hydratation et la fonction rénale.

La personne atteinte de SCTS est souvent dans un état critique ; elle est traitée aux soins intensifs où on peut exercer une surveillance continue et réagir sans délai aux complications. En raison du risque de choc septique grave, l'infirmière surveille de près les signes vitaux, l'état de conscience et la réaction aux stimuli. De plus, elle doit vérifier les valeurs de laboratoire et l'analyse des gaz artériels. L'infirmière doit apprécier la réaction de la personne aux médicaments et aux liquides prescrits. Reportez-vous au chapitre 15 ⏎ pour plus d'information sur le traitement de l'état de choc.

Enseigner les autosoins La convalescence étant longue, il faut préparer la personne à augmenter progressivement sa participation aux activités d'autosoins. On doit lui enseigner à déceler et à prévenir les complications associées à l'immobilité. L'infirmière doit aussi expliquer les causes possibles du SCTS et les mesures à prendre pour en prévenir la récurrence. À cause du lien entre l'emploi de tampons et le SCTS, on déconseille l'utilisation des tampons à la personne qui a été atteinte du SCTS. De même, les diaphragmes ne doivent pas être laissés en place plus de huit ou dix heures. On lui déconseille aussi l'emploi du diaphragme ou de l'éponge contraceptive pendant les règles ou dans les trois mois suivant l'accouchement. Le SCTS se manifeste surtout quand il y a écoulement sanguin du vagin, soit pendant la menstruation et au cours du postpartum. À cause du risque de SCTS, on doit informer les femmes qui utilisent des tampons de les changer toutes les quatre heures. Pour prévenir les lésions à la muqueuse vaginale, elles doivent éviter les applicateurs aux bords rugueux et insérer délicatement les tampons. On déconseille d'utiliser des tampons superabsorbants.

ENDOCERVICITE ET CERVICITE

L'**endocervicite** est une inflammation de la muqueuse et des glandes du col utérin. Elle est relativement fréquente et peut être due à des microorganismes qui gagnent les glandes cervicales après les rapports sexuels, et plus rarement après des interventions comme l'avortement, la manipulation intrautérine ou l'accouchement. L'infection, si elle n'est pas traitée, peut se propager à l'utérus, aux trompes utérines et à la cavité pelvienne. L'inflammation provoque parfois une érosion du tissu cervical, ce qui entraîne de petits saignements ou une hémorragie et une **cervicite mucopurulente (CMP)**.

CHLAMYDIA ET GONORRHÉE

La chlamydia et la gonorrhée sont les causes les plus courantes de l'endocervite, mais celle-ci peut aussi être due à *Mycoplasma*. Elles apparaissent le plus souvent chez les personnes jeunes, sexuellement actives et qui ont plus d'un partenaire ; elles se transmettent lors des rapports sexuels (U.S. Surgeon General's Report, 2001). C'est d'ailleurs le groupe d'âge des 15 à 19 ans qui est le plus affecté par la chlamydia ou la gonorrhée : le taux moyen d'infection étant chez eux six fois plus élevé (1 236 pour 100 000) que parmi les autres groupes d'âge (Institut canadien d'information sur la santé, 2003). La chlamydia peut entraîner des complications graves, y compris une infection pelvienne, un risque accru de grossesse ectopique et la stérilité. Environ 40 % des femmes non traitées sont atteintes d'une pelvipéritonite. Les infections à *Chlamydia* du col utérin sont souvent asymptomatiques, mais elles peuvent se manifester par un écoulement cervical, une dyspareunie, une dysurie et un écoulement de sang. La conjonctivite et la périhépatite font partie des complications possibles. Chez la femme enceinte, l'infection peut causer la mort du fœtus ou du nouveau-né, ou un accouchement prématuré. Les enfants issus de mères contaminées peuvent naître prématurément et être atteints d'une conjonctivite ou d'une pneumonie.

L'infection à *Chlamydia* et la gonorrhée coexistent souvent. Jusqu'à 25 % des femmes atteintes d'une infection à *Chlamydia* sont également atteintes d'une gonorrhée. L'inflammation du col en raison de l'infection peut augmenter le risque de contracter le VIH. La pelvipéritonite, la stérilité tubaire, la grossesse ectopique et les douleurs pelviennes chroniques sont souvent causées par la gonorrhée. Cinquante pour cent des femmes atteintes de gonorrhée sont asymptomatiques mais, si elles ne sont pas traitées, 40 % d'entre elles pourront souffrir d'une pelvipéritonite. Chez les hommes, elle peut entraîner une urétrite et une épididymite. On confirme le diagnostic par des cultures, des frottis ou d'autres méthodes de dépistage, en utilisant un coton-tige pour prélever un échantillon des sécrétions du col utérin ou du pénis (du partenaire de la femme).

Traitement médical

On doit traiter la chlamydia en employant de la doxycycline (VibraTabs) pendant une semaine ou grâce à une dose unique d'azithromycine (Zithromax). Le nombre de personnes contaminées simultanément par la chlamydia et la gonorrhée étant élevé, le traitement de la gonorrhée devrait aussi inclure celui de la chlamydia (CDC, 2002). La gonorrhée doit être traitée au moyen d'une dose unique de ceftriaxone (Rocephin), de céfixime (Suprax) ou d'une fluoroquinolone comme la ciprofloxacine (Cipro). On doit aussi traiter le partenaire. Les femmes enceintes ne doivent pas prendre de doxycycline ou de fluoroquinolone à cause des effets secondaires possibles sur le fœtus. On obtient habituellement de bons résultats si le traitement est amorcé tôt. Les complications possibles d'un traitement tardif sont les affections des trompes, la grossesse ectopique, la pelvipéritonite et la stérilité.

Toutes les femmes victimes d'une agression sexuelle doivent subir un test de dépistage de la chlamydia et des ITS lors de leur visite chez le médecin et recevoir un traitement prophylactique. On doit ensuite prélever d'autres cultures au bout de deux semaines. On recommande un dépistage annuel de la chlamydia à toutes les femmes âgées de 20 à 25 ans qui sont sexuellement actives et aux femmes plus âgées qui ont un nouveau partenaire sexuel ou ont plusieurs partenaires (CDC, 2002).

Soins et traitements infirmiers

Toutes les femmes sexuellement actives présentent un risque de contracter une infection à *Chlamydia*, une gonorrhée ou une autre ITS, y compris le VIH. L'infirmière peut aider ces personnes à évaluer leurs propres risques. Pour que la personne change de comportement, il faut qu'elle connaisse les risques encourus. L'infirmière insistera sur le fait qu'on ne doit jamais supposer qu'un partenaire est « sûr » sans d'abord avoir eu avec lui une conversation ouverte et honnête sur la sexualité. Une attitude non critique, le counseling éducatif et les jeux de rôle sont souvent efficaces.

L'infection à *Chlamydia*, la gonorrhée et d'autres ITS peuvent avoir des conséquences graves sur la santé et la fertilité. On peut éviter plusieurs de ces affections en utilisant des condoms et des spermicides et en choisissant soigneusement son partenaire sexuel. L'infirmière peut donc jouer un rôle important en s'entretenant avec la personne des pratiques sexuelles sans risque. On peut réduire la morbidité et la mortalité en explorant les options avec la personne, en déterminant les pratiques sexuelles sans risque qu'elle peut adopter, en évaluant ses connaissances et en clarifiant les idées fausses.

Favoriser les soins à domicile et dans la communauté

Enseigner les autosoins L'infirmière peut enseigner aux femmes à améliorer leur aptitude à communiquer et à engager avec leurs partenaires des conversations sur la sexualité. Elle doit leur faire comprendre qu'elles peuvent préserver leur vie en parlant avec leur partenaire de sexualité, des risques qui y sont associés, en remettant à plus tard des rapports sexuels et en ayant des pratiques sexuelles sans risque, y compris en utilisant des condoms. Bon nombre de jeunes femmes sont sexuellement actives, mais ne se sentent pas assez à l'aise pour parler avec leur partenaire des risques rattachés aux activités sexuelles. Dans ce cas, l'infirmière peut poser la question suivante: «Si vous n'êtes pas assez à l'aise pour vous entretenir de sexualité avec cette personne, comment vous sentez-vous quand vous avez des rapports sexuels avec elle?»

L'infirmière doit insister sur l'importance des examens annuels, qui permettent de dépister l'infection à *Chlamydia* et d'autres ITS. Elle explique aussi qu'il est important de s'abstenir d'avoir des rapports sexuels jusqu'à ce que tous les partenaires sexuels soient traités (CDC, 2002). Le CDC a revu ses directives et recommande à toutes les femmes qui ont eu une infection à *Chlamydia* de passer un deuxième examen de dépistage trois ou quatre mois après la fin du traitement. Ces mesures visent à prévenir la stérilité chez les jeunes femmes.

PELVIPÉRITONITE

La **pelvipéritonite**, ou infection pelvienne, est une inflammation de la cavité pelvienne qui peut se manifester par une cervicite et toucher l'utérus (endométrite), les trompes utérines (**salpingite**), les ovaires (ovarite), le péritoine ou le système vasculaire du bassin. L'infection peut être aiguë ou subaiguë, récidivante ou chronique, localisée ou étendue. Elle est ordinairement causée par une bactérie, mais peut aussi être due à un virus, à un champignon ou à un parasite. En général, on l'attribue le plus souvent aux organismes de la gonorrhée et de la chlamydia. Le cytomégalovirus est parfois en cause. Cette affection peut entraîner un rétrécissement et une cicatrisation des trompes utérines, ce qui augmente le risque de grossesse ectopique (les ovules fécondés sont retenus dans la trompe), la stérilité, des douleurs pelviennes chroniques, des kystes salpingo-ovariens et une affection récurrente. La rupture d'un kyste salpingo-ovarien cause la mort dans 5 à 10 % des cas et nécessite généralement une hystérectomie totale. La plupart des femmes chez qui on a diagnostiqué une pelvipéritonite ont moins de 25 ans, et le quart d'entre elles ont de graves séquelles, notamment la stérilité, des grossesses ectopiques ou des douleurs

pelviennes chroniques (Rein *et al.*, 2000). L'incidence réelle de la pelvipéritonite est inconnue, car la plupart des cas sont asymptomatiques (Ross, 2001).

Physiopathologie

On n'a pas encore déterminé la pathogénie exacte de la pelvipéritonite, mais on suppose que les organismes se propagent habituellement par le vagin; ils empruntent le col utérin, colonisent l'endomètre et se déplacent pour atteindre l'utérus. Selon les circonstances, ils peuvent s'étendre aux trompes et aux ovaires et se disséminer dans le bassin. Dans le cas des infections bactériennes qui se déclarent à la suite d'un accouchement ou d'un avortement, les agents pathogènes se propagent directement dans les tissus qui soutiennent l'utérus par la voie des vaisseaux lymphatiques et sanguins (figure 49-1 ■). Les infections consécutives à un accouchement ou à un avortement sont favorisées par l'apport sanguin supplémentaire exigé par le placenta; elles sont généralement unilatérales. Quand l'organisme envahit le péritoine, l'infection peut causer une inflammation périhépatique.

Dans le cas des infections gonococciques, les microorganismes pénètrent par le col utérin dans l'utérus, où ils trouvent un milieu propice à leur prolifération, particulièrement pendant les règles. Ils peuvent donc atteindre les trompes utérines et le bassin (figure 49-1). L'infection est ordinairement bilatérale. Il arrive, mais c'est rare, que le bacille de la tuberculose se dissémine par voie hématogène des poumons jusqu'aux organes reproducteurs (figure 49-1). L'infection à *Chlamydia* est l'une des causes les plus fréquentes de la salpingite (inflammation des trompes utérines); elle s'accompagne parfois d'une gonorrhée.

La cause la plus courante de la pelvipéritonite est la transmission par voie sexuelle, mais elle peut aussi être occasionnée par des procédés effractifs comme la biopsie endométriale, l'avortement chirurgical, l'hystéroscopie ou l'insertion d'un dispositif intra-utérin (DIU). La vaginite non spécifique, une infection vaginale, peut rendre la femme plus vulnérable à la pelvipéritonite. Les facteurs de risque comprennent les rapports sexuels à un âge précoce, les partenaires sexuels

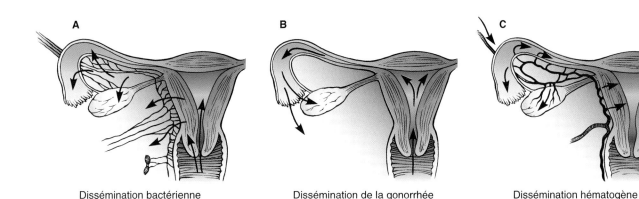

Dissémination bactérienne

Dissémination de la gonorrhée

Dissémination hématogène par le système sanguin

FIGURE **49-1** ■ Voies de dissémination des microorganismes dans les infections pelviennes. **(A)** Dissémination d'une infection bactérienne par le vagin, puis par l'utérus et les vaisseaux lymphatiques. **(B)** Dissémination de la gonorrhée dans le vagin, puis dans l'utérus, les trompes et les ovaires. **(C)** Une infection bactérienne peut atteindre les organes reproducteurs par la circulation sanguine (dissémination hématogène).

multiples, les rapports sexuels fréquents, les rapports sexuels sans condom, les rapports sexuels avec une personne infectée par une ITS et des antécédents d'ITS ou de pelvipéritonite.

Manifestations cliniques

L'infection pelvienne se caractérise généralement par des pertes vaginales, une dyspareunie, de la douleur dans le bas de l'abdomen et de la sensibilité après les règles. La douleur peut s'intensifier lors de la miction ou de la défécation. Les symptômes généraux sont notamment la fièvre, l'anorexie, des nausées, des céphalées et parfois des vomissements. L'examen du bassin révèle une très grande sensibilité à la palpation de l'utérus ou au mouvement du col. Les symptômes sont tantôt aigus, tantôt ténus.

Complications

L'infection pelvienne peut se compliquer d'une péritonite pelvienne ou généralisée, de la formation d'**abcès**, de même que du rétrécissement ou de l'obstruction des trompes utérines. L'obstruction pourra entraîner plus tard une grossesse ectopique si l'ovule fécondé ne peut traverser la trompe. De plus, les tissus cicatrisés peuvent obstruer les trompes et entraîner la stérilité. Les adhérences sont un problème fréquent ; elles peuvent provoquer des douleurs pelviennes chroniques et rendre nécessaire, par la suite, l'ablation de l'utérus, des trompes et des ovaires. Parmi les autres complications, on peut citer une bactériémie accompagnée d'un choc septique et une thrombophlébite avec possibilité d'embolisation.

Traitement médical

On doit instaurer une antibiothérapie à large spectre. Quand l'infection est légère, la femme est généralement soignée en consultation externe (Ness *et al.*, 2001), mais l'hospitalisation est parfois nécessaire. En établissement de soins, les interventions comprennent le repos au lit, l'administration de solutés intraveineux et une antibiothérapie par voie intraveineuse. En cas de ballonnement abdominal ou d'iléus, on a recours à l'intubation nasogastrique et à l'aspiration. Pour surveiller l'évolution de l'infection, l'infirmière prend régulièrement les signes vitaux et elle observe les symptômes. On doit traiter le partenaire sexuel pour empêcher la réinfection.

Soins et traitements infirmiers

L'infection peut causer une détresse à la fois physique et psychologique. La femme peut se sentir bien un certain jour, et éprouver le lendemain des symptômes et une douleur diffuse. Elle souffre parfois de constipation et de troubles menstruels.

Quand elle est hospitalisée, la personne doit garder le lit. On l'installe généralement dans la position semi-Fowler pour favoriser le drainage. L'infirmière doit surveiller de près les signes vitaux et examiner les caractéristiques et la quantité de l'écoulement vaginal pour pouvoir orienter le traitement.

L'infirmière administre les analgésiques selon l'ordonnance pour soulager la douleur. L'application de chaleur externe sur l'abdomen améliore le bien-être.

Pour prévenir la propagation de l'infection, l'infirmière doit manipuler avec prudence les serviettes hygiéniques

souillées en portant des gants, détruire les serviettes en suivant les directives de l'établissement de soins sur l'évacuation des matières infectieuses et se laver soigneusement les mains.

Enseigner les autosoins L'infirmière doit expliquer à la personne les précautions essentielles et elle doit l'encourager à s'y conformer pour prévenir la transmission de l'infection aux autres et se protéger elle-même des réinfections. Si la personne ne connaît pas bien son partenaire sexuel ou si elle a eu d'autres partenaires sexuels récemment, l'utilisation de condoms peut prévenir les infections virtuellement mortelles et leurs séquelles. S'il y a réinfection ou dissémination de l'infection, les signes et symptômes sont notamment une douleur abdominale, des nausées et des vomissements, de la fièvre, un écoulement vaginal nauséabond et purulent et une leucocytose. L'enseignement consiste à expliquer l'origine des infections pelviennes, leurs signes et leurs symptômes, de même que les moyens de les enrayer et de les prévenir. La grille de suivi des soins à domicile contient un résumé des directives recommandées (encadré 49-3 ■).

Enfin, toutes les personnes qui ont souffert d'une infection pelvienne doivent connaître les signes et symptômes de grossesse ectopique (douleur, saignement anormal, retard des règles, lipothymie, étourdissements et douleur à l'épaule), car elles sont sujettes à cette complication. (Voir le chapitre 48 ⊕ pour en savoir davantage sur la grossesse ectopique.)

INFECTION PAR LE **VIH** ET SIDA

Tout exposé portant sur les affections vulvovaginales doit traiter du virus de l'immunodéficience humaine (VIH) et du **syndrome d'immunodéficience acquise (SIDA)**, qui sont décrits au chapitre 54 ⊕.

L'incidence des infections par le VIH et du sida augmente chez les femmes. Celles-ci représentent le segment de la population où l'épidémie de sida augmente le plus rapidement. La plupart de ces femmes sont en âge de procréer. Plus de la moitié des femmes atteintes font usage de drogues par voie intraveineuse ; les autres ont été exposées au virus par des contacts sexuels avec un partenaire contaminé. Les femmes qui font l'échange de services sexuels contre de la drogue présentent un risque élevé, comme les femmes qui ont des pénétrations anales. La transmission entre partenaires hétérosexuels est la cause principale des nouveaux cas d'infection par le VIH chez les femmes. Celles-ci présentent neuf fois plus de risques de contracter le sida par un homme que les hommes par une femme. Les facteurs qui expliquent ce phénomène comprennent une plus grande concentration du VIH dans le sperme comparativement aux sécrétions vaginales, un plus grand inoculum d'éjaculat, une rétention du sperme infecté par le VIH dans le vagin et des lésions microscopiques des muqueuses durant les rapports sexuels. La présence d'ulcères génitaux ou d'un col friable augmente les risques. De plus, les rapports sexuels durant les menstruations peuvent aussi accroître les risques. Toute rupture de l'intégrité de la peau augmente le risque d'infection (par exemple, les lésions herpétiques ou les **chancres** syphilitiques constituent une

GRILLE DE SUIVI DES SOINS À DOMICILE

Personne atteinte d'une infection pelvienne		
Après avoir reçu l'enseignement sur les soins à domicile, la personne ou le proche aidant peut :	**Personne**	**Proche aidant**
■ Expliquer que toute douleur pelvienne ou tout écoulement vaginal anormal, particulièrement après les rapports sexuels, un accouchement ou une chirurgie pelvienne, doit être évalué le plus tôt possible.	✔	✔
■ Expliquer qu'on peut prescrire un traitement aux antibiotiques après l'insertion d'un dispositif intra-utérin (DIU).	✔	✔
■ Décrire les mesures d'hygiène du périnée (s'essuyer de l'avant vers l'arrière après la défécation ou la miction).	✔	✔
■ Expliquer que les douches vaginales sont à éviter parce qu'elles diminuent la flore normale qui combat les organismes pathogènes et peuvent véhiculer les bactéries vers le haut.	✔	✔
■ Expliquer qu'il est important de voir un médecin si on observe une odeur ou un écoulement anormal provenant du vagin.	✔	✔
■ Exposer l'importance des mesures de promotion de la santé (bonne alimentation, exercice, maintien du poids santé, par exemple) et des pratiques sexuelles sans risque (utiliser des condoms, éviter d'avoir plusieurs partenaires sexuels, par exemple).	✔	✔
■ Expliquer l'importance d'une utilisation assidue du condom avant les rapports sexuels ou les contacts entre le pénis et le vagin s'il y a risque de transmettre une infection.	✔	✔
■ Expliquer pourquoi il faut consulter un gynécologue au moins une fois par année.	✔	✔

porte d'entrée pour le virus). L'infirmière doit prévenir la femme des dangers associés aux rapports sexuels non protégés (Hader *et al.*, 2001).

La syphilis semble évoluer plus rapidement chez les personnes infectées par le VIH, passant directement, dans certains cas, du stade primaire au stade tertiaire. L'infection à *Chlamydia* est associée à une incidence accrue de l'infection par le VIH ; il est possible que l'inflammation du col de l'utérus favorise l'entrée du virus. Les femmes infectées par le VIH ont une plus forte incidence de condylomes accuminés, et ce risque augmente à mesure que la numération de cellules CD4 diminue. Les co-infections par le papillomavirus et le VIH augmentent le risque de transformation maligne et de cancer du col. Ce risque augmente aussi à mesure que la numération de cellules CD4 diminue. Les femmes infectées par le VIH doivent donc subir régulièrement un test de Papanicolaou. Les lésions herpétiques sont aussi chez elles plus étendues et plus douloureuses, et les récidives plus fréquentes, ce qui est dû vraisemblablement à l'immunosuppression associée au VIH. Chez ces personnes, on traite généralement les lésions herpétiques à l'aide d'acyclovir (Zovirax) ou d'autres agents antiviraux. La pneumonie, l'œsophagite et les affections cutanées disséminées ainsi que la candidose sont fréquentes chez les femmes infectées par le VIH ; une candidose orale peut témoigner d'une évolution rapide de l'infection par le VIH. Bon nombre de femmes infectées par le VIH présentent des affections gynécologiques, y compris la vaginite à candidose, la pelvipéritonite, les verrues anogénitales et la dysplasie du col.

Les femmes infectées par le VIH et celles qui ont un partenaire infecté par le VIH doivent bénéficier d'un counseling en matière de pratiques sexuelles sans risques. L'utilisation assidue du condom lors des rapports avec un partenaire infecté par le VIH peut maintenir le taux de séroconversion à environ 1 %, mais l'utilisation irrégulière entraîne un taux de séroconversion de 7,2 %. Puisque le risque de transmission périnatale se situe entre 25 et 30 %, les femmes doivent recevoir un enseignement qui leur permette de décider en toute connaissance de cause si elles veulent ou non avoir un enfant ou si elles auront recours à une méthode contraceptive. On a montré que l'utilisation des agents antirétroviraux chez les femmes enceintes réduit considérablement la transmission périnatale de l'infection par le VIH. Il est donc important de parler de l'utilisation de ces agents durant la grossesse. Les femmes qui décident de ne pas avoir d'enfant peuvent choisir d'utiliser des condoms, avec ou sans contraceptifs oraux.

On conseille aux femmes qui ont un risque élevé de contracter le VIH de subir un test de dépistage, une fois qu'elles auront donné un consentement éclairé. L'infirmière proposera un examen de dépistage de routine à toutes les femmes à risque, car celles-ci refusent parfois de parler de leurs comportements à risque. La détection précoce permet d'administrer un traitement susceptible de retarder la progression de l'infection. L'infirmière joue un rôle crucial dans l'éducation des femmes sur le VIH et la prévention de l'infection par le VIH et du sida.

Affections structurelles

FISTULES VAGINALES

Une **fistule** se définit comme un trajet anormal et sinueux faisant communiquer deux organes creux internes ou un organe creux interne et l'extérieur du corps. Le nom de la fistule indique quels sont les deux organes mis en communication. Ainsi la fistule vésicovaginale relie la vessie au vagin, et la fistule rectovaginale relie le rectum au vagin (figure 49-2 ■). Les fistules peuvent être congénitales. Chez l'adulte, cependant, elles sont souvent le résultat d'une altération des tissus lors d'une intervention chirurgicale ou d'un accouchement. Elles peuvent aussi être consécutives à une radiothérapie ou à une affection telle que le carcinome.

Manifestations cliniques

Les symptômes sont fonction de l'anomalie. Par exemple, dans le cas d'une fistule vésicovaginale, l'urine s'infiltre de façon continue dans le vagin. Dans le cas d'une fistule rectovaginale, on observe une incontinence fécale et l'expulsion de flatuosités par le vagin. Quand l'excrétion fécale s'associe à une leucorrhée, le vagin prend une odeur nauséabonde difficile à masquer.

Examen clinique et examens paracliniques

L'infirmière doit s'entretenir avec la personne des symptômes que présente celle-ci pour pouvoir cerner les affections structurelles et pour évaluer les conséquences de ces symptômes sur sa qualité de vie. Il est possible d'employer le bleu de méthylène pour mettre en évidence le trajet de la fistule. Dans le cas d'une fistule vésicovaginale, le colorant est instillé dans la vessie et apparaît dans le vagin. Quand le test au bleu de méthylène est négatif, on fait une injection intraveineuse de carmin d'indigo ; l'apparition du colorant dans le vagin

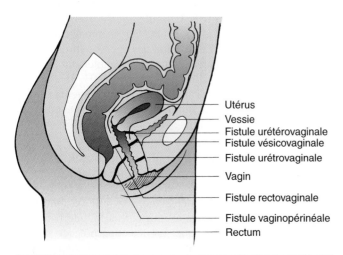

Utérus
Vessie
Fistule urétérovaginale
Fistule vésicovaginale
Fistule urétrovaginale
Vagin
Fistule rectovaginale
Fistule vaginopérinéale
Rectum

FIGURE **49-2** ■ Sièges habituels des fistules: fistule vésicovaginale – vessie et vagin; fistule urétrovaginale – urètre et vagin; fistule vaginopérinéale – vagin et périnée; fistule urétérovaginale – uretère et vagin; fistule rectovaginale – rectum et vagin.

témoigne d'une fistule urétérovaginale. On a souvent recours à la cystoscopie ou à une pyélographie descendante pour déterminer l'emplacement exact du trajet fistuleux.

Traitement médical

Le traitement vise à éliminer la fistule et à supprimer l'infection et, s'il y a lieu, l'excoriation. La fistule peut guérir spontanément, mais souvent il faut avoir recours à la chirurgie. Si le médecin établit que la fistule peut guérir sans intervention chirurgicale, le plan thérapeutique infirmier vise à soulager les malaises, à prévenir l'infection et à améliorer la perception de soi et les capacités d'autosoins de la personne. Bonne alimentation, bonne hygiène assurée par des douches vaginales et des lavements, repos et prise des antibiotiques prescrits, toutes ces mesures favorisent la guérison des tissus. Une fistule rectovaginale guérit plus rapidement si la personne suit un régime alimentaire pauvre en résidus et si l'on assure un bon drainage des tissus touchés. L'irrigation du périnée à l'eau tiède et des traitements à la lampe chauffante stimulent la guérison.

Parfois la fistule ne guérit pas spontanément et on ne peut recourir à la chirurgie. Dans ce cas, il faut établir de façon personnalisée les soins les plus efficaces. Une bonne hygiène, des bains de siège fréquents et des douches vaginales désodorisantes sont nécessaires, de même que l'emploi de serviettes hygiéniques et de sous-vêtements protecteurs. Pour prévenir l'excoriation, il faut accorder une attention particulière aux soins de la peau. Des crèmes douces ou une fine couche d'amidon de maïs peuvent procurer un certain soulagement. De plus, l'infirmière doit tenir compte des besoins sociaux et psychologiques de la personne.

Si la personne doit subir une intervention chirurgicale destinée à réparer la fistule, il faut au préalable traiter toute vaginite pour assurer le succès de l'opération. On emploie habituellement la voie vaginale pour les fistules vésicovaginales et urétérovaginales, et la voie abdominale pour les fistules plus grosses. Les fistules difficiles à réparer, ou de taille considérable, peuvent exiger une dérivation urétrale ou anale.

Les fistules étant souvent reliées à un traumatisme obstétrical ou chirurgical, ou encore consécutives à une radiothérapie, on doit examiner soigneusement la personne qui n'a pas eu d'accouchement par voie vaginale ou d'antécédents de chirurgie. Sinon, elles peuvent être associées à la maladie de Crohn ou au lymphogranulome vénérien.

Les fistules peuvent réapparaître même si l'intervention chirurgicale a été pratiquée dans d'excellentes conditions. Après l'opération, un suivi d'au moins deux ans s'impose pour prévenir les récidives.

PROLAPSUS PELVIEN: CYSTOCÈLE, RECTOCÈLE ET ENTÉROCÈLE

Le temps et la gravité peuvent mettre à l'épreuve les ligaments et les structures qui composent le bassin de la femme. Les accouchements peuvent entraîner des lacérations des muscles releveurs, ce qui engendre une faiblesse structurelle. Une carence en hormone peut aussi entraîner un prolapsus.

La **cystocèle** est une descente de la vessie vers l'orifice vaginal (figure 49-3 ■). Elle est parfois causée par une faiblesse tissulaire, mais elle est généralement consécutive à des traumatismes subis pendant un accouchement. Elle n'apparaît souvent que plusieurs années plus tard, au moment où le vieillissement entraîne une atrophie des organes génitaux et le relâchement des muscles pelviens ; toutefois, on note également ces affections chez les femmes plus jeunes, multipares et en préménopause.

La rectocèle et les lacérations du périnée sont la conséquence de lésions musculaires et tissulaires du plancher pelvien qui peuvent se produire lors d'un accouchement. La **rectocèle** est une saillie du rectum vers le haut, entraînant vers l'avant la paroi postérieure du vagin. Elle est due à des lacérations des muscles qui se trouvent sous le vagin. Ces lacérations peuvent être si profondes qu'elles coupent entièrement les fibres du sphincter anal (déchirure complète). Enfin, l'entérocèle est la saillie d'une portion du petit intestin dans le vagin. Le prolapsus utérin (s'il s'agit d'un prolapsus complet, on peut aussi l'appeler procidence) résulte d'un affaiblissement des structures de soutien de l'utérus ; le col s'affaisse et peut sortir du vagin.

Manifestations cliniques

La cystocèle se manifeste par une saillie vers le bas de la paroi vaginale antérieure, qui se traduit par une sensation de pesanteur dans le bassin, de la fatigue et des problèmes urinaires, par exemple de l'incontinence ou des mictions impérieuses et fréquentes. La personne souffre de lombalgies et de douleurs pelviennes. La rectocèle se manifeste de la même façon que la cystocèle, sauf que les symptômes urinaires sont remplacés par une pression rectale. Une déchirure complète entraîne de la constipation, des gaz impossibles à réprimer et de l'incontinence fécale. Le prolapsus se manifeste par une sensation de pression, des ulcérations et des saignements. Ces affections sont parfois accompagnées de dyspareunie.

Traitement médical

On prescrit des exercices de Kegel (contraction des muscles vaginaux) qui renforcent les muscles affaiblis. Ces exercices sont plus efficaces au premier stade de la cystocèle ; ils sont faciles à faire et on les conseille à toutes les femmes, y compris à celles dont les muscles du plancher pelvien sont vigoureux (encadré 49-4 ■).

Pour éviter l'intervention chirurgicale, on peut avoir recours au pessaire. Il s'agit d'un instrument que l'on insère dans le vagin afin de favoriser l'alignement de la vessie, de l'utérus ou de l'intestin dans les cas de cystocèle, de rectocèle ou de prolapsus. Le pessaire a habituellement la forme d'un anneau ou d'un beigne et peut être fait de différents matériaux, entre autres de caoutchouc ou de plastique (figure 49-4 ■). Les femmes qui ont des allergies au latex doivent éviter les pessaires en caoutchouc. C'est le gynécologue qui détermine le type et la taille du pessaire et qui en fait l'insertion. Celui-ci doit être retiré, vérifié et nettoyé à intervalles réguliers par une infirmière ou un médecin. En même temps, on examine les tissus pour déceler les régions sensibles ou les signes d'irritation. Le pessaire ne provoque habituellement aucun écoulement, malaise ou douleur. Dans les cas d'irritation chronique, on a recours à des méthodes de rechange.

Traitement chirurgical

Dans de nombreux cas, la chirurgie aide à corriger les anomalies structurelles. La **colporraphie** antérieure vise à réparer la paroi antérieure du vagin, la colporraphie postérieure vise à corriger le rectocèle, et la **périnéorraphie** répare les lacérations du périnée. Ces interventions sont souvent effectuées à l'aide d'un laparoscope, ce qui exige un bref séjour à l'hôpital et procure de bons résultats. On insère le **laparoscope** par une petite incision abdominale, on examine le bassin, puis on effectue les réparations chirurgicales.

DÉPLACEMENTS DE L'UTÉRUS

En général, l'utérus et le col sont placés à angle droit par rapport à l'axe longitudinal du vagin, le corps de l'utérus étant légèrement incliné vers l'avant. Habituellement, on peut déplacer l'utérus lors d'un examen. La position de l'utérus, qui peut être antérieure, centrale ou postérieure, varie selon les femmes. Il n'est pas rare que l'utérus soit en position inversée ; on parlera dans ce cas de rétroversion ou de rétroflexion (figure 49-5 ■).

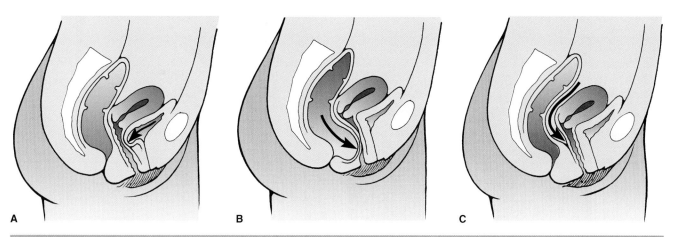

A   B   C

FIGURE **49-3** ■ Illustration des trois principaux types de relâchement du plancher pelvien : **(A)** cystocèle ; **(B)** rectocèle ; et **(C)** entérocèle. Les *flèches* indiquent les points de saillie.

ENSEIGNEMENT

Exercices de Kegel

But: renforcer et tonifier le faisceau pubococcygien qui soutient les organes du bassin; atténuer ou prévenir l'incontinence urinaire à l'effort et le prolapsus utérin; améliorer les sensations durant les rapports sexuels; et accélérer la guérison après l'accouchement.

1. Prendre conscience du fonctionnement du muscle pelvien en «rétractant» les muscles périvaginaux et le sphincter anal, comme si on voulait réguler la miction ou la défécation, mais sans contracter les muscles de l'abdomen, des fesses ou de l'intérieur des cuisses.

2. Maintenir la contraction des muscles pendant 10 secondes et faire suivre d'un relâchement d'au moins 10 secondes.

3. Effectuer ces exercices de 30 à 80 fois par jour.

L'entraînement et les exercices doivent être adaptés à chacune des femmes.

À la suite du relâchement des muscles qui le soutiennent (causé le plus souvent par l'accouchement), l'utérus peut s'engager dans le canal vaginal (prolapsus) et même apparaître à l'extérieur de l'orifice vaginal (procidence), comme l'illustre la figure 49-6 ■. Dans sa descente, l'utérus peut entraîner avec lui les parois vaginales, la vessie et le rectum. Ce dérèglement engendre une certaine pression et des troubles urinaires (incontinence ou rétention) causés par le déplacement de la vessie. L'incontinence peut être aggravée par la toux, l'effort ou la station debout prolongée, ou même par le simple fait de monter un escalier.

Traitement médical

Les pessaires et les interventions chirurgicales sont les deux traitements de choix. Si on a recours à la chirurgie, on fixe l'utérus à sa place au moyen de sutures (hystéropexie), puis on renforce et resserre les ligaments qui le retiennent. Chez la femme ménopausée, on peut procéder à l'ablation de l'utérus (**hystérectomie**). Chez les femmes âgées ou qui ne peuvent supporter une opération, on peut avoir recours à un pessaire.

Soins et traitements infirmiers

Appliquer les mesures de prévention

Bon nombre des problèmes associés au relâchement des muscles du bassin (cystocèle, rectocèle, prolapsus utérin) auraient pu être évités. En consultant un médecin dès la première étape d'une grossesse, la femme s'assure que les difficultés seront dépistées à temps. Au cours du postpartum, elle peut apprendre les exercices de renforcement des muscles qui soutiennent l'utérus (exercices de Kegel).

La femme qui tarde à obtenir un examen et des soins risque de connaître des complications: infection, ulcération du col utérin, cystite et hémorroïdes. L'infirmière doit donc recommander à la femme qui souffre de telles difficultés de consulter un médecin dans les plus brefs délais.

Prodiguer les soins infirmiers préopératoires

Avant l'opération, la personne doit connaître l'ampleur de l'intervention et ses effets sur sa vie sexuelle future, de même que la durée prévue de la convalescence. Si l'opération vise à réparer une rectocèle, il faut informer la personne qu'on évacue parfois le contenu de l'intestin par l'administration d'un cathartique ou d'un lavement. On peut lui demander de le faire chez elle, la veille de l'opération. Enfin, certains

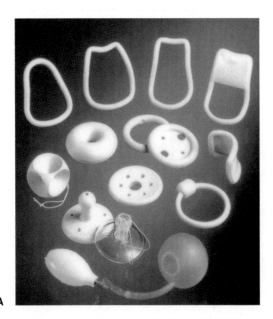

A

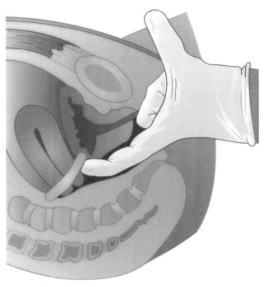

B

FIGURE **49-4** ■ Exemples de pessaires. **(A)** Pessaires de formes et de tailles variées. **(B)** Insertion d'un pessaire.

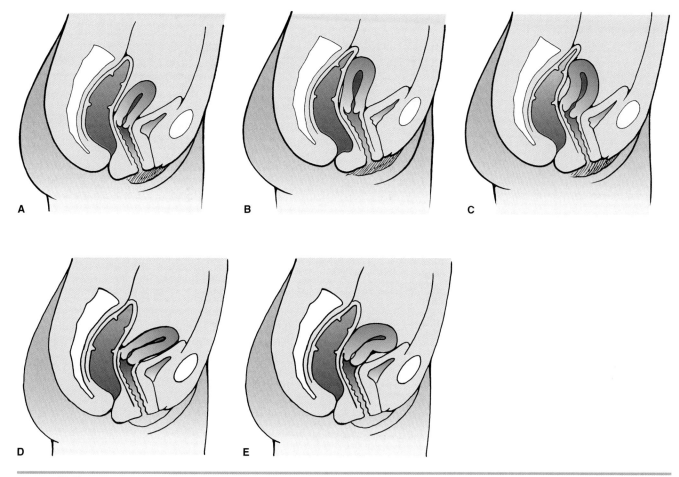

FIGURE 49-5 ■ Positions de l'utérus. **(A)** Position la plus courante de l'utérus lors de la palpation. **(B)** La *rétroversion* est la déviation de tout l'utérus vers l'arrière. **(C)** La *rétroflexion* est l'inclinaison du fond utérin vers l'arrière. **(D)** L'*antéversion* est la déviation de tout l'utérus vers l'avant. **(E)** L'*antéflexion* est l'inclinaison du fond utérin vers l'avant.

chirurgiens exigent le rasage du périnée. Dans la salle d'opération, on place la personne en position de lithotomie et on veille à déplacer simultanément ses deux jambes lorsqu'on les installe dans les étriers, et qu'on les en retire, pour éviter les efforts musculaires et les pressions sur les jambes et les cuisses. On trouvera au chapitre 20 ⊂⊃ d'autres détails sur les soins préopératoires.

Prodiguer les soins infirmiers postopératoires

En période postopératoire, les soins visent à prévenir l'infection ainsi que la pression sur les sutures. À cette fin, il faut prévoir des soins périnéaux et parfois éviter d'utiliser des pansements. Quelques heures après la réparation d'une cystocèle ou d'une déchirure complète, on encourage la personne à uriner. Si elle n'y parvient pas ou si elle éprouve de la douleur dans la région de la vessie six heures après l'opération, on installe une sonde vésicale à demeure. Certains médecins préfèrent laisser la sonde en place pendant deux à quatre jours ; la personne peut donc rentrer chez elle avec un cathéter. Plusieurs autres méthodes de soin de la vessie sont décrites au chapitre 46 ⊂⊃. Après chaque miction ou défécation, le périnée est irrigué au moyen d'une solution salée, stérile et tiède, et asséché avec un coton hydrophile stérile, s'il y a une incision au niveau du périnée.

Le soin des sutures peut se faire de différentes façons. Dans certains cas, on attend que la cicatrisation soit amorcée, soit entre cinq et dix jours, après quoi la personne se donne une

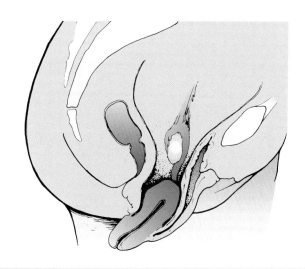

FIGURE 49-6 ■ Procidence totale de l'utérus à travers l'orifice vaginal.

douche vaginale quotidienne au moyen d'une solution salée et stérile, pendant toute sa convalescence. Dans d'autres cas, on a recours au traitement humide, soit à deux petites douches vaginales par jour, à partir du lendemain de l'opération et tout au long de la convalescence. On peut utiliser une lampe chauffante ou un séchoir à cheveux pour assécher le périnée et favoriser la guérison. Il existe aussi dans le commerce des associations d'un antiseptique et d'un anesthésique en aérosol qui procurent un soulagement. L'application locale d'un sac en plastique rempli de glace concassée peut accroître le bien-être; il faut cependant éviter de faire reposer le sac sur la personne.

Les soins postopératoires courants sont très semblables aux soins exigés pour une opération abdominale. La personne est installée dans le lit, la tête et les genoux légèrement surélevés. Elle rentre habituellement chez elle le jour même de l'opération ou le lendemain. La durée du séjour à l'hôpital dépend de la méthode chirurgicale utilisée.

La réparation d'une lacération complète du périnée, qui se fait par le sphincter rectal, exige une attention et des soins postopératoires particuliers. Pour éviter toute pression sur les sutures, on assure l'évacuation de la vessie au moyen d'une sonde vésicale. Les personnes qui ont subi une réparation chirurgicale dans la région de l'utérus doivent prendre tous les soirs un laxatif émollient, à partir du moment où un régime de consistance molle est autorisé et jusqu'à la fin de la convalescence.

Favoriser les soins à domicile et dans la communauté

Enseigner les autosoins Avant de quitter l'établissement de soins, la personne reçoit des directives touchant les douches vaginales, l'emploi de laxatifs doux et les exercices recommandés. On lui conseille aussi d'éviter de soulever des objets lourds ou de rester debout trop longtemps. Il faut lui rappeler qu'elle doit se présenter à un rendez-vous de suivi chez son gynécologue et qu'elle devra demander à celui-ci à quel moment elle pourra reprendre sans danger les relations sexuelles.

On recommande à la personne de signaler les symptômes suivants : douleur dans le bassin, écoulement anormal, incapacité d'assurer l'hygiène personnelle ou hémorragie vaginale. On lui conseille de faire régulièrement les exercices de Kegel pour renforcer et tonifier les muscles périnéaux.

Affections bénignes

La **vulvite**, ou inflammation de la vulve, peut accompagner d'autres affections, comme le diabète, un problème dermatologique ou un manque d'hygiène, ou elle peut être consécutive à une irritation provenant d'un écoulement vaginal dû à une vaginite spécifique.

La **vulvodynie** est un syndrome de douleur vulvaire chronique. Les symptômes sont une sensation de brûlure, une douleur cuisante, de l'irritation ou de l'excoriation. Elle peut être primaire (se manifester au moment de l'introduction du premier tampon ou des premiers rapports sexuels) ou secondaire (se manifester des mois ou des années après l'insertion du premier tampon ou après les premiers rapports sexuels). On la classe comme affection organique si on en connaît la cause (infection, traumatisme ou irritant) ou comme affection idiopathique si on en ignore la cause. Cette affection ressemble à une névralgie périphérique et elle peut réagir aux antidépresseurs tricycliques ou à l'application d'une crème à base d'œstrogènes.

La vulvite cyclique est une forme de vulvodynie; elle se caractérise par des épisodes de douleurs vulvaires. En général, la personne atteinte se plaint de démangeaisons et d'une sensation de brûlure qui s'aggravent souvent avec les menstruations et après les rapports sexuels. Il peut se produire un érythème et une tuméfaction. Elle est souvent reliée à une infection à *Candida*; les résultats des cultures fongiques sont souvent positifs.

La **vestibulite** vulvaire est un syndrome chronique et persistant de douleur aiguë qui se produit au toucher de la région du vestibule ou de l'orifice du vagin; elle s'accompagne d'un érythème vestibulaire. Les plans thérapeutiques varient. Le traitement de la vestibulite vulvaire est actuellement à l'étude, mais on utilise des mesures topiques (œstrogènes, anesthésiques locaux), les interventions chirurgicales, les antidépresseurs tricycliques, l'interféron de même que la rétroaction biologique.

KYSTES VULVAIRES

Les kystes vulvaires, ou **kystes de la glande de Bartholin**, sont dus à une obstruction du conduit de la glande, provoquant une dilatation. Ils se situent dans le tiers postérieur de la vulve, près du vestibule. Il s'agit de la forme de tumeur vulvaire la plus répandue. Les kystes simples peuvent être asymptomatiques, mais les kystes infectés ou les abcès peuvent causer de la douleur. Attribuable à un gonocoque, *Escherichia coli* ou *S. aureus*, l'infection peut créer un abcès et parfois une adénopathie inguinale. Les kystes du conduit de Skene peuvent provoquer de la pression, de la dyspareunie, une déviation du jet d'urine et de la douleur, particulièrement s'il y a une infection. On note parfois des kystes vestibulaires situés sous l'hymen.

Traitement médical

Généralement, on traite les kystes de la glande de Bartholin par incision et drainage suivis d'une antibiothérapie. Un kyste asymptomatique ne requiert pas de traitement. La chaleur humide ou les bains de siège peuvent provoquer le drainage et la résolution de l'abcès. Si on doit avoir recours à la chirurgie, on utilise généralement un cathéter Word pour les glandes de Bartholin. Ce cathéter (une courte tige en latex munie d'un ballonnet gonflable à son extrémité) crée un conduit qui protège la glande et permet le drainage. On administre un agent non opioïde avant de procéder à cette intervention effectuée en consultation externe. On injecte un agent anesthésique local, on pratique une incision ou une ouverture dans le kyste, puis on l'irrigue à l'aide d'une solution saline normale; on y insère ensuite le cathéter et on le remplit de 2 à 3 mL d'eau. On fixe ensuite la tige du cathéter dans le vagin pour permettre la liberté de mouvement. On laisse le cathéter en place pendant quatre à six semaines jusqu'à ce que le conduit se recouvre d'un épithélium. Il faut expliquer à la personne qu'elle aura des écoulements à cause du drainage. Elle doit appeler son médecin si elle sent une douleur à cause de la trop grande taille du ballonnet ou parce qu'il faut extraire du liquide. La personne doit effectuer ses soins d'hygiène courants.

On peut exciser ou drainer les kystes du conduit de Stene à l'aide d'un cathéter Word. Les kystes vestibulaires symptomatiques doivent être excisés.

LEUCOPLASIE VULVAIRE

La **leucoplasie vulvaire** est une affection que l'on détecte chez les femmes âgées. Elle se manifeste par une sécheresse et un épaississement de la peau de la vulve ou par des papules blanchâtres, des fissures ou des macules légèrement saillantes. Les symptômes sont des démangeaisons qui varient en intensité, mais certaines personnes ne connaissent aucun symptôme. La leucoplasie vulvaire est associée au cancer de la vulve dans de rares cas (il est question du cancer de la vulve dans une section ultérieure du présent chapitre). L'intervention traditionnelle est une biopsie et un suivi minutieux. Les leucoplasies bénignes sont le lichen plan, le lichen simplex chronique, le lichen scléreux, l'hyperplasie squameuse, la vestibulite vulvaire et d'autres dermatoses (encadré 49-5 ■).

Traitement médical

Le traitement habituel du lichen plan est la corticothérapie topique. La gelée de pétrole peut soulager les démangeaisons. On les utilise de moins en moins, au fur et à mesure que les symptômes s'atténuent. Les corticostéroïdes topiques sont efficaces pour traiter l'hyperplasie squameuse; ce résultat est souvent obtenu en deux ou trois semaines. Il n'y a généralement pas de récidive après le traitement.

Si la biopsie révèle des cellules malignes, on a recours à l'excision locale, au traitement au laser, à la chimiothérapie locale ou au traitement immunologique. On évite la vulvectomie, dans la mesure du possible, pour épargner le stress d'une altération de l'image corporelle et d'un dysfonctionnement sexuel possible.

Soins et traitement infirmiers

Les principales responsabilités de l'infirmière dans les cas de leucoplasies vulvaires sont orientées sur l'enseignement. Les sujets importants que l'infirmière doit aborder sont l'hygiène et l'autosurveillance des signes et des symptômes révélant des complications.

Favoriser les soins à domicile et dans la communauté

Enseigner les autosoins L'infirmière doit expliquer à la personne atteinte d'une leucoplasie vulvaire bénigne les règles d'une bonne hygiène personnelle et lui rappeler de garder sa vulve sèche. Si par contre la sécheresse est trop marquée, on conseille d'appliquer de la lanoline ou de l'huile végétale hydrogénée. Les bains de siège améliorent le bien-être, mais on ne doit pas en faire un usage excessif, car cela risque d'engendrer de la sécheresse ou de l'accroître.

L'infirmière peut aider à prévenir les complications et la progression des lésions de la vulve en incitant toutes les femmes à effectuer régulièrement un autoexamen génital et à consulter un médecin en présence de démangeaisons, de lésions ou de symptômes inhabituels au niveau de la vulve.

KYSTES OVARIENS

Les kystes ovariens sont fréquents. Ils peuvent découler de l'augmentation du volume d'un élément normal de l'ovaire (follicule de De Graaf ou corps jaune) ou de la croissance anormale de l'épithélium ovarien.

Les **kystes dermoïdes** sont des tumeurs qui proviendraient de parties de l'œuf qui disparaissent normalement au cours de la maturation. L'origine de ces kystes est mal connue, mais on sait qu'ils se composent de cellules embryonnaires non différenciées. Ils croissent lentement et renferment un liquide épais, jaune et sébacé provenant du revêtement épithélial. Ces kystes renferment, à l'état rudimentaire, des cheveux, des

ENCADRÉ 49-5

Types d'affections vulvaires bénignes

LICHEN PLAN ET LICHEN SIMPLEX CHRONIQUE
- Ces affections vulvaires et vaginales chroniques sont diagnostiquées par une biopsie.
- Elles peuvent se manifester par une légère inflammation ou une érosion grave.
- Elles se caractérisent par des rougeurs, des lésions, de la douleur et une dyspareunie.

LICHEN SCLÉREUX
- C'est une affection épithéliale bénigne, plus courante chez les femmes prépubères ou ménopausées que chez les autres femmes.
- Elle peut avoir une tendance héréditaire.
- On observe un amincissement de l'épithélium, un œdème et une fibrose; la vulve est d'aspect blanchâtre et très mince.
- Possibilité d'hémorragie et de prurit; les relations sexuelles peuvent être douloureuses.
- La biopsie confirme le diagnostic.

HYPERPLASIE SQUAMEUSE
- Il s'agit d'une affection épithéliale bénigne pouvant ressembler au lichen scléreux, mais sans inflammation.
- Elle cause des démangeaisons et l'excoriation de la peau.
- La biopsie permet de la distinguer de la néoplasie intrahépithéliale ou du carcinome *in situ*.

VESTIBULITE VULVAIRE
- C'est un processus inflammatoire associé à la vulvodynie et possiblement à la cystite interstitielle.
- L'affection cause de la douleur pendant et après les rapports sexuels; cette douleur peut empêcher de s'y livrer.
- La manifestation des symptômes peut être reliée à une infection vaginale, à un traitement au laser, à des antécédents de violence sexuelle ou à des lavages excessifs avec un savon irritant.
- L'examen révèle de la rougeur, de l'inflammation et de la douleur.

dents, des os et de nombreux autres tissus. Les kystes dermoïdes ne sont qu'un type de lésion possible parmi tant d'autres. On détermine le traitement en fonction du type de lésion.

La personne présentant des kystes peut ressentir une douleur abdominale, aiguë ou chronique, ou être asymptomatique. Les kystes peuvent se rompre et simuler une urgence abdominale, comme une appendicite ou une grossesse ectopique. Les kystes de taille importante peuvent causer un gonflement de l'abdomen et exercer une pression sur les organes adjacents.

Le syndrome de Stein-Leventhal, une affection endocrinienne complexe se manifestant par un dysfonctionnement du réseau ou de l'axe hypothalamo-hypophysaire et ovarien et une absence d'ovulation, se produit chez les femmes en âge de procréer. On associe les symptômes à un excès d'androgène. La personne présente un cycle menstruel irrégulier entraînant l'absence d'ovulation régulière, de l'obésité et de l'hirsutisme. Les kystes se forment dans les ovaires parce que le milieu hormonal ne peut provoquer d'ovulations régulières. Le kyste peut se former à l'apparition des premières règles ou plus tard. Quand la femme désire avoir un enfant, elle doit prendre des médicaments pour stimuler l'ovulation. Les femmes atteintes du syndrome de Stein-Leventhal peuvent présenter une résistance à l'insuline et avoir un risque plus élevé d'affections cardiaques.

Traitement médical

Le traitement des gros kystes ovariens est habituellement la chirurgie. Cependant, s'ils sont petits et semblent d'origine physiologique ou sont remplis de liquide, et si la personne est jeune et en bonne santé, on prescrit souvent des contraceptifs oraux dans l'espoir de les faire disparaître en supprimant l'activité ovarienne. On prescrit également des contraceptifs oraux pour traiter le syndrome de Stein-Leventhal. Environ 98 % des tumeurs qui se manifestent chez les femmes de moins de 30 ans sont bénignes. Après 50 ans, elles ne sont bénignes que dans la moitié des cas. Après l'ablation chirurgicale d'un kyste ovarien, les soins infirmiers postopératoires sont les mêmes que pour une opération abdominale. Toutefois, à la suite de l'excision d'un gros kyste, il faut prêter une attention particulière au ballonnement de l'abdomen dû à la baisse marquée de la pression intra-abdominale. On peut prévenir cette complication, dans une certaine mesure, par un bandage abdominal bien ajusté.

TUMEURS BÉNIGNES DE L'UTÉRUS : LÉIOMYOMES

Les **léiomyomes**, ou myomes, de l'utérus se manifestent chez environ 25 % des femmes de plus de 30 ans. Certaines de ces femmes ont une prédisposition génétique. Ils sont souvent la cause de l'hystérectomie, car ils entraînent souvent une ménorragie difficile à juguler. Ils proviennent du tissu musculaire de l'utérus et on peut les trouver dans la muqueuse (intracavitaires), la paroi musculaire (intramuraux) et la surface externe (séreux) de l'utérus. Ils croissent lentement entre l'âge de 25 et 40 ans et peuvent atteindre un volume considérable. Parfois asymptomatiques, ils se manifestent le plus souvent par des règles abondantes. Leurs autres symptômes proviennent de la pression qu'ils exercent sur les organes adjacents : douleur, lombalgie, constipation et troubles urinaires. Les léiomyomes peuvent provoquer une ménorragie (règles abondantes) et une métrorragie (saignements irréguliers), car ils peuvent déformer la paroi utérine (figure 49-7 ■).

Traitement médical

Le traitement des léiomyomes dépend, dans une large mesure, de leur taille et de leur emplacement. La personne dont les symptômes sont mineurs est suivie de près ; si elle a l'intention d'avoir des enfants, on tente de conserver l'utérus. En général, les gros léiomyomes qui provoquent une pression doivent être retirés (**myomectomie**). Si les symptômes sont gênants et que la femme ne souhaite plus avoir d'enfants, on peut procéder à l'ablation de l'utérus (hystérectomie) ; plus loin dans le présent chapitre, on décrit les soins infirmiers prodigués dans le cas d'une hystérectomie.

Il existe de nombreuses autres solutions de rechange à l'hystérectomie pour traiter les hémorragies causées par les léiomyomes. Citons notamment les suivantes :

■ La résection des myomes par hystéroscopie : utilisation du laser grâce à un hystéroscope inséré dans le col ; cette technique n'exige ni incision ni séjour à l'hôpital.

■ La myomectomie laparoscopique : excision d'un léiomyome à l'aide d'un laparoscope inséré dans une petite incision abdominale.

■ La myolyse laparoscopique : utilisation du laser ou d'aiguilles électriques pour cautériser et réduire le léiomyome.

■ La cryomyolyse laparoscopique : utilisation d'un courant électrique pour coaguler le léiomyome.

■ L'embolisation de l'artère utérine : injection de particules d'alcool polyvinylique dans les vaisseaux sanguins qui alimentent le léiomyome, ce qui entraîne son rétrécissement ;

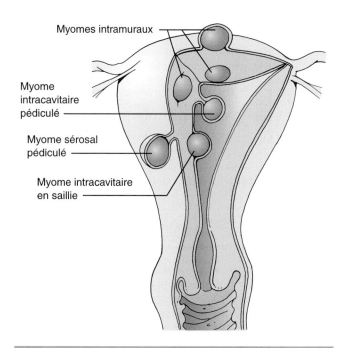

Myomes intramuraux

Myome intracavitaire pédiculé

Myome sérosal pédiculé

Myome intracavitaire en saillie

FIGURE **49-7** ■ Les myomes (léiomyomes) qui empiètent sur la cavité utérine sont appelés myomes intracavitaires.

cette technique peut entraîner de graves complications, par exemple de la douleur, de l'infection et des hémorragies.

Les léiomyomes rétrécissent et disparaissent à la ménopause lorsqu'ils ne sont plus stimulés par les œstrogènes. On a utilisé des médicaments provoquant une ménopause médicale (leuprolide [Lupron], par exemple, ou d'autres analogues de la LHRH) pour favoriser le rétrécissement des tumeurs. On administre mensuellement des injections de ces médicaments, ce qui peut causer des bouffées de chaleur et de la sécheresse vaginale. Ce traitement est généralement de courte durée (avant l'opération, par exemple); il vise à réduire la taille des léiomyomes afin de faciliter l'intervention chirurgicale et d'atténuer l'anémie qui peut être entraînée par l'important flux menstruel.

ENDOMÉTRIOSE

L'**endométriose** est une lésion bénigne composée de cellules semblables à celles qui tapissent l'utérus; ces cellules croissent, de façon aberrante, dans la cavité pelvienne à l'extérieur de l'utérus. Une endométriose étendue engendre parfois peu de symptômes, tandis qu'une lésion isolée peut en provoquer beaucoup. Au Canada, de 2,5 à 3,3 % des femmes en âge de procréer souffrent d'endométriose (Hamann, 1997). Cette affection est une cause importante de douleur pelvienne chronique et de stérilité. On estime que de 20 à 68 % des femmes stériles sont atteintes d'endométriose (Hamann, 1997). Par ordre de fréquence, l'endométriose touche les ovaires, les ligaments utérosacrés, le cul-de-sac, le septum rectovaginal, le péritoine urétérovésical, le col utérin, la surface externe de l'utérus, l'ombilic, les cicatrices de laparotomie, les sacs herniaires et l'appendice.

Depuis quelques années, on diagnostique de plus en plus souvent l'endométriose grâce à la laparoscopie. Avant l'emploi du laparoscope, ce diagnostic exigeait une opération chirurgicale majeure. L'incidence de l'endométriose est élevée chez les femmes qui ont des enfants à un âge plus avancé, ou qui ont un petit nombre d'enfants. Elle est rare dans les pays où les femmes ont des enfants très tôt. Il semble qu'il existe une prédisposition à l'endométriose, car elle est plus fréquente chez les femmes dont des proches parentes en sont atteintes. Les autres facteurs qui augmentent les risques d'endométriose sont un cycle menstruel court (moins de 27 jours), un écoulement durant plus de sept jours, une obstruction du flux et l'apparition des premières règles à un très jeune âge. L'endométriose touche le plus souvent les jeunes femmes nullipares de 25 à 35 ans. On la retrouve aussi chez les adolescentes, particulièrement chez celles qui souffrent d'une dysménorrhée qui ne répond pas aux AINS ou aux contraceptifs oraux.

Physiopathologie

Le tissu endométrial intra-utérin réagit à la stimulation des hormones ovariennes; à vrai dire, il dépend de cette stimulation. Lors des menstruations, il saigne dans des régions où le sang ne trouve pas d'issue, ce qui provoque des douleurs et des adhérences. Les lésions endométriales caractéristiques sont petites et plissées; leur couleur brune ou bleu-noir témoigne d'une rétention de sang. Elles peuvent aussi avoir une apparence inhabituelle: rouges, blanches, pétéchiales et implants brun-rouge.

Le sang qui s'écoule d'un kyste ovarien formé de tissu endométrial ne trouve pas d'issue; on appelle cette formation un pseudo-kyste. Il peut ensuite se constituer des adhérences, des kystes et des tissus cicatriciels qui provoquent de la douleur et possiblement la stérilité.

L'hypothèse la plus en vogue sur l'origine des lésions endométriales est celle de l'essaimage. D'après cette hypothèse, un reflux de l'écoulement menstruel (menstruation rétrograde) provoquerait l'essaimage des tissus endométriaux par voie tubaire vers les sites ectopiques. Une transplantation pourrait également se produire lors d'une opération chirurgicale; le tissu endométrial serait alors transmis par inadvertance par un instrument. On a découvert que la menstruation rétrograde se produit aussi chez des femmes qui ne souffrent pas d'endométriose. On ignore toutefois pourquoi ce phénomène se manifeste chez certaines femmes et pas chez d'autres. Le tissu endométrial pourrait aussi se disséminer par les vaisseaux lymphatiques ou par les veines.

Manifestations cliniques

Les symptômes de l'endométriose varient, mais ils se manifestent généralement par une dysménorrhée, une dyspareunie et des douleurs dans la région pelvienne. La personne peut aussi présenter une dyschésie (douleur accompagnant la défécation) et une irradiation de la douleur dans le dos et les jambes. La dépression, l'absentéisme au travail et les difficultés relationnelles sont courants. La femme peut devenir stérile à cause d'une fibrose, d'adhérences ou d'une variété de substances (prostaglandines, cytokines, autres facteurs) produits par les tissus (Olive et Pritts, 2001).

Examen clinique et examens paracliniques

Pour connaître les symptômes de façon précise, il faut dresser un bilan de santé comprenant les détails du cycle menstruel. En outre, l'examen pelvien bimanuel révèle parfois la présence de nodules fixes et sensibles ainsi qu'un utérus peu mobile, ce qui traduit la présence d'adhérences. Le diagnostic est confirmé par une laparoscopie. Au stade 1 de l'affection, la personne présente des lésions superficielles ou minimales; au stade 2, les lésions sont légères; au stade 3, les lésions sont modérées; et au stade 4 les lésions sont étendues et les adhérences sont nombreuses, s'accompagnant d'une oblitération du cul-de-sac.

Traitement médical

Le traitement dépend de la nature des symptômes et de l'étendue de l'affection. Le fait que la personne désire ou non avoir des enfants entre aussi en jeu. Si la femme est asymptomatique, on pourra se contenter d'un examen semestriel. Selon la gravité des cas, on aura recours aux AINS, aux contraceptifs oraux, aux antagonistes de la LHRH ou à la chirurgie. La grossesse peut aussi soulager les symptômes à cause de l'aménorrhée provoquée par la gestation.

Pharmacothérapie

Les mesures palliatives sont notamment les analgésiques et les AINS, qui atténuent la douleur. L'hormonothérapie est efficace pour éliminer l'endométriose et soulager les douleurs menstruelles (dysménorrhée). On utilise aussi les contraceptifs oraux pour les cas légers. Ils peuvent cependant provoquer des effets secondaires : rétention hydrique, nausées, gain pondéral. On peut y remédier en changeant de marque ou de formulation.

Outre les contraceptifs oraux, il existe d'autres formes d'hormonothérapie. La médroxyprogestérone orale (Provera) ou en injection (Depo-Provera) permet d'atténuer les symptômes chez 80 à 90 % des femmes. Elle est souvent utilisée lorsque les AINS ou les contraceptifs oraux ne sont pas efficaces. Ces effets indésirables peuvent comprendre des irrégularités menstruelles, des nausées, des céphalées, une sensibilité des seins, de la rétention liquidienne, des changements d'humeur et un gain de poids.

Le danazol (Cyclomen), un androgène synthétique, agit en bloquant la production de gonadotropine par l'hypophyse, ce qui provoque une aménorrhée par atrophie de l'endomètre. Ce médicament est toutefois coûteux et il peut entraîner des effets secondaires comme la fatigue, la dépression, un gain pondéral, une peau grasse, une diminution de la taille des seins, une légère acné, des bouffées de chaleur et une atrophie du vagin.

Les agonistes de la gonadolibérine (LHRH), soit la nafaréline (Synarel), le leuprolide (Lupron) et la gosérélide (Zoladex), provoquent également une aménorrhée en inhibant la production des œstrogènes, ce qui permet de diminuer l'endométriose. La nafaréline s'administre par vaporisations nasales quotidiennes, alors que le leuprolide et la gosérélide s'administrent par injections mensuelles. Les effets secondaires sont liés à la baisse du taux des œstrogènes (bouffées de chaleur, sécheresse du vagin, par exemple). On prévient souvent la perte de densité osseuse en donnant en même temps des œstrogènes. La plupart des femmes poursuivent le traitement malgré les effets secondaires qu'il engendre. Les symptômes s'atténuent chez 80 à 90 % des femmes qui souffrent d'une endométriose légère ou modérée.

Des techniques de reproduction assistée s'avèrent efficaces chez les femmes devenues stériles à cause de l'endométriose (Olive et Pritts, 2001). Cependant, l'hormonothérapie est déconseillée chez les femmes qui ont des antécédents de saignements vaginaux anormaux ou d'affection hépatique, cardiaque ou rénale. On doit surveiller de près la densité osseuse en raison des risques de perte osseuse ; l'hormonothérapie est généralement de courte durée.

Traitement chirurgical

Quand les traitements médicaux sont inefficaces, il est parfois nécessaire de recourir à la chirurgie pour soulager la douleur et améliorer les chances de grossesse. On peut combiner l'intervention chirurgicale avec un régime médicamenteux. Le type d'opération est déterminé en fonction des besoins de la personne. Lorsqu'on pratique une laparoscopie, il est parfois possible de détruire par fulguration (couper avec un courant à haute fréquence) le tissu endométrial et de lyser ou de couper les adhérences. On peut aussi avoir recours au laser lors de la laparoscopie pour vaporiser le tissu endométrial ou le détruire par coagulation. Selon les circonstances, on pourra effectuer d'autres types d'intervention, dont l'endocoagulation et l'électrocoagulation, la laparotomie, l'hystérectomie abdominale, l'**ovariectomie**, la **salpingo-ovariectomie** bilatérale et l'appendicectomie. Pour les femmes de plus de 35 ans, ou pour celles qui ne veulent pas avoir d'enfants, l'hystérectomie est une possibilité. L'endométriose récidive dans de nombreux cas.

Soins et traitements infirmiers

En effectuant le bilan de santé et l'examen physique, on cherche à préciser les symptômes (douleur, par exemple), on établit le moment de leur apparition et leur périodicité et on s'informe des effets secondaires des médicaments prescrits. On doit aussi demander à la personne si elle désire avoir des enfants. Ces données permettent d'établir un plan thérapeutique infirmier. Souvent, on peut rassurer la personne en lui expliquant les divers examens paracliniques. Les objectifs de soins sont notamment les suivants : soulagement de la douleur, soulagement de la dysménorrhée et de la dyspareunie et correction de la stérilité.

Au cours du traitement, la femme atteinte d'endométriose et son partenaire peuvent se rendre compte que les chances de grossesse sont minimes. L'infirmière doit reconnaître les effets de cette constatation sur le couple, faire preuve de compréhension à son égard et en parler. Au moment opportun, elle peut aborder avec la femme et son partenaire des solutions de rechange comme la fécondation *in vitro* (FIV) et l'adoption.

Dans son enseignement, l'infirmière dissipera les mythes et recommandera aux femmes qui souffrent de dysménorrhée ou de saignements anormaux de consulter un médecin. Les CSSS ou les cliniques de santé des femmes sont une bonne source de renseignements et de soutien pour les femmes qui veulent en savoir plus long sur cette affection qui peut causer une profonde détresse émotionnelle.

ADÉNOMYOSE

L'adénomyose est l'envahissement de la paroi utérine par la muqueuse de l'endomètre. C'est chez les femmes de 40 à 50 ans qu'on observe le plus souvent ce dérèglement. Les symptômes en sont l'hyperménorrhée (règles abondantes et de longue durée), la dysménorrhée acquise, la polyménorrhée (règles trop fréquentes) et de légers saignements avant la menstruation. L'examen physique révèle un utérus ferme et sensible, et dont le volume a augmenté. Le traitement dépend de la gravité des hémorragies et de la douleur ; on privilégie actuellement l'hystérectomie, qui soulage mieux que les traitements médicaux.

Tumeurs malignes

On estime que les tumeurs malignes de l'appareil reproducteur féminin (à l'exclusion du cancer du sein) entraînent chaque année plus de 2 000 décès au Canada. Chaque année, on prévoit dépister plus de 1 000 nouveaux cas de cancer du col utérin (ces estimations ne comprennent pas les cancers *in situ*), qui entraîneront près de 400 décès. De même, on prévoit dépister chaque année 3 000 nouveaux cas de cancer de l'utérus, qui entraîneront plus de 500 décès. Le cancer de l'ovaire touchera 2 000 femmes et provoquera 1 200 décès.

Certains cancers sont difficiles à déceler ou à prévenir, mais ce n'est pas le cas du cancer du col utérin, qui peut être décelé à ses débuts grâce au test de Papanicolaou, relativement peu coûteux et sans douleur. Les examens pelviens doivent se faire dans une ambiance calme, qui permet à la femme de poser des questions et de clarifier certains points.

Cancer du col de l'utérus

Les cancers du col de l'utérus sont pour la plupart des carcinomes squameux (10 % sont des adénocarcinomes). Au cours des 20 dernières années, l'incidence du cancer du col utérin a diminué, passant de 14,2 cas à 7,8 cas par 100 000 femmes. On attribue cette baisse au dépistage des changements cellulaires par le test de Papanicolaou. Le cancer du col utérin est la deuxième cause de mortalité par cancer chez la femme en Occident (Fondation québécoise du cancer, 2002). Au Canada, 1 400 nouveaux cas ont été diagnostiqués en 2003 et 420 femmes sont mortes de cette affection (Direction de la santé publique de Montréal, 2004). Le cancer du col de l'utérus se manifeste le plus souvent entre 30 et 45 ans, mais peut apparaître dès l'âge de 18 ans. Les facteurs de risque sont la multiplicité des partenaires sexuels, un premier coït à un jeune âge, un court intervalle entre les premières règles et le premier coït, les rapports sexuels avec des hommes dont les partenaires ont souffert d'un cancer du col, une exposition au papillomavirus et le tabagisme (encadré 49-6 ■).

Manifestations cliniques

Il existe différents types de cancer du col utérin. La plupart proviennent de cellules squameuses, tandis que les autres sont des adénocarcinomes ou un mélange de carcinomes adéno-squameux. Les adénocarcinomes naissent dans les glandes productrices de muqueuse et sont souvent dus à une infection par le papillomavirus. La plupart des cancers du col, s'ils ne sont pas décelés et traités, se répandent dans les ganglions de la région pelvienne; les récurrences locales sont courantes. Un cancer du col au stade précoce est souvent asymptomatique. S'il y a des symptômes, ils passent souvent inaperçus, car ils se manifestent souvent par un léger écoulement vaginal aqueux après une relation sexuelle ou une douche vaginale. Si les symptômes se traduisent par un écoulement, des règles irrégulières ou des saignements après une relation sexuelle, le cancer peut avoir atteint un stade avancé. L'infirmière a un rôle déterminant dans la prévention d'une détection tardive du cancer du col.

Dans le cas d'un cancer au stade avancé, l'écoulement vaginal augmente progressivement, il devient aqueux, prend à la longue une couleur sombre et devient nauséabond à cause de la nécrose et de l'infection de la tumeur. Les règles sont irrégulières et on peut observer des saignements entre les règles (métrorragie) ou après la ménopause. Ces saignements sont parfois très faibles, tachant tout juste les sous-vêtements et se produisent généralement après un léger trauma (rapports sexuels, douche vaginale ou défécation). Avec l'évolution de l'affection, les saignements peuvent devenir constants et plus abondants. Les douleurs dans les jambes, la dysurie, les saignements rectaux et la tuméfaction des membres indiquent que le cancer a atteint un stade avancé.

Au fur et à mesure qu'il évolue, le cancer peut envahir des tissus qui se trouvent hors du col utérin, y compris les ganglions lymphatiques antérieurs au sacrum. Chez le tiers des femmes souffrant d'un cancer invasif du col utérin, on note une atteinte du fond utérin. Les nerfs de cette région provoquent alors dans le dos et les jambes une douleur atroce ne pouvant être soulagée que par des doses importantes d'opioïdes. Si elle n'est pas traitée, l'affection aboutit à une émaciation et à une anémie extrêmes, souvent accompagnées de fièvre causée par une infection secondaire, des abcès de la tumeur ulcérée et la formation de fistules. Puisque le taux de survie associé au cancer *in situ* est de 100 % et que ce taux diminue radicalement dans les cas de cancer du col au stade avancé, la détection précoce est essentielle.

Examen clinique et examens paracliniques

On pose le diagnostic en se basant sur les résultats anormaux du test de Papanicolaou et sur les résultats de la biopsie (voir ci-après) indiquant une dysplasie grave (néoplasie cervicale intraépithéliale de type III [NCI III], une lésion intraépithéliale épidermoïde bien différenciée [HGSIL ou HSIL] ou un carcinome *in situ*). Les infections par le papillomavirus sont généralement associées à ces affections. Les résultats de la biopsie peuvent indiquer un carcinome *in situ*. Sur le plan technique, on classe le carcinome *in situ* comme une dysplasie

ENCADRÉ 49-6

FACTEURS DE RISQUE

Cancer du col utérin

FACTEURS DE RISQUE

- Activités sexuelles
  - Multiplicité des partenaires
  - Âge précoce (moins de 20 ans) au moment des premiers rapports sexuels (expose le jeune col, particulièrement vulnérable, aux carcinogènes potentiels d'un partenaire)
- Grossesses précoces
- Exposition au papillomavirus
- Infection par le VIH
- Tabagisme
- Exposition *in utero* au diéthylstilbœstrol (DES)
- Niveau socioéconomique (peut être relié aux grossesses précoces)
- Dénutrition (les taux d'acide folique, de bêta-carotène et de vitamine C sont moins élevés chez la femme atteinte d'un cancer du col que chez les autres femmes)
- Infection chronique du col

MESURES PRÉVENTIVES

- Examens gynécologiques et tests de Papanicolaou pratiqués régulièrement chez toutes les femmes, particulièrement chez les femmes qui n'ont plus l'âge de procréer (le risque de mourir d'un cancer du col passe de 1 sur 250 à 1 sur 2 000 femmes)
- Éducation portant sur la santé génésique et les pratiques sexuelles sans risque
- Arrêt du tabagisme

grave et on le définit comme un cancer répandu dans toute l'épaisseur de l'épithélium du col, mais pas au-delà. C'est ce qu'on appelle souvent un cancer pré-invasif.

À un stade très précoce, on décèle le cancer invasif du col au microscope par le test de Papanicolaou. À des stades plus avancés, un examen du bassin peut révéler une grosse excroissance rougeâtre ou un cratère profond et ulcéré sur le col. La personne peut noter des microrragies ou des écoulements sanglants.

Lorsqu'on diagnostique un cancer invasif du col, on se fonde sur la classification clinique afin de déterminer l'étendue de l'affection, de mieux planifier le traitement et d'établir un pronostic raisonnable. La classification internationale adoptée par la Fédération internationale de gynécologie et d'obstétrique et comprise dans le NIH Consensus Conference on Cervical Cancer (1996) est le système le plus répandu (tableau 49-2 ■). On utilise aussi la classification TNM des cancers pour décrire les stades d'un cancer. Dans ce système, le T désigne l'extension de la tumeur primitive, le N l'existence éventuelle de ganglions (*nodes*, en anglais) et le M les métastases ou l'étendue de l'affection.

On évalue les signes et les symptômes, puis on procède à des examens radiologiques et de laboratoire ainsi qu'à des examens spéciaux, comme la biopsie à l'emporte-pièce et une colposcopie. Selon le stade de l'affection, on a recours à d'autres examens pour déterminer l'étendue de l'affection et le traitement approprié. Ces examens comprennent notamment un curetage après dilatation du col utérin, la tomodensitométrie, l'IRM, l'urographie intraveineuse, la cystographie et les radiographies au baryum.

Traitement médical

Lésions pré-invasives

Quand, lors d'une colposcopie et d'une biopsie, on décèle des lésions avant-coureuses, par exemple une lésion intraépithéliale squameuse légère (aussi appelée dysplasie légère ou modérée), il suffit parfois de surveiller la personne de près en effectuant régulièrement un test de Papanicolaou ou de recourir à un traitement conservateur.

Le traitement est conservateur: surveillance, **cryothérapie** (traitement à l'oxyde nitreux [N_2O]) ou laser. On peut aussi avoir recours à une **technique d'excision électrochirurgicale à l'anse (LEEP)** pour exciser les cellules anormales. Dans cette intervention, on utilise une petite boucle en métal munie d'un laser pour découper une mince couche du tissu du col. Cette technique se pratique en consultation externe, généralement dans le bureau du gynécologue; elle n'exige que quelques minutes. On administre un analgésique avant le traitement et on injecte un anesthésique local. Cette méthode permet au pathologiste d'examiner l'échantillon de tissu afin de déterminer si les bordures du tissu sont sains. On utilise une autre méthode, appelée **conisation** (prélèvement d'une partie conique du col), quand les résultats de la biopsie indiquent une CIN III ou une HGSIL, ce qui correspond à une dysplasie grave et au cancer *in situ*.

Quand un cancer *in situ* du col utérin apparaît chez une femme qui n'est plus en âge de concevoir ou qui a eu les enfants qu'elle désirait, on recommande généralement une

hystérectomie simple. Si la femme n'a pas eu tous les enfants qu'elle voulait et que l'extension est inférieure à 1 mm, une conisation peut suffire. Par la suite, on effectue fréquemment des examens pour déceler les récidives.

Une nouvelle méthode, appelée trachélectomie radicale, représente une solution de rechange à l'hystérectomie pour les jeunes femmes atteintes d'un cancer du col et désireuses d'avoir des enfants (Dargent *et al.*, 2000). Dans cette intervention, on accroche le col avec des écarteurs et on le tire dans le vagin jusqu'à ce qu'il soit visible. On enlève le tissu lésé en laissant intacts le reste du col et l'utérus. On pratique ensuite une suture coulissée pour fermer le col.

Classification internationale des carcinomes du col de l'utérus	TABLEAU 49-2

Stade de la lésion	Extension et description
PRÉ-INVASIF	
Stade 0	**Carcinome *in situ*; cancer confiné à l'épithélium; aucun signe d'envahissement**
INVASIF	
Stade I	**Cancer strictement confiné au col**
▪ Stade Ia	Cancer micro-invasif; décelable uniquement au microscope
▪ Stade Ia1	Extension de 3 mm de profondeur, tout au plus, et d'une largeur maximale de 7 mm
▪ Stade Ia2	Extension > 3 mm, mais < 5 mm et d'une largeur maximale de 7 mm
▪ Stade Ib	Lésions manifestes confinées au col ou lésions précliniques > stade Ia
▪ Stade Ib1	Lésions cliniques d'une taille maximale de 4 cm
▪ Stade Ib2	Lésions cliniques d'une taille > 4 cm
Stade II	**Extension au-delà du col, mais sans atteinte de la paroi pelvienne**
▪ Stade IIa	Extension au vagin uniquement
▪ Stade IIb	Envahissement de la région paracervicale, accompagné ou non d'une atteinte du vagin
Stade III	**Cancer touchant une paroi pelvienne, ou les deux**
	Extension au tiers inférieur du vagin; obstruction par la tumeur de l'un des uretères, ou des deux, tel qu'observé au moyen de l'urographie intraveineuse
▪ Stade IIIa	Pas d'extension sur la paroi pelvienne
▪ Stade IIIb	Extension à la paroi pelvienne, hydronéphrose ou rein non fonctionnel, ou les deux
Stade IV	**Extension du cancer au-delà du petit bassin**
	Envahissement visible de la muqueuse de la vessie ou du rectum
▪ Stade IVa	Extension aux organes adjacents
▪ Stade IVb	Envahissement des organes éloignés

SOURCE: NIH – National Institute of Health (1996). *NIH Consensus Statement: Cervical Cancer*. 14(1), 1-38.

On doit rassurer les personnes atteintes de tumeurs avant-coureuses ou précancéreuses en leur expliquant qu'il ne s'agit pas d'un cancer invasif. Toutefois, l'infirmière doit mettre l'accent sur l'importance du suivi car, si elles ne sont pas traitées, ces tumeurs peuvent à la longue se transformer en cancer. Les personnes affectés d'un cancer *in situ* du col doivent savoir qu'il s'agit habituellement d'un cancer non envahissant, à évolution lente et qui ne récidive généralement pas après un traitement approprié.

Cancer invasif

Le traitement du cancer invasif du col varie selon le stade de la tumeur, l'âge et l'état de santé général de la personne, le jugement et l'expérience du médecin. La chirurgie et la radiothérapie (intracavitaire et externe) sont les traitements les plus courants. Quand l'extension de la tumeur est inférieure à 3 mm, l'hystérectomie suffit dans la plupart des cas. Une extension de plus de 3 mm nécessite généralement une hystérectomie radicale avec dissection des ganglions pelviens et examen des ganglions aortiques. Les tumeurs de stade Ib1 sont traitées par hystérectomie radicale et radiothérapie. Les tumeurs de stade Ib2 sont traitées individuellement, car on n'arrive pas à déterminer une évolution unique et les options sur le plan clinique sont nombreuses. Il est crucial qu'un gynécologue oncologiste suive la personne de très près après l'opération, car les risques de récidive sont de 35 % après le traitement d'un cancer invasif du col. Les récidives se produisent habituellement dans les deux premières années. Elles se produisent souvent dans le quart supérieur du vagin et se manifestent parfois par une obstruction de l'uretère. Les signes révélant une obstruction lymphatique et la présence de métastases sont une perte pondérale, un œdème dans les jambes et une douleur pelvienne.

La radiothérapie, qui vise souvent à atténuer l'affection récurrente, peut se faire par irradiation externe ou par **brachythérapie** (méthode qui utilise un faisceau de rayonnement placé à proximité de la tumeur), ou les deux. Le stade, la taille de la tumeur et l'atteinte des ganglions déterminent le champ à irradier et la dose d'irradiation. On peut administrer le traitement quotidiennement pendant quatre à six semaines et le faire suivre d'un ou deux traitements d'irradiation intracavitaire. On peut avoir recours à la thérapie interstitielle quand la tumeur ou le rétrécissement ne permet plus de remplacer le vagin.

On utilise des dérivés du platine, comme le cisplatine, pour traiter un cancer du col au stade avancé. On les utilise souvent en combinaison avec la radiothérapie, la chirurgie, ou avec les deux méthodes. La sténose vaginale est souvent un effet secondaire de la radiation. L'utilisation de lubrifiant lors des relations sexuelles de même que l'utilisation d'un dilatateur vaginal sont des mesures de prévention pour éviter une sténose permanente grave.

Dans certains cas, on suggère l'**exentération pelvienne** aux femmes qui présentent des récidives du cancer du col. Cette intervention consiste à exciser une grande partie du contenu pelvien. La progression de l'affection se manifeste par un œdème unilatéral des jambes, une sciatique et une obstruction de l'uretère. Cependant, on estime que les personnes qui ressentent ces symptômes en sont au stade avancé de l'affection

et ne sont pas de bonnes candidates à cette importante intervention chirurgicale. L'opération est souvent complexe, car on la pratique à proximité des intestins, de la vessie, des uretères et des gros vaisseaux sanguins. Les complications, qui se manifestent le plus souvent au cours des premiers 18 mois, peuvent être graves : embolie pulmonaire, œdème pulmonaire, infarctus du myocarde, AVC, hémorragie, septicémie, petite occlusion intestinale, formation de fistules, obstruction urinaire du conduit iléal, dysfonctionnement de la vessie et pyélonéphrite. On doit prévenir la constriction veineuse postopératoire. On peut administrer de l'héparine de manière prophylactique aux personnes présentant des varices ou des antécédents d'une affection thromboembolique. On applique des bas compressifs pour réduire les risques de thrombose veineuse profonde. On réserve cette intervention chirurgicale complexe et étendue aux personnes qui présentent de bonnes chances de guérison.

TUMEURS RELIÉES À LA GROSSESSE

Le **môle hydatiforme** est un type de tumeur trophoblastique gestationnel qui se manifeste dans une grossesse sur 1 000. Le signe le plus courant est un retard des menstruations, s'accompagnant de microrragie. L'hyperémèse et l'hypertrophie utérine sont aussi des signes révélateurs quand elles sont anormales par rapport à la date de gestation. Les tumeurs peuvent être partielles ou complètes. On peut noter une hypertension artérielle provoquée par la grossesse (ou prééclampsie), un ensemble de symptômes associés à la grossesse comme l'œdème, l'hypertension et la protéinurie. On traite ces tumeurs par un curetage suivi d'une surveillance des taux de gonadotrophine chorionique humaine (hCG) ; ceux-ci reviennent généralement aux valeurs normales au bout de six semaines. Les récidives sont possibles et les tumeurs peuvent être envahissantes.

Le **choriocarcinome**, autre néoplasme gestationnel qui se forme généralement dans la période qui suit l'accouchement, est une tumeur trophoblastique à foyer placentaire. Aujourd'hui, ces cancers sont plus faciles à diagnostiquer grâce aux épreuves de hCG, un marqueur sensible que l'on utilise pour la surveillance. On utilise aussi l'échographie pour poser le diagnostic. L'infirmière doit savoir que ces affections sont traumatisantes et qu'elles sont sources d'anxiété et de stress intense, car elles sont souvent associées à la perte du fœtus.

CANCER DE L'ENDOMÈTRE

Le cancer de l'endomètre utérin (fond ou corps de l'utérus) connaît une augmentation attribuable, en partie, au fait que les femmes vivent plus longtemps et que son signalement est plus précis. La plupart des cancers utérins sont endométrioïdes (c'est-à-dire qu'ils naissent dans la muqueuse de l'utérus). Le cancer de l'endomètre est le cancer le plus fréquent de l'appareil génital féminin : il touche chaque année 3 500 Canadiennes. C'est, par contre, le cancer dont le taux de mortalité est le plus bas (Femmes en santé, 2004). On considère l'exposition cumulative aux œstrogènes comme le principal facteur de risque (encadré 49-7 ■). On associe cette exposition à l'utilisation d'une hormonothérapie substitutive aux œstrogènes sans ajout de progestatif, à des premières règles précoces, à une

ENCADRÉ 49-7

FACTEURS DE RISQUE

Cancer de l'endomètre

- Âge: au moins 55 ans; âge moyen de 61 ans
- Saignements vaginaux après la ménopause
- Obésité consécutive à une augmentation du taux d'estrone (reliée à un excès de poids) due à une transformation de l'androstènedione en estrone dans les tissus adipeux, ce qui expose l'utérus à l'action des œstrogènes
- Hormonothérapie par les œstrogènes seuls (utilisation d'œstrogènes sans ajout de progestatif)
- Autres: multiparité, obésité du tronc, ménopause tardive (après 52 ans) et, possiblement, utilisation de tamoxifène

ménopause tardive, à la nulliparité et à l'anovulation. La stérilité, le diabète, l'hypertension artérielle, les affections de la vésicule biliaire et l'obésité sont également des facteurs de risque (American Cancer Society, 2002). Le tamoxifène peut aussi causer une prolifération de la muqueuse utérine, et les femmes qui prennent ce médicament pour traiter ou prévenir le cancer du sein sont surveillées de près par leur oncologue. Il existe un autre type de cancer de l'utérus qui, moins courant, n'est pas associé aux œstrogènes et se manifeste chez les femmes minces et multipares.

Examen clinique et examens paracliniques

On doit recommander à l'ensemble des femmes de se soumettre chaque année à un examen gynécologique. Toutes les femmes qui présentent des règles irrégulières doivent être examinées sans tarder. Si une femme présente des saignements vaginaux après la ménopause, il faut effectuer une biopsie ou une aspiration endométrique pour éliminer la possibilité d'une hyperplasie, un signe avant-coureur du cancer de l'endomètre. L'intervention est rapide et sans douleur. On peut aussi avoir recours à l'échographie pour mesurer l'épaisseur de l'endomètre. Normalement, les femmes ménopausées ont un endomètre très mince à cause du faible taux d'œstrogène. La présence d'un endomètre épais nécessite d'autres examens. On établit le diagnostic par la biopsie.

Traitement médical

L'hystérectomie totale (il en a été question plus haut), la salpingo-ovariectomie bilatérale et le prélèvement ganglionnaire constituent le traitement du cancer de l'endomètre. Selon le stade de l'affection, on personnalise le traitement en se basant sur le type, la différenciation, le degré d'extension et l'atteinte des ganglions. On a recours à la radiothérapie complète du bassin lorsque le cancer s'étend au-delà de l'utérus. Les traitements préopératoires et postopératoires pour les cancers de stade II et ultérieur peuvent comprendre une irradiation intracavitaire du bassin, de l'abdomen et du vagin. Une récidive se produit généralement à l'intérieur du **dôme vaginal** ou dans la partie supérieure du vagin, et les métastases envahissent habituellement les ganglions ou les

ovaires. On traite les lésions récurrentes du vagin par la chirurgie ou la radiothérapie. Pour traiter les lésions récurrentes situées au-delà du vagin, on a recours à l'hormonothérapie ou à la chimiothérapie. Le traitement par les progestatifs est courant. On doit avertir la personne des effets secondaires possibles, entre autres les effets suivants: nausées, irrégularités menstruelles, sensibilité des seins, état dépressif, prurit et rétention liquidienne.

CANCER DE LA VULVE

Le cancer primitif de la vulve représente de 3 à 5 % des cancers gynécologiques. Il apparaît le plus souvent après la ménopause, bien que son incidence augmente chez les femmes plus jeunes. L'âge moyen des femmes atteintes est de 44 ans pour le cancer *in situ* de la vulve et de 61 ans pour le cancer envahissant. Les facteurs de risque possibles sont l'hypertension artérielle, l'obésité, le diabète et l'immunodépression. Le carcinome squameux compte pour la plupart des tumeurs vulvaires primaires. Le cancer de la glande de Bartholin et le mélanome malin sont plus rares. Les causes du cancer de la vulve sont mal connues. Cependant, l'accroissement du risque peut être relié aux irritations chroniques de la vulve, aux affections de la vulve, au papillomavirus et au tabagisme.

Manifestations cliniques

Les symptômes les plus courants du cancer de la vulve sont un prurit de longue date et de la douleur. Des démangeaisons se manifestent dans la moitié des cas. Les hémorragies, un écoulement nauséabond et de la douleur témoignent habituellement d'un cancer au stade avancé. Les lésions cancéreuses sont visibles et accessibles et progressent assez lentement. Les premières lésions font penser à une dermatite chronique. Une masse peut ensuite se former, durcir, s'ulcérer et prendre l'aspect d'un chou-fleur. On doit effectuer une biopsie dans les cas de lésions persistantes, ulcérées ou qui ne guérissent pas suffisamment rapidement malgré un traitement adéquat. Les cancers de la vulve se manifestent par une masse, une rougeur ou une lésion qui ne guérit pas.

L'infirmière insiste auprès des femmes sur la nécessité d'effectuer régulièrement un autoexamen de la vulve. La personne peut, à l'aide d'un miroir, voir ce qui constitue l'anatomie féminine normale et apprendre à reconnaître les changements (lésions, ulcères, masses et démangeaisons persistantes, par exemple) qu'elle doit signaler au médecin. L'infirmière recommande à la personne de consulter un médecin dans les plus brefs délais si elle remarque une anomalie. Il s'agit de l'une des formes de cancer les plus faciles à guérir.

Traitement médical

Les lésions vulvaires intra-épithéliales sont précancéreuses (on les appelle aussi carcinomes vulvaires *in situ*). Selon son étendue, on traite le cancer de la vulve par une excision locale, une vaporisation au laser, des crèmes antinéoplasiques (par exemple, au 5-fluorouacile) ou par cryochirurgie.

Dans le cas d'une tumeur étendue, le traitement est l'excision large ou l'excision de la vulve (**vulvectomie**). Dans la mesure du possible, on personnalise le traitement en fonction de l'étendue de la tumeur. On a recours à l'excision large seulement si les ganglions sont intacts. On doit traiter les lésions très envahissantes par la vulvectomie et une dissection profonde des ganglions pelviens. La vulvectomie donne généralement lieu à un excellent taux de survie, mais elle est souvent suivie de complications (cicatrisation, rupture de la plaie, tuméfaction des jambes, sténose vaginale ou rectocèle, par exemple). Pour réduire les complications, il ne faut retirer que les tissus atteints.

On a recours à la radiothérapie pour traiter les tumeurs non résécables ou le cancer qui se propage dans les ganglions lymphatiques. Si la région atteinte est vaste ou que le cancer est à un stade avancé, on doit procéder à une vulvectomie radicale accompagnée d'une dissection bilatérale de l'aine. On doit effectuer une excision et une évaluation du ganglion sentinelle, qui draine la tumeur primaire. Si l'évaluation est négative, il n'est pas nécessaire de procéder à la dissection complète de l'aine (Duffy, 2001). Avant l'opération, le médecin peut prescrire un traitement prophylactique aux antibiotiques et à l'héparine que l'on poursuit après l'opération pour prévenir l'infection, la thrombose veineuse profonde et l'embolie pulmonaire. La personne emploie des bas compressifs pour réduire les risques de thrombose veineuse profonde. La morbidité associée à une récidive de l'affection est élevée.

DÉMARCHE SYSTÉMATIQUE
dans la pratique infirmière

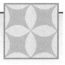

Personne devant subir une vulvectomie

✳ COLLECTE DES DONNÉES

L'anamnèse est un outil précieux pour établir un rapport de confiance avec la personne. Les raisons qui ont amené la femme à consulter un professionnel de la santé sont évidentes. Si elle a tardé à demander cette consultation, cependant, on doit chercher avec tact à déterminer la cause du délai. Quelle qu'en soit la raison, pudeur, déni, négligence ou crainte, celle-ci pourra influer sur la guérison et les soins. L'infirmière évalue les habitudes de santé, le mode de vie de la femme et sa réceptivité à l'enseignement ainsi que les facteurs psychosociaux. Enfin, elle entreprend de préparer la personne à l'opération et lui offre du soutien psychologique.

✳ ANALYSE ET INTERPRÉTATION

Diagnostics infirmiers

En se fondant sur les données recueillies, l'infirmière peut poser les diagnostics infirmiers suivants:

- Anxiété, reliée au diagnostic et à l'opération
- Douleur aiguë, reliée à l'incision chirurgicale et aux soins ultérieurs de la plaie
- Atteinte à l'intégrité de la peau, reliée à la plaie et à son drainage

- Dysfonctionnement sexuel, relié à une altération de l'image corporelle
- Déficit de soins personnels, relié à un manque de compréhension des soins du périnée et de l'état de santé général

Problèmes traités en collaboration et complications possibles

En se fondant sur les données recueillies, l'infirmière peut déterminer les complications susceptibles de survenir, notamment:

- Infection de la plaie et septicémie
- Thrombose veineuse profonde
- Hémorragie

✳ PLANIFICATION

Les principaux objectifs sont les suivants: admettre la nécessité de l'opération et s'y préparer; soulager la douleur; préserver l'intégrité de la peau; rétablir une vie sexuelle optimale; être en mesure d'effectuer correctement les autosoins appropriés; et prévenir les complications.

✳ INTERVENTIONS INFIRMIÈRES

Soins préopératoires

Atténuer l'anxiété

La personne doit avoir l'occasion de parler et de poser des questions. La crainte inspirée par la vulvectomie ou l'excision large est moins forte quand la femme en âge de procréer sait que ses chances de retrouver une vie sexuelle normale sont bonnes et que la grossesse est possible. L'infirmière doit être au courant des explications fournies par le médecin à cet égard pour pouvoir répondre aux questions de la personne.

Préparer la peau

Plusieurs jours avant l'opération, il faut préparer la peau de l'abdomen, de l'aine, du haut des cuisses et de la vulve par des lavages quotidiens avec un savon antimicrobien. L'infirmière doit enseigner à la personne comment effectuer ses soins à la maison.

✳ SOINS POSTOPÉRATOIRES

Soulager la douleur

L'excision large peut causer une douleur aiguë, même si la personne réduit ses mouvements au minimum. Une méthode inadéquate de soulagement de la douleur découragera la mobilité et augmentera les risques de complications. On doit donc administrer des analgésiques de manière préventive pour soulager la douleur et augmenter le bien-être de la personne. On peut aussi avoir recours aux analgésiques à la demande pour soulager la douleur et favoriser le bien-être de la personne. L'utilisation de coussins pour aider la personne à s'installer dans le lit peut soulager la douleur et favoriser son bien-être. Il convient parfois de la placer dans la position Fowler assistée ou de mettre un coussin sous ses genoux pour réduire la pression sur la plaie; cependant, il faut éviter d'exercer une pression derrière les

✳ ✳ ✳

genoux, car elle augmente le risque de thrombose veineuse profonde. Si la personne est couchée sur le côté, on place un oreiller entre ses jambes et un autre contre la région lombaire pour assurer son bien-être et réduire la pression sur la plaie.

Améliorer l'intégrité de la peau

La personne peut être confinée au lit pendant quelques jours pour favoriser la guérison de la plaie et des greffes, si c'est le cas. Les changements de position sont encouragés. Un trapèze aide la personne à se déplacer; le deuxième jour, elle peut commencer à se lever.

Quand on choisit les mesures pour améliorer l'intégrité de la peau, l'infirmière doit prendre en considération l'étendue de la plaie chirurgicale et le type de pansement utilisé. Elle doit protéger la peau intacte du drainage et de l'humidité, et elle doit changer les pansements au besoin pour assurer le bien-être de la personne, pour soigner et examiner la plaie et pour assurer l'irrigation (selon l'ordonnance). À la sortie de la salle d'opération, la plaie est recouverte d'un pansement périnéal, fixé au moyen d'un bandage en T, ce qui favorise le bien-être de la personne.

Il est possible que le chirurgien ait greffé de la peau à partir des fesses, s'il ne pouvait rapprocher les bords de la plaie, et inséré des drains. On doit alors appliquer un tuteur (moulage de maintien pour greffe cutanée) à l'endroit de la greffe pour favoriser l'adhésion. L'infirmière surveille la suppuration (accumulation de matière purulente) sous la greffe et aide la personne à garder la région du périnée propre et sèche.

L'infirmière doit nettoyer la plaie chaque jour par une irrigation au moyen d'une solution physiologique (normale saline) ou une solution antiseptique, selon l'ordonnance. On peut placer un pansement transparent sur la plaie pour réduire l'exposition à l'air et prévenir l'apparition de douleur par la suite. L'infirmière doit examiner l'apparence de la plaie chirurgicale et les caractéristiques du drainage, puis les noter au dossier. Après avoir enlevé les pansements, on peut utiliser un arceau de lit pour empêcher les draps de toucher la plaie. L'infirmière doit respecter la pudeur de la personne et éviter de l'exposer indûment quand il y a des visiteurs.

Encourager une sexualité et une fonction sexuelle positives

La personne qui subit une chirurgie de la vulve s'inquiète généralement des conséquences de la chirurgie sur son image corporelle, sa capacité de plaire et sa fonction sexuelle. Il est important que l'infirmière établisse une relation de confiance avec la personne pour qu'elle lui fasse part de ses inquiétudes et de ses craintes. L'infirmière doit aussi encourager la personne à parler de ses inquiétudes avec son partenaire sexuel.

Les altérations de la sensation et de la fonction sexuelles étant liées à l'étendue de la chirurgie, l'infirmière doit connaître les changements structurels et fonctionnels issus de l'opération. En s'entretenant avec le chirurgien, la personne connaîtra les changements qu'elle subira. On doit aussi orienter la personne et son partenaire sexuel vers un sexologue pour qu'ils puissent parler de ces changements et trouver des méthodes qui leur permettront de retrouver une vie sexuelle satisfaisante.

Surveiller et traiter les complications

Infection

L'emplacement et l'étendue du champ opératoire et de l'incision exposent la personne à la contamination, à l'infection et à la septicémie. L'infirmière doit donc surveiller étroitement la personne à la recherche des signes et des symptômes d'infection locale ou générale: drainage purulent, rougeurs, augmentation de la douleur, fièvre et augmentation du nombre de globules blancs. En présence d'infection, l'infirmière aide le médecin à prélever un échantillon de tissu et elle administre les antibiotiques selon l'ordonnance. L'hygiène des mains, une mesure de prévention essentielle en cas d'infection, est d'une importance particulière quand la région de tissu exposé est vaste. Les sondes vésicales, les drains et les pansements sont manipulés avec soin et avec des gants pour éviter une contamination croisée. Un régime pauvre en résidus permet d'éviter l'effort de défécation et la contamination de la plaie. À cause du risque d'infection, on doit déconseiller les bains de siège après une excision large.

Thrombose veineuse profonde

La personne est sujette à la thrombose veineuse profonde à cause de la position adoptée durant l'opération, de l'œdème postopératoire et de l'immobilisation prolongée nécessaire pour favoriser la guérison. Il lui faut porter des bas compressifs et on l'encourage à effectuer des exercices des chevilles pour réduire la stase veineuse qui peut provoquer une thrombose veineuse profonde. L'infirmière incite la personne à changer de position à l'aide du trapèze. Elle évalue les signes et les symptômes de la thrombose veineuse profonde (douleur dans les jambes, rougeurs, chaleur) et d'embolie pulmonaire (douleur thoracique, tachycardie, dyspnée). Elle favorise également l'apport liquidien pour prévenir la déshydratation, ce qui peut aussi augmenter le risque de thrombose veineuse profonde.

Hémorragie

La taille de l'incision chirurgicale et l'étendue de l'excision de tissu augmentent le risque de saignement et d'hémorragie postopératoires. Même si les pansements compressifs appliqués après l'opération réduisent ces risques, l'infirmière doit surveiller la personne de près à la recherche des signes d'hémorragie et de choc hypovolémique. Ces signes sont notamment une baisse de la pression artérielle, une augmentation du pouls, une diminution du débit urinaire, une détérioration de l'état mental et une peau moite et froide.

En cas d'hémorragie et d'état de choc, les interventions comprennent un remplacement liquidien, une thérapie de composants sanguins et des vasopresseurs. Les résultats des épreuves de laboratoire (taux d'hématocrite et d'hémoglobine, par exemple) et la surveillance hémodynamique permettent d'évaluer la réaction de la personne au traitement. Selon la cause précise de l'hémorragie, il est possible que la personne retourne en salle d'opération. La personne qui présente des hémorragies est anxieuse et inquiète. L'infirmière doit donc lui expliquer brièvement les interventions qu'elle doit subir et la rassurer en lui expliquant que le problème est maîtrisé afin d'atténuer l'anxiété et les craintes de la personne et de sa famille.

Favoriser les soins à domicile et dans la communauté

Enseigner les autosoins

L'infirmière commence à préparer la personne à son départ de l'établissement de soins avant même l'admission. Elle explique à la personne et à sa famille comment se dérouleront la période postopératoire et la convalescence. L'infirmière doit donner toutes les directives à un membre de la famille ou à un proche aidant qui prodiguera les soins à la maison ainsi qu'à l'infirmière à domicile qui assurera le suivi. Selon les changements découlant de la chirurgie, l'infirmière explique à la personne et à sa famille les soins de la plaie, l'entretien de la sonde vésicale et les complications possibles. Elle encourage la personne à exprimer ses inquiétudes et à effectuer ses autosoins. Elle l'encourage également à s'occuper de sa plaie chirurgicale et elle l'aide à le faire.

Assurer le suivi

La personne peut quitter l'établissement de soins dès le début de la période de convalescence postopératoire. Il est donc important d'assurer le suivi des soins à domicile. Au cours de cette phase, l'infirmière évalue l'état physique et les réactions psychologiques de la personne à l'égard de l'opération. De plus, elle évalue les risques de complications et la guérison de la plaie. L'infirmière profite des visites à domicile pour revoir avec la personne l'enseignement reçu et pour déterminer si la personne et sa famille ont bien compris qu'il est important d'observer le traitement prescrit. En général, les appels téléphoniques de l'infirmière entre ses visites à domicile rassurent la personne et sa famille qui doivent parfois effectuer des soins complexes. L'infirmière doit évaluer les réactions psychologiques de la personne, car celle-ci peut se décourager et se sentir déprimée à cause de l'altération de son image corporelle et de la lenteur de la convalescence.

⚙ ÉVALUATION

Résultats escomptés

Les principaux résultats escomptés sont les suivants :

1. La personne accepte l'intervention chirurgicale.
   a) Elle utilise les ressources à sa disposition pour s'adapter au stress psychologique et l'atténuer.
   b) Elle pose des questions sur les conséquences de l'opération.
   c) Elle est prête à parler des moyens, autres que les rapports sexuels, pour exprimer son amour et son affection.
2. La personne soulage sa douleur.
   a) Elle dit que la douleur s'atténue progressivement.
   b) Elle adopte des positions confortables.
3. La personne maintient l'intégrité de sa peau.
   a) Elle explique la raison d'être d'un matelas spécial ou d'autres appareils spécialisés.
   b) Elle utilise le trapèze pour changer de position.
   c) Sa plaie chirurgicale guérit et ne présente pas d'excoriation.
   d) Elle assure les soins de la plaie et du siège de l'intervention chirurgicale, selon les directives.

4. La personne se montre positive face à sa sexualité et à sa fonction sexuelle.
   a) Elle exprime ses inquiétudes et son anxiété par rapport à sa fonction sexuelle.
   b) Elle parle des options dont elle dispose et des solutions de rechange aux rapports sexuels.
5. La personne participe de plus en plus aux autosoins.
   a) Elle effectue les autosoins comme il se doit.
   b) Elle sait quels sont les signes et symptômes des complications qu'elle doit signaler à l'infirmière ou au médecin.
   c) Elle nettoie le siège de l'intervention chirurgicale après la miction et la défécation.
6. La personne ne présente pas de complications.
   a) Elle ne présente aucun signe ou symptôme d'infection ; ses signes vitaux sont normaux (température, pression artérielle, pouls) ; il n'y a pas d'écoulement purulent.
   b) Elle nomme les mesures qui préviennent la thrombose veineuse profonde : éviter de croiser les jambes ou de s'asseoir en exerçant de la pression sous les genoux, effectuer les exercices des chevilles et des jambes.
   c) Elle ne présente aucun signe ou symptôme de thrombose veineuse profonde.
   d) Elle ne présente aucun signe ou symptôme d'hémorragie.

CANCER DU VAGIN

Les tumeurs du vagin sont généralement des métastases d'un choriocarcinome, d'un cancer du col utérin ou d'un organe adjacent (utérus, vulve, vessie ou rectum, par exemple). Le cancer primitif du vagin est d'origine squameuse.

Les facteurs de risque sont notamment un cancer antérieur du col utérin, l'exposition au diéthylstilbestrol (DES) *in utero*, des antécédents de cancer de la vulve ou du vagin, de radiothérapie, de papillomavirus ou d'utilisation d'un pessaire. Toutes les femmes qui ont eu un cancer du col utérin devraient subir régulièrement un examen visant à détecter les lésions vaginales.

Avant 1970, le cancer du vagin apparaissait surtout après la ménopause. Dans les années 1970, on a montré que des jeunes femmes exposées *in utero* au DES (un médicament administré pendant plusieurs années aux femmes enceintes) pouvaient présenter des anomalies bénignes de l'appareil génital et, dans certains cas, une adénose vaginale (croissance anormale de tissu). L'exposition au DES a fait passer le risque d'adénocarcinome à cellules claires de 0,14 à 1,4 pour 1 000. Une colposcopie est indiquée pour toutes les femmes qui ont été exposées à ce médicament ; si l'on observe la formation de tissu glandulaire ou une lésion significative du col utérin, un suivi est essentiel.

Les pessaires vaginaux, utilisés pour soutenir un utérus descendu quand la réparation chirurgicale est impossible, sont associés au cancer du vagin s'ils ne sont pas correctement entretenus (c'est-à-dire nettoyés de façon régulière par un professionnel de la santé qui procédera également à un examen vaginal). Ils sont parfois source d'irritation chronique.

Les femmes atteintes de ce cancer sont souvent asymptomatiques ; cependant, le cancer du vagin se manifeste par de légers saignements après les rapports sexuels, des hémorragies spontanées, des pertes vaginales, de la douleur et des troubles urinaires ou rectaux (ou les deux). On établit souvent le diagnostic à l'aide du test de Papanicolaou.

Traitement médical

On traite les lésions précoces par une excision locale ou l'administration d'une crème chimiothérapeutique (du 5-fluorouracil appliqué avec un tampon ou un diaphragme, par exemple). On place des tampons dans l'orifice vaginal externe pour réduire les fuites, lesquelles peuvent entraîner une irritation du périnée. Au premier stade d'un cancer du vagin ou de la vulve, on a souvent recours à la thérapie au laser. La radiothérapie, un autre traitement possible, consiste à diriger un rayon externe sur le bassin, par radiation intracavitaire vaginale, à l'aide d'un tandem ou d'un colpostat, ou par implants interstitiels vaginaux, à l'aide d'un obturateur et d'un moule vaginal. Si la tumeur est située dans le tiers inférieur du vagin, on pratique une dissection radicale des ganglions suivie d'une radiation.

Puisque le DES a été utilisé principalement des années 1940 aux années 1970, l'incidence diminuera au fil des ans. L'infirmière doit apporter du soutien aux mères et aux filles. Chez les jeunes femmes qui ont subi une chirurgie reconstructive du vagin, on peut recourir à une méthode de dilatation du vagin et l'enseigner. L'utilisation d'un lubrifiant hydrosoluble pendant les rapports sexuels peut réduire la douleur (dyspareunie). Si une lésion maligne apparaît, l'infirmière doit explorer avec la personne tous les aspects et les effets de la radiothérapie, de la chimiothérapie ou de la chirurgie.

CANCER DES TROMPES UTÉRINES

Le cancer des trompes utérines (trompes de Fallope) est très rare ; il est le moins fréquent des cancers gynécologiques. Il se manifeste notamment par un écoulement abondant et aqueux, une douleur semblable aux coliques dans le bas de l'abdomen ou une hémorragie vaginale anormale. L'examen peut révéler que la trompe a augmenté de volume. Le traitement habituel comprend une intervention chirurgicale et une radiothérapie.

CANCER DE L'OVAIRE

Le cancer de l'ovaire cause plus de décès que tout autre cancer de l'appareil reproducteur de la femme. Environ 75 % des cas sont dépistés à un stade avancé (Duffy, 2001). L'ovaire est un foyer courant des tumeurs primitives ou métastatiques d'autres cancers. La majorité des victimes ont entre 50 et 59 ans. Ce cancer est surtout fréquent dans les pays industrialisés, le Japon excepté.

Le risque de cancer du sein est de trois à quatre fois supérieur à la moyenne chez les femmes atteintes d'un cancer de l'ovaire et, inversement, les femmes atteintes d'un cancer du sein sont davantage exposées au cancer de l'ovaire. On connaît mal les causes du cancer de l'ovaire, mais on sait que les contraceptifs oraux ont un effet protecteur. L'hérédité pourrait jouer un rôle ; beaucoup de médecins recommandent aux

femmes dont une ou deux proches parentes ont eu un cancer de l'ovaire de se soumettre deux fois l'an à un examen pelvien. Toutefois, les tumeurs de l'ovaire peuvent échapper à un examen minutieux, car elles sont généralement logées en profondeur dans le bassin. Il n'existe actuellement aucune méthode permettant de les dépister au premier stade. Des marqueurs tumoraux sont actuellement à l'étude. L'échographie transvaginale et l'épreuve à l'antigène CA-125 sont utiles chez les femmes présentant un risque élevé d'être atteintes de ce type de cancer. Les antigènes associés aux tumeurs peuvent faciliter le suivi après le diagnostic et le traitement, mais ils ne permettent pas de dépister l'affection à ses débuts.

Les progrès réalisés en génétique engendrent des changements dans les méthodes de dépistage et de traitement du cancer du sein et du cancer de l'ovaire. Certaines familles possèdent des gènes spécifiques qui les prédisposent à divers cancers. Les mutations dans le gène BRCA-1 indiquent une augmentation du risque de cancer du sein et du cancer de l'ovaire. De la même manière, des mutations dans le gène BRCA-2 indiquent une augmentation du risque de cancer du sein, tant chez l'homme que chez la femme, et de cancer de l'ovaire (Duffy, 2001). D'autres mutations sont actuellement à l'étude. Certains centres spécialisés en génétique amorcent des tests de susceptibilité. On conseille ces tests aux familles comptant au moins trois parentes proches ayant été atteintes d'un cancer du sein avant la ménopause, ou d'un cancer de l'ovaire. On fait passer ces tests à la personne atteinte d'un cancer et, si les résultats sont positifs, les autres membres de la famille qui ne présentent pas de cancer se soumettent aux mêmes tests.

On doit approfondir les recherches portant sur les risques associés à certaines mutations, la fiabilité des tests et l'efficacité du suivi. En outre, il faut clarifier les questions d'éthique comme la confidentialité. Puisqu'il n'existe pas de méthodes primaires pour prévenir le cancer du sein ou de l'ovaire, la personne atteinte souffre souvent de détresse émotionnelle. On doit orienter les personnes ayant des antécédents familiaux qui les inquiètent vers un centre de génétique spécialisé dans le cancer pour obtenir de l'information et, au besoin, se soumettre à des examens. Les femmes atteintes d'un cancer de l'ovaire de type héréditaire sont généralement plus jeunes que les autres (dont l'âge moyen est de 59 ans) au moment du diagnostic.

La nulliparité et la stérilité font partie des facteurs de risque. Le vieillissement est un important facteur de risque, car l'incidence de cette affection atteint son sommet vers l'âge de 80 ans. Un régime riche en matières grasses, les oreillons avant l'apparition des premières règles, l'emploi de poudre de talc dans la région du périnée et les antécédents familiaux semblent augmenter les risques, tandis que la multiparité, l'utilisation de contraceptifs oraux, l'allaitement et les troubles de l'ovulation ont un effet protecteur. Le taux de survie est fonction du stade de l'affection au moment du diagnostic.

Quinze pour cent des nouveaux cas de tumeurs de l'ovaire ont un faible potentiel de malignité. Ces tumeurs limites ressemblent au cancer de l'ovaire, mais les chances de guérison sont beaucoup plus élevées. Les femmes atteintes de ce type de cancer sont généralement plus jeunes, au début de la quarantaine. On utilise maintenant une méthode chirurgicale conservatrice qui consiste à exciser l'ovaire atteint en conservant l'utérus et l'ovaire controlatéral. On déconseille d'employer des traitements adjuvants pour ce type de tumeur.

Manifestations cliniques

Les symptômes ne sont pas spécifiques et comprennent une augmentation du volume de l'abdomen, une pression pelvienne, des ballonnements, des troubles gastriques, de la flatulence, une augmentation du tour de taille, des douleurs aux jambes et une douleur pelvienne. Les symptômes sont souvent vagues et bon nombre de femmes sont asymptomatiques. Le cancer de l'ovaire est souvent silencieux, mais une augmentation du volume de l'abdomen à cause de l'accumulation de liquide est le signe le plus courant. On doit envisager un cancer de l'ovaire chez toute femme présentant des symptômes gastro-intestinaux d'origine inconnue. La flatulence, un sentiment de plénitude gastrique après un repas léger et une augmentation du volume de l'abdomen sont des symptômes révélateurs.

L'infirmière doit envisager des examens plus approfondis si elle parvient à palper les ovaires d'une femme ménopausée, car les ovaires rétrécissent et deviennent plus difficiles à palper après la ménopause.

Examen clinique et examens paracliniques

Un ovaire dont le volume a augmenté exige des examens plus poussés. L'examen du bassin ne permet pas de dépister le cancer de l'ovaire à ses débuts et les techniques de visualisation du bassin ne sont pas toujours fiables. Au moment où l'on établit le diagnostic, le cancer s'est propagé hors de l'ovaire dans 75 % des cas et au-delà du bassin dans 60 % des cas. Les cancers de l'ovaire sont issus de différents types de cellules. Quatre-vingt-dix pour cent des tumeurs sont d'origine épithéliale et 10 % sont issues des cellules germinales et du stroma.

Traitement médical

Chirurgie

La stadification au moyen de la chirurgie, l'exploration et la réduction de la masse tumorale sont les bases du traitement. L'ablation chirurgicale est le traitement de choix. Les examens préopératoires peuvent comprendre un lavement baryté ou une coloscopie, des clichés en série des segments supérieurs du tube digestif, une radiographie du thorax et une urographie intraveineuse. Avant l'opération, on peut avoir recours à la tomodensitométrie et à l'immunoscintigraphie, ou à des anticorps radioactifs, pour écarter la possibilité de métastases intra-abdominales. Il est important de déterminer le stade de la tumeur pour établir le traitement approprié (encadré 49-8 ■). Lorsque l'affection en est à ses débuts, on effectue habituellement une hystérectomie abdominale totale ainsi qu'une salpingo-ovariectomie bilatérale et une omentectomie (ablation des trompes utérines, des ovaires et de l'épiploon).

Pharmacothérapie

Souvent, la chirurgie est suivie d'une chimiothérapie, en général au moyen du cyclophosphamide (Cytoxan, Procytox), de la doxorubicine (Adriamycin), du cisplatine (Platinol-AQ),

du carboplatine (Paraplatin-AQ) ou du paclitaxel (Taxol). On peut aussi avoir recours à l'hexaméthylmélamine (ou altrétamine [Hexalen]), à l'ifosfamide (Ifex), à une greffe de moelle osseuse ou de cellules souches du sang périphérique. On utilise plus couramment le paclitaxel, en association avec le cisplatine ou le carboplatine, car ils donnent d'excellents résultats sur le plan clinique. Les principaux effets secondaires du paclitaxel sont la leucopénie (on doit parfois administrer un facteur de stimulation des granulocytes), la neurotoxicité, l'alopécie, les arthalgies, les myalgies et la fièvre. Les principaux effets secondaires du cisplatine et du carboplatine sont les nausées et vomissements, la neurotoxicité, la néphrotoxicité et les déséquilibres électrolytiques. Le carboplatine est habituellement mieux toléré que le cisplatine.

La personne atteinte d'un cancer de l'ovaire a parfois besoin d'une greffe de moelle osseuse ou de cellules souches. On décrit les soins destinés à ces personnes au chapitre 16 ⟨⟩. La chimiothérapie intrapéritonéale au cisplatine ou au paclitaxel est un mode de traitement prometteur.

Les autres médicaments possibles sont le topotécan (Hycamtin), l'irinotécan (Camptosar), la gemcitabine (Gemzar), la vinorelbine (Navelbine), la doxorubicine liposomale (Caelyx) et le docétaxel (Taxotere). Les combinaisons, les régimes, les voies d'administration et l'utilisation de facteurs de croissance sont actuellement à l'étude.

La **chimiothérapie liposomale** (l'application de chimiothérapie dans un liposome) permet d'administrer la plus forte dose possible de chimiothérapie à la tumeur cible et de réduire les effets secondaires. On utilise les liposomes comme vecteurs de médicaments, car ils sont non toxiques, biodégradables et disponibles. Cette chimiothérapie encapsulée procure une durée d'action prolongée et un meilleur ciblage. L'encapsulation de la doxorubicine réduit la fréquence des nausées, des vomissements et de l'alopécie. L'infirmière doit surveiller les signes de suppression de la moelle osseuse et les symptômes gastro-intestinaux et cardiaques.

Le génie génétique et l'identification des gènes du cancer peuvent mener à la thérapie génétique dans un avenir rapproché. La thérapie génétique est actuellement à l'étude. La radiothérapie est utile, davantage pour certains types de cancer de l'ovaire que pour d'autres.

Après avoir fait appel aux traitements adjuvants, le médecin peut effectuer une laparoscopie ou une laparotomie de second regard pour évaluer les résultats du traitement et pour obtenir divers échantillons de tissu en vue d'une biopsie. Parfois, on

ENCADRÉ 49-8

Stades du cancer de l'ovaire

I. Tumeur limitée aux ovaires

II. Tumeur d'un ou des deux ovaires avec extension pelvienne

III. Tumeur d'un ou des deux ovaires avec métastases extra-pelviennes ou adénopathies malignes rétropéritonéales ou inguinales

IV. Tumeur d'un ou des deux ovaires avec métastases à distance

laisse un cathéter en place si on doit utiliser des agents radio-actifs après l'opération. La chimiothérapie est la forme la plus courante de traitement dans le cas d'un cancer évolué.

Soins et traitements infirmiers

Les soins et traitements infirmiers sont reliés à la chirurgie, à la chimiothérapie, à la radiothérapie ou aux mesures palliatives. L'infirmière doit offrir du soutien émotionnel, des mesures de bien-être et de l'information à la personne et à sa famille, et doit faire preuve de bienveillance et de compassion.

Les soins et traitements infirmiers prodigués après une chirurgie pelvienne sont semblables à ceux qu'on administre à la suite d'une opération abdominale. Si le cancer de l'ovaire atteint une jeune femme et que la tumeur est unilatérale, on l'extrait. Si la personne désire avoir des enfants, on doit l'encourager à le faire dans un avenir rapproché. Après l'accouchement, le médecin effectue une exploration chirurgicale et peut retirer l'ovaire restant. Si les deux ovaires sont atteints, on a recours à une intervention chirurgicale suivie d'un traitement de chimiothérapie.

Les femmes atteintes d'un cancer de l'ovaire évolué peuvent avoir des ascites et un épanchement pleural. Dans ce cas, l'infirmière administre une thérapie intraveineuse pour réduire le déséquilibre hydroélectrolytique, met en place une nutrition parentérale destinée à fournir un apport nutritionnel approprié, prodigue des soins postopératoires après une dérivation intestinale afin de réduire l'obstruction, applique des mesures servant à soulager la douleur et à entretenir les tubes de drainage. Pour favoriser le bien-être de la personne présentant une ascite, l'infirmière doit lui offrir de fréquents repas légers, réduire l'apport liquidien, administrer des agents diurétiques et favoriser le repos. Les personnes atteintes d'un épanchement pleural peuvent présenter une dyspnée, une hypoxie, une douleur pleurétique à la poitrine et une toux. Dans ce cas, on a généralement recours à la thoracentèse.

Hystérectomie

L'hystérectomie totale est l'ablation de l'utérus et du col utérin. Cette intervention est indiquée pour un ensemble de troubles autres que le cancer, dont les hémorragies utérines dysfonctionnelles, l'endométriose, les tumeurs bénignes, le relâchement des muscles périnéaux et le prolapsus de l'utérus, et les lésions irréparables de l'utérus. Les cancers exigent une hystérectomie abdominale totale et une salpingo-ovariectomie bilatérale (ablation des trompes utérines et des ovaires).

Il arrive de plus en plus souvent que les femmes demandent un deuxième avis médical et le nombre d'options thérapeutiques (traitement au laser, **ablation de l'endomètre** et médicaments pour réduire les léiomyomes, par exemple) a augmenté.

Soins préopératoires

La préparation physique est sensiblement la même que pour une laparotomie. On rase généralement la moitié inférieure de l'abdomen de même que la région pubienne et périnéale, puis on les lave soigneusement à l'eau et au savon (dans certaines salles d'opération, on n'exige pas le rasage). Pour empêcher la contamination et les lésions accidentelles à l'intestin et à la vessie, on assure leur évacuation. La veille de l'opération, on administre généralement un lavement et une douche vaginale antiseptique ; on peut aussi demander à la personne d'effectuer ces soins à la maison. Le matin, on administre les médicaments préopératoires qui aident la personne à se détendre.

Soins postopératoires

Il faut appliquer les principes généraux des soins postopératoires en cas de chirurgie abdominale. On doit accorder une attention particulière à la circulation périphérique pour prévenir la thrombophlébite et la thrombose veineuse profonde en notant la présence de varices et en favorisant la circulation par des exercices des jambes et l'utilisation de bas compressifs. L'infection et l'hémorragie sont des risques importants. De plus, on peut observer des troubles d'élimination urinaire, à cause de la proximité de la vessie, surtout dans l'hystérectomie vaginale.

L'œdème ou un traumatisme nerveux peut causer une atonie temporaire de la vessie ; on peut dans ce cas insérer une sonde vésicale à demeure. Durant l'opération, la manipulation des intestins peut provoquer un iléus paralytique et altérer la fonction intestinale.

DÉMARCHE SYSTÉMATIQUE
dans la pratique infirmière

Personne subissant une hystérectomie

▓ COLLECTE DES DONNÉES

L'anamnèse, l'examen physique et pelvien et les analyses de laboratoire permettent à l'infirmière de dresser le bilan de santé de la personne. L'infirmière doit aussi poser à la personne des questions sur sa perception de l'opération, car dans la plupart des cas l'hystérectomie a d'importantes répercussions psychosociales. Si on pratique une hystérectomie à cause d'une tumeur maligne, l'anxiété, associée au cancer et à la peur de mourir, ajoutera au stress de l'opération. Les femmes atteintes d'une tumeur maligne risquent davantage de ressentir des symptômes psychologiques, des symptômes physiques, un syndrome climatérique (ménopause) et elles exigent davantage de soins en période postopératoire. Celles qui n'ont pas de tumeur maligne observent une amélioration de leur santé physique et mentale après l'hystérectomie.

▓ ANALYSE ET INTERPRÉTATION

Diagnostics infirmiers

En se fondant sur les données recueillies, l'infirmière peut poser les diagnostics infirmiers suivants :

▓ ▓ ▓

■ Anxiété, reliée au diagnostic de cancer et à la crainte de la douleur, de la perte de la féminité et de la perturbation de l'image de soi

■ Image corporelle perturbée, reliée à la modification de la sexualité, de la fécondité et des relations avec la famille et le partenaire

■ Douleur aiguë, reliée à la chirurgie et aux traitements adjuvants

■ Connaissances insuffisantes sur le déroulement de l'hystérectomie et sur les autosoins

Problèmes traités en collaboration et complications possibles

En se fondant sur les données recueillies, l'infirmière peut déterminer les complications susceptibles de survenir, notamment :

■ Hémorragie

■ Thrombose veineuse profonde

■ Dysfonctionnement de la vessie

❖ PLANIFICATION

Les principaux objectifs sont les suivants : atténuer l'anxiété ; accepter la perte de l'utérus ; soulager la douleur ; acquérir des connaissances sur les autosoins ; et prévenir les complications.

❖ INTERVENTIONS INFIRMIÈRES

Atténuer l'anxiété

L'anxiété de la femme qui subit une hystérectomie est due à diverses causes : dépaysement, effets de la chirurgie sur l'image corporelle et la capacité de procréer, crainte de la douleur. En outre, bien des femmes sont gênées d'exposer leur région génitale et pour certaines il peut y avoir des contradictions entre les soins médicaux et les croyances religieuses. L'infirmière doit faire preuve de compréhension envers la personne, car celle-ci a besoin d'exprimer ce qu'elle ressent. L'infirmière doit aussi aider la personne au cours des périodes préopératoire et postopératoire ainsi que durant la convalescence ; elle lui donne des explications sur les étapes de la préparation physique et des interventions.

L'enseignement porte sur des questions reliées à la chirurgie, aux sentiments de perte possibles et aux diverses mesures de soulagement des symptômes de la ménopause. Les préférences varient selon les personnes. De nombreuses femmes désirent pouvoir choisir leur traitement, participer à la prise de décisions, obtenir une information précise et pertinente en temps opportun, se sentir soutenues par les professionnels de la santé et avoir accès aux systèmes de soutien professionnels.

Une étude menée par la Women's Health Initiative et portant sur l'hormonothérapie substitutive a révélé que ce traitement n'offre pas de bienfaits à long terme sur le plan cardiaque et qu'il peut accroître les risques de cancer du sein. Bien que l'hormonothérapie substitutive ait des effets positifs sur la densité osseuse des femmes, bon nombre de cliniciens et de femmes en sont venus à la conclusion que les risques associés à l'hormonothérapie substitutive l'emportent sur les avantages qu'elle procure. Cependant, certaines personnes croient qu'on peut l'utiliser pendant une courte période (cinq ans ou moins) pour traiter les symptômes de la ménopause (Women's Health

Initiative, 2002). Si on conseille une hormonothérapie substitutive à une personne, on doit lui parler des risques et des avantages avant l'opération et commencer le régime médicamenteux après l'opération. L'enseignement et la surveillance sont essentiels.

Améliorer l'image corporelle

La collecte des données a révélé les sentiments de la femme à l'égard de l'hystérectomie. Ces sentiments varient selon le diagnostic, les relations avec les proches (famille, partenaire), les croyances religieuses et le pronostic. Les craintes peuvent porter sur l'incapacité d'avoir des enfants, sur la perte de la féminité, de même que sur l'altération des relations, de la fonction et de la satisfaction sexuelles. Si les craintes de la personne concernent surtout sa vie sexuelle, l'infirmière la rassure en lui disant que les relations sexuelles seront toujours possibles et qu'elle pourra les reprendre après une courte période d'abstinence permettant aux tissus de guérir. L'infirmière doit insister sur le fait que la satisfaction sexuelle et l'orgasme proviennent de la stimulation du clitoris et non de la présence d'un utérus. La plupart des femmes constatent une modification plus ou moins marquée des sensations sexuelles après une hystérectomie. Dans certains cas, l'opération raccourcit le vagin, ce qui peut perturber les sensations.

D'autre part, si l'équilibre hormonal est perturbé, comme c'est souvent le cas quand l'appareil reproducteur est déréglé, la personne peut éprouver un sentiment de dépression et une grande émotivité. L'infirmière doit donc aborder et évaluer chaque personne individuellement en tenant compte de ces facteurs. L'infirmière qui manifeste de l'intérêt et de la sympathie envers la personne et qui est à son écoute peut lui être d'un grand secours tout au long de son expérience chirurgicale.

Soulager la douleur

L'hystérectomie peut se faire par voie abdominale ou vaginale, la décision du chirurgien étant fondée sur le diagnostic et la taille de l'utérus. Il utilise la voie abdominale en cas de tumeur maligne ou lorsque l'utérus a augmenté de volume. La douleur et les malaises abdominaux qui en résultent sont fréquents. Il faut donc administrer les analgésiques prescrits pour soulager la douleur et faciliter la marche.

Pour dissiper le malaise provoqué par le ballonnement abdominal, surtout s'il y a eu manipulation des viscères ou ablation d'une grosse tumeur, on peut insérer une sonde nasogastrique. L'ablation d'une tumeur de taille importante peut causer un œdème en raison d'une baisse subite de pression. L'apport liquidien et nutritionnel doit souvent être restreint pendant un ou deux jours après l'opération. En cas de flatulence ou de distension abdominale, on a parfois recours à une sonde rectale ainsi qu'à l'application de chaleur sur l'abdomen. Dès que l'auscultation de l'abdomen indique la reprise du péristaltisme, on augmente l'apport liquidien et on autorise un régime à consistance molle. Le lever précoce favorise le retour du péristaltisme.

Surveiller et traiter les complications

Hémorragie

Après une hystérectomie, il peut se produire des hémorragies et des saignements vaginaux. Pour déceler ces complications le plus

❖ ❖ ❖

tôt possible, l'infirmière doit compter le nombre de serviettes hygiéniques utilisées, évaluer le degré de saturation de sang de la serviette et surveiller les signes vitaux. Elle examine les pansements abdominaux pour détecter toute fuite du drainage dans le cas d'une intervention par voie abdominale. Pour préparer la personne à quitter l'établissement de soins, l'infirmière lui donne les directives à suivre en ce qui concerne les activités afin de favoriser la guérison et de prévenir les saignements postopératoires.

Thrombose veineuse profonde

La position adoptée durant l'opération, l'œdème postopératoire et l'immobilité peuvent entraîner une thrombose veineuse profonde ou une embolie pulmonaire. Pour réduire ces risques, on se sert de bas compressifs. De plus, on encourage la personne à changer souvent de position et on l'aide à le faire tout en évitant d'exercer une pression sous les genoux. L'infirmière doit aider la personne à marcher le plus rapidement possible après l'opération et l'encourager à faire des exercices pour les jambes et les pieds lorsqu'elle est au lit. Elle évalue aussi les signes de thrombose veineuse profonde ou de phlébite (douleur aux jambes, rougeur, chaleur) et d'embolie pulmonaire (douleur thoracique, tachycardie, dyspnée). Comme il est possible que la personne quitte l'établissement de soins un ou deux jours après l'opération, l'infirmière lui conseille d'éviter de rester immobile ou de s'asseoir en exerçant une pression sous les genoux ou en croisant les jambes pendant de longues périodes.

Dysfonction de la vessie

Comme la personne éprouve parfois de la difficulté à uriner après l'opération, on peut insérer une sonde vésicale à demeure avant ou pendant l'opération et la laisser en place pendant la période postopératoire immédiate. On la retire peu après que la personne a commencé à marcher. L'infirmière doit alors surveiller le débit urinaire et les signes de distension abdominale. Si la personne n'urine pas, on doit prendre des mesures pour l'encourager à le faire (aider la personne à se rendre aux toilettes, verser de l'eau tiède sur le périnée, par exemple). S'il lui est impossible d'uriner, il faut insérer une sonde vésicale.

Favoriser les soins à domicile et dans la communauté

Enseigner les autosoins

L'information fournie à la personne dépend de ses désirs et de ses besoins. Si des restrictions s'imposent après l'opération, il est important qu'elle les connaisse. On doit lui dire d'examiner chaque jour la plaie chirurgicale et de communiquer avec son médecin si elle observe des rougeurs, des fuites ou des écoulements purulents. Elle doit aussi savoir qu'elle ne sera plus menstruée, mais qu'elle aura probablement de légers écoulements sanglants pendant quelques jours. Si les saignements persistent, elle doit le signaler immédiatement. On lui explique l'importance d'un apport oral approprié et du bon maintien des fonctions intestinales et urinaires. On l'informe également que l'opération provoque de la fatigue, mais que celle-ci devrait s'atténuer progressivement.

La reprise des activités doit se faire graduellement. La personne doit éviter de rester longtemps assise pour prévenir l'accumulation de sang dans le bassin, ce qui pourrait provoquer une thrombo-embolie. Elle préférera les douches aux bains, et cela pour réduire les risques d'infection et éviter les risques d'accident à l'entrée et à la sortie du bain. Il lui faut aussi s'abstenir de faire des efforts, de soulever des objets lourds, d'avoir des rapports sexuels et de conduire une voiture tant que ces activités ne sont pas autorisées par le médecin. Les pertes vaginales, une odeur nauséabonde, les saignements abondants, les douleurs ou les rougeurs aux jambes ou la fièvre doivent être promptement signalés à un professionnel de la santé. L'infirmière réitère les explications du médecin touchant les activités et les restrictions.

Assurer le suivi

Le suivi par téléphone permet à l'infirmière de déterminer si la personne guérit sans présenter de complications et de répondre aux questions posées. L'infirmière rappelle à la personne qu'il importe de se présenter aux rendez-vous de suivi postopératoires. Si les deux ovaires ont été enlevés, le médecin devrait envisager une hormonothérapie substitutive. On peut fournir à la personne de l'information sur les risques et les avantages de l'hormonothérapie pour lui permettre de prendre une décision éclairée.

▓ ÉVALUATION

Résultats escomptés

Les principaux résultats escomptés sont les suivants:

1. La personne éprouve moins d'anxiété.

2. La personne améliore son image corporelle.

   a) Elle parle avec son partenaire des changements associés à l'intervention chirurgicale.

   b) Elle comprend son affection et le programme thérapeutique.

   c) Elle montre peu de signes de dépression ou de tristesse.

3. La personne n'éprouve que peu de douleur ou un léger malaise.

   a) Elle se dit soulagée de la douleur abdominale.

   b) Elle marche sans avoir mal.

4. La personne confirme qu'elle a acquis des connaissances sur les autosoins.

   a) Elle pratique les exercices de respiration profonde, les exercices pour les jambes et les changements de position qu'on lui a appris.

   b) Elle augmente chaque jour son activité et ses déplacements.

   c) Son apport liquidien et son débit urinaire sont satisfaisants.

   d) Elle connaît les symptômes qu'elle doit signaler.

   e) Elle se rend à ses rendez-vous de suivi.

5. La personne ne présente pas de complications.

   a) Elle a peu de saignements vaginaux et ses signes vitaux sont normaux.

   b) Elle se déplace tôt après l'opération.

   c) Elle ne présente pas de douleur au thorax ou aux mollets, de rougeur, de sensibilité ni d'œdème aux membres.

   d) Elle ne présente pas d'affection urinaire ni de ballonnement abdominal.

Radiothérapie

La radiothérapie joue un rôle important dans le traitement des cancers gynécologiques. Dans certains stades du cancer intraépithélial du col utérin, il s'agit du traitement de choix. Pour les cancers de l'utérus et de l'ovaire, la radiothérapie est généralement un appoint à la chirurgie. Pour le traitement définitif du cancer du col utérin, on utilise une association de l'irradiation externe du bassin et de l'irradiation interne (endocavitaire). On utilise l'irradiation endocavitaire seule au tout premier stade d'un cancer micro-invasif. Quand le cancer du col utérin est confiné au col, le taux de guérison est très élevé. Ce taux diminue au fur et à mesure le cancer envahit le paramètre. Si les parois pelviennes sont atteintes, on ne parvient à guérir qu'une femme sur trois environ. Chez les autres, on peut utiliser la radiothérapie à titre palliatif pour réduire la taille de la tumeur et circonscrire l'infection, la douleur et les hémorragies.

EFFETS SECONDAIRES

Les effets secondaires de l'irradiation sont cumulatifs et se manifestent surtout quand la dose totale dépasse la capacité naturelle de l'organisme d'en réparer les effets. L'entérite radique, qui se manifeste par de la diarrhée et des crampes abdominales, et la cystite radique dont les symptômes sont des envies fréquentes et impérieuses d'uriner et une dysurie, sont les principales complications. Ces effets sont les réactions normales des tissus à l'irradiation. À l'occasion, des réactions graves peuvent exiger l'arrêt du traitement jusqu'à ce que la capacité de réparation normale des tissus soit rétablie. La fatigue est l'un des effets secondaires les plus ennuyeux et elle n'est souvent pas soulagée par le repos.

Le radio-oncologue et l'infirmière doivent informer à l'avance la personne des effets secondaires possibles et utiliser diverses mesures de soulagement, au besoin. Ces mesures comprennent la modification du régime alimentaire (réduction de l'apport en fibres et en lactose) et la prise d'antispasmodiques. Ce régime à faible teneur en résidus a pour objectifs de réduire la fréquence des selles et de prévenir l'occlusion des voies gastro-intestinales, qui peuvent présenter des rétrécissements. On peut avoir recours aux services d'une diététicienne.

Avant et pendant le traitement, l'infirmière doit évaluer les besoins physiques, psychologiques et d'apprentissage de la personne et de sa famille. Elle doit toutefois éviter de fournir trop d'information, car l'anxiété peut altérer la capacité d'apprentissage.

Tout traitement nécessite une préparation, une éducation et un soutien psychologique. La personne qui est bien préparée, bien soutenue et bien renseignée avant le traitement aura plus de facilité à surmonter les difficultés et le stress associés au cancer et au traitement.

MÉTHODES D'IRRADIATION

On utilise diverses méthodes pour administrer une dose d'irradiation à l'appareil reproducteur de la femme : irradiation externe, radiothérapie peropératoire et irradiation interne (intracavitaire), ou brachythérapie. Le col utérin et l'utérus se prêtent à l'irradiation interne parce qu'ils sont des réceptacles naturels pour la source radioactive.

Irradiation externe

Cette méthode détruit les cellules cancéreuses sises à la surface de la peau ou plus en profondeur. Elle est moins populaire que d'autres méthodes pour traiter le cancer de l'appareil reproducteur de la femme.

Radiothérapie peropératoire

La radiothérapie peropératoire permet d'utiliser l'irradiation durant l'opération afin d'atteindre directement les régions affectées. On dirige un faisceau d'électrons sur le champ opératoire. On utilise cette irradiation à vue directe dans les cas d'atteinte des ganglions para-aortiques, ou de tumeurs qui ne sont pas résécables ou ne le sont qu'en partie. Cette méthode offre plusieurs avantages : elle permet de diriger précisément le faisceau et de limiter strictement l'irradiation à la tumeur, ce qui protège les autres organes. On y associe généralement l'irradiation externe, avant ou après l'opération.

Irradiation interne (intracavitaire)

On administre une anesthésie à la personne, on l'examine, puis on insère des applicateurs spécialement préparés dans la cavité endométriale et le vagin. On remplit ces applicateurs de matière radioactive seulement quand la personne est revenue dans sa chambre. Les applicateurs recevront la source de radio-activité après que l'on aura vérifié par des radiographies la situation exacte des applicateurs par rapport à l'anatomie du bassin et à la tumeur. Cette méthode permet de régler avec précision l'exposition à la radioactivité de la personne, en réduisant l'exposition du médecin et du personnel soignant. La personne qui subit une radiothérapie interne doit être dans une chambre individuelle jusqu'à la fin du traitement, et on place devant sa porte un écran de plomb ; il est parfois nécessaire d'évacuer les chambres voisines.

Il existe plusieurs applicateurs pour le traitement endocavitaire. Dans certains cas, de nombreux petits irradiateurs (capsules de Heyman, par exemple) sont insérés dans la cavité endométriale et le canal endocervical. Un autre dispositif se compose d'un tube central (tandem) introduit dans la cavité utérine par le canal endocervical dilaté et qui demeure en relation fixe avec des irradiateurs (ovoïdes) placés au sommet du vagin, de part et d'autre du col utérin (figure 49-8 ■).

Au moment de l'insertion de l'applicateur, on pose également une sonde urétrale à demeure. Un tamponnement vaginal retient l'applicateur, de sorte que les autres organes, comme la vessie et le rectum, sont aussi éloignés que possible de la source d'irradiation. Le traitement a pour but d'assurer la diffusion interne de doses constantes d'irradiation tout au long de l'application ; celle-ci dure habituellement de 24 à 72 heures, selon la dose totale établie par le radiophysicien.

On a mis au point des systèmes automatisés de brachy-thérapie intracavitaire à doses élevées qui permettent à la personne de suivre son traitement en consultation externe. Le traitement est moins long, ce qui réduit les malaises. Le

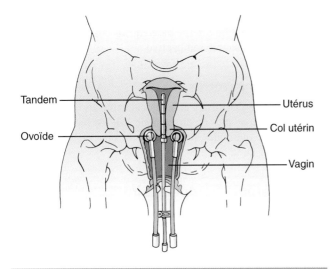

Tandem

Ovoïde

Utérus

Col utérin

Vagin

FIGURE **49-8** ■ Mise en place du tandem et des ovoïdes pour la radiothérapie interne.

personnel soignant doit se protéger de la source d'irradiation. La radiothérapie interne fait généralement appel au radium et au césium.

Principes de radioprotection

On utilise divers éléments radioactifs pour la radiothérapie endocavitaire. Peu importe le produit utilisé, ce traitement exige des soins infirmiers diligents. Il faut observer la personne et lui prodiguer des soins tout en se protégeant des radiations. On doit pour ce faire observer les principes de la radioprotection qui s'énoncent comme suit:

- Réduire au minimum le temps passé près d'une source de radioactivité.
- Se tenir le plus éloigné possible de la source de radio-activité.
- Utiliser les dispositifs de protection appropriés.

L'infirmière qui est enceinte ou qui croit l'être ne doit pas participer directement aux soins. Il faut planifier les soins pour réduire le temps que l'infirmière reste en contact avec la personne. De plus, pour réduire l'exposition aux radiations, l'infirmière doit rester le plus loin possible (dans l'entrée de la pièce) de la source de radioactivité, mais doit quand même profiter de ce laps de temps pour parler avec la personne des craintes entretenues par celle-ci.

Le responsable de la radioprotection fait connaître à tous ceux qui sont en contact avec la personne (personnel soignant et famille) les précautions nécessaires. Les infirmières reçoivent des directives sur les limites de temps et d'éloignement à observer quand elles prodiguent les soins pour s'assurer que les expositions sont maintenues au niveau le plus bas que l'on peut raisonnablement atteindre (ALARA). On peut aussi appliquer les précautions suivantes:

- Porter un dosimètre photographique personnel ou une chambre d'ionisation de poche.
- Porter des gants de caoutchouc pour éliminer le matériel souillé qui pourrait être contaminé. (Cependant, ces gants

ne fournissent pas une protection contre les sources radio-actives scellées.)

- Faire respecter les directives particulières qui s'appliquent à la blanchisserie et à l'entretien ménager.
- Ne pas laisser la personne quitter sa chambre et interdire la visite des femmes qui sont enceintes ou qui croient l'être, et des personnes de moins de 18 ans.
- Avant que la personne ne quitte la pièce, faire procéder à une vérification de la chambre par le service de radio-thérapie ou le responsable de la radioprotection pour s'assurer de l'absence de radioactivité.

Soins infirmiers pendant la radiothérapie

Les soins infirmiers consistent avant tout à fournir un soutien psychologique à la personne, à améliorer son bien-être et à vérifier si l'applicateur ne s'est pas déplacé. Le personnel infirmier n'a pas à craindre l'expulsion de l'applicateur interne, parce qu'il a été solidement fixé par le radiothérapeute. On doit cependant vérifier de temps à autre s'il ne s'est pas déplacé. Si cela se produit, il faut prévenir immédiatement le responsable de la radioprotection. Il ne faut jamais toucher avec la main une source de radioactivité.

L'infirmière doit expliquer à la personne qu'au cours du traitement celle-ci doit rester alitée. Elle peut se déplacer d'un côté à l'autre et soutenir son dos par un oreiller; la tête du lit peut être élevée à 15 degrés. On l'encourage à faire des exercices de respiration profonde et de toux ainsi qu'à fléchir et à pointer les pieds pour étirer les muscles des mollets et favoriser le retour veineux. Les soins du dos augmentent le bien-être de la personne, mais il faut les prodiguer dans le temps alloué à son chevet.

La personne suit ordinairement un régime pauvre en résidus afin de diminuer la fréquence des selles. L'infirmière doit inspecter souvent la sonde vésicale pour s'assurer de sa perméabilité et prévenir ainsi une distension de la vessie, dont les parois pourraient alors être exposées aux radiations. Les soins périnéaux ne peuvent être assurés pendant le traitement, mais tout écoulement abondant doit être immédiatement signalé au radiothérapeute ou au chirurgien gynécologique.

L'infirmière surveille l'apparition de fièvre, de nausées ou de vomissements et les signale, car cela pourrait indiquer la présence d'une infection ou d'une perforation.

On doit enseigner à la personne que la sensation de plénitude abdominale, les crampes, les lombalgies et l'envie impérieuse d'uriner sont des sensations normales pendant le traitement. Elle ne devrait toutefois pas ressentir de vives douleurs. On peut administrer des agents opioïdes légers, des relaxants musculaires ou des sédatifs pour favoriser le bien-être de la personne.

Retrait de l'applicateur

L'oncologue mesure avec précision la dose d'irradiation. Les sources de radioactivité peuvent être retirées de la même façon qu'on les a introduites, dans la chambre de la personne, sans anesthésie locale ou générale. Avant de retirer l'applicateur, on administre parfois un faible sédatif.

Soins après le traitement

Après le traitement, la personne recommence peu à peu à se déplacer. Son régime alimentaire est établi en fonction de sa tolérance. Elle peut prendre une douche dès qu'elle le veut; elle doit cependant éviter les douches vaginales, car le col utérin a été dilaté et le risque de contamination bactérienne est élevé.

Avant et après le traitement, l'infirmière doit vérifier si la personne et sa famille ont des idées fausses sur la radiothérapie. Au besoin, elle peut demander à une infirmière spécialisée en oncologie de fournir de l'information ou de l'aide. On trouvera à la fin du chapitre 16 ⊕ d'autres sources d'information sur le sujet.

EXERCICES D'INTÉGRATION

1. Une femme de 42 ans n'a pas subi d'examen gynécologique depuis 15 ans. Aujourd'hui, elle vient consulter le médecin parce qu'elle présente des saignements vaginaux intermittents. Lors de la collecte des données, vous apprenez que sa mère a pris du diéthylstilbestrol pendant ses grossesses. Quels sont les soins et le suivi appropriés?

2. Une étudiante de 22 ans se plaint de douleurs pelviennes aiguës, de fièvre et d'écoulements vaginaux. Elle déclare avoir de nombreux partenaires sexuels et ne jamais utiliser de condoms parce qu'elle prend des contraceptifs oraux. Son médecin lui a dit que ses symptômes révèlent une pelvipéritonite et elle est admise à l'hôpital pour recevoir un traitement aux antibiotiques administré par voie intraveineuse. Quels sont les soins infirmiers les plus importants pour réduire les risques de complications et prévenir la transmission de l'infection? Élaborer un plan d'enseignement traitant des conséquences à court et à long terme du diagnostic de pelvipéritonite.

3. Une femme de 48 ans doit subir une hystérectomie totale. Elle vous informe qu'elle a des antécédents familiaux de cancer du sein et que sa mère et sa sœur souffrent d'ostéoporose. Elle vous demande si elle devrait commencer une hormonothérapie substitutive pour réduire le risque d'ostéoporose et prévenir les bouffées de chaleur. Quelles sont les interventions appropriées et quels renseignements lui fournirez-vous?

4. Une femme de 68 ans subit une chirurgie pour traiter un cancer du col utérin. Pendant qu'elle est dans la salle d'opération, son mari vous confie qu'il craint ne plus pouvoir avoir de rapports sexuels avec sa femme à cause du cancer et du traitement. Comment vous y prendrez-vous pour parler de ces craintes avec le couple?

5. Une femme de 45 ans doit subir une intervention chirurgicale visant à corriger une fistule rectovaginale. Depuis 20 ans, elle souffre de paraplégie à cause d'une lésion médullaire. Expliquez les modifications que vous devez apporter au plan thérapeutique infirmier avant et après l'opération pour prendre en compte son invalidité. Quels sont les points importants de son plan de congé?

RÉFÉRENCES BIBLIOGRAPHIQUES
en anglais • en français

American Cancer Society. (2002). *Cancer facts and figures*. Atlanta: Author.

Association of Reproductive Health Professionals, 2401 Pennsylvania Avenue, Suite 350, Washington, DC 20037-1718; (202) 466-3825; http://www.arhp.org.

CDC – Centers for Disease Control and Prevention (2002). Sexually transmitted diseases treatment guidelines, 2002. *MMWR, Morbidity and Mortality Weekly Report, 51*(RR-6), 1–85.

Comeau, D., et Bourassa, D. (2000). L'endométriose: de la confusion à la compréhension, *Le Médecin du Québec, 35*(9), 71-77.

Dargent, D.F. (2001). Laparoscopic surgery in gynecologic oncology. *Surgical Clinics of North America, 81*(4), 949–964.

Delmotte, H. (2004). Un herpès peut en cacher un autre, *La Revue de l'infirmière*, 105, 25-27.

Dion, H. (2004a). 5 questions et réponses sur le virus du papillome humain, *Le Clinicien, 19*(9), 93-1001.

Dion, H. (2004). Les ulcérations génitales: comment les reconnaître?, *Le Clinicien, 19*(2), 17-18.

Dion, H. (2003a). 5 questions et réponses sur l'herpès génital, *Le Clinicien, 18*(5), 88-96.

Dion, H. (2003). Les pertes vaginales: un problème fréquent, *Le Clinicien, 18*(12), 17-19.

Direction de la santé publique de Montréal (2004). Le cancer du col utérin (page consultée le 29 novembre 2005) [en ligne], http://www.santepub-mtl.qc.ca/mdprevention/chronique/2004/17052004.html.

Drouin, D. (2003). Test Pap: tous les ans ou tous les trois ans?, *Le Médecin du Québec, 38*(12), 22-23.

Duffy, M.S. (2001). Recent surgical approaches to gynecologic oncology. *Nursing Clinics of North America, 36*(3), 603–615.

Femmes en santé (2004). Le cancer du col de l'utérus (page consultée le 29 novembre 2005) [en ligne], http://www.femmesensante.ca/centres/cancer/endometrial.

Fondation québécoise du cancer (2002). Le cancer du col utérin (page consultée le 29 novembre 2005) [en ligne], http://www.fqc.qc.ca/encyclotexte.asp?id=70.

Garnier, E. (2004a). Candidoses vulvovaginales récurrentes: un traitement prophylactique de six mois, *Le Médecin du Québec, 39*(10), 16-18.

Garnier, E. (2004b). Herpès génital: le valcyclovir réduit de moitié le taux de transmission, *Le Médecin du Québec, 39*(4), 15-16; 21.

Hader, S.L., Smith, D.K., Moore, J.S., & Holmberg, S.D. (2001). HIV infection in the United States: Status at the millennium. *Journal of the American Medical Association, 285*(9), 1186–1192.

Hamann, J. (1997). Espoir confirmé pour des femmes infertiles, *Le journal de la communauté universitaire* (page consultée le 29 novembre 2005) [en ligne], http://www.scom.ulaval.ca/Au.fil.des.evenements/1997/09.04/endometriose.html.

Hanel, L., et Boivin, S. (2000). Démythifier l'herpès génital pour mieux intervenir, *L'infirmière du Québec, 7*(5), 13, 43-47.

Hébel, A. (2004). L'herpès, *La Revue de l'infirmière, 101*(mai), 35-36.

Institut canadien d'information sur la santé (2003). Rapport de surveillance de la santé des femmes (chlamydia et gonorrhée), (page consultée le 24 novembre 2005) [en ligne], http://secure.cihi.ca/cihiweb/dispPage.jsp?cw_page=media_30sep2003_f.

Mayrand, H. (2004). Le dépistage du cancer du col de l'utérus: nouvelles méthodes, *Le Clinicien, 19*(8), 39-42.

Mayrand, H. (2002). Les vulvovaginites récidivantes, *Le Clinicien, 17*(12), 38-46.

Ness, R.B., Soper, D.E., Holley, R.L., et al. (2001a). Douching and endometritis: Results from the PID evaluation and clinical health (PEACH) study. *Sexually Transmitted Diseases, 28*(4), 240–245.

NIH – National Institute of Health (1996). *NIH Consensus Statement: Cervical Cancer. 14*(1), 1-38.

Olive, D.L., & Pritts, E.A. (2001). Treatment of endometriosis. *New England Journal of Medicine, 345*(4), 266–275.

Rein, D., Kasler, W., Irwin, K., & Rabiee, L. (2000). Direct medical cost of pelvic inflammatory disease and its sequelae: Decreasing but still substantial. *Obstetrics & Gynecology, 95*(3), 397–402.

Ross, J. (2001). Pelvic inflammatory disease. *British Medical Journal, 322*(7287), 658–659.

Steben, M., et Charest, L. (2002). L'herpès génital chez la femme : où en sommes-nous ?, *Le Médecin du Québec, 37*(6), 67-72.

U.S. Surgeon General (2001). *The Surgeon General's call to action to promote sexual health and responsible sexual behavior.* Washington, DC: U.S. Department of Health and Human Services.

Williams, C. (2004). La vulvovaginite à Candida compliquée : pour résoudre le problème une fois pour toutes, *Le Clinicien, 19*(12), 51-53.

Women's Health Initiative (2002). Risks and benefits of estrogen plus progestin in healthy postmenopausal women: Principal results from the Women's Health Initiative randomized controlled trial. *Journal of the American Medical Association, 288*(3), 321–333.

 En complément de ce chapitre, vous trouverez sur le Compagnon Web :

• une bibliographie exhaustive ;
• des ressources Internet.

Adaptation française
Sophie Longpré, inf., M.Sc.
Professeure, Département des
sciences infirmières – Université
du Québec à Trois-Rivières

Affections du sein

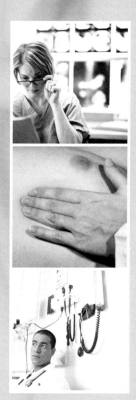

Objectifs d'apprentissage

Après avoir étudié ce chapitre, vous pourrez:

1. Établir un plan d'enseignement portant sur l'autoexamen des seins et destiné aux individus et aux groupes.

2. Décrire les examens paracliniques utilisés pour détecter les affections du sein.

3. Appliquer la démarche systématique aux personnes souffrant d'un cancer du sein.

4. Comparer l'utilité thérapeutique de la chimiothérapie, de la chirurgie et de la radiothérapie dans le traitement des cancers du sein.

5. Décrire les besoins physiques et psychosociaux ainsi que la réadaptation de la personne qui a subi une intervention chirurgicale pour traiter un cancer du sein.

Dans bien des cultures, le sein est un élément important de la sexualité et de l'identité féminines. Même si les progrès réalisés en matière de diagnostic et de traitement changent le pronostic, les affections et les cancers du sein sont généralement associés à la crainte de la mutilation, de la perte de l'attrait sexuel et de la mort.

Les affections du sein ne sont pas toutes cancéreuses. Certaines sont structurales, comme les fissures, ou causées par une infection, comme les mastites. Certaines affections bénignes peuvent se transformer en affections malignes, comme les affections prolifératives bénignes du sein, tandis que d'autres sont clairement des cancers de types et de stades différents. La

VOCABULAIRE

Affection proliférative bénigne du sein: présence dans le sein de divers types de tissu atypique, mais non cancéreux, qui augmentent le risque de cancer.

Aspiration à l'aiguille: aspiration de liquide ou de cellules dans une seringue au moyen d'une aiguille insérée dans un kyste ou une lésion en vue d'une analyse diagnostique.

Autoexamen des seins (AES): technique consistant à examiner soi-même ses seins à la recherche de lésions ou de changements inquiétants.

Biopsie chirurgicale: intervention consistant à prélever un échantillon de tissu, ou tout le tissu, pour l'examiner au microscope.

Biopsie stéréotaxique: biopsie à l'aiguille guidée par ordinateur et utilisée quand on ne peut pas palper les lésions dans le sein, mais qu'on peut les observer au moyen d'une mammographie.

BRCA-1: gène sur le chromosome 17; lorsqu'il est endommagé ou modifié, on note une augmentation du risque de cancer du sein ou de cancer des ovaires, ou des deux affections.

BRCA-2: gène sur le chromosome 17; lorsqu'il est endommagé ou modifié, on note une augmentation du risque de cancer du sein (moins importante que dans le cas du BRCA-1).

Carcinome canalaire *in situ* (CCIS): cellules cancéreuses qui prennent naissance dans le système canalaire du sein, mais n'envahissent pas les tissus avoisinants.

Carcinome lobulaire *in situ* (CLIS): changement atypique et prolifération des cellules lobulaires du sein; autrefois considéré comme un état précancéreux, on estime aujourd'hui que le CLIS indique un risque accru de cancer du sein envahissant.

Carcinome médullaire: type particulier de cancer du sein infiltrant, qui se caractérise par une tumeur bien définie, aux contours précis.

Cartographie lymphatique avec biopsie du ganglion sentinelle: intervention consistant à utiliser un produit de contraste et les techniques de la médecine nucléaire pour déceler et analyser le premier ganglion du drainage lymphatique du sein dans la région axillaire.

Chirurgie mammaire conservatrice: opération consistant à extraire une tumeur au sein et une portion de tissu autour de la tumeur en conservant toutes les autres parties du sein; peut comprendre le curage des ganglions axillaires ou une radiothérapie, ou ces deux interventions.

Échographie: méthode d'exploration par imagerie, faisant appel aux ultrasons et utilisée pour déterminer si les lésions sont solides ou remplies de liquide.

Expanseur tissulaire avec prothèse permanente: série d'interventions chirurgicales consistant à reconstruire le sein à la suite d'une mammectomie; comprend l'étirement de la peau et du muscle avant l'insertion de la prothèse permanente.

Galactographie: utilisation de la mammographie après l'injection d'un produit de contraste pour diagnostiquer les affections du système canalaire du sein.

Gynécomastie: hypertrophie des glandes mammaires généralement observée chez les adolescents mâles.

Hyperplasie atypique: augmentation anormale du nombre de cellules dans une région définie, comprise dans la zone canalaire ou lobulaire du sein; cette prolifération anormale augmente le risque de cancer du sein.

Localisation à l'aiguille: intervention utilisée pour effectuer une biopsie mammaire quand la masse est difficile à palper, mais qu'on peut la voir à la mammographie; le chirurgien insère une aiguille dans le tissu mammaire en se servant de la visualisation mammographique, puis il prélève du tissu autour de l'aiguille.

Lymphœdème: tuméfaction chronique d'un membre, due à l'arrêt de la circulation lymphatique et généralement associée à une dissection axillaire.

Maladie de Paget: forme de cancer du sein qui prend naissance dans le système canalaire et atteint le mamelon, l'aréole et la peau adjacente.

Maladie fibrokystique du sein: certains changements bénins du sein, habituellement associés à la présence de nodules palpables, à des masses, à une tuméfaction ou à de la douleur.

Mammectomie préventive: ablation du sein visant à réduire le risque de cancer chez les femmes fortement prédisposées.

Mammectomie radicale modifiée: ablation du tissu mammaire, du mamelon et de l'aréole, ainsi que d'une partie des ganglions axillaires.

Mammectomie totale: ablation des tissus mammaires, du mamelon et de l'aréole; traitement de choix du carcinome canalaire *in situ*.

Mammographie: radiographie des seins; principale méthode de dépistage du cancer du sein chez la femme.

Mammoplastie: intervention chirurgicale consistant à reconstruire le sein ou à en modifier le volume ou la forme; peut servir à la réduction ou à l'augmentation mammaire.

Mastalgie: douleur au sein, généralement associée aux fluctuations hormonales ou à une irritation nerveuse.

Mastite: inflammation ou infection au sein.

Reconstruction mammaire par lambeau musculocutané pédiculisé sur le muscle grand droit (lambeau TRAM): méthode de reconstruction du sein consistant à transférer au siège de la mammectomie le tissu adipeux et le muscle du bas de l'abdomen, ainsi que leurs structures circulatoires.

Titrage des récepteurs des œstrogènes et de la progestérone: examen servant à déterminer si la tumeur du sein est alimentée par les hormones; cette information permet de préciser le pronostic et le traitement.

personne souffrant d'une affection du sein peut subir des examens paracliniques, une intervention chirurgicale, une radiothérapie, une chimiothérapie ou une hormonothérapie. Par conséquent, l'infirmière qui soigne une personne atteinte d'une affection du sein doit connaître à fond ces traitements, posséder une grande compétence sur le plan clinique et un sens poussé de l'évaluation pour répondre aux besoins physiques et psychosociaux tant de la personne que de sa famille.

Anatomie et physiologie

La poitrine des filles est identique à celle des garçons jusqu'à la puberté. L'action des œstrogènes et d'autres hormones provoque alors le développement des seins chez la fille. Ce développement commence habituellement vers l'âge de 10 ans et se poursuit jusqu'à l'âge de 16 ans environ, bien qu'il puisse avoir lieu entre 9 et 18 ans. Selon la classification du docteur Tanner, il existe cinq stades du développement des seins. Le stade I est le stade prépubertaire; le stade II correspond au bourgeonnement du sein, le premier signe de la puberté chez la jeune fille; le stade III est la croissance du sein et de l'aréole (tissu plus sombre autour du mamelon); le stade IV se caractérise par le renflement du mamelon et de l'aréole; au stade V, le sein a atteint son volume normal et l'aréole s'est fondue dans le contour général.

Les seins, ou glandes mammaires, se composent de tissu glandulaire (parenchyme) et canalaire, ainsi que de tissu fibreux liant les lobes et de tissu adipeux se trouvant à l'intérieur et autour des lobes. Ce sont des structures jumelles occupant la région allant du sternum à la ligne axillaire, entre la deuxième et la sixième côte, au-dessus du muscle grand pectoral; par leur prolongement axillaire, les tissus mammaires s'étendent jusqu'aux aisselles. Les ligaments périphériques supérieurs (ligaments de Cooper) sont des bandes de tissu conjonctif qui soutiennent le sein sur la paroi thoracique. La figure 50-1 ■ illustre l'anatomie d'un sein pleinement développé.

Le sein comprend 12 à 20 lobes coniques, eux-mêmes composés de lobules. Les lobules sont formés de grappes d'alvéoles, petites structures débouchant sur un canal. Chaque canal débouche sur une ampoule, qui se rétrécit, puis s'ouvre dans le mamelon. Le sein est constitué à 85 % de tissu adipeux.

Examen clinique

ANAMNÈSE ET MANIFESTATIONS CLINIQUES

Quand elle examine une femme qui décrit une particularité mammaire, l'infirmière doit lui demander quand elle a décelé celle-ci. Elle lui pose aussi les questions suivantes: Cette particularité est-elle accompagnée de douleur? Pouvez-vous palper les lésions? Quelle est votre pratique d'**autoexamen**

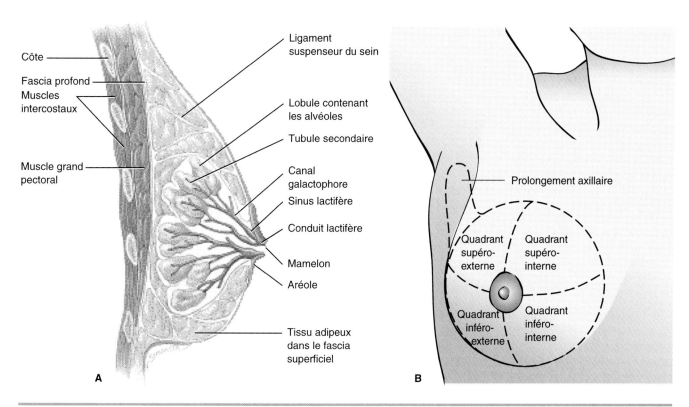

FIGURE 50-1 ■ **(A)** Anatomie du sein. **(B)** Quadrants du sein et prolongement axillaire. Sources: **(A)** G.J. Tortora et S.R. Grabowski (2000). *Principles of Anatomy and Physiology* (9ᵉ éd.). New York: John Wiley & Sons, Inc.

Traduction française: © ERPI, 2001, p. 1064; **(B)** J. Weber et J. Kelley (1998). *Health assessment in nursing* (2ᵉ éd.). Philadelphie: Lippincott Williams & Wilkins.

des seins? Avez-vous déjà passé une mammographie ou d'autres examens de dépistage? Si oui, quand? Quel type de suivi vous a-t-on recommandé?

L'infirmière s'informe des antécédents génésiques de la femme, car ils sont étroitement liés aux risques d'affections mammaires. Elle doit obtenir les renseignements suivants: âge au moment des premières règles, date des dernières menstruations, régularité du cycle et utilisation de contraceptifs oraux ou d'autres produits hormonaux. Elle lui demande combien elle a eu de grossesses, de naissances vivantes, d'avortements ou de fausses couches, et si elle a allaité. Quand la femme est ménopausée, l'infirmière note son âge au moment de la ménopause, les symptômes associés à la ménopause et la prise d'une hormonothérapie substitutive.

Pendant l'examen, l'infirmière doit aussi déterminer les antécédents de la femme en matière de tabagisme et de consommation d'alcool, ses antécédents médicaux et chirurgicaux, ainsi que tout antécédent familial de cette nature, particulièrement s'il s'agit de cancer. Les renseignements d'ordre social sont également essentiels: situation familiale, profession, ressources et réseau de soutien dont la femme dispose.

Aspects psychosociaux des affections du sein

Le sein étant un élément important dans la sexualité féminine, la peur, l'anxiété et la dépression font partie des réactions courantes à une affection de cet organe. La femme peut également avoir des réactions plus particulières telles que la crainte de la mutilation, de la perte de l'attrait sexuel, de l'abandon par le partenaire sexuel et de la mort. Certaines femmes tardent à consulter un médecin à cause de ces craintes. Par contre, l'anxiété ou la peur pousse certaines femmes à consulter un professionnel dès qu'elles observent le moindre petit changement.

En réponse à ces réactions, l'infirmière doit cerner les inquiétudes de la personne, ses craintes et son anxiété. L'éducation et le soutien psychosocial sont des interventions infirmières essentielles. Il est important d'évaluer les craintes de la personne par rapport au cancer du sein et ses réactions à une affection possible, qu'elle soit bénigne ou potentiellement maligne. L'infirmière peut soutenir la femme lors de sa visite chez le médecin, laquelle peut se révéler angoissante. En raison des craintes liées aux affections du sein, la gestion de l'anxiété est une intervention clé. L'infirmière doit se montrer calme et réconfortante et être à l'écoute de la personne. Toutes ces mesures peuvent atténuer le degré d'anxiété éprouvé par la femme durant ce processus.

EXAMEN PHYSIQUE: SEINS DE LA FEMME

L'examen des seins peut faire partie de l'examen physique général et de l'examen gynécologique. On le pratique également chez toutes les femmes qui font état d'une affection du sein, pensent en avoir une ou la redoutent. Entre 20 et 40 ans, on conseille aux femmes de se faire examiner les seins par un médecin tous les 3 ans; à partir de 40 ans, l'examen doit être annuel. Il faut au moins 10 minutes pour effectuer un examen complet du sein et pour enseigner la technique de l'autoexamen.

Inspection

L'examen physique commence par l'observation. La personne doit être nue jusqu'à la taille et assise confortablement, les bras le long du corps, face à l'examinatrice. Celle-ci observe d'abord la taille et la symétrie des seins. Il est normal qu'un sein soit légèrement plus gros que l'autre. Elle inspecte ensuite la peau pour en vérifier la couleur, noter la topographie des veines et rechercher un épaississement ou un œdème. Un érythème (rougeur) peut témoigner d'une inflammation locale ou de l'envahissement des vaisseaux lymphatiques superficiels par un néoplasme. Une topographie veineuse marquée peut traduire une augmentation de l'irrigation sanguine exigée par une tumeur. Enfin, un néoplasme qui retient la lymphe peut entraîner un œdème et un godet, et donner à la peau un aspect de peau d'orange, un signe classique d'une tumeur maligne avancée. L'encadré 50-1 ■ donne des exemples de particularités du sein.

Les mamelons et les aréoles n'ont pas la même apparence chez toutes les femmes, mais ils sont normalement de la même taille et symétriques pour chaque individu. Une légère inversion de l'un ou des deux mamelons est assez fréquente et n'est pas significative, à moins qu'elle ne soit d'apparition récente. En cas d'ulcération, d'éruptions ou d'écoulement du mamelon, il est nécessaire d'effectuer une évaluation. Pour déceler une rétraction ou des fossettes cutanées qui pourraient passer inaperçus, l'examinatrice demande à la femme de lever les deux bras au-dessus de la tête. En général, ce mouvement provoque l'élévation des deux seins à la même hauteur. Puis elle lui demande de placer les mains à la taille et de presser vers l'intérieur. Normalement ces mouvements, qui entraînent la contraction des muscles pectoraux, ne modifient pas le contour des seins ou l'orientation du mamelon. L'apparition d'une fossette ou d'une rétraction peut indiquer la présence d'une tumeur. L'infirmière doit ensuite examiner les régions claviculaires et axillaires à la recherche d'un œdème, d'une coloration anormale, de lésions ou d'une tuméfaction ganglionnaire.

Palpation

La personne peut rester assise lors de la palpation des régions claviculaires et axillaires. Pour palper la région axillaire, l'examinatrice prend l'avant-bras gauche de la femme dans sa main gauche et l'éloigne doucement du thorax. En soutenant de la main gauche le bras de la femme, l'examinatrice palpe les aisselles de la main droite; elle y note la présence ou l'absence de ganglions contre la paroi thoracique. Avec la pulpe des doigts, elle palpe doucement l'emplacement des ganglions centraux, latéraux, subscapulaires et pectoraux (figure 50-2 ■). Normalement, ces ganglions lymphatiques ne sont pas perceptibles au toucher. S'ils sont tuméfiés, l'examinatrice en note le volume, l'emplacement, la mobilité, la consistance et la sensibilité.

Puis elle aide la femme à s'installer en décubitus dorsal et cale un petit oreiller sous son épaule pour assurer l'étalement uniforme du sein contre la paroi thoracique, ce qui facilite le dépistage des masses qui peuvent autrement passer inaperçues dans le tissu mammaire épaissi. Elle palpe délicatement et de façon systématique toute la surface du sein, y compris le prolongement axillaire. L'examinatrice peut utiliser la

RECHERCHE EN SCIENCES INFIRMIÈRES 50-1

Diagnostic des affections du sein

K. Poole et P.A. Lyne (2000). The cues to diagnosis: Describing the monitoring activities of women undergoing diagnostic investigations for breast disease. *Journal of Advanced Nursing, 31*(4), 752-758.

OBJECTIF

Les femmes qui doivent se soumettre à une batterie de tests pour déceler une affection du sein qualifient le processus de très stressant pour elles et pour leur partenaire. Cette portion qualitative d'une étude plus approfondie porte sur la biopsie à l'aiguille fine et l'attente des résultats. La théorie du stress et du coping de Lazarus et Folkman a servi d'assise à cette étude.

DISPOSITIF ET ÉCHANTILLON

On a mené des entrevues ciblées auprès d'un sous-ensemble de 235 femmes qui avaient participé à l'étude plus exhaustive et qui ont subi une aspiration à l'aiguille fine dans deux cliniques du sein. Le sous-ensemble était composé de 40 femmes, dont 20 avaient eu un diagnostic de cancer du sein, et les 20 autres un diagnostic d'affection bénigne du sein. On a interviewé les femmes à leur domicile 2 à 3 semaines après le diagnostic pour savoir quels avaient été leurs sentiments depuis le moment où la présence d'une particularité du sein avait détectée jusqu'au moment du diagnostic. Les entrevues, d'une durée de 30 à 90 minutes, ont été enregistrées sur bande audio. Les thèmes qui sont ressortis lors de ces entrevues sont la découverte d'une affection du sein et les réflexions des femmes après l'obtention des résultats de la biopsie.

RÉSULTATS

L'analyse des transcriptions a révélé quatre types de signes inquiétants au cours de la période diagnostique : les signes temporels, interpersonnels, techniques et spatiaux. Les signes temporels relevés par les femmes de l'étude étaient reliés aux délais. Par exemple, les femmes ont perçu le délai entre la demande de consultation auprès d'un médecin généraliste et la demande de consultation auprès d'un spécialiste du sein comme un indicateur de l'urgence de leur problème :

plus elles ont obtenu le rendez-vous rapidement, plus elles ont eu l'impression que leur cas était urgent. Les signes interpersonnels énumérés par les femmes étaient des mots, des actions, des gestes ou des pauses survenant lors des conversations avec le personnel soignant. En repérant et en interprétant de façon active ces signes interpersonnels, les femmes de l'étude les ont associés à l'incertitude et à l'impuissance qu'elles avaient ressenties au cours du processus diagnostique. Les signes techniques étaient associés à la manière d'effectuer la biopsie et les autres interventions diagnostiques. Par exemple, les femmes ont interprété la nécessité de reprendre une radiographie ou le refus de leur montrer la mammographie comme des signes d'un diagnostic possible de cancer. Les signes spatiaux étaient des éléments environnementaux, habituellement dépourvus de signification, que les femmes ont considérés comme susceptibles de révéler le diagnostic. Par exemple, une femme a interprété la façon dont le personnel soignant a placé les chaises au moment où elle entrait dans la pièce comme le signe qu'on allait lui annoncer un diagnostic de cancer.

IMPLICATIONS POUR LA PRATIQUE INFIRMIÈRE

Ces résultats, décrits par les chercheurs comme des mesures de surveillance employées par les femmes qui subissent un examen diagnostique pour le cancer du sein, donnent à penser que ces femmes ont besoin de connaître leur diagnostic et de réduire leurs incertitudes. Les infirmières et les autres membres du personnel soignant doivent donc leur fournir des renseignements précis et opportuns pour éviter qu'elles ne subissent un stress indu associé à une interprétation erronée de ces signes. L'infirmière peut aider la personne en lui indiquant la cause des délais courants dans l'établissement et en lui expliquant en quoi consiste le processus d'évaluation habituel dans les cas de nodule au sein.

méthode des cercles concentriques en traçant, dans le sens des aiguilles d'une montre, des cercles concentriques allant du mamelon vers la périphérie. Elle peut aussi employer la méthode de palpation en rayon, autrement dit palper en ligne droite du mamelon vers la périphérie, en faisant le tour du sein dans le sens des aiguilles d'une montre. La méthode en zigzags permet à l'infirmière de palper tout le sein selon une série de lignes parallèles (figure 50-3 ■). Il est possible aussi d'aller de la périphérie vers le mamelon. Quelle que soit la technique employée, la palpation doit couvrir chacun des quatre quadrants ainsi que le prolongement axillaire.

Pendant la palpation, l'infirmière note la consistance des tissus et la présence de points sensibles ou de masses. Quand une masse est décelée, elle en note l'emplacement (par exemple : sein gauche, à 2 heures, à 2 cm du mamelon), ainsi que la taille, la forme, la consistance, la délimitation par rapport aux tissus voisins et la mobilité. Enfin, elle comprime doucement l'aréole autour du mamelon pour faire apparaître des écoulements éventuels.

Le tissu mammaire de l'adolescente est généralement ferme et lobulaire. Chez les femmes ménopausées, il est souvent plus mince et plus granuleux au toucher. Pendant la grossesse et l'allaitement, les seins sont plus fermes et plus volumineux, et les lobules plus distincts. Sous l'influence des changements hormonaux associés à la grossesse, les aréoles prennent souvent une teinte plus sombre. Les femmes menstruées présentent parfois des kystes bien définis et mobiles qui deviennent plus gros et plus sensibles avant les règles. Les tumeurs malignes, au contraire, sont généralement dures, ont la consistance d'une gomme à effacer au bout d'un crayon, sont mal délimitées, fixées à la peau ou au tissu sous-jacent, et elles sont indolores. Toute anomalie décelée à l'inspection ou à la palpation doit être examinée par un médecin.

EXAMEN PHYSIQUE : SEINS DE L'HOMME

Puisque le cancer du sein atteint aussi les hommes, il ne faut pas négliger l'examen des seins et des aisselles chez l'homme. On

EXAMEN CLINIQUE

Particularités du sein

SIGNES DE RÉTRACTION

- Ces signes comprennent les fossettes cutanées, les plis ou les changements dans le contour du sein ou du mamelon.
- Ils sont consécutifs à une fibrose ou à la formation de tissu cicatriciel dans le sein.
- Les signes de rétraction peuvent se manifester seulement lors d'un changement de position ou à la palpation des seins.

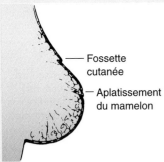

Fossette cutanée

Aplatissement du mamelon

Signes de rétraction

Rétraction avec compression

MASSE CANCÉREUSE
(tumeur maligne)

- Généralement, une seule masse (nodule) dans un sein.
- Habituellement indolore.
- De forme irrégulière.
- Ferme, dure et fixée dans le tissu adjacent.
- Il est recommandé d'orienter la femme vers un spécialiste et d'effectuer une biopsie pour obtenir un diagnostic définitif.

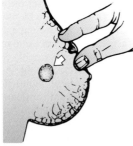

Masse cancéreuse

KYSTE
(masse bénigne de la maladie fibrokystique)

- Une ou plusieurs masses dans un sein ou dans les deux.
- Généralement sensible (ce signe s'atténue si la personne cesse de consommer de la caféine); la sensibilité augmente pendant la période prémenstruelle.
- De forme ronde.
- Mou ou ferme, mobile.
- Il est recommandé d'orienter la femme vers un spécialiste et d'effectuer une biopsie pour obtenir un diagnostic définitif, particulièrement s'il s'agit d'une première masse; un spécialiste peut évaluer les masses ultérieures.

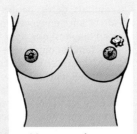

Kystes

FIBROADÉNOME
(masse bénigne)

- Généralement une seule masse chez les femmes âgées de 15 à 35 ans.
- Souvent indolore.
- Rond ou lobulaire.
- Ferme, mobile; non fixé au tissu mammaire ou à la paroi thoracique.
- Aucun changement avant les règles.
- Il est recommandé d'orienter la femme vers un spécialiste et d'effectuer une biopsie pour obtenir un diagnostic concluant.

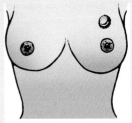

Fibroadénome

TOPOGRAPHIE VEINEUSE MARQUÉE

- L'augmentation localisée et unilatérale est associée aux tumeurs malignes.
- Normale s'il y a une augmentation du volume des seins due à la grossesse et à l'allaitement (si elle est bilatérale et symétrique).

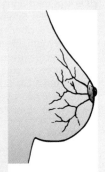

Topographie veineuse marquée

PEAU D'ORANGE (ŒDÈME)

- Associée au cancer du sein.
- Causée par des entraves au drainage lymphatique.
- La peau du sein a l'aspect d'une peau d'orange.
- Dilatation des pores de la peau.
- Peut s'observer sur l'aréole.
- La peau devient épaisse, dure et immobile.
- Peut s'accompagner de changements de coloration de la peau.

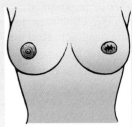

Peau d'orange

INVERSION DU MAMELON

- Normale si elle n'est pas d'apparition récente.
- Associée à la fibrose et aux tumeurs malignes si elle est récente.

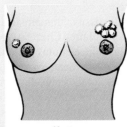

Inversion du mamelon

**MASTITE GRAVE
(inflammation du sein)**

- Associée à l'allaitement, mais peut se produire à tout âge.
- Fissures ou abrasions du mamelon.
- Peau rouge et chaude au toucher.
- Sensible.
- Les signes généraux comprennent la fièvre et l'accélération du pouls.

**MALADIE DE PAGET
(malignité des canaux mammaires)**

- Signes précoces: érythème et lésions (semblables à l'eczéma) du mamelon et de l'aréole.
- Signes tardifs: épaississement, desquamation et érosion du mamelon et de l'aréole.

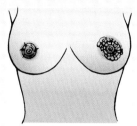

Maladie de Paget

examine le mamelon et l'aréole à la recherche de masses. La plupart des cancers du sein chez l'homme sont dépistés plus tardivement, ce qui pourrait s'expliquer par le fait que les hommes ne sont pas au courant des risques de ce type de cancer. Le cancer du sein chez l'homme se traite de la même façon que chez les femmes.

Certains hommes présentent une **gynécomastie** (hypertrophie des glandes mammaires). Dans ce cas, le tissu glandulaire situé sous l'aréole, et dans son voisinage immédiat, est agrandi et ferme. En revanche, dans l'hypertrophie des seins associée à l'obésité, le tissu est mou et adipeux. L'inspection et la palpation des aisselles se font de la même façon que chez la femme.

normaux et ceux qui peuvent révéler une affection. La plupart des femmes observent une augmentation de la sensibilité et des nodules avant les règles. On doit donc leur conseiller d'effectuer l'AES des seins cinq à sept jours après les menstruations (en considérant le premier jour des menstruations comme le jour 1), alors que la rétention de liquide est moins importante. De plus, beaucoup de femmes ont un tissu mammaire granuleux, mais ces régions sont habituellement moins nodulaires après les règles.

De nombreux cancers du sein sont dépistés par les femmes elles-mêmes. C'est pourquoi il importe d'enseigner à toutes la technique de l'AES et le moment où il convient de l'effectuer (encadré 50-2 ■). On estime que seulement 25 à 30 % des

Examens paracliniques

AUTOEXAMEN DES SEINS

L'infirmière peut enseigner l'autoexamen des seins (AES) pendant l'examen physique; elle peut aussi l'enseigner individuellement ou en groupe. Il faut enseigner cette technique aux hommes qui présentent des antécédents familiaux de cancer du sein, car ils sont plus prédisposés que les autres hommes.

Les tissus mammaires subissent des changements pendant le cycle menstruel, la grossesse et la ménopause. Par conséquent, on doit savoir faire la différence entre ces changements

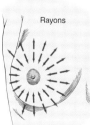
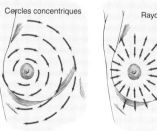
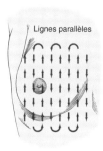

A

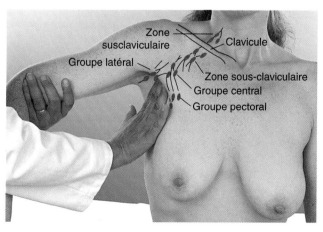

FIGURE **50-2** ■ Palpation de la région axillaire lors de l'examen des seins.

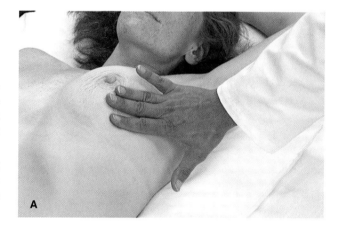

B

FIGURE **50-3** ■ **(A)** Examen des seins en décubitus dorsal. **(B)** On palpe toute la surface du sein et du prolongement axillaire. On peut palper le sein en traçant des cercles concentriques dans le sens des aiguilles d'une montre, des rayons ou des lignes parallèles. Source: J. Weber et J. Kelley (2003). *Health assessment in nursing* (2e éd.). Philadelphie: Lippincott Williams & Wilkins.

ENSEIGNEMENT

Autoexamen des seins

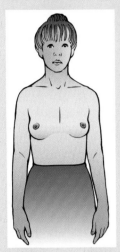

ÉTAPE 1

1. Se tenir debout devant un miroir, les bras de chaque côté du corps.
2. Regarder les seins de face et de profil pour déceler les anomalies.
3. Noter les anomalies suivantes: écoulement par le mamelon, plissements, fossettes, desquamation de la peau.

Les étapes 2 et 3 visent à faire apparaître les modifications de la forme ou du contour des seins. Pour les réaliser, on doit être capable de sentir la contraction des muscles pectoraux.

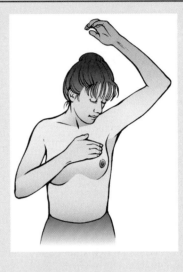

ÉTAPE 2

1. En continuant de regarder attentivement dans le miroir, joindre les mains derrière la tête et pousser vers l'avant. Observer les seins de face et de profil.
2. Noter tout changement dans le contour des seins.

ÉTAPE 4

1. Lever le bras gauche.
2. Palper le sein gauche avec trois ou quatre doigts de la main droite.
3. En progressant systématiquement du centre vers la périphérie, exercer une pression du bout des doigts posés à plat, en décrivant de petits mouvements circulaires autour du sein.
4. S'éloigner graduellement du mamelon.
5. S'assurer que l'on couvre le sein en entier.
6. Accorder une attention particulière à la région située entre le sein et l'aisselle, sans oublier le creux de l'aisselle.
7. Rechercher une bosse ou une masse anormale sous la peau.
8. En cas d'écoulement, pendant l'autoexamen ou à tout autre moment, consulter un médecin.
9. Effectuer l'examen du sein droit de la même façon.

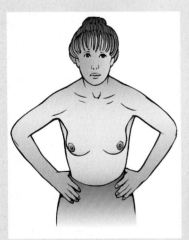

ÉTAPE 3

1. Placer les mains fermement sur les hanches et amener les épaules et les coudes vers l'avant. Observer les seins de face et de profil.
2. Noter tout changement dans le contour des seins.

Les étapes 4 et 5 peuvent être effectuées dans la douche. Les mains glissent facilement sur la peau savonneuse, ce qui permet de se concentrer sur les changements internes des seins.

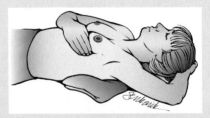

ÉTAPE 5

1. S'allonger sur le dos et répéter l'étape 4.
2. Caler un oreiller ou une serviette pliée sous l'épaule gauche et placer le bras gauche au-dessus de la tête: dans cette position, les tissus du sein sont mieux répartis et plus faciles à examiner.
3. Palper le sein en employant le mouvement de rotation décrit ci-dessus.
4. Faire de même pour le sein droit.

Source: U. S. Department of Health and Human Services, Public Health Service, *What You Need to Know about Breast Cancer*. Bethesda (Maryland): National Institutes of Health.

femmes pratiquent l'autoexamen chaque mois. Les jeunes femmes, qui ont des nodules normaux dans les seins, trouvent particulièrement difficile de l'effectuer, car elles ont du mal à distinguer les nodules normaux des nodules anormaux et elles ne sont pas certaines des sensations qu'elles éprouvent durant la palpation à cause de la densité du tissu mammaire. Même les femmes qui effectuent régulièrement l'AES et qui découvrent une anomalie tardent souvent à consulter un médecin. Les raisons de cette négligence sont la peur, l'ignorance, l'absence de douleur, des facteurs psychologiques et la pudeur.

Les femmes doivent apprendre à effectuer l'AES dès leur premier examen gynécologique, qui a généralement lieu vers la fin de l'adolescence ou au début de la vingtaine. Le personnel soignant doit encourager les femmes à examiner leurs seins et leur enseigner à reconnaître les signes précoces d'une affection. L'infirmière joue un rôle clé dans l'enseignement de la prévention. Quel que soit le milieu où elle travaille, elle a l'occasion de donner un enseignement, de diffuser des informations et de promouvoir les mesures de prévention et de dépistage des affections du sein. Une séance d'enseignement individuelle peut encourager la femme à pratiquer régulièrement l'AES.

L'enseignement de l'AES comprend les points suivants : moment idéal pour le pratiquer (cinq à sept jours après la fin des règles ou une fois par mois [par exemple, le premier jour du mois] pour les femmes ménopausées), démonstration des techniques d'examen, description des sensations normales d'un tissu mammaire sain, exposé sur les caractéristiques des changements mammaires et démonstration de la technique sur la personne ou sur une maquette du sein. On doit enseigner à toutes les femmes qui ont subi l'ablation d'un sein à examiner l'autre sein et à palper la région de l'incision à la recherche de nodules ou de changements pouvant indiquer une récidive.

Pour obtenir des films, des vidéos, des cartons de douche et des dépliants sur l'AES, on peut s'adresser à la Société canadienne du cancer ou à la Fondation québécoise du cancer.

MAMMOGRAPHIE

La **mammographie** est une technique de visualisation du sein permettant de dépister des lésions non palpables et de diagnostiquer les masses palpables. Elle ne prend qu'une vingtaine de minutes et peut se faire au service de radiologie d'un centre hospitalier ou dans un cabinet privé. On prend deux vues de chaque sein : une vue de face et une vue de profil. Pour réaliser ces clichés, il faut comprimer mécaniquement le sein de haut en bas, puis latéralement (figure 50-4 ■), ce qui peut être désagréable pour certaines femmes car la compression doit être maximale. On compare ensuite ces clichés aux clichés antérieurs. Tout changement indique la nécessité d'effectuer des examens plus poussés. La mammographie permet de dépister des cancers non palpables, puisqu'ils mesurent moins de 1 cm. Mais elle n'est pas infaillible, les résultats étant faussement négatifs dans 5 à 10 % des cas. Ce taux est généralement plus élevé chez les jeunes femmes à cause de la densité du tissu mammaire. Certaines femmes ont un tissu mammaire très dense, ce qui rend difficile la détection des lésions au moyen d'une mammographie.

Les personnes qui doivent subir une mammographie ont parfois peur de s'exposer aux radiations. On peut comparer l'intensité des radiations à une exposition d'une heure au soleil. Il faudrait donc se soumettre à de nombreuses mammographies au cours d'une même année pour accroître le risque de cancer.

Le Programme québécois de dépistage du cancer du sein invite les femmes de 50 à 69 ans à passer une mammographie de dépistage tous les deux ans ; on vise ainsi à abaisser la mortalité par ce cancer de 25 % d'ici 2008 (Agence de développement de réseaux locaux de services de santé et de services sociaux, 2005). Il est recommandé d'obtenir une mammographie de référence après l'âge de 35 ans et avant l'âge de 40 ans. Les femmes qui ont moins de 50 ans et plus de 70 ans peuvent elles aussi obtenir une mammographie de dépistage sur ordonnance de leur médecin, mais elles ne font pas l'objet d'une relance systématique. En tout temps, lorsqu'une femme note un changement à ses seins (masse, écoulement, etc.), elle devrait consulter un médecin qui, au besoin, prescrira une mammographie diagnostique dont les frais sont assumés par la Régie de l'assurance maladie du Québec. Les jeunes femmes prédisposées au cancer du sein en raison d'antécédents familiaux doivent s'informer auprès de leur gynécologue pour savoir à partir de quel âge il serait indiqué qu'elles subissent des mammographies de dépistage. Selon de nombreuses études, ces examens devraient débuter environ 10 ans avant l'âge auquel le membre de la famille atteint d'un cancer du sein a eu le diagnostic (Hartmann, Sellers, Schaid *et al.*, 1999). Dans les familles présentant des antécédents de ce type de cancer, on observe une réduction de 10 ans de l'âge du diagnostic (par exemple, si un cancer du sein a été diagnostiqué chez la grand-mère à l'âge de 48 ans, et chez la mère à l'âge de 38 ans, la fille devrait se soumettre à des examens de dépistage à 28 ans). L'infirmière doit enseigner les mesures

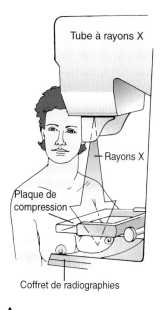
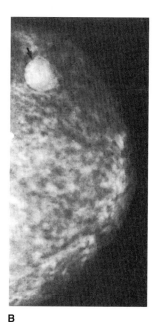

Tube à rayons X

Rayons X

Plaque de compression

Coffret de radiographies

A   **B**

FIGURE **50-4** ■ La mammographie **(A)** est une technique d'imagerie faisant appel aux rayons X pour produire des clichés mammaires **(B)**, qui dans ce cas révèlent un nodule.

de dépistage aux femmes en général et à celles qui sont fortement prédisposées afin qu'elles puissent faire des choix éclairés sur les examens à subir.

Grâce à la mammographie de dépistage combinée à un examen physique et à l'AES, le taux de mortalité associé au cancer du sein a diminué de 63 % chez les femmes qui ont entre 40 et 69 ans (Tabar, Vitak, Tony *et al.*, 2001). Les statistiques indiquent que 67 % des femmes âgées de 40 ans et plus ont subi une mammographie au cours des deux dernières années (CDC Database, 2000). Les femmes qui disposent de peu de ressources (par exemple personnes âgées, personnes défavorisées, femmes appartenant aux minorités autochtones) sont moins bien suivies à cet égard. Des études récentes ont montré que le soutien social encourage les femmes à se soumettre régulièrement à une mammographie de dépistage (Anderson, Urban et Etzioni, 1999 ; Faccione, 1999 ; Lauver, Kane, Bodden *et al.*, 1999). De nombreuses infirmières s'appliquent à éduquer les femmes sur les avantages de cet examen. Une intervention infirmière importante dans la communauté consiste à rendre les mammographies de dépistage accessibles à toutes les femmes, particulièrement à celles qui sont âgées ou qui présentent une déficience. L'infirmière joue aussi un rôle clé dans l'élaboration du matériel éducatif destiné aux personnes ayant un faible niveau d'alphabétisation et aux personnes appartenant à des groupes ethniques.

Galactographie

La **galactographie** est une technique diagnostique mammographique consistant à injecter par une canule une petite quantité (moins de 1 mL) d'une substance radioopaque dans un canal débouchant dans l'aréole. Cette injection est suivie d'un cliché mammaire. On recourt à cette technique en cas d'écoulement sanguinolent après compression du mamelon, d'écoulement spontané du mamelon ou de dilatation d'un seul canal découverte à la mammographie. Ces symptômes peuvent indiquer une lésion bénigne ou maligne.

ÉCHOGRAPHIE

On combine l'**échographie** (ultrasons) à la mammographie pour distinguer les kystes remplis de liquide des autres lésions. On utilise un transducteur pour transmettre les ultrasons à travers la peau et dans le sein, puis on mesure un signal d'écho. Les ondes d'écho sont interprétées électroniquement, puis affichées sur un écran. Cette méthode permet de déceler les kystes dans 95 à 99 % des cas, mais elle ne permet pas d'écarter de façon concluante la possibilité d'une tumeur maligne.

Le recours aux échographies de dépistage chez les femmes dont le tissu mammaire est dense a fait l'objet de recherches au cours des 10 dernières années. On a constaté que le fait d'utiliser cette technique peut accroître la sensibilité du dépistage dans cette population de femmes, lesquelles sont souvent jeunes ou utilisent l'hormonothérapie substitutive. L'étude la plus poussée indique une augmentation de 17 % de la détection des cancers lorsqu'on y ajoute cette méthode à la panoplie d'examens habituels (Kolb, Lichy et Newhouse, 1998). De nouvelles recherches aideront à déterminer l'utilité de l'échographie comme mode de dépistage.

IMAGERIE PAR RÉSONANCE MAGNÉTIQUE

L'imagerie par résonance magnétique (IRM) est un outil prometteur dans le diagnostic des affections du sein. Cette technique très sensible, bien qu'elle ne soit pas employée uniquement pour ces affections, sert d'examen d'appoint à la mammographie. On place une « antenne » autour du sein, puis on glisse la personne dans l'appareil d'IRM pendant environ deux minutes. On administre ensuite une injection par intraveineuse de gadolinium, un produit de contraste. L'IRM mammaire sert à cerner avec plus de précision qu'une mammographie la taille exacte de la lésion ou la présence de foyers multiples. Elle permet aussi de déterminer avec plus de précision qu'une tomodensitométrie si la lésion est fixée à la paroi thoracique. On l'utilise par ailleurs pour détecter les cancers du sein occultes (indétectables), pour observer la réaction de la tumeur à la chimiothérapie et pour déterminer l'intégrité des prothèses mammaires (sérum physiologique ou silicone). Cependant, l'IRM mammaire est très coûteuse et on l'utilise donc peu pour les examens de dépistage de routine. Elle peut toutefois, grâce à sa sensibilité, améliorer la détection des cancers chez les femmes très prédisposées et les résultats des études préliminaires sont encourageants (Schnall, 2001).

ANALYSES TISSULAIRES

Aspiration à l'aiguille

L'**aspiration à l'aiguille** est effectuée, en consultation externe, lorsqu'une lésion a été décelée à la mammographie, à l'échographie ou à la palpation. Elle est effectuée par le chirurgien quand la lésion est palpable et par le radiologiste (guidé par l'appareil de radiologie) quand elle ne l'est pas. On peut injecter un anesthésique local. La plupart du temps, le chirurgien ou le radiologiste insère au point de prélèvement une aiguille fine, de calibre 21 ou 22, fixée à une seringue. Il aspire ensuite le tissu ou le liquide dans l'aiguille. Le produit de l'aspiration est étalé sur une lame, puis analysé en laboratoire. Cette technique est moins coûteuse que les autres méthodes diagnostiques et en général on obtient les résultats rapidement. Cependant, elle n'est souvent pas précise à 100 % et le taux de résultats faussement négatifs est considérable. Il peut y avoir des résultats faussement négatifs ou faussement positifs ; le suivi clinique dépend du degré de suspicion qu'on entretient par rapport aux lésions mammaires.

Lavage canalaire

Le lavage canalaire est une nouvelle technique utilisée pour examiner les femmes fortement prédisposées au cancer du sein. Elle consiste à insérer un microcathéter par le mamelon tout en instillant une solution saline, puis à retirer le liquide à des fins d'analyse. Cette technique permet de cerner les cellules atypiques (Dooley, Ljung, Veronisi *et al.*, 2001), de sorte que les femmes connaissent mieux les risques auxquels elles sont exposées. Cette intervention, qui s'effectue au cabinet du médecin, est bien tolérée. Elle est particulièrement utile pour déceler les modifications cellulaires du tissu mammaire. On doit toutefois approfondir les recherches pour déterminer ses avantages dans la détection précoce du cancer chez les femmes prédisposées.

Biopsie stéréotaxique

On recourt à la **biopsie stéréotaxique**, également effectuée en consultation externe, dans les cas de lésions non palpables décelées à la mammographie. On installe la femme en décubitus ventral sur une table spéciale qui possède une ouverture permettant d'exposer le sein, puis on effectue une compression du sein pour prendre un cliché mammaire. Au moyen de l'ordinateur, on repère l'emplacement de la lésion qu'on doit prélever. On injecte un anesthésique local au point d'insertion, puis on introduit une aiguille dans le sein et on prélève des échantillons de tissu qui seront examinés en laboratoire. Si la lésion est de petite taille, on place une pince sur le foyer de la biopsie pour pouvoir prendre un autre cliché mammaire de cet endroit précis. Cette technique permet d'établir le diagnostic avec exactitude, mais elle ne dispense pas toujours de la nécessité de recourir à la biopsie chirurgicale.

Biopsie chirurgicale

La **biopsie chirurgicale** est l'intervention chirurgicale ambulatoire la plus courante. Huit lésions sur dix semblent bénignes à la biopsie. On l'effectue généralement sous anesthésie locale ou en administrant un léger sédatif, ou encore en utilisant ces deux mesures. La biopsie chirurgicale consiste à exciser la lésion pour ensuite l'examiner en laboratoire.

Biopsie excisionnelle

Lorsque la masse est palpable, on recourt généralement à la biopsie excisionnelle, laquelle consiste à enlever la lésion au complet ainsi qu'une couche de tissu adjacent. On l'appelle parfois tumorectomie. Selon le tableau clinique, on peut soumettre la lésion à une coupe à congélation au moment de la biopsie (le pathologiste rend un diagnostic provisoire en examinant une petite partie du tissu prélevé), ce qui permet au chirurgien de donner un diagnostic à la personne dans la salle de réveil.

Biopsie incisionnelle

On pratique une biopsie incisionnelle quand on n'a besoin que d'un petit échantillon de tissu. Ce type de biopsie permet de confirmer le diagnostic et de mesurer les récepteurs hormonaux. Selon le tableau clinique, il se peut que l'excision complète de la région ne comporte pas de bénéfice immédiat pour la personne ou se révèle impossible. On recourt souvent à cette technique chez les femmes qui présentent un cancer du sein localisé et évolué ou chez celles qui risquent une récidive et dont le traitement peut dépendre de l'état des récepteurs des œstrogènes et de la progestérone de la tumeur. On analyse ces récepteurs durant l'examen pathologique du tissu.

Biopsie au Tru-Cut

Lors d'une biopsie au Tru-Cut, le chirurgien prélève du tissu à l'aide d'une aiguille de gros calibre. On recourt à cette technique en cas de tumeur relativement grosse située près de la peau, lorsque le chirurgien craint qu'il n'y ait un carcinome. Si on diagnostique un cancer, on analyse le tissu pour déterminer la présence de récepteurs hormonaux.

Localisation à l'aiguille

On utilise la technique de **localisation à l'aiguille** lorsque la mammographie révèle des microcalcifications pouvant indiquer une tumeur maligne ou des lésions non palpables et qu'on doit pratiquer une biopsie. Cette méthode, généralement non douloureuse, consiste à insérer, avant la biopsie excisionnelle, un long fil mince dans une aiguille en s'orientant grâce à la mammographie pour s'assurer que l'extrémité du fil se trouve bien à l'endroit désiré. On retire ensuite l'aiguille, en laissant en place le fil-guide qui assure la précision de la biopsie. Puis on conduit la personne à la salle d'opération où le chirurgien suit le fil et excise la région entourant l'extrémité de ce dernier. On passe l'échantillon de tissu aux rayons X au cours de l'intervention. Grâce à ces radiographies et aux clichés mammaires de suivi pris quelques semaines plus tard (après la guérison de la plaie), on peut vérifier si la région atteinte a bien été cernée et excisée.

Soins à la personne ayant subi une biopsie

La biopsie du sein est l'une des interventions chirurgicales ambulatoires les plus courantes dans la détection du cancer; dans 80 % des cas, elle donne des résultats négatifs (Norris, 2001). Avant l'intervention, l'infirmière doit en expliquer le déroulement à la personne, mais elle doit avant tout évaluer comment celle-ci réagit à la nécessité de recourir à cet examen, quelle est sa capacité de traiter les informations portant sur l'opération et sur les conséquences possibles des résultats de la biopsie. L'anxiété et la peur sont des réactions normales, mais elles peuvent altérer la capacité de se rappeler l'enseignement préopératoire et de le comprendre. Par conséquent, l'infirmière renforce son enseignement en donnant à la personne des recommandations écrites et des dépliants. Elle lui donne aussi l'occasion de poser des questions et d'exprimer ses inquiétudes sur la biopsie.

L'infirmière demande à la personne de ne pas employer des agents qui peuvent modifier la coagulation du sang et accroître les risques d'hémorragie, notamment les suivants: anti-inflammatoires non stéroïdiens; suppléments de vitamine E; produits naturels (comme les suppléments de ginkgo biloba et d'ail); warfarine (Coumadin), aspirine et autres antiplaquettaires, comme le clopidogrel (Plavix). L'infirmière doit aussi demander à la personne de ne pas manger et de ne pas boire après minuit, selon le type de biopsie prévue. Comme la plupart des biopsies du sein se font sous anesthésie locale et à l'aide d'un léger sédatif, la période de rétablissement est assez courte.

L'évaluation postopératoire comprend la surveillance des effets de l'anesthésie et l'inspection des pansements couvrant l'incision. Avant de quitter le service de chirurgie d'un jour ou le cabinet du médecin, la personne doit tolérer les liquides ou la nourriture et être en mesure de se déplacer et d'uriner. Il est recommandé qu'un membre de sa famille ou un ami la raccompagne à son domicile. Au moment du départ de la personne, l'infirmière revoit avec elle les soins de l'incision, les méthodes de soulagement de la douleur et les activités qu'elle doit éviter. En général, on retire le pansement qui recouvre l'incision le deuxième jour suivant la biopsie, mais on conseille à la femme de porter un soutien-gorge offrant un bon maintien immédiatement après l'intervention, et pendant une période de trois à sept jours, afin de limiter les mouvements du sein et d'atténuer les malaises. On laisse les bandes adhésives à suturer (bandelettes *steristrips*) sur l'incision jusqu'à ce qu'elles se décollent d'elles-mêmes, ce qui prend généralement deux semaines. L'infirmière doit assurer le suivi par téléphone pendant les 24 à 48 heures qui suivent l'intervention; elle pourra ainsi répondre aux questions de la femme.

La plupart des femmes reprennent leurs activités normales le lendemain de l'intervention, mais on leur conseille d'éviter de faire des efforts ou de se livrer à des activités intenses pendant une semaine afin de favoriser la guérison de la plaie. Habituellement, le siège de l'incision est peu douloureux et, dans la plupart des cas, l'acétaminophène permet de soulager la douleur. Cependant, le médecin peut prescrire un léger opioïde, au besoin.

Le suivi comprend une visite chez le chirurgien, qui transmet les résultats pathologiques définitifs et qui évalue la guérison de la plaie. Le rôle de l'infirmière varie selon les résultats de la biopsie. Si le rapport pathologique ne révèle pas de cancer, l'infirmière revoit avec la personne les soins de la plaie et lui explique le déroulement du processus de guérison normal (par exemple, une altération de la sensation peut survenir des semaines ou des mois après l'opération parce que des nerfs ont été lésés dans les tissus mammaires). Si le rapport indique un cancer, le rôle de l'infirmière change considérablement (voir plus loin).

Affections du mamelon

FISSURE

Les seins des femmes qui allaitent peuvent présenter une fente longitudinale qu'on appelle fissure. Cette fente peut s'irriter, devenir douloureuse et s'infecter. Il est bon de la laver tous les jours à l'eau, de la masser avec du lait maternel ou de la lanoline, et de l'exposer à l'air. La femme peut continuer d'allaiter en utilisant au besoin une téterelle; toutefois, si la fissure est profonde ou très douloureuse, on lui conseille d'y renoncer temporairement. Elle peut extraire son lait jusqu'à ce qu'elle puisse reprendre l'allaitement. Si la fissure persiste, il faut recourir à d'autres mesures diagnostiques et thérapeutiques. Les conseils d'une infirmière spécialisée dans l'allaitement ou d'une consultante en allaitement (ou d'une marraine de la ligue la Leche, par exemple) peuvent être utiles, car l'irritation du mamelon peut être due à une mauvaise position durant la tétée (lorsque l'enfant ne prend pas toute l'aréole du sein, par exemple).

ÉCOULEMENTS

Chez la femme qui n'allaite pas, un écoulement provenant du mamelon peut avoir de multiples causes: carcinome, papillome, adénomes hypophysaires, maladie fibrokystique et prise de divers médicaments. Les contraceptifs oraux peuvent y contribuer, de même que la grossesse, l'HTR, les antipsychotiques et les fréquentes stimulations du sein. Les femmes qui pratiquent des sports provoquant des mouvements du tissu mammaire, comme la course ou la danse aérobique, peuvent aussi présenter un écoulement. Même s'il n'y a pas lieu de s'alarmer, il faut consulter un médecin si on observe un écoulement provenant du mamelon. Une femme sur trois a des écoulements translucides quand on presse le sein, ce qui est normal la plupart du temps. Il y a lieu de s'inquiéter quand les écoulements sont verdâtres, ce qui indique généralement une infection, ou bruns ou rouges, ce qui traduit une affection. On doit toujours faire examiner un écoulement spontané, car il est anormal sauf chez la femme qui allaite, et rechercher des globules lipidiques contenus dans le lait. On analyse aussi un tel écoulement pour déceler du sang occulte, qui peut révéler une tumeur maligne.

ÉCOULEMENTS SANGLANTS OU SANGUINOLENTS

On observe parfois au niveau du mamelon un écoulement sanguinolent, qui apparaît souvent à la suite d'une pression exercée sur le bord de l'aréole. Cet écoulement peut être un signe de tumeur maligne, mais il est le plus souvent causé par une tumeur épithéliale bénigne de type verruqueux ou par un papillome siégeant soit dans l'un des conduits lactifères terminaux situés juste au bord de l'aréole, soit dans une région affectée par la maladie fibrokystique. Un traumatisme quelconque peut provoquer un saignement avec accumulation de sang dans le conduit. Une pression exercée sur le mamelon permet d'exprimer le sang accumulé. Si un papillome est en cause, le traitement comprend l'exérèse du conduit et du papillome. Même si les papillomes sont habituellement bénins, il faut procéder à un examen histologique du tissu excisé pour exclure le cancer.

Infections du sein

MASTITE

Les femmes qui allaitent peuvent souffrir d'une **mastite** (inflammation ou infection du tissu mammaire); la mastite peut aussi survenir, mais plus rarement, chez les femmes qui n'allaitent pas. Cette affection peut avoir diverses causes: transmission de microorganismes par les mains de la femme ou du personnel soignant; contamination par la bouche, les yeux ou la peau infectés du nourrisson; diffusion hématogène de microorganismes. La mastite entraîne l'obstruction des canaux galactophores, ce qui engendre la stagnation du lait dans un ou plusieurs lobules. La consistance du sein devient dure ou pâteuse, et la femme se plaint d'une douleur sourde dans la région touchée. Tout écoulement purulent, séreux ou sanglant au niveau du mamelon doit faire l'objet d'une investigation.

Le traitement comprend l'administration d'antibiotiques et l'application locale de chaleur. On peut prescrire un antibiotique pendant 7 à 10 jours. La femme doit porter un soutien-gorge bien ajusté et adopter des mesures strictes d'hygiène personnelle; le repos et l'hydratation sont des aspects importants du traitement.

ABCÈS LIÉ À LA LACTATION

L'abcès du sein est généralement une complication de la mastite aiguë. La région touchée devient rouge et très sensible, et on peut fréquemment exprimer du mamelon un écoulement purulent. Il faut généralement recourir à l'incision et au drainage, intervention pendant laquelle on prélève des échantillons pour des analyses.

Affections bénignes du sein

Les affections bénignes du sein comprennent les maladies fibrokystiques, les fibroadénomes et les kystes.

MALADIE FIBROKYSTIQUE DU SEIN

La **maladie fibrokystique du sein** se produit quand les canaux se dilatent et qu'il y a formation de kystes. L'affection apparaît le plus souvent chez les femmes qui ont entre 30 et 50 ans. On n'en connaît pas la cause, mais le fait que les kystes

disparaissent après la ménopause donne à penser qu'il pourrait y avoir un lien avec les œstrogènes. Souvent, la taille des kystes varie au cours du cycle menstruel : elle augmente lors de la période prémenstruelle et diminue après les règles, en raison de la rétention de liquide dans les jours qui précèdent les menstruations. Les kystes sont indolores chez certaines femmes, mais très sensibles chez d'autres, surtout avant les règles. Quelques femmes éprouvent à l'occasion des douleurs intermittentes, fulgurantes ou sourdes (diverses lésions mammaires sont présentées dans le tableau 50-1 ■). La **mastalgie** (douleur à la glande mammaire) est habituellement reliée aux changements hormonaux et à leurs effets sur les seins. Parfois, elle peut résulter de l'irritation d'un nerf de la paroi thoracique due à une activité comme l'entraînement aux poids.

Pharmacothérapie

Dans les cas légers, il suffit parfois d'administrer de l'acétaminophène (Tylenol) ou un anti-inflammatoire non stéroïdien (AINS) comme l'ibuprofène (Motrin, Advil). Si la sensibilité est due à un engorgement des seins avant les menstruations, une faible dose d'un diurétique thiazidique pris pendant

---

Caractéristiques des lésions mammaires

TABLEAU
50-1

Les masses du sein les plus courantes sont les kystes de la maladie fibrokystique, les fibroadénomes et les tumeurs malignes. Le diagnostic ne peut généralement être établi avec certitude qu'à l'aide d'une biopsie. Les caractéristiques énumérées ci-dessous représentent des indices.

Caractéristiques	Maladie fibrokystique	Fibroadénomes	Tumeurs malignes
(Ces illustrations visent à représenter la sensation des masses au toucher.)			
Âge	La maladie apparaît entre 30 et 60 ans; elle régresse après la ménopause, sauf en cas d'œstrogénothérapie.	Les fibroadénomes peuvent apparaître entre la puberté et la ménopause.	Les tumeurs malignes peuvent apparaître entre 30 et 90 ans; elles sont plus fréquentes entre 40 et 80 ans.
Nombre	Une ou plusieurs masses	Généralement, une seule masse	Généralement, une seule masse
Forme	Masses rondes	Masses rondes, en forme de disque ou lobaires	Masses irrégulières ou étoilées
Consistance	Masses molles ou fermes, généralement élastiques	Masses en général fermes	Masses fermes ou dures
Mobilité	Masses mobiles	Masses mobiles	Masses généralement fixées à la peau ou aux tissus sous-jacents
Sensibilité	Masses souvent sensibles	Masses habituellement indolores	Masses habituellement indolores
Rétraction	Signes absents	Signes absents	Signes parfois présents

quelques jours peut être efficace. Si la sensibilité et la douleur sont marquées, on peut prescrire du tamoxifène (Nolvadex) ou du danazol (Cytomel). Ces médicaments combattent l'effet des œstrogènes et réduisent de ce fait la douleur et le tissu nodulaire. Les effets indésirables du tamoxifène sont entre autres des bouffées vasomotrices, des nausées et de l'œdème. On réserve le danazol aux cas les plus graves, car il engendre lui aussi un certain nombre d'effets indésirables : bouffées vasomotrices, fatigue, dépression, gain pondéral, peau grasse, acné, atrophie vaginale et virilisation (apparition de caractères sexuels masculins).

Soins et traitements infirmiers

L'infirmière peut recommander à la personne de porter un soutien-gorge assurant un bon maintien de la poitrine, jour et nuit pendant une semaine, sauf au moment du bain. Elle peut aussi l'inciter à réduire sa consommation de sel et de caféine et, au besoin, à prendre de l'acétaminophène ou un AINS pour soulager la douleur. Les suppléments de vitamine E ou l'huile d'onagre (produit naturel proposé en vente libre) sont parfois efficaces, mais cette recommandation n'est pas fondée sur des donnés probantes. L'infirmière doit rassurer la personne en lui expliquant qu'une douleur au sein indique rarement un cancer au stade précoce. Si la douleur persiste après les règles, la femme devrait toutefois consulter son médecin.

FIBROADÉNOMES

Les fibroadénomes sont des tumeurs bénignes du sein, qui sont fermes, rondes et mobiles. Ils apparaissent généralement entre la fin de l'adolescence et la fin de la trentaine, et sont les principales tumeurs mammaires chez les femmes de moins de 25 ans. Ces tumeurs ne sont pas sensibles et on les excise parfois pour confirmer le diagnostic.

AUTRES AFFECTIONS BÉNIGNES

La *tumeur phyllode* est une lésion fibroépithéliale à croissance rapide. Elle est rarement maligne, mais doit faire l'objet d'une exérèse chirurgicale. Une mammectomie s'impose quand la tumeur phyllode est maligne. La *stéatonécrose* est une affection du sein qui se rencontre rarement et est souvent reliée à une lésion due à une rupture. Cependant, il est souvent difficile de la différencier du carcinome ; on excise donc généralement la masse au complet.

La *macromastie* (seins trop volumineux) est un problème pour certaines femmes. Pour y remédier, des cures d'amaigrissement et divers médicaments ont été utilisés sans succès. La mammoplastie de réduction (voir plus loin) est la seule solution pour les femmes que cette anomalie affecte physiquement et psychologiquement. La *thrombophlébite superficielle* du sein (maladie de Mondor) est une affection peu courante, qu'on associe généralement à la grossesse, à une lésion ou à une chirurgie mammaire. La thrombophlébite superficielle de la veine qui draine la partie extérieure du sein entraîne de la douleur et une rougeur. La masse est habituellement linéaire, sensible et érythémateuse. Le traitement consiste à administrer des analgésiques et à appliquer de la chaleur.

AFFECTION PROLIFÉRATIVE BÉNIGNE DU SEIN

Les deux diagnostics les plus courants d'**affection proliférative bénigne du sein** établis à la suite d'une biopsie sont l'hyperplasie atypique et le carcinome lobulaire *in situ*. Ces deux diagnostics augmentent les risques de cancer du sein chez la femme. L'**hyperplasie atypique** est un accroissement anormal du nombre de cellules canalaires ou lobulaires dans le sein, qu'on décèle souvent fortuitement lors d'une mammographie anormale. Elle augmente de 10 à 20 % les risques de cancer sur une période de 10 ans. Ce risque s'accroît chez les femmes préménopausées et diminue considérablement après la ménopause (Hulka et Moorman, 2001). C'est souvent accidentellement qu'on découvre le carcinome lobulaire *in situ* (CLIS) dans le tissu mammaire. En effet, on ne peut pas le voir sur une mammographie et il ne forme pas de masse palpable. Autrefois, le CLIS était considéré comme une tumeur précancéreuse, qu'on traitait par une mammectomie préventive bilatérale. Toutefois, des études récentes indiquent que le CLIS est un signe de risque de cancer invasif du sein, qui peut être d'origine canalaire ou lobulaire et qui peut toucher l'un ou l'autre sein. Le CLIS augmente le risque de cancer du sein d'environ 25 à 40 % sur 25 ans, et ce risque ne diminue pas avec le temps (Frykberg, 1999).

Traitement médical

Pour les femmes atteintes d'une affection proliférative bénigne du sein, notamment d'une hyperplasie atypique ou d'un CLIS, il y a trois traitements possibles : surveillance à long terme (observation) ; mammectomie bilatérale préventive (intervention chirurgicale visant à réduire les risques) ; ou chimioprévention (utilisation de médicaments pour réduire les risques de cancer du sein). Le médecin spécialiste, habituellement affilié à un centre de la santé du sein, peut proposer ces options. La plupart des femmes choisissent la surveillance et modifient certains facteurs de risque, comme le régime alimentaire, l'exercice et la consommation d'alcool. D'autres femmes, toutefois, préfèrent la mammectomie préventive (voir plus loin), tandis que d'autres encore optent pour la prise de tamoxifène (Nolvadex). Ce médicament réduit l'incidence de cancer du sein invasif chez les femmes fortement prédisposées (Fisher, Constantino, Wickerham *et al.*, 1998). On doit expliquer les risques et les avantages de ces trois options pour que chaque femme puisse faire un choix éclairé.

Tumeurs malignes du sein

Le cancer du sein est un problème de santé important en Amérique du Nord. Son incidence a augmenté de 54 % entre 1950 et 1990. Au cours des années 1990, son incidence a diminué et s'est stabilisée (ACS – American Cancer Society, 2002). Néanmoins, le cancer du sein est encore au premier rang des cancers chez les Canadiennes (Société canadienne du cancer, 2005a). De 1990 à 1994, le taux de mortalité a diminué de 5,6 %, le plus important déclin à court terme observé en plus de 40 ans, ce qui donne à penser que la détection précoce, jumelée à de meilleures options thérapeutiques systémiques, a des répercussions sur le taux de survie global.

Les statistiques actuelles indiquent que le cancer du sein touche 1 femme sur 8,9 (soit un risque de 11,2 %), mais que cette incidence n'est pas la même pour tous les groupes d'âge (Société canadienne du cancer, 2005a). Par exemple, le risque de présenter un cancer du sein est de 1 sur 622 avant l'âge de 35 ans, et de 1 sur 23 avant l'âge de 60 ans. Environ 80 % des cas sont décelés après l'âge de 50 ans. On estime que 5 300 Canadiennes décéderont de cette affection en 2005 (Société canadienne du cancer, 2005a). Près de 1 % de ces cancers touchent les hommes. Le taux de survie est de 5 ans chez 98 % des femmes chez qui on diagnostique un néoplasme localisé à un stade précoce (ACS, 2002).

CARCINOMES *IN SITU* (NON INVASIFS)

Durant les 20 dernières années, l'utilisation accrue de la mammographie de dépistage a permis de détecter de plus en plus de carcinomes *in situ* du sein. Le **carcinome canalaire *in situ*** (CCIS) a représenté 20 % environ des diagnostics au cours de cette période (Winchester, Jeske et Goldschmidt, 2000). Cette affection se caractérise par la prolifération de cellules malignes dans les canaux galactophores et les lobules, sans envahissement du tissu adjacent. Par conséquent, il s'agit d'une forme de cancer non infiltrant et on lui attribue le stade 0. On observe deux types de carcinome *in situ*: le carcinome canalaire et le carcinome lobulaire.

Carcinome canalaire *in situ*

Le carcinome canalaire *in situ* (CCIS) est le plus courant des deux types de carcinome du sein; du point de vue histologique, il se répartit en deux sous-types principaux (accompagné de comédons et sans comédons), mais il existe plusieurs formes de CCIS sans comédons. Le CCIS pouvant évoluer en cancer invasif, la mammectomie totale ou simple (ablation du sein uniquement) reste le traitement classique et il comporte un taux de guérison de 98 à 99 % (Winchester *et al.*, 2000). Le recours à la chirurgie mammaire conservatrice pour traiter les cancers invasifs a mené à l'utilisation de la **chirurgie mammaire conservatrice** (chirurgie limitée, suivie de radiothérapie) chez les personnes présentant un CCIS. Cette option convient dans les cas de lésions localisées. Aujourd'hui, on traite plus de la moitié des CCIS en recourant à la thérapie mammaire conservatrice; toutefois, le taux de récidive locale est de 15 à 20 % (Solin, Fourquet, Vicini *et al.*, 2001). Dans certains cas, la tumorectomie demeure une option. En 1999, une vaste étude a démontré que le tamoxifène (Nolvadex), absorbé pendant cinq ans, réduit considérablement les taux de récidive locale (Fisher, Dignam, Wolmark *et al.*, 1999). Toutefois, en 2002, Santé Canada a émis un avis concernant le risque d'effets indésirables sérieux (embolies pulmonaires, accidents vasculaires cérébraux et cancers de l'utérus) chez les femmes prenant du tamoxifène en vue de prévenir le cancer du sein (Santé Canada, 2002). L'infirmière doit donc donner à la personne toute l'information utile sur les bénéfices, les risques et les effets indésirables du tamoxifène afin de l'aider à prendre une décision éclairée à propos de ce traitement.

Carcinome lobulaire *in situ*

Le **carcinome lobulaire *in situ*** (CLIS) se caractérise par la prolifération de cellules dans les lobules mammaires. On décèle généralement le CLIS de manière fortuite lors de l'évaluation pathologique d'une biopsie mammaire effectuée en raison d'une modification du sein observée au cours d'un examen physique ou d'une mammographie de dépistage. Le CLIS est généralement associé à une maladie multicentrique et très rarement à un cancer invasif. Traditionnellement, on recourait à la **mammectomie totale** pour traiter le CLIS, mais on a modifié cette façon de faire, puisque maintenant on le considère comme un signe avant-coureur de cancer invasif (plutôt que comme une véritable tumeur maligne). La surveillance à long terme est une option appropriée. Il est possible aussi d'effectuer une mammectomie préventive bilatérale afin de réduire les risques; des études (Hartman *et al.*, 1999) sont menées actuellement dans le but de montrer que cette technique peut réduire ces risques de 90 % (voir, plus loin, la section «Mammectomie préventive»). La chimioprévention est utilisée également pour traiter le CLIS. En avril 1998, les résultats du Breast Cancer Prevention Trial ont été publiés. Cet essai comparatif randomisé à double insu consistait à évaluer pendant 5 ans la prise de tamoxifène (Nolvadex), par rapport à celle d'un placebo, chez plus de 13 000 femmes considérées comme fortement prédisposées. L'incidence du cancer du sein a diminué d'environ 50 % chez les femmes qui avaient pris du tamoxifène (Fisher *et al.*, 1998). Tout comme dans le cas du CCIS, les avantages et les inconvénients liés à l'administration du tamoxifène pour traiter le CLIS doivent être évalués tant par le médecin que par la personne qui se soumet à cette thérapie.

Le raloxifène (Evista) constitue également un agent qui semble prometteur en matière de chimioprévention. L'utilisation du raloxifène pour prévenir l'ostéoporose a été approuvée; certains résultats semblent indiquer que les femmes qui ont pris ce médicament ont été moins nombreuses que les autres à être atteintes d'un cancer du sein (Cummings, Eckert, Kreuger *et al.*, 1999), ce qui indique qu'il pourrait s'agir d'un agent de chimioprévention efficace. Dans une vaste étude randomisée réalisée à l'échelle des États-Unis, des chercheurs ont entrepris de comparer l'efficacité du tamoxifène et celle du raloxifène dans la prévention du cancer chez les femmes ménopausées. Comme 22 000 femmes ont participé à cette étude, les résultats ne seront connus que dans quelques années.

CARCINOMES INVASIFS

Carcinome canalaire invasif

Le carcinome canalaire invasif est le type histologique de tumeur maligne du sein le plus courant; il représente 75 % des cancers de cet organe. La tumeur attire l'attention, car elle est dure au toucher; elle peut s'étendre rapidement aux ganglions lymphatiques. Le pronostic est plus défavorable que pour tous les autres types de cancer du sein.

Carcinome lobulaire invasif

Le carcinome lobulaire invasif représente de 5 à 10 % des cancers du sein. Comparativement au carcinome canalaire invasif, les tumeurs se manifestent généralement par une zone d'épaississement mal démarquée dans le sein. Elles sont la plupart du temps multicentriques, ce qui signifie qu'on peut observer plusieurs régions épaissies dans un sein ou dans les deux seins. En général, les carcinomes canalaire et lobulaire invasifs se répandent dans les os, les poumons, le foie ou le cerveau, mais le carcinome lobulaire peut atteindre la surface des méninges ou d'autres endroits inhabituels.

Carcinome médullaire

Le **carcinome médullaire** représente environ 6 % des cancers du sein. La tumeur croît dans une capsule logée à l'intérieur d'un canal. Elle peut atteindre une taille importante, mais le pronostic est souvent favorable.

Cancer mucipare

Le cancer mucipare représente 3 % des cancers du sein. Il produit du mucus et croît lentement, d'où un pronostic plus favorable que pour plusieurs autres types de cancer.

Cancer canalaire tubulaire

Le cancer canalaire tubulaire ne représente que 2 % des cancers du sein. Le pronostic est généralement excellent, car les métastases n'envahissent que rarement la région axillaire.

Mastite carcinomateuse

La mastite carcinomateuse est un néoplasme rare (1 à 2 % des cas). Ses symptômes sont différents des autres types de cancer du sein : la tumeur localisée est sensible et douloureuse ; la peau du sein prend une coloration rouge ; le sein est hypertrophié et anormalement ferme ; et il y a souvent œdème et rétraction du mamelon. Ces symptômes s'aggravent rapidement, ce qui porte la femme à consulter un médecin plus rapidement que la femme qui présente une petite masse. La maladie peut envahir rapidement d'autres parties du corps. La chimiothérapie constitue un des principaux moyens d'en arrêter la progression. On utilise également la radiothérapie et la chirurgie.

Maladie de Paget

La **maladie de Paget** représente 1 % des cancers du sein. Les symptômes fréquents sont notamment une sensation de brûlure et des démangeaisons autour de l'aréole. La tumeur est canalaire et se situe sous le mamelon ; elle peut être localisée ou invasive. Souvent, elle n'est pas palpable. La mammographie est le seul moyen de la dépister, mais les résultats sont souvent négatifs. La biopsie est donc la seule épreuve concluante.

Mammectomie préventive

Certaines femmes fortement prédisposées au cancer du sein choisissent de subir une **mammectomie préventive**. Cette intervention peut réduire de 90 % le risque de cancer (Hartmann *et al.*, 1999 ; Meijers-Heijboer, van Geel, van Putten *et al.*, 2001). Il s'agit d'une mammectomie totale (ablation uniquement du tissu mammaire) et l'intervention est effectuée par un chirurgien spécialisé. Les candidates sont les femmes présentant de graves antécédents familiaux de cancer du sein, un diagnostic de CLIS ou une hyperplasie atypique, un diagnostic de mutation génique de BRCA-1 ou de BRCA-2 (voir la section « Génétique »), une peur extrême du cancer (phobie du cancer) ou un antécédent de cancer du sein. Bien des femmes optent pour une chirurgie de reconstruction immédiatement après la mammectomie.

La femme doit savoir qu'il s'agit d'une opération non urgente. Pour s'assurer qu'elle comprend bien les conséquences de l'intervention, l'infirmière peut l'orienter vers un chirurgien plasticien, un conseiller en génétique ou un psychologue pour une évaluation. Les femmes qui prennent une décision éclairée semblent plus satisfaites des résultats esthétiques (Rowland, Desmond, Meyerowitz *et al.*, 2000).

Lorsqu'une femme envisage de subir une mammectomie préventive, l'infirmière doit s'assurer qu'elle a accès à toute l'information sur les types de chirurgie esthétique. La plupart des femmes ont besoin de réfléchir longuement avant de prendre une décision. Le rôle de l'infirmière est de répondre à leurs questions sur l'intervention et ses conséquences et de les aider à déterminer si cette chirurgie représente une bonne solution. L'infirmière peut aussi mettre la personne en contact avec une femme qui a subi cette intervention.

Cancer du sein

Étiologie

Le cancer du sein n'a pas de cause spécifique et unique. Il est plutôt lié à une combinaison de facteurs hormonaux, génétiques et environnementaux qui en favorisent l'évolution.

Hormones

Les hormones produites par les ovaires jouent un rôle important dans le cancer du sein. Divers facteurs modifient l'œstradiol et la progestérone, deux importantes hormones ovariennes, dans leur environnement cellulaire, ce qui peut altérer les facteurs de croissance du cancer du sein.

Des études donnent à penser qu'il existe des rapports entre l'exposition aux œstrogènes et le cancer du sein. En effet, dans des études menées en laboratoire, on a observé que les tumeurs croissent beaucoup plus vite en présence de ces hormones. De plus, selon des recherches épidémiologiques, le risque de cancer du sein serait plus élevé chez les femmes qui sont exposées plus longuement aux œstrogènes. L'apparition précoce des premières règles, la nulliparité, le fait d'avoir un enfant après l'âge de 30 ans et une ménopause tardive sont des facteurs de risque connus, mais mineurs. On suppose que ces facteurs sont tous associés à une exposition prolongée aux œstrogènes à cause des menstruations. Selon cette hypothèse, chaque cycle (qui comporte des taux élevés d'œstrogènes endogènes) donne aux cellules mammaires une nouvelle occasion de muter, ce qui augmente les risques de cancer. Les œstrogènes en soi ne causent pas le cancer du sein, mais ils sont associés à son apparition.

Génétique

Des signes de plus en plus nombreux indiquent que des altérations génétiques sont associées au cancer du sein. Ces altérations génétiques comprennent des changements, ou mutations, dans les gènes normaux ainsi que l'effet des protéines qui favorisent ou empêchent l'apparition du cancer du sein. Les altérations génétiques peuvent être somatiques (acquises) ou germinales (héréditaires). Jusqu'ici, on a cerné deux mutations géniques qui peuvent jouer un rôle dans l'apparition du cancer du sein. Une mutation dans le gène **BRCA-1** est associée au cancer du sein et des ovaires, tandis qu'une mutation dans le gène **BRCA-2** indique un risque de cancer du sein ou (de façon moins claire) de cancer des ovaires (Houshmand, Campbell, Briggs *et al.*, 2000). Ces mutations géniques pourraient aussi jouer un rôle dans les cancers du colon, de la prostate et du pancréas, mais rien ne permet encore de le confirmer. On estime qu'une femme sur 600 dans la population en général présente une mutation génique de BRCA-1 ou BRCA-2. Chez ces femmes, le risque d'être atteinte d'un cancer du sein est de 50 à 90 % (Kauff, Satagopan, Robson *et al.*, 2002).

Actuellement, on estime que seulement 5 à 10 % des cancers du sein sont associés à des mutations des gènes BRCA-1 et BRCA-2. Cependant, on croit que le cancer du sein est d'origine génétique et qu'il a une composante génétique dans jusqu'à 80 % des cas diagnostiqués avant l'âge de 50 ans (Boyd, 1996). Ce phénomène serait lié aux porteurs non identifiés des gènes BRCA-1 et BRCA-2 ou à des gènes moins pénétrants dont la nature reste à déterminer. Il faut interpréter avec précaution la prédisposition d'une femme liée au gène BRCA-1 ou BRCA-2 et examiner minutieusement tous ses autres facteurs de risque. Généralement, cette tâche relève de la compétence du conseiller en génétique.

On peut déceler les anomalies dans ces gènes au moyen d'une analyse sanguine. Cependant, avant de se soumettre aux tests génétiques la femme doit être informée des risques et des avantages qu'ils comportent. L'infirmière évaluera avec elle les conséquences d'un résultat positif ou négatif. En cas de résultat positif, les traitements sont les suivants: surveillance à long terme, mammectomie bilatérale préventive ou chimioprévention au tamoxifène, comme nous l'avons expliqué plus haut. Un résultat positif peut susciter beaucoup d'anxiété et d'inquiétude, entraîner de la discrimination en matière d'emploi ou d'assurance, et soulever nombre de questions auxquelles souvent on ne peut répondre. Une femme qui présente d'importants antécédents familiaux de cancer peut ressentir la culpabilité du survivant si ses résultats sont négatifs. Pour ces femmes, le risque d'avoir un cancer du sein est comparable à celui de la population en général et on leur conseille de se prêter régulièrement à des examens de dépistage. L'infirmière s'assurera que la femme prend une décision éclairée et examinera avec elle les effets que les résultats pourraient avoir sur sa vie. De plus, comme ces tests sont relativement nouveaux et que le personnel soignant doit savoir quel serait le véritable bénéfice d'un résultat positif ou négatif, les tests génétiques doivent être effectués conformément aux protocoles de recherche clinique, et cela afin de protéger la personne (car ces données sont conservées dans un autre dossier que le dossier médical). L'infirmière doit aussi prévenir les femmes des craintes que les tests peuvent susciter dans leur famille (par exemple au sujet des effets sur les frères et sœurs, ou sur les enfants).

Facteurs de risque

Bien qu'on ne connaisse pas de causes spécifiques au cancer du sein, les chercheurs ont repéré un ensemble de facteurs de risque (encadré 50-3 ■), ce qui favorise l'élaboration des programmes de prévention. Cependant, près de 60 % des femmes qui ont un diagnostic de cancer du sein présentent comme seul facteur de risque leur environnement hormonal (Vogel, 2000). Par conséquent, on estime que ce cancer est une menace pour toutes les femmes. Néanmoins, le fait de connaître les facteurs de risque permet de repérer celles qui peuvent bénéficier d'une surveillance accrue et d'un traitement précoce. De plus, d'éventuelles recherches sur ces facteurs aideront à mettre au point des mesures visant à prévenir ou à modifier l'évolution de cette affection.

Autrefois, on croyait qu'un régime alimentaire riche en matières grasses augmentait les risques. Des études épidémiologiques menées auprès de femmes américaines et japonaises ont montré que le taux de cancer du sein est cinq fois plus élevé chez les Américaines. Cependant, les femmes japonaises qui s'installent aux États-Unis présentent autant de risques que les femmes américaines. De récentes études de cohortes ont établi des liens très faibles ou non concluants entre un régime alimentaire riche en matières grasses et le cancer du sein (Brown *et al.*, 2001). Toutefois, il existe un lien attesté avec le cancer du colon et les affections cardiaques, si bien que les femmes ont avantage à réduire leur consommation de matières grasses.

Autrefois, on croyait que les contraceptifs oraux augmentaient les risques de cancer du sein. Actuellement, on pense qu'il n'y a pas de lien dans la population féminine en général, mais il n'existe aucune donnée sur les effets de ces agents chez les femmes fortement prédisposées.

On n'a pas pu déterminer clairement le rôle du tabagisme dans le cancer du sein. Selon la plupart des études, il n'augmente pas les risques. Toutefois, certaines études semblent indiquer le contraire et les risques seraient d'autant plus élevés que la femme commence à fumer dans sa jeunesse. Le tabagisme augmente les risques de cancer du poumon, lequel est la première cause de mortalité chez les femmes atteintes d'un cancer (suivi du cancer du sein). L'abandon du tabac est une première étape dans l'adoption d'un mode de vie sain, et l'infirmière joue un rôle clé en informant les femmes sur les programmes qui aident à renoncer au tabac.

On associe parfois les prothèses mammaires en silicone aux contractions capsulaires fibreuses. En outre, des femmes et des professionnels de la santé affirment qu'il existe un lien entre ces prothèses et certaines affections immunitaires. Cependant, on ne peut prouver que les prothèses mammaires augmentent les risques de cancer du sein.

Facteurs de protection

Certains facteurs semblent prévenir l'apparition du cancer du sein. On a montré que la pratique régulière et rigoureuse d'une activité physique réduit le risque de cancer, probablement

FACTEURS DE RISQUE

Cancer du sein

MUTATION GÉNÉTIQUE DE BRCA-1 OU BRCA-2

- Chez les femmes qui présentent une mutation génique, les risques d'avoir un cancer du sein sont compris entre 50 et 90 % et, dans ce groupe, une femme sur deux risque d'être atteinte d'un cancer du sein avant l'âge de 50 ans.

VIEILLISSEMENT

- C'est après l'âge de 50 ans que les risques d'avoir un cancer du sein sont les plus élevés.

ANTÉCÉDENTS PERSONNELS OU FAMILIAUX DE CANCER DU SEIN

- Le risque qu'une tumeur maligne apparaisse dans l'autre sein augmente d'environ 1 % par année.
- Le risque est multiplié par deux en cas de cancer du sein chez une proche parente (sœur, mère ou fille).
- Le risque augmente si la mère a eu un cancer avant l'âge de 60 ans.
- Le risque est multiplié par 4 ou 6 si le cancer s'est manifesté chez deux ascendantes directes.

APPARITION PRÉCOCE DES PREMIÈRES RÈGLES

- Les risques son accrus si les menstruations débutent avant l'âge de 12 ans.

NULLIPARITÉ ET PREMIÈRE GROSSESSE TARDIVE

- Les femmes qui ont leur premier enfant après l'âge de 30 ans ont deux fois plus de risques d'avoir un cancer du sein que les femmes qui ont eu leur premier enfant avant l'âge de 20 ans.

MÉNOPAUSE TARDIVE

- Les risques sont accrus chez les femmes ménopausées après l'âge de 55 ans.
- Les femmes qui ont subi une ovariectomie bilatérale avant l'âge de 35 ans ont 3 fois moins de risques.

ANTÉCÉDENTS D'AFFECTIONS PROLIFÉRATIVES BÉNIGNES DU SEIN

- Les risques sont multipliés par 2 chez les femmes atteintes de tumeurs bénignes avec lésions épithéliales prolifératives.

- Les risques sont multipliés par 4 en cas d'hyperplasie atypique ou de CLIS.

EXPOSITION À DES RAYONS IONISANTS ENTRE LA PUBERTÉ ET L'ÂGE DE 30 ANS

- Le risque double; l'exposition aux radiations entraîne des aberrations possibles au cours du développement des cellules mammaires.

OBÉSITÉ

- Le risque est faible chez les femmes obèses ménopausées: les œstrogènes sont stockés dans les tissus adipeux et les graisses alimentaires augmentent la prolactine hypophysaire, ce qui a pour effet d'accroître la production d'œstrogènes.
- Les femmes obèses qui ont un diagnostic de cancer du sein présentent un taux de mortalité plus élevé, ce qui est peut-être relié aux effets de ces hormones ou à un diagnostic tardif.

HORMONOTHÉRAPIE SUBSTITUTIVE

- Les risques de cancer du sein reliés à une hormonothérapie substitutive varient.
- Les femmes âgées qui prennent des suppléments d'œstrogènes pendant plus de 5 ans *peuvent* être davantage prédisposées; si on ajoute de la progestérone à l'œstrogénothérapie, cela réduit l'incidence de cancer de l'endomètre, mais pas le risque de cancer du sein.

CONSOMMATION D'ALCOOL

- Il n'existe pas de consensus sur le lien entre la consommation d'alcool et le cancer du sein; toutefois, on a observé une légère augmentation du risque chez les femmes qui prennent une consommation d'alcool par jour. Ce risque double chez les femmes qui prennent trois consommations par jour. Dans les pays où on boit du vin tous les jours (par exemple la France, l'Italie), on observe un taux de cancer du sein légèrement plus élevé. D'après certaines études, la consommation d'alcool dans la jeunesse rendrait la femme encore plus vulnérable.

---

parce qu'elle retarde l'apparition des premières règles, interrompt les menstruations et, comme la grossesse, réduit le nombre de cycles menstruels ovulatoires. De plus, l'exercice physique réduit la formation du tissu adipeux, où les œstrogènes sont stockés et produits à partir d'autres hormones stéroïdes. Par conséquent, la diminution de la masse graisseuse peut abaisser l'exposition aux œstrogènes.

Il semble aussi que l'allaitement réduit les risques de cancer du sein, car il prévient la reprise des menstruations, ce qui a pour effet de diminuer l'exposition aux œstrogènes endogènes. Le fait d'avoir un premier enfant avant l'âge de 30 ans serait aussi un facteur de protection. Des hormones protectrices sont libérées après la naissance du bébé et ont pour effet de régulariser la prolifération des cellules dans le sein, prolifération qui s'était accélérée pendant la grossesse.

Manifestations cliniques

Le cancer peut se manifester n'importe où dans le sein, mais il se situe généralement dans le quadrant supéro-externe, là où se trouve la plus grande partie du tissu mammaire. Habituellement, les lésions sont insensibles, fixes et dures, et leur contour est irrégulier. Des douleurs et une sensibilité pendant les menstruations sont souvent associées à une affection bénigne du sein. Cependant, on associe parfois une douleur marquée à un cancer du sein évolué.

Grâce à l'utilisation accrue de la mammographie, de plus en plus de femmes consultent un médecin au début de l'affection. Ces femmes ne présentent pas toujours de symptômes et de lésions palpables, mais les lésions anormales sont décelées à la mammographie. Malheureusement, bon nombre de femmes qui ont un cancer évolué ne consultent un médecin pour la première fois qu'après avoir observé un symptôme. Par exemple, la personne peut consulter parce que sa peau ressemble à une peau d'orange (œdème provoqué par l'obstruction de la circulation lymphatique dans le derme). Elle peut aussi observer une rétraction du mamelon et des lésions fixées à la paroi thoracique. Quand la peau est atteinte, des ulcérations se manifestent. Ces signes et symptômes classiques caractérisent le cancer du sein à un stade avancé. Toute anomalie mammaire doit semer le doute et faire l'objet d'une investigation le plus rapidement possible.

Examen clinique et examens paracliniques

Les techniques servant à établir le diagnostic de cancer du sein sont notamment les suivantes : aspiration à l'aiguille, biopsie excisionnelle, biopsie incisionnelle, localisation à l'aiguille, microbiopsie et biopsie stéréotaxique (voir plus haut). Outre la classification du cancer du sein en stades cliniques décrite ci-dessous, d'autres caractéristiques pathologiques et épreuves pronostiques servent à déterminer les divers groupes de personnes qui peuvent bénéficier d'un traitement adjuvant. L'examen histologique des cellules cancéreuses permet d'établir le pronostic et de mieux comprendre l'évolution de l'affection.

Classification des stades du cancer du sein

La classification permet de définir le stade du cancer selon son étendue (figure 50-5 ■). Il est important de déterminer le stade du cancer, car cette information aide l'équipe soignante

à cerner le meilleur traitement possible, à offrir un pronostic et à comparer les résultats de divers schémas thérapeutiques. On effectue plusieurs examens paracliniques au cours de l'affection, par exemple des radiographies du thorax, des échographies des os et des épreuves de la fonction hépatique. Pour déterminer le stade du cancer, le médecin évalue la taille de la tumeur et l'atteinte des ganglions axillaires au cours de l'examen physique (les ganglions palpables peuvent révéler une progression de la maladie) et de la mammographie. Après avoir coordonné les examens paracliniques et établi le traitement chirurgical, on détermine le stade du cancer du sein selon la classification TNM (Greene, Page, Fleming *et al.*, 2002), qui permet d'évaluer l'extension de la tumeur, le nombre de ganglions atteints et la présence de métastases à distance. La classification pathologique reposant sur l'histologie permet de formuler un pronostic plus précis. Le tableau 50-2 ■ présente la liste des traitements types selon le stade du cancer au moment du diagnostic (voir, ci-dessous, la section « Traitement médical »).

Pronostic

De nombreuses caractéristiques des tumeurs du sein aident à établir le pronostic. Habituellement, plus la taille de la tumeur est petite, plus le pronostic est favorable. Le carcinome du sein n'est pas une entité pathologique qui survient du jour au lendemain. Il commence par l'altération génétique d'une seule cellule. Environ 16 duplications cellulaires sont nécessaires pour produire une tumeur mesurant 1 cm ou plus, après quoi celle-ci devient apparente sur le plan clinique. Si chaque duplication s'effectue en 30 jours, il faut au moins 2 ans pour que la tumeur devienne palpable. Il est important

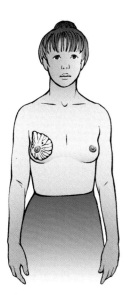
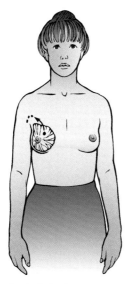
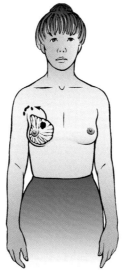
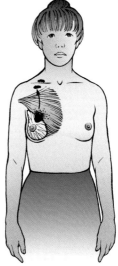
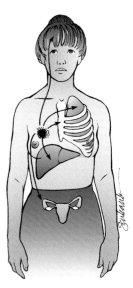

Stade I : La tumeur a moins de 2 cm de diamètre et elle se limite au sein.

Stade II : La tumeur a moins de 5 cm, ou elle est plus petite et s'accompagne d'une atteinte des ganglions lymphatiques mobiles.

Stade IIIa : La tumeur a plus de 5 cm ou elle s'accompagne de ganglions lymphatiques tuméfiés fixés l'un à l'autre ou au tissu adjacent.

Stade IIIb : Les lésions sont plus évoluées et comportent des nodules satellites, des ulcérations, un œdème ou une atteinte des ganglions susclaviculaires ou sous-claviculaires.

Stade IV : Toutes les tumeurs ont des métastases à distance.

FIGURE **50-5** ■ Stades du cancer du sein.

que l'infirmière enseigne cette notion aux femmes et leur donne des conseils car, une fois le diagnostic du cancer du sein établi, la femme ne dispose que de quelques semaines pour décider du traitement.

Le pronostic dépend aussi de l'étendue du cancer. Par exemple, le taux de survie général à 5 ans est supérieur à 98 % quand la tumeur se limite au sein (ACS, 2002). Cependant, quand les cellules cancéreuses envahissent les ganglions lymphatiques, le taux de survie général à 5 ans tombe à 76 %, et il est de 16 % chez les femmes qui présentent des métastases. Au moment du diagnostic, environ 37 % des femmes ont des signes d'atteinte régionale ou à distance, ou des métastases. Les ganglions axillaires constituent la voie la plus courante d'atteinte régionale. Le tableau 50-3 ■ décrit la relation entre la présence de ganglions axillaires positifs et le risque de récidive du cancer du sein. Les autres sièges de l'envahissement lymphatique sont les ganglions mammaires internes et sous-claviculaires (figure 50-6 ■). Les métastases à distance peuvent atteindre n'importe quel organe, mais les sièges les plus courants sont les os (71 %), les poumons (69 %), le foie (65 %), la plèvre (51 %), la glande surrénale (49 %), la peau (30 %) et le cerveau (20 %), comme l'expliquent Winchester et Cox (1998).

Outre l'extension de la tumeur, l'atteinte des ganglions, la présence de métastases et le type histologique, d'autres mesures permettent d'établir le pronostic. La présence de récepteurs des œstrogènes et de la progestérone indique une rétention des mécanismes régulateurs de l'épithélium mammaire. La présence des deux types de récepteurs est associée à un pronostic assez favorable ; leur absence est associée à un pronostic plus sombre. De la même manière, on associe une tumeur présentant un degré élevé de différenciation à un meilleur pronostic qu'une tumeur anaplasique de différenciation moins élevée. L'évaluation du taux de prolifération d'une tumeur (fraction de phase S) et de son contenu en ADN (ploïdie) au moyen d'épreuves biologiques en laboratoire peut aider à formuler le pronostic, car ces deux facteurs sont étroitement liés à d'autres facteurs pronostiques. Des recherches sont en cours pour examiner l'utilité de ces deux mesures. On associe les tumeurs classées diploïdes (contenu en ADN normal) à un meilleur pronostic que les tumeurs classées aneuploïdes (contenu en ADN anormal).

Traitement médical

Modification des méthodes

La Consensus Development Conference de 2000 recommande une chimiothérapie systémique aux femmes présentant une tumeur non invasive de plus de 1 cm et aux femmes atteintes d'un cancer invasif du sein (NIH, 2000).

Les décisions portant sur le traitement local au moyen d'une mammectomie ou d'une chirurgie mammaire conservatrice suivie d'une radiothérapie varient encore beaucoup. La mammectomie se pratique dans de nombreux cas et le taux de chirurgie mammaire conservatrice est plus élevé dans les régions métropolitaines où on trouve des hôpitaux universitaires, des hôpitaux de recherche et des centres médicaux. Les femmes n'ont pas toutes eu l'occasion de choisir judicieusement leur traitement local. Mais cette situation change, car elles sont de plus en plus informées sur le cancer du sein et son traitement. En cas de diagnostic de cancer du sein, il est généralement conseillé d'obtenir un deuxième avis médical sur les options de traitement.

Traitement chirurgical

Le principal objectif de la chirurgie est d'éradiquer le cancer. Les interventions les plus fréquentes dans le traitement local du cancer invasif du sein sont la mammectomie s'accompagnant ou non de chirurgie esthétique et la chirurgie mammaire conservatrice jumelée à la radiothérapie. Ces interventions chirurgicales sont décrites dans le tableau 50-4 ■. Les soins et traitements infirmiers associés à la mammectomie totale visant à traiter un CCIS ou à la chirurgie préventive visant à

TABLEAU 50-2

Traitement du cancer du sein selon le stade au moment du diagnostic

Stade	Tumeur	Intervention chirurgicale	Chimiothérapie	Radiothérapie
0	CCIS	Mammectomie totale ou tumorectomie	Tamoxifène	Dans les cas de tumorectomie
I	0 à 2 cm	Chirurgie mammaire conservatrice ou mammectomie radicale modifiée	Envisagée dans tous les cas de tumeurs infiltrantes	Dans les cas de chirurgie mammaire conservatrice
II	2 à 5 cm	Chirurgie mammaire conservatrice ou mammectomie radicale modifiée	Le traitement dépend de la taille de la tumeur et de l'atteinte des ganglions	Dans les cas de chirurgie mammaire conservatrice
III	> 5 cm	Mammectomie radicale modifiée	Postopératoire et, s'il y a lieu, préopératoire	Sur la paroi thoracique et, s'il y a lieu, dans la région axillaire après une mammectomie radicale modifiée
IV	Métastases	Tumorectomie ou mammectomie radicale modifiée	Pour enrayer la progression des métastases ou dans le cadre des soins palliatifs	Pour enrayer la progression des métastases ou dans le cadre des soins palliatifs

Relation entre la présence de ganglions axillaires positifs et le risque de récidive* du cancer du sein	TABLEAU 50-3

Nombre de ganglions axillaires positifs	Risque de récidive du cancer du sein
0	< 10 %
1 à 3	12 à 20 %
4 à 9	30 à 35 %
> 10	> 50 %

* Après 5 ans.

traiter un CLIS sont semblables à ceux qui sont associés à une mammectomie radicale modifiée (voir plus loin). Cependant, la mammectomie totale ne comprend pas l'ablation des ganglions axillaires. Par conséquent, la femme retrouve beaucoup plus rapidement la mobilité du bras qui se trouve du côté opéré et les risques de lymphœdème sont nuls. Ce type de chirurgie engendre cependant les mêmes préoccupations psychosociales liées au diagnostic de cancer du sein et à la perte d'un sein, et l'infirmière doit y répondre de la même façon qu'elle le fait dans les cas de mammectomie radicale modifiée.

Mammectomie radicale modifiée La **mammectomie radicale modifiée** est l'ablation de tout le tissu mammaire, accompagnée du curage des ganglions lymphatiques. On préserve l'intégrité du grand et du petit pectoral. Avant l'opération, le chirurgien détermine le siège d'incision le plus favorable pour enlever la tumeur et les ganglions atteints. Tous les efforts sont faits pour éviter de laisser une cicatrice visible. L'objectif du traitement chirurgical est de conserver et de rétablir le fonctionnement normal de la main, du bras et de la ceinture scapulaire du côté opéré. On doit manipuler avec grand soin

les lambeaux de peau et les tissus pour assurer leur viabilité, l'hémostase et le drainage. Si on planifie une chirurgie reconstructive, la personne doit consulter un chirurgien plasticien avant de subir la mammectomie.

Après l'exérèse de la tumeur, on procède à la ligature des points hémorragiques et on ramène la peau sur la paroi thoracique. Une greffe cutanée est pratiquée quand les lambeaux ne sont pas assez grands pour fermer la plaie. Puis on applique un pansement non adhérent (Adaptic), qu'on recouvre ensuite d'un pansement compressif. On peut installer deux drains, l'un dans la région axillaire et l'autre sous le lambeau supérieur, afin de recueillir le sang et le sérum qui s'accumulent après l'opération. On peut retenir le pansement au moyen de larges bandes élastiques ou d'un soutien-gorge chirurgical.

Chirurgie mammaire conservatrice La chirurgie mammaire conservatrice comprend la tumorectomie, l'exérèse élargie, la mammectomie partielle ou segmentaire, ou encore la quadrantectomie (ablation du quadrant touché) et l'ablation des ganglions axillaires (curage des ganglions axillaires) dans les cas de tumeurs invasives, suivies d'une radiothérapie visant à traiter les micrométastases.

L'objectif de la chirurgie mammaire conservatrice est d'enlever toute la tumeur en laissant une marge saine et d'obtenir des résultats esthétiques acceptables. On retire aussi les ganglions axillaires à travers une incision semi-circulaire faite à la naissance des poils de l'aisselle. Pour retirer le sang et le sérum, on installe un drain dans la région axillaire en pratiquant une incision distincte. On applique ensuite sur le sein et sous le bras un pansement qu'on retient au moyen de larges bandages compressifs ou d'un soutien-gorge chirurgical.

Le taux de survie à la suite d'une chirurgie mammaire conservatrice est semblable au taux de survie à la suite d'une mammectomie radicale modifiée. Cependant, le risque de récidive locale est supérieur; il augmente de 1 % par année après l'opération (Winchester et Cox, 1998). En cas

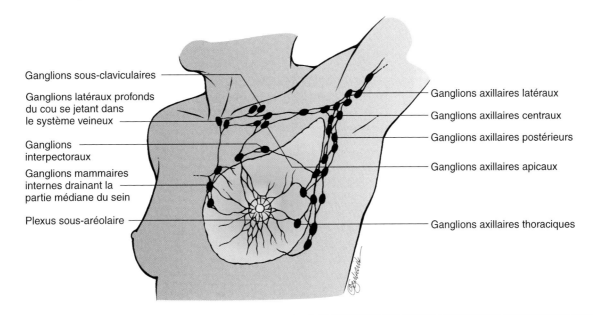

Ganglions sous-claviculaires

Ganglions latéraux profonds du cou se jetant dans le système veineux

Ganglions interpectoraux

Ganglions mammaires internes drainant la partie médiane du sein

Plexus sous-aréolaire

Ganglions axillaires latéraux

Ganglions axillaires centraux

Ganglions axillaires postérieurs

Ganglions axillaires apicaux

Ganglions axillaires thoraciques

FIGURE **50-6** ■ Drainage lymphatique du sein.

Traitement chirurgical du cancer du sein	
TABLEAU 50-4	

Opération	Description
Chirurgie mammaire conservatrice ■ Tumorectomie ■ Exérèse élargie ■ Mammectomie partielle ■ Mammectomie segmentaire ■ Quadrantectomie	Termes très proches décrivant l'ablation de quantités variables de tissu mammaire, incluant le tissu malin et des tissus adjacents, de façon à obtenir une marge saine. Si le cancer est de type invasif, il y a également ablation des ganglions axillaires.
Curage des ganglions axillaires	Ablation des ganglions axillaires logés dans le tissu adipeux, ou d'une partie d'entre eux, pour déterminer l'étendue de la maladie. Le curage des ganglions axillaires est essentiel pour établir le pronostic et déterminer le traitement adjuvant.
Mammectomie totale	Ablation uniquement du tissu mammaire. On y recourt généralement pour traiter un carcinome *in situ*, habituellement de type canalaire.
Mammectomie radicale modifiée	Ablation de tout le tissu mammaire, accompagnée du curage des ganglions axillaires; les muscles petit et grand pectoral restent intacts.
Mammectomie radicale	Ablation du tissu mammaire, de même que du grand et du petit pectoral, accompagnée du curage des ganglions lymphatiques.

de récidive locale, on recourt au traitement habituel ou à une mammectomie de rattrapage destinée à enlever le reste du tissu mammaire. Le taux de survie après cette opération est le même qu'après une mammectomie, mais les possibilités de reconstruction sont limitées, car la peau a été irradiée. On doit informer la femme de ce risque au moment du diagnostic et quand elle envisage les différentes options thérapeutiques.

Soins postopératoires Les soins postopératoires d'une mammectomie radicale modifiée et d'une chirurgie mammaire conservatrice sont semblables, puisque ces deux interventions exigent une modification du sein et l'excision de ganglions axillaires. Comme après toute chirurgie, l'infirmière doit d'abord s'assurer que la personne se remet de l'anesthésie générale, tout en soulageant la douleur. De plus, la femme qui a subi une chirurgie mammaire peut avoir des réactions à la fois physiques et psychologiques. Les complications possibles sont notamment l'accumulation de sang (hématome) au siège de l'incision, l'infection et l'accumulation tardive de liquide sérosanguin (sérum) après le retrait du drain. La plupart des femmes qui subissent une chirurgie mammaire rentrent chez elles en ayant un système de drainage en place. L'infirmière doit enseigner à la personne et aux membres de sa famille à entretenir ce système de drainage.

Des traumatismes nerveux, comme les sensations illusoires, les engourdissements, les picotements ou les sensations de brûlure, peuvent se manifester et persister des mois, voire des années, après l'opération. Le curage des ganglions axillaires peut altérer la mobilité du bras ou de l'épaule. La perturbation du drainage lymphatique et veineux peut prédisposer la femme au **lymphœdème** (tuméfaction chronique du membre opéré) en tout temps après l'opération (voir plus loin). La femme peut avoir des séquelles psychologiques telles qu'une perturbation de l'image corporelle ou du concept de soi associée à la modification ou à la perte du sein. Elle peut aussi avoir d'importantes préoccupations d'ordre psychosocial, par exemple incertitude face à l'avenir, peur des récidives et effets du cancer du sein et du traitement sur le rôle familial et professionnel.

Cartographie lymphatique et biopsie du ganglion sentinelle Cette nouvelle technique, destinée aux femmes subissant une chirurgie mammaire pour traiter le cancer invasif du sein, a été introduite au milieu des années 1990. Les ganglions sont restés sains chez environ 60 % des femmes qui subissent un curage des ganglions axillaires visant à déterminer l'étendue de la maladie (Veronesi, Galimberti, Zurrida *et al.*, 2001). La **cartographie lymphatique avec biopsie du ganglion sentinelle** change la manière de traiter ces femmes, car elle fournit la même information en matière de pronostic que le curage des ganglions axillaires. On injecte un colorant radio-colloïdal (ou un colorant bleu) au siège de la tumeur, puis on procède à l'opération. Le chirurgien localise le ganglion sentinelle (le premier site de drainage depuis le sein) à l'aide d'une sonde portative, puis l'excise pour le faire examiner par le pathologiste. Si le ganglion est libre de métastases, il n'est pas nécessaire d'effectuer le curage habituel des ganglions axillaires, ce qui épargne à la personne les séquelles de l'intervention (drainage chirurgical, altération de la mobilité du bras, paresthésie, risque de lymphœdème). Si le ganglion sentinelle est touché, on effectue le curage des ganglions axillaires d'usage. Dans plus de 90 % des cas, la technique permet de déterminer si le ganglion sentinelle est atteint et s'il y a des métastases axillaires (Hsueh, Hansen et Guiliano, 2000). D'ailleurs, de nombreux établissements ont incorporé cette méthode dans les normes relatives aux soins. Comme le montre le suivi à court terme, le taux de lymphœdème est de 1 % environ chez les femmes qui subissent une biopsie du ganglion sentinelle.

Les interventions infirmières consistent à expliquer à la femme les attentes et les conséquences possibles reliées à cette technique. Les femmes qui présentent un ganglion négatif n'ont pas besoin de subir un curage des ganglions axillaires et peuvent donc souvent quitter l'établissement de soins le jour même. Toutefois, on doit effectuer des recherches portant sur les séquelles de la technique. Il faut notamment se poser les questions suivantes : Les personnes ont-elles dans le bras opéré les mêmes sensations que celles qui ont subi un curage des ganglions axillaires? Présentent-elles une altération de la mobilité? Présentent-elles des séromes axillaires après l'intervention? Quels sont les risques de lymphœdème? Selon les premières recherches infirmières sur les soins et traitements reliés à la biopsie du ganglion sentinelle, les femmes qui ne subissent que cette intervention ont des sensations neuropathiques semblables à celles des femmes qui subissent un curage axillaire, mais la prévalence, la gravité et la détresse sont moins importantes (Baron, Fey, Raboy *et al.*, 2002).

Radiothérapie

Dans le cas d'une chirurgie mammaire conservatrice, l'exérèse de la tumeur est généralement suivie d'une irradiation externe destinée à réduire les risques de récidive locale et à éliminer toutes les cellules cancéreuses microscopiques résiduelles. Cette radiothérapie est nécessaire si l'on veut obtenir les mêmes résultats qu'avec une mammectomie. Si la radiothérapie est contre-indiquée, la mammectomie est la seule option thérapeutique (encadré 50-4 ■).

La radiothérapie commence généralement 6 semaines après l'opération, délai qui permet à l'incision de guérir. Si une chimiothérapie systémique est conseillée, la radiothérapie est amorcée généralement après la fin des traitements de chimiothérapie. On effectue une irradiation externe, obtenue par un accélérateur linéaire à photons, tous les jours pendant 5 à 7 semaines, sur toute la région du sein. De plus, on administre une dose d'irradiation concentrée au siège primitif au moyen d'électrons. Avant de commencer la radiothérapie, la femme doit suivre une session de planification qui servira de modèle pour les traitements quotidiens. On cerne le tissu mammaire à irradier grâce à de petites marques d'encre indélébile. L'infirmière rassure la personne en lui expliquant le déroulement de l'intervention et les autosoins relatifs au traitement des effets secondaires.

Aujourd'hui, il est assez rare d'administrer une radiothérapie après une mammectomie, mais on y recourt encore dans certains cas, par exemple quand la tumeur se propage localement (atteinte de la paroi thoracique, quatre ganglions positifs ou plus, ou tumeurs de plus de 5 cm). Il arrive aussi, généralement après une chimiothérapie systémique, qu'une personne ayant subi une mammectomie doive recevoir une radiothérapie sur la paroi thoracique. En règle générale, il s'agit alors de procéder à des irradiations externes de la région pendant quelques semaines, mais c'est le radiooncologue qui détermine la durée exacte du traitement. Selon certaines études, effectuer une irradiation de la paroi thoracique après une mammectomie peut améliorer le taux de survie des femmes préménopausées à haut risque de cancer du sein.

ENCADRÉ 50-4

Contre-indications du traitement mammaire conservateur

Remarque: Le traitement mammaire conservateur comprend la chirurgie et la radiothérapie.

CONTRE-INDICATIONS ABSOLUES

- Premier ou deuxième trimestre de la grossesse
- Présence d'une affection multicentrique dans le sein
- Radiothérapie antérieure dans le sein ou la région thoracique

CONTRE-INDICATIONS RELATIVES

- Antécédents de collagénose s'accompagnant de manifestations vasculaires
- Tumeur dont la taille est grande par rapport à celle du sein
- Tumeur sous le mamelon

La radiothérapie peropératoire, autre technique de radiothérapie, consiste à administrer une seule dose d'irradiation au siège de la tumorectomie immédiatement après l'opération. Le dosage est limité au siège de la tumeur, car toute cellule errante risque fortement de se trouver dans la région adjacente. Cette méthode réduit les effets secondaires caractéristiques que sont les réactions cutanées et la fatigue. Elle semble être aussi efficace qu'une cure de 5 à 7 semaines de radiothérapie, mais on doit obtenir des données à long terme pour en déterminer les effets sur la récidive locale et le taux de survie.

Réactions à la radiothérapie Habituellement, la radiothérapie est bien tolérée. Les effets secondaires sont temporaires et se résument généralement à des réactions cutanées légères ou modérées et à de la fatigue. La fatigue se manifeste généralement 2 semaines après le début du traitement et elle peut se prolonger durant plusieurs semaines après la fin de celui-ci. La personne peut être déprimée en raison de son épuisement et de ses nombreuses visites à la clinique d'oncologie. L'infirmière doit la rassurer en lui disant que sa fatigue est normale et n'indique pas une récidive. La radiothérapie peut avoir des complications rares telles que la pneumopathie inflammatoire, les fractures des côtes et une fibrose du tissu mammaire.

Soins et traitements infirmiers après la radiothérapie Les autosoins d'une personne qui subit une radiothérapie consistent à maintenir l'intégrité de la peau pendant et après le traitement :

- Employer un savon doux et frotter le moins possible.
- Éviter les savons et les désodorisants parfumés.
- Lubrifier la peau avec une lotion à base d'eau (Lubriderm, Eucerin, Aquaphor).
- En cas de démangeaisons, utiliser un savon antiprurigineux non asséchant (Aveeno).
- Éviter les vêtements ajustés, les soutiens-gorge à armature en acier, les températures extrêmes et les rayons ultraviolets.

La personne peut observer une rougeur accrue et, rarement, une rupture de la peau au site de la surradiation (l'endroit qui a reçu une irradiation concentrée). L'infirmière doit enseigner à la personne à réduire l'exposition de la région traitée aux rayons du soleil pendant un an et la rassurer en lui disant qu'il est normal de sentir de petits élancements dans le sein après une radiothérapie.

Chimiothérapie

Le but de la chimiothérapie adjuvante est d'empêcher les micrométastases de se propager ; la chimiothérapie est abordée au chapitre 16 ☞. Même si la chirurgie mammaire est généralement suivie d'une chimiothérapie, il n'existe pas de normes portant sur l'ordre dans lequel doivent se dérouler la chimiothérapie systémique et la radiothérapie. On mène actuellement des études cliniques pour déterminer dans quel ordre ces traitements donnent les meilleurs résultats.

Les schémas chimiothérapeutiques visant à traiter le cancer du sein combinent plusieurs agents dans le but d'augmenter la destruction des cellules cancéreuses et de réduire la résistance aux médicaments. Les agents chimiothérapeutiques les plus souvent utilisés en association sont le cyclophosphamide (Cytoxan, Procytox) [C], le méthotrexate [M], le 5-fluoro-uracile (Adrucil) [F], la doxorubicine (Adriamycin) [A] et l'épirubicine (Pharmorubicin) [E]. On utilise plusieurs associations, notamment CMF, CAF, AC, FEC, EC. L'ajout d'un taxane (paclitaxel [Taxol] ou docétaxel [Taxotere]) à la chimiothérapie adjuvante permet d'améliorer les taux de survie chez les femmes dont les ganglions axillaires sont atteints.

Les agents chimiothérapeutiques employés pour la chimiothérapie adjuvante sont aussi utilisés pour traiter le cancer du sein métastatique. Les doses et les combinaisons peuvent toutefois varier. On a aussi recours à des agents comme la capécitabine (Xeloda), la gemcitabine (Gemzar) et la vinorelbine (Navelbine).

Le trastuzumab (Herceptin) est un anticorps monoclonal qui se fixe à la protéine HER2, laquelle modifie la croissance cellulaire, ce qui a pour effet d'inhiber la croissance des cellules tumorales. Environ 20 à 30 % des tumeurs du sein produisent la protéine HER2 en trop grande quantité ; le trastuzumab peut ralentir cette croissance, et même stimuler la réponse immunitaire, ce qui permet d'améliorer la survie. Dans les cas de cancer du sein métastatique HER2 positif, le trastuzumab peut être utilisé seul ou en association avec la chimiothérapie. Des études récentes ont aussi montré que cet agent est efficace pour réduire la mortalité chez des femmes recevant une chimiothérapie adjuvante pour un cancer du sein HER2 positif réséqué (Romond *et al.*, 2005).

Les décisions relatives au schéma chimiothérapeutique sont fondées sur l'âge de la personne, sa condition physique, le stade de la maladie et sa participation à un essai clinique. Les modalités de la chimiothérapie sont résumées dans le tableau 50-5 ■.

Réactions à la chimiothérapie L'anxiété anticipée est une réaction courante chez la femme qui doit entreprendre une chimiothérapie. Aujourd'hui, on arrive cependant à soulager efficacement les effets secondaires du traitement, ce qui permet à beaucoup de femmes de poursuivre leurs activités professionnelles et leurs activités quotidiennes. Cette amélioration est grandement attribuable à la préparation psychologique et à l'enseignement méticuleux donné par les infirmières, les travailleurs sociaux et les autres membres de l'équipe soignante aux femmes et aux membres de leur famille, ainsi qu'aux médicaments destinés à atténuer les effets secondaires comme les nausées et les vomissements.

Les principaux effets indésirables physiques associés à la chimiothérapie, dont l'intensité et la fréquence varient selon les agents utilisés, sont notamment les suivants : nausées, vomissements, changements dans le goût, alopécie (perte des cheveux), inflammation des muqueuses, dermatites, fatigue, gain pondéral et aplasie médullaire. De plus, les femmes préménopausées peuvent présenter une aménorrhée temporaire ou permanente entraînant la stérilité.

Pour des raisons inconnues, environ la moitié des femmes qui suivent une chimiothérapie prennent plus de 4 kg. Les exercices aérobiques et ses effets anxiolytiques peuvent aider à réduire le gain pondéral et à remonter le moral de la personne. Les effets secondaires varient selon l'agent chimiothérapeutique utilisé. Ainsi, le CMF est généralement bien toléré et ne provoque que très peu d'effets indésirables. Les

anthracyclines sont toxiques pour les tissus s'ils s'infiltrent ; c'est pourquoi généralement on ne les utilise que diluées et on ne les injecte que dans les grosses veines. Elles provoquent parfois des nausées et des vomissements qui peuvent être soulagés par des antiémétiques ou en recourant à des techniques d'imagerie mentale ou de relaxation. Les anthracyclines et le paclitaxel causent généralement une alopécie. La personne peut prévenir les effets psychologiques associés à la perte des cheveux en se procurant une perruque à l'avance. L'infirmière doit rassurer la femme en lui disant que ses cheveux repousseront après le traitement, mais que la teinte et la texture en seront peut-être modifiées. Pour rendre cette expérience moins pénible, l'infirmière peut aussi lui remettre une liste des fournisseurs de perruques de la région et lui montrer comment nouer de façon attrayante foulards et turbans.

Soins et traitements infirmiers en chimiothérapie L'infirmière doit savoir aider les femmes qui supportent difficilement les effets indésirables de la chimiothérapie. Elle les encourage à recourir aux médicaments qui atténuent les nausées, les vomissements et les lésions buccales. On prescrit à certaines femmes un facteur de stimulation des granulocytes (G-CSF ou filgrastim [Neupogen]) qu'on injecte par voie sous-cutanée et qui a pour effet d'augmenter la leucocytémie pour prévenir la neutropénie et les infections associées. L'infirmière doit enseigner à la femme et à sa famille la technique d'injection et leur décrire les symptômes qui exigent un suivi médical (encadré 50-5 ■).

En prenant le temps d'expliquer les effets secondaires de la chimiothérapie et les moyens de les soulager, l'infirmière peut atténuer l'anxiété des femmes qui hésitent à poser des questions. Si la personne connaît les effets indésirables et les techniques pour les amoindrir, elle sera davantage en mesure de les accepter.

La chimiothérapie peut altérer l'estime de soi, la sexualité et le sentiment de bien-être de la personne. Combinés au stress d'un diagnostic qui peut mettre la vie en danger, ces changements peuvent être dévastateurs. Le soutien et l'enseignement prodigués par l'infirmière pendant le traitement peuvent atténuer la détresse émotionnelle que les femmes ressentent parce qu'elles doivent passer du temps loin de leur famille. La communication, l'orientation vers un groupe de soutien et l'établissement d'un climat de confiance font partie des aspects importants des soins et traitements infirmiers. Au cours des consultations, l'infirmière doit favoriser le dialogue et inciter la femme à poser des questions. Aujourd'hui, la plupart des femmes atteintes d'un cancer du sein sont traitées dans un environnement multidisciplinaire. Par conséquent, l'infirmière peut orienter la femme vers une diététiste, une travailleuse sociale, un psychiatre ou un conseiller spirituel pour l'aider à accepter les divers aspects du traitement du cancer. En outre, il existe de nombreux groupes de soutien communautaires que peuvent consulter la personne et sa famille.

Hormonothérapie

Les décisions touchant l'hormonothérapie se fondent sur le **titrage des récepteurs des œstrogènes et de la progestérone** dans le tissu cancéreux prélevé lors de la biopsie. Des directives

TABLEAU
50-5

Chimiothérapie et hormonothérapie servant à traiter le cancer du sein*

Type de traitement	Objectifs	Effets secondaires	Interventions infirmières
CHIMIOTHÉRAPIE	▪ Détruire les cellules néoplasiques. ▪ Diminuer ou prévenir les métastases.		▪ *Nausées et vomissements*: administrer des antiémétiques selon l'ordonnance; surveiller les ingesta et les excreta de liquide.
Anthracyclines: • Doxorubine (Adriamycin) [A] • Épirubicine (Pharmorubicine) [E]		Changements dans l'ECG, tachycardie, toxicité cardiaque selon la dose cumulative reçue, dépression médullaire, nausées, vomissements, stomatite, alopécie, cellulite grave en cas d'infiltration	▪ *Anorexie*: aider la personne et sa famille à trouver des aliments appétissants; de nombreux petits repas sont parfois mieux tolérés que trois gros repas; consulter une diététiste pour la planification de repas appétissants et nourrissants.
Cyclophosphamide (Cytoxan, Procytox) [C]		Nausées, vomissements, dépression médullaire, anorexie, irrégularités menstruelles, cystites hémorragiques, alopécie	▪ *Stomatite*: éviter d'employer les rince-bouche vendus dans le commerce; utiliser une solution de bicarbonate de sodium, de l'eau salée ou des agents anesthésiques topiques.
Méthotrexate [M]		Stomatite, changements dans le SNC, alopécie, dépression médullaire	▪ *Alopécie*: déconseiller le brossage, le sèche-cheveux et les shampoings fréquents; se procurer une perruque avant la perte des cheveux.
5-fluoro-uracile (Adrucil) [F]		Nausées, vomissements, diarrhée, stomatite, dépression médullaire	▪ *Changements dans le SNC*: surveiller l'apparition des signes suivants: faiblesse, malaises, fatigue, convulsions et altérations de l'état cognitif; aider à effectuer les activités quotidiennes en cas de fatigue ou de malaises.
Paclitaxel (Taxol) [T]		Hypersensibilité, dépression médullaire, neuropathie périphérique, arthralgies, myalgies, nausées, vomissements, diarrhée, stomatite, alopécie	▪ *Neurotoxicité*: surveiller les réflexes tendineux, évaluer la démarche et la force musculaire, surveiller les changements dans la fonction sensorielle.
Docétaxel (Taxotere) [T]		Hypersensibilité, troubles neurosensoriels, nausées, vomissements, stomatite, rétention liquidienne, modifications des ongles, arthralgies, myalgies	▪ *Rétention liquidienne*: surveiller le poids, les ingesta et les excreta liquides, l'élasticité de la peau. ▪ *Changements cardiaques*: surveiller l'ECG, le rythme et la fréquence cardiaques; avertir le médecin en cas d'arythmie. ▪ *Hypercalcémie*: surveiller les taux de calcium sérique, surveiller le rythme et la fréquence cardiaques.
Trastuzumab (Herceptin)	Anticorps monoclonal qui se fixe à la protéine HER2	Toxicité cardiaque, syndrome grippal, fièvre, frissons, fatigue, arthralgies	▪ *Constipation*: surveiller le transit intestinal; la constipation peut être un signe de neurotoxicité; administrer des laxatifs, selon l'ordonnance. ▪ *Anxiété*: administrer des anxiolytiques, selon l'ordonnance; encourager l'utilisation de méthodes visant à atténuer l'anxiété (imagerie mentale, relaxation).
HORMONOTHÉRAPIE			
Androgènes Fluoxymestérone (Halotestin)	Supprimer l'activité des œstrogènes.	Virilisation, rétention liquidienne, aménorrhée, ictère cholestatique	▪ *Instabilité hormonale*: observer les changements (bouffée de chaleur, saignements vaginaux); hirsutisme facial, gravité de la voix, rétention liquidienne, augmentation de la pression sanguine; évaluer les signes de thrombophlébite; surveiller les taux de calcium sérique; enseigner à la personne comment soulager les symptômes des bouffées de chaleur et lui expliquer que la plupart de ces changements sont temporaires.
Œstrogènes à fortes doses	Supprimer l'activité de la FSH et de la LH.	Nausées, vomissements, anorexie, étourdissements, céphalées, douleur aux seins, événements thromboemboliques	
Agent antihormonal Tamoxifène (Nolvadex)	Antagoniste des œstrogènes; efficace pour réduire le risque de récidive du cancer chez les femmes ménopausées et traitement palliatif pour le cancer récurrent.	Gain pondéral, bouffées de chaleur, nausées, anorexie, léthargie, événements thromboemboliques	

			TABLEAU
Chimiothérapie et hormonothérapie servant à traiter le cancer du sein* (*suite*)			**50-5**

Type de traitement	Objectifs	Effets secondaires	Interventions infirmières
Acétate de mégestrol (Megace)	Progestatif pouvant réduire le nombre des récepteurs des œstrogènes dans les tissus mammaires.	Gain pondéral, bouffées de chaleur, saignements vaginaux, augmentation de la pression artérielle, œdème périphérique, dépression	
Aminoglutéthimide (Cytadren)	Antagoniste enzymatique qui inhibe la synthèse des œstrogènes.	Changements dans le SNC: étourdissements, maladresse, somnolence, dépression, céphalée, insuffisance surrénalienne	
• Anastrazole (Arimidex) • Létrozole (Femara) • Exémestane (Aromasin)	Inhibiteurs de l'aromatase qui bloquent la production des œstrogènes dans les tissus périphériques.	Asthénie, nausées, céphalées, bouffées de chaleur, arthralgies, douleurs lombaires	

* Cette liste de médicaments, d'effets secondaires et d'interventions infirmières n'est pas exhaustive; elle correspond aux agents chimiothérapeutiques couramment utilisés dans le traitement du cancer du sein.
FSH: hormone folliculostimulante; LH: hormone lutéinisante.

particulières s'appliquent à la manipulation du tissu qui doit être envoyé à un laboratoire spécialisé. Le tissu mammaire normal contient des récepteurs œstrogéniques. La proportion des tumeurs malignes du sein qui contiennent des récepteurs des œstrogènes (elles sont alors dites ER+, ou réceptrices d'œstrogènes positives) n'est que de deux tiers environ. La croissance de ces tumeurs nécessite un apport en œstrogènes et peut être entravée par une réduction de la production hormonale. Par ailleurs, on peut considérer ces récepteurs comme des indicateurs du pronostic. Les tumeurs ER+ ont parfois une croissance plus lente que les tumeurs réceptrices d'œstrogènes négatives (ER–). Ainsi la présence d'une tumeur ER+ indique un meilleur pronostic. Lors du titrage des récepteurs, un résultat à moins de 3 fmol/mg est considéré comme négatif, un résultat compris entre 3 et 10 fmol/mg est douteux et un résultat supérieur à 10 fmol/mg est considéré comme positif. Plus le chiffre est élevé, plus la suppression hormonale a de chances d'avoir des effets favorables. Le pronostic est meilleur pour les cancers qui ont des récepteurs des œstrogènes et de la progestérone (PR+) que pour les tumeurs ER– et PR–. La plupart des tumeurs PR+ sont également ER+. L'absence de récepteurs de la progestérone indique parfois une aggravation de la maladie. Chez les femmes en préménopause et en périménopause, les tumeurs sont le plus souvent non hormonodépendantes, tandis qu'elles sont majoritairement hormonodépendantes chez les femmes ménopausées.

ENCADRÉ 50-5

GRILLE DE SUIVI DES SOINS À DOMICILE

Autoadministration de G-CSF		
Après avoir reçu l'enseignement sur les soins à domicile, la personne ou le proche aidant peut:	**Personne**	**Proche aidant**
▪ Exposer l'utilité des injections de G-CSF.	✔	✔
▪ Énumérer le matériel nécessaire pour l'auto-injection.	✔	✔
▪ Désigner les sites employés pour l'auto-injection.	✔	✔
▪ Montrer comment prélever le G-CSF dans la seringue.	✔	✔
▪ Expliquer comment on effectue une injection correctement.	✔	✔
▪ Énumérer les effets secondaires possibles d'un traitement au G-CSF.	✔	✔
▪ Citer les complications pour lesquelles la personne doit prendre contact avec le médecin ou l'infirmière (par exemple douleur excessive, fièvre, signes d'infection).	✔	✔

L'hormonothérapie peut comprendre l'ablation chirurgicale de certaines glandes endocrines (par exemple ovaires, hypophyse ou surrénales) dans le but de mettre fin à la sécrétion d'hormones. Avant la ménopause, on peut recourir à l'ovariectomie (ablation des ovaires) chez les femmes atteintes d'un cancer hormonodépendant. Aujourd'hui, le tamoxifène (Nolvadex) et l'anastrozole (Arimidex) sont les principaux agents hormonaux utilisés dans le traitement du cancer du sein. D'autres agents hormonaux sont employés pour traiter les tumeurs hormonodépendantes, par exemple ceux-ci : létrozole (Femara), exémestane (Aromasin), leuprolide (Lupron), goséréline (Zoladex), mégestrol (Megace), œstrogènes à fortes doses, fluoxymestérone (Halotestin) et aminoglutéthimide (Cytadren). La plupart de ces agents peuvent déclencher les symptômes de la ménopause, notamment les changements vasomoteurs. Ils peuvent aussi provoquer une hypercalcémie, ce qui exige l'abandon du traitement. Ces agents hormonaux sont décrits dans le tableau 50-5.

Chirurgie reconstructive

Après une mammectomie, certaines femmes envisagent une chirurgie reconstructive qui peut leur apporter de grands bienfaits sur le plan psychologique. Les candidates à une telle opération peuvent s'adresser aux cliniques des affections du sein pour obtenir les renseignements et le soutien dont elles ont besoin. Les risques de l'opération (coûts, sécurité, moment propice) suscitent parfois de l'inquiétude ; la femme doit également décider si elle veut différer l'intervention (6 à 12 mois après la mammectomie) ou la subir immédiatement (en même temps que la mammectomie).

Les risques sont notamment ceux de toute intervention chirurgicale : infection ou réaction indésirable à l'anesthésie. De plus, le résultat peut laisser à désirer du point de vue esthétique. La chirurgie reconstructive est contre-indiquée en cas de cancer du sein évolué, métastatique ou inflammatoire. Sinon, la plupart des femmes atteinte d'un cancer du sein *in situ* ou au stade précoce sont des candidates pour la reconstruction immédiate. L'intervention n'altère en rien le traitement systémique et ne favorise pas les récidives.

En choisissant de subir une chirurgie reconstructive au moment de la mammectomie, la femme évite une seconde opération, mais la durée de l'intervention est plus longue. En revanche, celle-ci permet d'atténuer les effets psychologiques de la mutilation. Parfois, il n'est pas possible d'effectuer la reconstruction au moment de la mammectomie parce que la peau et les muscles sont trop tendus. La souplesse et une bonne vascularisation de la peau et du tissu sous-cutané favorisent la réussite de l'opération. Bien sûr, les femmes qui ne sont pas certaines de leur décision doivent différer la reconstruction. Pour plus de détails, voir la section « Chirurgie reconstructive du sein », p. 270.

Prothèses

Si la femme ne désire pas de reconstruction mammaire ou en cas de contre-indication, l'infirmière peut lui donner des informations sur les prothèses mammaires (moules en silicone ayant la forme du sein), ainsi qu'une liste des prothésistes. Il est également possible de conseiller à la femme de s'adresser à un laboratoire de fabrication de prothèses qui offre les services d'un conseiller en prothèses accueillant et compatissant.

Quand la femme quitte l'établissement de soins (après une chirurgie d'un jour ou un séjour de 24 heures à l'hôpital), l'infirmière pose sur la plaie un pansement en coton qui sera maintenu en place jusqu'à la guérison de l'incision (4 à 6 semaines). La femme peut ensuite se procurer une prothèse. En général, les assurances remboursent le coût de la prothèse et du soutien-gorge qui la maintient en place. L'infirmière encourage la femme à porter sa prothèse, car elle peut lui donner le sentiment d'être guérie et d'avoir retrouvé son intégrité physique. La prothèse l'aide aussi à adopter une bonne posture, car elle équilibre le poids de l'autre sein.

Cancer du sein et qualité de vie

Malgré les nombreux traitements actuels, on n'a observé qu'une légère augmentation du taux de survie chez les femmes atteintes d'un cancer du sein. Par conséquent, la qualité de la vie est devenue un facteur important dans le traitement et le rétablissement. La qualité de la vie est un concept multidimensionnel qui comprend la capacité d'effectuer ses autosoins et celle de remplir ses obligations sociales et familiales. Elle se traduit aussi par le bien-être psychologique et spirituel. Ces paramètres sont d'importants indicateurs de l'état de la personne après le diagnostic et le traitement.

Le cancer du sein est le cancer qui a fait l'objet du plus grand nombre d'études sur la qualité de la vie. Selon les premières études psychosociales, la perte d'un sein était le facteur le plus important dans l'adaptation de la femme, particulièrement dans les cultures occidentales. Il n'est donc pas étonnant que les études sur l'adaptation des femmes au cancer du sein donnent des résultats comparables. Cependant, des études de plus en plus nombreuses indiquent que les inquiétudes reliées à un avenir incertain, les rapports quotidiens au travail et en famille et les exigences de la maladie sont des facteurs plus importants que la seule perte d'un sein. Par exemple, les jeunes femmes sont généralement plus sensibles aux questions d'adaptation psychosociale que les femmes plus âgées (Hoskins et Haber, 2000). Elles se soucient de leur rendement au travail et de leur cheminement de carrière (Wonghongkul, Moore, Musil *et al.*, 2000). Elles doivent composer avec de nombreux problèmes d'ordre familial et se demandent si elles pourront avoir des enfants, si elles verront leurs enfants grandir et si elles auront une récidive qui entraînera une déficience (Horden, 2000). Les femmes d'âge moyen se soucient davantage de la manière dont la maladie affectera leur vie familiale et professionnelle (Walker, Nail et Croyle, 1999). Elles s'inquiètent pour leurs parents vieillissants et se demandent si elles seront là pour les aider. Elles redoutent aussi les risques de cancer du sein pour leurs filles. Les femmes plus âgées sont plus sensibles aux problèmes de santé chroniques. Leur espérance de vie étant en moyenne de 6 ans plus élevée que celle des hommes, elles doivent souvent composer avec la perte de leur cercle d'amis et avec les autres affections possibles.

Ces inquiétudes sont inextricablement liées aux répercussions du cancer du sein sur la famille. Des études indiquent que la dynamique familiale se trouve considérablement modifiée

RECHERCHE EN SCIENCES INFIRMIÈRES 50-2

Symptômes de la ménopause pendant le traitement d'un cancer du sein

G. McPhail et L.N. Smith (2000). Acute menopausal symptoms during adjuvant systemic treatment for breast cancer. *Cancer Nursing, 6*(23), 430-443.

OBJECTIF

Grâce à la détection précoce et à l'amélioration apportée au traitement, les femmes qui atteignent la ménopause après un diagnostic de cancer du sein ont une espérance de vie à peu près normale. On a avancé que la ménopause chez les femmes qui entreprennent un traitement pour le cancer du sein diffère de la ménopause naturelle, bien qu'aucune étude empirique n'ait été menée à ce sujet. L'objectif de cette étude était de déterminer si les symptômes de la ménopause chez les femmes qui entreprennent une chimiothérapie systémique diffèrent de ceux des femmes qui ont une ménopause naturelle.

DISPOSITIF ET ÉCHANTILLON

L'échantillon de cette étude cas-témoin comprenait deux groupes de femmes âgées de 50 à 64 ans: un premier groupe se composant de 200 femmes atteintes d'un cancer du sein et qui prenaient du tamoxifène ou qui subissaient une chimio-thérapie; un groupe témoin se composant de 200 femmes qui, ayant subi un examen de dépistage, ne présentaient pas de cancer du sein. On a créé un questionnaire d'autoévaluation portant sur l'état de santé en général, les antécédents mens-truels, le traitement du cancer du sein et les symptômes qui y sont associés, ainsi que la ménopause et ses symptômes. Les femmes atteintes d'un cancer du sein ont rempli toutes les sections du questionnaire, tandis que les femmes qui n'avaient pas de cancer n'ont répondu qu'aux questions de la troisième section, laquelle comprenait l'échelle climatérique de Greene (une échelle conçue pour évaluer les symptômes de la ménopause). On a envoyé ces questionnaires par la poste aux 400 femmes et 238 d'entre elles y ont répondu. L'échan-tillon final comprenait 139 femmes atteintes d'un cancer du sein et 99 femmes qui n'avaient pas eu de diagnostic de cancer du sein. La plupart des femmes des deux groupes étaient périménopausées ou ménopausées au moment de l'étude. On a utilisé des méthodes statistiques pour décrire les résultats de l'étude et pour examiner les différences entre les deux groupes.

RÉSULTATS

Les femmes atteintes d'un cancer du sein étaient plus sus-ceptibles que celles qui n'avaient pas de cancer de signaler des symptômes ménopausiques ($p = 0,04$) et, selon l'échelle climatérique de Greene, ces symptômes semblaient plus mar-qués. Les femmes qui entreprenaient un traitement systémique adjuvant pour le cancer du sein percevaient les symptômes de la ménopause comme une source importante de détresse et elles attribuaient les bouffées de chaleur et la fatigue au traitement du cancer. Les femmes qui suivaient une chimiothé-rapie se plaignaient davantage de la fatigue et celles qui pre-naient du tamoxifène disaient davantage souffrir de bouffées de chaleur. Le groupe qui faisait l'objet d'un traitement et le groupe témoin se différenciaient au regard de quatre symp-tômes particuliers: fatigue, bouffées de chaleur, sueurs nocturnes et céphalées. Les femmes qui subissaient un traitement du cancer du sein disaient davantage souffrir de fatigue intense, de bouffées de chaleur et de sueurs nocturnes que celles du groupe témoin. Les femmes du groupe témoin disaient davantage souffrir de céphalées.

IMPLICATIONS POUR LA PRATIQUE INFIRMIÈRE

L'infirmière qui soigne une femme soumise à une chimiothé-rapie systémique pour traiter un cancer du sein doit savoir que celle-ci risque davantage de présenter des effets indésirables et pénibles associés à la ménopause. Il est important de soulager ces effets secondaires pendant tout le traitement. L'infirmière doit suggérer des méthodes visant à réduire la fatigue et les bouffées de chaleur.

---

dans environ 35 % des cas. Plus de 25 % des enfants éprouvent des problèmes liés au cancer de leur mère (Hilton, Crawford et Tarko, 2000). En outre, les familles doivent assumer les coûts importants liés aux soins de la personne atteinte du cancer. Ces frais non remboursables comprennent les pertes salariales et le resserrement des perspectives d'avenir.

Quand une personne doit composer avec une affection qui menace sa vie, il est fréquent que des inquiétudes spirituelles et existentielles se manifestent. Les femmes atteintes d'un cancer du sein ont souvent besoin de parler de leurs inquiétudes face à l'avenir et de l'espoir qu'elles entretiennent de gérer les crises ou les défis qu'elles rencontreront.

Grossesse et cancer du sein

De 2 à 5 % des tumeurs malignes du sein touchent des femmes enceintes (Dow, 2000; Moore et Foster, 2000). Les hormones libérées durant la grossesse (en quantité 1 000 fois plus importante que durant le cycle menstruel) entraînent des changements dans le tissu mammaire (Gemignani et Petrek,

1999). C'est pourquoi la détection des masses est plus difficile à réaliser pendant la grossesse. L'infirmière doit donc enseigner aux femmes enceintes à pratiquer l'AES tout au long de la grossesse.

Quand une masse est découverte pendant la grossesse, l'échographie est la méthode diagnostique de choix, bien qu'on puisse recourir à la mammographie (en utilisant les mesures de protection nécessaires), à l'aspiration à l'aiguille et à la biopsie. Le traitement est essentiellement le même que chez les autres femmes, mais la radiothérapie est contre-indiquée. Certains oncologues entreprennent la chimiothérapie dès la seizième semaine de grossesse, les organes du fœtus étant alors déjà formés. Si un traitement général est nécessaire, on pratique une césarienne dès que cette opération ne comporte plus de danger. Si une tumeur agressive est décelée au début d'une grossesse et si la chimiothérapie est recommandée, la femme peut envisager de mettre fin à la grossesse. Quand une masse est dépistée chez une femme qui allaite, on lui recommande de sevrer l'enfant, de façon à laisser le sein retrouver son état normal avant l'intervention chirurgicale.

RECHERCHE EN SCIENCES INFIRMIÈRES

50-3

Survivantes du cancer du sein

R. Utley (1999). The evolving meaning of cancer for long-term survivors of breast cancer. *Oncology Nursing Forum, 26*(9), 1519-1523.

OBJECTIF

C'est chez les femmes âgées de 65 ans et plus que l'incidence du cancer du sein et le taux de survie (97 % pour les cancers localisés) sont les plus élevés. On sait peu de chose sur l'expérience de ces survivantes du cancer du sein. L'objectif de cette étude était de décrire les différentes significations du cancer chez les femmes d'un certain âge qui se sont rétablies depuis longtemps d'un cancer du sein.

DISPOSITIF ET ÉCHANTILLON

On a mené une étude descriptive et qualitative pour étudier l'expérience de ces survivantes à long terme. Cet échantillon se composait de 8 femmes qui présentaient un taux de survie allant de 5,5 à 29 ans. L'âge des sujets au moment de l'étude était compris entre 65 et 77 ans. Quatre femmes avaient subi une tumorectomie suivie de traitements de radiothérapie et de chimiothérapie, et une femme avait subi une tumorectomie suivie d'une radiothérapie. Trois femmes avaient subi une mammectomie et l'une d'elles avait reçu une chimiothérapie orale. Deux de ces femmes présentaient des ganglions axillaires positifs et avaient subi une tumorectomie associée à une radiothérapie et à une chimiothérapie.

Des entrevues de 60 à 90 minutes ont été menées au domicile de chacune des femmes. On a mené trois entrevues sur le cycle de vie, qui ont été enregistrées sur bande audio. Ces entrevues ont ensuite été transcrites et codées par thème et par modèle. De plus, les chercheurs ont utilisé un journal méthodologique et un journal de réflexion.

RÉSULTATS

Lors de cette étude, trois significations du cancer ont été dégagées: le cancer comme synonyme de mort, le cancer comme synonyme d'obstacle et le cancer comme synonyme d'expérience transformatrice. Les femmes de l'étude ont perçu le cancer comme un synonyme d'affection et de mort au moment du diagnostic et durant les premières phases du traitement. Elles l'ont aussi perçu comme un obstacle qui venait perturber leur vie et qu'elles devaient surmonter pour continuer à vivre. Enfin, elles l'ont perçu comme une expérience transformatrice quand elles sont arrivées à changer leur vision de la vie et de leurs forces en replaçant le diagnostic dans son contexte. Elles ont tourné la page sur leur traitement et ont renoué avec la vie.

IMPLICATIONS POUR LA PRATIQUE INFIRMIÈRE

Les infirmières doivent mieux comprendre l'expérience des femmes qui ont un cancer du sein, et ce à toutes les étapes de l'affection et du traitement. En posant des questions ouvertes, elles peuvent aider la femme à analyser son expérience afin qu'elle en vienne à percevoir le cancer comme un défi surmontable plutôt que comme une affection mortelle.

La femme peut envisager une grossesse après la fin du traitement contre le cancer. Dans ce cas, l'infirmière doit aborder avec elle un certain nombre de questions personnelles, entre autres le désir de la femme et de son conjoint d'avoir un enfant et de fonder une famille, les inquiétudes par rapport à l'affection et à son pronostic, l'âge, les questions de fertilité et d'infertilité, la qualité de vie, ainsi que des questions d'ordre social, financier et éthique. Même si les recommandations varient, certains chirurgiens conseillent d'attendre 2 ans après la fin du traitement avant d'envisager une grossesse. Selon la plupart des études rétrospectives, la grossesse ne semble pas augmenter les risques de récidive (Gemignani et Petrek, 1999). Toutefois, on doit mener des études prospectives pour confirmer ce fait. Quand la femme doit prendre une décision difficile relativement au traitement du cancer ou à la poursuite ou à l'abandon d'une grossesse, il est essentiel de lui donner des conseils et de lui offrir une écoute attentive.

DÉMARCHE SYSTÉMATIQUE
dans la pratique infirmière

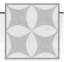

Personne atteinte d'un cancer du sein

⊞ COLLECTE DES DONNÉES

Au cours de l'anamnèse, l'infirmière évalue les réactions de la personne au diagnostic et sa capacité de s'y adapter. Pour recueillir des données à ce sujet, elle peut considérer les questions suivantes:

■ Comment la personne réagit-elle au diagnostic?

■ Quelles sont ses stratégies d'adaptation?

■ Quelles sont les personnes susceptibles de lui offrir du soutien psychologique ou émotionnel?

■ A-t-elle un partenaire, un proche ou un ami qui pourra l'aider à prendre des décisions relatives au traitement?

■ Dans quels domaines a-t-elle besoin d'information?

■ La personne a-t-elle des malaises?

⊞ ANALYSE ET INTERPRÉTATION

Diagnostics infirmiers préopératoires

En se fondant sur les données recueillies, l'infirmière peut poser les diagnostics infirmiers préopératoires suivants:

⊞ ⊞ ⊞

- Connaissances insuffisantes sur le cancer du sein et sur les traitements possibles
- Anxiété, reliée au diagnostic de cancer
- Peur, reliée à des traitements spécifiques, à l'altération de l'image corporelle ou au risque de mourir
- Stratégies d'adaptation inefficaces (personnelles ou familiales), reliées au diagnostic de cancer du sein et aux traitements possibles
- Conflit décisionnel, relié aux traitements possibles

Diagnostics infirmiers postopératoires

En se fondant sur les données recueillies, l'infirmière peut poser les diagnostics infirmiers postopératoires suivants:

- Douleur aiguë, reliée à l'opération
- Atteinte à l'intégrité de la peau, reliée à la plaie chirurgicale
- Risque d'infection, relié à la plaie chirurgicale et à la présence d'un drain chirurgical
- Image corporelle perturbée, reliée à la perte ou à l'altération d'un sein due à l'opération
- Stratégies d'adaptation inefficaces, reliées au diagnostic de cancer, au traitement chirurgical et à la peur de mourir
- Déficit de soins personnels, relié à l'immobilisation partielle du bras du côté opéré
- Trouble de la perception sensorielle (kinesthésie), relié aux sensations dans le bras opéré, le sein ou la paroi thoracique
- Dysfonctionnement sexuel, relié à la perte d'une partie du corps, à une altération de l'image de soi et à la crainte des réactions du partenaire
- Connaissances insuffisantes sur l'entretien du drain après une chirurgie mammaire
- Connaissances insuffisantes sur les soins de la main et du bras après un curage des ganglions axillaires

Problèmes traités en collaboration et complications possibles

En se fondant sur les données recueillies, l'infirmière peut déterminer les complications susceptibles de survenir, notamment:

- Lymphœdème
- Formation d'hématomes
- Infection

▓ PLANIFICATION

Les principaux objectifs sont les suivants: accroître les connaissances sur l'affection et le traitement; atténuer la peur préopératoire et postopératoire, l'anxiété et le stress émotionnel; améliorer les aptitudes décisionnelles; soulager la douleur; maintenir l'intégrité de la peau; améliorer le concept de soi; améliorer la fonction sexuelle; et prévenir les complications.

▓ INTERVENTIONS INFIRMIÈRES PRÉOPÉRATOIRES

Expliquer le cancer du sein et les traitements possibles

La peur, la crainte et l'anxiété sont les réactions courantes d'une personne qui a un diagnostic de cancer du sein. Étant donné ces réactions émotionnelles, on doit lui laisser le temps d'assimiler la signification du diagnostic et les informations qui l'aideront à évaluer les traitements possibles.

L'infirmière doit connaître toutes les modalités de traitement et être en mesure d'en parler avec la personne qui vient d'avoir un diagnostic de cancer du sein. Elle doit aussi s'informer des renseignements que le médecin a fournis à la personne.

Pour que la personne puisse prendre des décisions éclairées, on lui donne des renseignements sur l'opération, sur le siège et l'étendue de la tumeur, et sur les traitements postopératoires, comme la radiothérapie et la chimiothérapie. L'infirmière doit parler des médicaments, de la portée du traitement, du soulagement des effets secondaires, des réactions possibles après le traitement, ainsi que de la fréquence, de la durée et des objectifs des soins. Elle décrit aussi les mesures visant à corriger l'altération de l'image corporelle liée à la mammectomie (par exemple prothèses et chirurgie plastique). La quantité de renseignements ainsi que le moment où ils sont donnés dépendent des réactions de la personne, de ses stratégies d'adaptation et de son aptitude à assimiler l'information.

Atténuer la peur et l'anxiété et améliorer la capacité d'adaptation

La préparation émotionnelle de la personne doit commencer quand elle a un diagnostic provisoire de cancer. Les femmes qui ont perdu des parentes proches en raison d'un cancer du sein (ou de tout autre type de cancer) peuvent avoir de la difficulté à s'adapter à l'éventualité d'un diagnostic semblable, puisqu'il évoque pour elles la perte et le deuil.

Les interventions visant à établir le diagnostic peuvent se dérouler dans le cabinet du chirurgien ou à l'hôpital, quand la personne est admise pour une biopsie à l'unité des soins ambulatoires. La peur et l'anxiété sont des réactions courantes dont l'infirmière s'entretient avec la personne. Si celle-ci doit subir une mammectomie, l'infirmière lui donnera des renseignements sur les diverses ressources et mesures disponibles, notamment sur les prothèses, la chirurgie plastique et les groupes de soutien. Pour obtenir les informations et le soutien appropriés, il est utile que la personne parle des diverses options avec le chirurgien plasticien.

Avant chaque étape du traitement, l'infirmière donne un enseignement à la personne et parle avec elle des sensations qu'elle pourrait éprouver à chaque examen paraclinique supplémentaire. L'infirmière expose aussi les effets de chaque intervention et explique dans quelle mesure ces effets peuvent modifier l'évolution du traitement et le mode de vie de la personne. Il est important que celle-ci ait l'occasion de rencontrer les autres membres de l'équipe d'oncologie (radiooncologue, oncologue, infirmière en oncologie et travailleuse sociale, par exemple) et qu'on lui explique le rôle de chacun dans le plan thérapeutique. Après avoir établi celui-ci, l'infirmière doit favoriser le bien-être physique, psychosocial et nutritionnel de la personne avant l'opération. En général, la personne préfère participer aux soins et aux décisions. Pour certaines femmes, il est rassurant de parler à une femme qui a lutté contre le cancer du sein, qui a subi un traitement et qui a reçu une formation de bénévole pour s'entretenir avec des femmes qui viennent d'avoir un diagnostic de cancer du sein.

Favoriser les aptitudes à la prise de décision

Parfois, le comportement de la personne indique qu'elle n'est pas en mesure de prendre une décision relative au traitement. Dans ce cas, l'infirmière peut l'aider en l'orientant et en la conseillant judicieusement. Elle l'encourage également à envisager les étapes du traitement une à une. L'infirmière ou la travailleuse sociale en oncologie peut parler avec la personne et sa famille des aspects du traitement qui les préoccupent. Certaines femmes ont besoin de consulter un conseiller en santé mentale avant l'opération afin de mieux accepter le diagnostic et le traitement imminent. Elles peuvent présenter des antécédents de troubles psychiatriques ou un comportement particulier qui incite le chirurgien ou l'infirmière à les orienter vers un psychiatre ou un psychologue.

⊞ INTERVENTIONS INFIRMIÈRES POSTOPÉRATOIRES

Soulager la douleur et les malaises

Il est important d'évaluer continuellement la douleur et les malaises, puisque ce sont des expériences qui se manifestent à des degrés différents selon les personnes. Certaines femmes peuvent ressentir une douleur généralisée à la paroi thoracique, au sein atteint ou au bras du côté opéré. L'élévation modérée du bras permet de soulager la tension sur la plaie chirurgicale, car elle favorise la circulation et prévient la congestion veineuse. Administrer des analgésiques opioïdes par voie intraveineuse, sous-cutanée ou intramusculaire permet également de soulager la douleur au début de la période postopératoire. Une fois que la personne tolère les liquides et la nourriture et que les effets de l'anesthésie ont disparu (généralement le lendemain matin), on peut lui administrer des analgésiques oraux pour soulager la douleur. L'enseignement à ce sujet, donné à la personne avant son départ de l'hôpital, est une intervention importante, car l'intensité de la douleur varie considérablement. L'infirmière doit encourager la personne à prendre des analgésiques (opioïdes, ou non opioïdes comme l'acétaminophène) avant une activité physique ou avant le coucher, et à prendre une douche chaude 2 fois par jour (généralement permise le surlendemain de l'opération) pour soulager les malaises provenant de la douleur musculaire.

Maintenir l'intégrité de la peau et prévenir l'infection

Immédiatement après l'opération, la région opérée est recouverte d'un pansement qui ne doit pas être trop serré ou d'un soutien-gorge chirurgical rempli de gaze hydrophile. Un ou plusieurs tubes de drainage sont en place. L'infirmière s'assure qu'il n'y a pas d'accumulation de liquide sous l'incision de la paroi thoracique ou sous l'aisselle en maintenant la perméabilité des drains chirurgicaux. Elle examine régulièrement les pansements et les drains pour déceler les signes d'hémorragie et elle surveille la quantité du drainage.

Un hématome peut apparaître dans les 12 premières heures qui suivent l'opération; il est donc important d'examiner l'incision. L'hématome peut entraîner une nécrose des lambeaux, bien que cette complication soit rare chez les personnes ayant subi une chirurgie mammaire. Si l'une de ces complications survient, l'infirmière prévient le chirurgien. Entre-temps, elle place un bandage compressif autour de l'incision et applique de la glace. Au début, le liquide dans le drain chirurgical semble sanguinolent, mais au cours des jours suivants il se transforme progressivement en un liquide sérosanguinolent, puis en liquide séreux. On laisse le drain en place généralement pendant 7 à 10 jours, puis on le retire quand le débit est inférieur à 30 mL sur une période de 24 heures. Les drains sont toujours en place quand la personne quitte l'hôpital; l'infirmière doit donc lui apprendre à entretenir le système de drainage (encadré 50-6 ■).

Le changement des pansements offre l'occasion de parler de la nature de l'incision, en particulier de son aspect et des sensations qu'elle entraîne, et de l'évolution de son apparence. L'infirmière explique à la personne les soins à donner, les sensations auxquelles elle devrait s'attendre et les signes et symptômes possibles d'une infection. Normalement, la personne peut prendre une douche

ENCADRÉ 50-6

GRILLE DE SUIVI DES SOINS À DOMICILE

Personne ayant subi une chirurgie mammaire avec appareil de drainage		
Après avoir reçu l'enseignement sur les soins à domicile, la personne ou le proche aidant peut:	**Personne**	**Proche aidant**
■ Montrer comment vider l'appareil de drainage et mesurer le liquide qu'il contient.	✔	✔
■ Montrer comment déloger les caillots dans les tubes de l'appareil de drainage.	✔	✔
■ Énumérer les signes à signaler au médecin ou à l'infirmière (par exemple changement soudain de la couleur du liquide drainé, arrêt subit de l'écoulement, signes ou symptômes d'infection).	✔	✔
■ Soigner la région entourant le drain selon les recommandations du chirurgien.	✔	✔
■ Déterminer le moment où on peut retirer le drain (généralement quand l'écoulement est inférieur à 30 mL, pendant une période de 24 heures).	✔	✔

dès le surlendemain de l'opération et laver la région de l'incision et du drain avec de l'eau et du savon pour prévenir l'infection. On doit appliquer un pansement sec sur l'incision tous les jours pendant 7 jours. La personne doit savoir que la sensibilité est réduite dans la région de l'opération, car des nerfs ont été sectionnés; il lui faut donc faire preuve de prudence pour éviter les blessures. Une fois la plaie de l'incision complètement guérie (en général de 4 à 6 semaines après l'opération), on peut appliquer des lotions ou des crèmes sur la région pour favoriser l'élasticité de la peau. Quand la plaie est complètement cicatrisée, la personne peut utiliser des désodorisants sous l'aisselle du côté opéré, même si de nombreuses femmes remarquent qu'elles ne transpirent plus autant après l'opération.

Favoriser une image corporelle positive

Au cours des séances d'enseignement, l'infirmière peut déterminer avec la personne comment elle perçoit les modifications de son image corporelle et l'altération physique de son sein. Au début, la vue de l'incision chirurgicale peut provoquer chez elle un malaise. Que la personne ait été bien préparée ou non, l'apparence de l'incision et l'absence du sein est souvent difficile à accepter. L'infirmière doit explorer ce domaine délicat en faisant preuve de beaucoup de tact et elle doit respecter toute réticence de la part de la personne. L'infirmière s'assure que celle-ci est dans un cadre intime lorsqu'elle voit la totalité de l'incision pour la première fois et elle doit lui permettre d'exprimer ses émotions en toute confiance. Elle lui demande ce qu'elle ressent et valide ses sentiments. Elle peut la rassurer en lui expliquant que ce qu'elle éprouve est une réaction normale à la chirurgie mammaire. Idéalement, la personne voit l'incision pour la première fois en présence de l'infirmière ou d'un autre membre du personnel soignant qui pourra lui apporter son soutien. En raison de la brièveté du séjour à l'hôpital, bon nombre de femmes voient leur incision pour la première fois en présence de l'infirmière à domicile ou de l'infirmière responsable des soins ambulatoires, lors d'une visite de suivi postopératoire.

Favoriser des stratégies d'adaptation positives

L'infirmière évalue continuellement les inquiétudes de la personne quant au diagnostic de cancer, aux conséquences du traitement chirurgical et à la peur de mourir de façon à déterminer l'évolution et l'efficacité de ses stratégies d'adaptation. Elle aide aussi la personne à définir son réseau de soutien. Le conjoint de la personne peut aussi avoir besoin des conseils, du soutien et de l'enseignement de l'infirmière. Les ressources communautaires, les groupes de soutien ou un conseiller spirituel peuvent être d'une aide précieuse pour la femme et son partenaire. L'infirmière peut encourager la personne à s'entretenir de ses inquiétudes avec d'autres femmes qui ont lutté contre le cancer du sein pour l'aider à comprendre que ses sentiments sont normaux et que ces femmes peuvent lui apporter du soutien.

L'infirmière peut aussi aider la personne à accepter sa situation en répondant à ses questions et en parlant de ses inquiétudes relatives aux traitements postopératoires. Après l'opération, la femme s'interroge sur les traitements qu'elle devra entreprendre dans un avenir rapproché et ces questions peuvent la rendre anxieuse. L'infirmière doit l'aider à se concentrer sur son rétablissement, tout

en l'écoutant et en répondant à ses questions. Elle la renseigne sur le plan thérapeutique et l'encourage à poser des questions aux membres du personnel soignant pour l'aider à élaborer des stratégies d'adaptation durant sa guérison.

Certaines femmes ont besoin d'un soutien supplémentaire pour accepter le diagnostic et les changements qu'il entraîne. Les services d'un conseiller en santé mentale ou d'un psychologue sont indiqués quand elles semblent incapables d'accepter le diagnostic.

Les interventions infirmières et les besoins de la personne et de son partenaire à différentes étapes du cancer du sein et de son traitement sont résumés dans le tableau 50-6 ■.

Favoriser la participation aux soins

L'infirmière incite la personne à marcher dès que les nausées associées à l'anesthésie ont disparu et qu'elle tolère les liquides. L'infirmière doit la soutenir du côté non opéré. On entreprend les exercices (main, épaule, bras et respiration) le surlendemain de l'opération, mais on fournit les directives dès le lendemain de celle-ci. L'objectif de ces exercices est d'améliorer la circulation et la force musculaire, de prévenir la raideur des articulations et les contractures, et de rétablir toute l'amplitude des mouvements. Les exercices de la main sont importants pour ces mêmes raisons.

Après la mammectomie, la personne doit faire une séance d'exercices (encadré 50-7 ■) de 20 minutes 3 fois par jour jusqu'au recouvrement complet de l'amplitude des mouvements (ce qui prend généralement de 4 à 6 semaines). On conseille à la femme de prendre une douche pour détendre les muscles raidis et de prendre des analgésiques trente minutes avant la séance d'exercices pour atténuer les malaises et faciliter l'exécution des exercices. Participer aux autosoins (se brosser les dents, se laver le visage, se coiffer) a aussi un effet bénéfique sur le plan physique et affectif, car cela aide à rétablir la fonction du bras, tout en donnant à la personne le sentiment de reprendre une vie normale.

L'infirmière incite la personne à utiliser les muscles des deux bras et à prendre une bonne posture. Si la personne protège le côté opéré en se voûtant, aucun exercice ne sera bénéfique. S'il y a eu greffe cutanée, si l'incision est tendue ou s'il y a reconstruction immédiate, il faut prescrire des exercices particuliers et les introduire progressivement. Une fois les tubes de drainage retirés, la plupart des personnes retrouvent rapidement une amplitude des mouvements normale si elles respectent le programme d'exercices. L'infirmière du service de soins ambulatoires ou l'infirmière à domicile peut utiliser cet argument pour encourager la personne à observer le traitement.

On doit demander à la personne de limiter les efforts physiques pendant son rétablissement. En général, elle doit éviter de soulever de lourdes charges, mais elle doit poursuivre ses activités normales à domicile ou au travail pour améliorer le tonus musculaire. Après le retrait des tubes de drainage, elle peut conduire une voiture, une fois qu'elle a complètement recouvré l'amplitude de ses mouvements et qu'elle a cessé de prendre des analgésiques opioïdes. Une fois la personne rétablie, les directives générales sur l'activité physique portent sur la reprise graduelle des activités usuelles (par exemple quilles, entraînement aux poids), mais on doit conseiller à la personne de consulter à l'avance son médecin.

Durant la convalescence, il est courant que la personne présente un œdème transitoire dans le bras opéré. L'infirmière doit l'inciter

Interventions infirmières et besoins de la personne et de son partenaire			

TABLEAU
50-6

Au moment du diagnostic	Après l'intervention	Pendant la thérapie adjuvante	Durant la convalescence

BESOINS ET INTERVENTIONS RELATIFS AU SYSTÈME DE SOINS DE SANTÉ

Au moment du diagnostic	Après l'intervention	Pendant la thérapie adjuvante	Durant la convalescence
Réduire les incertitudes : ■ Dissiper les notions erronées. ■ Parler des traitements chirurgicaux. ■ Explorer les ressources. ■ Expliquer la logistique du système de soins de santé.	Inciter la personne à avoir confiance dans les soins de santé : ■ Encourager la personne à poser des questions. ■ Donner des informations sur les soins postopératoires. ■ Favoriser le sentiment d'avoir une certaine emprise sur les événements.	Établir un réseau de soutien : ■ Clarifier les informations. ■ Décrire les effets secondaires et exposer les moyens de les soulager. ■ Aider à la prise de décisions.	Assurer les rapports avec les professionnels : ■ Encourager les examens de suivi régulier, une modification du régime alimentaire et du niveau d'activité physique. ■ Enseigner à la personne les habiletés de détection précoce. ■ Rassurer la personne de façon réaliste.

BESOINS ET INTERVENTIONS RELATIFS AU BIEN-ÊTRE PHYSIQUE

Au moment du diagnostic	Après l'intervention	Pendant la thérapie adjuvante	Durant la convalescence
Empêcher l'affection de progresser : ■ Accélérer le début du traitement. ■ Atténuer l'anxiété par des soins appropriés.	Favoriser le bien-être physique : ■ Donner des informations sur le processus de guérison. ■ Parler des autosoins.	Atténuer les effets physiques défavorables : ■ Favoriser le rétablissement après l'opération. ■ Expliquer comment soulager les effets secondaires.	Conserver une vision optimiste : ■ Évaluer la perception des changements physiques. ■ Encourager l'adoption de comportements sains.

BESOINS ET INTERVENTIONS RELATIFS AU BIEN-ÊTRE PSYCHOLOGIQUE

Au moment du diagnostic	Après l'intervention	Pendant la thérapie adjuvante	Durant la convalescence
Assurer le bien-être émotionnel : ■ Changer la perception de l'affection. ■ Encourager la participation aux soins. ■ Trouver des mesures pour atténuer l'anxiété.	Définir les attentes : ■ Décrire l'évolution du traitement. ■ Parler des séquelles psychologiques possibles. ■ Encourager la personne à avoir une image de soi positive. ■ Aider la personne à accepter les modifications du rôle.	Maîtriser le stress : ■ Cerner les sentiments de vulnérabilité. ■ Donner des informations sur les traitements adjuvants et les effets secondaires indésirables. ■ Encourager la personne à exprimer ses besoins.	Redéfinir ses valeurs et celles du partenaire : ■ Reprendre les activités quotidiennes. ■ Redéfinir les valeurs, les besoins et les attentes selon leur importance. ■ Adopter des comportements de promotion de la santé.

BESOINS ET INTERVENTIONS RELATIFS AU SOUTIEN SOCIAL

Au moment du diagnostic	Après l'intervention	Pendant la thérapie adjuvante	Durant la convalescence
Établir une communication honnête : ■ Explorer la signification du diagnostic. ■ Examiner les traitements possibles. ■ Encourager la personne à demander de l'aide.	Établir un réseau de soutien : ■ Penser aux différentes sources de soutien émotionnel.	Comprendre la réaction des membres de la famille : ■ Interpréter les réactions d'autrui.	Entretenir le réseau de soutien actuel : ■ Aider à comprendre le mode de vie d'une survivante du cancer.

Source : C.N. Hoskins et J. Haber (2000). Adjusting to breast cancer. *American Journal of Nursing*, *100*(4), 26-32.

à lever le bras au-dessus du niveau du cœur en le plaçant sur un oreiller pendant 45 minutes, 3 fois par jour, de façon à améliorer la circulation. Les exercices prescrits aident aussi à réduire l'œdème transitoire. Quand la personne a quitté le centre de soins, l'infirmière lui enseigne comment prévenir la formation d'un lymphœdème. Les soins de la main et du bras après un curage des ganglions axillaires portent sur la prévention des blessures ou des lésions du bras atteint, lesquelles augmentent les risques de lymphœdème (encadré 50-8 ■).

Atténuer les sensations postopératoires indésirables

La personne peut éprouver diverses sensations dues à la section des nerfs effectuée durant la chirurgie mammaire. Les sensations d'oppression, de tiraillement, de brûlure et de picotement dans la région thoracique, de l'aisselle et sur la face interne du bras sont les plus courantes. Elles sont plus perceptibles et tendent à augmenter quand la personne commence à se rétablir. Elles persistent

ENSEIGNEMENT

Exercices à effectuer après une chirurgie mammaire

1. *Jouer avec une balle*. Tenez une balle molle en caoutchouc dans le creux de votre main; serrez-la et relâchez-la en alternance. Vous devez ressentir ce mouvement dans tout votre bras.

2. *Se brosser les cheveux*. Assoyez-vous près d'une table de nuit. Appuyez votre coude (du côté de l'intervention) sur quelques livres. Peignez et brossez vos cheveux, en gardant la tête droite.

3. *Décrire des cercles avec les épaules*. Remontez vos épaules vers vos oreilles, ramenez vos omoplates l'une vers l'autre dans votre dos. Baissez ensuite les épaules et reposez-vous.

4. *Tourner et pencher la tête*. Étirez votre cou aussi haut que possible, en gardant le menton rentré. Tournez la tête d'un côté à l'autre, en regardant aussi loin que possible par-dessus vos épaules. Pencher la tête d'un côté et de l'autre, en approchant votre oreille aussi près que possible de votre épaule.

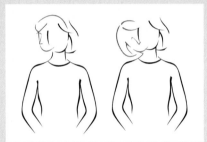

5. *Lever les bras vers le haut*. Joignez vos deux mains en face de vous, sans plier les coudes. Levez les bras aussi haut que possible au-dessus de votre tête, étirez-les et baissez-les lentement.

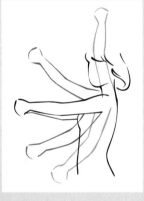

6. *Escalader un mur*. Commencez par vous tenir debout face au mur, les orteils à quelques centimètres du mur. Pliez les coudes et placez la paume de vos mains contre le mur, à la hauteur des épaules. Faites monter graduellement vos deux mains sur le mur, aussi haut que possible. Faites une pause et essayez d'aller un peu plus haut. Ramenez vos mains à la hauteur des épaules.

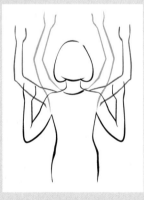

7. *Faire des cercles avec le coude*. Placez vos mains sur vos épaules, vos coudes près de vos côtés. Décrivez des cercles avec vos coudes, en les déplaçant d'abord vers l'avant jusqu'à la hauteur des épaules, en les montant ensuite un peu plus haut, puis en les redescendant vers l'arrière jusqu'à ce qu'ils soient revenus près de vos côtés.

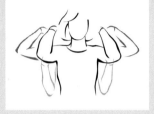

8. *Rejeter les coudes en arrière*. Joignez vos deux mains en arrière de votre cou et ramenez vos coudes en avant. Poussez ensuite vos coudes vers l'arrière et vers le haut, aussi loin que possible.

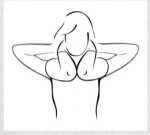

9. *Faire tourner une corde*. (Matériel: une corde à linge ou une bande de gaze pour pansement d'environ 180 cm de long, attachée à une poignée de porte par un double nœud.) Tenez-vous debout face à la porte. Saisissez le bout libre de la corde avec la main du côté de l'intervention. Placez l'autre main sur votre hanche. Étendez la main qui tient la corde vers l'avant. (Ne pliez pas le coude ni le poignet.) Faites tourner la corde en décrivant d'abord de petits cercles, puis en traçant graduellement des cercles aussi grands que possible.

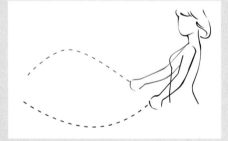

10. *Décrire un mouvement de poulie*. Lancez la corde par-dessus une porte ou une tringle à rideau de douche. Tenez-vous debout ou assoyez-vous juste devant la corde. Prenez un bout de la corde dans chaque main et levez les bras de chaque côté. En suivant un mouvement de va-et-vient et en gardant les bras tendus de chaque côté, faites glisser la corde de haut en bas et de bas en haut sur la porte, en levant les bras aussi haut que possible d'un côté et de l'autre.

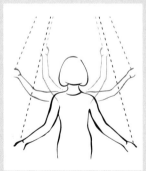

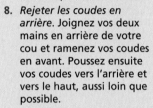

SOURCE: Société canadienne du cancer (2005b). *Exercices à effectuer après une chirurgie mammaire: ce que vous devez savoir* (page consultée le 2 novembre 2005), [en ligne], http://www.cancer.ca/ccs/internet/publicationlist/0,,3172_257847240_277432359_langId-fr.html.

ENSEIGNEMENT

Soins de la main et du bras après un curage des ganglions axillaires

- S'assurer que les injections, les vaccins, les prélèvements de sang et la prise de la pression artérielle s'effectuent sur le bras non touché.
- Appliquer un écran solaire (FPS de 15 ou plus) pour les expositions prolongées au soleil.
- Utiliser un insectifuge pour prévenir les piqûres d'insecte.
- Porter des gants protecteurs pour jardiner ou effectuer de gros travaux ménagers.
- Utiliser des mitaines de cuisine pour retirer les plats chauds du four.
- Ne jamais couper les cuticules; les repousser durant une manucure.
- Se raser les aisselles avec un rasoir électrique.
- Ne pas soulever d'objets pesant plus de 2 à 5 kg.
- Se servir du bras valide pour porter des objets lourds.
- Éviter de porter des bijoux et des vêtements qui serrent le poignet.
- En cas de coupure ou de lésion, laver immédiatement la plaie avec de l'eau et du savon, et appliquer une crème ou un onguent antibactérien en vente libre (par exemple Polysporin ou Neosporin).
- Examiner souvent la région ou le bras pendant une période de 24 heures; appeler le chirurgien ou l'infirmière en cas de rougeur, de tuméfaction ou de fièvre.
- Consulter son médecin avant d'utiliser des hormones ou des crèmes à base d'hormones.

généralement durant une période allant de quelques mois à un an, puis commencent à diminuer. L'infirmière rassure la personne en lui expliquant qu'elles sont normales pendant la convalescence et qu'elles n'indiquent pas qu'il existe un problème. La pratique des exercices prescrits peut les atténuer. La prise d'acétaminophène (Tylenol), selon l'ordonnance, aide aussi à soulager les malaises. Bon nombre de chirurgiens affirment que ces sensations sont les aspects les plus ennuyeux de la chirurgie mammaire.

Améliorer la fonction sexuelle

La plupart des femmes qui ont subi une chirurgie mammaire sont physiquement aptes à reprendre leur activité sexuelle après leur départ de l'hôpital. Toutefois, des facteurs tels que la perturbation de l'image corporelle et de l'estime de soi, la réaction du partenaire et l'anxiété éprouvée par le couple, peuvent modifier les habitudes sexuelles. Certains partenaires supportent mal la vue de l'incision, tandis que d'autres ne paraissent nullement perturbés. La réaction du partenaire a des effets sur l'image de soi, la sexualité et la capacité de la personne à s'adapter. L'infirmière peut éclaircir certaines questions en dialoguant avec la femme, en présence de son conjoint, de la perception qu'elle a d'elle-même et de la possibilité que la fatigue, les nausées et l'anxiété entraînent une baisse de sa libido. De même, on peut atténuer les tensions dans le couple en les incitant à parler franchement des craintes, des besoins et des désirs de chacun des partenaires. Enfin, on peut conseiller au couple de profiter des

moments où la femme est moins fatiguée pour avoir des rapports sexuels, d'adopter des positions dans lesquelles elle est plus à l'aise ou d'explorer d'autres moyens d'expression (par exemple baisers, stimulation manuelle).

En général, les femmes et leurs partenaires s'adaptent sans trop de peine s'ils parlent franchement de leurs inquiétudes. Cependant, si certains problèmes apparaissent ou persistent, l'infirmière peut orienter le couple vers une aide psychosociale (psychologue, psychiatre, travailleuse sociale ou sexothérapeute). Pour déterminer s'il y a altération de la fonction sexuelle, l'infirmière du service de soins ambulatoires ou l'infirmière à domicile doit être sensible à ce problème après le traitement du cancer du sein et doit en parler avec la femme.

Surveiller et traiter les complications

Lymphœdème

Le lymphœdème peut se manifester à tout moment après un curage des ganglions axillaires. Il se produit lorsque les voies lymphatiques ne peuvent pas assurer le retour de la lymphe vers la circulation générale. Quand il y a eu exérèse des ganglions, un système collatéral doit s'établir. L'œdème transitoire en période postopératoire se manifeste jusqu'à ce que ce système se mette en place, ce qui se produit généralement en l'espace de 30 jours à l'aide des exercices du bras opéré. L'infirmière rassure la personne en lui disant que l'œdème transitoire n'est pas un lymphœdème. L'enseignement sur la prévention de ce dernier est un aspect important des soins de la main et du bras après un curage des ganglions axillaires. Le lymphœdème se manifeste chez environ 10 à 20 % des femmes qui subissent un tel curage. Les facteurs de risque sont le vieillissement, l'obésité, la présence d'une affection axillaire, la radiothérapie et une lésion ou une infection dans le bras. Les personnes doivent suivre les directives sur la prévention des lésions dans le bras opéré, puisque le lymphœdème est associé à un traumatisme ultérieur.

En cas de lymphœdème, la personne doit prendre contact avec le chirurgien ou l'infirmière pour discuter du traitement, car elle peut avoir besoin d'antibiotiques ou d'un programme d'exercices particuliers pour réduire la tuméfaction. L'infirmière mettra l'accent sur l'intervention précoce; en effet, on peut traiter le lymphœdème s'il est décelé suffisamment tôt. Cependant, s'il évolue sans être traité, la tuméfaction peut devenir douloureuse et irréversible. Le traitement consiste à lever le bras de façon à ce que le coude soit plus haut que l'épaule, ainsi qu'à effectuer des exercices particuliers comme des flexions et des extensions des doigts. Si la personne a besoin d'une manche élastique faite sur mesure, d'exercices, d'un drainage lymphatique manuel ou d'une pompe spéciale pour réduire la tuméfaction, l'infirmière doit l'orienter vers un physiothérapeute ou un spécialiste de la réadaptation.

Formation d'un hématome

Un hématome peut se former après une mammectomie ou une chirurgie mammaire conservatrice. L'infirmière surveille la région opérée pour déceler les signes de tuméfaction excessive et le fonctionnement du système de drainage, s'il y a lieu. Un œdème grave ou un écoulement abondant dans le drain peut indiquer la formation d'un hématome. Dans ce cas, il faut prévenir le chirurgien sans tarder; selon l'évaluation qu'il fera, on peut appliquer un bandage pour comprimer le site chirurgical et des sacs de glace pendant 24 heures. Dans certains cas, on peut renvoyer la personne à la salle d'opération afin de repérer la source de l'hémorragie. L'infirmière doit surveiller le site et rassurer la personne en lui disant que cette complication est rare, mais qu'elle sera suivie tout au long du traitement. En restant calme, l'infirmière aide à prévenir l'anxiété et la panique chez la personne.

Infection

Après une chirurgie mammaire, une infection survient dans 1 cas sur 100. Celle-ci peut avoir diverses causes, notamment les autres facteurs qui influent sur l'état de santé de la personne (diabète, affection immunitaire, vieillesse) et une exposition aux agents pathogènes. De plus, une cellulite peut se manifester après la chirurgie. Avant l'opération et avant le départ de l'hôpital, l'infirmière enseigne à la personne à surveiller les signes et symptômes d'infection (rougeur, drainage nauséabond, température corporelle supérieure à 38 °C) et lui recommande de prendre contact avec le chirurgien ou avec l'infirmière pour une évaluation. Le traitement consiste à administrer des antibiotiques par voie intraveineuse ou orale pendant une à deux semaines, selon la gravité de l'infection. En cas d'écoulement nauséabond, il faut prélever des échantillons pour les analyser. La femme qui a subi une reconstruction mammaire risque de perdre son sein si l'infection persiste. La femme qui est atteinte d'une infection et qui a subi un curage des ganglions axillaires risque de présenter un lymphœdème.

Favoriser les soins à domicile et dans la communauté

Enseigner les autosoins

La personne qui subit une chirurgie mammaire reçoit une grande quantité d'informations avant et après l'opération. Il est nécessaire de donner un enseignement supplémentaire pour préparer la personne et sa famille à prodiguer les soins à domicile. Même si l'infirmière du service des soins ambulatoires prépare la personne à ce à quoi elle doit s'attendre après l'opération, le diagnostic de cancer du sein peut troubler la personne au point qu'elle en oublie certains détails. L'infirmière doit donc parfois répéter et revoir les notions enseignées. La plupart des personnes quittent l'hôpital le lendemain ou le surlendemain de l'opération et rentrent à la maison porteuses d'un drain. L'infirmière évalue si la personne est prête à effectuer les autosoins et lui donne un enseignement sur les points suivants : soins de la plaie chirurgicale, signes dont il faut aviser le médecin (par exemple infection), mesures de soulagement de la douleur, exercices du bras, soins de la main et du bras et entretien du système de drainage. Les membres de la famille peuvent participer à cet enseignement ; la plupart des femmes sont rassurées de savoir qu'une autre personne peut les aider à entretenir le système de drainage. L'infirmière du service de soins ambulatoires revoit avec la personne les notions enseignées, au moment des appels de suivi et lors des visites postopératoires au cabinet du médecin.

Assurer le suivi

Les services de soutien à domicile sont parfois indiqués pour aider la personne et le proche aidant à effectuer les soins postopératoires à la maison. L'infirmière à domicile évalue la plaie et le système de drainage, l'état physique et psychologique de la personne, l'efficacité de ses mesures de soulagement et sa participation au programme d'exercices. Elle revoit aussi les notions enseignées. De plus, elle fait part des questions psychosociales et des résultats physiologiques pertinents au médecin, à l'infirmière ou au chirurgien.

Après le diagnostic et le traitement du cancer du sein, les visites de suivi chez le médecin sont fonction des traitements postopératoires, du stade de l'affection au moment du diagnostic, des séquelles du cancer et de l'adaptation de la personne. Par exemple, selon les progrès de la personne et les préférences du médecin, les visites de suivi, qui se déroulent tous les 3 mois pendant 2 ans, puis tous les 6 mois pendant 5 ans, peuvent être ramenées à des examens annuels. L'objectif est que la personne reste en santé le plus longtemps possible. L'infirmière doit encourager la femme à effectuer l'AES sur l'autre sein (et sur le côté opéré s'il y a eu chirurgie mammaire conservatrice) et sur la paroi thoracique (après une mammectomie) entre les consultations : le risque de cancer dans l'autre sein (ou de récidive dans le sein opéré) est en effet de 1 % environ par année après le premier diagnostic. On effectue des examens de dépistage supplémentaires au cours de la mammographie annuelle. On utilise plus souvent l'échographie et l'IRM chez les personnes qui ont survécu au cancer du sein. L'infirmière rappelle à la femme qu'il est important d'effectuer des activités de promotion de la santé et de subir des examens de dépistage, car les soins de santé de routine sont souvent omis quand survient une affection grave. L'infirmière du service de soins ambulatoires doit être sensible aux problèmes relatifs à l'adaptation : en effet, ces problèmes ne surviennent souvent qu'une fois que la femme a repris ses activités quotidiennes. L'infirmière doit donc favoriser le dialogue tout au long de la période de guérison.

❖ ÉVALUATION

Résultats préopératoires escomptés

Les principaux résultats préopératoires escomptés sont les suivants :

1. La personne montre qu'elle possède des connaissances sur le diagnostic et les options thérapeutiques.

   a) Elle pose des questions pertinentes sur le diagnostic et les traitements disponibles.

   b) Elle explique le but de l'opération et des traitements.

   c) Elle décrit les avantages et les inconvénients de chaque traitement.

2. La personne se montre disposée à surmonter l'anxiété et les craintes provoquées par le diagnostic, de même que les effets de la chirurgie sur l'image de soi et la fonction sexuelle.

3. La personne se dit capable d'accepter le diagnostic et le traitement.

   a) Elle exprime ses sentiments de façon appropriée et elle considère comme normale la labilité émotionnelle.

   b) Elle suit son traitement de façon appropriée.

   c) Elle parle des effets du diagnostic et du traitement sur sa famille et son travail.

4. La personne montre qu'elle est capable de prendre des décisions éclairées en matière de traitement.

Résultats postopératoires escomptés

Les principaux résultats postopératoires escomptés sont les suivants :

1. La personne affirme que la douleur a diminué et que les mesures de soulagement de la douleur et des malaises sont efficaces.

2. La personne n'observe pas d'écoulements dans la région de l'incision, laquelle est exempte de signes d'inflammation ou d'infection.

3. La personne énumère les signes et symptômes d'infection qu'elle doit signaler à l'infirmière ou au chirurgien.

4. La personne parle de ses sentiments concernant l'altération de son image corporelle.

5. La personne parle du diagnostic, du traitement chirurgical et de ses craintes (particulièrement de la peur de la mort).

6. La personne participe activement aux autosoins.

   a) Elle effectue les exercices prescrits.

   b) Elle participe aux autosoins prescrits.

7. La personne reconnaît que les sensations postopératoires sont normales et elle décrit les mesures permettant de les atténuer.

8. La personne parle de sa sexualité et de la reprise des rapports sexuels.

9. La personne explique les recommandations et les restrictions qu'elle doit suivre après son départ de l'hôpital.

   a) Elle décrit les soins et les activités de suivi.

   b) Elle décrit les soins de la plaie et du système de drainage.

   c) Elle décrit les exercices du bras et explique le programme d'exercices et les restrictions à observer durant la phase postopératoire.

   d) Elle explique les soins du bras et de la main du côté opéré et énumère les complications qu'elle doit signaler au chirurgien ou à l'infirmière.

10. La personne ne présente pas de complications.

   a) Elle énumère les signes et symptômes des complications qu'elle doit signaler (par exemple rougeur, chaleur, douleur, œdème).

   b) Elle décrit les effets secondaires de la chimiothérapie et les mesures servant à soulager les effets indésirables possibles.

   c) Elle explique comment communiquer avec le personnel soignant en cas de complication.

Les soins à prodiguer à la personne atteinte d'un cancer du sein sont résumés dans le plan thérapeutique infirmier.

CANCER DU SEIN RÉCIDIVANT

Une récidive du cancer du sein peut être une épreuve très difficile pour la personne et sa famille. Selon la présentation clinique, l'évolution de l'affection peut avoir différentes significations. En général, plus la récidive survient tardivement, plus le pronostic est favorable. On peut traiter une récidive locale dans le sein atteint ou sur la paroi thoracique en recourant à la chirurgie, à la radiothérapie ou à une manipulation hormonale. De nombreux examens paracliniques sont toutefois nécessaires pour déterminer s'il y a des métastases. On ne peut guérir un cancer du sein accompagné de métastases (dans les os, les poumons, le cerveau ou le foie), mais il existe divers traitements qui permettent d'améliorer la qualité de vie et qui peuvent prolonger la survie (chimiothérapie, radiothérapie, manipulation hormonale ou certains types d'intervention chirurgicale). Chez certaines personnes, les métastases se propagent très lentement et n'altèrent généralement pas le mode de vie, tandis que chez d'autres le cancer progresse rapidement, malgré les traitements, et les complications métastatiques entraînent inévitablement la mort.

L'infirmière doit suivre de près la personne présentant un cancer du sein avancé et rechercher les signes indiquant une récidive de la tumeur ou la présence de métastases. On effectue les examens suivants pour surveiller la progression de l'affection : radiographies en série des foyers métastatiques (poitrine, crâne, os longs et bassin) ; épreuves d'exploration de la fonction hépatique (phosphatase alcaline, aspartate aminotransférase [ASAT] ou transaminase glutamique-pyruvique [TGP], lacticodéshydrogénase [LDH]) ; mammographies controlatérale et homolatérale (si on a d'abord effectué une chirurgie mammaire conservatrice) ; et scintigraphies osseuse, hépatique et cérébrale. La moitié des récidives se manifestent localement (sur la paroi thoracique ou le sein préservé) ou touchent les ganglions régionaux ; dans le quart des cas, les viscères sont atteints. Des lésions peuvent apparaître aux hanches, à la colonne vertébrale, aux côtes et dans le bassin. Les autres sièges de propagation métastatique sont le cerveau, les poumons et le foie.

Traitement médical

Les soins infirmiers et médicaux visent à faire régresser les symptômes ou à les soulager. La qualité de vie est un objectif important des interventions infirmières. Évaluer l'état physique et psychosocial est une tâche difficile ; à cet égard, la famille et les amis de la personne peuvent fournir à l'infirmière des renseignements précieux qu'elle inclura dans le plan thérapeutique.

Les soins palliatifs, lorsqu'ils sont indiqués, constituent un important aspect des soins et traitements, car le bien-être et l'absence de douleur permettent d'améliorer la qualité de vie de la personne quand la guérison n'est plus possible. On peut offrir à celle-ci de subir une chirurgie palliative si elle présente une tumeur nécrotique au sein. L'intervention la plus courante est la mammectomie radicale modifiée. En cas de métastases osseuses, on administre des biphosphonates intraveineux (pamidronate [Aredia], zolédronate [Zometa]) pour soulager la douleur et réduire le risque de fracture. Si les métastases osseuses sont particulièrement douloureuses ou entraînent des fractures pathologiques, on peut suggérer une chirurgie correctrice ou reconstructive. Selon l'état médical ou le choix personnel de la femme, cette chirurgie peut cependant être contre-indiquée. Les soins à domicile, ou dans un centre spécialisé, constituent alors une solution de rechange. Afin de réduire le stress, on doit parler de ce type de services et les planifier avant que le besoin ne soit imminent. La personne peut souffrir d'anxiété et de dépression grave. Le traitement varie selon son état, les modalités offertes et ses préférences en matière de soins en fin de vie. Le chapitre 16 ⬥ aborde plus en détails les soins généraux destinés aux personnes atteintes d'un cancer avancé et le chapitre 17 ⬥ traite des soins en fin de vie.

PLAN THÉRAPEUTIQUE INFIRMIER

Personne atteinte d'un cancer du sein

INTERVENTIONS INFIRMIÈRES	JUSTIFICATIONS SCIENTIFIQUES	RÉSULTATS ESCOMPTÉS

Diagnostics infirmiers: anxiété et stratégies d'adaptation inefficaces, reliées au diagnostic du cancer du sein, au traitement et au pronostic
Objectif: atténuer le stress émotionnel, la peur et l'anxiété

INTERVENTIONS INFIRMIÈRES	JUSTIFICATIONS SCIENTIFIQUES	RÉSULTATS ESCOMPTÉS
1. Entreprendre la préparation psychologique de la personne (et de son partenaire) dès que celle-ci apprend le diagnostic provisoire. 2. Recueillir des données sur: a) l'expérience personnelle de la femme et ses connaissances en matière de cancer du sein; b) ses mécanismes d'adaptation en période de crise; c) son réseau de soutien; d) sa réaction affective au diagnostic. 3. Renseigner la personne sur les recherches récentes et les nouvelles modalités de traitement. 4. Décrire les expériences qui attendent la personne et l'encourager à poser des questions. 5. Lui faire connaître les ressources disponibles pour accélérer son rétablissement.	1. Les mécanismes d'adaptation ne deviennent efficaces que lorsque la personne fait face à la réalité. 2. Ces facteurs ont une influence considérable sur le comportement de la personne et sa capacité de s'adapter au diagnostic, à la chirurgie et aux traitements ultérieurs. La femme qui a vu mourir une amie ou une parente atteinte d'un cancer du sein n'aura pas la même réaction que celle qui a vu une amie survivre en conservant une excellente qualité de vie. 3. Un choix plus vaste et la possibilité de meilleurs résultats, tant sur le plan physique que sur le plan esthétique, peuvent apaiser les craintes de la personne et l'aider à accepter le traitement. 4. On réduit ainsi sa peur de l'inconnu. 5. Donner des renseignements sur les nouvelles prothèses, les nouvelles techniques de reconstruction et d'autres ressources fait comprendre à la personne qu'elle pourra bénéficier des traitements les plus récents.	■ La personne présente moins de stress et d'anxiété; elle se montre capable de s'adapter à sa maladie. ■ Elle participe à la planification du traitement et pose des questions sur les solutions qui conviennent le mieux à ses besoins particuliers. ■ Elle sait que la colère, l'anxiété, la dépression, le déni et le repli sur soi sont des réactions normales. ■ Elle réagit favorablement aux informations qu'elle reçoit. ■ Elle se dit sensible à l'appui de sa famille, de ses amis et d'autres femmes ayant subi une opération au sein, en soulignant que cet appui l'a aidée à surmonter des moments difficiles. ■ Elle sait qu'on a préparé son partenaire à lui donner du soutien. ■ Elle lit la documentation fournie.

Diagnostic infirmier: image corporelle perturbée, reliée à la nature de l'intervention chirurgicale et aux effets secondaires de la radiothérapie et de la chimiothérapie
Objectif: s'adapter de façon réaliste aux changements provoqués par le traitement

INTERVENTIONS INFIRMIÈRES	JUSTIFICATIONS SCIENTIFIQUES	RÉSULTATS ESCOMPTÉS
1. Confirmer auprès du médecin la nature du traitement prévu. 2. Expliquer qu'il est normal que la perte d'une partie du corps soit une cause de chagrin. 3. Encourager les visites de parents et d'amis compatissants. 4. Dire à la personne que la réticence à regarder l'incision, ou à l'exposer à la vue de son partenaire, est normale (éviter le mot «cicatrice»). Insister sur le fait que l'apparence de l'incision va s'améliorer de jour en jour. 5. Aborder de façon concrète l'emploi d'une prothèse, les interventions reconstructives et la modification des vêtements.	1. Il est nécessaire de coopérer avec le médecin pour s'assurer que la personne ne recevra pas de renseignements contradictoires. 2. Une fois ce fait établi, la personne est en mesure de passer au stade d'adaptation suivant. 3. Un réseau de soutien formé de personnes qui comptent offre un appui plus solide qu'un réseau formé d'étrangers. 4. On atténue ainsi chez la femme le sentiment qu'elle ne pourra jamais accepter son corps altéré. 5. En ayant une attitude constructive et en faisant connaître à la personne les mesures d'adaptation dont elle dispose, on améliore son image de soi et on l'aide à accepter le programme thérapeutique.	■ La personne décide du programme thérapeutique après avoir discuté avec le médecin et avec sa famille. ■ Elle dit que le chagrin doit suivre son cours. ■ Elle sait faire appel à son réseau de soutien; elle prévoit des activités avec les personnes qui le composent. ■ Elle en vient à regarder l'incision et participe aux changements de pansement. ■ Elle est consciente des bienfaits à long terme de la chimiothérapie ou de la radiothérapie (s'il y a lieu) malgré leurs effets indésirables.

Diagnostic infirmier: douleur aiguë, reliée au traumatisme chirurgical (incision)
Objectif: prévenir douleur et malaises

INTERVENTIONS INFIRMIÈRES	JUSTIFICATIONS SCIENTIFIQUES	RÉSULTATS ESCOMPTÉS
1. Recueillir des données sur l'intensité, la nature et le siège de la douleur. 2. Administrer des analgésiques par voie orale, SC, IM ou IV, selon l'ordonnance. 3. Collaborer avec le médecin pour assurer la mise en œuvre de l'autoanalgésie. 4. Expliquer que les nerfs sont sectionnés ou endommagés, mais que des analgésiques	1. On obtient ainsi des données de base permettant d'évaluer les mesures de soulagement. 2. On soulage ainsi la douleur. 3. L'autoanalgésie soulage la douleur, améliore le bien-être de la personne et réduit son sentiment d'impuissance. 4. Les analgésiques et les opioïdes peuvent interrompre les voies de transmission des	■ La personne signale les aggravations de la douleur et accepte les médicaments prescrits pour la soulager. ■ Elle adopte une position qui réduit la douleur; elle utilise correctement de petits oreillers. ■ Elle pratique fréquemment ses exercices; elle déplace le bras touché délicatement et progresse

INTERVENTIONS INFIRMIÈRES	JUSTIFICATIONS SCIENTIFIQUES	RÉSULTATS ESCOMPTÉS
et des opioïdes aident à soulager la douleur.	influx nerveux vers la moelle épinière et le cerveau.	en passant des exercices passifs aux exercices actifs.
5. Installer la personne de façon à améliorer son bien-être; on recommande notamment la position semi-Fowler et l'élévation du bras du côté atteint.	5. On réduit ainsi la pression sur l'incision. L'action de la gravité réduit l'accumulation de liquide dans le bras. (Dès le lendemain de l'opération, la personne commence les exercices de la main, entre autres les flexions du poignet et la pression d'une balle.)	■ Elle décrit des activités qu'elle accomplira chez elle pour favoriser l'amplitude des mouvements articulaires du côté opéré. ■ Elle décrit les mesures à prendre en cas de blessure. ■ Si elle présente un lymphœdème, elle commande un bracelet Medic Alert.
6. Promouvoir des exercices passifs, puis actifs, de la main, du bras et de l'épaule du côté opéré.	6. On stimule ainsi la circulation, on favorise la compétence neurovasculaire et on prévient la stase qui peut provoquer une rigidité de la ceinture scapulaire.	
7. Encourager la personne à se protéger et à éviter tout ce qui pourrait porter atteinte à l'intégrité de la peau ou imposer une tension au bras et à l'épaule (coupures, brûlures, détersifs puissants, infections, port de paquets ou d'un sac à main trop lourds).	7. Le bras atteint résiste mal aux agressions à cause de l'altération de la circulation et de la faiblesse des nerfs.	
8. Conseiller à la personne d'appliquer plusieurs fois par jour une crème efficace.	8. On assure ainsi la santé de la peau, son intégrité, sa souplesse et sa résistance.	
9. Recommander à la personne de prévenir son médecin si elle éprouve de la douleur, observe de l'œdème ou une rougeur au bras ou dans la région de l'incision.	9. En traitant immédiatement les infections et les blessures, on prévient les malaises et les complications.	
10. S'il y a risque d'œdème, conseiller à la personne de porter un bracelet Medic Alert.	10. Le bracelet Medic Alert indique aux personnes concernées d'éviter ce qui peut causer des lésions au bras (injections, prise de la pression artérielle, etc.).	

Diagnostic infirmier: déficit de soins personnels (se vêtir, soigner son apparence, se laver, effectuer ses soins d'hygiène), relié à l'immobilisation partielle du bras du côté opéré
Objectif: maintenir la mobilité et être capable d'effectuer les autosoins

1. Encourager la personne à participer aux soins postopératoires.	1. La participation accélère la guérison.	■ La personne participe aux changements de pansement; elle est d'accord pour travailler avec une équipe de réadaptation comprenant un physiothérapeute.
2. Encourager les activités sociales, notamment les échanges avec des femmes entièrement rétablies d'une opération semblable.	2. L'être humain s'épanouit à travers les relations sociales.	■ Elle se soucie de son apparence et accepte les conseils d'un groupe de soutien en réadaptation.
3. Modifier graduellement le programme d'exercices en fonction de l'amélioration du bien-être et de la tolérance.	3. La tension sur les tissus affectés sera de moins en moins forte; l'amélioration est constante.	■ Elle participe aux autosoins (se laver, se vêtir, soigner son apparence).
4. Complimenter la personne quand elle fait preuve d'adresse ou de créativité (par exemple en se coiffant ou en se maquillant).	4. Le bien-être psychologique contribue au bien-être physique.	■ Elle dit attendre avec impatience et apprécier les visites de son partenaire; elle lui fait part de ses progrès.

Diagnostic infirmier: dysfonctionnement sexuel, relié à la perte d'une partie du corps et à la crainte des réactions du partenaire
Objectif: énumérer des expériences sexuelles de substitution satisfaisantes ou acceptables

1. Être capable de parler de sexualité de façon détendue; faire preuve de compréhension et d'ouverture d'esprit.	1. La personne peut déceler un manque de sincérité, de l'insécurité ou un manque de connaissances et d'expérience. L'infirmière qui aborde le sujet pour la première fois peut bénéficier des conseils d'une infirmière spécialisée en oncologie.	■ La personne exprime sa confiance et son désir d'être aidée; elle pose des questions pertinentes. ■ Elle amène le partenaire à prendre part à la conversation lorsqu'il est concerné.
2. Encourager les partenaires à exprimer leurs inquiétudes au moment le plus opportun, par exemple avant ou après une intervention thérapeutique importante.	2. La personne n'aura pas l'impression d'affronter seule des difficultés qui concernent le couple.	■ Elle parle de ses inquiétudes relatives à la sexualité.
3. S'assurer qu'on est seule avec la personne lorsqu'on parle de questions personnelles.	3. La personne ne parle pas de questions personnelles en présence d'étrangers.	■ Elle manifeste son acceptation de l'incision en participant aux changements de pansement et en utilisant l'émollient qui lui est prescrit, par exemple du beurre de cacao.
4. Avant que le partenaire ne voie l'incision, lui en décrire l'aspect.	4. S'il sait à quoi s'attendre, le partenaire n'aura pas de réaction exagérée devant la personne.	
5. Insister sur le fait que la modification du comportement exige du temps et que le comportement actuel n'implique pas qu'on ne pourra pas s'adapter à la situation.	5. Toute intervention chirurgicale exige une période d'adaptation et de convalescence et, dans certains cas, une modification du mode de vie.	■ Elle dit qu'il faut du temps pour s'adapter, mais qu'on peut réaliser en grande partie les objectifs visés en faisant preuve de patience et de compréhension.

Personne atteinte d'un cancer du sein *(suite)*		
INTERVENTIONS INFIRMIÈRES	**JUSTIFICATIONS SCIENTIFIQUES**	**RÉSULTATS ESCOMPTÉS**
Problèmes traités en collaboration: infection, lésions, lymphœdème, troubles neurovasculaires **Objectif:** prévenir les complications		
1. Sauf contre-indication, placer le bras de façon à ce que le coude soit plus haut que l'épaule et le poignet plus haut que le coude.	1. On diminue ainsi l'œdème, la pression exercée sur les nerfs et les vaisseaux sanguins, la douleur et les malaises.	■ La personne montre comment on doit disposer les oreillers pour assurer convenablement l'élévation du bras.
2. Recommander à la personne de prendre garde aux blessures et aux infections, et d'éviter les activités trop vigoureuses.	2. On prévient ainsi l'accumulation de liquide et les lésions neurovasculaires.	■ Elle sait qu'il faut éviter, entre autres, les injections et la prise de la pression artérielle du côté opéré.
3. Décrire les exercices en allant du plus simple au plus complexe, et en faire la démonstration.	3. Un programme d'exercices progressif permet d'améliorer le tonus musculaire, de reprendre rapidement toutes les activités habituelles et de prévenir des problèmes comme l'ankylose de l'épaule.	■ Peu à peu, elle parvient à déplacer librement son bras; elle peut se peigner et «faire l'escalade» d'un mur avec les mains sans ressentir de malaise; elle prend les mesures nécessaires pour prévenir l'ankylose de l'épaule.
4. Recommander la physiothérapie et, au besoin, un programme de réduction du poids.	4. L'activité, des exercices spéciaux et les modifications apportées au régime alimentaire sont des mesures générales favorisant le bien-être et permettant d'éviter les complications.	■ Elle acquiert de bonnes habitudes de santé et prévient ainsi les complications.

Chirurgie reconstructive du sein

Les seins étant un élément important de l'image de soi pour de nombreuses femmes, la perception d'une anomalie peut les inciter à demander une **mammoplastie** (chirurgie plastique consistant à modifier le volume, la forme ou la position des seins). Modifier le volume des seins est la raison qui amène le plus fréquemment les femmes à se renseigner sur la possibilité d'une chirurgie reconstructive. La mammoplastie de réduction permet de diminuer le volume des seins et la mammoplastie d'augmentation d'en accroître le volume. D'autres femmes désirent subir une chirurgie pour reconstruire leurs seins après une mammectomie. Il existe diverses techniques pour ce type de chirurgie reconstructive. De plus, certaines femmes optent pour la mammectomie préventive si elles sont fortement prédisposées au cancer du sein.

MAMMOPLASTIE DE RÉDUCTION

On pratique généralement une mammoplastie de réduction quand les seins sont hypertrophiés (excessivement gros). Ce phénomène peut se manifester à l'adolescence, habituellement de façon bilatérale, mais parfois d'un seul côté. Chez la femme adulte, l'hypertrophie est presque toujours bilatérale.

Les femmes souffrant d'hypertrophie des seins se plaignent souvent de sensibilité, de douleurs diffuses et de fatigue. La sensibilité et la douleur sont particulièrement marquées avant les règles. Le poids des seins hypertrophiés provoque une sensation de tiraillement dans l'épaule, et même le soutien-gorge le plus coûteux n'assure pas un maintien adéquat. Chez beaucoup de femmes, les bretelles du soutien-gorge creusent de profonds sillons sur les épaules. La femme est limitée par le malaise et la gêne que lui infligent le port d'un maillot de bain ou la participation à des activités sportives; parfois sa posture est altérée. Dans certains cas, sa vie sociale en souffre, de même que sa confiance en soi.

Après avoir consulté le chirurgien ou le plasticien, la femme peut subir une mammoplastie de réduction sous anesthésie générale. S'il doit retirer une grande quantité de tissu, le chirurgien peut pratiquer une incision en forme de trou de serrure ou d'ancre sous le sein. Il peut aussi pratiquer une incision autour de l'aréole. Il enlève ensuite le surplus de tissu et transplante le mamelon à un nouvel endroit. Il referme les bords de peau et fixe le mamelon au moyen de points de suture. On installe des drains dans l'incision pendant un jour ou deux. On applique des pansements de gaze sur la plaie en évitant d'exercer une pression.

Soins postopératoires

Après une mammoplastie, les soins postopératoires habituels sont indiqués. La personne se remet rapidement. Il est rare qu'elle se dise traumatisée par l'opération, sans doute en raison du soulagement qu'elle en obtient. Il n'y aura pas de récurrence de l'hypertrophie. Les seins peuvent toutefois augmenter de volume si la personne prend du poids. Il arrive que le mamelon devienne noir et se couvre d'une croûte. Cette croûte tombe quand le mamelon est revascularisé et celui-ci retrouve un aspect à peu près normal. L'allaitement est impossible chez environ la moitié des opérées. Une altération des sensations, des engourdissements par exemple, est normale après une chirurgie, mais elle disparaît au bout de quelques mois. Il arrive qu'une diminution des sensations dans le mamelon persiste. Après l'opération, la femme peut ressentir des émotions variées (euphorie et soulagement, mais aussi inquiétude et déception). Il est donc important de la rassurer.

AUGMENTATION MAMMAIRE

Les femmes qui désirent accroître le volume de leurs seins ont souvent recours à l'augmentation mammaire. On pratique une incision le long du pli sous-mammaire, dans le creux axillaire, ou au bord de l'aréole. On remonte le sein et on forme une poche entre celui-ci et la paroi thoracique. On insère ensuite dans cette poche une prothèse en matière synthétique ayant pour effet d'augmenter ou de remonter le sein. Il est préférable d'utiliser la technique sous-pectorale, car elle influe moins sur les examens cliniques ou les mammographies du sein que les implants sous-glandulaires. Un plasticien expérimenté peut réaliser cette intervention en consultation externe, sous anesthésie locale. Certaines complications telles que les infections peuvent rendre nécessaire le retrait de la prothèse. La contracture capsulaire (formation de tissu cicatriciel autour de l'implant) est une complication tardive qui se manifeste généralement des années après l'opération. Pour y remédier, on doit souvent avoir recours à la chirurgie.

On utilise habituellement les implants salins pour les augmentations mammaires. Par le passé, on utilisait des prothèses de silicone. Toutefois, en raison de complications généralisées associées à leur utilisation, on les a retirées du marché. On les offre uniquement aux femmes inscrites à des essais comparatifs menés pour étudier des questions de sécurité bien précises. La femme qui a un implant mammaire doit savoir qu'il est plus difficile d'obtenir des résultats mammographiques concluants et qu'elle doit donc rechercher les services d'un radiologiste qui a l'habitude de ce type de situation.

RECONSTRUCTION DU SEIN APRÈS UNE MAMMECTOMIE

Quand une femme subit une mammectomie (totale ou radicale modifiée) pour traiter un cancer du sein, elle peut souhaiter que la reconstruction du sein soit immédiate, au moment même de l'opération, ou qu'elle ait lieu à la fin des traitements. Environ 75 % des femmes atteintes d'un cancer du sein et qui subissent une mammectomie optent pour la reconstruction immédiate. Une consultation avec le chirurgien peut aider la femme à décider quelle méthode convient le mieux. Elle doit savoir que la reconstruction n'altère pas le traitement du cancer du sein et que le sein reconstruit ne sera jamais identique à celui qu'elle a perdu, même si l'intervention est réussie sur le plan esthétique. Il est important qu'elle comprenne qu'il s'agit d'un processus en trois étapes s'étalant sur quelques mois : la première étape consiste à créer le monticule du sein ; la deuxième à obtenir un sein symétrique au sein controlatéral ; et la troisième à reconstruire le mamelon (voir plus loin). La femme est généralement d'autant plus satisfaite des résultats esthétiques qu'elle a des attentes réalistes par rapport à sa reconstruction mammaire. De plus, les femmes qui subissent une mammectomie et une reconstruction immédiate se remettent plus facilement de l'expérience.

On choisit l'intervention chirurgicale en fonction des désirs de la femme, de l'état de la peau et des muscles sous-jacents, ainsi que de la présence de cicatrices antérieures, lesquelles peuvent limiter les options de reconstruction. Tout état pathologique secondaire qui peut affecter la guérison (par exemple hypertension, diabète, tabagisme, obésité) constitue un autre facteur important.

Expanseur avec prothèse permanente

L'**expanseur tissulaire avec prothèse permanente** (figure 50-7 ■) est une méthode de reconstruction du sein. Après la mammectomie, le plasticien crée une poche à l'intérieur du muscle pectoral et y insère un expanseur Silastic partiellement rempli, ainsi qu'un système de drainage. Quelques semaines plus tard, il administre, à son cabinet, des injections de solution saline dans l'expanseur par une ouverture souscutanée ; cet expanseur temporaire étire la peau et le muscle. Une fois l'implant complètement gonflé (il est généralement d'un tiers plus gros que l'autre sein de façon à créer un pli et un affaissement naturels correspondant à ceux du sein

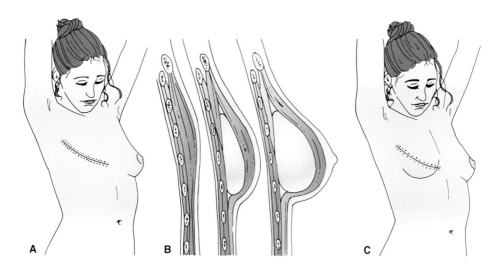

FIGURE 50-7 ■ Reconstruction du sein à l'aide d'un expanseur tissulaire. **(A)** Après la mammectomie, on insère un expanseur tissulaire pour préparer la reconstruction. **(B)** Au moyen d'un tube, on remplit graduellement l'expanseur avec une solution saline ; la peau s'étire ainsi suffisamment pour pouvoir recevoir un implant sous le muscle thoracique. **(C)** Le monticule mammaire est reconstruit. Les cicatrices permanentes s'estomperont avec le temps. Le mamelon et l'aréole seront reconstruits ultérieurement. SOURCE : «Breast Reconstruction», American Society of Plastic and Reconstructive Surgeons, Arlington Heights (Illinois).

controlatéral), le plasticien remplace la prothèse temporaire par une prothèse permanente. Cette intervention chirurgicale s'effectue généralement en consultation externe. On peut la pratiquer au bout de 4 à 6 mois, ce qui permet au tissu de s'assouplir avant l'insertion de la prothèse permanente.

Les soins postopératoires sont semblables à ceux d'une chirurgie mammaire. Toutefois, les malaises sont plus marqués, car une intervention supplémentaire a eu lieu. Les nausées peuvent mettre plus de temps à disparaître parce que l'anesthésie générale est plus longue. Les directives postopératoires sont les mêmes qu'en cas de chirurgie mammaire. Toutefois, la personne ne peut généralement pas prendre de douche tant que le drain est en place.

Transfert tissulaire

Une autre méthode de reconstruction consiste à utiliser le tissu de la personne et à le transférer au siège de la mammectomie. On l'appelle **reconstruction mammaire par lambeau musculocutané pédiculisé sur le muscle grand droit** ; on dit aussi **lambeau TRAM** (figure 50-8 ■). On utilise également le muscle fessier ou le muscle grand dorsal (figure 50-9 ■). Le plasticien transfère le lambeau à l'endroit de l'opération, de même que ses structures vascularisées, la peau et les tissus adipeux, puis il lui donne la forme d'un monticule qui imite le sein. Comparées à l'utilisation d'un expanseur tissulaire, ces interventions sont beaucoup plus complexes ; la durée de l'anesthésie générale et de l'opération (environ 8 à 10 heures au total pour la mammectomie et la reconstruction) est plus longue. Le risque de complications est plus élevé (infection, hémorragie, nécrose du lambeau), mais les avantages sont notables : apparence plus naturelle du sein et absence d'implant synthétique. Le rétablissement est plus long et les restrictions relatives aux activités sont différentes, car des muscles ont été sectionnés.

Le recours au lambeau TRAM est la technique de transfert tissulaire la plus utilisée. Les soins postopératoires consistent à gérer le drain et à surveiller la lésion à la recherche de changements dans la circulation. Au cours de la période postopératoire immédiate, la personne est plus limitée dans ses activités et risque davantage de présenter des complications respiratoires ; par conséquent, les exercices respiratoires sont essentiels. Les mesures visant à réduire la pression sur la plaie comprennent l'élévation de la tête du lit à 30 degrés et la flexion des genoux pour réduire la pression sur l'incision abdominale. On administre des antiémétiques pour atténuer les nausées et les vomissements et des analgésiques pour soulager la douleur. L'une des tâches les plus importantes de l'infirmière consiste à vérifier la circulation en observant la couleur et la température du sein reconstruit. Elle doit signaler immédiatement au médecin les marbrures, la diminution marquée de la température de la peau ou le drainage excessif.

Lorsqu'elle recommence à marcher, la personne protège la plaie en se tenant courbée. Elle pourra peu à peu redresser sa

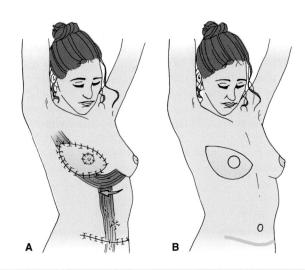

FIGURE **50-8** ■ Reconstruction mammaire : lambeau TRAM. **(A)** Le lambeau du muscle grand droit de l'abdomen est amené dans la région du sein en passant par l'abdomen. Il n'est pas nécessaire d'utiliser une prothèse mammaire si on peut transférer assez de peau et de muscle. **(B)** La cicatrise s'estompera graduellement avec le temps. Source : «Breast Reconstruction», American Society of Plastic and Reconstructive Surgeons, Arlington Heights (Illinois).

posture. Elle ne doit pas porter un soutien-gorge ajusté tant que le médecin ne l'a pas autorisée à le faire. Pour éviter d'exercer une pression sur l'incision, elle doit attendre 1 mois avant de lever les bras plus haut que l'épaule et de soulever des poids de plus de 2 kg.

Reconstruction du mamelon

Une fois le sein reconstruit et la plaie guérie, certaines femmes optent pour une reconstruction du mamelon. Cette intervention chirurgicale mineure s'effectue au cabinet du médecin ou à l'unité de chirurgie d'un jour. Le plasticien crée un mamelon en se servant d'une greffe cutanée prélevée à l'intérieur de la cuisse ou des lèvres, car cette peau est plus pigmentée que celle du sein reconstruit. Une fois la greffe du mamelon guérie, le plasticien crée l'aréole au moyen de la micropigmentation (tatouage cosmétique). Il imite la coloration du sein controlatéral pour obtenir les meilleurs résultats esthétiques.

Affections du sein chez l'homme

GYNÉCOMASTIE

La gynécomastie (hypertrophie des glandes mammaires) est l'affection des seins la plus courante chez l'homme. Elle peut se manifester à l'adolescence ; elle est alors due aux hormones

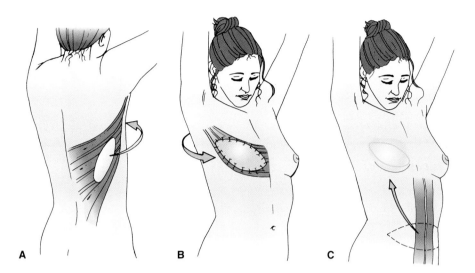

FIGURE 50-9 ■ Reconstruction du sein par lambeau musculo-cutané du grand dorsal. **(A)** Le tissu découpé dans le dos est passé en avant de la paroi thoracique pour soutenir le sein reconstruit. **(B)** Le tissu transféré forme un lambeau qui peut recevoir une prothèse mammaire s'il n'y a pas assez de tissu pour former un sein, ou encore **(C)** on peut prélever du tissu dans l'abdomen et l'amener vers le sein ou le greffer pour créer un sein. Source : «Breast Reconstruction», American Society of Plastic and Reconstruction Surgeons, Arlington Heights (Illinois).

testiculaires et disparaît normalement après un an ou deux. Elle peut se manifester avant ou après la puberté, ainsi que chez l'homme âgé. La gynécomastie, généralement unilatérale, se caractérise par la présence d'une masse ferme et sensible sous l'aréole. Chez l'adulte, elle est parfois diffuse. Dans certains cas, elle est reliée à la prise de médicaments, entre autres ceux-ci : digoxine (Lanoxin), spironolactone (Aldactone), flutamide (Euflex), œstrogènes, kétoconazole (Nizoral), méthyldopa (Aldomet) et finastéride (Proscar). La douleur et la sensibilité en sont les premiers symptômes. Le traitement varie selon les souhaits et les préférences de la personne. On peut s'en tenir à l'observation, car la gynécomastie peut se résorber d'elle-même ; l'exérèse chirurgicale du tissu au moyen d'une incision autour de l'aréole représente une autre possibilité. La liposuccion du tissu effectué par un plasticien donne des résultats esthétiques satisfaisants.

CANCER DU SEIN CHEZ L'HOMME

Le cancer du sein chez l'homme représente 1 % de l'ensemble des cancers du sein. Les symptômes sont notamment les suivants : bosse indolore sous l'aréole, rétraction du mamelon, écoulement par le mamelon et ulcération de la peau.

Les méthodes diagnostiques et les modalités de traitements sont les mêmes que pour les femmes. L'âge moyen au moment du diagnostic est de 60 ans, mais le cancer peut se manifester chez les hommes plus jeunes, particulièrement en cas de prédisposition génétique ; en effet, on a découvert un lien avec le BRCA-2 chez les hommes atteints d'un cancer du sein. Les facteurs de risque sont l'orchite ourlienne, l'exposition aux radiations et le syndrome de Klinefelter (anomalie chromosomique entraînant la réduction du taux de testostérone).

On détecte généralement la maladie à un stade avancé, car le cancer du sein n'est pas une préoccupation courante chez l'homme. Par conséquent, le traitement consiste généralement en une mammectomie radicale modifiée. Si le muscle pectoral est atteint, on procède à une mammectomie radicale. L'opération est suivie d'une radiothérapie. Le pronostic varie selon le stade du cancer au moment du diagnostic. En cas de maladie avancée, on observe des métastases surtout dans les os et les tissus mous. À ce stade, on peut avoir recours à l'orchidectomie (ablation des testicules), à la surrénalectomie (ablation des glandes surrénales) et à l'hypophysectomie (ablation de l'hypophyse). Toutefois, il est préférable d'utiliser les agents antihormonaux parce qu'ils sont moins effractifs et moins mutilants.

EXERCICES D'INTÉGRATION

1. Vous soignez une femme qui a subi une augmentation mammaire il y a 10 ans. Vous lui demandez à quelle fréquence elle pratique l'AES. Elle vous répond qu'elle ne pratique pas l'AES, car elle se sent incapable de déceler les masses à cause de sa chirurgie antérieure. De plus, elle affirme que toucher ses seins la met mal à l'aise et que, de toute façon, son médecin les examine chaque année quand elle passe un test de Papanicolaou. Comment aborderez-vous ce problème? Décrivez la méthode d'enseignement que vous utiliserez.

2. Une femme âgée de 40 ans vient d'avoir un diagnostic de cancer du sein; sa mère, sa tante et une de ses sœurs ont eu elles aussi un cancer du sein. Elle est très inquiète des risques que courent ses deux filles et se demande si elles devraient se soumettre à un test génétique et à des mammographies. Quels renseignements donnerez-vous à cette femme sur la mammographie et les tests génétiques pour ses filles? Quels éléments devez-vous prendre en considération quand une personne songe à subir un test génétique pour le cancer du sein?

3. Une femme âgée de 46 ans vous explique qu'elle veut subir une mammectomie et une ovariectomie parce qu'elle a des antécédents familiaux de cancer du sein et qu'elle est terrifiée à l'idée d'avoir un cancer du sein ou des ovaires. Décrivez les avantages et les risques de ces chirurgies dans le traitement préventif de la femme prédisposée au cancer du sein. Quels sont les soins postopératoires et l'enseignement indiqués si elle subit une mammectomie et une ovariectomie pour réduire les risques de cancer du sein et des ovaires?

4. Une femme âgée de 37 ans et qui a subi il y a deux semaines une mammectomie pour traiter un cancer du sein vous appelle, affolée. Quand elle est rentrée de l'hôpital, son mari s'est installé dans une autre chambre à coucher, pour ne pas la déranger disait-il, et depuis lors il refuse de dormir dans le même lit ou la même pièce qu'elle. Comment traiterez-vous ce problème? Quelles ressources utiliserez-vous et fournirez-vous à la femme et à son mari?

5. Une femme âgée de 59 ans présentant des antécédents de cardiopathie doit subir une mammectomie radicale modifiée et une reconstruction du sein. Décrivez les soins préopératoires et postopératoires indiqués pour cette personne, y compris le plan thérapeutique infirmier après son départ de l'hôpital.

RÉFÉRENCES BIBLIOGRAPHIQUES
en anglais • en français

L'astérisque indique un compte rendu de recherche en soins infirmiers.

ACS – American Cancer Society. (2002). *Cancer facts and figures.* Atlanta: American Cancer Society.

Agence de développement de réseaux locaux de services de santé et de services sociaux (2005). Programme québécois de dépistage du cancer du sein en bref (page consultée le 26 octobre 2005), [en ligne], http://www.santepub-mtl.qc.ca/cancer/cancersein/enbref.html.

Anderson, M.R., Urban, N., & Etzioni, R. (1999). Community attitudes and mammography use: Does it really matter what other people think? *Women Health, 29*(3), 83–95.

Baron, R.H., Fey, J.V., Raboy, S., et al. (2002). Eighteen sensations after breast cancer surgery: A comparison of sentinel lymph node biopsy and axillary lymph node dissection. *Oncology Nursing Forum, 29*(4), 651–659.

Baxter, N. (2001). Les femmes devraient-elles procéder régulièrement à l'autoexamen des seins pour le dépistage du cancer du sein? *Le Médecin du Québec, 36*(11), 117-127.

Boyd, J. (1996). BRCA2 as a low penetrance cancer gene. *Journal of the National Cancer Institute, 88*(19), 1408–1409.

Brown, J., Byers, T., & Thompson, K. (2001). Nutrition during and after cancer treatment: A guide for informed choices by cancer survivors. *CA: A Cancer Journal for Clinicians, 51*(3), 153–187.

CMAJ: Guides de pratique clinique pour la prise en charge et le traitement du cancer du sein,

Document de concertation canadien; http://www.cmaj.ca/cgi/content/full/158/3/DC2.

Cummings, S.R., Eckert, S., Krueger, K.A., et al. (1999). The effect of raloxifene on risk of breast cancer in postmenopausal women: Results from the MORE randomized trial. *Journal of American Medical Association, 281*(23), 2189–2197.

Dooley, W.C., Ljung, B.M., Veronisi, U., et al. (2001). Ductal lavage for detection of cellular atypia in women at high risk for breast cancer. *Journal of the National Cancer Institute, 93*(21), 1624–1632.

Dow, K.H. (2000). Pregnancy and breast cancer. *Journal of Obstetrical & Gynecologic Neonatal Nursing, 29*(6), 634–640.

Dufresne, J. (2003). Le cancer du sein: que faire après le traitement? *Le Clinicien, 18*(11), 41-45.

*Faccione, N.C. (1999). Breast cancer screening in relation to access to health services. *Oncology Nursing Forum, 26*(4), 689–696.

Fisher, B., Constantino, J.P., Wickerham, D.L., et al. (1998). Tamoxifen for prevention of breast cancer. Report of the National Surgical Adjuvant Breast and Bowel Project P-1 Study. *Journal of National Cancer Institute, 90*(18), 1371–1388.

Fisher, B., Dignam, J., Wolmark, N., et al. (1999). Tamoxifen in the treatment of intraductal breast cancer: National Surgical Adjuvant Breast and Bowel Project B-24 randomised controlled trial. *Lancet, 353*(9169), 1993–2000.

Frykberg, E.R. (1999). Lobular carcinoma in situ of the breast. *Breast Journal, 5*(5), 296–303.

Gemignani, M.L., & Petrek, J.A. (1999). Pregnancy after breast cancer. *Cancer Control, 6*(3), 272–276.

Goggin, P. (2002). Dépistage du cancer du sein: où en sommes-nous? *Le Médecin du Québec, 37*(10), 85-2002.

Greene, F. L., Page, D. L., Fleming, I. D., et al. (2002). *AJCC cancer staging manual* (6th ed.). New York: Springer-Verlag.

Hartmann, L.C., Sellers, T.A., Schaid, D.J., et al. (1999). Clinical options for women at high risk for breast cancer. *Surgical Clinics of North America, 79*(5), 1189–1206.

*Hilton, B.A., Crawford, J.A., & Tarko, M.A. (2000). Men's perspectives on individual and family coping with their wives' breast cancer and chemotherapy. *Western Journal of Nursing Research, 22*(4), 438–459.

Hoskins, C.N., & Haber, J. (2000). Adjusting to breast cancer. *American Journal of Nursing, 100*(4), 26–32.

*Horden, A. (2000). Intimacy and sexuality for the woman with breast cancer. *Cancer Nursing, 23*(3), 230–236.

Houshmand, S.L., Campbell, C.T., Briggs, S.E., et al. (2000). Prophylactic mastectomy and genetic testing: an update. *Oncology Nursing Forum, 27*(10), 1537–1547.

Hsueh, E.C., Hansen, N., & Giuliano, A.E. (2000). Intraoperative lymphatic mapping and sentinel lymph node dissection in breast cancer. *CA: Cancer Journal for Clinicians, 50*(5), 279–291.

Hulka, B.S., & Moorman, P.G. (2001). Breast cancer: hormones and other risk factors. *Maturitas, 38*(1), 103–113.

Kauff, N., Satagopan, J.M., Robson, M.E., et al. (2002). Risk-reducing salpingo-oophorectomy in women with a BRCA1 or BRCA2 mutation. *New England Journal of Medicine, 346*(21), 1609–1615.

Kolb, T.M., Lichy, J., & Newhouse, J.H. (1998). Occult cancer in women with dense breasts: Detection with screening US: diagnostic yield and tumor characteristics. *Radiology, 207*(1), 191–199.

*Lauver, D.R., Kane J., Bodden, J., et al. (1999). Engagement in breast cancer screening

behaviors. *Oncology Nursing Forum, 26*(3), 545–554.

*McPhail, G., & Smith, L.N. (2000). Acute menopause symptoms during adjuvant systemic treatment for breast cancer: A case-control study. *Cancer Nursing, 23*(6), 430–443.

Meijers-Heijboer, H., van Geel, B., van Putten, W.L.J., et al. (2001). Breast cancer after prophylactic bilateral mastectomy in women with a BRCA1 or BRCA2 mutation. *New England Journal of Medicine, 345*(3), 159–164.

Moore, H.C., & Foster, R.S. (2000). Breast cancer and pregnancy. *Seminars in Oncology, 27*(6), 646–653.

NIH – National Institutes of Health. (2000). *NIH consensus statement: Adjuvant therapy for early-stage breast cancer, 17*(4), 1–35.

Norris, T.G. (2001). Benign breast disease. *Radiology Technology, 72*(3), 245–267.

Romond, E.H., Perez, E.A., Bryant, J., et al. (2005). Trastuzumab plus adjuvant chemotherapy for operable HER2-positive breast cancer. *N Engl J Med, 353*, 1673-84.

Rowland, J.H., Desmond, K.A., Meyerowitz, B.E., et al. (2000). Role of breast reconstructive surgery in physical and emotional outcomes among breast cancer survivors. *Journal of the National Cancer Institute, 92*(17), 1422–1429.

Santé Canada (2002). Mise en garde importante à propos du tamoxifène et de l'incidence des cancers de l'utérus, des accidents vasculaires cérébraux et des embolies pulmonaires (page consultée le 5 janvier 2006), [en ligne], http://www.hc-sc.gc.ca/dhp-mps/medeff/advisories-avis/prof/2002/tamoxifen_nth-ah_f.html.

Schnall, M.D. (2001). Application of magnetic resonance imaging to early detection of breast cancer. *Breast Cancer Research & Treatment, 3*(1), 17–21.

Société canadienne du cancer (2005a). Statistiques canadiennes sur le cancer 2005 (page consultée le 1er novembre 2005) [en ligne], http://www.fqc.qc.ca/pdf/stascan/statscan2005.pdf.

Société canadienne du cancer (2005b). Exercices à effectuer après une chirurgie mammaire : ce que vous devez savoir (page consultée le 2 novembre 2005), [en ligne], http://www.cancer.ca/ccs/internet/publicationlist/0,,3172_257847240_277432359_langId-fr.html.

Solin, L.J., Kurtz, J., Fourquet, A., et al. (1996). Fifteen-year results of breast conserving and definitive breast irradiation for the treatment of ductal carcinoma in situ of the breast. *Journal of Clinical Oncology, 14*, 754–763.

Trop, I. (2003). Le dépistage du cancer du sein : principes et controverses. *Le Clinicien, 18*(5), 53-58.

Utley, R. (1999). The evolving meaning of cancer for long-term survivors of breast cancer. *Oncology Nursing Forum, 26*(9), 1519–1523.

Veronesi, U., Galimberti, V., Zurrida, S., et al. (2001). Sentinel lymph node biopsy as an indicator for axillary dissection in early breast cancer. *European Journal of Cancer, 37*(4), 454–458.

Vogel, V. (2000). Breast cancer prevention: A review of the current evidence. *CA: A Cancer Journal for Clinicians, 50*(2), 156–170.

*Walker, B.L., Nail, L.M., & Croyle, R.T. (1999). Does emotional expression make a difference in reactions to breast cancer? *Oncology Nursing Forum, 26*(6), 1025–1032.

Weber, J., & Kelley, J. (2003). *Health assessment in nursing* (2d ed.). Philadelphia: Lippincott Williams & Wilkins.

Winchester, D.P., Jeske, J.M., & Goldschmidt, R.A. (2000). The diagnosis and management of ductal carcinoma in situ of the breast. *CA: The Cancer Journal for Clinicians, 50*(2), 184–200.

Winchester, D.P., & Cox, J.D. (1998). Standards for diagnosis and management of invasive breast carcinoma. *CA: A Cancer Journal for Clinicians, 48*(2), 83–107.

*Wonghongkul, T., Moore, S.M., Musil, C., et al. (2000). The influence of uncertainty in illness, stress appraisal, and hope on coping in survivors of breast cancer. *Cancer Nursing, 23*(6), 422–429.

 En complément de ce chapitre, vous trouverez sur le Compagnon Web :
- une bibliographie exhaustive ;
- des ressources Internet.

Adaptation française
Sophie Longpré, inf., M.Sc.
Professeure, Département des
sciences infirmières – Université
du Québec à Trois-Rivières

Évaluation et affections de la fonction reproductrice chez l'homme

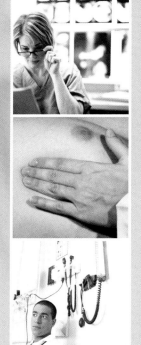

Objectifs d'apprentissage

Après avoir étudié ce chapitre, vous pourrez:

1. Décrire la fonction reproductrice chez l'homme.

2. Expliquer comment s'effectue l'évaluation de la fonction reproductrice chez l'homme et énumérer les examens paracliniques qui complètent cette évaluation.

3. Exposer les causes et le traitement du dysfonctionnement érectile chez l'homme.

4. Comparer les avantages et les inconvénients des quatre types de prostatectomie.

5. Appliquer la démarche systématique aux hommes subissant une prostatectomie.

6. Décrire les soins et traitements infirmiers prodigués aux hommes atteints d'un cancer du testicule.

7. Décrire les diverses affections du pénis, notamment leur physiopathologie, leurs manifestations cliniques et les traitements employés.

Les affections de la fonction reproductrice chez l'homme comprennent une grande diversité de troubles, qui touchent généralement les fonctions urinaire et reproductrice. Puisque ces affections portent sur les organes génitaux et altèrent dans certains cas la sexualité, la personne peut être anxieuse et se sentir mal à l'aise. L'infirmière doit tenir compte du besoin d'intimité de la personne et de ses besoins en matière d'enseignement. Elle doit non seulement faire preuve d'ouverture d'esprit pour pouvoir parler de questions essentielles et délicates avec la personne, mais aussi se montrer particulièrement compétente en matière d'évaluation, de soins et de communication.

Anatomie et physiologie

Chez l'homme, l'appareil urinaire et l'appareil reproducteur ont plusieurs organes en commun. Une affection touchant un de ces organes peut donc toucher les deux appareils. C'est pour cette raison que les affections de la fonction reproductrice sont généralement soignées par un urologue. Les organes de la reproduction chez l'homme (figure 51-1 ■) sont les testicules, les conduits déférents, les vésicules séminales, le pénis et des glandes annexes comme la prostate et les glandes de Cowper (ou glandes bulbo-urétrales).

VOCABULAIRE

Antigène prostatique spécifique (APS): substance sécrétée par la prostate et mesurée dans un échantillon de sang; les taux d'APS augmentent en cas de cancer de la prostate; pour déceler ce dernier, on effectue le test d'APS et la palpation rectale.

Cancer de la prostate: cancer le plus courant chez l'homme; les facteurs de risque comprennent le vieillissement et possiblement un régime alimentaire à forte teneur en matières grasses; le lien génétique du cancer de la prostate et l'incidence accrue dans certaines familles font l'objet de recherches.

Cancer du pénis: cancer pouvant toucher le gland, le corps du pénis, l'urètre et les ganglions lymphatiques régionaux ou distants.

Cancer du testicule: le plus courant des cancers chez les hommes âgés de 15 à 35 ans et le deuxième en importance chez les hommes âgés de 35 à 39 ans; sa cause est inconnue.

Circoncision: excision du prépuce.

Cryochirurgie: traitement localisé au moyen de températures de congélation.

Cryptorchidie: descente incomplète d'un ou des deux testicules dans le scrotum; anomalie congénitale très courante.

Dysfonctionnement érectile (ou impuissance): incapacité pour l'homme d'obtenir ou de maintenir une érection permettant d'avoir des rapports sexuels.

Épididymite: infection de l'épididyme provenant d'une infection de la prostate ou des voies urinaires; peut aussi être une complication de la gonorrhée.

Hydrocèle: épanchement de liquide généralement observé dans la tunique vaginale du testicule, mais pouvant également se produire dans le cordon spermatique.

Hyperplasie prostatique bénigne: augmentation ou hypertrophie non cancéreuse de la prostate; état pathologique le plus courant chez l'homme âgé et deuxième cause d'intervention chirurgicale chez les hommes âgés de plus de 60 ans.

Maladie de Bowen: forme de carcinome squameux *in situ* du pénis.

Maladie de La Peyronie: épaississement fibreux de la gaine des corps caverneux qui fait incurver le pénis au moment de l'érection.

Nycturie: miction fréquente durant la nuit.

Orchidectomie: ablation chirurgicale d'un ou des deux testicules.

Orchite: inflammation du testicule (congestion testiculaire) causée par des facteurs d'origine pyogène, virale, spirochétienne (bactérienne), parasitaire, chimique ou inconnue.

Pénis: organe de l'homme servant à l'accouplement et à la miction; composé du gland, du corps et de la racine.

Phimosis: étroitesse du prépuce qui l'empêche de se rétracter sur le gland; affection d'origine congénitale ou due à une inflammation et à un œdème.

Priapisme: érection involontaire et prolongée du pénis, provoquée par des facteurs vasculaires ou neurologiques, notamment: médicaments, thrombose des vaisseaux pelviens, infiltration de cellules leucémiques, tumeurs de la moelle épinière ou envahissement du pénis ou de ses vaisseaux par une tumeur.

Prostate: glande située immédiatement sous le col de la vessie, entourant la partie supérieure de l'urètre et traversée par le conduit éjaculateur, lequel constitue le prolongement du conduit déférent; produit des sécrétions qui, sur les plans chimique et physiologique, favorisent le passage des spermatozoïdes issus des testicules.

Prostatisme: ensemble de symptômes obstructifs et irritants qui comprennent une augmentation de la fréquence des mictions, un plus grand retard à la miction, une diminution du volume et de la force du jet urinaire, une rétention urinaire grave et des infections récidivantes des voies urinaires.

Prostatite: inflammation de la prostate causée par des agents infectieux (bactéries, champignons, mycoplasme) ou par diverses autres affections (par exemple rétrécissement de l'urètre, hyperplasie de la prostate).

Résection transurétrale de la prostate (RTUP): ablation de la prostate par endoscopie; on introduit l'instrument optique directement dans l'urètre jusqu'à la prostate, puis on retire la glande en petites particules au moyen d'une anse coupante électrique.

Spermatogenèse: production de spermatozoïdes dans les testicules.

Testicules: glandes sexuelles ovoïdes logées dans le scrotum; produisent les spermatozoïdes.

Testostérone: hormone sexuelle mâle sécrétée par les testicules; stimule la spermatogenèse et l'apparition des caractères sexuels secondaires masculins dont elle assure aussi le maintien.

Varicocèle: dilatation anormale des veines du plexus pampiniforme dans le scrotum (réseau de veines faisant partie du cordon spermatique et allant des testicules à l'épididyme).

Vasectomie: aussi appelée stérilisation masculine; ligature et dissection d'une partie des conduits déférents, avec ou sans ablation d'un segment de ceux-ci, pour empêcher que les spermatozoïdes passent des testicules à l'urètre.

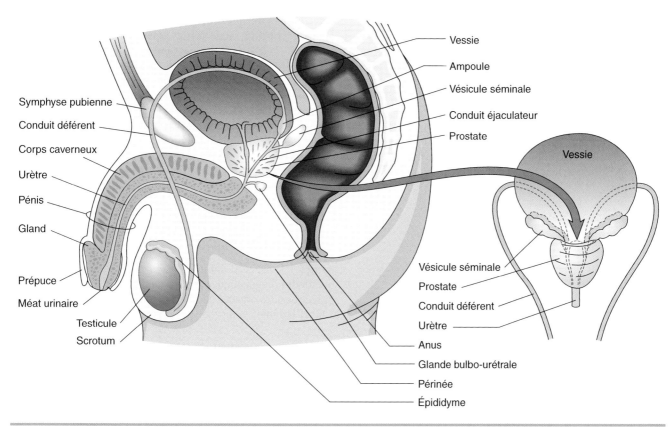

FIGURE **51-1** ■ Organes de la fonction reproductrice chez l'homme. Source : M.C. Willis (1996). *Medical Terminology : The language of health care.* Baltimore : Williams & Wilkins.

DÉVELOPPEMENT TESTICULAIRE

Les **testicules** se forment chez l'embryon à l'intérieur de la cavité abdominale, près des reins. Vers le dernier mois de la vie intra-utérine, ils descendent derrière le péritoine et franchissent la paroi abdominale au niveau de l'aine. Puis, ils continuent leur descente le long du canal inguinal pour se loger dans les bourses. En même temps que les testicules, descendent également des vaisseaux sanguins, des vaisseaux lymphatiques, des nerfs et des conduits qui forment, avec le tissu de soutien, le cordon spermatique. Le cordon spermatique se rend jusqu'au scrotum en traversant le canal inguinal (un passage oblique situé dans la paroi abdominale). Ce canal, mesurant de 4 à 5 cm de long, prend naissance dans l'anneau inguinal profond et se termine dans l'anneau inguinal superficiel. En outre, deux replis cylindriques du péritoine accompagnent les testicules dans leur descente ; ils s'oblitèrent normalement peu à peu au cours du développement fœtal, ne laissant que la tunique vaginale, l'enveloppe la plus interne des testicules. (Lorsqu'ils restent ouverts dans la cavité abdominale, les prolongements du péritoine constituent un sac dans lequel le contenu abdominal peut pénétrer et former une hernie inguinale.)

Les testicules sont logés dans le scrotum. La température y est légèrement inférieure à celle du corps, ce qui permet la **spermatogenèse** (production de sperme). Chaque testicule se compose de nombreux tubules ou canalicules séminifères dans lesquels se forment les spermatozoïdes. En passant par

un ensemble de tubules collecteurs, les spermatozoïdes se dirigent vers l'épididyme, un organe en forme de capuchon placé sur le testicule et contenant des canaux tortueux qui mènent au conduit déférent. Ce dernier est un petit tuyau cylindrique à paroi épaisse qui emprunte le canal inguinal pour monter jusqu'à la cavité abdominale ; il y entre derrière le péritoine, puis redescend vers la base de la vessie. La vésicule séminale, une petite poche qui s'ouvre sur le conduit déférent, sert de réservoir aux spermatozoïdes fabriqués par les testicules. Le conduit déférent se poursuit pour former le conduit éjaculateur, qui traverse la prostate et débouche dans l'urètre. Au moment du coït, les sécrétions des testicules sont acheminées par ce conduit jusqu'à l'extrémité du pénis.

FONCTION GLANDULAIRE

Les testicules ont deux fonctions : ils forment les spermatozoïdes à partir des cellules germinales des tubules séminifères et produisent la **testostérone** (hormone mâle), qui stimule la spermatogenèse ainsi que l'apparition et le maintien des caractères sexuels secondaires masculins.

Située immédiatement sous le col de la vessie, la **prostate** est une glande qui entoure la partie supérieure de l'urètre. La prostate est traversée par le conduit éjaculateur, qui constitue le prolongement du conduit déférent. Elle produit des sécrétions qui contribuent à former le sperme en se mélangeant aux spermatozoïdes, dont elles assurent l'alcalinité, qualité favorisant leur mobilité.

La glande bulbo-urétrale se trouve sous la prostate, derrière l'urètre. Au moment de l'éjaculation, ses sécrétions sont déversées dans l'urètre et en assurent la lubrification. Le **pénis** a deux fonctions: il est l'organe de l'accouplement et de la miction. Il se compose de trois parties: le gland, le corps et la racine. Le gland, extrémité arrondie du pénis, est mou. L'urètre, le tube qui achemine l'urine, débouche à l'extrémité du pénis. Le prépuce est un prolongement de la peau du pénis qui protège habituellement le gland, mais qui peut se rétracter pour l'exposer. Il arrive qu'on enlève le prépuce à la naissance (**circoncision**). Le corps du pénis se compose de tissus érectiles richement vascularisés; la dilatation des vaisseaux sanguins, quand il y a excitation sexuelle, entraîne l'érection.

Examen clinique

ANAMNÈSE ET MANIFESTATIONS CLINIQUES

L'examen clinique de la fonction reproductrice chez l'homme commence par une évaluation de la fonction urinaire et des symptômes qui s'y rattachent. Cet examen comprend aussi une évaluation de la fonction sexuelle et des manifestations de dysfonctionnement à cet égard. L'infirmière s'informe de l'état de santé habituel de la personne et de tout changement récent dans ses activités physiques et sexuelles. Elle doit évaluer en profondeur tout symptôme ou modification du fonctionnement et les décrire en détail. Ces symptômes peuvent comprendre ceux qui sont associés à une obstruction causée par une augmentation de la prostate: augmentation de la fréquence des mictions, diminution de la force du jet urinaire, miction «double» ou «triple» (la personne doit uriner 2 ou 3 fois en l'espace de quelques minutes pour vider complètement sa vessie). L'infirmière doit aussi évaluer la personne pour déceler les signes de dysurie, d'hématurie ou d'hémospermie (sang dans l'éjaculat).

L'évaluation de la fonction sexuelle et de ses dysfonctionnements fait partie intégrante de l'anamnèse. L'étendue de celle-ci dépendra des symptômes que présente la personne et des facteurs pouvant altérer sa fonction sexuelle: affection chronique (par exemple diabète, sclérose en plaques, accident vasculaire cérébral, cardiopathie), utilisation de médicaments (par exemple certains antihypertenseurs et anticholestérolémiques, plusieurs psychotropes), stress et consommation d'alcool.

Il peut être intimidant pour l'infirmière ou d'autres membres du personnel soignant de discuter de sexualité avec une personne atteinte d'une affection ou d'un handicap. De plus, les personnes sont souvent gênées d'amorcer une discussion sur ces questions avec les professionnels de la santé (Hughes, 2000). Comme il est fréquent que les personnes s'inquiètent des changements que l'affection peut entraîner dans la fonction sexuelle, il est important que l'infirmière aborde ces questions lors de l'anamnèse. En évaluant les inquiétudes relatives aux questions sexuelles, l'infirmière montre que ces changements méritent d'être pris en considération; elle doit s'assurer que ces questions délicates sont abordées dans un environnement qui préserve l'intimité de la personne. Le modèle PLISSIT (sigle formé à partir des mots anglais *permission, limited information, specific suggestions, intensive therapy* [permission, information limitée, suggestions précises, thérapie intensive]) de l'évaluation sexuelle et des interventions peut servir de cadre aux interventions infirmières (Annon, 1976). On commence d'abord par demander à la personne la permission de parler avec elle de la fonction sexuelle; on lui donne ensuite un certain nombre d'informations à ce sujet. Au fur et à mesure que se déroule l'entretien, on peut lui faire des suggestions précises en matière d'interventions. Les services d'un sexothérapeute peuvent être conseillés, au besoin.

EXAMEN PHYSIQUE

Outre les aspects habituels de l'examen physique, deux méthodes diagnostiques particulières permettent d'évaluer les affections des organes génitaux ou de la fonction reproductrice chez l'homme: le toucher rectal et l'examen des testicules.

Toucher rectal

Le toucher rectal doit faire partie du bilan de santé des hommes âgés de plus de 40 ans. Il est inestimable dans la détection du cancer de la prostate. Le toucher rectal permet à l'examinateur d'évaluer la taille et la forme de la prostate ainsi que la régularité de sa surface (figure 51-2 ■) On doit inscrire dans le dossier de la personne toute sensibilité de la prostate à la palpation ainsi que la présence de nodules. Cet examen peut être gênant pour la personne qui le subit, mais c'est un outil de dépistage important.

Examen des testicules

L'infirmière doit examiner les organes génitaux de l'homme à la recherche d'anomalies. Elle doit palper soigneusement le scrotum pour déceler la présence de nodules, de masses ou d'inflammation. Elle peut ainsi révéler des affections telles qu'une hydrocèle, une hernie ou une tumeur des testicules. Elle doit examiner et palper le pénis à la recherche d'ulcérations, de nodules, d'inflammation et d'écoulements. L'examen des testicules est une excellente occasion d'enseigner à la personne les techniques de l'autoexamen; il faut insister sur l'importance de celui-ci dans le dépistage précoce du cancer. Cet autoexamen doit se faire dès l'adolescence.

Particularités reliées à la personne âgée

Avec l'âge, la prostate devient plus grosse et ses sécrétions diminuent; le scrotum descend, les testicules rapetissent et durcissent, et le poil pubien devient clairsemé et plus raide. La modification de l'activité des gonades se traduit notamment par la diminution du taux de testostérone dans le plasma et de la quantité de progestérone produite (tableau 51-1 ■). Les autres changements liés au vieillissement sont notamment les suivants: diminution de la fonction sexuelle, ralentissement des réactions sexuelles, accroissement de l'incidence du cancer des appareils urinaire et reproducteur, et incontinence urinaire due à diverses causes.

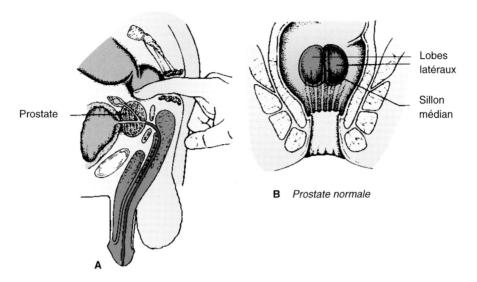

Prostate

Lobes
latéraux

Sillon
médian

B *Prostate normale*

A

FIGURE 51-2 ■ **(A)** La palpation de la prostate au cours du toucher rectal permet d'en évaluer la taille, la forme et les irrégularités de surface. **(B)** La prostate est ronde et présente un sillon médian qui sépare les deux lobes. Au toucher, elle doit être de consistance élastique et exempte de nodules ou de bosses.

Avec l'âge, l'homme ne perd pas sa capacité de reproduction. La spermatogenèse (production de sperme) est toujours possible, malgré une certaine dégénérescence des tubules séminifères. Cependant la fonction sexuelle s'altère, entre autres la libido (le désir) et la capacité d'avoir une érection. Les problèmes vasculaires sont responsables de la moitié environ des cas de dysfonctionnement érectile chez les hommes âgés de plus de 50 ans.

L'hypogonadisme touche jusqu'à un quart des hommes âgés. On ne peut pas démontrer clairement de relation entre l'hypogonadisme et le dysfonctionnement érectile. Ce déclin est particulièrement évident chez les hommes de plus de 70 ans, mais on l'observe aussi chez les sexagénaires. La réaction sexuelle ralentit avec les années; en général, après 50 ans, l'homme met plus de temps à avoir une érection et celle-ci n'est souvent complète qu'au moment de l'orgasme. Le déclin de la fonction sexuelle est relié à de nombreux facteurs, tels que les problèmes psychologiques, les affections et les médicaments. En général, l'homme âgé met plus de temps à accomplir l'acte sexuel et maîtrise mieux l'éjaculation. Toutefois, s'il perd partiellement son érection, il pourrait avoir de la difficulté à la retrouver et peut éjaculer sans atteindre l'orgasme. L'activité sexuelle dans la jeunesse est en corrélation étroite avec l'activité sexuelle à un âge avancé, le jeune homme plus actif que la moyenne devenant souvent un vieillard également plus actif.

L'incidence des cancers du rein, de la vessie, de la prostate et du pénis augmente chez les hommes âgés de plus de 50 ans. Grâce au toucher rectal et aux examens de dépistage de l'hématurie, on décèle un pourcentage plus élevé de cancers à un stade précoce.

L'incontinence urinaire chez l'homme âgé est imputable à de nombreuses causes, notamment à certains médicaments et à des affections reliées à l'âge telles que les troubles

Répercussions physiologiques de la diminution du taux de testostérone chez l'homme âgé	TABLEAU 51-1

Répercussions physiologiques	Manifestations
Baisse de la force musculaire et de la libido	■ Modifications de la réaction sexuelle; difficulté à avoir une érection complète, perte rapide de l'érection et période réfractaire prolongée ■ Diminution du nombre de spermatozoïdes
Rétrécissement et affaissement des testicules; épaississement des tubules séminifères viables	■ Rétrécissement des testicules
Changements fibreux des corps caverneux	■ Dysfonctionnement érectile
Augmentation de la taille de la prostate	■ Affaiblissement des contractions prostatiques ■ Hypertrophie de la prostate ■ Signes et symptômes d'obstruction des voies urinaires inférieures (envies impérieuses et fréquentes d'uriner, nycturie)

neurologiques ou l'**hyperplasie prostatique bénigne** (aussi appelée hypertrophie). Les examens paracliniques permettent d'exclure les causes réversibles de cette dernière. Chez certains hommes qui souffrent d'incontinence urinaire aiguë, on peut atténuer le problème en effectuant une cystoplastie d'augmentation (chirurgie de la vessie) et en implantant un sphincter urinaire artificiel.

Examens paracliniques

Les examens paracliniques portant sur la fonction reproductrice chez l'homme et la capacité d'avoir une activité sexuelle sont notamment les suivants.

Test de dépistage de l'antigène prostatique spécifique

La prostate sécrète une substance appelée **antigène prostatique spécifique (APS)**. Un échantillon sanguin contenant un taux important d'APS peut révéler un cancer (Smith, Cokkinides, von Eschenbach *et al.*, 2002). On mesure les taux d'APS en nanogrammes par millilitre (ng/mL). On considère que les valeurs sont normales quand elles sont comprises entre 0,2 et 4,0 ng/mL et élevées quand elles sont supérieures à 4,0 ng/mL. Lorsque le taux est inférieur à 4,0 ng/mL et que la prostate est normale au toucher rectal, il n'y a pas lieu de faire une biopsie, mais il pourrait y avoir recommandation d'évaluer à nouveau le taux d'APS dans 6 à 12 mois. Si le taux est compris entre 4,0 et 10,0 ng/mL, le risque de cancer est accru et il est généralement recommandé d'effectuer une échographie transrectale et une biopsie (Fondation canadienne de recherche sur le cancer de la prostate, 2005). Un taux d'APS élevé n'est pas un indicateur spécifique du cancer de la prostate. D'autres affections peuvent aussi le faire augmenter; c'est notamment le cas de l'hyperplasie prostatique bénigne, de la résection transurétrale, des infections de la prostate et des voies urinaires, de la rétention urinaire aiguë et de la prostatite aiguë. Malgré ces limites, le test combiné à d'autres interventions est utile pour repérer les hommes prédisposés au cancer de la prostate et pour surveiller ceux qui suivent un traitement de ce cancer (Barry, 2001). La Société canadienne du cancer recommande aux hommes de plus de 50 ans de discuter avec leur médecin des avantages et des risques possibles de la détection précoce à l'aide de l'APS et du toucher rectal. Tout homme exposé à un risque élevé, surtout s'il est de race noire et a des antécédents familiaux de cancer de la prostate, aurait avantage à subir ces épreuves plus tôt (Société canadienne du cancer, 2004).

Échographie

On peut faire passer des échographies transrectales aux hommes qui présentent des anomalies décelées lors d'un toucher rectal ou qui ont des taux d'APS élevés (plus de 4,0 ng/mL). Après le toucher rectal, on insère une sonde recouverte d'un condom lubrifié le long de la paroi antérieure du rectum. On peut injecter de l'eau dans le condom pour faciliter la transmission des ondes sonores à la prostate. On utilise l'échographie transrectale pour déceler des cancers non palpables et pour déterminer le stade d'un cancer localisé. La biopsie à l'aiguille est souvent guidée par échographie transrectale.

Analyses de liquide ou de tissu prostatique

On peut prélever du liquide ou du tissu de la prostate à des fins de culture quand on soupçonne que la glande est le siège d'une affection ou d'une inflammation. Lorsqu'on prélève des tissus destinés à un examen histologique, il faut pratiquer une biopsie. Celle-ci peut être effectuée au moment de la prostatectomie ou par voie périnéale ou transrectale.

Examen de la fonction sexuelle

Si l'homme ne peut pas avoir de rapports sexuels satisfaisants, l'infirmière doit effectuer une anamnèse approfondie. On peut évaluer les érections nocturnes dans un centre d'étude du sommeil où on surveille les modifications de la circonférence pénienne pendant le sommeil (grâce à une jauge au mercure placée autour du pénis). Les résultats aident à révéler la cause du dysfonctionnement érectile. On mesure le flux de sang artériel dans le pénis avec une sonde Doppler. Les examens paracliniques comprennent également des tests de conduction nerveuse et des évaluations psychologiques, généralement effectués par une équipe de spécialistes.

Dysfonctionnements sexuels
Dysfonctionnement érectile

Le **dysfonctionnement érectile**, aussi appelé impuissance, est l'incapacité pour l'homme d'obtenir ou de maintenir une érection lui permettant d'avoir des rapports sexuels. Les érections peuvent être moins fréquentes, moins fermes, ou de trop courte durée. L'incidence de ce trouble est comprise entre 25 et 50 % chez les hommes âgés de plus de 65 ans. La physiologie de l'érection et de l'éjaculation est complexe, car elle fait intervenir les systèmes sympathique et parasympathique. Au moment de l'érection, les nerfs pelviens transmettent des impulsions parasympathiques qui font dilater les petits vaisseaux sanguins de la région et augmentent l'afflux du sang vers le pénis, entraînant ainsi l'expansion des corps caverneux.

Les causes du dysfonctionnement érectile peuvent être physiques ou psychologiques. Les facteurs psychologiques sont notamment l'anxiété, la fatigue, la dépression et les exigences culturelles en matière de performance sexuelle. Toutefois, il semble qu'on a jusqu'ici sous-estimé le nombre de cas attribuables à des facteurs organiques. Ces facteurs sont notamment les vasculopathies oblitérantes, les affections endocriniennes (diabète, tumeurs hypophysaires, hypogonadisme avec carence en testostérone, hyperthyroïdie et hypothyroïdie), la cirrhose, l'insuffisance rénale chronique, les affections des fonctions urinaire et reproductrice (chirurgie radicale du bassin), les cancers hématologiques (maladie de

Hodgkin, leucémie), les troubles neurologiques (neuropathies, maladie de Parkinson, traumatisme médullaire, sclérose en plaques), les traumatismes du bassin ou des organes génitaux, certains médicaments (encadré 51-1 ■), l'alcoolisme et la toxicomanie.

Examen clinique et examens paracliniques

Le diagnostic de dysfonctionnement érectile repose sur un profil complet, une analyse des symptômes, un examen physique et un examen neurologique. Il faut aussi noter tous les médicaments pris par la personne, de même que sa consommation d'alcool et de drogues. Des analyses de laboratoire peuvent aussi être utiles. Afin de constater toute modification de la circonférence pénienne, on peut évaluer les érections nocturnes dans des laboratoires spécialisés dans l'étude du sommeil. Des recherches ont démontré que ces érections coïncident, en matière de fréquence et de durée, avec le sommeil paradoxal. Les hommes souffrant de dysfonctionnement érectile organique n'ont pas d'érection pendant le sommeil. On s'appuie sur cette observation pour déterminer si le dysfonctionnement érectile a des causes organiques ou psychologiques. On peut mesurer l'afflux de sang artériel dans le pénis au moyen d'une sonde Doppler. Des tests de conduction nerveuse et l'évaluation psychologique de la personne contribuent également au diagnostic. L'évaluation et le traitement de l'homme atteint d'un dysfonctionnement érectile sont présentés dans la figure 51-3 ■.

Traitement médical

Selon les causes du problème, le traitement peut être médical ou chirurgical, ou combiner les deux (tableau 51-2 ■). On recourt à une approche non chirurgicale, par exemple si la pesonne est alcoolique ou prend des antihypertenseurs : on tentera dans ce cas de traiter l'alcoolisme ou de modifier le traitement de l'hypertension. Le recours à l'hormonothérapie pemet parfois de corriger le dysfonctionnement érectile causé par un trouble hypothalamique, hypophysaire ou gonadique. On peut améliorer l'afflux sanguin dans le pénis grâce à des méthodes de chirurgie vasculaire. Si le dysfonctionnement est d'origine psychologique, on oriente la personne vers un médecin ou un sexothérapeute. Enfin, si les causes du trouble sont organiques, on peut envisager le recours à un implant pénien.

Pharmacothérapie

Plusieurs médicaments par voie orale permettent de soigner le dysfonctionnement érectile : le sildénafil (Viagra), le tadalafil (Cialis) et le vardénafil (Levitra). Ce sont tous des inhibiteurs de la phosphodiestérase de type 5 (PDE-5), dont l'action favorise la vasodilatation pénienne nécessaire pour avoir une érection. Ils ne ravivent pas le désir, ou libido, et une stimulation sexuelle est essentielle pour que ces médicaments puissent amener l'érection et la maintenir. Le sildénafil et le vardénafil doivent être pris de 30 à 60 minutes avant la relation sexuelle et leur durée d'action est de 4 à 5 heures. Le tadalafil a le début d'action le plus court (15 à 30 minutes) et la durée d'action la plus longue (24 à 36 heures). Ces médicaments ne doivent pas être pris plus d'une fois par jour. Les effets indésirables sont des céphalées, des bouffées

vasomotrices, de la congestion nasale et de la dyspepsie. Des effets plus rares sur la vision ont aussi été signalés : vision brouillée et/ou bleutée transitoire (sildénafil) et neuropathie optique ischémique (sildénafil et vardénafil). Les inhibiteurs de la PDE-5 sont contre-indiqués chez les personnes qui prennent des nitrates (par exemple Nitrolingual, Isordil, Imdur, Nitro-Dur, Minitran) en raison du risque d'hypotension grave et potentiellement mortelle associé à leur prise concomitante. On doit faire preuve de prudence lorsqu'on les administre chez des hommes prenant des alphabloquants, car leurs effets hypotenseurs peuvent s'additionner. Ils doivent aussi

ENCADRÉ 51-1

PHARMACOLOGIE

Médicaments associés au dysfonctionnement érectile

- Antihypertenseurs :
  - Clonidine (Catapress)
  - Hydralazine (Apresoline)
  - Méthyldopa (Aldomet)
  - Alphabloquants : par exemple doxazosine (Cardura)
  - Bêtabloquants : incidence plus élevée avec les non-cardiosélectifs (par exemple propranolol [Inderal]) qu'avec les cardiosélectifs (par exemple métoprolol [Lopresor])
  - Bloquants des canaux calciques : par exemple nifédipine (Adalat)
  - Diurétiques thiazidiques : par exemple hydrochlorothiazide (HydroDIURIL)
- Anticonvulsivants :
  - Carbamazépine (Tegretol)
  - Phénytoïne (Dilantin)
- Antifongiques :
  - Kétoconazole (Nizoral)
- Antihormone (traitement du cancer de la prostate) :
  - Analogues de la LHRH : leuprolide (Lupron), gosérélide (Zoladex)
  - Antiandrogènes : bicalutamide (Casodex), flutamide (Euflex), nilutamide (Anandron)
- Antipsychotiques, par exemple :
  - Halopéridol (Haldol)
  - Chlorpromazine (Largactil)
  - Rispéridone (Risperdal)
- Benzodiazépines, par exemple :
  - Lorazépam (Ativan)
  - Diazépam (Valium)
- Antagonistes des récepteurs H_2 de l'histamine :
  - Cimétidine (Tagamet)
  - Ranitidine (Zantac)
- Antidépresseurs :
  - Antidépresseurs tricycliques : par exemple amitriptyline (Elavil), désipramine (Norpramin)
  - Inhibiteurs de la monoamine oxydase (IMAO) : par exemple moclobémide (Manerix)
  - Inhibiteurs sélectifs de la recapture de la sérotonine (ISRS) : par exemple fluoxétine (Prozac), paroxétine (Paxil)
  - Trazodone (Desyrel)
- Spironolactone (Aldactone)

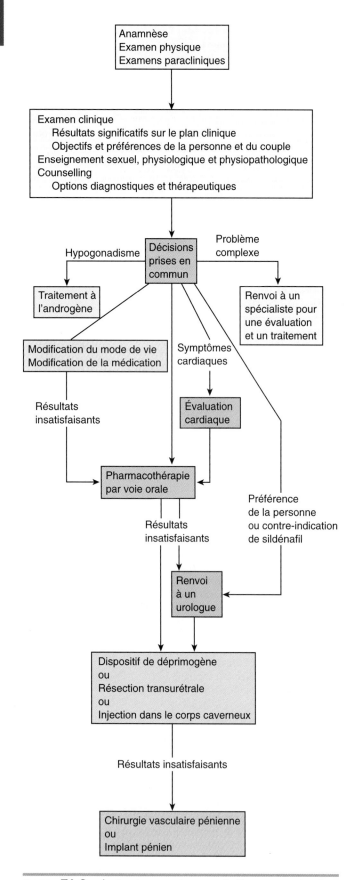

FIGURE 51-3 ■ Évaluation et traitement de l'homme atteint de dysfonctionnement érectile. SOURCE : T.F. Lue (2000). Erectile Dysfunction. *New England Journal of Medicine, 342*(24), 1807. © 2000 Massachusetts Medical Society (traduction autorisée).

être utilisés prudemment chez les personnes souffrant de rétinopathie. Il est possible d'utiliser les inhibiteurs de la PDE-5 en association avec les autres types de thérapie pour le dysfonctionnement érectile lorsque la monothérapie échoue ou est insuffisante (Sommer, 2004).

Les autres mesures pharmacologiques destinées à provoquer des érections sont notamment l'injection directe dans le pénis d'agents vasoactifs, comme l'alprostadil, la papavérine et la phentolamine. Les complications sont notamment la douleur reliée aux injections, le **priapisme** (érection anormale et prolongée), la fibrose des corps caverneux et l'apparition d'indurations au point de ponction. L'alprostadil est aussi offert sous forme de suppositoires pour administration intra-urétrale (MUSE). La yohimbine peut être utilisée dans les cas de dysfonctionnement érectile psychogène. Lorsque le dysfonctionnement est associé à de l'hypogonadisme, des suppléments de testostérone peuvent être efficaces.

Implants péniens

Il existe deux types d'implants : la prothèse semi-rigide et la prothèse gonflable. La prothèse semi-rigide, comme la prothèse de Small-Carrion, maintient le pénis en semi-érection permanente, alors que la prothèse gonflable simule l'érection et la flaccidité naturelles. Les complications de la pose d'un implant sont notamment les suivantes : infections, érosion de la prothèse à travers la peau (problème plus fréquent dans le cas de la prothèse semi-rigide que dans celui de la prothèse gonflable) et douleur persistante pouvant rendre nécessaire le retrait du dispositif. Certaines interventions chirurgicales cytoscopiques comme la **résection transurétrale de la prostate** (RTUP) sont plus difficiles à effectuer en présence d'une prothèse semi-rigide que d'une prothèse gonflable. On choisit le type d'implant en fonction des activités quotidiennes de la personne, de ses activités sociales, de ses attentes et de celles de son partenaire. Généralement, on offre du counselling à la personne et à son partenaire pour favoriser leur adaptation à la prothèse.

Dispositifs de déprimogène

On peut aussi utiliser des dispositifs de déprimogène pour provoquer une érection. L'homme place un cylindre en plastique sur le pénis mou et applique une pression négative. Quand il a une érection, il en assure le maintien en plaçant une bande constrictive à la base du pénis. Même si bon nombre d'hommes trouvent cette technique satisfaisante, certains perdent prématurément leur érection ou ressentent de la douleur à l'application de la succion ou pendant les rapports sexuels.

Soins et traitements infirmiers

La satisfaction personnelle et la capacité de satisfaire l'autre sexuellement sont des inquiétudes courantes chez l'homme atteint d'un dysfonctionnement érectile. Les hommes malades ou handicapés peuvent avoir besoin de recourir aux services d'un sexothérapeute pour discuter de leurs croyances et de leurs comportements sexuels dans le but d'avoir un mode de vie sain et satisfaisant. L'infirmière peut leur parler des groupes de soutien pour les hommes atteints de dysfonctionnement érectile et leurs partenaires.

Traitements du dysfonctionnement érectile

TABLEAU
51-2

Méthodes	Description	Avantages et inconvénients	Durée
IMPLANTS PÉNIENS			
■ Prothèse semi-rigide ■ Prothèse gonflable Implant pénien	Implanté chirurgicalement dans le corps caverneux.	■ Fiable. ■ Nécessite une chirurgie. ■ Période de guérison : 3 semaines environ. ■ Rend difficile une chirurgie cystoscopique ultérieure. ■ La prothèse semi-rigide procure une semi-érection permanente.	■ Indéfinie. ■ Prothèse gonflable : renvois de solution saline du réceptacle pénien au réservoir.
■ Dispositif de déprimogène (succion) Pompe pénienne	Induction d'une érection au moyen d'une pompe ; une bande constrictive placée autour de la base du pénis maintient l'érection.	■ Peu d'effets secondaires. ■ Utilisation encombrante avant les rapports sexuels. ■ La vasocongestion du pénis peut provoquer de la douleur ou un engourdissement.	■ Afin de prévenir les lésions péniennes, ne pas laisser la bande en place plus de 1 heure.
PHARMACOTHÉRAPIE			
■ Médicaments oraux (sildénafil [Viagra], tadalafil [Cialis], vardénafil [Levitra])	Relaxants des muscles lisses qui causent un afflux sanguin dans le pénis.	■ Peut entraîner des céphalées et de la diarrhée. ■ Contre-indiqué chez les hommes prenant des nitrates. ■ Utiliser avec précaution en cas de prise d'alphabloquants ou de rétinopathie.	■ Administration par voie orale 15 à 60 minutes avant les rapports sexuels, selon l'agent utilisé. ■ La stimulation est nécessaire pour avoir une érection. ■ L'érection peut durer de 1 à 2 heures.
■ Injection (alprostadil, papavérine, phentolamine) Injection pénienne	Relaxants des muscles lisses qui causent un afflux sanguin dans le pénis.	■ Érection ferme dans plus de 50 % des cas. ■ Douleur au point d'injection ; formation de plaques, risque de priapisme.	■ Injection 20 minutes avant les rapports sexuels. ■ L'érection peut durer jusqu'à 1 heure.

TABLEAU
51-2

Traitements du dysfonctionnement érectile (*suite*)

Méthodes	Description	Avantages et inconvénients	Durée
▪ Suppositoire urétral (alprostadil [Muse]) Suppositoire pénien	Relaxant des muscles lisses qui cause un afflux sanguin dans le pénis.	▪ Peut être administré 2 fois par jour. ▪ N'est pas recommandé lors de rapports avec une femme enceinte.	▪ Insertion 10 minutes avant les rapports sexuels. ▪ L'érection peut durer jusqu'à 1 heure.

PROBLÈMES D'ÉJACULATION

L'éjaculation précoce survient quand un homme ne peut maîtriser le réflexe éjaculatoire et, une fois excité, atteint l'orgasme avant la pénétration ou peu après. Il s'agit du dysfonctionnement sexuel le plus courant chez l'homme. À l'opposé, l'éjaculation inhibée ou retardée est l'inhibition involontaire du réflexe éjaculatoire. Elle peut se manifester par des éjaculations occasionnelles lors des rapports sexuels ou de l'autostimulation, ou par l'incapacité totale d'éjaculer, quelles que soient les circonstances.

Les modalités de traitement dépendent de la nature et de l'étendue du problème. Les thérapies comportementales sont parfois indiquées en cas d'éjaculation précoce; ces thérapies s'adressent fréquemment à l'homme et son (sa) partenaire. Souvent, on suggère au couple d'effectuer à la maison des exercices afin de déterminer leurs besoins sexuels et de parler de ces besoins. Dans certains cas, les thérapies pharmacologiques et les thérapies comportementales peuvent être combinées avec succès.

Les causes les plus courantes de l'éjaculation inhibée sont les troubles neurologiques (par exemple traumatisme médullaire, sclérose en plaques, neuropathie consécutive au diabète), la chirurgie (prostatectomie) et les médicaments. La stimulation chimique, vibratoire ou électrique procure de bons résultats. Le traitement est généralement multidisciplinaire et porte sur les facteurs physiques et psychologiques qui sont souvent en cause (Lue, 2000).

En cas d'éjaculation rétrograde, on peut recueillir l'urine après l'éjaculation; on prélève ensuite le sperme dans l'urine pour l'insémination artificielle. Chez les hommes atteints d'un traumatisme médullaire, on peut recourir à l'électroéjaculation pour prélever le sperme qui sera utilisé pour l'insémination artificielle.

La fonction sexuelle peut être altérée non seulement par des facteurs psychologiques, mais aussi par un traumatisme, une affection chronique ou un handicap physique. Les effets des facteurs physiques peuvent parfois être considérables.

Infections de l'appareil génito-urinaire

La cystite aiguë non compliquée est rare chez l'homme adulte, mais elle touche occasionnellement des hommes dont la partenaire sexuelle a une infection vaginale à *Escherichia coli*. Une bactériurie asymptomatique peut aussi être causée par une manipulation génito-urinaire, un cathétérisme ou une exploration instrumentale. Les infections des voies urinaires chez l'homme sont abordées dans le chapitre 47 chapitre 47.

L'incidence des infections transmises sexuellement (ITS) augmente chez les hommes et les femmes, mais elle est plus élevée chez les premiers. Par ailleurs, les ITS sont plus courantes chez les personnes jeunes et sexuellement actives (U.S. Surgeon General, 2001). Elles touchent les gens de tous les horizons (indépendamment du milieu social ou économique, de la race et du niveau d'instruction). De nombreuses affections portent l'appellation d'ITS: urétrite (gonococcique et non spécifique), ulcères génitaux (herpès génital, syphilis primaire, chancre mou, granulome inguinal et lymphogranulome vénérien), verrues génitales (à papillomavirus), gale, pédiculose pubienne, molluscum contagiosum, hépatite et infections entériques, rectite et syndrome d'immunodéficience acquise (sida). On croit que la trichomonase et les ITS qui se caractérisent par des ulcères génitaux augmentent la susceptibilité à l'infection par le virus de l'immunodéficience humaine (VIH). On associe la trichomonase à l'urétrite non chlamydienne et non gonococcique.

Les traitements des ITS sont destinés à la personne et à son (sa) partenaire, et parfois à l'enfant en gestation. Il est essentiel d'effectuer une anamnèse complète comprenant les antécédents sexuels pour déceler les personnes à risque et pour déterminer les soins et l'enseignement appropriés. Les partenaires des hommes atteints d'une ITS doivent aussi subir un examen, recevoir un traitement et se faire conseiller pour prévenir une réinfection et les complications chez le couple, de même que pour limiter la propagation de l'affection. L'abstinence sexuelle est conseillée durant le traitement et la guérison afin de prévenir la transmission des ITS (CDC, 2002). Pour la même raison, on recommande aussi l'utilisation de condoms en latex pendant les 6 mois qui suivent la fin du traitement. Comme il est possible de présenter plus d'une ITS à la fois, il faut veiller à dépister toutes les infections possibles. Il est déconseillé d'utiliser un spermicide contenant du nonoxynol 9 (N-9) puisqu'il ne protège pas des infections par le VIH et peut augmenter les risques de transmission du virus (van Damme, 2000; CDC, 2002). L'infection par le VIH, le sida et les autres ITS sont abordées plus en détail dans les chapitres 54 et 57 ⌾.

Affections de la prostate

PROSTATITE

La **prostatite** est une inflammation de la prostate causée par des agents infectieux (bactéries, champignons, mycoplasmes) ou par une affection (par exemple rétrécissement de l'urètre, hyperplasie de la prostate). L'organisme le plus souvent en cause est *E. coli*. Les microorganismes proviennent généralement de l'urètre. La prostatite est dite bactérienne ou non bactérienne selon ce que révèle le liquide prostatique.

Manifestations cliniques

Les symptômes de la prostatite sont notamment les suivants: douleur périnéale, sensations de brûlure, envies fréquentes et impérieuses d'uriner, douleur pendant ou après l'éjaculation. On parle de prostatalgie (douleur à la prostate) quand il y a douleur à la miction ou douleur périnéale, mais absence de signe d'inflammation ou de prolifération bactérienne dans le liquide prostatique.

La prostatite bactérienne aiguë peut provoquer l'apparition soudaine de fièvre, de frissons et de douleur dans le périnée, le rectum ou le bas du dos. Elle est parfois associée à des symptômes urinaires tels qu'une sensation de brûlure, des envies fréquentes et impérieuses d'uriner, une **nycturie** (mictions durant la nuit) et une dysurie. Elle est parfois asymptomatique. La prostatite bactérienne chronique est une cause importante d'infections récurrentes des voies urinaires chez l'homme. Les symptômes sont généralement bénins: envies fréquentes et impérieuses d'uriner, dysurie, écoulements urétraux occasionnels. Dans de très rares cas, on observe une forte fièvre et des frissons.

Les complications de la prostatite sont notamment les suivantes: hypertrophie de la prostate, rétention urinaire, épididymite, bactériémie et pyélonéphrite.

Examen clinique et examens paracliniques

Pour diagnostiquer la prostatite, on a besoin d'un bilan de santé complet, d'une culture du liquide ou du tissu prostatique et, parfois, d'un examen histologique. Pour localiser la source d'une infection des fonctions urinaire et reproductrice (col de la vessie, urètre, prostate), il est nécessaire de recueillir des échantillons d'urine à différents moments de la miction afin d'effectuer une culture fragmentée. Après avoir nettoyé le gland et rétracté le prépuce (s'il y a lieu), la personne évacue entre 10 et 15 mL d'urine dans un premier bocal; il s'agit d'urine urétrale. Sans interrompre le jet urinaire, elle recueille un deuxième échantillon de 50 à 75 mL dans un autre bocal; il s'agit alors d'urine vésicale.

En l'absence de prostatite aiguë, le médecin fait immédiatement un massage de la prostate pour exprimer le liquide prostatique qui sera recueilli dans un troisième contenant. S'il est impossible de recueillir le liquide prostatique, la personne évacue une petite quantité d'urine qui contiendra peut-être la bactérie présente dans le liquide prostatique. L'analyse des urines recueillies après l'examen de la prostate révèle souvent la présence de nombreux globules blancs.

Traitement médical

Le traitement de la prostatite bactérienne aiguë vise à prévenir les complications comme la formation d'abcès, la septicémie et la prostatite bactérienne chronique. On administre un antibiotique à large spectre en attendant le résultat des cultures et on modifie ensuite le traitement selon la bactérie en cause. Une antibiothérapie intraveineuse est parfois nécessaire au début pour assurer une concentration suffisante du médicament dans les tissus infectés. On recommande à la personne de garder le lit, ce qui facilite la résolution des symptômes. On favorise son bien-être en recourant à des analgésiques (pour soulager la douleur), à des antispasmodiques de la vessie (pour diminuer l'hyperréactivité de la vessie), à des bains de siège (pour soulager la douleur et les spasmes) et à des laxatifs (pour soulager la douleur en supprimant l'effort à la défécation). La durée totale du traitement pour une prostatite aiguë est de 4 à 6 semaines.

Il est difficile de traiter la prostatite bactérienne chronique, car la plupart des antibiotiques diffusent en faible quantité dans la prostate non enflammée. On peut recourir à des antibiotiques tels que le triméthoprime-sulfaméthoxazole (TMP/SMX, [Bactrim, Septra]) ou à une fluoroquinolone comme la ciprofloxacine (Cipro). Le traitement dure habituellement de 6 à 12 semaines. Une antibioprophylaxie continue à faibles doses est parfois indiquée pour réduire les infections urinaires récidivantes dues à la prostatite bactérienne chronique; la personne doit être informée de la possibilité de récidives et doit être en mesure de reconnaître ses symptômes. En outre, le traitement peut consister à réduire la rétention de liquide prostatique par l'éjaculation (rapports sexuels ou masturbation). Il peut également comprendre les mesures suivantes: administration d'antispasmodiques et de laxatifs, bains de siège et évaluation des partenaires sexuels pour réduire le risque d'infection croisée. Le traitement de la prostatite non bactérienne vise à soulager les symptômes.

Soins et traitements infirmiers

Si la personne présente les symptômes d'une prostatite aiguë (fièvre, douleur aiguë, incapacité d'uriner, malaise), on peut l'hospitaliser pour une antibiothérapie par voie intraveineuse. L'infirmière donne les antibiotiques prescrits et prend les mesures pour assurer le bien-être de la personne (par exemple administration d'analgésiques, bains de siège).

Généralement, la personne présentant une prostatite chronique est traitée en consultation externe. L'infirmière doit donc lui expliquer qu'il est important de suivre l'antibiothérapie.

Favoriser les soins à domicile et dans la communauté

Enseigner les autosoins L'infirmière explique à la personne qu'elle doit prendre les antibiotiques pendant toute la période prescrite. S'il s'agit d'une antibiothérapie par voie intraveineuse à domicile, l'infirmière doit lui montrer, à elle et à sa famille, comment l'administrer en toute sécurité. La personne peut prendre des bains de siège chauds (10 à 20 minutes), plusieurs fois par jour. L'infirmière l'encourage à prendre des liquides pour soulager la soif, mais pas en quantité exagérée, de façon à maintenir une concentration efficace de médicament dans l'urine. Elle lui recommande d'éviter les aliments et les boissons ayant un effet diurétique ou augmentant les sécrétions prostatiques, comme l'alcool, le café, le thé, le chocolat, les colas et les mets épicés. L'excitation sexuelle et le coït sont proscrits pendant les périodes d'inflammation bactérienne aiguë.

Pour éviter la douleur, la personne ne doit pas rester assise pendant de longues périodes. Enfin, un suivi médical s'impose pendant 6 mois ou 1 an, car il est possible que le même organisme ou un nouvel agent pathogène cause des récidives.

HYPERPLASIE PROSTATIQUE BÉNIGNE

L'augmentation du volume de la prostate est fréquente chez les hommes âgés de plus de 50 ans. Elle provoque un étranglement du col vésical ou de l'urètre prostatique qui entraîne une obstruction de la vidange de la vessie. Elle est connue sous le nom d'hyperplasie prostatique bénigne ou d'adénome prostatique. Cette affection est l'une des plus courantes chez l'homme âgé (McConnell, 1998).

Manifestations cliniques

À l'examen, la prostate est dilatée, indolore et de consistance élastique. La cause de cette affection n'est pas connue, mais on croit qu'un déséquilibre hormonal serait à l'origine de l'hyperplasie du tissu stromal de soutien et du tissu glandulaire de la prostate (McConnell, 1998). Les lobes hypertrophiés de la prostate peuvent obstruer le col vésical ou l'urètre prostatique, causant une évacuation incomplète de la vessie et une rétention urinaire. Cette obstruction provoque la dilatation graduelle des uretères (urétérohydronéphrose) et des reins (hydronéphrose). La stase urinaire peut entraîner une infection, car l'urine qui reste dans les voies urinaires peut servir de milieu aux organismes infectieux.

Examen clinique et examens paracliniques

Le **prostatisme** recouvre l'ensemble des troubles urinaires dus à l'hyperplasie de la prostate: envies fréquentes et impérieuses d'uriner, nycturie, retard à la miction, effort abdominal, diminution du volume d'urine et de la force du jet urinaire, interruption du jet urinaire, fuites postmictionnelles (écoulement de gouttes d'urine après la miction), sensation d'évacuation incomplète de la vessie, rétention aiguë (volume résiduel de plus de 60 mL) et infections récurrentes des voies urinaires. À la longue, une rétention chronique et un important volume résiduel peuvent entraîner une hyperazotémie et une insuffisance rénale. On peut également observer des symptômes généralisés: fatigue, anorexie, nausées et vomissements, et malaise épigastrique. Rappelons toutefois que d'autres affections, dont la sténose urétrale, le cancer de la prostate, la vessie neurogène et les lithiases vésiculaires, peuvent produire les mêmes symptômes.

On peut effectuer un examen physique comprenant un toucher rectal et une série d'examens paracliniques pour connaître le volume de la prostate et déterminer s'il y a des modifications de la paroi vésicale et une altération de la fonction rénale. Afin de déterminer la nature et l'importance de l'obstruction, on peut effectuer des épreuves telles qu'une analyse d'urine et des études urodynamiques. On peut également obtenir des épreuves d'exploration de la fonction rénale, dont la clairance de la créatinine, pour déterminer s'il y a atteinte des reins due à la surpression prostatique et pour évaluer la réserve rénale. On doit procéder à une investigation hématologique complète. L'hémorragie étant l'une des principales complications postopératoires, on doit remédier aux troubles de la coagulation, le cas échéant. Une forte proportion des hommes opérés de la prostate sont atteints, en raison de leur âge, d'une affection cardiaque ou d'une affection pulmonaire, et parfois des deux; il faut donc évaluer les fonctions cardiaque et respiratoire.

Traitement médical

Le plan de traitement dépend de la cause du problème, de la gravité de l'obstruction et de l'état de santé de la personne. Si celle-ci est admise d'urgence parce qu'elle est incapable d'uriner, on installe immédiatement une sonde vésicale. La sonde ordinaire est souvent trop flexible pour vaincre la résistance offerte par l'urètre comprimé. Pour la rendre plus rigide, l'urologue y insère une petite tige, appelée stylet. Dans les cas graves, on peut utiliser une sonde métallique dont la courbe est prononcée. Quelquefois, on pratique une incision dans la vessie (cystostomie suspubienne) pour assurer l'évacuation.

Il est fréquent de recourir à la prostatectomie (voir plus loin) pour enlever le tissu prostatique hyperplasique, mais il existe d'autres options thérapeutiques, notamment: temporisation, résection transurétrale endoscopique de la prostate (RTUP), dilatation au ballonnet, administration d'alphabloquants ou d'inhibiteurs de la 5-alpharéductase, résection transurétrale au laser, thermoablation transurétrale et thermothérapie à microondes (Lepor, 1998; Mebust, 1998; McCullough, 1998).

La *temporisation* est le traitement approprié pour bon nombre de personnes, car il est possible que l'affection ait cessé de progresser; on ignore par ailleurs quels sont les risques de complications. L'infirmière examine régulièrement la personne à la recherche de symptômes graves et surveille les résultats des examens physiques et des examens paracliniques en urologie.

Les *bloquants des récepteurs alphaadrénergiques* (doxazosin [Cardura], prazosin [Minipress], térazosin [Hytrin]) relaxent les muscles lisses du col de la vessie et de la prostate. Ces agents favorisent la réduction des symptômes obstructifs urinaires chez de nombreuses personnes, mais ne diminuent pas le volume de la prostate. Ils détendent aussi les muscles lisses des artères périphériques, ce qui explique leurs principaux effets indésirables : étourdissements, hypotension orthostatique et syncope. La prise des alphabloquants au coucher permet de limiter leurs effets. La tamsulosine (Flomax) et l'alfuzosine (Xatral) causent beaucoup moins d'effets indésirables reliés à la vasodilatation artérielle, car ils ciblent plus spécifiquement les récepteurs alpha de la prostate.

Les hormones androgènes jouent un rôle dans l'hyperplasie prostatique bénigne. Les *inhibiteurs de la 5-alpharéductase* comme la finastéride (Proscar) et la dutastéride (Avodart) font obstacle à la conversion de la testostérone en dihydrotestostérone (DHT). On a montré que la baisse des taux de DHT entraîne une suppression de l'activité des cellules glandulaires et une diminution de la taille de la prostate qui permet le soulagement des symptômes obstructifs. Toutefois, la réduction de la taille de la prostate se fait lentement et il faut prévoir de 6 à 12 mois de traitement pour que s'atténuent les symptômes urinaires. L'utilisation de finastéride à long terme permet aussi de limiter le risque de rétention urinaire aiguë et le recours à des thérapies effractives pour traiter l'hyperplasie prostatique bénigne (McConnell, 2003). Ces médicaments ont des effets secondaires tels que les dysfonctionnements érectile ou éjaculatoire, ou les deux, et une baisse de la libido.

Dans une étude à long terme, on a montré que l'utilisation combinée de finastéride et de doxazosin donnait de meilleurs résultats que chacun des agents pris séparément pour diminuer les symptômes de l'hyperplasie prostatique bénigne (McConnell, 2003).

On peut pratiquer une *résection de la prostate au laser* sous échoguidage. Le tissu traité se désintègre ou se nécrose, puis se décolle. Cette intervention, effectuée par le médecin en consultation externe, entraîne généralement moins de saignements postopératoires que la prostatectomie habituelle.

La *thermoablation transurétrale* consiste à utiliser de faibles radiofréquences pour produire une chaleur localisée destinée à détruire le tissu prostatique, tout en épargnant l'urètre, les nerfs, les muscles et les membranes. Les radiofréquences sont émises à travers de fines aiguilles introduites dans la prostate à l'aide d'une sonde. L'organisme résorbe ensuite les tissus nécrosés.

La *thermothérapie à microondes* consiste à appliquer de la chaleur sur le tissu prostatique hypertrophié. On introduit une sonde transurétrale, puis on dirige soigneusement des microondes sur la prostate. On utilise un système de refroidissement à l'eau pour réduire les lésions de l'urètre et atténuer les douleurs associées à l'intervention. Le tissu se nécrose, puis se décolle.

Le *chou palmiste nain* est une plante médicinale utilisée pour soulager les symptômes légers ou modérés de l'hyperplasie prostatique bénigne, tels que les fréquentes envies d'uriner et la réduction de la force du jet urinaire (Gerber, 2000 ; Marks, Partin, Epstein *et al.*, 2000 ; Wilt, Ishani, Stark *et al.*, 1998). On pense qu'il exerce son action en faisant obstacle à la conversion de la testostérone en DHT. De plus, il peut directement empêcher la DHT de stimuler la croissance

cellulaire de la prostate. On doit éviter de l'utiliser avec les inhibiteurs de la 5-alpharéductase ou avec des médicaments à base d'œstrogènes.

CANCER DE LA PROSTATE

Le **cancer de la prostate** est le cancer le plus fréquemment diagnostiqué chez l'homme au Canada ; 1 homme sur 7 en est atteint. En 2005, on estime qu'il y aura 20 500 nouveaux cas de cancer de la prostate (Société canadienne du cancer, 2004). De ce nombre 4 300 en mourront, dont 900 au Québec ; on prévoit qu'il y aura 3 500 nouveaux cas au Québec en 2005 (Société canadienne du cancer, 2005).

Le cancer de la prostate est la troisième cause de décès par cancer chez les hommes (Société canadienne du cancer, 2005). Il est la deuxième cause de mortalité due au cancer chez les Nord-Américains âgés de plus de 55 ans (Greenlee *et al.*, 2001). Le taux de cancer de la prostate est deux fois plus élevé chez les hommes de race noire que chez les Blancs, et les premiers risquent davantage de mourir d'un cancer de la prostate.

Le vieillissement est un des facteurs de risque de ce cancer : l'incidence augmente rapidement après l'âge de 50 ans, et plus de 70 % des hommes atteints ont au-delà de 65 ans. Il peut y avoir une prédisposition familiale dans 5 à 10 % des cas. Le fait d'avoir un père ou un frère atteint d'un cancer de la prostate double le risque, lequel augmente encore davantage si plusieurs membres de la famille l'ont eu aussi et s'ils étaient jeunes au moment du diagnostic. Un régime alimentaire riche en viande rouge et en matières grasses augmente également le risque (American Cancer Society, 2002). À l'opposé, une alimentation riche en poisson gras (maquereau, sardine, saumon ou thon deux ou trois fois par semaine) le réduirait considérablement (Bême, 2005). La prise de finastéride (Proscar) permet de diminuer le risque de 25 %, mais elle augmente celui des cancers peu différenciés (Thompson, 2003). On mène actuellement une vaste étude dans le but de déterminer s'il est possible de prévenir le cancer de la prostate en utilisant certains suppléments sélectionnés ou de la dutastéride (Avodart).

Manifestations cliniques

À ses débuts, le cancer de la prostate est généralement asymptomatique. Ce n'est qu'au stade avancé que les symptômes d'obstruction se manifestent. L'évolution de ce cancer est variable. Si la tumeur est grosse au point d'empiéter sur le col de la vessie et de comprimer le jet urinaire, on observe des mictions difficiles et fréquentes, une rétention urinaire ou une diminution de la force et du volume du jet. Les autres symptômes sont notamment la présence de sang dans les urines (hématurie) ou dans le sperme, et une éjaculation douloureuse. L'hématurie peut indiquer que le cancer envahit l'urètre ou la vessie, ou les deux. Les métastases peuvent atteindre les os et les ganglions lymphatiques. Elles se manifestent notamment par des douleurs au dos, à la hanche, au périnée ou au rectum, de l'anémie, une perte de poids, de la faiblesse, des nausées et une oligurie (diminution du débit urinaire). Malheureusement, ces symptômes sont parfois les premières manifestations du cancer de la prostate.

Examen clinique et examens paracliniques

Un dépistage précoce accroît les chances de guérison du cancer de la prostate. Tout homme âgé de plus de 40 ans devrait donc subir un toucher rectal lors de son examen général périodique. Il est également important qu'une palpation rectale de la glande soit effectuée régulièrement (de préférence par le même examinateur), car le cancer peut à ses débuts se présenter sous la forme d'un nodule dans la substance de la glande ou d'une induration diffuse du lobe postérieur. Les tumeurs plus avancées sont dures et fixes. Le toucher rectal permet de recueillir des données cliniques sur le rectum, le sphincter anal et les caractéristiques des selles.

On confirme le diagnostic grâce à un examen histologique de tissus prélevés par résection transurétrale, prostatectomie ouverte ou biopsie par aspiration (périnéale ou transrectale). La biopsie à l'aiguille fine permet d'obtenir rapidement et sans douleur des cellules prostatiques à des fins d'examen cytologique. Elle aide également à établir le stade du cancer.

La plupart des cancers de la prostate sont diagnostiqués à l'occasion d'une consultation pour des symptômes d'obstruction urinaire ou après qu'on a décelé des anomalies lors d'un toucher rectal. Dans 10 à 20 % des cas, le cancer est détecté fortuitement pendant une résection transurétrale visant à traiter une affection bénigne ou une prostatite. La personne présente rarement d'autres signes et symptômes, tels qu'une azotémie (composés azotés dans le sang), une faiblesse, de l'anémie ou une douleur osseuse.

L'épithélium de la prostate, normal ou néoplasique, produit l'APS, une sérine protéase neutre qui est sécrétée dans

---

RECHERCHE EN SCIENCES INFIRMIÈRES 51-1

Effets du cancer de la prostate

M.I. Fitch, R. Gray, E. Franssen et B. Johnson (2000). Men's perspectives on the impact of prostate cancer : Implications for oncology nurses. *Oncology Nursing Forum, 27*(8), 1255-1263.

OBJECTIF

Cette étude visait, d'une part, à décrire l'expérience des hommes atteints d'un cancer de la prostate et le soutien qu'ils utilisent et, d'autre part, à comparer les hommes qui ont un cancer récidivant de la prostate à ceux qui n'ont pas de récidive.

DISPOSITIF ET ÉCHANTILLON

On a choisi d'effectuer une étude descriptive sur 120 hommes atteints d'un cancer récidivant de la prostate et sur 845 hommes ayant un cancer non récidivant de la prostate, tous vivant au Canada. Les sujets ont été sélectionnés dans des cabinets d'urologues ou des groupes d'entraide. Pour recueillir des informations auprès des sujets, on a mené une enquête comportant 52 questions élaborées par des chercheurs.

L'analyse des données descriptives portait sur les caractéristiques démographiques, les problèmes rencontrés, l'aide reçue pour résoudre les problèmes, les facteurs entourant le soutien émotionnel (par exemple satisfaction par rapport à la communication et à l'information reçue, bienfaits des groupes d'entraide) et les répercussions de l'affection et du traitement sur le mode de vie (par exemple relations avec la partenaire, les enfants et les amis; perspectives d'emploi et vie professionnelle; situation financière; temps consacré aux loisirs; santé mentale; responsabilités ménagères). On a comparé les deux groupes sur la base des variables pertinentes.

RÉSULTATS

Les hommes des deux groupes ont signalé des problèmes physiques et psychologiques, même si les hommes atteints d'un cancer récidivant étaient plus fréquemment touchés que les autres. Le problème le plus souvent mentionné dans les deux groupes était le dysfonctionnement sexuel mais, parmi les hommes atteints d'un cancer récidivant, un pourcentage considérablement plus élevé signalait des problèmes liés aux effets secondaires, à la douleur et à la colère. Bien que peu d'hommes aient dit avoir de la difficulté à parler à leur médecin, 10 % des hommes présentant une récidive avaient de la difficulté à le faire, contre 2 % des hommes ne présentant pas de récidive ($p < 0,025$). Le pourcentage d'hommes atteints d'un cancer récidivant qui se disaient insatisfaits des informations reçues était plus élevé que celui des hommes sans récidive de cancer tant en ce qui concerne les effets secondaires et les symptômes possibles (31 % contre 14 %, $p < 0,005$) qu'en ce qui concerne leur état de santé (25 % contre 10 %, $p < 0,005$). Les hommes des deux groupes ont dit avoir reçu une aide peu adéquate pour des problèmes tels que les effets secondaires, l'incontinence, le dysfonctionnement sexuel et la douleur.

Dans l'ensemble, les hommes comptaient surtout sur leur famille et leurs amis quand ils éprouvaient le besoin de parler, puis venaient les professionnels de la santé et les groupes d'entraide. Les sujets ont aussi indiqué qu'ils désiraient obtenir plus d'informations sur les réactions émotionnelles possibles à la maladie, sur la possibilité de s'entretenir avec un autre homme atteint d'un cancer de la prostate, de même que sur les thérapies complémentaires et l'alimentation.

IMPLICATIONS POUR LA PRATIQUE INFIRMIÈRE

L'infirmière doit évaluer l'état physique et psychosocial de la personne dès que le diagnostic est posé, puis de manière continue, de façon à déterminer ses besoins et à lui donner des soins efficaces en temps opportun. Les personnes exposées à un risque élevé de problèmes psychosociaux sont celles qui ne disposent pas d'un réseau social leur permettant de parler de leurs expériences. Pour aider la personne à faire face aux conséquences du cancer de la prostate et à son traitement, particulièrement en cas de récidives, l'infirmière doit l'informer sur l'affection et lui donner l'occasion de parler de ses inquiétudes. De plus, les données de l'évaluation l'aideront à établir et à donner des soins efficaces. Il est conseillé d'orienter la personne vers un groupe d'entraide, en particulier quand elle n'a aucun soutien social.

la lumière de la glande (Brawer, Cheli, Neaman *et al.*, 2000 ; Kalish et McKinlay, 1999). On peut faire une analyse sanguine pour mesurer la concentration d'APS, laquelle est proportionnelle à la masse totale de la prostate. Cet antigène témoigne de la présence de tissu prostatique, mais ne signifie pas nécessairement qu'il y a malignité. On utilise le dosage de l'APS principalement pour surveiller les effets du traitement anticancéreux et dépister la progression locale d'une tumeur ou de sa récidive.

L'échographie transrectale est indiquée en cas de taux d'APS élevé et de résultats anormaux au toucher rectal. Elle peut faciliter le dépistage d'un cancer de la prostate non palpable et aider à déterminer le stade d'un cancer localisé. Les biopsies de la prostate se font souvent grâce à l'échographie.

Les autres examens paracliniques sont notamment les suivants : scintigraphie osseuse pour dépister les métastases osseuses ; radiographies pour détecter les métastases ostéoblastiques ; pyélographie excrétrice pour mettre en évidence les changements dus à l'obstruction urétrale ; épreuves d'exploration de la fonction rénale et tomodensitométrie ou lymphangiographie pour dépister les métastases dans les ganglions pelviens.

L'anticorps monoclonal Capromad Pentedine radiomarqué à l'indium 111 (ProstaScint) est attiré par l'antigène prostatique spécifique qui se trouve dans les cellules cancéreuses de la prostate (Narayan *et al.*, 2000). L'élément radioactif fixé à l'anticorps est rendu visible par balayage, ce qui permet de déterminer l'étendue du cancer dans les ganglions lymphatiques ou dans d'autres parties du corps. On effectue cet examen lorsqu'on vient de poser un diagnostic de cancer chez des hommes qui semblent avoir un cancer localisé mais avec risque élevé de métastases. On peut aussi utiliser cette technique chez les hommes qui ont subi une prostatectomie et qui présentent un taux d'APS croissant.

Complications sexuelles

Les hommes atteints d'un cancer de la prostate présentent souvent un dysfonctionnement sexuel avant même le diagnostic. Chaque traitement du cancer (voir ci-dessous) augmente l'incidence des problèmes sexuels, et l'hormonothérapie altère les mécanismes du système nerveux central qui régissent le désir sexuel et l'excitation.

Le sildénafil (Viagra) est efficace dans le traitement du dysfonctionnement érectile chez les hommes peu âgés après une prostatectomie radicale rétropubienne, particulièrement si on a préservé les paquets vasculonerveux (Zagaja, Mhoon, Aiken *et al.*, 2000). Il permet aussi de remédier à un dysfonctionnement partiel ou modéré consécutif à une radiothérapie effectuée pour traiter un cancer localisé de la prostate (Zelefsky, 1999).

Traitement médical

On choisit le traitement en fonction du stade de l'affection, de l'âge et des symptômes de la personne. Mettant en relation le taux d'APS avec le stade clinique et la classe pathologique de la tumeur, Partin et ses collaborateurs (1997) ont créé un nomogramme qui permet de prédire le stade pathologique du cancer localisé de la prostate. On peut utiliser ce nomogramme pour prendre des décisions relatives au traitement et pour en prédire les résultats. Les soins et traitements prodigués à la personne atteinte d'un cancer de la prostate sont résumés à la page suivante, dans le plan thérapeutique infirmier.

Chirurgie

La prostatectomie radicale (ablation de la prostate et des vésicules séminales) est le traitement chirurgical préconisé pour les personnes dont l'affection est curable et dont l'espérance de vie est d'au moins 10 ans (Carroll *et al.*, 2001). Toutefois, elle entraîne un dysfonctionnement érectile et, dans 5 à 10 % des cas, un degré variable d'incontinence urinaire (Bishoff, Motley, Optenberg *et al.*, 1998).

Radiothérapie

Un cancer de la prostate découvert à ses débuts peut être traité par une radiothérapie curative. On peut utiliser la curiethérapie au moyen d'un accélérateur linéaire ou l'irradiation interstitielle (implantation d'iode ou d'or radioactif) associée à une lymphadénectomie pelvienne (Carroll *et al.*, 2001). La curiethérapie exige environ 6 ou 7 semaines de traitements quotidiens (5 jours/semaine). On effectue l'implant interstitiel de grains radioactifs sous anesthésie. On place entre 80 et 100 grains sous guidage échographique. La personne peut rentrer chez elle après l'intervention, mais elle doit éviter tout contact étroit avec les femmes enceintes et les enfants pendant au moins 2 mois ; pour les autres, les risques sont minimes. Les consignes de sécurité relatives à la radiation portent notamment sur la filtration de l'urine (pour récupérer les grains radioactifs) et le port d'un condom lors des rapports sexuels pendant les 2 semaines qui suivent l'implantation des grains (car ils peuvent s'échapper par l'urètre).

Les effets secondaires de la radiothérapie, généralement transitoires, comprennent la rectite (inflammation du rectum), l'entérite (inflammation de la muqueuse intestinale) et la cystite (inflammation de la vessie) dues aux rayonnements ionisants qui affectent les tissus à proximité de la prostate (Horwitz et Hanks, 2000 ; Krumholtz *et al.*, 2000 ; Ragde, Grado, Nadir *et al.*, 2000). L'irritation de la vessie et de l'urètre due à la radiothérapie peut entraîner de la douleur pendant la miction et l'éjaculation, et ce jusqu'à ce que l'irritation disparaisse. La radiothérapie a moins d'effets que la chirurgie sur la capacité sexuelle. Dans le cas d'un cancer localisé au stade avancé, on recourt souvent à l'hormonothérapie avant et pendant la radiothérapie afin de circonscrire la tumeur et de favoriser la survie sans récidive (Lue, 2000).

Hormonothérapie

On recourt à l'hormonothérapie pour stopper les progrès du cancer de la prostate plutôt que pour le guérir (Carroll *et al.*, 2001). Au début des années 1940, on a découvert que la majorité de ces cancers sont androgénodépendants et qu'on peut les enrayer en supprimant la production d'androgènes. L'hormonothérapie supprime la stimulation androgénique au niveau de la prostate en réduisant les taux de testostérone plasmatique, en interrompant sa conversion en dihydrotestostérone et en diminuant sa fixation à la glande. Par conséquent,

(suite p. 295)

PLAN THÉRAPEUTIQUE INFIRMIER

Personne atteinte d'un cancer de la prostate

INTERVENTIONS INFIRMIÈRES	JUSTIFICATIONS SCIENTIFIQUES	RÉSULTATS ESCOMPTÉS

Diagnostic infirmier: anxiété, reliée à l'inquiétude et au manque de connaissances sur le diagnostic, le plan de traitement et le pronostic
Objectif: réduire le stress et améliorer la capacité d'adaptation

INTERVENTIONS INFIRMIÈRES	JUSTIFICATIONS SCIENTIFIQUES	RÉSULTATS ESCOMPTÉS
1. Au cours de l'anamnèse, déterminer: a) les raisons de l'inquiétude de la personne; b) sa connaissance de l'affection; c) son expérience antérieure du cancer; d) sa connaissance du diagnostic et du pronostic; e) son réseau de soutien et ses capacités d'adaptation. 2. Donner de l'enseignement sur l'affection et le plan de traitement: a) décrire les examens paracliniques en termes simples, en précisant leur durée et leur déroulement; b) passer en revue le plan de traitement en offrant à la personne l'occasion de poser des questions. 3. Évaluer la réaction psychologique de la personne au diagnostic et au pronostic, ainsi que les stratégies d'adaptation au stress qu'elle a employées dans le passé. 4. Donner des renseignements sur les ressources institutionnelles et communautaires en matière d'adaptation au cancer de la prostate: services sociaux, groupes de soutien, organismes communautaires.	1. L'infirmière doit clarifier ces informations avec la personne, ce qui permet de mieux comprendre comment elle affronte son affection. 2. En aidant la personne à comprendre les examens paracliniques et le plan de traitement, on réduit son anxiété. 3. Ces renseignements offrent des indices permettant de définir les mesures qui favoriseront l'adaptation. 4. Les ressources institutionnelles et communautaires peuvent aider la personne et sa famille à s'adapter à l'affection et au traitement sur une base continue.	■ La personne paraît plus détendue. ■ Elle dit éprouver moins d'anxiété. ■ Ses réponses indiquent qu'elle comprend l'affection et le traitement. ■ Elle communique ouvertement avec son entourage.

Diagnostic infirmier: rétention urinaire, reliée à une obstruction de l'urètre causée par une hypertrophie ou un adénome de la prostate, et par la perte du tonus musculaire de la vessie due à une distension ou à une rétention prolongée
Objectif: rétablir le mode d'élimination urinaire normal

INTERVENTIONS INFIRMIÈRES	JUSTIFICATIONS SCIENTIFIQUES	RÉSULTATS ESCOMPTÉS
1. Déterminer le mode d'élimination urinaire antérieur de la personne. 2. Noter les signes et symptômes de rétention urinaire: volume et fréquence des mictions, globe vésical, envies impérieuses d'uriner et malaises. 3. Mesurer le volume résiduel au moyen d'un cathétérisme vésical. 4. Prendre des mesures pour traiter la rétention urinaire: a) encourager la personne à uriner en position normale; b) recommander l'utilisation de la manœuvre de Valsalva; c) administrer les médicaments cholinergiques, selon l'ordonnance; d) surveiller les effets des médicaments. 5. Consulter le médecin au sujet d'un recours au cathétérisme intermittent ou à une sonde vésicale, et assister celui-ci au besoin. 6. Surveiller le fonctionnement de la sonde vésicale, assurer la stérilité du système fermé et effectuer l'irrigation au besoin. 7. S'il y a lieu, préparer la personne à la chirurgie.	1. On obtient ainsi des données de base permettant de faire des comparaisons et de définir les objectifs. 2. Il faut soupçonner une rétention urinaire quand la personne émet souvent de petites quantités d'urine (20 à 30 mL) et quand le débit urinaire ne correspond pas à l'apport liquidien. 3. On peut ainsi dépister la rétention urinaire. 4. Ces mesures favorisent la miction. a) L'élimination est facilitée parce que la personne est plus détendue. b) La manœuvre de Valsalva exerce une pression qui force l'urine à sortir de la vessie. c) On stimule ainsi les contractions de la vessie. d) Si les médicaments ne sont pas efficaces, on envisagera d'autres mesures. 5. Le cathétérisme soulage la rétention urinaire jusqu'à ce qu'on puisse en préciser la cause; dans certains cas, il faut recourir à la chirurgie pour supprimer l'obstruction. 6. La sonde vésicale doit fonctionner correctement pour remplir sa fonction; il est essentiel de prévenir les infections. 7. Une opération peut être nécessaire pour supprimer l'obstruction.	■ L'élimination urinaire se fait à une fréquence normale. ■ La personne dit ne pas éprouver d'envies fréquentes et impérieuses d'uriner ni de sensation de plénitude vésicale. ■ Après l'élimination, il y a absence de globe vésical palpable. ■ Le bilan des ingesta et des excreta est normal.

INTERVENTIONS INFIRMIÈRES	JUSTIFICATIONS SCIENTIFIQUES	RÉSULTATS ESCOMPTÉS

Diagnostic infirmier: connaissances insuffisantes sur le cancer, les affections urinaires et les modalités du traitement
Objectif: comprendre le diagnostic et prendre soin de soi

INTERVENTIONS INFIRMIÈRES	JUSTIFICATIONS SCIENTIFIQUES	RÉSULTATS ESCOMPTÉS

1. Établir une bonne communication avec la personne.
2. Passer en revue l'anatomie de la région affectée.
3. Donner à la personne des renseignements précis sur son plan de traitement.
 	
4. Recommander à la personne des mesures visant à réduire la pression au siège de l'incision après la prostatectomie:
  a) éviter de rester trop longtemps debout ou assise (dans un fauteuil ou en voiture) ou de marcher longtemps;
  b) éviter les efforts, que ce soit en faisant de l'exercice, en allant à la selle, en soulevant un objet ou au cours des relations sexuelles.
5. Recommander à la personne des mesures visant à rétablir ou à conserver la maîtrise de sa vessie:
 	
  a) uriner quand elle en ressent le besoin (c'est-à-dire, en général, à intervalles de 2 ou 3 heures); uriner en position assise ou debout;
  b) éviter le cola et la caféine, et ne pas boire en soirée pour prévenir la nycturie;
  c) décrire les exercices du périnée à faire toutes les heures;
  d) établir avec la personne un horaire convenant à ses habitudes.
6. Faire la démonstration de l'entretien de la sonde vésicale; encourager la personne à poser des questions; insister sur l'importance de la position du sac collecteur.
	1. Il s'agit d'établir une relation de confiance et d'empathie.
	2. Il est essentiel de connaître l'anatomie pour comprendre les fonctions organiques.
	3. Ces renseignements dépendent du plan de traitement établi pour la personne; on peut l'adapter.
	4. Ces précautions, nécessaires pendant 6 à 8 semaines après l'opération, visent à empêcher les hémorragies.
	
	5. Ces mesures aident la personne à réduire la fréquence des mictions et les fuites; elles contribuent aussi à prévenir la rétention urinaire.
	  a) La vessie se vide mieux quand la personne est debout ou assise.
	
	  b) On réduit ainsi les mictions fréquentes.
	
	  c) Ces exercices aident à commander le début et la fin du jet urinaire.
	  d) Disposer d'un horaire aide la personne à effectuer ses activités habituelles.
	6. La personne qui est capable de faire la démonstration de l'emploi de la sonde vésicale (collecte, vidange et entretien) se sent plus autonome et est davantage en mesure de prévenir le reflux de l'urine et les infections qui y sont associées.
		■ La personne parle ouvertement de ses inquiétudes et de ses problèmes.
		■ Elle pose des questions et s'intéresse à son état de santé.
		■ Elle décrit des activités qui peuvent favoriser ou entraver sa guérison.
		■ Elle énumère des moyens de rétablir ou de conserver la maîtrise de sa vessie.
		■ Elle fait montre d'une bonne connaissance des mesures d'entretien de la sonde et elle en maîtrise la technique.
		■ Elle énumère les signes et symptômes dont elle doit signaler l'apparition.

Diagnostic infirmier: alimentation déficiente, reliée à la diminution de l'apport oral, en raison d'une anorexie, de nausées et de vomissements provoqués par l'affection ou son traitement
Objectif: maintenir un état nutritionnel optimal

INTERVENTIONS INFIRMIÈRES	JUSTIFICATIONS SCIENTIFIQUES	RÉSULTATS ESCOMPTÉS

1. Évaluer la quantité de nourriture consommée.
2. Peser régulièrement la personne.
 	
3. Demander à la personne d'expliquer les raisons qui l'empêchent de manger davantage.
4. Respecter les préférences alimentaires de la personne (par exemple éviter les aliments trop épicés ou trop froids).
5. Reconnaître les effets des médicaments ou de la radiothérapie sur l'appétit.
6. Avertir la personne qu'une modification du goût des aliments peut se produire.
 	
7. Prendre des mesures pour réduire les nausées et les vomissements:
  a) administrer des antiémétiques régulièrement si nécessaire, selon l'ordonnance;
  b) donner des soins de la bouche après les vomissements;
  c) assurer des périodes de repos après les repas.
	1. Cette évaluation est une indication de l'apport nutritionnel.
	2. Effectuer une pesée régulière sur le même pèse-personne et dans des conditions identiques permet de noter les changements de poids.
	3. Ces explications peuvent faire ressortir des pratiques faciles à corriger.
	4. L'appétit de la personne sera meilleur si les aliments lui plaisent.
	
	5. La radiothérapie et certains antinéoplasiques provoquent de l'anorexie.
	6. Le vieillissement et l'affection peuvent entraîner une perte de la sensibilité aux saveurs. De plus, l'odorat et le goût peuvent être modifiés à cause de l'absorption par l'organisme des sous-produits de la destruction cellulaire due au cancer et à son traitement.
	7. La prévention des nausées et des vomissements peut favoriser l'appétit.
		■ La personne réagit favorablement à ses aliments préférés.
		■ Elle assume la responsabilité de son hygiène buccale.
		■ Son appétit s'étant amélioré, elle constate qu'elle a pris du poids.

Personne atteinte d'un cancer de la prostate (*suite*)

INTERVENTIONS INFIRMIÈRES	JUSTIFICATIONS SCIENTIFIQUES	RÉSULTATS ESCOMPTÉS
8. Offrir à la personne plusieurs petits repas dans une ambiance agréable. 9. Évaluer la capacité de la personne à se procurer la nourriture et à la préparer.	8. La personne tolère mieux les petits repas. 9. Cette capacité peut être compromise par l'invalidité ou l'absence de soutien social.	

Diagnostic infirmier : dysfonctionnement sexuel, relié aux effets du traitement (chimiothérapie, hormonothérapie, radiothérapie, chirurgie)
Objectif : modifier ses habitudes sexuelles et en retirer une satisfaction

1. Déterminer, d'après le bilan de santé, les effets de la maladie sur la fonction sexuelle de la personne. 2. Expliquer à la personne les effets du traitement (prostatectomie, orchidectomie, chimiothérapie, radiothérapie ou hormonothérapie) sur la fonction sexuelle. 3. Aider le (la) partenaire à comprendre la situation ; encourager le couple à chercher de nouveaux moyens de manifester leurs sentiments.	1. En général, la personne connaît une baisse de la libido et plus tard un dysfonctionnement érectile. 2. Les modalités du traitement peuvent altérer la fonction sexuelle ; les effets de chaque traitement doivent faire l'objet d'une évaluation distincte. 3. Souvent, la maladie renforce les liens dans le couple en ranimant les sentiments.	■ La personne décrit les raisons de la modification de sa fonction sexuelle. ■ Elle parle, avec les professionnels de la santé appropriés, des nouvelles pratiques sexuelles qui lui procurent une satisfaction. ■ Elle fait participer le (la) partenaire aux discussions relatives aux changements de sa fonction sexuelle.

Diagnostic infirmier : douleur, reliée à l'évolution de la maladie et aux modalités du traitement
Objectif : soulager la douleur

1. Déterminer la nature, le siège et l'intensité de la douleur. 2. Éviter les gestes qui peuvent aggraver la douleur. 3. La douleur étant le plus souvent liée aux métastases osseuses, veiller à ce que la personne repose sur un matelas ferme placé sur une planche, et prendre des mesures pour éviter les chutes et les blessures. 4. Soutenir les membres affectés. 5. Le cas échéant, préparer la personne à la radiothérapie. 6. Administrer un analgésique ou un opioïde à intervalles réguliers, selon l'ordonnance. 7. Amorcer le programme favorisant le transit intestinal de façon à prévenir la constipation.	1. Les données sur la douleur permettent de choisir des mesures de soulagement appropriées et d'évaluer l'efficacité du traitement. 2. Les coups sur le lit, par exemple, peuvent facilement exacerber la douleur de la personne. 3. La personne est mieux soutenue et plus à l'aise. Éviter les blessures la protège des douleurs supplémentaires. 4. Le soutien et la restriction des mouvements des membres affectés contribuent à soulager la douleur. 5. La radiothérapie soulage parfois la douleur. 6. Les analgésiques modifient la perception de la douleur et améliorent le bien-être. On soulage mieux la personne en les administrant de façon régulière jour et nuit, plutôt qu'à la demande. 7. Les analgésiques opioïdes et l'inactivité favorisent la constipation.	■ La personne dit que la douleur est soulagée. ■ Elle prévoit l'exacerbation de la douleur, elle en connaît les caractéristiques et l'intensité, et elle obtient un soulagement. ■ Elle connaît des méthodes de soulagement de la douleur et les utilise efficacement. ■ Elle sait quelles méthodes permettent d'éviter les complications liées à l'utilisation d'analgésiques.

Diagnostic infirmier : mobilité physique réduite et intolérance à l'activité, reliées à l'hypoxie tissulaire, à la dénutrition, à l'épuisement et à la compression de la moelle épinière ou des nerfs due à la propagation des métastases
Objectif : améliorer la mobilité physique

1. Recueillir des données sur les facteurs qui entravent la mobilité (douleur, hypercalcémie, intolérance à l'effort). 2. Soulager la douleur en administrant les médicaments prescrits. 3. Encourager l'emploi d'aides à la motricité (canne, déambulateur). 4. Demander aux proches de la personne de l'aider à faire les exercices d'amplitude des mouvements articulaires, à s'installer correctement et à marcher. 5. Encourager la personne quand elle fait un petit pas en avant. 6. Évaluer l'état nutritionnel.	1. Ces données peuvent révéler la cause du problème ; dans la mesure du possible, on traite alors cette cause. 2. Les analgésiques et les opioïdes améliorent le bien-être de la personne et lui permettent ainsi d'être plus active. 3. Disposer d'une aide à la motricité donne à la personne la confiance dont elle a besoin pour se déplacer. 4. L'aide du partenaire ou d'un proche encourage la personne à répéter les activités et à atteindre ses objectifs. 5. Les encouragements aident la personne à progresser. 6. Voir le diagnostic infirmier « Alimentation déficiente ».	■ La personne présente une amélioration de sa mobilité physique. ■ Elle se dit encouragée par des objectifs à court terme qui lui paraissent plus faciles à atteindre.

INTERVENTIONS INFIRMIÈRES	JUSTIFICATIONS SCIENTIFIQUES	RÉSULTATS ESCOMPTÉS
Problèmes traités en collaboration: hémorragie, infection, obstruction du col de la vessie **Objectif:** prévenir les complications		
1. Indiquer les signes de complications possibles après le congé et qui exigent de consulter un médecin:	1. Certains changements indiquent le début de complications et exigent des soins médicaux ou infirmiers.	■ La personne ne présente pas de saignement ni de caillots.
a) présence persistante de sang ou de caillots dans les urines;	a) Une hématurie, avec ou sans caillot, peut se produire après l'opération.	■ Elle dit ne pas ressentir de douleur autour de la sonde vésicale.
b) douleur, sensation de brûlure autour de la sonde vésicale;	b) La sonde vésicale peut être une source d'infection.	■ La fréquence de ses mictions est normale.
c) mictions fréquentes;	c) La fréquence des mictions peut être due à une infection des voies urinaires ou à une obstruction du col de la vessie, ce qui empêche une vidange complète de la vessie.	■ Son débit urinaire est normal. ■ Elle maîtrise sa vessie.
d) diminution du débit urinaire;	d) L'obstruction du col de la vessie diminue le débit d'urine.	
e) perte de plus en plus marquée de la maîtrise de la vessie.	e) L'incontinence urinaire est parfois causée par une rétention urinaire.	

l'épithélium de la prostate s'atrophie. Le traitement se donne sous forme de médicaments. Il est habituellement utilisé en cas de cancer avancé, mais peut aussi être associé à la radiothérapie ou à la chirurgie.

On peut aussi pratiquer une **orchidectomie**, ou ablation des testicules. L'opération réduit la concentration de testostérone dans le plasma, puisque 93 % de cette hormone sont produits par les testicules (et 7 % par les glandes surrénales). Par conséquent, l'activité testiculaire nécessaire à la croissance prostatique est entravée, ce qui entraîne une atrophie de la prostate. L'orchidectomie n'entraîne pas les effets secondaires associés aux médicaments d'hormonothérapie mais, comme toute forme de thérapie antiandrogénique, elle cause des dysfonctionnements érectiles et peut occasionner des bouffées de chaleur en plus d'avoir des répercussions considérables sur le plan psychique.

On a longtemps utilisé les œstrogènes, généralement sous la forme de diéthylstilbœstrol (DES), pour inhiber les gonadotrophines responsables de l'activité androgène des testicules, éliminant ainsi les hormones qui favorisent la croissance de la tumeur. Le DES réduit les symptômes d'un cancer évolué de la prostate, la taille de la tumeur et la douleur causée par les métastases, ce qui améliore le bien-être de la personne. Cependant, il augmente considérablement les risques de thrombose veineuse, d'embolie pulmonaire, d'infarctus du myocarde et d'accident vasculaire cérébral. Les autres effets secondaires de l'œstrogénothérapie sont notamment les suivants: dysfonctionnement érectile, baisse de la libido, difficulté d'atteindre l'orgasme, diminution de la production de sperme et gynécomastie (augmentation des glandes mammaires chez l'homme).

Les nouvelles hormonothérapies sont notamment les analogues de la gonadolibérine, ou LHRH (leuprolide [Lupron] et goséréline [Zoladex]), et les agents antiandrogéniques (bicalutamide [Casodex], flutamide [Euflex], nilutamide [Anandron]). Les analogues de la LHRH stimulent l'hypophyse, ce qui cause initialement une augmentation de la production de FSH et de LH qui vont accélérer la synthèse de testostérone par les testicules. Dans les 10 à 14 premiers jours de traitement, cet afflux de testostérone peut aggraver les symptômes du cancer, comme la douleur. Au fil des semaines de traitement, la sti-mulation continue par l'agoniste LHRH cause une rétroaction négative au niveau de l'hypophyse, ce qui entraîne une diminution importante de la production de FSH et de LH. Du même coup, la sécrétion de testostérone connaît une baisse très marquée. Les analogues de la LHRH s'administrent par intervalles de 1 à 4 mois sous forme d'injections (intramusculaires pour le leuprolide et sous-cutanées pour la goséréline). Leurs principaux effets indésirables sont les dysfonctionnements érectiles, les bouffées de chaleur et la baisse de la libido. Les agents antiandrogéniques bloquent directement l'effet des androgènes au niveau de la prostate. Les effets indésirables qu'ils occasionnent sont principalement la gynécomastie et les bouffées de chaleur. Contrairement aux analogues de la LHRH, ils causent peu de dysfonctionnements érectiles (Carroll *et al.*, 2001). On peut combiner les analogues de la LHRH et les antiandrogènes pour obtenir un blocage androgénique plus complet. L'acétate de cyprotérone (Androcur) est un dérivé de la progestérone synthétique comportant des propriétés antiandrogéniques. Il peut être utilisé dans le traitement du cancer de la prostate de stade avancé.

Autres traitements

On recourt à la **cryochirurgie** pour traiter le cancer chez les personnes qui ne peuvent pas tolérer physiquement une chirurgie ou qui ont un cancer récidivant. Sous guidage échographique, on insère des sondes transpérinéales dans la prostate pour congeler directement les tissus. On peut aussi recourir à la chimiothérapie, en utilisant par exemple de la mitoxantrone (Novantrone), du docétaxel (Taxotere) ou de l'estramustine (Emcyt).

Pour maintenir la perméabilité de l'urètre, il est parfois nécessaire d'effectuer des résections transurétrales répétées. Lorsque ce n'est pas possible, on assure le drainage au moyen d'une sonde qu'on introduit par voie suspubienne ou transurétrale.

Dans les cas de cancer avancé de la prostate, les mesures palliatives sont indiquées. Bien que la guérison soit peu probable, beaucoup d'hommes vivent longtemps sans apparition de métastases. Par contre, si elles se propagent aux os, les métastases entraînent des lésions qui peuvent être très douloureuses. On soulage alors la douleur à l'aide de médicaments opioïdes et non opioïdes, comme les AINS et les biphosphonates intraveineux (pamidronate [Aredia], acide zolédronique [Zometa]). On peut aussi la soulager par radiothérapie transcutanée sur les lésions osseuses ou, dans les cas de métastases multiples, par l'administration intraveineuse de produits radiopharmaceutiques, comme le strontium 89 et le samarium 153 (Cherney, 2000). On recourt aux thérapies antiandrogènes pour réduire les androgènes dans le sang. On peut aussi administrer une chimiothérapie palliative avec des médicaments comme la prednisone et la mitoxantrone pour soulager la douleur et améliorer la qualité de vie. On effectue des transfusions sanguines pour maintenir des taux d'hémoglobine appropriés quand les tumeurs détruisent la moelle osseuse.

PERSONNE SUBISSANT UNE PROSTATECTOMIE

La prostatectomie est indiquée chez les hommes atteints d'une hyperplasie prostatique bénigne ou d'un cancer de la prostate. Les interventions préopératoires visent à évaluer l'état de santé général de la personne et à améliorer sa fonction rénale. Il faut effectuer l'opération avant l'apparition d'une rétention urinaire aiguë qui pourrait endommager les voies urinaires supérieures ou, dans le cas d'un cancer de la prostate, avant la progression de la tumeur.

Interventions chirurgicales

Il existe plusieurs techniques d'ablation de la partie fibroadénomateuse hypertrophiée de la prostate (tableau 51-3 ■): la résection transurétrale (RTUP), l'ablation à ciel ouvert – prostatectomie suspubienne, prostatectomie périnéale, prostatectomie rétropubienne – et l'incision transurétrale (ITUP). Dans chaque cas, le chirurgien évide la loge prostatique en retirant l'ensemble du tissu hyperplasique. Les techniques transurétrales (RTUP et ITUP) n'exigent aucune incision cutanée, contrairement aux trois autres interventions. Le choix de l'intervention dépend de l'atteinte sous-jacente, de l'âge de la personne, de son état physique et de sa préférence. Une nouvelle technique est en cours d'implantation: la prostatectomie radicale par laparoscopie.

Résection transurétrale

La résection transurétrale de la prostate (RTUP) est la méthode la plus souvent utilisée. On introduit un instrument endoscopique dans l'urètre jusqu'à la prostate, qu'on peut alors voir directement, puis on actionne l'anse coupante pour effectuer la résection de l'adénome en petits morceaux (figure 51-4A ■). La RTUP permet d'éviter l'incision, et on peut l'utiliser pour des adénomes de différentes tailles. Elle est particulièrement indiquée chez les personnes dont l'adénome est de petite taille et pour qui la chirurgie présente un danger grave.

La RTUP n'exige généralement qu'une hospitalisation de courte durée. Cependant les rétrécissements sont fréquents, et il peut être nécessaire de répéter l'opération, car le tissu

prostatique résiduel peut continuer de croître. La RTUP entraîne rarement un dysfonctionnement érectile, mais elle peut causer une éjaculation rétrograde: l'ablation du tissu prostatique au col de la vessie peut en effet provoquer un reflux du liquide séminal dans la vessie durant l'éjaculation.

Ablation à ciel ouvert

Les prostatectomies suspubienne, périnéale et rétropubienne nécessitent que l'on pratique une incision chirurgicale.

Prostatectomie suspubienne La prostatectomie suspubienne consiste à effectuer l'ablation de la prostate par une incision abdominale. On ouvre la vessie et on retire la prostate par le dessus (figure 51-4B ■). On peut utiliser cette technique quelle que soit la taille de l'adénome. Elle entraîne peu de complications, mais les pertes sanguines sont relativement plus abondantes qu'avec les autres méthodes. Elle comporte aussi les mêmes risques que toute chirurgie abdominale.

Prostatectomie périnéale La prostatectomie périnéale consiste à retirer la prostate par une incision effectuée dans le périnée (figure 51-4C ■). On l'utilise généralement en dernier recours ou pour une biopsie ouverte. Après l'opération, la plaie peut se contaminer facilement à cause de la proximité du rectum. De plus, cette technique comporte un risque élevé d'incontinence, de dysfonctionnement érectile et de lésions rectales.

Prostatectomie rétropubienne La prostatectomie rétropubienne, plus souvent employée que la prostatectomie suspubienne, consiste à pratiquer une incision dans le bas de l'abdomen, puis à atteindre la prostate entre la symphyse pubienne et la vessie, sans incision de celle-ci (figure 51-4D ■). Cette technique convient en cas de gros adénome logé haut dans le bassin. L'hémorragie est aisément enrayée, et la visualisation est bonne. Cependant, des infections se manifestent fréquemment dans l'espace prévésical.

Incision transurétrale

L'incision transurétrale de la prostate (ITUP) est utilisée dans le traitement de l'hyperplasie prostatique bénigne. On insère un instrument dans l'urètre (figure 51-4E ■). On pratique une ou deux incisions dans la prostate et sa capsule pour réduire la pression de la glande sur l'urètre et pour diminuer la constriction de celui-ci. L'incision transurétrale est indiquée pour les adénomes de petite taille (30 g ou moins). Elle constitue un traitement efficace dans bien des cas d'hyperplasie prostatique bénigne. On peut la pratiquer en consultation externe, et le taux de complications qui lui est associé est plus faible que pour les méthodes effractives (Mebust, 1998).

Prostatectomie radicale par laparoscopie

Cette technique de prostatectomie a récemment été mise au point en France. Même si elle n'est pas encore largement utilisée en Amérique du Nord, elle devrait remplacer dans bien des cas les opérations lourdes pour les cancers localisés de la prostate. La voie laparoscopique permet de mieux voir le site chirurgical et les régions avoisinantes. Selon des données préliminaires, l'intervention provoque moins d'hémorragies

Comparaison des différentes techniques de prostatectomie

TABLEAU
51-3

Le choix de la technique opératoire est déterminé par (1) le volume de l'adénome prostatique, (2) la gravité de l'obstruction, (3) l'âge de la personne, (4) son état de santé et (5) la présence d'affections concomitantes.

Techniques	Avantages	Inconvénients	Soins et traitements infirmiers
RÉSECTION TRANSURÉTRALE (RTUP)			
Ablation du tissu prostatique au moyen d'un instrument endoscopique introduit dans l'urètre	■ Pas d'incision abdominale ■ Méthode comportant peu de danger et convenant aux personnes pour qui la chirurgie présente un risque ■ Hospitalisation et convalescence de courte durée ■ Faible taux de morbidité ■ Peu de douleur	■ Doit être effectuée par un chirurgien très expérimenté ■ Possibilité de récidive de l'obstruction, de lésions et de sténose de l'urètre ■ Risque d'hémorragies postopératoires	■ Être à l'affût des signes d'hémorragie. ■ Observer les symptômes de sténose urétrale (dysurie, effort à la miction, faiblesse du jet urinaire).
ABLATION À CIEL OUVERT			
Voie suspubienne	■ Technique simple ■ Vaste champ d'exploration ■ Possibilité de détecter les ganglions lymphatiques cancéreux ■ Excision plus complète de l'adénome ■ Possibilité de traiter les lésions vésicales concomitantes	■ Exige une incision de la vessie ■ Hémorragie difficile à enrayer ■ Risque de fuites d'urine autour du tube suspubien ■ Convalescence parfois longue et pénible	■ Être à l'affût des signes d'hémorragie et de choc. ■ Assurer méticuleusement l'asepsie autour du tube suspubien.
Voie périnéale	■ Accès direct du point de vue anatomique ■ Drainage sous l'action de la pesanteur ■ Cure radicale du cancer d'une grande efficacité ■ Permet l'hémostasie sous vision directe ■ Faible taux de mortalité ■ Faible incidence de choc ■ Idéale pour les personnes très âgées, frêles ou pour qui la chirurgie présente un danger	■ Incidence plus élevée d'incontinence urinaire et d'impuissance ■ Lésions possibles du rectum et du sphincter externe ■ Champ opératoire restreint ■ Risque d'infection accru	■ Éviter les lavements, les sondes et les thermomètres rectaux. ■ Utiliser des coussinets de drainage pour absorber l'excès de l'écoulement urinaire. ■ Fournir à la personne un beigne en caoutchouc mousse pour favoriser son bien-être lorsqu'elle s'assoit. ■ Surveiller la plaie pendant plusieurs jours après le retrait de la sonde pour déceler les fuites d'urine.
Voie rétropubienne	■ Pas d'incision de la vessie ■ Meilleur accès visuel et risque d'hémorragie réduit ■ Convalescence plus courte ■ Incidence réduite de lésions du sphincter vésical	■ Impossibilité de traiter les affections concomitantes de la vessie ■ Incidence accrue d'hémorragies du plexus veineux prostatique ■ Ostéite pubienne	■ Être à l'affût des signes d'hémorragie. ■ Être à l'affût des fuites post-mictionnelles qui peuvent survenir pendant plusieurs jours après le retrait de la sonde.
INCISION TRANSURÉTRALE (ITUP)			
Incision dans la prostate et dans sa capsule au moyen d'un instrument endoscopique introduit dans l'urètre	■ Résultats comparables à ceux de la RTUP ■ Incidence réduite de dysfonctionnement érectile ■ Pas de contracture du col de la vessie ■ Incidence réduite d'éjaculation rétrograde	■ Doit être effectuée par un chirurgien très expérimenté ■ Obstruction récurrente et lésion de l'urètre ■ Risque d'hémorragies postopératoires	■ Surveiller les signes d'hémorragie.

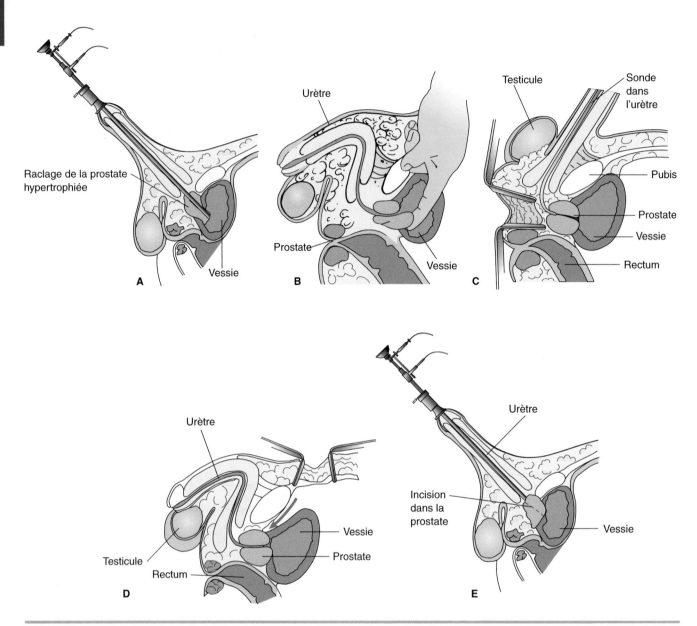

FIGURE 51-4 ■ Techniques de prostatectomie. **(A)** Résection transurétrale (RTUP). On tourne une anse métallique reliée à un courant dans le cystoscope pour racler le tissu prostatique à la hauteur de l'orifice vésical. **(B)** Prostatectomie suspubienne. Après avoir pratiqué une incision abdominale, le chirurgien effectue l'énucléation de l'adénome prostatique. **(C)** Prostatectomie périnéale. Deux écarteurs, à gauche, ouvrent les lèvres de l'incision périnéale pour permettre de voir la prostate. **(D)** Prostatectomie rétropubienne. Elle se fait par une incision dans le bas de l'abdomen. Noter les deux écarteurs et la flèche indiquant la prostate. **(E)** Incision transurétrale par laparoscopie. On effectue une ou deux incisions dans la prostate pour réduire la pression sur l'urètre.

et nécessite donc moins de transfusions sanguines. De plus, comparativement à la prostatectomie radicale, elle occasionne un séjour plus court à l'hôpital, moins de douleurs postopératoires et permet un retour plus rapide aux activités normales (Rassweiler, Sentker, Seeman *et al.*, 2001). D'autres recherches sont encore nécessaires pour évaluer les résultats à long terme de cette méthode.

Complications

Les complications varient selon le type de prostatectomie. Au nombre de celles-ci, citons notamment : l'hémorragie, la formation de caillots, l'obstruction de la sonde vésicale et le dysfonctionnement sexuel. Toutes les prostatectomies comportent des risques de dysfonctionnement érectile en raison des dommages possibles aux nerfs honteux. L'ablation totale de la prostate (généralement consécutive à un cancer) entraîne presque toujours l'impuissance mais, dans la plupart des cas, la personne peut reprendre ses activités sexuelles dans les 6 à 8 semaines qui suivent l'intervention, soit le temps nécessaire pour que la capsule prostatique guérisse. On peut pratiquer une vasectomie pendant l'opération pour empêcher toute infection de se propager de l'urètre à l'épididyme par le conduit déférent.

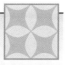

DÉMARCHE SYSTÉMATIQUE
dans la pratique infirmière

Personne atteinte d'un cancer de la prostate

❈ COLLECTE DES DONNÉES

L'infirmière évalue les effets de l'affection sous-jacente (hyperplasie prostatique bénigne ou cancer de la prostate) sur le mode de vie. L'homme était-il actif, compte tenu de son âge? Quels sont ses problèmes urinaires (décrits dans ses propres mots)? Présente-t-il une réduction de la force du jet urinaire, un retard à la miction, des envies impérieuses et fréquentes d'uriner, une nycturie, une dysurie, une rétention urinaire, une hématurie? Mentionne-t-il des problèmes concomitants, comme des maux de dos, une douleur au flanc, dans le bas de l'abdomen ou dans la région suspubienne? (Ces douleurs peuvent être causées par une infection, une rétention ou une colique néphrétique.) Présente-t-il un dysfonctionnement érectile ou des changements dans la fréquence de ses activités sexuelles ou dans le plaisir qu'il en retire?

L'infirmière doit aussi noter les antécédents familiaux de cancer, d'affections cardiaques ou rénales et d'hypertension. L'homme a-t-il perdu du poids? Est-il pâle? Peut-il se lever du lit et y retourner sans aide? Peut-il accomplir ses activités quotidiennes? Ces données aident à prévoir le moment où la personne pourra reprendre ses activités normales après la prostatectomie.

❈ ANALYSE ET INTERPRÉTATION

En se fondant sur les données recueillies, l'infirmière peut poser les diagnostics infirmiers suivants.

Diagnostics infirmiers préopératoires

- Anxiété, reliée à l'opération et à ses résultats
- Douleur aiguë, reliée à la distension de la vessie
- Connaissances insuffisantes sur l'affection et son traitement

Diagnostics infirmiers postopératoires

- Douleur aiguë, reliée à l'incision chirurgicale, à la présence d'une sonde vésicale et à des spasmes vésicaux
- Connaissances insuffisantes sur les soins postopératoires et sur la convalescence

Problèmes traités en collaboration et complications possibles

En se fondant sur les données recueillies, l'infirmière peut déterminer les complications susceptibles de survenir, notamment:

- Hémorragie et choc
- Infection
- Thrombose veineuse profonde

- Obstruction de la sonde vésicale
- Dysfonctionnement sexuel

❈ PLANIFICATION

Les principaux objectifs préopératoires sont les suivants: réduire l'anxiété; favoriser le bien-être; dispenser de l'enseignement sur l'affection et l'intervention chirurgicale; préparer la personne à l'opération. Les principaux objectifs postopératoires sont les suivants: corriger le bilan hydrique; soulager la douleur et les malaises; aider la personne à acquérir la capacité d'effectuer les autosoins; surveiller et traiter les complications, et favoriser les soins à domicile et dans la communauté.

❈ INTERVENTIONS INFIRMIÈRES PRÉOPÉRATOIRES

Réduire l'anxiété

Souvent, la personne est admise à l'établissement de soins le matin de l'opération. Comme les contacts sont souvent limités avant la chirurgie, l'infirmière doit parler avec la personne dans le but d'évaluer ses connaissances sur l'affection et le déroulement de l'intervention. Elle doit lui expliquer clairement la nature de l'opération et les résultats escomptés. De plus, elle doit lui permettre de se familiariser avec les routines préopératoires et postopératoires et prendre des mesures pour réduire son anxiété. Si la personne est réticente à parler de ses problèmes parce qu'ils sont reliés aux organes génitaux et à la sexualité, l'infirmière doit respecter son intimité et établir un climat de confiance. Souvent, la personne a des inquiétudes d'ordre sexuel dont elle a besoin de parler: par exemple, elle peut croire que ses pratiques sexuelles antérieures ont pu causer ses problèmes actuels. L'infirmière doit donc l'encourager à exprimer ses sentiments et ses craintes.

Favoriser le bien-être

Si la personne est souffrante, on lui recommande de garder le lit, on lui administre des analgésiques et on prend des mesures pour réduire son anxiété. L'infirmière surveille les habitudes d'élimination urinaire de la personne, observe les symptômes de distension de la vessie et collabore au cathétérisme. L'installation d'une sonde vésicale est indiquée en cas de rétention urinaire prolongée ou d'azotémie (accumulation de déchets azotés dans le sang). Il est souhaitable d'assurer graduellement, au cours d'une période de plusieurs jours, la décompression de la vessie, notamment si la personne est âgée et souffre d'hypertension et d'altération de la fonction rénale, ou si elle a souffert d'une importante rétention urinaire pendant plusieurs semaines. Le drainage de la vessie peut provoquer des variations de la pression artérielle et une diminution de la fonction rénale pendant quelques jours. Si la personne ne tolère pas la sonde urétrale, on la prépare à une cystostomie (chapitres 46 et 47 🔗).

Fournir de l'enseignement

Avant l'opération, l'infirmière passe en revue l'anatomie des organes affectés et explique leur fonction dans l'appareil génito-urinaire; elle peut utiliser des diagrammes et d'autres matériels didactiques pour illustrer son propos. Cet enseignement est souvent donné durant

❈ ❈ ❈

la visite précédant l'admission de la personne ou dans le cabinet de l'urologue. L'infirmière explique de nouveau à la personne les mesures de préparation aux examens paracliniques et à la chirurgie, les consignes variant selon la technique chirurgicale utilisée. Elle lui indique également où sera effectuée l'incision dans son cas: directement au-dessus de la vessie, dans le bas de l'abdomen ou dans le périnée; il n'y a pas d'incision avec la méthode transurétrale. L'infirmière renseigne aussi la personne, en répondant à ses questions et en tenant compte de ses besoins, sur le système de drainage qu'on compte utiliser, sur le type d'anesthésie et sur le fonctionnement de la salle de réveil, ainsi que sur les soins prévus immédiatement avant et après l'opération. De plus, elle lui explique quels médicaments elle devra prendre après l'opération pour soulager la douleur.

Préparer la personne à l'opération

La préparation préopératoire est décrite dans le chapitre 20 ⊂⊃. Pour une prostatectomie, la personne doit porter des bas compressifs, surtout si l'opération se fait en position gynécologique, de façon à réduire les risques de thrombose veineuse profonde. Généralement, on prescrit un lavement, que la personne doit effectuer chez elle la veille ou le matin de l'opération, pour faciliter la défécation après l'intervention et réduire ainsi les risques d'hémorragie.

✹ INTERVENTIONS INFIRMIÈRES POSTOPÉRATOIRES

Corriger le bilan hydrique

Durant la période postopératoire, la personne risque de présenter un déséquilibre hydrique dû à l'irrigation du site chirurgical pendant et après l'opération. En effet, on irrigue la sonde vésicale pour éviter que des caillots sanguins l'obstruent, mais le liquide peut alors être retenu dans l'incision chirurgicale ouverte, ce qui augmente les risques de rétention liquidienne excessive, de déséquilibre hydrique et d'intoxication par l'eau. En conséquence, on doit surveiller de près la quantité de liquide utilisée pour l'irrigation et s'assurer que le débit urinaire est approprié. L'infirmière doit aussi être à l'affût des signes de déséquilibre électrolytique (par exemple hyponatrémie), d'augmentation de la pression artérielle, de confusion et de détresse respiratoire. Les risques de déséquilibre hydroélectrolytique sont accrus chez les personnes âgées présentant une affection cardiovasculaire ou respiratoire préexistante. L'infirmière doit noter ces signes et symptômes dans le dossier de la personne et les signaler au chirurgien.

Soulager la douleur

Après une prostatectomie, le jour même de l'opération, l'infirmière aide la personne à s'asseoir et à laisser pendre ses jambes au bord du lit. Le lendemain matin, elle l'aide à marcher. Si la personne a de la douleur, il faut en déterminer la cause et le siège. La douleur peut être liée à l'incision ou à l'excoriation de la peau autour de la sonde. Si elle se situe au flanc, elle peut provenir d'un trouble rénal ou de spasmes vésicaux. L'irritabilité de la vessie peut provoquer une hémorragie et la formation de caillots, et entraîner une rétention urinaire.

Les spasmes vésicaux se traduisent notamment par un besoin impérieux d'uriner, une pression ou une sensation de plénitude dans la vessie et l'apparition autour de la sonde d'un écoulement sanguin provenant de l'urètre. On peut administrer un antispasmodique

urinaire tel que le flavoxate (Urispas) ou l'oxybutynine (Ditropan). Ces médicaments relaxent les muscles lisses de la vessie et atténuent les spasmes, qui sont parfois intermittents et violents. Appliquer des compresses chaudes sur le pubis ou donner des bains de siège permet également de soulager les spasmes.

Afin de supprimer toute obstruction qui pourrait causer une douleur, l'infirmière vérifie la tubulure d'évacuation et l'irrigue: il s'agit habituellement d'instiller 50 mL de solution d'irrigation dans la sonde, puis de s'assurer que le même volume est recueilli dans le sac de drainage. Pour réduire la tension sur la vessie et prévenir l'irritation de celle-ci, on fixe la sonde sur la jambe ou l'abdomen de la personne. Les douleurs sont parfois causées par des pansements trop serrés, saturés par des écoulements ou mal appliqués. L'infirmière administre les analgésiques selon l'ordonnance.

Dès que la personne en est capable, l'infirmière l'encourage à marcher. Rester assis trop longtemps augmente la pression dans l'abdomen et, par conséquent, les risques de douleur et d'hémorragie. La personne doit prendre du jus de pruneaux et des laxatifs pour favoriser le transit et réduire les efforts de défécation. Si un lavement est prescrit, l'infirmière doit l'administrer avec précaution pour éviter une perforation du rectum.

Surveiller et traiter les complications

Après la prostatectomie, l'infirmière surveille la personne à la recherche de complications importantes telles que l'hémorragie, l'infection, la thrombose veineuse profonde, l'obstruction de la sonde vésicale et le dysfonctionnement sexuel.

Hémorragie

Les complications immédiates de la prostatectomie sont l'hémorragie et le choc hypovolémique. Ce risque est accru en cas d'hyperplasie prostatique bénigne, car la prostate hypertrophiée est très vascularisée. L'hémorragie peut se produire dans la loge prostatique et risque de provoquer la formation de caillots susceptibles d'obstruer le jet urinaire. Immédiatement après l'opération, les urines recueillies sont rose foncé, puis deviennent rose pâle au cours des 24 heures qui suivent. Un écoulement sanguin rouge clair, très visqueux et comportant de nombreux caillots indique une hémorragie artérielle. Le sang veineux est plus foncé et moins visqueux. L'hémorragie artérielle exige habituellement une intervention chirurgicale (par exemple suture ou cautérisation transurétrale des vaisseaux), tandis qu'on peut enrayer l'hémorragie veineuse en faisant subir à la sonde vésicale la traction nécessaire pour que le ballonnet exerce une pression sur la capsule prostatique. Le chirurgien exerce une pression en fixant la sonde sur la cuisse de la personne avec un ruban adhésif.

Les soins et traitements infirmiers consistent notamment à freiner l'hémorragie et à prévenir ou à contrecarrer le choc hypovolémique. En cas de pertes sanguines importantes, l'infirmière peut administrer des liquides intraveineux et des composants sanguins. En cas de choc hypovolémique, elle doit amorcer les traitements décrits dans le chapitre 15 ⊂⊃.

Les interventions infirmières sont notamment les suivantes: surveiller les signes vitaux; administrer médicaments, liquides intraveineux et composants sanguins selon l'ordonnance; collecter des données précises sur les ingesta et les excreta; et surveiller de près l'irrigation pour assurer un débit urinaire approprié et la perméabilité du système de drainage. La personne qui présente une hémorragie et les membres de sa famille sont souvent anxieux; il est donc important de les rassurer sur la situation et sur les interventions en cours en leur donnant des explications.

Infection

Après une prostatectomie, le premier changement de pansement est fait par l'urologue; les changements suivants peuvent être faits par l'infirmière. Les risques d'infection étant élevés, on doit respecter une asepsie stricte. On peut maintenir les pansements en place grâce à un suspensoir coussiné ou à un bandage en T double: on croise les bandelettes au-dessus de la plaie pour assurer une double protection, puis on les ramène vers le haut, de chaque côté du scrotum, pour les fixer à la taille.

On évite la prise de température rectale, les lavements et l'emploi de sondes rectales en raison du risque de lésions et d'hémorragies dans la capsule prostatique. Une fois les sutures périnéales retirées, on nettoie le périnée selon les indications. On peut diriger une lampe chauffante vers la région périnéale, en prenant soin de recouvrir le scrotum d'une serviette. Les bains de siège favorisent aussi la guérison.

Les infections des voies urinaires et l'épididymite sont d'autres complications possibles de la prostatectomie. Si la personne présente les signes de ces affections, l'infirmière administre les antibiotiques selon l'ordonnance.

Avant de quitter l'établissement de soins, la personne et sa famille doivent apprendre à surveiller les signes et symptômes d'infection qui pourraient survenir à la maison (fièvre, frissons, sueurs, myalgies, dysurie, envies impérieuses et fréquentes d'uriner). L'infirmière doit leur demander d'avertir le médecin si ces symptômes se manifestent.

Thrombose veineuse profonde

Comme l'incidence de la thrombose veineuse profonde et de l'embolie pulmonaire est élevée après une prostatectomie, on peut administrer de faibles doses d'héparine à titre préventif. L'infirmière examine la personne fréquemment à la recherche des signes de thrombose. Pour prévenir celle-ci et l'embolie pulmonaire, elle lui met des bas compressifs. Les traitements médicaux et les soins et traitements infirmiers de la thrombose veineuse profonde et de l'embolie pulmonaire sont abordés dans les chapitres 33 et 25 ⟳, respectivement. En raison des risques d'hémorragie, on doit surveiller étroitement toute personne qui prend de l'héparine.

Obstruction de la sonde vésicale

Après une prostatectomie transurétrale, il est nécessaire d'assurer la perméabilité de la sonde vésicale, car une obstruction peut provoquer la distension de la capsule prostatique et, par conséquent, des hémorragies. On peut prescrire un diurétique, comme le furosémide (Lasix), pour favoriser la diurèse et la miction après l'opération, ce qui contribue à assurer la perméabilité de la sonde.

L'infirmière observe le bas de l'abdomen à la recherche de tout signe d'obstruction de la sonde vésicale. La distension de la vessie se traduit par une masse arrondie au-dessus du pubis, un signe distinctif qu'on appelle globe vésical.

L'infirmière examine le sac de drainage, les pansements et la plaie à la recherche de sang. Elle note par écrit la couleur des urines: le passage du rose à l'ambre traduit une diminution de l'hémorragie. Elle prend régulièrement la pression artérielle et le pouls, et elle évalue la respiration. Puis elle compare ses observations aux valeurs préopératoires afin de déceler l'hypotension. Elle surveille l'apparition des

symptômes suivants: agitation, peau moite et froide, pâleur, chute de la pression artérielle, accélération du pouls.

Elle peut assurer l'évacuation de la vessie en utilisant un système de drainage stérile en circuit fermé. Un système à trois lumières permet par exemple de nettoyer la vessie et d'éviter la formation de caillots (figure 51-5 ■). En cas de résection transurétrale, on peut assurer une irrigation continue. Certains urologues laissent une sonde vésicale reliée à un système de drainage dépendant. On peut prescrire une irrigation de la sonde en douceur afin d'éliminer les caillots.

Si la personne se plaint de douleur, on vérifie les tubes. Si le médecin l'autorise, on irrigue le système de drainage pour éliminer toute obstruction. Il s'agit habituellement d'instiller 50 mL de solution d'irrigation dans la sonde vésicale, puis de s'assurer que le même volume est recueilli dans le sac de drainage. Il faut prévenir la surdistension vésicale, car celle-ci peut provoquer une hémorragie secondaire en dilatant les vaisseaux en voie de cicatrisation dans la capsule prostatique.

L'infirmière tient un bilan des ingesta et des excreta, y compris du volume de la solution utilisée pour l'irrigation.

Pour empêcher une traction sur la vessie, on fixe le tube de drainage, mais non la sonde, à la face intérieure de la cuisse préalablement rasée. On utilise pour ce faire une bande adhésive. Si une sonde cystostomique est en place, on la fixe à l'abdomen. L'infirmière rappelle à la personne les raisons de la présence de la sonde et lui explique que son envie d'uriner est causée par la présence de la sonde vésicale et les spasmes de sa vessie. Elle lui recommande de ne pas tirer sur la sonde, ce qui risquerait de provoquer une hémorragie suivie d'une obstruction des tubes et, par contrecoup, une rétention urinaire.

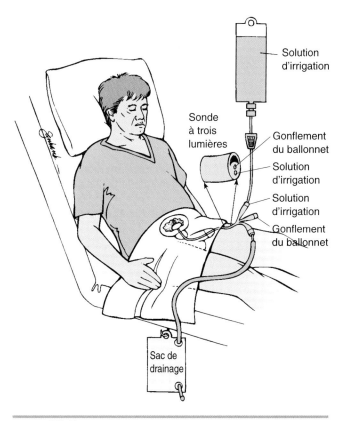

FIGURE **51-5** ■ Système de drainage à trois lumières pour l'irrigation de la vessie.

Complications reliées au retrait de la sonde vésicale

Après le retrait de la sonde vésicale, généralement effectué quand les urines sont limpides, il peut y avoir des fuites d'urine autour de la plaie pendant plusieurs jours chez les personnes qui ont subi une chirurgie périnéale, suspubienne ou rétropubienne. On peut retirer le tube cystostomique avant ou après la sonde. La personne est parfois atteinte d'incontinence urinaire après le retrait de celle-ci; on lui explique que cette incontinence devrait disparaître avec le temps.

Dysfonctionnement sexuel

Selon le type d'intervention effectuée, la personne peut présenter un dysfonctionnement érectile, une baisse de la libido et de la fatigue. Ces problèmes peuvent être une source d'inquiétude pour la personne peu après l'opération ou au cours des semaines ou des mois de rééducation. Le dysfonctionnement érectile peut se manifester à la suite d'une prostatectomie. L'urologue ou le chirurgien parle avec la personne des diverses options destinées à rétablir cette fonction (notamment médicaments, implants et dispositif de déprimogène). Il arrive aussi qu'on observe une baisse de la libido après l'opération; elle est généralement reliée aux effets de la chirurgie sur l'organisme. L'infirmière doit rassurer le couple en expliquant que la personne devrait retrouver une libido normale après son rétablissement. La personne peut aussi ressentir de la fatigue au cours de sa convalescence, ce qui peut altérer sa libido et le plaisir qu'elle retire de ses activités habituelles.

Les interventions infirmières consistent notamment à évaluer la présence d'un dysfonctionnement sexuel consécutif à la chirurgie. L'infirmière doit aborder les questions relatives à la sexualité dans un environnement propre à assurer l'intimité de la personne. Avec le couple, elle doit se pencher sur les effets émotionnels d'une chirurgie de la prostate et sur ses conséquences. Il est important de donner à la personne l'occasion d'aborder ces questions. Il peut être indiqué d'orienter vers un sexothérapeute les personnes qui ont beaucoup de difficulté à s'adapter à leur dysfonctionnement.

Favoriser les soins à domicile et dans la communauté

Enseigner les autosoins

La personne qui a subi une prostatectomie peut recevoir son congé au bout de quelques jours. La durée de l'hospitalisation dépend du type de prostatectomie effectuée: entre 3 et 5 jours en cas de prostatectomie périnéale et entre 5 et 7 jours en cas de prostatectomie rétropubienne ou suspubienne. La personne et sa famille doivent apprendre à entretenir le système de drainage, à déceler les complications et à favoriser la guérison. L'infirmière doit remettre des instructions verbales et écrites sur l'entretien du système de drainage ainsi que sur la surveillance du débit urinaire, les soins de la plaie et les méthodes de prévention des complications, telles que l'infection, l'hémorragie et la thrombose. Elle doit leur enseigner à reconnaître les signes et symptômes qu'il faut signaler au médecin (par exemple du sang dans les urines, une diminution du débit urinaire, de la fièvre, un changement dans les écoulements de la plaie, une douleur au mollet).

Après le retrait de la sonde vésicale, il arrive que la personne ne recouvre pas immédiatement la maîtrise de sa vessie, ce qui est pour elle une source de découragement et de dépression. De plus, les mictions sont souvent fréquentes et accompagnées d'une sensation de brûlure. Les exercices suivants favorisent la maîtrise de la vessie:

- Contracter les muscles périnéaux en serrant les fesses et maintenir la contraction pendant quelques secondes. Il est recommandé de faire cet exercice en position assise ou debout et de le répéter 10 à 20 fois toutes les heures.
- Essayer d'interrompre le jet urinaire pendant quelques secondes pendant la miction.

La personne continue de faire les exercices périnéaux tant qu'elle n'a pas retrouvé la pleine maîtrise de sa vessie. On lui recommande aussi d'uriner dès qu'elle en ressent l'envie. Elle doit savoir que le mode normal d'élimination se rétablira graduellement et que les fuites mictionnelles peuvent durer pendant une période allant jusqu'à 1 an. Le port de serviettes absorbantes peut éviter les taches embarrassantes sur les vêtements. L'urine est parfois trouble pendant quelques semaines, puis s'éclaircit à mesure que la région de la prostate guérit.

Pendant la période de la guérison de la capsule prostatique (6 à 8 semaines), la personne doit éviter les activités qui provoquent la manœuvre de Valsalva (faire des efforts à la défécation, soulever des objets lourds) afin de prévenir une augmentation de la pression veineuse et une hématurie. De même, elle doit éviter les longs trajets en voiture et les exercices qui exigent un effort (l'effort augmente les risques d'hémorragie). La nourriture épicée, l'alcool et le café peuvent provoquer des malaises. On recommande à la personne de boire suffisamment pour éviter la déshydratation, laquelle favorise la formation de caillots risquant d'obstruer l'écoulement de l'urine. Enfin, les saignements, le passage de caillots, la réduction du débit urinaire, la rétention urinaire et les symptômes d'infection des voies urinaires doivent être signalés au médecin (encadré 51-3 ■).

Assurer le suivi

Les services d'une infirmière à domicile peuvent être indiqués pour les personnes âgées, les personnes présentant d'autres problèmes de santé, ou celles qui ne peuvent pas assurer les soins même avec l'aide de leurs proches. L'infirmière à domicile examine la condition physique de la personne (état cardiovasculaire et respiratoire, bilan hydrique et nutritionnel, perméabilité du système de drainage, état de la plaie et état nutritionnel) et effectue l'entretien de la sonde vésicale et les soins de la plaie, le cas échéant. Elle revoit avec la personne et sa famille les notions qu'elle leur a enseignées avant l'opération et évalue leur capacité de donner les soins. Elle encourage la personne à marcher et à faire les exercices périnéaux prescrits. Elle peut avoir à lui rappeler que retrouver la maîtrise de la vessie est parfois long.

L'infirmière réitère qu'il est important de poursuivre les activités de dépistage systématique et de promotion de la santé. En cas de prostatectomie à la suite d'un cancer, elle doit également insister sur la nécessité des examens de suivi auprès du médecin.

✖ ÉVALUATION

Les principaux résultats escomptés sont les suivants.

Avant l'opération

1. La personne est moins anxieuse.
2. Elle dit que la douleur a diminué.
3. Elle connaît le déroulement de l'intervention chirurgicale et le plan thérapeutique postopératoire, elle effectue les exercices périnéaux et elle recourt à d'autres techniques destinées à maîtriser la vessie.

GRILLE DE SUIVI DES SOINS À DOMICILE

Soins après une prostatectomie

Après avoir reçu l'enseignement sur les soins à domicile, la personne ou le proche aidant peut:	Personne	Proche aidant
■ Faire la démonstration des mesures qui permettent de diminuer la douleur et les malaises après l'opération.	✔	✔
■ Faire la démonstration des soins de la sonde vésicale et du sac collecteur.	✔	✔
■ Faire la démonstration des soins de la plaie.	✔	✔
■ Expliquer le but des exercices des muscles du périnée.	✔	✔
■ Nommer les activités à éviter.	✔	✔
■ Énumérer les signes et symptômes de complications à signaler au chirurgien.	✔	✔

Après l'opération

1. La personne n'éprouve pas de douleur.
2. Elle maintient un équilibre hydroélectrolytique approprié.
   a) L'écoulement de la sonde vésicale et le débit urinaire correspondent aux paramètres établis par le chirurgien.
   b) Elle ne présente aucun signe ou symptôme de rétention.
3. La personne participe aux autosoins.
   a) Elle est plus active et marche tous les jours.
   b) Son débit urinaire est normal et concorde avec son apport liquidien.
   c) Elle s'emploie à regagner la maîtrise de sa vessie en effectuant des exercices des muscles périnéaux et d'interruption du jet urinaire.
   d) Elle évite de faire des efforts et de soulever des objets lourds.
4. La personne ne présente aucune complication.
   a) Ses signes vitaux se maintiennent dans les limites de la normale.
   b) Sa plaie est en voie de guérison et ne présente aucun signe d'inflammation ni d'hémorragie.
   c) Elle maintient une élimination urinaire acceptable.
   d) Elle s'assure de la perméabilité de la sonde vésicale et des autres tubes.
   e) Elle dit comprendre les changements dans sa fonction sexuelle.

Affections des testicules et des organes voisins

CRYPTORCHIDIE

La **cryptorchidie** est une affection congénitale caractérisée par l'absence dans le scrotum de l'un ou des deux testicules, qui sont alors logés dans l'abdomen ou le canal inguinal. Si le testicule ne descend pas à la puberté, on peut effectuer une orchidopexie, une intervention chirurgicale consistant à pratiquer une incision dans le canal inguinal, à faire descendre le testicule et à le fixer dans le scrotum.

ORCHITE

L'**orchite** est une inflammation des testicules (congestion testiculaire) dont l'origine peut être bactérienne (par exemple spirochétienne), virale, parasitaire, traumatique, chimique ou inconnue. Les oreillons en sont une cause. On recommande aux hommes qui n'ont pas été contaminés de se faire vacciner après la puberté. Dans environ un cas sur cinq, l'homme qui contracte les oreillons après la puberté est atteint d'une forme quelconque d'orchite dans les quatre à sept jours qui suivent l'inflammation de la mâchoire et du cou. Les testicules peuvent s'atrophier. Par le passé, l'orchite provoquait souvent l'impuissance et la stérilité. Aujourd'hui, on administre de la gammaglobuline aux hommes qui n'ont jamais eu les oreillons et qui y sont exposés, ce qui réduit la gravité de l'affection et de ses complications.

Traitement médical

Si l'orchite est d'origine bactérienne, virale ou fongique, le traitement vise l'organisme spécifique en cause. On recommande le repos, la surélévation du scrotum, l'application de sacs de glace pour réduire l'œdème et l'administration d'antibiotiques, d'analgésiques et d'anti-inflammatoires.

ÉPIDIDYMITE

L'**épididymite** est une infection de l'épididyme provenant habituellement d'une infection de la prostate ou des voies urinaires. Elle peut également être une complication de la gonorrhée. Chez l'homme âgé de moins de 35 ans, elle est causée le plus souvent par *Chlamydia trachomatis*. L'infection se propage par le conduit déférent depuis l'urètre et le conduit éjaculateur jusqu'à l'épididyme.

La personne se plaint d'abord d'une douleur unilatérale et d'une sensibilité dans le canal inguinal tout le long du conduit déférent, puis d'une douleur et d'œdème dans le scrotum et dans l'aine. On observe une tuméfaction de l'épididyme, qui devient très douloureux et enflé. L'urine contient parfois du pus (pyurie) et des bactéries (bactériurie), et la personne peut présenter des frissons et de la fièvre.

Traitement médical

Si la personne consulte un médecin dans les 24 heures suivant l'apparition de la douleur, on peut la soulager par l'infiltration d'un anesthésique dans le cordon spermatique. En cas d'épididymite due à *Chlamydia,* la personne et son ou ses partenaires sexuels doivent suivre une antibiothérapie. On surveille l'apparition d'un abcès. S'il n'y a pas d'amélioration après deux semaines, il faut envisager la possibilité d'une tumeur testiculaire sous-jacente. Chez les personnes présentant des infections récidivantes et invalidantes, ou une inflammation chronique et douloureuse, on peut recourir à une épididymectomie (ablation de l'épididyme). Une épididymite prolongée peut bloquer le trajet des spermatozoïdes. Si elle est bilatérale, elle peut causer la stérilité.

Soins et traitements infirmiers

La personne doit garder le lit. On surélève le scrotum à l'aide d'une serviette pliée pour empêcher qu'une traction s'exerce sur le cordon spermatique, pour améliorer le drainage veineux et pour soulager la douleur. On administre des antibiotiques selon l'ordonnance jusqu'à ce que l'inflammation aiguë ait disparu. On peut atténuer la douleur en appliquant de façon intermittente des compresses froides sur le scrotum. Par la suite, l'application de chaleur ou des bains de siège peuvent favoriser la résolution de l'inflammation. La douleur est soulagée par l'administration des analgésiques prescrits. Tant que l'infection n'est pas maîtrisée, la personne doit éviter les efforts et l'excitation sexuelle. Il faut parfois quatre semaines ou plus pour que l'épididyme retrouve son état normal.

CANCER DU TESTICULE

Le **cancer du testicule** est le plus meurtrier des cancers chez les hommes âgés de 15 à 35 ans. Il apparaît le plus souvent entre 15 et 40 ans, mais peut se produire à tout âge. Il s'agit d'un type de cancer dont le taux de guérison est par ailleurs assez élevé. Chaque année au Québec, on diagnostique environ 240 cas de cancer du testicule, ce qui représente environ 1 % de tous les cancers diagnostiqués (Sabourin, 2004).

Les testicules contiennent plusieurs types de cellules et chaque type peut donner lieu à plusieurs formes de cancer. Ce dernier peut être dû à des tumeurs germinales ou non germinales (stroma); des tumeurs secondaires du testicule sont possibles aussi. Le traitement et le pronostic dépendent du type de néoplasme en cause.

Tumeurs germinales

Plus de 90 % des cancers du testicule sont d'origine germinale; environ la moitié sont des séminomes, c'est-à-dire des tumeurs prenant naissance dans les cellules spermatogéniques.

Les cancers d'origine germinale qui ne sont pas des séminomes sont notamment les tératocarcinomes, les choriocarcinomes, les carcinomes du sac vitellin et les carcinomes embryonnaires; ils ont tendance à apparaître à un plus jeune âge que les premiers, généralement au début de la vingtaine. Le séminome a tendance à rester localisé, tandis que les autres types croissent rapidement.

Tumeurs non germinales

Le cancer du testicule peut aussi se manifester dans les tissus sécréteurs d'hormones et les tissus de soutien (stroma) des testicules. Ces tumeurs représentent environ 4 % des cancers des testicules chez les adultes et 20 % chez les enfants. Les deux principaux types de tumeurs du stroma sont les tumeurs à cellules de Leydig et les tumeurs à cellules de Sertoli. Un faible pourcentage de ces tumeurs produisent des métastases et semblent résister à la chimiothérapie et à la radiothérapie.

Tumeurs secondaires métastasiques

Le lymphome est la cause la plus courante de tumeur secondaire du testicule. Les métastases peuvent aussi provenir de la prostate, des poumons, de la peau (mélanome), des reins ou d'autres organes. Le pronostic de ces tumeurs n'est généralement pas favorable, car celles-ci se propagent généralement dans d'autres organes. Le traitement dépend du type de cancer (American Cancer Society, 2002).

Facteurs de risque

Le risque de cancer du testicule est beaucoup plus élevé que la normale chez les hommes qui présentent une ectopie testiculaire (Bosl, Bajorin, Scheinfeld *et al.*, 2001). Les facteurs de risque sont notamment un antécédent de cancer dans un testicule, ce qui augmente le risque de néoplasme dans l'autre testicule, et des antécédents familiaux de ce type de cancer. L'origine ethnique est également un facteur de risque : les hommes blancs nord-américains sont cinq fois plus prédisposés que les hommes noirs nord-américains, et deux fois plus prédisposés que les hommes asiatiques. Les risques professionnels, notamment l'exposition aux produits chimiques qu'on retrouve dans l'industrie des mines, du pétrole et du gaz, de même qu'aux produits utilisés pour traiter le cuir, comptent parmi les causes possibles de cancer du testicule. Une exposition prénatale au diéthylstilbœstrol (DES) peut aussi être un facteur de risque, mais les résultats des recherches ne sont pas concluants (American Cancer Society, 2002). Des études ont montré que la vasectomie ne prédispose pas aux tumeurs du testicule (Cox, Sneyd, Paul *et al.*, 2002).

Manifestations cliniques

Les symptômes apparaissent graduellement: masse scrotale et tuméfaction généralement indolore du testicule. La personne se plaint parfois d'une sensation de lourdeur dans le scrotum, l'aine ou le bas-ventre. Les métastases peuvent entraîner des lombalgies (causées par l'atteinte des ganglions rétropéritonéaux), des douleurs abdominales, une perte pondérale et une faiblesse générale. La tuméfaction indolore du testicule est un signe important. Les tumeurs testiculaires tendent à produire rapidement des métastases se propageant aux ganglions lymphatiques situés en arrière du péritoine et aux poumons.

Examen clinique et examens paracliniques

L'autoexamen mensuel des testicules permet souvent de dépister le cancer à ses débuts puisque, 9 fois sur 10, la masse détectée lors de la palpation du testicule est cancéreuse (Sabourin, 2004). Enseigner cette pratique aux hommes de tous âges contribue notablement à la promotion de la santé. Puisque le cancer du testicule semble se déclarer plus souvent chez les jeunes adultes, l'autoexamen devrait débuter à l'adolescence.

L'alphafœtoprotéine et la gonadotrophine chorionique humaine sont des marqueurs tumoraux dont le taux peut augmenter chez les personnes atteintes d'un cancer du testicule. (Les marqueurs tumoraux sont des substances que les cellules tumorales libèrent en quantités anormales dans le sang.) On utilise le taux de ces marqueurs dans le sang pour poser le diagnostic, déterminer le stade clinique du cancer et évaluer la réponse au traitement. Les autres examens paracliniques utilisés sont notamment les suivants : urographie intraveineuse, pour dépister une déviation de l'urètre due à la masse tumorale ; lymphangiographie, pour évaluer dans quelle mesure le cancer s'est propagé au réseau lymphatique ; échographie, pour déterminer la présence et la taille de la masse testiculaire ; et tomodensitométrie du thorax, de l'abdomen et du bassin, pour établir si les poumons, le rétropéritoine ou le bassin sont atteints. L'analyse microscopique des tissus est la seule technique infaillible permettant de confirmer la présence d'une tumeur maligne, mais on l'effectue généralement pendant l'opération, plutôt qu'au moment des examens paracliniques, afin de réduire le risque de propagation du cancer (American Cancer Society, 2000).

Traitement médical

Le cancer du testicule est l'une des tumeurs solides les plus faciles à traiter. Le choix du traitement, dont l'objectif est la guérison, dépend du type de cellules en cause et de l'étendue de l'affection. L'ablation du testicule, ou orchidectomie, se fait par incision inguinale, avec ligature du cordon spermatique. On peut implanter une prothèse remplie de gel à la place du testicule manquant. Après l'orchidectomie unilatérale, la plupart des opérés ne présentent pas d'altération de la fonction endocrine. Cependant, une baisse du taux d'hormones indique que le testicule sain ne fonctionne pas normalement. On procède parfois à un curage des ganglions lymphatiques rétropéritonéaux pour empêcher que l'affection n'atteigne le système lymphatique. Cette intervention n'a habituellement pas d'effet sur la libido et l'orgasme, mais peut entraîner un dysfonctionnement éjaculatoire et la stérilité. La personne peut donc confier son sperme à une banque avant l'opération (Agarwa, 2000 ; Zapzalka *et al.*, 1999).

Pour le séminome, le traitement de choix est l'irradiation postopératoire des ganglions lymphatiques depuis la région iliaque jusqu'au diaphragme ; on irradie un seul côté, en protégeant l'autre testicule afin de conserver la fertilité. On recourt également à la radiothérapie chez les personnes réfractaires à la chimiothérapie ou chez qui le curage des ganglions rétropéritonéaux n'est pas recommandé. On recourt à la tomodensitométrie et à la lymphographie pour déterminer l'étendue de l'affection dans les ganglions lymphatiques.

Les carcinomes testiculaires sont très sensibles à la chimiothérapie (Bosl *et al.*, 2001). L'emploi d'un traitement à base de cisplatine (Platinol) mène à la rémission complète dans une forte proportion des cas. On peut obtenir des résultats favorables en associant différentes modalités de traitement, dont la chirurgie, la radiothérapie et la chimiothérapie. Même dans le cas d'un cancer du testicule disséminé, le pronostic est favorable, et il est possible de le guérir grâce aux progrès effectués en matière de diagnostic et de traitement.

La personne qui a présenté une tumeur testiculaire par le passé risque davantage d'en avoir une autre. Le suivi vise à dépister les récidives ; il comprend des radiographies du thorax, des urographies excrétoires, le radio-immunodosage des gonadotrophines chorioniques humaines et des alpha-fœtoprotéines, et l'examen des ganglions lymphatiques.

Les effets à long terme associés aux traitements du cancer du testicule sont notamment les lésions aux reins, les problèmes auditifs, les lésions gonadiques, les changements neurologiques et, dans de rares cas, un cancer secondaire (Kollmannsberger, Kuzcyk, Mayer *et al.*, 1999).

Soins et traitements infirmiers

Les soins et traitements infirmiers consistent notamment à évaluer l'état physique et psychosocial de la personne, ainsi qu'à surveiller ses réactions à la chirurgie, à la chimiothérapie et à la radiothérapie et leurs effets possibles (chapitre 16 ⊙). Les soins et traitements à donner avant et après l'opération sont décrits respectivement dans les chapitres 20 et 22 ⊙. La personne a parfois de la difficulté à accepter son affection. L'infirmière doit donc aborder avec elle les questions liées à l'image corporelle et à la sexualité. En outre, la personne a besoin de beaucoup d'encouragement pour conserver une attitude positive pendant tout le traitement, qui est parfois très long. Elle doit aussi savoir que la radiothérapie ne provoque pas nécessairement la stérilité et que l'orchidectomie unilatérale ne diminue pas la virilité. L'infirmière rappelle à la personne qu'il est important d'effectuer l'autoexamen des testicules et de respecter ses rendez-vous de suivi chez le médecin. Elle l'encourage à participer aux activités de promotion de la santé et aux examens de dépistage.

HYDROCÈLE

L'**hydrocèle** est un épanchement de liquide qu'on observe généralement dans la tunique vaginale du testicule, mais qui peut également se produire dans le cordon spermatique. L'épanchement de liquide a pour effet de distendre la tunique vaginale. L'hydrocèle se distingue de la hernie par sa translucidité : contrairement à la hernie, elle laisse passer la lumière. L'hydrocèle peut être aiguë ou chronique. L'hydrocèle aiguë est associée à une infection aiguë ou à une épididymite aiguë, à moins qu'elle ne découle d'une lésion ou d'une maladie infectieuse générale (par exemple les oreillons). La cause de l'hydrocèle chronique n'est pas connue.

Habituellement, aucun traitement n'est nécessaire, à moins que l'hydrocèle n'entrave la circulation dans le testicule ou que celui-ci n'augmente de volume au point d'être une source d'embarras ou de douleur. Le traitement chirurgical de l'hydrocèle consiste à pratiquer une incision dans le scrotum jusqu'à la tunique vaginale distendue, à réséquer le sac ou à l'ouvrir afin d'assurer l'affaissement de sa paroi, puis à le refermer par une suture. Après l'opération, la personne porte un suspensoir, qui accroît le soutien et le bien-être. La principale complication postopératoire est la formation d'un hématome dans les tissus lâches du scrotum.

VARICOCÈLE

La **varicocèle** est une dilatation des veines du plexus pampiniforme (réseau de veines faisant partie du cordon spermatique et allant des testicules à l'épididyme) du scrotum. Elle siège le plus souvent dans les veines de la partie supérieure du testicule gauche de l'adulte. Chez certains hommes, elle est associée à la stérilité. Souvent, la dilatation des veines spermatiques ne provoque que peu de symptômes et n'exige aucun traitement, à moins que la fécondité ne semble menacée. Quant à la varicocèle symptomatique (douleur, sensibilité, malaise dans la région inguinale), on la soigne par un traitement chirurgical (ligature de la veine spermatique au niveau de l'aine). Après l'opération, appliquer un sac de glace sur le scrotum pendant quelques heures peut soulager l'œdème. Par la suite, la personne porte un suspensoir.

VASECTOMIE

La **vasectomie**, ou stérilisation masculine, est la ligature et la section des conduits déférents, dont il arrive qu'on enlève un segment. Pour bloquer le passage des spermatozoïdes depuis les testicules, on pratique une incision ou une ponction dans le scrotum au moyen d'un hémostatique courbé et tranchant, de façon à exposer le conduit déférent (figure 51-6 ■). On

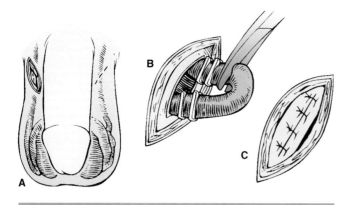

FIGURE 51-6 ■ La vasectomie consiste à ligaturer le conduit déférent pour empêcher que les spermatozoïdes passent des testicules à l'urètre pendant l'éjaculation. **(A)** On pratique une incision ou une petite ponction pour exposer le conduit déférent. **(B)** Le conduit déférent est ensuite isolé et sectionné. **(C)** On scelle les extrémités sectionnées au moyen de ligatures ou d'agrafes, ou on cautérise la lumière de chaque conduit; puis on ferme l'incision au moyen de sutures (les sutures ne sont pas nécessaires quand on recourt à la ponction).

ferme les extrémités sectionnées au moyen de ligatures ou d'agrafes, ou encore on en scelle la lumière par cautérisation.

Puisque le sperme est sécrété principalement dans les vésicules séminales et la prostate, qui ne sont pas touchées par la vasectomie, on n'observe aucune baisse remarquable de la quantité de l'éjaculat, même s'il ne contient plus de spermatozoïdes. N'ayant plus d'issue, ces derniers sont réabsorbés dans l'organisme. Cette méthode n'altère pas la virilité, l'érection, l'éjaculation ni la production d'hormones mâles, et ne procure aucune protection contre les infections transmises sexuellement.

Les couples qui craignent les grossesses non désirées signalent souvent une baisse de l'inquiétude et une augmentation de la spontanéité dans les rapports sexuels après la vasectomie. L'infirmière peut rassurer l'homme qui craint une altération de sa virilité en lui fournissant des explications concises et pertinentes avant l'opération. Même si on a émis l'idée qu'il pourrait y avoir un lien entre la vasectomie et les affections auto-immunes et le cancer de la prostate, aucune preuve clinique ne permet de le confirmer. Dans de rares cas, il se produit une réanastomose spontanée du conduit déférent, ce qui rend la fécondation possible.

Les complications de la vasectomie sont notamment les ecchymoses et l'œdème du scrotum, l'infection superficielle de la plaie, la déférentite (inflammation du conduit déférent), l'épididymite ou l'orchiépididymite, l'hématome et le granulome séminal. Le granulome séminal est une réaction inflammatoire à la présence dans le scrotum de spermatozoïdes s'écoulant par l'extrémité sectionnée du conduit déférent; il peut en résulter un recollement de ce dernier, rendant ainsi la fécondation possible à nouveau.

Soins et traitements infirmiers

On peut appliquer de façon intermittente des sacs de glace sur le scrotum pendant quelques heures pour réduire l'œdème et soulager la douleur. L'infirmière explique à la personne qu'elle doit porter des sous-vêtements de coton (de type slip), car ceux-ci favorisent le bien-être et assurent un meilleur soutien. Les changements de coloration de la peau du scrotum et l'œdème superficiel peuvent inquiéter la personne. L'infirmière doit lui expliquer que ces manifestations sont temporaires et courantes après une vasectomie et qu'elles peuvent être soulagées par des bains de siège.

La personne peut reprendre ses activités sexuelles dès qu'elle le désire, mais elle reste fertile pendant une période indéterminée après l'opération, et ce jusqu'à ce que les spermatozoïdes contenus dans les conduits déférents soient complètement évacués. On doit utiliser une autre méthode de contraception jusqu'à ce que le médecin confirme la stérilité après analyse de l'éjaculat. Certains médecins examinent un échantillon de sperme quatre semaines après la vasectomie pour vérifier qu'il n'y a plus de spermatozoïdes; d'autres analysent à deux reprises des échantillons de sperme à un mois d'intervalle. D'autres encore considèrent que la stérilité est installée après 36 éjaculations.

Vasovasostomie

On recourt à des techniques de microchirurgie pour inverser les effets de la vasectomie et rétablir la communication dans les conduits déférents. Beaucoup d'hommes ont des spermatozoïdes dans leur éjaculat après une vasovasostomie; de 40 à 75 % redeviennent fertiles.

Banque de sperme

L'homme qui n'est pas certain de vouloir renoncer définitivement à la paternité peut confier son sperme à une banque avant de subir une vasectomie. Cela peut aussi être le cas des hommes qui s'apprêtent à suivre un traitement pouvant altérer leur fertilité (par exemple radiothérapie du bassin ou chimiothérapie). Plusieurs visites à la banque peuvent être nécessaires. Après s'être masturbé, l'homme récolte le sperme dans un contenant stérile qui sera entreposé dans des conditions hypothermiques.

Affections du pénis

Hypospadias et épispadias

L'hypospadias et l'épispadias sont des malformations congénitales du méat urinaire. Dans l'hypospadias, le méat urinaire est situé sur la face inférieure du pénis. Dans l'épispadias, le méat urinaire s'ouvre sur la face dorsale. Divers types de chirurgie plastique, généralement pratiqués en bas âge, permettent de remédier à ces anomalies anatomiques.

Phimosis

Le **phimosis** est un rétrécissement du prépuce qui empêche de découvrir le gland; il peut être congénital ou découler d'une inflammation ou d'un œdème. De nos jours, on ne pratique plus la circoncision des nouveau-nés de façon systématique; l'enfant doit donc apprendre tôt à assurer l'hygiène du prépuce. Le phimosis peut être un obstacle à cette hygiène, ce qui peut entraîner une accumulation des sécrétions normales et une inflammation (balanite), provoquant la formation d'adhérences et une fibrose. Les sécrétions épaissies se couvrent d'une couche de sels urinaires et se calcifient, formant des calculs dans le prépuce. Chez l'homme, un cancer du pénis peut se manifester. Le phimosis est corrigé par la circoncision (voir plus loin).

Le paraphimosis est l'étranglement du gland par l'anneau préputial ramené en arrière de la couronne, de sorte qu'il est impossible de rabattre sur le gland le prépuce rétracté. On le traite par une réduction manuelle, qui consiste à repousser vers l'arrière le gland fermement comprimé tout en ramenant le prépuce vers l'avant. Lorsque l'inflammation et l'œdème ont disparu, la circoncision est généralement indiquée.

La **circoncision** est l'excision du prépuce recouvrant le gland. Elle est indiquée chez l'adulte en cas de phimosis, de paraphimosis ou d'infections récurrentes du gland et du prépuce, ou lorsque la personne le désire. Après l'opération, on veille à déceler les hémorragies et on change comme il se doit le pansement de gaze enduit de vaseline. La douleur de l'adulte nouvellement circoncis est parfois prononcée; on lui administre des analgésiques selon les besoins.

Cancer du pénis

Le **cancer du pénis** touche les hommes âgés de plus de 60 ans et représente environ 0,5 % des cancers de l'homme en Amérique du Nord (Stadler, Vogelzang, Elwell et Jones, 2000). Dans certains pays, cependant, son incidence atteint 10 à 12 %. Puisque ce cancer est rare chez les hommes circoncis, on l'attribue à l'effet irritant du smegma et au manque d'hygiène. Cependant, l'effet «protecteur» de la circoncision s'observe seulement chez ceux qu'on a opérés au cours de la période néonatale. La circoncision effectuée à la puberté ou après n'apporte pas les mêmes bienfaits (Herr *et al.*, 2001). Le cancer du pénis se manifeste par une tumeur ou un ulcère cutané indolore, semblable à une verrue. Le cancer peut atteindre le gland, le sillon balanopréputial, le corps du pénis, l'urètre et les ganglions lymphatiques régionaux ou distants. La **maladie de Bowen** est un épithéliome spinocellulaire *in situ* du corps du pénis. La culpabilité, la gêne ou l'ignorance entraînent souvent un retard de plus d'une année dans le diagnostic.

Prévention

La circoncision du nourrisson élimine l'irritation et l'inflammation chroniques du gland, ce qui supprime presque entièrement les risques de cancer du pénis (Herr *et al.*, 2001; Pettaway et Dinney, 2001; Schoen *et al.*, 2000). L'hygiène personnelle est une mesure de prévention importante pour l'homme non circoncis.

Traitement médical

Les petites lésions localisées peuvent être traitées par une biopsie-exérèse (Herr *et al.*, 2001). On peut également recourir à la chimiothérapie topique par application locale d'une crème au 5-fluoro-uracile (Efudex). On recourt à la radiothérapie pour traiter les petits carcinomes squameux du pénis ainsi que comme mesure palliative dans les cas de cancer avancé ou de métastases dans les ganglions lymphatiques. Quand il faut pratiquer une pénectomie (ablation du pénis), on tente de préserver une partie de l'organe. Après une pénectomie partielle, 40 % des hommes sont capables d'avoir des rapports sexuels et d'uriner debout. Le pénis peut réagir à l'excitation sexuelle par l'érection et possède les capacités sensorielles qui permettent l'orgasme et l'éjaculation. La pénectomie totale est utilisée quand on ne peut traiter la tumeur. Après cette intervention, la personne peut avoir un orgasme avec stimulation du périnée et de la région scrotale.

Priapisme

Le priapisme est une érection involontaire, prolongée et douloureuse. Il est provoqué par des facteurs vasculaires ou neurologiques: drépanocytose, infiltration de cellules leucémiques, tumeurs de la moelle épinière, envahissement du pénis ou de ses vaisseaux par une tumeur. Il peut résulter de l'utilisation de médicaments qui touchent le système nerveux central, d'agents antihypertenseurs, d'antidépresseurs ou de substances injectées dans le pénis pour traiter le dysfonctionnement érectile. Le priapisme peut mener à la gangrène et entraîne souvent l'impuissance, qu'il soit traité ou non.

Le priapisme est considéré comme une urgence urologique ; le but du traitement est d'améliorer le drainage veineux des corps caverneux pour empêcher l'ischémie, la fibrose et l'impuissance. Il faut d'abord faire céder l'érection, notamment par le repos au lit et la sédation. On peut irriguer les corps caverneux avec un anticoagulant, ce qui permet l'aspiration du sang ; on peut également pratiquer une dérivation du sang entre les corps caverneux et la veine saphène, ou entre les corps caverneux et le corps spongieux et le gland.

MALADIE DE LA PEYRONIE

La **maladie de La Peyronie** se manifeste par l'épaississement fibreux de la gaine des corps caverneux. Invisibles lorsque le pénis est flaccide, les plaques fibreuses le font s'incurver au moment de l'érection, ce qui peut provoquer de la douleur et rendre le coït difficile, voire impossible. L'affection atteint surtout les hommes d'âge mûr ou avancé. On observe parfois une rétrocession spontanée ; sinon, on doit procéder à l'ablation chirurgicale des plaques.

RÉTRÉCISSEMENT DE L'URÈTRE

Le rétrécissement d'une partie de l'urètre peut être d'origine congénitale ou être dû à une cicatrice provenant, par exemple, d'une infection ou d'une opération chirurgicale. Le traitement consiste à dilater l'urètre ou, dans les cas les plus graves, à effectuer l'ablation chirurgicale de la partie rétrécie (urétrotomie).

EXERCICES D'INTÉGRATION

1. Au cours d'un salon d'information sur la santé, un homme de race noire, âgé de 49 ans, vous demande quels sont ses risques d'avoir un cancer de la prostate. Élaborez un plan pour répondre à sa question et expliquez le but de votre plan. En quoi votre réponse serait-elle différente si cet homme présentait un taux élevé d'APS et vous posait cette question lors d'une visite de suivi à l'hôpital ?

2. Un homme âgé de 44 ans atteint de sclérose en plaques vous pose des questions sur le Viagra. Quels renseignements pourriez-vous lui fournir sur ce médicament et quelle méthode d'enseignement utiliseriez-vous ? En quoi votre méthode serait-elle différente avec un homme âgé de 56 ans atteint de diabète depuis de nombreuses années ? avec un homme âgé de 68 ans souffrant d'une coronaropathie ?

3. Vous soignez deux hommes qui ont subi une prostatectomie. Pour le premier, l'intervention visait à traiter une hyperplasie prostatique bénigne, et pour le second, à traiter un cancer de la prostate. En quoi les soins et traitements donnés à ces deux hommes diffèrent-ils ?

Comment devra-t-on adapter les soins hospitaliers et le plan de congé pour tenir compte des affections sous-jacentes de ces hommes ?

4. Un homme âgé de 34 ans vient faire soigner une ITS. Pendant l'anamnèse, il vous explique qu'il s'agit de son cinquième ou sixième épisode d'ITS. Outre les soins médicaux et le suivi, quelles interventions envisagerez-vous pour cette personne ? Quelles méthodes lui suggérerez-vous pour réduire les risques de contracter une autre ITS et de la transmettre à sa partenaire sexuelle ? En quoi votre enseignement différerait-il si cet homme vous confiait qu'il a des rapports sexuels seulement avec des hommes ?

5. Au cours d'un examen médical de préembauche, on découvre une masse dans le testicule gauche d'un homme âgé de 23 ans. Il dit que ce n'est pas grave et qu'il ne peut pas se permettre de passer une batterie d'examens, parce qu'il se marie dans 1 mois et qu'il espère obtenir ce nouvel emploi. Quels renseignements lui donnerez-vous pour le moment ? Quelles explications lui donnerez-vous sur l'évaluation de la masse testiculaire et les diagnostics possibles ?

RÉFÉRENCES BIBLIOGRAPHIQUES
en anglais • en français

Agarwa, A. (2000). Semen banking in patients with cancer: 20-year experience. *International Journal of Andrology, 23,* Suppl 2, 16–19.

American Cancer Society (2000). (Accessed Aug. 12, 2002), http://www.americancancer.org.

American Cancer Society (2002). *Cancer facts and figures 2002.* Atlanta: American Cancer Society.

Annon, J.S. (1976). *Behavioral treatment of sexual problems: Brief therapy.* Hagerstown, MD: Harper & Row.

Barry, M.J. (2001). Clinical practice. Prostate-specific-antigen testing for early diagnosis of prostate cancer. *New England Journal of Medicine, 344*(18), 1373–1377.

Bême, D. (2005). Le cancer de la prostate : le rôle de l'alimentation (page consultée le 3 novembre 2005), [en ligne], http://www.doctissimo.fr/html/med/cancer_prostate.htm

Bishoff, J.T., Motley, G., Optenberg, S.A., et al. (1998). Incidence of fecal and urinary incontinence following radical perineal and retropubic prostatectomy in a national population. *Journal of Urology, 160,* 454–458.

Bosl, G.J., Bajorin, D.F., Scheinfeld, J., et al. (2001). Cancer of the testis. In V.T. DeVita, S. Hellman, & S.A. Rosenberg (Eds.). *Cancer: Principles and practice of oncology* (6th ed.). Philadelphia: Lippincott Williams & Wilkins.

Brawer, M.K., Cheli, C.D., Neaman, I.E., et al. (2000). Complexed prostate specific antigen provides significant enhancement of specificity compared with total prostate specific antigen for detecting prostate cancer. *Journal of Urology, 163*(5), 1476–1480.

Carroll, P.R., Lee, K.L., Fuks, Z.Y., & Kantoff, P.W. (2001). Cancer of the prostate. In V.T. DeVita, S. Hellman, & S.A. Rosenberg (Eds.). *Cancer: Principles and practice of oncology* (6th ed.). Philadelphia: Lippincott Williams & Wilkins.

CDC – Centers for Disease Control and Prevention (2002). Sexually transmitted diseases treatment guidelines. *MMWR- Morbidity and Mortality Weekly Report, 51*(RR-6), 1–85.

Cherney, N.I. (2000). The management of cancer pain. *CA Cancer Journal for Clinicians, 50,* 70–116.

Cox, B., Sneyd, M.J., Paul, C., et al. (2002). Vasectomy and risk of prostate cancer. *Journal of the American Medical Association, 287*(23), 3110–3115.

Fondation canadienne de recherche sur le cancer de la prostate (2005). Antigène prostatique spécifique (APS) (page consultée le 2 novembre 2005), [en ligne], http://www.prostatecancer.ca/french/ prostate_owners_manual/living/testing/psa.

Garnier, H. (2005). Cancer de la prostate : les effets bénéfiques de la prostatectomie. *Le Médecin du Québec, 40*(7), 13-16.

Garnier, H. (2003). Dosage de l'APS : un nouveau seuil pour les hommes jeunes. *Le Médecin du Québec, 38*(9), 16-17.

Gerber, G.S. (2000). Saw palmetto for the treatment of men with lower urinary tract symptoms. *Journal of Urology, 163*(5), 1408–1412.

Greenlee, R.T., Murray, T., Bolden, S., et al. (2001). Cancer statistics 2001. *CA: A Cancer Journal for Clinicians, 51*(1), 15–36.

Guérel, M.F. (2004). Le cancer de la prostate. *La Revue de l'infirmière, 99* (mars), 17-22.

Herr, H.W., Dalbagni, G., Bajorin, D.F., & Shipley, W.U. (2001). Cancer of the urethra and penis. In V.T. DeVita, S. Hellman & S.A. Rosenberg (Eds.). *Cancer: Principles and practice of oncology* (6th ed.). Philadelphia: Lippincott Williams & Wilkins.

Horwitz, E.M., & Hanks, G.E. (2000). External beam radiation therapy for prostate cancer. *CA: Cancer Journal for Clinicians, 50*(6), 349–375.

Hughes, M.K. (2000). Sexuality and the cancer survivor: A silent coexistence. *Cancer Nursing, 23*(6), 477–482.

Kalish, L.A., & McKinlay, J.B. (1999). Serum prostate-specific antigen levels (PSA) in men without clinical evidence of prostate cancer: Age-specific reference ranges for total PSA, free PSA, and percent free PSA. *Urology, 54*(6), 1022–1027.

Kollmannsberger, C., Kuzcyk, M., Mayer, F., et al. (1999). Late toxity following curative treatment of testicular cancer. *Seminars in Surgical Oncology, 17*(4), 275–281.

Krumholtz, J.S., Michalski, M.J., & Sundaram, C.P. (2000). Health-related quality of life and morbidity in patients receiving brachytherapy for clinically localized prostate cancer. *Journal of Endourology, 14*(4), 371–374.

Lepor, H. (1998). Natural history, evaluation, and nonsurgical management of benign prostatic hyperplasia. In M.F. Campbell, A.B. Retik, E.D. Vaughn & P.C. Walsh (Eds.). *Campbell's urology* (7th ed.). Philadelphia: W.B. Saunders.

Lue, T.F. (2000). Erectile dysfunction. *New England Journal of Medicine, 342*(24), 1802–1813.

Marks, L.S., Partin, A.W., Epstein, J.L., et al. (2000). Effects of a saw palmetto herbal blend in men with symptomatic benign prostatic hyperplasia. *Journal of Urology, 163*(5), 1451–1456.

McCullough, D.L. (1998). Minimally invasive treatment of benign prostatic hyperplasia. In M.F. Campbell, A.B. Retik, E.D. Vaughn,

& P.C. Walsh (Eds.). *Campbell's urology* (7th ed.). Philadelphia: W.B. Saunders.

McConnell, J.D. (1998). Epidemiology, etiology, pathophysiology, and diagnosis of benign prostatic hyperplasia. In M.F. Campbell, A.B. Retik, E.D. Vaughn, & P.C. Walsh (Eds.). *Campbell's urology* (7th ed.). Philadelphia: W.B. Saunders.

McConnell, J.D., Roehrborn, C.G., Bautista, O.M., et al. (2003). The long-term effect of doxazosin, finasteride, and combination therapy on the clinical progression of benign prostatic hyperplasia. *N Engl J Med, 349*, 2387.

Mebust, W.K. (1998). Transurethral surgery. In M.F. Campbell, A.B. Retik, E.D. Vaughn & P.C. Walsh (Eds.). *Campbell's urology* (7th ed.). Philadelphia: W.B. Saunders.

Narayan, P., Yu, K.K., Patel, M., & Hricak, H. (2000) Imaging in prostate cancer. In N.J. Vogelzang, P.T. Scardino, W.U. Shipley & D.S. Coffey (Eds.). *Comprehensive textbook of genitourinary oncology* (2d ed.) Philadelphia: Lippincott Williams & Wilkins.

Partin, A.W., Kattan, M.W.,Subong, E.N., et al. (1997). Combination of prostate-specific antigen, clinical stage, and Gleason score to predict pathological stage of localized prostate cancer. A multi-institutional update. *Journal of the American Medical Association, 277*(18), 1445–1451.

Pettaway, C.A., & Dinney, C.P.N. (2001). Penile and urethral cancer. In R.E. Lenhard, R.T. Osteen & T. Gansler (Eds.). *Clinical oncology*. Atlanta: American Cancer Society.

Ragde, H., Grado, G.L., Nadir, B., et al. (2000). Modern prostate brachytherapy. *CA: A Cancer Journal for Clinicians, 50*(6), 380–393.

Rassweiler, J., Sentker, L., Seemann, O., et al. (2001). Laparoscopic radical prostatectomy with the Heilbronn technique: An analysis of the first 180 cases. *Journal of Urology, 166*(6), 2101–2108.

Saad, F., et Perotte, P. (2003). Mise à jour sur le cancer de la prostate. *Le Clinicien, 18*(11), 101-110.

Sabourin, G. (2004). L'autoexamen des testicules : pourquoi pas, messieurs ? (page consultée le 3 novembre 2005), [en ligne], http://www.servicevie.com/02Sante/Sante hommes/Hommes04032001/hommes 04032001.html.

Schoen, E.J., Oehrli, M., Colby, C., & Machin, G. (2000) The highly protective effect of newborn circumcision against invasive penile cancer. *Pediatrics, 105*(3), E36.

Smith, R.A., Cokkinides, V., von Eschenbach, A.C., et al. (2002). American Cancer Society Guidelines for the early detection of cancer. *CA: Cancer Journal for Clinicians, 52*(1), 8–22.

Société canadienne du cancer (2004). Cancer de la prostate : vue d'ensemble (page consultée le 2 novembre 2005), [en ligne], http://info.cancer.ca/F/CCE/cceexplorer. asp?tocid=41.

Société canadienne du cancer (2005). Le cancer de la prostate : un problème sérieux auquel les hommes doivent porter attention (page consultée le 3 novembre 2005), [en ligne], http://www.cancer.ca/ccs/internet/ mediareleaselist/0,,3649_434501_513968367 langId-fr.html.

Sommer F., & Engelmann U. (2004). Future Options for Combination Therapy in the Management of Erectile Dysfunction in Older Men. *Drugs Aging, 21*(9), 555-564.

Stadler, W.M., Vogelzang, N.J., Elwell, C.M., & Jones, W.G. (2000) Penile cancer: Overview. In N.J. Vogelzang, P.T. Scardino, W.U. Shipley & D.S. Coffey (Eds.). *Comprehensive textbook of genitourinary oncology* (2d ed.) Philadelphia: Lippincott Williams & Wilkins.

Thompson, I.M., Goodman, P.J., Tangen, C.M., et al. (2003). The influence of finasteride on the development of prostate cancer. *N Engl J Med, 349*, 215.

U.S. Surgeon General (2001). *U.S. Surgeon General's call to action to promote sexual health and responsible sexual behavior.* Washington DC: United States Public Health Service.

Van Damme, L. (2000). *Advances in topical microbicides.* Presented at the XIII International AIDS Conference, July 9–14, 2000, Durban, South Africa.

Wilt, T.J., Ishani, A., Stark, G., et al. (1998), Saw palmetto extracts for treatment of benign prostatic hyperplasia: A systematic review. *Journal of the American Medical Association, 280*(18), 1604–1609.

Zagaja, G.P., Mhoon, D.A., Aikens, J.E., et al. (2000). Sildenafil in the treatment of erectile dysfunction after radical prostatectomy. *Urology, 56*(4), 631–634.

Zapzalka, D.M., Redmon, J.B., & Pryor, J.L. (1999). A survey of oncologists regarding sperm cryopreservation and assisted reproductive techniques for male cancer. *Cancer, 86*(9), 1812–1817.

Zelefsky, M.J. (1999). Efficacy of oral sildenafil in patients with erectile dysfunction after radiotherapy for carcinoma of the prostate. *Urology, 53*(4), 775–778.

 En complément de ce chapitre, vous trouverez sur le Compagnon Web :
• une bibliographie exhaustive ;
• des ressources Internet.

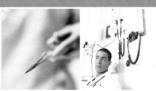

RUBRIQUES des six volumes

ÉTHIQUE ET CONSIDÉRATIONS PARTICULIÈRES

EXAMEN CLINIQUE

FACTEURS DE RISQUE

GÉRONTOLOGIE

✓ GRILLE DE SUIVI DES SOINS À DOMICILE

℞ PHARMACOLOGIE

PLAN THÉRAPEUTIQUE INFIRMIER

👥 PROMOTION DE LA SANTÉ